救急救命士標準テキスト

改訂第11版

 編集　救急救命士標準テキスト編集委員会

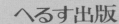へるす出版

改訂第11版の編集にあたって

　『救急救命士標準テキスト』は1991年の初版発行以来，時代の変化と医療の進歩に合わせて改訂を重ね，このたび第11版を刊行する運びとなりました。本書は，救急救命士を目指す方々にとって必要不可欠な知識を集めた基本的な教科書であるとともに，現場で活躍する救急救命士の皆様にとっても日々の業務の中で立ち返るべき指針となることを目指しています。

　今回の改訂では，救急救命士国家試験出題基準に準拠しつつも，試験対策を超えて，現場での適切な判断と処置に必要な知識を体系的に学べるよう心がけました。とくに，病態の理解をより深められるよう構成を工夫しています。また，救急救命士法改正に伴う医療機関内での業務など，救急救命士の活躍の場が広がる中で求められる新たな知識も盛り込みました。改訂第9版から導入した「到達目標」は引き続き各節に設定し，学習の指標として単なる知識の想起にとどまらず，複雑な病態の解釈や臨床推論の向上につながる内容へと発展させました。

　最新の「蘇生ガイドライン」などの関連ガイドラインとの整合性をできるだけ確保し，最新の医学的知見に基づいた正確で実践的な情報を提供できるよう努めました。また，テキスト全体を通しての記述の整合性にも注意を払っています。より理解しやすい内容となるようできるだけ平易な表現を用い，写真やイラスト，表などについては，理解を深めるために効果的なものを厳選し，多数の新しい素材を取り入れています。

　救急救命士の活躍の場は，従来の病院前の枠を超え，医療機関内へと広がりをみせ，その責任と期待はますます高まっています。本書が救急救命士の知識と技術の向上に寄与し，ひいては傷病者の救命と社会復帰に貢献できることを心から願っています。

　本書の改訂作業にご尽力いただいた編集委員の皆様，執筆者の皆様に深く感謝申し上げますとともに，編集作業のすべてにわたり主体的・献身的に多大な労をとっていただいた副編集委員長の田邉晴山先生に厚く御礼申し上げます。

2025年4月

救急救命士標準テキスト編集委員会

編集委員長　堤　　晴彦

編集協力者一覧 (五十音順)

小豆畑丈夫	青燈会小豆畑病院理事長・院長/日本大学医学部救急医学臨床教授
田中　博明	熊本総合病院産科婦人科診療部長
西山　和孝	大阪大学医学部附属病院高度救命救急センター
廣橋　伸之	広島大学原爆放射線医科学研究所放射線災害医療開発研究分野教授
藤本　泰樹	松戸市立総合医療センター緩和ケア科
細野　茂春	自治医科大学附属さいたま医療センター副センター長/小児科・周産期科教授
松永　茂剛	埼玉医科大学総合医療センター総合周産期母子医療センター教授
山内　正憲	東北大学医学部麻酔科学・周術期医学分野教授
山下　智幸	日本赤十字社医療センター救命救急センター・救急科副部長
山畑　佳篤	京都府立医科大学救急・災害医療システム学講師

全国消防長会
大阪市消防局
京都市消防局
札幌市消防局
仙台市消防局
高松市消防局
東京消防庁
名古屋市消防局
広島市消防局
福岡市消防局
横浜市消防局

執筆者一覧 （五十音順）

相川　直樹	慶應義塾大学	
浅井　康文	雄心会函館新都市病院/札幌医科大学	
浅利　靖	北里大学	
安心院康彦	帝京大学	
有賀　徹	独立行政法人労働者健康安全機構/戸田中央メディカルケアグループ本部	
池田　寿昭	東京医科大学八王子医療センター	
池田　弘人	青潤会青柳病院/帝京大学	
石倉　宏恭	福岡大学/洛和会音羽病院	
石松　伸一	聖路加国際病院	
井上　貴昭	筑波大学	
大久保一郎	横浜市衛生研究所	
大谷　典生	聖路加国際病院	
大友　康裕	国立病院機構災害医療センター/東京科学大学	
大橋　教良	赤岳鉱泉山岳診療所	
岡田　保誠	公立昭和病院	
尾方　純一	救急救命東京研修所	
小川　理郎	日本体育大学/日本体育大学大学院	
小川　武希	東京慈恵会医科大学	
奥寺　敬	富山大学/中部国際医療センター	
小倉　真治	朝日大学	
岡本　征仁	札幌禎心会病院	
織田　順	大阪大学/東京医科大学	
織田　成人	千葉大学	
小野　一之	桃李会御殿山病院	
桂田　菊嗣	大阪急性期・総合医療センター	
上條　吉人	埼玉医科大学	
川井　真	日本医科大学	

丸藤　哲	札幌東徳洲会病院	
北野　光秀	汐田総合病院	
喜熨斗智也	国士舘大学	
木下　順弘	緑風会病院	
木村　昭夫	国立健康危機管理研究機構	
清田　和也	さいたま赤十字病院	
久志本成樹	東北大学大学院	
黒田　泰弘	香川大学	
小池　薫	国立病院機構京都医療センター/京都大学	
小井土雄一	国立健康危機管理研究機構/厚生労働省DMAT事務局	
興水　健治	神楽坂D.S.マイクリニック/埼玉医科大学総合医療センター	
小谷　穣治	神戸大学大学院	
近藤　久禎	国立病院機構本部DMAT事務局	
坂田　育弘	ベルランド総合病院	
坂本　哲也	公立昭和病院/帝京大学	
坂本　照夫	大分大学医学部附属病院/久留米大学	
阪本　敏久	武蔵野徳洲会病院	
櫻井　淳	日本大学	
定光　大海	堺平成病院	
佐藤　友子	済生会熊本病院	
重光　修	医療法人久寿会鈴木病院	
渋谷　正徳	小板橋病院	
島崎　淳也	関西医科大学総合医療センター	
嶋津　岳士	大阪急性期・総合医療センター	
杉田　学	順天堂大学	
鈴木　邦彦	博仁会志村大宮病院	
鈴木幸一郎	川崎医療福祉大学	

相馬　一亥	北里大学	
髙山　隼人	国立病院機構長崎医療センター	
瀧野　昌也	長野救命医療専門学校	
田勢長一郎	太田西ノ内病院/福島県立医科大学	
田中　秀治	国士舘大学大学院	
田邉　晴山	救急救命東京研修所	
谷川　攻一	福島県ふたば医療センター/広島大学	
玉川　進	国立病院機構旭川医療センター	
丹正　勝久	小豆畑病院	
辻　友篤	東海大学	
堤　晴彦	埼玉医科大学総合医療センター	
寺井　親則	東大阪徳洲会病院/宮崎大学	
中川　隆	常滑市民病院/愛知医科大学	
中田　康城	堺市立総合医療センター	
中谷　壽男	医仁会武田総合病院	
中野　公介	さいたま市立病院	
中村　俊介	横浜労災病院	
西村　匡司	愛染橋病院/徳島大学	
野口　宏	愛知医科大学	
畑中　哲生	健和会大手町病院/救急救命九州研修所	
馬場　一憲	埼玉医科大学総合医療センター	
比良　英司	島根大学医学部附属病院	

平出　敦	明治国際医療大学	
福岡　範恭	愛知淑徳大学	
福家　伸夫	帝京大学ちば総合医療センター/帝京大学	
堀　進悟	イムス富士見総合病院	
益子　一樹	日本医科大学千葉北総病院	
益子　邦洋	南多摩病院/日本医科大学	
桝井　良裕	聖マリアンナ医科大学	
松本　尚	日本医科大学	
溝端　康光	大阪公立大学	
箕輪　良行	みさと健和病院	
宮川　幸子	琉球大学	
三宅　康史	帝京大学	
森田　正則	堺市立総合医療センター	
森村　尚登	東洋大学	
森脇龍太郎	千葉労災病院/帝京大学ちば総合医療センター	
安田　康晴	広島国際大学	
山口　芳裕	杏林大学	
山本五十年	元・医療法人救友会	
山本　保博	日本医科大学	
行岡　哲男	東京医科大学	
横田順一朗	地方独立行政法人堺市立病院機構	
横田　裕行	日本体育大学大学院/日本医科大学	

目　次

改訂第11版　救急救命士標準テキスト

第Ⅰ編　基礎分野

第Ⅱ編　専門基礎分野

第1章　人体の構造と機能

第Ⅲ編　専門分野

第2章　救急医学概論／救急救命処置概論

第3章　救急病態生理学

第4章　救急症候学

第5章　疾病救急医学

表紙デザイン：上向由里絵(へるす出版)
主なイラスト：L&Kメディカルアートクリエイターズ株式会社，土橋克男

欧文略語一覧

略　語	原　語	日本語
ACD	active compression-decompression	能動的圧迫と減圧
ACE	angiotensin converting enzyme	アンギオテンシン変換酵素
ACP	advance care planning	アドバンス・ケア・プランニング，人生会議
ACS	acute coronary syndrome	急性冠症候群
ACTH	adrenocorticotropic hormone	副腎皮質刺激ホルモン
ADH	antidiuretic hormone	抗利尿ホルモン
ADL	activities of daily living	日常生活動作
ADP	adenosine diphosphate	アデノシン二リン酸
AED	automated external defibrillator	自動体外式除細動器
AF	atrial fibrillation	心房細動
AFP	α-fetoprotein	α-フェトプロテイン
AHA	American Heart Association	米国心臓協会
Ai	Autopsy imaging	死亡時画像診断
AIDS	acquired immune deficiency syndrome	後天性免疫不全症候群
AKI	acute kidney injury	急性腎障害
ALDH	aldehyde dehydrogenase	アルデヒド脱水素酵素
ALP	alkaline phosphatase	アルカリホスファターゼ
ALS	advanced life support	二次救命処置
ALS	amyotrophic lateral sclerosis	筋萎縮性側索硬化症
ALT	alanine aminotransferase	アラニンアミノトランスフェラーゼ
ALTE	apparent life threatening event	乳幼児突発性危急事態
ARB	angiotensin Ⅱ receptor blocker	アンギオテンシンⅡ受容体阻害薬
ARDS	acute respiratory distress syndrome	急性呼吸促迫症候群
ASD	acute stress disorder	急性ストレス障害
AST	aspartate aminotransferase	アスパラギン酸アミノトランスフェラーゼ
ATP	adenosine triphosphate	アデノシン三リン酸
AUC	area under the blood concentration time curve	薬物血中濃度時間曲線下面積
AVM	automatic vehicle monitoring	車両動態管理
BE	base excess	過剰塩基
BI	burn index	熱傷指数
BLS	basic life support	一次救命処置
BMI	body mass index	体格指数
BPPV	benign paroxysmal positional vertigo	良性発作性頭位めまい症
BPSD	behavioral and psychological symptoms of dementia	認知症の行動と心理症状
BRUE	brief, resolved, unexplained event	短時間で消失した原因不明の症状
BSE	bovine spongiform encephalopathy	ウシ海綿状脳症
CAG	coronary angiography	冠動脈造影
CAPD	continuous ambulatory peritoneal dialysis	持続携行式腹膜透析
CCF	chest compression fraction	胸骨圧迫比率
CCU	coronary care unit	冠疾患集中治療室
CDC	Centers for Disease Control and Prevention	米国疾病予防管理センター
CEA	carcinoembryonic antigen	癌胎児性抗原
CIS	critical incident stress	惨事ストレス
CK	creatine kinase	クレアチンキナーゼ

略　語	原　語	日本語
CKD	chronic kidney disease	慢性腎臓病
Cmax	maximum concentration	最高血中濃度
Cmin	minimum concentration	最低血中濃度
COPD	chronic obstructive pulmonary disease	慢性閉塞性肺疾患
CoSTR	International Consensus on Cardiopulmonary Resuscitation and Emergency Cardiovascular Care Science with Treatment Recommendations	心肺蘇生と救急心血管治療の科学についての国際コンセンサスと治療推奨
CPC	cerebral performance categories	脳機能カテゴリー
CPR	cardiopulmonary resuscitation	心肺蘇生（法）
CPSS	Cincinnati Prehospital Stroke Scale	シンシナティ病院前脳卒中スケール
CT	computed tomography	コンピュータ断層撮影
DB	deep burn	III 度熱傷
DDB	deep dermal burn	深達性 II 度熱傷
DHEAT	Disaster Health Emergency Assistance Team	災害時健康危機管理支援チーム
DIC	disseminated intravascular coagulation	播種性血管内凝固症候群
DIP（関節）	distal inter phalangeal	遠位指節間関節
DMAT	Disaster Medical Assistance Team	災害派遣医療チーム
DNA	deoxyribonucleic acid	デオキシリボ核酸
DNAR	do not attempt resuscitation	心肺蘇生を行わないこと
DOAC	direct oral anticoagulant	直接作用型経口抗凝固薬
DPAT	Disaster Psychiatric Assistance Team	災害派遣精神医療チーム
DSM	Diagnostic and Statistical Manual of Mental Disorders	米国精神医学会による診断・統計マニュアル
DSS	dopamine system stabilizer	ドパミン・システム・スタビライザー
DTBT	door-to-balloon time	
DV	domestic violence	ドメスティックバイオレンス
EB	epidermal burn	I 度熱傷，表皮熱傷
EBM	evidence based medicine	根拠に基づいた医療
ECMO	extracorporeal membrane oxygenation	経皮的心肺補助装置
ECPR	extracorporeal CPR	体外循環補助を用いた心肺蘇生
ED$_{50}$	effective dose 50	50％有効量
ELVO（スクリーン）	Emergency Large Vessel Occulusion (Screen)	ELVO スクリーン
EMIS	Emergency Medical Information System	広域災害救急医療情報システム
ETCO$_2$	end-tidal CO$_2$	呼気終末二酸化炭素分圧
F$_I$O$_2$	fraction of inspired oxygen	吸入酸素濃度
FSH	follicle-stimulating hormone	卵胞刺激ホルモン
GABA	γ (gamma)-aminobutyric acid	ガンマアミノ酪酸
GDP	gross domestic product	国内総生産
γ-GTP	γ-glutamyl transpeptidase	γグルタミルトランスペプチダーゼ
GCS	Glasgow Coma Scale	グラスゴーコーマスケール
GH	growth hormone	成長ホルモン
GnRH	gonadotropin-releasing hormone	性腺刺激ホルモン放出ホルモン
HA	hemagglutinin	ヘマグルチニン
HACCP	hazard analysis and critical control point	危害分析重要管理点
Hb	hemoglobin	ヘモグロビン

略　語	原　語	日本語
HBIG	anti-HBs human immune globulin	抗 HBs ヒト免疫グロブリン製剤
HBV	hepatitis B virus	B 型肝炎ウイルス
HCU	high care unit	高度治療室（ハイケアユニット）
HCV	hepatitis C virus	C 型肝炎ウイルス
HDL	high-density lipoprotein	高比重リポ蛋白
HIV	human immunodeficiency virus	ヒト免疫不全ウイルス
HOT	home oxygen therapy	在宅酸素療法
HUS	hemolytic uremic syndrome	溶血性尿毒症症候群
IABP	intra-aortic balloon pumping	大動脈内バルーンパンピング
IARC	International Agency for Research on Cancer	国際がん研究機関
ICD	implantable cardioverter defibrillator	植込み型除細動器
ICD	International Classification of Diseases	国際疾病分類
ICU	intensive care unit	集中治療室
IL	Interleukin	インターロイキン
ILAE	International League Against Epilepsy	国際抗てんかん連盟
ILCOR	International Liaison Committee on Resuscitation	国際蘇生連絡委員会
ITP	idiopathic thrombocytopenic purpura	特発性血小板減少性紫斑病
IVR	interventional radiology	画像下治療
JCS	Japan Coma Scale	ジャパンコーマスケール（3-3-9度方式）
JMAT	Japan Medical Association Team	日本医師会災害医療チーム
JPTEC	Japan Prehospital Trauma Evaluation and Care	外傷病院前救護
JRC	Japan Resuscitation Council	日本蘇生協議会
JTDB	Japan Trauma Data Bank	日本外傷データバンク
LD$_{50}$	lethal dose 50	50％致死量
LDH	lactate dehydrogenase	乳酸脱水素酵素，乳酸デヒドロゲナーゼ
LDL	low density lipoprotein	低比重リポ蛋白
LH	luteinizing hormone	黄体化ホルモン
LSD	Lysergsäurediethylamid（lysergic acid diethylamide）	リゼルギン酸ジエチルアミド
LVO	large vessel occlusion	主幹動脈閉塞
MARTA	multi-acting receptor-targeted antipsychotics	多元受容体標的化抗精神病薬
MC	medical control	メディカルコントロール
MCH	mean corpuscular hemoglobin	平均赤血球ヘモグロビン量
MCHC	mean corpuscular hemoglobin concentration	平均赤血球ヘモグロビン濃度
MCV	mean corpuscular volume	平均赤血球容積
MDA	methylenedioxyamphetamine	メチレンジオキシアンフェタミン
MDMA	methylenedioxymethamphetamine	メチレンジオキシメタンフェタミン
MERS	Middle East respiratory syndrome	中東呼吸器症候群
MIMMS	Major Incident Medical Management and Support	（英国における）大事故災害の医療対応
MMT	manual muscle test	徒手筋力テスト
MP（関節）	metacarpo phalangeal	中手指節関節
MRI	magnetic resonance imaging	核磁気共鳴画像
MRSA	methicillin-resistant *Staphylococcus aureus*	メチシリン耐性黄色ブドウ球菌
NA	neuraminidase	ノイラミニダーゼ
NAC	N-acetylcysteine	N-アセチルシステイン

略　語	原　語	日本語
NAPQI	N-acetyl-p-benzoquinone imine	N アセチル-P ベンゾキノニミン
NCDs	non-communicable diseases	非感染性疾患
NICU	neonatal intensive care unit	新生児集中治療室
NIHSS	National Institute of Health Stroke Scale	NIH 脳卒中スケール
NIOSH	National Institute for Occupational Safety and Health	米国国立労働安全衛生研究所
NPPV	noninvasive positive pressure ventilation	非侵襲的陽圧換気
NSAIDs	non-steroidal anti-inflammatory drugs	非ステロイド系抗炎症薬
NSTEMI	non-ST elevation myocardial infarction	非 ST 上昇型心筋梗塞
OECD	Organisation for Economic Co-operation and Development	経済協力開発機構
OPC	overall performance category	全身機能カテゴリー
OTC（薬）	over the counter (medicines)	一般用医薬品
OXT	oxytocin	オキシトシン
PACC	Prehospital Acute Cardiac Care	循環器救急疾患病院前救護
P_ACO_2	alveolar CO_2 tension	肺胞気二酸化炭素分圧
$PaCO_2$	arterial CO_2 tension	動脈血二酸化炭素分圧
PAM	pralidoxime methiodide	プラリドキシムヨウ化メチル
P_AO_2	alveolar O_2 tension	肺胞気酸素分圧
PaO_2	arterial O_2 tension	動脈血酸素分圧
PAT	physiological and anatomical triage	生理学的解剖学的評価
PBI	prognostic burn index	熱傷予後指数
PCEC	Prehospital Coma Evaluation and Care	意識障害病院前救護
PCI	percutaneous coronary intervention	経皮的冠動脈インターベンション
PCPS	percutaneous cardiopulmonary support	経皮的心肺補助装置
PEA	pulseless electrical activity	無脈性電気活動
PEMEC	Prehospital Emergency Medical Evaluation and Care	症候別救急疾患病院前救護
PIB	pressure immobilization bandage	圧迫固定法
PIP（関節）	proximal inter phalangeal	近位指節間関節
POCT	Point of Care Testing	
POLST	physician orders for life-sustaining treatment	生命維持治療に関する医師の指示書
PPE	personal protective equipment	個人防護具
PRL	prolactin	乳汁分泌ホルモン
PS	probability of survival	予測生存率
PSA	prostate specific antigen	前立腺特異抗原
PSLS	Prehospital Stroke Life Support	脳卒中病院前救護
PSVT	paroxysmal supraventricular tachycardia	発作性上室頻拍
PTD	preventable trauma death	防ぎ得た外傷死
PTP	press through package	
PTSD	posttraumatic stress disorder	心的外傷後ストレス障害
$P\bar{v}CO_2$	mixed venous CO_2 tension	混合静脈血二酸化炭素分圧
QOL	quality of life	生活の質，生命の質
RNA	ribonucleic acid	リボ核酸
ROSC	return of spontaneous circulation	自己心拍再開
RS（ウイルス）	respiratory syncytial (virus)	RS ウイルス

略　語	原　語	日本語
SABA	short-acting β-agonists	短時間作用性 β_2 刺激薬
SaO_2	atrial O_2 saturation	動脈血酸素飽和度
SARS	severe acute respiratory syndrome	重症急性呼吸器症候群
SCU	Staging Care Unit	航空搬送拠点臨時医療施設
SCU	stroke care unit	脳卒中集中治療室
SDA	serotonin-dopamine antagonist	D2受容体・5-HT2受容体遮断薬
SDB	superficial dermal burn	浅達性Ⅱ度熱傷
SDS	safety data sheet	安全データシート
SFTS	severe fever with thrombocytopenia syndrome	重症熱性血小板減少症候群
SIADH	syndrome of inappropriate secretion of antidiuretic hormone	ADH 不適合分泌症候群
SIDS	sudden infant death syndrome	乳幼児突然死症候群
SIRS	systemic inflammatory response syndrome	全身性炎症反応症候群
SLE	systemic lupus erythematosus	全身性エリテマトーデス
SLR（テスト）	straight leg rising (test)	下肢伸展挙上テスト
SMR	spinal motion restriction	脊椎運動制限
SNRI	serotonin-noradrenalin reuptake inhibitors	セロトニン・ノルアドレナリン再取り込み阻害薬
SO_2	oxygen saturation	酸素飽和度
SpO_2	pulse oximeter O_2 saturation	経皮的動脈血酸素飽和度
SSRI	selective serotonin reuptake inhibitors	選択的セロトニン再取り込み阻害薬
SSSS	staphylococcal scalded skin syndrome	ブドウ球菌性熱傷様皮膚症候群
START	simple triage and rapid treatment	
STEMI	ST elevation myocardial infarction	ST 上昇型心筋梗塞
$T_{1/2}$		消失半減期
TAE	transcatheter arterial embolization	経カテーテル動脈塞栓術
TCA	tricarboxylic acid	トリカルボン酸
TIA	transient ischemic attack	一過性脳虚血発作
Tmax	maximum drug concentration time	最高血中濃度到達時間
t-PA	tissue plasminogen activator	組織プラスミノゲン・アクチベータ
TPPV	tracheostomy positive pressure ventilation	気管切開下陽圧換気
TSH	thyroid-stimulating hormone	甲状腺刺激ホルモン
TTM	targeted temperature management	体温管理療法
UN	United Nations	国際連合
UNAIDS	Joint United Nations Programme on HIV/AIDS	国連合同エイズ計画
UNICEF	United Nations Children's Fund	国連児童基金
VF	ventricular fibrillation	心室細動
VPC	ventricular premature contraction	心室期外収縮
VRE	vancomycin-resistant *Enterococci*	バンコマイシン耐性腸球菌
VRSA	vancomycin-resistant *Staphylococcus aureus*	バンコマイシン耐性黄色ブドウ球菌
VT	ventricular tachycardia	心室頻拍
WBGT	Wet Bulb Glove Temperature	暑さ指数（湿球黒球温度）
WHO	World Health Organization	世界保健機関
WMHS	World Mental Health Survey	世界精神保健調査

第 **I** 編

基礎分野

基礎分野

第 1 章

社会と医療

01 救急救命士が取り扱うもの

救急救命士が取り扱う対象は，一般的に急な病気やけがをした人の身体（からだ）であると認識されている。そのため，救急救命士は，解剖学や生理学といった基礎医学，急性期の疾患の成り立ちや，それに対して必要となる処置などを学ぶことが求められている。

しかし，救急救命士が実際に取り扱うものは，単に人の身体だけにとどまらない。実は，人の心や人生そのものも対象に含まれている。つまり，救急救命士の業務は，身体と心をもった「人間」，そして人間が日々営んでいる生活（以下，人間生活）という，より広い範囲を取り扱うことになる。このことは，救急救命士の役割と責任の幅広さを示している。

ところで，「人間とは何か」「人間生活とはどのようなものか」と問われると，明確な答えをもっていないことに気づかされる。人間と人間生活については，これまで多くの学問分野で探求されてきた。例えば，社会学は社会という複合体の構成要素である個人と集団の行動や法則性を考究し，心理学は個人や集団の心の発達や機能，行動との関係性を追究している。また，言語学や文化人類学は，言葉や文化の側面から人間を明らかにしようとしている。さらに，宗教や哲学は，人間がただ呼吸し，食事をし，活動して生存しているだけではなく，「なぜ生きるのか」を常に問いつづけることを探求している。このように，人間と人間生活については，さまざまな立場から探求がなされている複雑なものである。

救急救命士が取り扱うものが，人の身体だけでなく，人の心や生活であるならば，救急救命士にはそれぞれに対する深い理解が求められる。本書では，人の身体について多くの紙面を割いているが，まずは最初に，人の心（こころ）と生活（くらし）をキーワードに，人間と人間生活について考えてみたい。

A 心（こころ）

1 脳と心

身体に対して，人間の精神の働きを「こころ」と呼ぶ。人間の心の働きは脳の内部で起きている現象であるから，簡単にいえば，身体の一部である脳の機能にすぎないということになる。「脳がわかれば心がわかる」などといういわれ方がされてしまうゆえんである。

しかしながら，脳の機能のうち，物質的なものとして把握できる解剖生理学的な部分はともかく，モノとして直接確認できない部分については，いまだそのほとんどが解明されてはいない。したがって，そこから答えが得られるはずの人間の意識や感情，記憶，思考，創造などの精神機能についても，依然として解明できていない部分のほうが多いのである。そのため現時点では，心と身体をそれぞれ個別に探求するしかないのが実情である。

2 心の発達

人間の心については，個体内にそれぞれ独立して存在する世界のようにとらえられがちであるが，それは少し違っている。人間の身体が両親からもたらされたものであるように，心もまた，あるいは心の働きこそ，生まれたあとの親子関係（母体にいる胎児の時代からの親子関係を指摘する説もある）や職場・友人関係，近隣の人々とのかかわりなど，地域社会における他者とのかかわりのなかでこそ育まれていくものである。

絶海の孤島に独り置かれた幼児は，食料が豊富にあって身体の成長には何ら問題が生じなくても，心の発達に何らかの支障をきたすであろう。なぜなら人間の心は，人間が社会的な存在であるゆえに，社会性を色濃く刷り込まれて成長していくものであるからである。

3 心の異常

身体がそうであったように，人間の心も，健康な状態から逸脱して「異常」とされる事態に陥ることがある。一般に「心を病む」といわれる状態である。身体の内部環境の失調が身体の異常であるとすれば，心の異常は精神的な失調，すなわち自分で自分の心との折り合いがつかなくなった状態と説明することもできよう。

心の異常のうち，精神医学の領域で病態として扱われているのは，うつ病や神経症，統合失調症などである。しかし，病態として明確な異常が認められない場合でも，普通に生活している一個人に限ってみても，心安らかでいられる日ばかりではない。誰よりも速くスピード感のあることを是とする高度情報化社会にあっては，人々の関係は日に日に希薄になっていかざるを得ない。心にゆとりをもち，ゆったりとした生活を推奨する言葉として「スローライフ」なる語が流布していることがこのことを象徴している。親密さが少ないぶん葛藤がふくらみ，あ

れこれ思い悩み，不安に悩んで精神科を受診する人が増えつづけている理由でもある。

4 心と身体のおぼつかなさ

このように，われわれ人間の心と身体は，他人とのかかわりのなかで自ら成長，発達し，恒常性や安定性を維持しようとしながらも，常にそのバランスを失いかねない異常事態にさらされているのである。

反面，このような自己の弱さとも認識すべき心と身体のバランスのおぼつかなさがあればこそ，人間は，「生きている」と自らの生存を実感し，自らの意志を働かせながら生きていくことができるのだ，ともいえるだろう。

B 生活（くらし）

1 生活という言葉

人間の生活は「くらし」と呼ばれている。「くらし」にしても「生活」にしても，これらの言葉自体からは，何かしら安定した，奥行きの深いニュアンスが感じとれる。

英語でいえば「life」である。もともと経済の世界で使われていた QOL (quality of life，生活の質)という概念が，医療や福祉の領域でも重要視されるようになってきた。だからであろうか，この life という言葉にはひときわ親近感があるが，その意味を改めてみてみると，「生活」のみならず，「いのち」，さらには長い年月にわたる生活の積み重ねとしての「人生」の意味も込められている。生活というものの重さや奥行き，含蓄の深さを改めて実感させられるのである。

2 生活を支える活動

生活のために人間は，仕事をして経済的収入を得なければならない。原始時代に生きた人びとも，木の実を採ったり，漁をして魚や貝を捕獲したり，鳥や獣を追って野原を駆け回っては食料を手にしていた。いつの時代でも，やり方は違っても何らかの経済活動をしなければ生きていくことはできなかったのである。

経済活動は，単に富を得ることに限定されるわけではない。生活の糧，すなわち生きて活動していくための必需品を得ることが，生活を続けていくためには必須であって，経済の世界ではこれを経済原則と呼んでいる。

人間が生活していくうえで必要なものは，経済活動によって得られる，衣食住を充足するための物質的なものだけではもちろんない。あるいは近隣住民との関係は，住環境の維持あるいは改善のためだけにあるわけではない。また，義務教育あるいはその後の高校や大学などで学ぶのも，よりよい条件で経済的収入を得るための学歴を取得することだけが目的ではないはずである。

人間が友人関係を大切にしたり，隣人をはじめとする地域社会との交流を疎かにしないのは，他人とのかかわりが何より楽しいからである。学校で学んで新しい知識を身につけ，次のステップに進むことが，知的な喜びを生むからである。

仕事もまた同じである。昔は仕事に「為事」という字を用いたというが，何事かを成し遂げたいという自己の意志，さらには能力を存分に発揮できたという達成感，充足感に歓喜する心が人間の根幹にあるからこそ，われわれは仕事に生きがいをみつけることができるのである。

3 平安な生活を支えるもの

人間一人ひとりが喜びの多い平安な生活を送っていくためには，隣人をはじめとする地域社会や国，世界さらには宇宙レベルにおいても安全・安心の確保が前提条件となる。その条件を満たすための公的な活動においても，一人ひとりが心身両面から熟慮し，取り組んでいくことが求められている。

こうした活動，すなわち勉強や仕事，近隣との付き合いは，もちろん楽しいことばかりではなく，そこには多くの困難や衝突が必ず伴うものである。しかし幸いなことに，人間は愛する人のために苦難に立ち向かい，それに打ち勝って，問題を解決していく力に満ちている。

4 人間の叡智への期待

人間は両親から生を受け，家族の愛情に包まれて身体と心を育まれ，学校をスタートとして近隣社会，職域社会へと巣立っていく。子どもを育てるのは多くの動物でみられることであるし，また社会的な生活を営むこともアリやハチの習性を例に出すまでもなく，人間に固有のものとはいえない。

また，感情の所在や情報伝達能力も人間固有のものではないであろう。しかし人間の生活には，長い人類の歴史が生み出した人間固有の意識があり，文化，伝統といわれるものがある。

現在，人間の生活はいまだかつて経験したことがない厳しい危機に直面させられている。その結果，個人のレベルでいえば，病気やけがで健康を害したり，精神的に悩んだりする人が増えているのが偽らざる実情である。

しかし人間は，正常と異常の狭間にある身体と心をもちつつも，人間に特有の知恵を働かせながら，長きにわたってその生活を守り，生き抜いてきた。この先もまた，この叡智あふれる人間の可能性にこそ期待がかかっているというべきであろう。

02 科学的思考の基礎

救急救命士は，その業務において，科学的思考を身につけることが必要不可欠である。科学的思考とは，客観的な事実や根拠に基づいて論理的に考え，問題を解決していくための思考法である。

救急現場では，傷病者の生死に直結するような判断を下さなければならない場面が多々ある。そのような状況下で適切な判断を下すためには，単なる経験や勘に頼るのではなく，確かな医学的知識と科学的な思考力が必要となる。

例えば，ショックの傷病者に対して適切な処置を行うためには，まず，ショックの病態を特定しなければならない。そのためには，傷病者の症状やバイタルサインを正確に観察し，得られたデータを分析・評価して，もっとも可能性の高い病態を推測する必要がある。そして，その病態に対してもっとも効果的な対応を選択し，迅速に実行することが求められる。このような一連の過程は，科学的思考なくしては成し得ないのである。

また，救急救命士は，日々進歩する医学・医療に関する最新の情報を常にアップデートしていく必要がある。新しい情報を効率的に吸収し，それを現場で応用するためには，科学的な視点をもつことが重要である。科学的思考を身につけることで，新しい情報を体系的に理解し，それを実践に活かすことができるようになる。

さらに，救急現場や医療機関では，救急隊や医療スタッフとの円滑なコミュニケーションが求められる。科学的思考を共有することで，コミュニケーションが円滑になり，より効果的な連携が可能となる。科学的根拠に基づいて議論することで，最善の対応方針を導き出すこともできる。

このように，救急救命士が科学的思考を身につけることは，救命率の向上，救急医療の質の向上に直結する。救急救命士を目指す者には，医学的知識だけでなく，科学的思考力を磨くことが求められる。そして，資格取得後も，科学的思考を意識し，それを実践に活かしていく姿勢が重要となる。

A 科学と科学的思考

広辞苑（第七版）には，科学（science）とは「観察や実験など経験的手続きにより実証されたデータを論理的・数理的処理によって一般化した法則的・体系的知識」と書

かれている。科学には，自然科学，社会科学，文化（人文）科学，精神科学などがあり，医学などのいわゆる理科系分野では，自然科学を狭義の科学として扱う。哲学的科学などの認識もあるが，一般的には，自然科学としての科学と哲学とは異なるものである。

古代のバビロニアやエジプトにおいて，天体観察や算術，あるいは冶金に関する知識の集積があったが，これらが科学の形態をとるようになったのはギリシャ文明においてであり，アルキメデスらのアレキサンドリア時代に開花した。その後，ローマ時代にいったん衰退した科学的思考は，ガリレイ[*1]，デカルト，ニュートン，あるいは医学に限ればパスツール[*2]やベルナール[*3]らによりしだいに体系化されて，今日の科学につながっている。

科学の本質を理解することは容易ではないが，科学的思考の基本要素となっている「客観性」「再現性」「普遍性」「論理性」などについて考えると，科学（とくに自然科学）について理解が深まる。また，科学が何であるかを理解するには，「科学的」に相対した「非科学的」という概念を考える方法もあり，非科学的思考として観念的思考やドグマ（合理的根拠のない独断的思考）がある。すなわち「科学的」の本質は，「客観的かつ普遍的で再現性があり，論理的で合理的根拠があり，観念的でなく独断的でない思考」といえよう。

救急救命士に科学的思考が求められるのは，確実かつ効率的な業務の遂行と業務の体系化のために，物事を「観念的」ではなく，「普遍的」「論理的」かつ「合理的」にとらえることが必要不可欠だからである。

B 科学における客観性

科学における「客観性」とは，個人の感覚的あるいは観念的認識（すなわち主観）を排除した認識方法である。これは救急救命士が学ぶべき自然科学や社会科学におい

[*1] ガリレイ（Galileo Galilei）：イタリアの天文学者・物理学者（1564～1642）。天体観測と物理学的考察からコペルニクスの「地動説（太陽中心説）」を支持したため，裁判にかけられ敗訴した。しかし，「それでも地球は動く」といって自説を譲らなかった。
[*2] パスツール（Louis Pasteur）：フランスの化学者（1822～1895）。目にみえない微生物が病気やワインの腐敗の原因となることを提唱して証明した。
[*3] ベルナール（Claude Bernard）：フランスの医師・生理学者（1813～1878）。Milieu interne（内部環境）の恒常性の考え方を提唱した。

て，常に問われるもっとも基本的な科学の要素である。

例えば，事故現場に意識のない傷病者がいたとする。この傷病者が死亡しているか否かは，深昏睡（JCS 300），呼吸停止，心停止，瞳孔散大，対光反射消失という徴候をすべて満たしているか否かで判断される。医学の知識が不十分な者は，「死人がいる」という通報を受けて，まだ生きている人を死人と思い込んでしまうかもしれない。睡眠薬中毒による意識消失の傷病者を死亡していると誤認したり，意識消失と体温低下だけで，心停止に至っていない溺水傷病者を溺死と思い込んでしまうことがある。しかし，救急救命士は，個人の主観を排除して，死の徴候を客観的に観察する必要がある。

とはいえ，人間は感情的・観念的な生き物であり，自分の感情や観念を完全に排除した認識を行うことは容易ではない。例えば，救急車内に搬入したときには意識があった傷病者が，搬送中に突然深昏睡に陥ったとき，「搬入時にはあんなに元気だったのだから，死ぬはずがない」「自分が担当している傷病者には搬送中に死んでほしくない」「そんなことは起こってはならない」，などという思いをもったりしがちである。しかし，このような主観的な考えを排除し，冷静かつ客観的にバイタルサイン（生命徴候）を正確に観察することが重要となる。

一般に，観察結果や判断材料を数量化することで客観性が高まるが，数量化しなくても上記の死の徴候のように，一定の「客観的基準」を設けることで主観性を排除することができる。

客観性について，別の例でさらに考察してみよう。

ある脳梗塞に対する新しい治療法として，ある血栓溶解薬の効果と安全性を検討しているとしよう。この血栓溶解薬を投与された患者が，「運動麻痺をほとんど残さずに退院したので，血栓溶解薬は有効」と判定されたり，逆に，「血栓溶解薬を投与しても，言語障害が残ったので無効」と判定されたとする。このように，主治医の「主観的判断」で血栓溶解薬の有効率を求めても，その薬の有用性を判定する科学的根拠とはならない。別の主治医であれば，「言語障害は残ったが運動麻痺の進行がなかったので有効」と判定したかもしれない。「主治医判定による有効率」のように，判定者の主観によって結果が異なるのでは，科学的根拠としては不十分である。

一方，血栓溶解薬を使用した患者の30日後の生存率や死亡率を調べれば，より確かな科学的根拠が得られる。死亡の判定は，主治医が誰であっても同一となるからである。

このように判定における客観性とは，「誰が観察や判定を行っても，その結果が同一となること」を意味している。

C　仮説と実証

16世紀末の，ピサの斜塔でのガリレイの有名な実験（experiment）は，科学の手法である「仮説（hypothesis）」とその「実証（demonstration）」を理解するうえでもっともよい例である。

ガリレイは彼自身の物理学的理論から，「重いものでも軽いものでも，その落下速度は同じである」と考えた。しかし，この考えは，「落下速度は重さに比例する」とされていたアリストテレス以来の「観念」に対する挑戦であり，誰にも信じられなかった。すなわち，ガリレイの考えは，理論から導き出された単なる仮説にすぎなかったが，この仮説が正しいことを，彼は実験により実証した。ピサの斜塔から重さの違う弾丸を落とし，同時に着地することを示して，一般に信じられていた観念が誤りであることを世に知らしめたのである[*4]。

医学の分野でも，ジェンナー[*5]の種痘の人体実験は，仮説の実証のうえで重要な実験であった。ジェンナーは，牛痘（ぎゅうとう）に感染したことのある乳しぼりたちは天然痘にかからないことを「観察」し，「牛痘に感染すれば天然痘にはかからない」との「仮説」をもっていた。そして，1796年に，前もって牛痘を接種した男児に天然痘を接種しても天然痘が発症しなかったことを示し，この仮説が正しい，すなわち「事実（fact）」であることを証明した。

現在でも，仮説を立て，これを実験や臨床的観察によって証明し事実とすることが，科学における主要な技法となっている。例えば，「脳梗塞の原因である脳動脈内の血栓を早期に溶解すれば，脳梗塞患者の予後は改善する」という考えは，きわめて理論的であるが，これが実際に患者で証明されるまでは単なる仮説である。科学的に証明されて初めて，この考えが正しいと認識され，「仮説」から「事実」となる。

D　再現性

「再現性」とは「対象と方法とが同一ならば，同一の結

[*4] ピサの斜塔でのガリレイの実験で，落としたものは「弾丸」でなく「金属球」との説もあり，実際にはこの実験は行われなかったとの説もある。ガリレイは，振り子時計の原理となった「振り子の等時性」も提唱し証明している。
「事象の観察と物理学的理論による仮説」を立てて，それを実験により証明する「科学的手法」を確立した功績は大きい。

[*5] ジェンナー（Edward Jenner）：英国（スコットランド）の医師（1866〜1904）。牛痘と天然痘の類似性に注目して，牛痘（弱毒）を接種して免疫を獲得した男子（使用人の子ども，自分の子どもともいわれている）に天然痘（強毒）を接種しても天然痘にならなかったことを実証した。ワクチン療法の父といわれる。

果が得られること」である。

最初の実験で証明した，「落下速度は重さに関係せず同一」という観察結果は，その後，何度実験を繰り返しても，他人が行っても同じ結果であった。すなわち，ピサの斜塔でのガリレイの実験には「再現性」があったのである。

ジェンナーの牛痘接種の人体実験以後，多くの人が牛痘接種を受け，天然痘にかからなかった。すなわち，ジェンナーの第1例の成功には，その後の再現性があったのである。

ある実験や症例観察で，ある事実をみつけても，再現性がなければ，「偶然（chance）」の仕業でもあり，一般に応用することはできない。

E 母集団とサンプル（抽出標本）

多くの調査や研究では，対象となる集団全体（母集団）を調べることは現実的ではない。そのため，母集団の中から一部を抽出して，その一部（サンプル・抽出標本）を調べることが一般的である。

例えば，国会議員選挙の場合，最終的な当選者は全有権者の投票結果で決まる。しかし選挙当日，投票所の出口で一部の有権者にインタビューを行い，その結果から得票数を予測して速報で伝えることがよくある。この場合，全有権者が母集団で，インタビューを受けた有権者がサンプル（抽出標本）となる[*6]。

また，大きな沼に生息する鯉の中で，緋鯉の割合を知りたいとする。理想的には，沼の水を抜いてすべての鯉を調べれば正確な割合がわかる。しかしそれは現実的ではないので，沼の中から500匹の鯉をサンプルとして網ですくい上げ，その中の緋鯉の割合を調べる。これにより，沼全体の緋鯉の割合を推定できる。

ただし，サンプルの取り方には注意が必要となる。サンプル数が少なすぎると，偶然の結果に左右されやすくなる。例えば，5匹中の緋鯉の割合を調べたとして，1回目は3匹（60%），2回目は1匹（20%）となるなど，大きくぶれが生じてしまう。また再現性がなくなる。また，目立つ緋鯉ばかりが捕まえられるといった偏りがあると，サンプル数を1,000匹に増やしても，得られた割合は実際より高くなってしまう。

このように，調査や研究では，結果に影響を与えるさまざまな要因があることを理解しておくことが大切である。

[*6] 「母集団」という用語がしばしば誤用されている。「サンプルの合計を母集団」と誤解している発表をしばしばみかけるが，「母集団」とは「サンプルが由来した集団」のことである。

F 内的妥当性と外的妥当性

「内的妥当性」とは，観察されたサンプルについて正しいことである。すなわち，サンプルについて行われた観察方法が客観的であったり，計測や分析の間違いがないことである。内的妥当性は，その研究にとっては大事であるが，内的妥当性だけでは意義ある研究とはならない。「内的妥当性がある」とは，例えば，ある救急救命士がある期間，ある地域で観察して得たサンプルの結果が，同じ地域で同じ期間に別の救急救命士が扱う傷病者集団についても，正しいといえることである。

一方，「外的妥当性」とは，観察されたサンプルの動向から，サンプルの属する母集団について正しいことである。例えば，ある地方都市で1月に救急搬送した傷病者中の脳梗塞傷病者の割合の値は，正確な観察であればその内的妥当性はあるが，このデータから，1年間のその都市の救急搬送傷病者におけるすべての脳卒中傷病者の割合をいうことはできない。脳卒中の発生には季節差があり，外的妥当性に欠けるからである。

G 普遍性

「普遍性」とは，ある認識が調査した対象だけでなく，同様の特性をもつ他の対象でも常に正しいことをいう。普遍性を高めるには，多様なサンプルで外的妥当性を調べ，「法則」や「原理」として論理化することで，「科学的事実」となる。

ガリレイは落下実験から，真空中での落体の加速度は一定だと物理学的に推論し，「慣性の法則」を発見した。これが科学の「普遍性」である。

例えば，死の徴候がすべてそろったヒトは二度と生き返らない。よって，死の徴候による死亡診断は，時と場所，人種，診断医に関係なく常に正しい。これが死の徴候の普遍性である。

自分が経験した外傷患者で，「ある物質の血中濃度が死亡患者で有意に高い」という観察結果から，安易に「この濃度が高い患者の予後は悪い」と結論づける学会発表や論文がある。観察結果に内的妥当性はあっても，外的妥当性を検証し，普遍化のステップを踏まずに短絡的な結論を主張するのは非科学的といえる。

H 科学とアート（science and art）

救急救命士の業務は，「科学的思考」に基づいて行われることにより，確実性が高まり一定の質を保つことがで

きる。しかし，救急救命士による処置について考えてみると，それが科学的根拠に基づいて行われたとしても，その結果には，その処置を実施する者のテクニックや技術(スキル)が大きく左右する。

例えば，ロダンの彫刻は，他の人には再現できず，ロダンだけが創ることができるものである。優れた外科医の手術にも，数値や理論で表されない独特のテクニックやスキルがあり，直接教えてもらわないと身につけることはできない。このようなテクニック，スキルの部分を「アート」と呼ぶ。

優れた救急救命士になるには，科学的思考と卓越したアートの両方をバランスよく備えることが必要である。

I EBM（根拠に基づいた医療）

医学や医療の分野で使われる「エビデンス」という用語は，「科学的根拠」という意味で用いられる。つまり，ある薬や処置，検査などが効果的であるという主張を裏づける，信頼できる科学的データのことをさす。

EBM（evidence based medicine）は，「科学的根拠に基づく医療」と訳される。これは，患者の治療方針等を決める際に，現在わかっているもっとも信頼性の高い科学的根拠を慎重に検討し，活用することを意味する。つまり，EBMでは，自分の経験や勘だけに頼るのではなく，研究によって得られた客観的なデータを重視する。これにより，患者にとってより効果的で安全な治療を提供することが可能になる。

J 診療ガイドライン

診療ガイドラインとは，医療を受ける人と医療を提供する人が，健康に関する重要な問題について適切な判断を下すための手引きとなる文書をいう。診療ガイドラインは，システマティックレビューと呼ばれる方法で，さまざまな研究の結果を総合的に評価し，検査や治療の利点と欠点を考慮したうえで，最善と思われる提案を示すものである。

診療ガイドラインを適切に使用するためには，その作成過程や，根拠となる情報の確かさ，提案の強さ，そしてガイドライン自体の質を理解しておく必要がある。

03 生命倫理と医の倫理

A 生命倫理と医の倫理

1 生命倫理に関する原則

救急救命士に許されている医行為は,現状において限定的であり,基本的に医師の指示の下で行われる。しかし,医療を行う医療者であることについては,その他の医療者と同列であり,医学的に,かつ倫理的に正しい医療を行わねばならないことも同じである。

医療者が医療を行ううえで常に念頭に置くべき倫理上の基本原則がある(**表1**)。

一般医療と比較して救急医療は患者と救急救命士は双方ともに時間的,精神的に余裕がない状況にある。救急救命士は経験する事例個々について以下の4つの基本原則に照らしながら,丁寧に考察するなどにより,救急救命士としての医療倫理,また職業倫理に関する感性を養うことが重要である。

1) 自律の尊重

傷病者の自己決定権を尊重する。ただし,救急医療の現場においては自ら判断できない傷病者もまれではない。救急救命士が判断能力のない傷病者に対応するにあたり,傷病者の人権について代理権を有する者,または代諾者が現場にいるなら,その者の意見を尊重する。そのようでなければ,傷病者の「人としての尊厳」に鑑みて,傷病者にとって正しいと考えられる処置を実践する。後者は救急救命士が救急救命士としての自律を全うすることでもある。

表1 生命倫理の「4つの原則」(米国由来)

1. 自律の尊重
2. 善行の原則
3. 無危害の原則
4. 公正・正義の原則

2) 善行の原則

医学的に正しいこと,またはよかれと思ったことを行う。この原則については,救急救命士にとって,傷病者が自らのリビングウイルを示したり,そのなかで蘇生を拒否したりする事例に遭遇するなどがあり得るので,救急救命士にとってそのまま善行の原則を全うできない場合があり得る。地域のメディカルコントロール協議会などにおいて十分に議論を深めておく必要がある。この必要性については病院においても例えば,宗教上の理由によって輸血を拒否すること(患者の自律を尊重すること)と,医療者にとってよかれと思ったことを行うこと(善行の原則に従って輸血を行うこと)との間で矛盾が生じるので,そのような場合の方針をあらかじめ決めておく医療機関が多いことからも理解できると思われる。

3) 無危害の原則

傷病者に危害を与えない。この原則も基本的な規範である。傷病を治癒させよう,ないし苦痛を和らげようという目的がある場合に限って,特定行為やその他において"患者に危害を与える"こと(皮膚に針を刺して点滴を行うなど)が正当化される。

4) 公正・正義の原則

人々を公正に,また平等に扱うことをいう。傷病者の

医療へのアクセスについて平等であるべきなどとなる。また，費用の側面から“公正な医療資源の分配”という問題や，自己決定に資するために与えられるべき“医療情報が公正である”こともこの原則に従う。

これら4原則はアメリカ発の倫理原則であり，個人主義的な色彩が強い。これらの原則のなかでも，自律尊重が優位を占める。それに対して，ヨーロッパでは，こうしたアメリカ発の個人の自由な自己決定を優先する傾向に対して，人間の尊厳や社会の連帯性を考慮することによって，個人の自由を相応に制限する必要性も強調する。そうしたヨーロッパの傾向の一つのあらわれとして，バルセロナ宣言（スペイン，1998年）によって提出された4つの倫理原則（**表2**），自律，人間の尊厳，統合性，傷つきやすさがある。これによれば，必ずしも完全とはいえない，傷つきやすい，このような傷病者の尊厳に鑑みて傷病者の自律を支援することとなる。高齢社会のますます進展するわが国における臨床的価値は大きいと考えられる。

以上の倫理的な規範ないし原則は総論的ではあるが，救急救命士にとって重要なことは傷病者の生命ないし健康に関することが“患者の人権の最たるものである”という意識をもちながら，個々の事例に即してこのような原則についての考察を進めることである。

感染管理に関して救急救命士にとって手洗いや手袋の使用が重要な理由は，細菌学的な側面から説明することができる。しかし，自らへの感染を防ぐという意味のみならず，傷病者に感染を伝播させないという，倫理面からは傷病者の尊厳に鑑みて無危害の原則に則るべきとなる。このように医学的かつ倫理的に正しい医療を行うということに尽きる。

以上の原則を実践するにあたり，まずは医療者が医学的に正しいことを説明し，傷病者がそれについて正確に理解していることが必要で，それがあってはじめて傷病者の自由な意思に基づく自己決定が意味をなす。または，それを支援すべきとなる。このようなインフォームドコンセントの考え方については，1960年代からの人権運動や消費者運動の高まりと，医療訴訟の裁判の過程で確立されてきたとされる。この“十分に説明を受けた（インフォームド）同意（コンセント）”が医療を実践するうえでの基本であるという考え方に至るには歴史的な経緯がある。そして，わが国における高齢社会の進展に伴い，欧州の4原則（バルセロナ宣言）もその意味を今や十分に認識すべきである。

表2	生命倫理の「4つの原則」（欧州由来）
1．自律
2．人間の尊厳
3．統合性（完全性）
4．傷つきやすさ

2 ヒポクラテスの誓い

医の倫理とは，伝統的に医師と患者の関係などを律する職業倫理であるということができる。そのような倫理規範として，まずは病める患者のために医術を尽くし，医師の裁量に基づく救命・治療を至上の責務とするなどが謳われる。このような考え方は，呪術的な医学から西洋医学の第一歩を開いた「医学の祖」と称される「ヒポクラテス（BC5～4世紀，ギリシャ）の誓い」に遡る。ここには上記の至上の責務に加えて，加害と不正を行わない，致死薬を投与しない，婦人に堕胎用器具を与えない，男女の区別や自由民と奴隷の区別をしない，患者の秘密を守るなどに言及している。

3 ジュネーブ宣言

ジュネーブ（スイス）で開かれた第2回世界医師会において1948年に採択されたもので，その後，数回の修正を経ている。基本的に医師の倫理規範・職業倫理を示すものである。そこには，人類への奉仕に人生を捧げる，良心と尊厳をもって専門職を遂行する，第一の関心事は患者の健康である，患者の秘密を守秘する，職責を全うするにあたり民族・性・国籍・政治団体・社会的地位などは関与しない，いかなる脅迫があっても人命を尊重しつづける，人間性の法理に反して医学知識を用いないなどが謳われている。

4 ヘルシンキ宣言

ヘルシンキ（フィンランド）での第18回世界医師会で「ヒトを対象とした医学研究の倫理原則」として1964年に採択された。その後，数回にわたる修正を経ている。この宣言の背景には，被験者の自発的同意が絶対的かつ本質的なものであるとするニュールンベルグ綱領（1947年，米国軍事法廷）があり，ヘルシンキ宣言はこの流れを汲んでいる。

すなわち，医学の進歩はヒトを対象とする医学研究に一部依存せざるを得ないことを認めたうえで，被験者の福利が科学的・社会的利益よりも優先すべきである，被験者に危険性などを十分に説明してインフォームドコンセントを得るなどの原則が含まれている。

今や多くの医療機関においては，臨床的な研究につい

表3	リスボン宣言における患者の主要な権利

1. 良質な医療を受ける権利
2. 選択の自由についての権利
3. 自己決定の権利
4. 情報を得る権利
5. 秘密保持を得る権利
6. 健康教育を受ける権利
7. 尊厳を得る権利
8. 宗教的支援を受ける権利
9. 意識のない患者への対応
10. 法的無能力の患者への対応
11. 患者の意思に反する処置

表4	生命倫理に関する2つの潮流

1. 個人主義的な生命倫理
   個人の自己決定権を最高原理とする
   功利主義，弱者たる患者など（米国で発展したバイオエシックス）
   リスボン宣言
2. 人格主義的な生命倫理
   人の尊厳こそが最高原理である
   ギリシャ・ローマ～キリスト教思想（ヨーロッパ大陸）
   ジュネーブ宣言，パターナリズム（"慈悲深い父親"）

て倫理委員会などで審議される。ヘルシンキ宣言ではその基本が示されている。1975年の第29回世界医師会東京総会での修正により「インフォームドコンセント」という言葉が用いられるに至った。

5 リスボン宣言

1981年にリスボン（ポルトガル）において行われた第34回世界医師会において採択されたリスボン宣言においては，医師と患者，および医師と社会との関係について近年著しい変化があるという認識の下に，医師は自らの良心と患者の最善の利益に常に則って行動すると同時に，患者の自律性と正義を保障するために同等の努力をせねばならないと述べられている。そして，患者の主要な権利に言及し，医師，医療従事者ないし医療組織はこの権利を擁護する責任があるとしている。

それらの患者の権利として，良質な医療を受ける権利，選択の自由についての権利，自己決定の権利，情報を得る権利，秘密保持を得る権利，健康教育を受ける権利，尊厳を得る権利，宗教的支援を受ける権利があげられ，同様に意識のない患者や法的無能力の患者への対応，患者の意思に反する処置についても述べられている（**表3**）。

B 生命倫理の考え方と医療の実際

生命倫理について考察するにあたり，大きく2つの潮流について分析して理解することができる（**表4**）。救急救命士が接する傷病者にはしばしば，十分に説明を受けたうえで同意する時間的・精神的な余裕がなかったり，意識水準の低下により自らの意思を表出することができなかったりする。つまり，このように倫理的な判断について傷病者による自己決定に委ねられない場合においても，生命倫理の考え方からの意義を確認することが求められる。

2つの潮流とは，個人の自己決定権を最高原理とする，個人主義的な生命倫理の考え方と，人の尊厳こそ最高原理であるとする，いわば人格主義的な生命倫理の考え方

の2つである。前者は，哲学的には功利主義などを基礎としている。加えて，政府ないし為政者に対する市民ないし個人の権利を主張する，例えば公民権運動などの考え方があって，それがそのまま，医療者という強い立場に対する弱者たる患者という図式へとつながる歴史的な背景の賜物ともいわれる。アメリカを中心に発展したものである。

一方，人格主義的な生命倫理の考え方とは，ヨーロッパ大陸の伝統的なギリシャ・ローマないしキリスト教思想を起源とし，その根本はヒポクラテスの考え方である。例えば，傷病者には尊厳ある人として対応すること，医療を行う者はそのために十分に尽くさねばならないこと，最高原理たる尊厳に即して専門家として判断し，実践することなどを求めている。このような考え方は，わが国にも古くから伝わっていて，歴史的には優位であったと思われる。

しかし，戦後にアメリカからさまざまな文化がわが国にもたらされるなかで，リスボン宣言にもみられるように，自己決定を重要な原理と考える倫理観が優位となり，また本来であれば"慈悲深い父親"とでも訳すべき医療者のパターナリズムが批判されるようになった。すなわち，医学的な裁量は医師に任せればよいといわんばかりの，あたかも"強者"の振る舞いとしての家父長的なパターナリズムへの社会的な反駁が起こり，現在では傷病者の権利に十分な配慮をした医療の実践，すなわち，先に示した生命倫理に関する4つの原則（表1，2）の実践が求められている。

繰り返しではあるが，ヒポクラテスの誓いやジュネーブ宣言は，伝統的な，本来的な意味でのパターナリズムを具体的に示すものであり，ニュールンベルグ綱領に続くヘルシンキ宣言やリスボン宣言は患者の権利を尊重するに至った潮流にあるということができる。

C　傷病者の権利を護る立場から

1 インフォームドコンセント

1）インフォームドコンセントの意義と必要性

インフォームドコンセントは日本医師会生命倫理委員会において「説明と同意」と和訳され，その後，一般医療へと広まった。この言葉は直訳すれば，"十分に情報を与えられたうえでの同意"ということであろうが，ニュールンベルグ綱領やヘルシンキ宣言，リスボン宣言に鑑みて，その意味するところを十分に汲んで，"インフォームドコンセント"という言葉がそのまま用いられて今日に至っている。

救急救命士にとってインフォームドコンセントが成立するためには，①医学的に正しいことを説明している，②傷病者やその家族らが説明の内容を正確に理解している，③傷病者の意思に基づいて自ら決定している，という3つの要素が満たされていなくてはならない。具体的には救急救命士による医学的な説明と傷病者自らの価値観など個人的な考え方などとが相互にあって，十分に話し合って病院前救護などに関する同意が成立するという考え方が重要である。

2）救急医療におけるインフォームドコンセントの特徴

緊急時においては，傷病者ないし家族に説明する時間的余裕のないまま，特定行為などの侵襲性の高い医行為が行われる場合がある。法的には例えば，「緊急事務管理」という範疇において傷病者にとって最善の選択を行うことが許される。しかし，その後に余裕が得られれば，処置の内容や急いだ理由などについて説明する。説明できなくても，遅滞なく記録に記載することは重要である。後々に急いだ理由などを遡ろうとするなら，記載した記録が拠りどころとなる。

2 QOL（quality of life）

Quality of life は一般的に人生ないし生活の質と訳される。それぞれ精神面を優先した人生の質，ないし身体的な観点から生活行動に制約がある場合などにおける日常生活の質をいう。生命倫理的な観点で生命の質と訳す場合には，肉体的な生命の生存期間よりも，自分が認識できていて，精神的に充実した生き方ができていることが重視される。つまり，そのような生き方を選択する権利が傷病者にはあるということである。このような自己決定をもっとも尊重するべきであるという生命倫理的な観点からみた QOL（生命の質）という意味から，救急救

命士は終末期において延命を目的とした無理な処置を行うよりも傷病者の意思ないし尊厳を尊重して対応すべきであるとする考え方に至る。

3 リビングウイル～アドバンス・ケア・プランニング（ACP）

リビングウイルとは，望まない医療ないし無益な延命措置を受けることを拒否する傷病者の自己決定権に基づいて，文書によって尊厳死を表明した事前指示書，ないし生前に発行された遺書のことをいう。自由および幸福を追求する権利（憲法13条）による自己決定権を行使すべく，1976年に日本安楽死協会（1983年に日本尊厳死協会と改称）が設立された。会員は，不治の病で死期が切迫した場合に延命措置を拒否することなどについて文書で示している。

一方，アドバンス・ケア・プランニング（ACP）とは，傷病者が自らの将来において生じる可能性に備えて将来受けるであろう医療およびケアの内容について，傷病者を主体に，家族や近しい人，現在かかわっている医療・ケアチームが，繰り返し話し合いを行い，傷病者の意思決定を支援するプロセスである。

これらは，自己決定を行う具体的な方法であり，救急救命士は傷病者にかかわるそのような内容が示されたときに，その意義を知っていなければならない。

4 脳死と臓器移植

1997年に施行された「臓器の移植に関する法律」により，移植のための脳死体からの臓器（心臓，肝など）の摘出が可能となった。その後，本法律が2009年に改正され，2010年7月より「臓器の移植に関する法律の一部を改正する法律」（以後，改正臓器移植法）が施行された。改正臓器移植法の主たる内容は，①本人の意思表示が不明な場合であっても家族の承諾で脳死下における臓器提供が可能になったこと，②被虐待児童からの臓器提供の防止について追加されたことなどである。

改正臓器移植法では，心拍が残っている状態において家族の承諾により移植用臓器の摘出術が行われることから，脳死となれば死亡しているという前提で法が成り立っていると考える。しかし，法は臓器移植に関するものであることにより，現状では臓器移植につながる場合にのみ脳死を人の死と解釈していることに注意が必要である。つまり，医学的に脳死を人の死とみなすことは可能でも，法的には脳死をそのまま人の死とみなしているわけではない。

傷病者の権利という観点で脳死と臓器移植について考察すると次のようである。すなわち，傷病者は自らの病態や身体に関することについて説明を受ける権利があ

る。したがって，傷病者には，脳死に至った病態がどのようであるかや，その後に移植医療に臓器が使われ得ることについて知らされるべきである。脳死となった傷病者本人に言ってもわからないので，本人の代わりに家族らに説明を行うべきである。多くの場合に，家族らは看取りのなかで適宜「移植医療につながり得ること」の説明を受けることとなるが，傷病者の権利という側面においては，このような関係となることを理解しておく必要がある。

D 救急救命士の職業倫理

医療人たる救急救命士の"あるべき姿"がその職業倫理として議論される対象である。それらには，①日常的に傷病者に接するうえでの責務と，②それを前提として救急救命士個々人が研鑽すべき責務とがある（表5）。

1 日常業務における救急救命士の責務

1） 傷病者に対する説明

原則的なあり方として，救急救命士は傷病者に丁寧な説明を行い，十分な情報を与えて，その後に必要な処置方法についての同意を得る。傷病者が自己の選択により同意しない，または拒否することもあり得る。救急救命士が医学的な内容を傷病者に説明するのと同じように，傷病者も自己の人生観や価値観について説明するという，相互に説明する関係を経て処置の方法などに関する意思を固めていく。このような過程が，傷病者に対する説明としての基本である。

しかし，このような傷病者の自律を尊重するという原則的なルールがある一方で，多くの場合に，傷病者には緊急の病態が生じていて，直ちに処置を開始する必要が生じていることが多い。そのような場合には，傷病者の尊厳に鑑みて善行の原則に従って対応する，つまり傷病者を支援することとなる。

2） 傷病者との協働

この表現は，医療に携わる医療者たちと，傷病者およびその家族らとは，例えば傷病を治したいという"共通の目的に向かって協働している"という考え方を意味している。救急搬送の場面において，傷病者にとって説明を聞いて同意するなどという時間的な余裕はほとんどないし，病状の判断や搬送先の選定などについても救急救命士と傷病者との間には情報の質，量に圧倒的な差があって，救急救命士としては多少とも家父長（パターナリズム）的な対応を取らざるを得ない。

また各種の処置や医行為を実践するにあたっても，不確実性を一定程度余儀なくされ，傷病者に結果的に不利

表5	救急救命士の職業倫理

1．日常業務における救急救命士の責務
（1） 傷病者に対する説明
（2） 傷病者との協働
（3） 法律で定められた救急救命士の業務上の義務
（4） 地域の組織的な医療を担う立場
2．救急救命士が個々人として研鑽すべき責務
（1） 医学知識・技術の習得
（2） 教養・品性の陶冶

益を与える場合も考えられる。このような"矛盾"に遭遇した場合においても，傷病を治したいという共通の目的がもともとあって，救急救命士がよかれと思って実践したという価値観が根底にあれば，矛盾を克服することができると考える。

傷病者との相互関係は，このように多岐にわたる考え方，ないし価値規範が包含され，きわめて奥が深いことを知らねばならない。

3） 法律で定められた救急救命士の業務上の義務

救急救命士法において救急救命士は，救急現場ならびに搬送の途上と，病院の救急外来とにおいて医師の指示の下に医行為を行うことができる。医師の具体的または包括的な指示を受けるには，自らの観察と判断などを正確に報告することが課せられる。そして，それを記録に残すことも義務づけられている。ここでは，救急救命士が医学的に正しく観察し判断することと，指示を与える医師が状況を正確に理解していることが肝要である。

守秘義務も救急救命士にとって重要である。どのような状況にあっても，生涯にわたって守秘することが求められる。傷病者との協働という考え方には，もともと信頼の関係が成立していなければならない。救急救命士は生涯にわたって信頼を維持することから，業務上知り得た傷病者個人の情報はその後も引き続き漏らさないということである。

4） 地域の組織的な医療を担う立場

救急外来で病院スタッフに，いわゆる申し送りがなされることからも理解できるように，病院前になされたさまざまな判断や行為は，病院で開始される診療に先立つものであり，これは病院での初療からみて，いわば"遡って悔いを残す"ものであってはならない。その意味で傷病者の処置について，搬送先の医師らと有機的な連携を図らねばならない。病院前救護の質向上を目的とした，地域におけるメディカルコントロール体制は，地域が組織として有機的な連携を構築するものである。そのような地域の社会的な仕組みを担い，かつ発展させる責務が救急救命士には課せられている。

救急の現場や搬送の途上，ならびに救急外来が救急救

命士の生涯にわたる研修の場であることに異論はない。救急救命士として先輩は後輩の指導にあたる必要がある。それは手技や処置についてのみならず，職業倫理の面からも同様である。これらのことも日常業務における救急救命士の重要な責務である。

2 救急救命士が個々人として研鑽すべき責務

1）医学知識・技術の習得

医学は常に進歩し続けている。救急救命士は資質の維持に努めることのみならず，新しい知識・技術の習得にも努力しなければならない。全国救急隊員シンポジウムや日本臨床救急医学会などの学術集会をはじめ，地域の各種の勉強会などに積極的に参加することも求められる。

2）教養・品性の陶冶

傷病者に対して医学的かつ倫理的に正しい医療を行うためには，傷病者やその家族らとの円滑な人間関係を保ち，搬送先医療機関ないし自らが勤務する医療機関，地域社会ともよき連携を図ることなどが求められる。また，とくに救急業務といった，余裕の乏しい日常業務が展開されるなかにあっては，教養や品性は重要な要素である。救急救命士は日常的にこれらを陶冶すべきである。

第 2 章

健康と社会保障

1　保険医療制度の仕組みと現状

2　社会保障と社会福祉

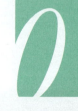

保健医療制度の仕組みと現状

 ## 健康と公衆衛生

1 健康とは

1）WHO 憲章における健康

WHO（世界保健機関）憲章は，健康を「完全な肉体的，精神的及び社会的福祉の状態であり，単に疾病又は病弱の存在しないことではない」と定義している。「健康」といえば，身体，肉体的なものを思い浮かべるが，それのみでなく精神的にも，さらには社会的にみても，すべてが良好な状態を「健康」と定義しているのである。とはいえ，一般的には必ずしもすべてが満たされていない状態であっても健康の範疇に含める場合も多く，健康とそうでない状況との間に明確な線を引くのは困難なのが現実であろう。

同憲章はまた，「到達しうる最高基準の健康を享有することは，人種，宗教，政治的信念又は経済的若しくは社会的条件の差別なしに万人の有する基本的権利の一である」「すべての人民の健康は，平和と安全を達成する基礎であり，個人と国家の完全な協力に依存する」としている。つまり，健康が個人にとっても国家にとっても重要なものであり，その達成に向けて個人と国家がともに協力していくことが必要ということを示している。

2）日本国憲法と健康

日本国憲法においても「すべて国民は，健康で文化的な最低限度の生活を営む権利を有する」「国は，すべての生活部面について，社会福祉，社会保障及び公衆衛生の向上及び増進に努めなければならない」（第25条）と定められており，すべての国民は健康で文化的な生活を営む権利があり，国には国民の健康を保証する責務があると考えられている。

国や地方自治体は，この憲法の理念に基づいて法律の制定や各種施策を行っている。救急医療体制の整備や消防による救急業務の実施なども健康の維持・増進のための施策の一つであるといえる。医師，歯科医師，薬剤師，看護師などの保健医療従事者も，国民の健康を維持・増進することで憲法の理念を実現するための職種として位置づけられている。救急救命士もまた同様である。

2 公衆衛生とは

1）公衆衛生

公衆衛生の基礎を築いた米国のウインスロウは，「公衆衛生は，共同社会の組織的な努力を通じて，疾病を予

表1	主な保健指標	
人口静態統計*・人口動態調査**から得られるもの	患者調査***から得られるもの	

人口静態統計*・人口動態調査**から得られるもの	患者調査***から得られるもの
人口構成	受療率
平均余命，平均寿命	推計患者数
出生率	退院患者の平均在院日数
合計特殊出生率	**その他の指標の例**
死亡率	低出生体重児の割合
乳児死亡率	喫煙率，飲酒率
周産期死亡率	予防接種率
死因順位	齲蝕率
	自殺率

*　人口静態統計はいわゆる国勢調査のことで，総務省統計局により5年ごとに調査年の10月1日に実施される

**　人口動態調査は人口の変動に関する調査で，死亡届，出生届，婚姻届などを基に集計され，毎年厚生労働省から公表される

***　患者調査は毎年全国の病院から一定数の病院を無作為抽出して調査していたが，昭和59年からは3年に1回実施されている

防し，寿命を伸ばし，身体的・精神的健康の維持，増進を図る科学・技術である」と定義している。ある地域(市町村や国など)のすべての人の健康を守り，高めるのが公衆衛生の目標だといえる。

公衆衛生の向上のためには，各個人が健康増進の努力をするだけでは足りず，行政，医療関係団体，住民などが相互に連携し，組織的に地域ぐるみで取り組むことが必要不可欠である。

2) 健康に影響する因子

人の健康は，次のような多くの因子に影響を受ける。

①高温(低温)，放射線，事故に伴う外力などの物理的因子

②各種化学物質による中毒や環境汚染などの化学的因子

③病原体，動植物など生物的因子

④食事，飲酒，喫煙，運動，睡眠など日常生活の状況

⑤上下水道の整備や食生活の改善など生活水準，労働環境(職業)，地域独特の文化，慣習も含めた社会的因子

⑥個人の状態(性別，年齢，遺伝的要因など)

3) 保健指標

臨床医療では個人の健康状態を把握するためにさまざまな検査を行い，数値化された指標(例えば，血圧の値，血糖値など)を基に病態を判断する。同様に，公衆衛生では，地域住民の健康維持・増進に関する状況を調査し，客観的な手法で評価する必要がある。このような目的で，地域住民の公衆衛生の水準を数値化した指標を保健指標といい，**表1**のようなものがある。

保健指標は，①市町村，都道府県，国といった一定の集団における健康状態の判断，②経時的な保健医療政策の成果の評価，③国際比較や都道府県間，市町村間の比較などに利用できる。

4) 健康の増進とわが国の目標

国民の健康増進のための基本方針を定めたものが「健康増進法」である。市町村による健康増進事業の推進が謳われ，健康栄養調査の実施，生活習慣病対策，受動喫煙の防止，さらに飲酒や運動習慣などもその内容に含まれる。それらは「21世紀における国民健康づくり運動」(「健康日本21」)として，保健指標を用いた具体的な目標とともにまとめられている(**表2**)。

3 公衆衛生に関係する行政組織

わが国の衛生行政は，基本的に，国(厚生労働省など)-都道府県(衛生主管部局)-保健所-市町村(衛生主管課係)という階層構造で行われる。

1) 国の機関

(1) 厚生労働省

厚生労働省は公衆衛生行政を直接担当する省庁である。その役割は，国レベルにおける医療供給体制の整備などの医療行政，感染症や生活習慣病の疾病予防対策などの保健行政，医薬品や医療機器の安全性や承認許可，食品の安全性や水道整備などの生活環境行政，医療保険・介護保険・年金制度などの社会保障行政，労働者の健康保持・増進や適切な職場環境の整備などの労働衛生行政などである。

(2) 文部科学省

文部科学省は，大学などでの公衆衛生にかかわる人材の育成，教育，研究などの体制を整備し，学校保健としての保健教育および保健管理を所管する。学校教育を通した疾病予防，健康増進にも貢献している。

表2 健康日本21（第三次）の主な目標

基本的な方向	目標	指標	目標値
①健康寿命の延伸と健康格差の縮小	健康寿命の延伸	日常生活に制限のない期間の平均	平均寿命の増加分を上回る健康寿命の増加
②個人の行動と健康状態の改善	適正体重を維持している者の増加（肥満，若年女性のやせ，低栄養傾向の高齢者の減少）	BMI 18.5以上25未満（65歳以上はBMI 20を超え25未満）の者の割合	66%
②個人の行動と健康状態の改善	野菜摂取量の増加	野菜摂取量の平均値	350g
②個人の行動と健康状態の改善	運動習慣者の増加	運動習慣者の割合	40%
②個人の行動と健康状態の改善	睡眠時間が十分に確保できている者の増加	睡眠時間が6〜9時間（60歳以上については，6〜8時間）の者の割合	60%
②個人の行動と健康状態の改善	生活習慣病（NCDs）のリスクを高める量を飲酒している者の減少	1日当たりの純アルコール摂取量が男性40g以上，女性20g以上の者の割合	10%
②個人の行動と健康状態の改善	喫煙率の減少（喫煙をやめたい者がやめる）	20歳以上の者の喫煙率	12%
②個人の行動と健康状態の改善	糖尿病有病者の増加の抑制	糖尿病有病者数（糖尿病が強く疑われる者）の推計値	1,350万人
②個人の行動と健康状態の改善	COPD（慢性閉塞性肺疾患）の死亡率の減少	COPDの死亡率（人口10万人当たり）	10.0
③社会環境の質の向上	「健康的で持続可能な食環境づくりのための戦略的イニシアチブ」の推進	「健康的で持続可能な食環境づくりのための戦略的イニシアチブ」に登録されている都道府県数	47都道府県
③社会環境の質の向上	健康経営の推進	保険者とともに健康経営に取り組む企業数	10万社
④ライフコースアプローチを踏まえた健康づくり（女性の健康関係）	若年女性のやせの減少	BMI 18.5未満の20〜30歳代女性の割合	15%
④ライフコースアプローチを踏まえた健康づくり（女性の健康関係）	生活習慣病（NCDs）のリスクを高める量を飲酒している女性の減少	1日当たりの純アルコール摂取量が20g以上の女性の割合	6.4%
④ライフコースアプローチを踏まえた健康づくり（女性の健康関係）	骨粗鬆症検診受診率の向上	骨粗鬆症検診受診率	15%

（厚生労働統計協会：国民衛生の動向；2024/2025. より引用・改変）

(3) 環境省

環境省は，廃棄物対策，公害規制，放射性物質の監視測定など公衆衛生に直接かかわる事業のほか，環境影響評価，森林・緑地・河川・湖沼などの自然環境保全，野生動植物保護，地球温暖化対策などの事業を行っている。

(4) 消防庁

消防庁は，日本の消防活動を統括する官庁であり，総務省の外局として設置されている。総務省消防庁は実際に現場に出動する消防隊はもたず，消防行政の企画・立案，各種法令・基準の策定などを行っている。

(5) 防衛省・自衛隊

防衛省は，日本の国防を司り，軍事力の整備・防衛政策の立案・防衛力の運用などを管轄し，国家の独立と安全を維持することを目的として設置されている。陸上自衛隊，海上自衛隊，航空自衛隊の管理・運営を担い，国内外での大規模災害対応や国際平和協力活動なども行っている。

2) 都道府県

各都道府県は，国の方針を踏まえつつ，それぞれの地理的条件，人口構造，産業構造などの地域の事情に応じて，公衆衛生行政を司る。都道府県では，厚生部，健康福祉部などの名称の部局が担当する。

都道府県の関係機関として，衛生行政の拠点である保健所，試験研究機関かつ感染症対策の拠点である衛生研究所，精神保健福祉対策の拠点である精神保健福祉センターなどが設置されている。

3) 市町村

市町村は，住民にもっとも身近な行政単位として，乳児から高齢者まで生涯を通じた健康づくりや保健と福祉の一体的なサービスを実施している。市町村は「地域保健法」に基づいて活動拠点としての市町村保健センターを設置することができ，住民に対して健康相談，保健指導，健康診査などを実施するほか，社会福祉施設との連携や協力体制に基づいた保健福祉事業を実施する。

表3	保健所の業務

①地域保健に関する思想の普及と向上に関する事項
②人口動態調査，その他地域保健にかかわる統計に関する事項
③栄養の改善と食品衛生に関する事項
④住宅，水道，下水道，廃棄物の処理，清掃，その他環境の衛生に関する事項
⑤医事と薬事に関する事項
⑥保健師に関する事項
⑦公共医療事業の向上と増進に関する事項
⑧母性，乳幼児，老人の保健に関する事項
⑨歯科保健に関する事項
⑩精神保健に関する事項
⑪治療方法が確立していない疾病その他の特殊の疾病により長期に療養を必要とする者の保健に関する事項
⑫エイズ，結核，性病，伝染病，その他の疾病の予防に関する事項
⑬衛生上の試験と検査に関する事項
⑭その他地域住民の健康の保持と増進に関する事項

さらに必要に応じ，次の事業を行うことができるとされている
①地域保健に関する情報を収集，整理，活用する
②地域保健に関する調査と研究を行う
③歯科疾患，その他厚生労働大臣の指定する疾病の治療を行う
④試験・検査を行い，また，医師などに試験・検査に関する施設を利用させる
⑤市町村相互間の連絡調整を行い，市町村の求めに応じ技術的助言などの援助を行う

4）保健所と市町村保健センター

　保健所は，地域住民の健康や衛生を支える公衆衛生行政の拠点であり，地域保健法に基づき都道府県，政令指定都市，中核市，特別区などが設置する。近年は，市町村保健センター，福祉事務所などと一体化し，「保健福祉事務所」「保健福祉センター」「健康福祉センター」などの名称となっているところも多い。保健所の管轄区域は「医療法」でいう二次医療圏が基本となっており，2024年4月1日現在，全国に591カ所（本所468，支所123）整備されている。

　保健所には医師，歯科医師，薬剤師，獣医師，保健師，診療放射線技師，臨床検査技師，管理栄養士などの医療従事者が従事し，これらの専門家により**表3**に示す各種の業務が行われる。保健所の所長は医師資格をもつ。

　市町村保健センターでは，より住民に密着した健康相談，保健指導，健康診査などの業務が行われる。2024年4月1日現在，全国に2,422カ所の市町村保健センターが整備されている。

4 国際保健

1）国際交流と国際協力

　公衆衛生に関する国際的な関係は，人的交流や知識・技術の交換を通じて自国の公衆衛生の向上を図る「国際交流」と，発展途上国に対して，自国の人的・物的・技術的な資源を提供し相手国の公衆衛生の向上を図る「国際協力」とに大きく分けられる。

　国際交流と国際協力は，2カ国間で実施される二国間交流（協力）と，国際機関を通じて行われる多国間交流（協力）とにそれぞれ分けられる。

2）国際機関

　世界の人々の健康増進や疾病対策に関連して，国際連合（UN）の保健医療専門機関である世界保健機関（WHO）や，国連合同エイズ計画（UNAIDS），国連児童基金（UNICEF），国際がん研究機関（IARC）など多くの国際保健関係機関がある。日本もこれらの国際機関に人的，経済的，物的，技術的な資源を提供し貢献している。

B　医療を取り巻く環境

1 人口と少子高齢化

1）人口統計

　国や地域の人口の把握は，公衆衛生に限らず，財政，経済，教育などのさまざまな施策を進めるうえで欠かすことができない。わが国の人口の実態は，5年ごとの10月1日に実施される国勢調査によって明らかにされている。この調査は，特定の日の状況を示すことから人口静態統計ともいう。これとは別に，人口動態統計（厚生労働省）や，出入国管理統計（法務省）などを用いて，毎月1日現在の人口が算出されている。厚生労働省の人口動態統計は，死亡届（死産届），出生届，婚姻届などをもとにした一定期間の人口の変動を示した統計である。

2）人口の状況

　2023年10月1日現在のわが国の総人口は1億2,435万2千人であり，前年同月に比べ0.48％の減少となっている。

　年齢階級別人口は，年少人口（0～14歳）が約1,417万人（総人口に対する割合11.4％），生産年齢人口（15～64

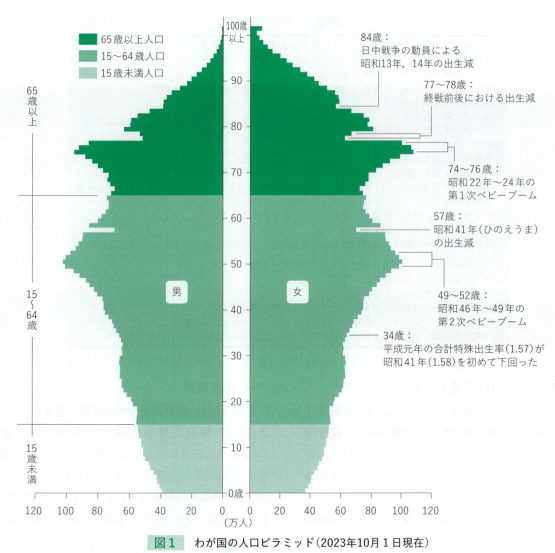

図1の凡例・注記:

- 65歳以上人口
- 15～64歳人口
- 15歳未満人口

84歳：
日中戦争の動員による
昭和13年，14年の出生減

77～78歳：
終戦前後における出生減

74～76歳：
昭和22年～24年の
第1次ベビーブーム

57歳：
昭和41年（ひのえうま）
の出生減

49～52歳：
昭和46年～49年の
第2次ベビーブーム

34歳：
平成元年の合計特殊出生率（1.57）が
昭和41年（1.58）を初めて下回った

図1　わが国の人口ピラミッド（2023年10月1日現在）

（厚生労働統計協会：国民衛生の動向；2024/2025. より引用）

歳）が約7,395万人（総人口に対する割合59.5％），老年人口（65歳以上）が約3,623万人（総人口に対する割合29.1％）である。老年人口は，年少人口より多く，老年人口割合は世界でもっとも高い。

3）人口ピラミッド

性別，年齢別の人口構成を棒グラフで示した人口ピラミッド（**図1**）は，過去から現在までの長期間の社会情勢を加味した人口の推移を知ることができる。発展途上国では多産多死で文字どおりピラミッド型をしているが，先進国になると少産少死となり釣鐘型になり，さらに出生率の減少が続くと裾が狭まって壺をさかさまにしたような形になる。

2023年の人口ピラミッドでは74～76歳（第1次ベビーブーム）と49～52歳（第2次ベビーブーム：第1次ベビーブーム世代の子どもたち）による2つの凸の部分がある。全体としては裾が狭まり出生率低下と将来の人口減少を示唆する形となっている。

4）出生の状況

2023年の出生数は約73万人，出生率（人口千人に対す

る出生数）は6.0であり年々低下傾向にある。1人の女性が一生の間に産むと期待される出生数を示す合計特殊出生率は1.20であり，一人っ子または子どものいない家庭の増加，いわゆる少子化を示している。晩婚化などによる20～29歳の出生率の低下や未婚人口の増加が影響している。現在の合計特殊出生率は，過去最低となり，人口を維持するために必要な2.1を大きく下回っており，今後，人口は著しく低下することになる。合計特殊出生率は，欧米先進国と比しても低い。

5）死亡の状況

2023年の死亡数は約158万人，死亡率（人口千人に対する死亡数）は13.0である。1979年の6.0を最低値として年々増加傾向にある。死亡率は，少子化が進み高齢者の割合の多い国が高くなる傾向があり，わが国の死亡率は欧米先進国と比べ高い。

乳児死亡数は1,326人で，乳児死亡率〔出生千人に対する乳児死亡数（1歳未満の死亡）〕は1.8であり，世界的に低い。1939年まで100を超えていたが，1975年に10，現在は，さらにその1/5となった。乳児死亡率は医療全体

表4　　平均寿命の国際比較 （単位：年）			
国	男	女	作成期間
日本	81.05	87.09	2022
カナダ	79.82	84.11	2018～2020
アメリカ合衆国	73.5	79.3	2021
フランス	79.35	85.23	2022
ドイツ	78.54	83.38	2019～2021
イタリア	80.482	84.781	2022
スイス	81.6	85.4	2022
イギリス	79.04	82.86	2018～2020

（厚生労働統計協会：国民衛生の動向；2024/2025. より引用）

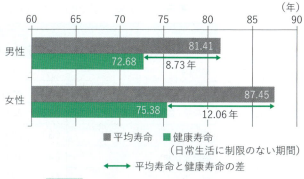

図2　　平均寿命と健康寿命の差（2019年）

（厚生労働省：第16回健康日本21（第二次）推進専門委員会資料. より引用）

の水準を図る指標とされており，この間の日本の医療水準の著しい向上を反映している。

6）人口の変化と見通し

戦後の1945年から一貫して増加した日本の人口は，出生数の減少と死亡率の増加などにより2004年をピークに減少に転じた。国土交通省国土計画局によれば，今後，2030年には1億1,500万人，2050年には2019年現在より3千万人（25％）ほど減り9,500万人程度となると推定されている。この変化は，世界でもこれまで類をみないきわめて急激な減少である。この間，高齢人口は約1,200万人増加する一方，生産年齢人口は約3,500万人，若年人口は約900万人減少し，その結果，高齢化率は約30％から約40％に上昇することが予想されている。また，これまで主流であった「夫婦と子」からなる世帯は，2050年には少数派となり，単独世帯が約4割を占め主流となり，単独世帯のうち高齢者単独世帯の割合が5割を超える見通しである。

老年人口とその割合の増加，単独世帯の増加は，年金，医療，介護の国民負担に大きく影響を与えるのみならず，社会全般に大きな変更を迫るものと推測される。

7）平均寿命

平均寿命とは0歳の平均余命のことをいい，平均余命とは，ある年齢の者が平均してあと何年生きられるのかを死亡率を基に計算した予測値（生存年数の期待値）である。ある年の，死亡者の死亡時年齢の単純平均ではないことに注意する。

わが国の平均寿命は戦後伸長傾向が続いており，2022年には男81.05歳，女87.09歳となっている。世界の主要国と比較しても（表4），男女合わせた平均は世界一の水準である。平均寿命の伸長には，乳幼児の死亡率が大きく減少したことが寄与している。平均寿命は公衆衛生の総合的評価指標であり，世界一の平均寿命は，わが国の公衆衛生の質の高さを示している。平均寿命の伸長は少

子高齢化の原因ともなっている。

8）健康寿命

同じ長寿であっても，寝たきりではなく，心身ともに健康で，医療や介護の必要のない期間がなるべく長いことが望ましい。この視点から重要視されるのが健康寿命である。健康寿命とは，健康で過ごすことのできる期間であり，日本人の健康寿命は，2019年には男性72.68歳，女性75.38歳である。

健康寿命と平均寿命との差は，2019年時点で男性8.73歳，女性12.06歳（図2）であり，この期間は，救急医療を含む何らかの医療と介護が必要な期間といえる。平均寿命を伸ばしつつ，平均寿命と健康寿命の差を縮めることが公衆衛生の課題であり，保健指標として活用される。

2　死因の状況

1）死因と推移

死亡数を死因順位別にみると，2023年の第1位は「悪性新生物」で約38万3千人，第2位は「心疾患」で約23万1千人，第3位は「老衰」で約19万人，第4位は「脳血管疾患」で約10万5千人となっている（表5）。

主な死因別にみた死亡率の年次推移（図3）をみると，「悪性新生物」は一貫して増加しており，1981年以降死因順位第1位となっている。2023年の全死亡者に占める割合は24.3％である。その内訳は，男性では「気管，気管支及び肺」が圧倒的に高く，「胃」「大腸」が続く。女性では，男性ほどの偏りはなく，第1位は「大腸」であり，「気管，気管支及び肺」「膵臓」が続く。

「心疾患」は，1985年に「脳血管疾患」に代わり第2位となり，その後も死亡数・死亡率ともに増加傾向が続き，2023年の全死亡者に占める割合は14.7％となっている。

「老衰」は，1947年をピークに減少傾向が続いたが，2001年以降増加に転じ，2023年には，全死亡者に占める割合は12.1％を占め，「脳血管疾患」に代わり第3位と

表5 死因順位（第10位まで）別死亡数・死亡率（人口10万対）・構成割合（2023年）

死　因		死亡数	死亡率	死亡総数に占める割合（%）
全死因		1,576,016	1,300.4	100.0
悪性新生物〈腫瘍〉	（1）	382,504	315.6	24.3
心疾患（高血圧性を除く）	（2）	231,148	190.7	14.7
老　衰	（3）	189,919	156.7	12.1
脳血管疾患	（4）	104,533	86.3	6.6
肺　炎	（5）	75,753	62.5	4.8
誤嚥性肺炎	（6）	60,190	49.7	3.8
不慮の事故	（7）	44,440	36.7	2.8
新型コロナウイルス感染症	（8）	38,086	31.4	2.4
腎不全	（9）	30,208	24.9	1.9
アルツハイマー病	（10）	25,453	21.0	1.6

（　）内の数字は，死因順位を表す
注：新型コロナウイルス感染症は令和5年から死因順位に用いる分類項目に追加した死因である
（厚生労働省：令和5年人口動態統計の概況．より引用）

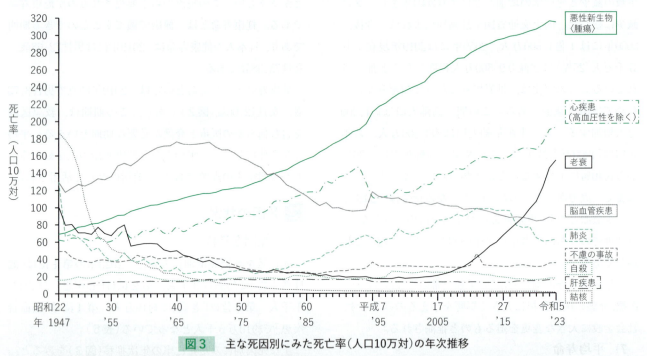

図3 主な死因別にみた死亡率（人口10万対）の年次推移

注：1）平成6年までの「心疾患（高血圧性を除く）」は，「心疾患」である

2）平成6・7年の「心疾患（高血圧性を除く）」の低下は，死亡診断書（死体検案書）（平成7年1月施行）において「死亡の原因欄には，疾患の終末期の状態としての心不全，呼吸不全等は書かないでください」という注意書きの施行前からの周知の影響によるものと考えられる

3）平成7年の「脳血管疾患」の上昇の主な要因は，ICD-10（平成7年1月適用）による原死因選択ルールの明確化によるものと考えられる

4）平成29年の「肺炎」の低下の主な要因は，ICD-10（2013年版）（平29年1月適用）による原死因選択ルールの明確化によるものと考えられる

（厚生労働省：令和5年人口動態統計月報年計（概数）の概況．より引用）

表6　年齢階級別にみた不慮の事故による死亡の状況（2022年）

	総　数[1]	0歳	1～4	5～9	10～14	15～19	20～24	25～29	30～34	35～39
総　数	43,420	60	59	28	34	196	262	211	209	268
死亡率[2]	35.6	7.8	1.7	0.6	0.6	3.6	4.5	3.6	3.4	3.9
総死亡率に占める割合(%)	2.8	4.4	11.9	9.0	8.1	15.5	12.2	9.3	7.4	6.1
死亡数										
交通事故	3,541	3	18	10	9	104	142	90	72	96
転倒・転落・墜落	11,569	1	7	－	4	23	22	27	27	30
溺死および溺水	8,677	1	7	14	15	34	42	23	22	30
窒　息	8,710	53	19	3	2	10	9	13	24	35
煙，火および火炎	967	－	－	－	2	2	4	2	8	7
中　毒	569	－	－	－	2	8	23	23	33	32
その他	9,387	2	8	1	－	15	20	33	23	38

	40～44	45～49	50～54	55～59	60～64	65～69	70～74	75～79	80～84	85歳以上
総　数	361	604	850	907	1,223	1,961	3,945	5,004	7,466	19,730
死亡率	4.7	6.5	9.2	11.4	16.6	26.3	42.5	71.5	130.5	300.1
総死亡率に占める割合(%)	5.0	4.4	3.9	3.2	2.9	2.9	2.8	2.9	3.0	2.4
死亡数										
交通事故	114	147	198	158	226	262	416	452	483	541
転倒・転落・墜落	53	91	132	138	205	293	532	875	1,738	7,371
溺死および溺水	33	69	106	149	220	499	1,082	1,492	1,928	2,899
窒　息	42	89	143	176	211	309	718	937	1,496	4,420
煙，火および火炎	12	15	29	49	58	89	125	127	163	263
中　毒	46	63	74	41	33	33	33	37	27	59
その他	61	130	168	196	270	476	1,039	1,084	1,631	4,177

注：1）年齢不詳を含む　2）0歳の死亡率は出生10万対，他の年齢階級は人口10万対である
（厚生労働統計協会：国民衛生の動向；2024/2025. より引用）

なった。高齢化社会の状況を表している。

「脳血管疾患」は，1970年をピークに減少傾向が続き，1984年には心疾患に代わって第3位に，2018年には第4位となり，2023年の全死亡者に占める割合は6.6％である。

2）年齢別の死因

性・年齢（5歳階級）別に2022年の主な死因の構成割合をみると，男女ともに，5～9歳では「悪性新生物」と「不慮の事故」，10～14歳では「自殺」と「悪性新生物」が多い。男は，15～34歳で「自殺」と「不慮の事故」，35～44歳で「自殺」「悪性新生物」，45歳以降で「悪性新生物」および「心疾患」が多く，女は，15～34歳で「自殺」と「悪性新生物」，35～54歳で「悪性新生物」および「自殺」が多くなっている。

年齢が高くなるに従って，「悪性新生物」と「心疾患」の占める割合が高くなる。1歳未満の乳児死亡数の死因別構成割合では，男女とも「先天奇形，変形および染色体異常」の占める割合が多い。

3）不慮の事故の内訳（表6）

救急医療と関連の深い不慮の事故は，2022年は全体の8位の死因であり，年間約4万3千人が死亡している。内訳をみると，転倒・転落・墜落（11,569人），窒息（8,710人），溺死および溺水（8,677人），交通事故（3,541人），火災等（967人）で，交通事故による死者は，減少傾向が続いている。

3 生活習慣と健康の状況

生活習慣がその発生に大きく関与している疾病を「生活習慣病」という。その予防には，生活習慣の改善が鍵となる。2023年の国民健康・栄養調査による国民の生活習慣等の状況は次のとおりである。医療保険の保険者による特定健康診査（いわゆるメタボ健診）などは生活習慣病対策の一環である。

1）肥満，痩せの状況

肥満者（BMI $\geq$ 25kg/m^2）の割合は，男31.5％，女21.1％であり，この10年間でみると，女では有意な増減はないのに対し，男では2013年から2019年の間に有意に増加し，その後有意な増減はみられない。

痩せの者（BMI $<$ 18.5kg/m^2）の割合は男4.4％，女12.0％であり，この10年間でみると，肥満同様，女では有意な増減はないのに対し，男では2013年から2019年の間に有意に減少し，その後，有意な増減はみられない。

2）糖尿病，高血圧の状況

「糖尿病が強く疑われる者」の割合は男16.8％，女8.9％である。この10年間で男女ともに有意な増減はない。収縮期（最高）血圧の平均値は，男131.6mmHg，女126.2mmHgであり，2019年からの推移でみると，男女とも有意な増減はみられない。また，収縮期（最高）血圧が140mmHg以上の者の割合は男27.5％，女22.5％であり，2019年からの推移でみると，男では有意な増減はないが，女では有意に減少している。

3）睡眠の状況

1日の平均睡眠時間は6時間以上7時間未満の割合がもっとも高く，男35.2％，女33.9％である。6時間未満の者の割合は，男38.5％，女43.6％であり，性・年齢階級別にみると，男の30〜50歳台，女の40〜60歳台では4割を超えている。

4）飲酒，喫煙の状況

生活習慣病のリスクを高める量を飲酒している者の割合は，男14.1％，女9.5％である。この10年間でみると，男では有意な増減はなく，女では有意に増加している。

習慣的に喫煙している者の割合は15.7％であり，男女別にみると男25.6％，女6.9％である。この10年間でみると，男女とも有意に減少している。

4 国民の受療状況

2020年10月のある1日に，全国の医療施設で受療した推計患者数は，「入院」約121万人（人口の約1％），「外来」約714万人（人口の約6％）である。年次推移をみると，入院では2008年から減少しており，外来では2005年からほぼ横ばいとなっている。

入院患者を傷病分類別にみると，多い順に「精神及び行動の障害」約24万人，「循環器系の疾患」約20万人，「新生物〈腫瘍〉」約13万人となっている。外来患者では，多い順に「消化器系の疾患」約127万人，「筋骨格系及び結合組織の疾患」約91万人，「循環器系の疾患」約82万人となっている。

5 感染症の状況

2020年に全世界的に蔓延した新型コロナウイルス感染症は，社会全体に大きな影響を与え，救急医療においても病床や人材不足，医療機器不足などに直面し，救急車の受け入れ困難が生じるなど，救急現場には切迫した状況が発生した。これまで感染症が死因順位の上位にくることはなかったが，感染症対策は公衆衛生において重要な位置を占めることが改めて認知された。現在，再興感染症，新興感染症，輸入感染症，院内感染などが公衆衛生上の課題となっている。医療従事者であれば，どのような感染症が問題になっているのか最新の情報を把握しておく必要がある。死因の分析では，敗血症を除けば，ウイルス性肝炎，腸管感染症，結核での死亡が多い。

感染症は，発生時中心の事後対策から平常時の防疫対策が重視されており，感染症の動向を把握する感染症サーベイランスの重要性が高まっている。

1）再興感染症

以前から知られていたが，近年，再び問題となっている感染症をいう。結核やマラリア，梅毒，風疹などが該当する。

結核は，1940年代にわが国の死因の1位であったが，その後急激に減少したものの，いったん増加した期間があった。現在は再び減少傾向にある。2021年の結核による死亡者数は約1,800人，新規登録患者数は約11,500人である。欧米先進国のなかでは死亡率，罹患率ともにもっとも高い水準にある。厚生労働省は「結核は過去の病気ではない」として注意を喚起している。

梅毒は，年間11,000人が報告された1967年以降減少傾向にあったが，2011年ごろから再び増加傾向にある。2022年に診断された症例報告数は約13,000人を上回っており過去最高となっている。

2）新興感染症

1970年以降に初めて認知され，局地的にあるいは国際的に公衆衛生上の問題となる感染症をいう。重症急性呼吸器症候群（SARS），鳥インフルエンザ，エボラ出血熱，中東呼吸器症候群（MERS），エムポックス（サル痘）などが該当する。

3）輸入感染症

旅行者などによって外国から持ち込まれた外来性の感染症をいう。国際間の人の移動の活発化を背景とし，近年問題になることも多い。デング熱，マラリアなどが該当する。重症急性呼吸器症候群（SARS），エボラ出血熱，中東呼吸器症候群（MERS）などは，これまでわが国では経験していない感染症で，今後輸入感染症として流行することが懸念されている。

4）院内感染

医療機関内で，患者や医療従事者が，新たな感染症に罹患することをいう。介護老人保健施設内での感染なども含めることがある。医療機関外での感染は一般に「市中感染」という。

5）感染症サーベイランス

感染症サーベイランスとは，感染症の流行を予防するために，その発生状況を調査・集計するシステムをいう。

感染症流行予測調査とは，予防接種法に基づく定期接種対象疾病について，集団免疫の現況把握と，病原体検索（感染源調査）などの調査を行い，予防接種事業の効果的な運用を図り，さらに長期的視野に立ち総合的に疾病の流行を予測することを目的としたものである。

感染症発生動向調査は，感染症の発生情報の正確な把握と分析を行ってその結果を国民や医療機関へ迅速に提供・公開することにより，多様な感染症の発生と蔓延を防止することを目的としたものである。

C 医療供給体制

医療は，病院などの医療施設において，医療機器や薬剤などを用い，医療従事者によって提供されるのが基本である。このような医療提供体制は，基本的に「医療法」によって定められている。これに加え，医療従事者の資格や身分を定めた「医師法」「保健師助産師看護師法」「救急救命士法」などのいわゆる身分法が，医療提供に関する主な法律となる。

1 医療法

医療法は，医療の提供体制を定める法律としてわが国の医療に関する法律の根幹をなすものであり，病院，診療所などを定める基本的な法規である。主に，①医療提供の理念，②医療に関する選択の支援，③医療の安全確保，④病院，診療所などの開設・管理，⑤医療提供体制の確保（医療圏，医療計画，施設間の機能分担と連携，地域医療構想など），⑥医療法人，などを規定している。医療法は，社会情勢の変化，医療・医学の進歩に伴い，数年ごとに改正を重ね現在に至っている。

1）医療圏

医療圏とは，地域の実情に基づいた医療提供体制を構築するために，都道府県が医療法に基づいて設定する地域単位である。病床の整備，病床数の制限なども医療圏に基づいて行われる。医療圏には一次〜三次医療圏がある。

(1) 一次医療圏

医療法で規定されているわけではないが，一般に，入院を必要としないかかりつけ医を中心とした身近な医療サービスを提供する区域をいい，具体的には市町村単位である。

(2) 二次医療圏

入院医療の提供に関して，人口規模や患者の移動状況などを基に一体と考える地域を設定したものである。二次医療圏ごとに一般病床および療養病床の基準病床数が設定されている。複数の市町村を1つの単位として認定されることが多い。二次医療圏は，全国に330設定（2024年4月）されている。

(3) 三次医療圏

先進的技術が必要，特殊な医療機器が必要，発生頻度が低い疾病，救急医療のなかでとくに専門性の高い分野などについて都道府県単位で整備されるものである〔全52医療圏（北海道のみ6つに分かれる）〕。精神病床，感染症病床，結核病床は都道府県単位で基準病床数が決められている。

2）医療計画

医療法に基づいて，各都道府県が，地域の実情に応じて医療提供体制の確保を図るために策定する計画が医療計画である。医療提供の量（病床数）を管理するとともに，質（医療連携・医療安全）を評価し，医療機能の分化・連携（「医療連携」）を推進することにより，急性期から回復期，在宅療養に至るまで，地域全体で切れ目なく必要な医療が提供される「地域完結型医療」を推進するものである。

医療計画では，5つの疾病と6つの事業（5疾病・6事業）と在宅医療について，現状の把握，体制整備の目標，必要な施設と医療従事者の確保，住民への情報提供推進策などの具体的な計画の作成が求められる。また，超高齢化への対応および質が高く効率的な医療提供体制の構築としての「地域医療構想」も，医療計画の一つとして進められている。

(1) 5疾病

5疾病とは，がん，脳卒中，心血管疾患，糖尿病，精神疾患をいう。患者数が多い疾患，死亡順位の上位である疾患（がん，急性心筋梗塞を含む心疾患，脳卒中），長期にわたる療養が必要な疾患（がん，脳卒中，糖尿病，精神疾患），急性心筋梗塞や脳卒中の背景因子となる疾患（糖尿病）などの観点から選択されている。

(2) 6事業

6事業とは，救急医療，災害時における医療，新興感染症等の感染拡大時における医療，へき地の医療，周産期医療，小児医療（小児救急医療を含む）をいう。

ここでいう「へき地」とは，交通条件および自然的，経済的，社会的条件に恵まれない山間地，離島その他の地

域のうち医療の確保が困難な地域をさす。また，半径4km以内に50人以上居住しているが容易に医療機関を利用できない地区を「無医地区」といい，557地区（地区人口12万人余り，2022年）と減少傾向である。

⑶ 在宅医療

在宅医療とは，自宅などの住み慣れた環境において医療を提供するシステムである。多くの国民が自宅など住み慣れた環境での療養を望むなか，高齢になっても病気になっても自分らしい生活を支えるのが在宅医療である。在宅医療は，慢性期および回復期患者の受け皿として，看取りも含めた医療提供体制としての役割を求められている。

在宅医療と介護は密接な関係にあるが，両者は別の制度に基づく。

①在宅医療を支える機関

24時間対応の在宅療養支援診療所（病院）のほか，訪問看護ステーション，在宅療養支援歯科診療所，さらに各種介護関連施設（p.40「3 介護保険制度」参照）との連携で行われる。2020年時点で在宅療養支援診療所は約14,000施設ある。

②在宅医療の内容

医療保険制度上，訪問診療とは計画的，定期的に患者宅を訪問して診療するもので，往診とは患者側からの要請で臨時に患者宅を訪れて診療するものをいう。在宅医療は「高齢者」「寝たきり」の患者だけでなく終末期，障害者，難病患者，小児に対しても行われる。

在宅医療の内容は通常の診察，処方に加えて，酸素療法，人工呼吸，血液透析，腹膜灌流（腹膜透析），中心静脈栄養や経管栄養，悪性腫瘍の疼痛管理，自己注射など多岐にわたる。在宅看取りを行う診療所の数は増加しているものの，診療所全体の約5％にとどまっている。

医師の指示により，訪問看護，訪問リハビリテーション，訪問薬剤管理指導，訪問栄養食事指導も行われている。

③訪問看護

訪問看護とは，疾病または負傷により居宅において継続して療養を受ける状態にある者に対し，その者の居宅において看護師などが行う療養上の世話または必要な診療の補助をいう。訪問看護のサービス提供は，病院・診療所と，訪問看護ステーションの両者から行うことができる。

対象は，高齢者が中心であるが，40歳未満も5％を占めており，年々増加している。医療保険と介護保険の適応になるが，介護保険による給付が優先する。医療機関のみならず介護関係者とも連携しながら行われる。

訪問看護では，上記の在宅医療に関連する処置（例えば点滴の管理，褥瘡の予防など），療養上の世話（例えば食事や排泄の援助，入浴介助，体位交換など），服薬指導，拘縮予防や歩行訓練などを，医師の指示の下に行う。訪問看護ステーションは，全国に約1万4千カ所あり，近年，営利法人の事業所が急激に増加している。

④在宅医療と救急業務

在宅医療中の患者の病態が悪化し，かかりつけ医による在宅での対応が困難な場合は，119番通報による救急車搬送が使われることも多い。その場合，病態によっては救命救急センターや二次救急医療機関への連絡に加えて，普段かかりつけの在宅療養支援診療所（病院）や訪問看護ステーションへの連絡，情報収集が求められることもある。その意味から救急医療関係者は，介護保険制度，在宅医療制度についての正しい理解が不可欠である。

⑷ 地域医療構想

超高齢社会に対応した医療提供体制を整備するため，2014年に「地域医療構想」が制度化された。地域医療構想は，将来の人口推計を基に2025年に必要となる病床数を4つの医療機能ごと（高度急性期，急性期，回復期，慢性期）に推計し，病床の機能分化と連携を進め，効率的な医療提供体制を構築する取り組みである。

2016年度中にすべての都道府県で「地域医療構想」が策定され，2018年から始まった第7次医療計画の一部として位置づけられている。地域医療構想では，二次医療圏を基本に全国で341の「構想区域」が設定されている。

3) 病床数

医療法上，病床は，①精神病床，②感染症病床（結核を除く一類・二類感染症の患者を入院させる病床），③結核病床（結核の患者を入院させる病床），④療養病床，⑤一般病床，の5種類に分類される。救命救急センター

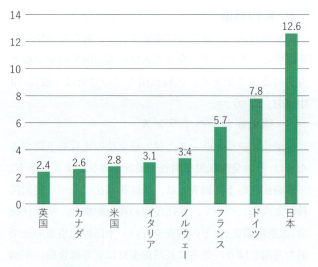

図4 主要国の病床数（人口千人当たり）
英国は2022年，それ以外は2021年のデータ
（OECD Health Statistics：Health care resources. より引用・改変）

表7 開設者別にみた病院の施設数

総数：8,068				
国	厚生労働省	14	厚生連	95
	独立行政法人国立病院機構	140	国民健康保険団体連合会	–
	国立大学法人	47	健康保険組合及びその連合会	6
	独立行政法人労働者健康安全機構	32	共済組合及びその連合会	39
	国立高度専門医療研究センター	8	国民健康保険組合	1
	独立行政法人地域医療機能推進機構	57	公益法人	187
	その他	18	医療法人	5,630
都道府県		185	私立学校法人	113
市町村		588	社会福祉法人	201
地方独立行政法人		133	医療生協	78
日　赤		91	会　社	25
済生会		84	その他の法人	194
北海道社会事業協会		7	個　人	95

〔厚生労働省：医療施設動態調査（令和6年6月末概数）．より引用〕

の病床は一般病床に含まれる。

2022年時点で全国に病床は約157万床であり，わずかずつ減少している。うち，病院が約149万床で，診療所が約8万床である。病院の病床のうち，一般病床は約88万床（病院の全病床数の59.4%）で，精神病床が32万床（同21.6%），療養病床が28万床（同18.7%）である。

都道府県別にみると，全病床では高知県が人口当たりでもっとも多い（人口10万対2,328.1床）。日本の人口当たりの病床数は，欧米先進国に比して多い（**図4**）。

2 医療機関

医療法上，医療を提供する施設（医療提供施設）には，病院，診療所，介護老人保健施設，介護医療院，調剤薬局などが該当する。一般には，医療機関とは病院もしくは診療所をさす。

病院は20床以上の病床を有する医療機関をいい，診療所は，病床を有さないか，19床以下の病床を有する医療機関をいう。

1）病　院

病院は，2024年6月時点で全国に約8,000施設あり，うち，精神科病院を除く一般病院が約7,000施設である（**表7**）。「救急病院等を定める省令」に基づく，いわゆる「救急（告知）病院」は一般病院に含まれる。

開設者別にみると，「医療法人」が約70%ともっとも多く，次いで，自治体（都道府県・市町村），日赤，済生会，厚生連などいわゆる公的医療機関といわれるものが約15%となっている。国立病院機構，国立大学，労災病院など国が開設する病院が全体の約4%である。

病床の規模別にみると，100床以上の病院が全体の6

表8 医療従事者の種類（国家資格と都道府県認定資格の一部）

国家資格

- 医師，歯科医師，薬剤師
- 保健師，助産師，看護師，救急救命士
- 診療放射線技師，臨床検査技師，臨床工学技士
- 理学療法士，作業療法士，言語聴覚士，視能訓練士，義肢装具士
- 歯科衛生士，歯科技工士
- あん摩マッサージ指圧師，はり師，きゅう師，柔道整復師
- 管理栄養士，保育士，社会福祉士，介護福祉士，精神保健福祉士，公認心理師

都道府県認定資格

- 准看護師，栄養士，介護支援専門員（ケアマネジャー），訪問介護員（ホームヘルパー）

割以上を占め，400床以上の病院は全体の約1割を占める。他国と比べ，小規模な民間病院が多いことに特徴がある。

2）診療所

診療所には，病床を有する有床診療所と病床をもたない無床診療所がある。2024年6月時点で前者は約5,500と減少傾向にあり，後者は約99,000で増加傾向にある。なお，歯科診療所は約66,000で横ばいである。

3 医療従事者

医療従事者には，医師，看護師をはじめさまざまな職種がある（**表8**）。医療従事者は，一般に，医師・歯科医師の指示，指導の下に，それぞれの資格や役割に応じた業務を行う。それらの業務・名称については，業務の独占（資格をもっている人だけが，独占的にその業務を行う），名称の独占（資格をもっている人だけがその名称を

名乗ることができ，無資格者が紛らわしい名称を用いることは禁止されている)が定められている。

1) 医　師

医師法により規定される職種で，「医療及び保健指導を掌ることによって公衆衛生の向上及び増進に寄与し，もって国民の健康な生活を確保する」(第1条)のが役割である。2022年末時点で日本の医師数は約34万人，人口10万人当たり約274人である。医療施設従事医師数のうち女性が約23％を占める。医師の2/3は病院に，1/3は診療所に勤務する。

人口当たりの医師数は，西高東低の傾向にあり，徳島，高知，京都の順に多く，埼玉，茨城，千葉の順に少ない。徳島と埼玉では，およそ2倍の開きがある。人口千人当たりの医師数は米国2.6人，英国2.8人，フランス3.1人，ドイツ4.1人に対して日本は2.5人で，主要先進国と比べ少ない。

主たる診療科の構成割合をみると，「内科」がもっとも多く，「整形外科」がそれに続く。「救急科」は約4,000人で，これは全医師の約1％であり，救急医療に関係が深い他診療科と比較しても(循環器内科約13,000人，整形外科約22,000人，麻酔科約10,000人，脳神経外科約7,500人)少ない。

なお，大学医学部は2022年時点で全国に82あり，入学定員の合計は約9,400人である。

2) 看護師

保健師助産師看護師法で規定される職種であり，①傷病者もしくは褥婦に対する療養上の世話，②診療の補助，を業とする。2022年末時点で全国に約131万人の看護師が業務を行っており(准看護師を含めると約157万人)，その約3/4が病院勤務である。人口千人当たりの看護師数を主要先進国と比べるとドイツ13.0人，米国11.1人，英国8.2人，フランス9.7人に対して日本は10.5人(准看護師を含む)で，各国とほぼ同水準である。

認定看護師制度が開始され，救急医療の関連ではクリティカルケア，小児プライマリケア，手術看護などがある。また，2021年度から新しく，脱水症状に対する輸液による補正や人工呼吸器からの離脱といった高レベルの医療行為とされる「特定行為研修」を組み込んだ課程が始まっている。

3) 救急救命士

救急救命士法で規定される職種であり，医師の指示の下に，救急救命処置を行うことを業とする。看護師の業務である「診療の補助」のうち，「救急救命処置」の分野に特化して診療の補助を行うという位置づけである。救急救命処置は，「その症状が著しく悪化するおそれがあり，又はその生命が危険な状態にある傷病者が病院又は診療所に搬送されるまでの間若しくは診療所に入院するまでの間に，当該重度傷病者に対して行われる気道の確保，心拍の回復その他の処置であって，当該重度傷病者の症状の著しい悪化を防止し，又はその生命の危険を回避するために緊急に必要なもの」(第2条)と定められている。

2023年3月末時点の救急救命士登録者総数は約69,800人であり，うち，消防職員である者が，約6割に当たる約42,500人である。このうち管理職などを除く約29,000人が現場で救急隊員として活動している。

4) 薬剤師

薬剤師法で規定される職種であり，医師の処方せんに基づいて調剤や服薬指導などを行う。2022年末時点で総数は約32万人で，その約6割は薬局勤務，約2割が医療施設勤務で，1割強が医薬品の開発研究に従事している。

5) 歯科医師

歯科医師法で規定される職種であり，歯の治療，保健指導，健康管理を行う。2022年末時点で総数は約11万人で，約85％は診療所勤務である。

D　さまざまな保健衛生

1 食品衛生

食品衛生とは，食品の安全性を確保し，飲食に起因する衛生上の危害の発生を防止することをいう。食品衛生の推進は，食品安全基本法，食品衛生法に基づいて進められている。

1) 食中毒の発生状況

2023年は1,021件，約11,000人余りの患者が発生し，4人が死亡している。原因別では，患者数の47.7％をノロウイルスが占め，カンピロバクターが18.1％，ウェルシュ菌が9.5％で続く。腸管出血性大腸菌は2.3％，アニサキスは3.8％を占める。事件数でみると，アニサキスが43.2％を占め，カンピロバクターが21.1％，ノロウイルスが16.3％である。事件数でみた食中毒の原因施設は，飲食店，家庭，販売店の順に発生している。

かつては夏期を中心に食中毒が多発する傾向があったが，近年は，ノロウイルスによる食中毒の影響で，患者数は冬期に多い。

2) 食品衛生の取り組み

(1) 食品衛生管理者と食品衛生責任者

乳製品，食肉製品，食用油脂，食品添加物などの製造・加工をする施設には「食品衛生管理者」を置く必要がある。食品衛生管理者は，とくに衛生上の考慮を必要とする食品または添加物の製造，加工を衛生的に管理する。

また，飲食店や販売店，食品製造施設(食品衛生管理

者を置く施設を除く）などには「食品衛生責任者」を施設ごとに1人置く必要がある。食品衛生責任者は，食中毒や食品衛生法違反を起こさないように食品衛生上の管理運営を行う。

⑵　HACCP（ハサップ）

原則としてすべての食品等事業者にHACCPに沿った衛生管理が求められている。HACCPとは，食品等事業者自らが食中毒菌汚染や異物混入などの危害要因（ハザード）を把握したうえで，原材料の入荷から製品の出荷に至る全工程のなかで，それらの危害要因を除去または低減させるためにとくに重要な工程を管理し，製品の安全性を確保しようとする衛生管理の手法をいう。

2 環境衛生

人間を取り巻く環境を保全し，改善することで，疾病の原因を除去し，健康の保持，増進を図ることをいう。日本の環境政策の根幹を定めるのが，環境基本法である。

1）環境基本法と公害

環境基本法は，「環境への負荷」を，人の活動により環境に加えられる影響であって，環境の保全上の支障の原因となるおそれのあるものとし，「公害」を，環境の保全上の支障のうち，事業活動その他の人の活動に伴って生じる相当範囲にわたる①大気の汚染，②水質の汚濁，③土壌の汚染，④騒音，⑤振動，⑥地盤の沈下，⑦悪臭，によって人の健康または生活環境にかかわる被害が生ずること，と定義している。①～⑦を典型7公害という。

また，環境基本法は，公害対策以外にも地球全体の温暖化やオゾン層の破壊の進行，海洋の汚染などの地球規模の環境の保全も対象としている。

2）公害の歴史

わが国で公害が社会問題になったのは，明治中期，19世紀後半の足尾銅山鉱毒事件が最初である。足尾銅山鉱毒事件や1900年頃の別子銅山の煙害事件などは重大な社会問題となった。

公害が全国的な規模で深刻化したのは戦後の高度経済成長期であり，地域開発と重化学工業化に伴うエネルギーの石油系燃料への転換などにより，多量の汚染物質が排出され，①慢性カドミウム中毒であるイタイイタイ病，②メチル水銀による慢性中毒の水俣病，③メチル水銀による新潟水俣病，④二酸化硫黄（SO_2）による四日市ぜんそく，など多くの人の健康を損ねる公害事件が次々に発生した。これらは，1971年の環境庁の発足（2001年に環境省へ再編）につながった。

3）公害政策の考え方

⑴　汚染者負担の原則

公害防止費用，汚染環境の修復費用，公害被害者の補償費用については汚染者負担が基本となる。

⑵　無過失責任主義

不法行為において公害が生じた場合，加害企業がその行為について故意・過失がなくても，損害賠償の責任を負う。

4）環境対策

⑴　大気汚染対策

表9に示す物質で環境基準が定められている。自動車の排気ガスなどで問題となる二酸化窒素やPM2.5（微小粒子状物質）なども含まれている。

⑵　水質汚濁対策

「水質汚濁防止法」による有害物質の排出基準，「環境基本法」による河川・湖沼・海域および地下水の水質基準が定められ，飲料水に関しては「水道法」による水質基準が設けられている。上下水道の普及は公衆衛生上，大きな意味をもつが，わが国の水道普及率98.3％（2022年）に対して下水道普及率は81％（2022年）となっている。

3 労働衛生

労働衛生とは，労働者の健康の保持，増進を図ることをいい，労働環境を改善することがその中心である。労働衛生の推進は，労働安全衛生法，労働基準法に基づいて進められている。

1）労働災害の発生状況

2022年のわが国の就業者数は，約6,700万人であり，うち雇用者数が約6,000万人である。労働災害として年間の死者は774人であり，漸減傾向にある。原因としては，墜落・転落（234人），交通事故（129人）が多く，「挟まれ・巻き込まれ」「激突され」「崩壊・倒壊」「飛来・落下」が続く。死傷者数は約13万2,000人で，近年増加傾向にある。

2）労働衛生の取り組み

労働者の安全と健康の確保，管理は事業者の責任である。労働衛生は，作業環境管理，作業管理，健康管理によって行われる（労働衛生の3管理）。

表9　環境基準が定められている物質

二酸化硫黄
一酸化炭素
二酸化窒素
浮遊粒子状物質
微小粒子状物質いわゆるPM2.5
光化学オキシダント
ベンゼン
トリクロロエチレン
テトラクロロエチレン
ジクロロメタン
ダイオキシン類

表10 職業病リスト（業務上疾病の範囲）

①業務上の負傷に起因する疾病（ぎっくり腰など）
②物理的因子による疾病（紫外線，放射線，電磁波，高圧，低圧，高温，寒冷，騒音，振動など）
③身体に過度の負担のかかる作業に起因する疾病
　（例：削岩機による末梢神経障害，キーパンチによる頸肩腕症候群や腱鞘炎など）
④化学物質による疾病
⑤粉じんによる疾病
⑥病原体による疾病
⑦癌原生物質による疾病
⑧長期間にわたる長時間の業務，その他血管病変などを著しく増悪させる業務による脳・心臓疾患（突然死含）
⑨人の生命にかかわる事故への遭遇，その他心理的に過度の負担を与える事象を伴う業務による精神および行動の障害
⑩厚生労働大臣の指定する疾病
⑪その他業務に起因することが明らかな疾病

(1) 作業環境管理

労働者の健康障害を防止するために，作業環境を改善し，管理することをいう。

(2) 作業管理

健康への悪影響を少なくするために，作業のやり方を改善し，それを適切に実施させるように管理することをいう。保護具を使用させることなども含む。

(3) 健康管理

健康診断などにより，労働者個人の健康状態を把握することで，健康障害を未然に防止したり，障害の早期発見に努めたりすることをいう。

一般の労働者は年1回の定期健康診断，特殊な作業環境で働く労働者は業種ごとに特定の健康診断が義務づけられている。

3) 労働衛生の担い手

事業者は，総括安全衛生管理者，産業医，安全管理者・衛生管理者・安全衛生推進者などを配置し，労働衛生の3管理を実施する。その数は，作業内容や職場の規模によって定められている。

4) 産業医

事業場において労働者が健康で快適な作業環境の下で仕事が行えるよう，専門的立場から指導・助言を行う医師を産業医という。産業医には，労働者の健康管理等を行うのに必要な医学に関する知識について，厚生労働大臣が定める産業医研修を修了するなどの一定の要件が定められている。事業者は，事業場の規模に応じて，産業医を選任し，労働者の健康管理等を行わせなければならないとされ，常時50人以上の労働者を使用する事業所では産業医の選任が必要となる。

5) 労働災害と労働者災害補償保険

労働災害とは，労働者の業務上または通勤途上の負傷・疾病・障害・死亡のことをいい，業務上のものを業務災害，通勤途上のものを通勤災害という。業務災害はさらに業務上負傷〔いわゆる労働災害事故（労災事故）〕，

業務上疾病，業務上死亡に分かれる。

業務上疾病とは業務との間に因果関係があると認められる疾病，いわゆる職業病である。厚生労働省により「職業病リスト」が公表されている（**表10**）。

労働基準法は，労働災害について使用者が補償すると定めている。労働者災害補償保険（労災保険）は，労働災害が生じた際に労働者やその遺族のために必要な保険給付を行う制度である。労働者を1人でも使用する事業は，労働者災害補償保険法の適用を受けることになり，全額，事業主が保険料を納付する。

6) 作業関連疾患

作業関連疾患とは，一般住民にも広く存在する疾患ではあるものの，作業環境や作業条件などによって発生率が高まったり悪化したりする疾患をいう。具体例として，高血圧症，心血管疾患（虚血性心疾患など），呼吸器疾患（慢性閉塞性肺疾患，気管支喘息など），糖尿病，脳血管疾患などがあげられている。

4 学校保健

学校保健とは，学校において，児童生徒等の健康の保持，増進を図ることをいい，学校保健の推進は，学校保健安全法に基づいて進められている。

1) 学校での死亡等の状況

2023年の5〜19歳の死者は2,104人である。悪性腫瘍によるものを除けば，自殺や不慮の事故が多くを占める。学校管理下での死亡は，41件（2022年）で，うち13件がいわゆる突然死である。部活動中や通学中に多く発生している。

2) 学校保健の取り組み

学校保健は，健康な生活に必要な知識や能力の育成を目指して実施される「保健教育」と，健康診断や学校の環境衛生の改善などの「保健管理」とに分けられる。

(1) 保健教育

体育科や保健などの学習，食に関する学習，「総合的

な学習の時間」における健康・福祉などに関する学習（ファーストエイドや心肺蘇生，AED を含む）などを通じて，児童・生徒に対し，健康に必要な知識などの教育が行われる。

⑵ 保健管理

保健管理は，学校職員の保健主事，養護教諭，学校医，学校歯科医，学校薬剤師などが担当し，健康診断，健康相談，感染症予防，学校環境衛生などが行われている。

①健康診断

「就学時の健康診断」「児童，生徒，学生および幼児の定期・臨時の健康診断」「職員の定期・臨時の健康診断」などがある。

②健康相談

病気で欠席がちの者や継続的事後観察を必要とする者などに対し，学校医または学校歯科医によって毎月，定期的にまたは臨時に行われる。

③感染症予防

学校長は法に定められた感染症にかかっている者，その疑いのある者およびそのおそれのある者の出席を停止させ，学校設置者は臨時に休業を行うことができる。

④学校環境衛生

教室等の環境管理，飲料水の管理，プールの管理，学校給食の管理，排水の管理などが行われている。

5 母子保健

母子保健とは，母と子の健康の保持，増進を図ることをいい，母子保健の推進は母子保健法に基づいて進められている。

1） 妊産婦や乳児の死亡の状況

妊産婦死亡率や乳児死亡率は，母子保健や医療全体の水準を図る指標とされている。2022年の妊産婦死亡数は33人，妊産婦死亡率〔出産（出生＋死産）10万対の妊産婦死亡数〕は4.2であり，国際比較でも主要欧米国と同程度である。乳児死亡数は約1,356人，乳児死亡率〔出生千人に対する乳児死亡数（1歳未満の死亡）〕は1.8であり，世界一低い水準にある。

妊産婦死亡率も乳児死亡率も，1940年代からの約80年間で50分の1程度まで低下している。

2） 母子保健の取り組み

妊娠から出産，新生児期，乳幼児期を通じて，次のような取り組みが行われている。

⑴ 母子健康手帳の交付

母子健康手帳は，市町村が，妊娠の届け出をした者に対して交付する。妊娠，出産から育児に関する一貫した健康記録であるとともに，乳幼児の保護者に対する育児に関する指導書の役割も果たす。

妊娠中の経過，乳幼児期の健康診査の記録，予防接種の記録などがあり，救急医療を受ける際にも有用なものである。

⑵ 妊婦健診

厚生労働省は妊娠23週までは4週間に1回，24〜35週は2週間に1回，それ以後は1週間に1回を推奨している。これに沿って受診した場合，全14回程度となる。すべての市町村で公費負担の対象となっている。体重，子宮底長，腹囲，血圧，尿検査，浮腫などの検査に加え，必要に応じ血液検査や超音波検査が行われる。

⑶ 低出生体重児の届け出と支援

体重が2,500g未満の児（低出生体重児）が出生したときは，その保護者は，速やかに市町村に届け出る必要がある。行政は，必要に応じて家庭訪問などを行う。また医療が必要な未熟児（出生時体重2,000g以下もしくは生活力がとくに薄弱で，医師が入院養育を必要と認めた者）に対して，医療給付が行われる。

⑷ 新生児マススクリーニング

フェニルケトン尿症などの先天性代謝性疾患や先天性甲状腺機能低下症（クレチン症）などの早期発見のために，すべての新生児に対してスクリーニングテストが行われている。

⑸ 乳児家庭全戸訪問

すべての乳児のいる家庭を訪問し，子育ての孤立化を防ぎ，不安や悩みを聞き，子育て支援の情報提供を行うものである。原則として生後4カ月を迎えるまでの，すべての乳児のいる家庭が対象となる。

⑹ 乳幼児健診

市町村には，1歳6カ月検診，3歳児検診を行う義務がある。1歳6カ月健診は，栄養状態のチェック，心身障害の早期発見，虫歯予防などの視点で行われ，3歳児検診は，身体発育，精神発達，視聴覚機能障害の早期発見などの視点で行われる。受診率は95%程度である。生後3〜5カ月の健康診査もほとんどの乳児に対して行われている。

3） 人工妊娠中絶と母体の保護

不妊手術や人工妊娠中絶は母体保護法に基づいて行われる。母体保護法は，不妊手術や人工妊娠中絶に関する事項を定めることなどにより，母性の生命，健康を保護することを目的とした法律である。人工妊娠中絶を行う医師は，都道府県医師会が指定する母体保護法指定医師に限られる。人工妊娠中絶は，2022年の時点で年間約12万件ほど行われている。

6 地域保健

地域保健とは，地域住民の健康の保持，増進を図るこ

とをいい，地域保健対策の推進は，地域保健法に基づいて進められている。

1）関係機関

⑴ 保健所と市町村保健センター

地域住民の健康を支える中核（p.21「4）保健所と市町村保健センター」参照）であり，疾病の予防，衛生の向上など，地域住民の健康の保持増進に関する業務を行っている。

⑵ 地方衛生研究所

公衆衛生にかかわる各種の試験・検査や，公衆衛生情報などの収集・解析・提供を行う機関であり，調査研究，研修指導なども実施している。すべての都道府県や指定都市に設置されている。

2）地域保健の担い手

保健所の医師，保健師，食品衛生監視員や環境衛生監視員などが保健所などに配置され，地域保健体制を支えている。保健師は，地域住民の保健指導や健康管理を主な役割とし，保健師助産師看護師法に基づく国家資格である。

3）地域保健の内容

地域における，栄養の改善，食品衛生，環境衛生，母子保健，精神保健，高齢者保健，歯科保健，難病対策，感染症の予防などの各種の保健，衛生などが保健所などによって行われている。衛生上の試験および検査に関する事項も重要な役割である。国や都道府県の方針に基づいて，地域の実情に合わせて取り組みを行う。

7 精神保健

精神保健とは，人々の精神的健康の保持，増進を図ることをいい，精神保健福祉の推進は精神保健福祉法に基づいて進められている。

1）精神障害患者の状況

精神疾患を有する患者数は近年大幅に増加しており，患者調査によると，2020年10月のある1日で615万人（国民の約3％超）に及ぶ。うち入院患者数が約29万人，外来患者数が約586万人である。入院患者は減少傾向にあるが，認知症やうつ病患者の増加を背景に外来患者が増加している。

2）精神保健福祉法

精神保健福祉制度の根幹をなす法律が精神保健福祉法である。①精神障害者の医療，保護を行うこと，②精神障害者の社会復帰の促進，自立と社会経済活動への参加の促進のために必要な援助を行うこと，③精神疾患の発生の予防や，国民の精神的健康の保持，増進に努めることなどを定めている。

具体的な対応として，都道府県に，精神保健福祉セン

ター・地方精神保健福祉審議会・精神医療審査会・精神科病院の設置を求め，精神保健指定医について規定している。精神科救急医療の確保についても求めている。

3）精神保健福祉センター

精神保健の向上と精神障害者の福祉の増進を目的に，都道府県や指定都市が設置する施設である。精神障害に関する相談や知識の普及などを行うための技術的中核機関であり，精神障害者保健福祉手帳の判定なども行う。

4）地方精神保健福祉審議会と精神医療審査会

精神保健と精神障害者の福祉に関する事項を調査審議するために，都道府県が設置する審議会が「地方精神保健福祉審議会」である。

また，措置入院患者などの定期病状報告や，入院患者やその家族などからの退院などの請求に対する応諾の可否審査などを行うために都道府県が設置する審査会が「精神医療審査会」である。

5）精神保健指定医

精神保健指定医とは，措置入院や医療保護入院の要否，行動の制限などの判定を行うのに必要な知識と技能を有する医師であり厚生労働大臣が指定する。指定には，5年以上の診療経験，3年以上の精神科診療の経験，所定の精神障害の診療経験を有し，所定の研修を修了した医師である必要がある。

6）精神科病院

精神病床のみの病院を一般に精神科病院という。精神病床を有する一般病院も含めていうこともある。精神障害者が精神障害の治療で入院する場合には，主に，精神科病院か，精神病床を有する一般病院に入院することになる。都道府県には精神科病院を設置する義務がある。

7）精神障害者の入院と入院形態

⑴ 入院の状況

入院患者数は，2022年の時点で約29万人であり，原因として統合失調症，アルツハイマー型認知症，感情障害（躁うつ病を含む），神経症性障害，ストレス関連障害などが多い。

精神病床に入院した者の平均在院日数は276.7日であり，全病床の平均在院日数（27.3日）に比べ大幅に長く，また国際比較でも長い傾向にある。国は，「入院医療から地域生活中心へ」という考え方の下，入院期間の短縮に取り組んでおり，徐々に効果を上げている。

精神病床からの退院患者の再入院率は，退院後6カ月時点が約30％，1年時点が約37％と高い。

⑵ 精神障害による入院と人権への配慮

精神疾患による障害であっても時に入院加療が必要となる。とくに自傷・他害のおそれがある場合にはその必要性が高い。しかし，そのような場合であっても，病識

表11　精神保健福祉法における入院形態と入院に必要な事項

入院形態	患者の同意	家族などの同意	精神保健指定医による診察	都道府県知事・政令指定都市長による命令・決定	備　考
任意入院	○				
医療保護入院		○	○		
応急入院			○		最大72時間
措置入院			2人○	○	自傷・他害のおそれ
緊急措置入院			1人で可○	○	自傷・他害のおそれ最大72時間

がないなどの理由で必ずしも本人から同意が得られるとは限らず，本人の同意を得ないまま入院させ診療を行う必要性が生じる。このような場合には，患者の個人の自律と人権の尊重などの点から，さまざまな配慮と慎重な対応が必要になる。

　このような観点から，精神保健福祉法は精神障害者の入院の要件や手続きなどを厳密に定めている。精神科病院への入院には，次のような入院形態がある（**表11**）。

①任意入院

（対象）

- 入院を必要とする精神障害者で，入院について本人の同意がある者

（要件など）

- 精神保健指定医の診察は不要

②医療保護入院

精神科病院の管理者によって行われる。

（対象）

- 入院を必要とする精神障害者で，自傷・他害のおそれはないが任意入院を行う状態にない者

（要件など）

- 精神保健指定医などの診察，かつ家族などのうちいずれかの者の同意が必要（ただし，家族による虐待があればその家族は除外）
- 家族などがいない場合には居住地の市町村長の同意が必要

③応急入院

精神科病院の管理者によって行われる。

（対象）

- 入院を必要とする精神障害者で，任意入院を行う状態になく，急を要し，家族などの同意が得られ

ない者

（要件など）

- 精神保健指定医（または特定医師）の診察が必要
- 入院期間は72時間以内に制限

④措置入院/緊急措置入院

都道府県知事の判断によって行われる。

（対象）

- 入院させなければ自傷・他害のおそれのある精神障害者

（要件など）

- 精神保健指定医2人の診断の結果が一致した場合に都道府県知事が措置として入院させる
- 緊急措置入院は急速な入院の必要性があることが条件で，指定医の診察は1人で足りるが，入院期間は72時間以内に制限

　形態別の入院状況は，2022年時点で本人の同意に基づく任意入院が48.5%，医療保護入院が50.4%，措置入院が0.6%である。医療保護入院による患者数は増加傾向にある。

8）退院の支援

　精神科病院の管理者には医療保護入院者の退院促進措置として，円滑な地域生活への移行のため，退院後の居住の場の確保等の調整などの業務を行う「退院後生活環境相談員の選任」を行う義務がある。また，障害福祉サービスおよび介護サービスについて退院前から相談し，円滑に地域生活に移行できるように「地域援助事業者の紹介」をし，退院に向けた取り組みなどを審議する「医療保護入院者退院支援委員会」を設置するように義務づけられている。

02 社会保障と社会福祉

A 社会保障とその仕組み

1 社会保障とその理念

　人生には，自分自身や家族に生じた疾病や，それによる障害，失業，死亡などによって，自立した生活が困難になるリスクが潜んでいる。健康であったとしても，長生きによって老後の生活費が不足したり，身の回りや社会の情勢の変化により，個人の生活が成り立たなくなるリスクもある。このような，個人の力だけでは対応に限界がある生活上のリスクに対して社会全体で支えようという取り組みが社会保障であり，その体制を社会保障制度という。社会保障制度は，国民の「安心」や生活の「安定」を支えるセーフティネットである。

2 日本の社会保障制度

　日本の社会保障制度は，「生存権」を規定した憲法第25条を具体化するものとして体制整備が進められてきた。社会保障制度は，社会保険，社会福祉，公的扶助，公衆衛生からなり，その中心に社会保険を位置づけ，それを補足する形で，社会福祉，公的扶助，公衆衛生の充実が図られている（**表1**）。

3 社会保障給付費

1) 現　状

　社会保障の給付費総額はおよそ138兆円であり，そのほとんどが「社会保険」からの給付である。2024年度時点で，総額のうち「年金」が約62兆円（45%），次いで「医療」が約43兆円（31%），介護を含む「福祉その他」が約33兆円（24%）を占める（**図1**）。

　社会保障費の財源は年金や医療など制度ごとに異なるが，全体でみると，保険料が約６割，国および地方の公費が約４割となっている。

　国の2024年度一般会計における歳出の視点からみると，一般会計（約112兆６千億円）のうち33%が社会保障に振り向けられている。地方交付税交付金等，公共事業，文教および科学振興などに比べるとその占める割合の大きさがわかる（**図2**）。国民負担率（租税負担率＋社会保障負担率）の対国民所得費は45%程度となる。

2) 諸外国との比較

　わが国の社会保障給付の規模を対GDP比で比較すると，「年金」は，アメリカ，イギリスを上回るが，ドイツをやや下回る規模である。「医療」については，アメリカを概ね下回り，欧州諸国とほぼ同規模である（**図3**）。

表1　社会保障の分類と内容

	社会保険	社会福祉	公的扶助	公衆衛生
社会保障給付費に占める割合	88%	8%	3%	1%
主な制度	医療保険 年金保険 雇用保険 労災保険 介護保険	児童福祉 身体障害者福祉 高齢者福祉	生活保護 　生活扶助　教育扶助 　住宅扶助　医療扶助 　介護扶助　出産扶助 　生業扶助　葬祭扶助	感染症予防 予防接種
制度の趣旨	人生において遭遇するさまざまなリスク〔病気，労働災害，失業など（＝保険事故という）〕に備えて，人々があらかじめお金（保険料）を出し合い，保険事故に遭った人にお金やサービスを支給する	子どもへの保育や障害者などへの福祉サービスなどを提供し，生活の安定や自己実現を支援する	資産，能力などすべてを活用してもなお生活に困窮する方に対し，必要な保護を行うとともに自立を助長する	国民が健康的な生活を送れるようにするため，病気の予防や積極的な健康作りを公的に行う
主な財源	保険料（本人・事業主） 公費（租税）	公費（租税）	公費（租税）	公費（租税）

（厚生労働省：社会保障を教える際に重点とすべき学習項目の具体的内容．より引用）

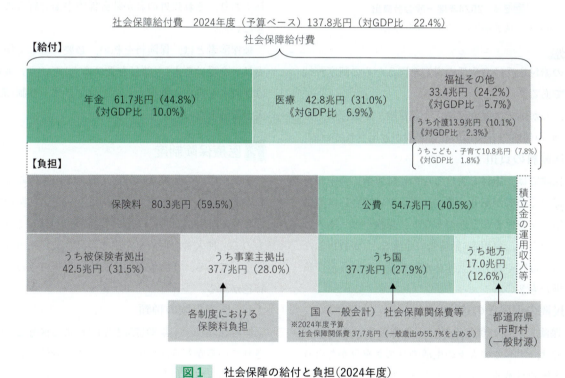

図1　社会保障の給付と負担（2024年度）

（厚生労働省資料：社会保障の給付と負担の現状．より作成）

3）　今後の見通し

　超高齢化の進展により社会保障給付費の総額は年々上昇している。今後も上昇を続け，2018年度の約121兆円（対GDP費：21.5%）から2025年度には約140兆円（同21.8%）を超える見通しである。その後15年間（2040年度）で190兆円（同24.0%）を超えると推定されている。とくに，医療と介護の給付費が急激に増加する見通しである。

 社会保険

1 社会保険とは

　疾病，死亡，失業，障害，老後の生活，出産など，生活に支障が生じた場合に備え，お金（保険料）を出し合い，実際にそのような支障が生じた場合に，医療や介護，年

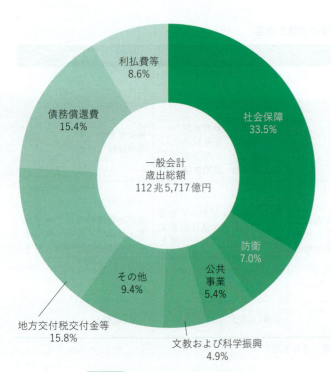

図2 2024年度一般会計歳出

（財務省：令和6年度予算のポイント. より作成）

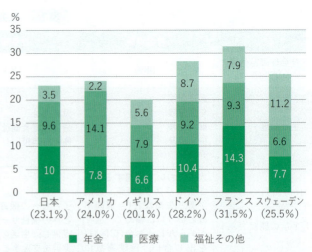

図3 社会保障給付の部門別の国際的な比較（対GDP比，2019年）

（厚生労働省資料：社会保障の「給付」. より作成）

金などの給付を受けて生活の安定を図るための制度が社会保険である。

現在，わが国では医療保険，介護保険，年金保険，労災保険，雇用保険の5種類の社会保険が運用されている。

1) 保険料の負担

社会保険では，給付を受けるためには事前に保険料を拠出しておく必要があり，拠出していない場合には原則として給付を受けることができない。保険料は，本人の負担のみならず，雇用主（勤務先の企業など）が負担したり，さらには国や地方公共団体が税の投入という形で負担する場合も多い。

2) 民間の保険との違い

社会保険と民間の保険会社による保険には違いがある。前者は，すべての人々の生活のリスクを分かち合うため，法律で基本的にすべての人々に加入を義務づけている一方で，後者は，例えば疾病や死亡のリスクが高い人は，保険会社から加入を断られたり保険料がきわめて高額で実質的に加入できなかったりする点にある。

また社会保険では，保険料は賃金などの拠出能力に応じたものとなっている一方で，民間の保険では，例えば，疾病や死亡リスクが高い者が多くの保険料を負担する仕組みとなっている。

3) 保険者と被保険者

社会保険は，保険者と被保険者から構成されている。保険者とは，社会保険事業の経営主体であり，被保険者が出し合った保険料を管理する。社会保険の保険者は，国のみならず，市町村や，健康保険組合，厚生年金基金，

各種共済組合などの場合がある。保険者は法律で決められており，それ以外の者が社会保険事業を行うことはできない。

被保険者とは，保険料を払い，必要に応じて保険金の支払いを受ける人（＝給付を受ける人）をいう。被保険者は保険者を自由に選択することはできず，強制（義務）加入が原則となっている。

2 医療保険制度

病気やけがの治療費に対応するのが医療保険である。わが国の医療保険制度は，①国民全員を公的医療保険で保障する（国民皆保険），②公費（税金）も投入されているものの，加入者が保険料を出し合う社会保険方式が基本となっている，③医療機関を自由に選択できる，という特色がある。

1) 医療保険の種類

医療保険は，①年齢（75歳以上）による区分と，②雇用されているかどうかの区分で，大きく分けられる。75歳未満であって雇用されている者は「被用者保険」に入り，それ以外の者は「国民健康保険」に加入する。75歳以上はすべて「後期高齢者医療制度」に加入する。

(1) 被用者保険

被用者保険とは，雇用されている人とその家族が被保険者となり，次の3種に分けられる。被用者保険の加入者は7,747万人（2021年）である。

①健康保険組合

大企業などの社員とその家族が被保険者となり，各健康保険組合が保険者となる（約1,400組合，約2,800万人が加入）。

②全国健康保険協会（協会けんぽ）

大企業のようには自ら健康保険組合を設立するのが困

難である，中小・小規模事業所の従業員とその家族が被保険者となり，全国健康保険協会（協会けんぽ）が保険者となる（全国で1つの協会，約4,000万人）。

③共済組合

公務員，私立学校教職員とその家族が被保険者となり，各共済組合が保険者となる（85組合，約900万人）。

(2) 国民健康保険（国保）

被用者保険加入者以外の住民が被保険者となり，市（区）町村や組合が保険者となる。かつては，農林水産業者，自営業者が中心であったが，現在は非正規労働者や年金生活者などの無職者が7割を占める。国民健康保険の加入者は約2,600万人（2023年）である。

(3) 後期高齢者医療制度

75歳以上の高齢者を対象とした医療制度である。以前は，被用者保険と国保の二本立てであり，所得が高く医療費の低い現役世代は被用者保険に多く加入する一方，退職して所得が下がり医療費が高い高齢者になると国保に加入するといった構造的な課題があった。そのため，2008年度以降，75歳以上の高齢者医療費については社会全体で支える観点から，現役世代からの支援金と公費で約9割を賄うこととなった。支援金は，健康保険組合，協会けんぽ，共済組合，国保が負担する。この制度には「保険」という名称が付いていないが，これは後期高齢者自身が財源の約1割しか負担していないことと関連する。

47都道府県単位に「広域連合」という形で市区町村が参加して運営される。加入者数は約1,900万人（2023年）である。

2）医療保険からの給付内容

医療保険からの給付は「医療給付」と「現金給付」に大別される。

(1) 医療給付

医療給付には，療養の給付，高額療養費，訪問看護療養費などが含まれる。業務上の疾病（労働者災害補償保険の対象）や正常な妊娠・出産，健康診断，人間ドック，予防注射，研究中の先進医療，介護サービスなどは医療給付の対象外となる。交通事故，犯罪などの第三者行為による傷病も加害者が負担すべきものであり，基本的には対象外となる。

①療養の給付

病院などの医療機関において被保険者証（いわゆる保険証）を提示すれば，一部負担金（自己負担額）を支払うのみで診察などの必要な医療を受けることが可能である。これを「療養の給付」という。残りの診療に要した費用は，保険者が医療機関に直接支払う。被保険者の一部負担金は，義務教育就学前まで2割，義務教育就学〜69歳で3割，70〜74歳で2割，75歳以上で1割（ただし，

70歳以上でも一定以上の所得者は2割，現役並み所得者は3割）である。

②高額療養費

被保険者の自己負担額が著しく高額になった場合には，収入に応じて自己負担限度額を超える部分を償還払いされる。これを高額療養費制度という。この制度は，家計に対する医療費の自己負担が過重になるのを防ぐ役割がある。

(2) 現金給付

被保険者と家族の病気やけがによる負担を軽減するための制度で，申請に基づいて定められた一定額を給付するものである。傷病手当金，出産手当金，出産育児一時金，埋葬料，移送費がある。

3）診療報酬制度と国民医療費

(1) 保険医療機関と保険診療

医療保険制度に基づく医療を行う医療機関を保険医療機関といい，医療保険制度に基づいて医療を行う医師として登録された者を保険医という。医療保険制度に基づいて行われる診療が保険診療である。また，保険薬局とは，医療保険制度に基づく処方せんの受付と調剤を行う薬局をいう。

患者（被保険者）が保険診療を受けるには，被保険者証（いわゆる保険証）を保険医療機関の窓口へ提示する。

(2) 診療報酬

保険医療機関や保険薬局が保険医療サービスに対する対価として保険者から受け取る報酬を診療報酬という。

具体的な診療報酬は，原則として実施した医療行為ごとに，それぞれの項目に対応した点数が加えられ，1点の単価を10円として計算される（いわゆる「出来高払い制」）。例えば，虫垂炎で入院した場合，初診料（○点），入院日数に応じた入院料（△点），虫垂炎の手術代（□点），検査料（×点），薬剤料（☆点）などと加算される。保険医療機関は，その合計額（○〜☆の合計点×10円）から患者の一部負担分を差し引いた額を審査支払機関から受け取ることになる。保険医療機関は患者ごとに1カ月分の診療報酬明細書を作成して審査支払機関に申請する。

虫垂炎の手術代を何点として評価するかなどは，厚生労働大臣が中央社会保険医療協議会（中医協）の議論を踏まえて改定する。改定は基本的に2年おきに行われる。

(3) 国民医療費の現状

国民医療費とは，年間の医療保険制度など（後期高齢者医療制度も含む）や生活保護法などの公費負担医療制度による給付，これらに伴う患者の一部負担などによって支払われた医療費を合算したものである。正常な妊娠や分娩費用，健康診断や予防接種などに要する費用などは含まない。

2021年度の国民医療費は，45兆359億円（前年度比2兆694億円の増加）であった。人口1人当たり約36万円であり，国内総生産（GDP）に対する比率は約8％を占める。総額，人口1人当たり，対GDPいずれも上昇傾向を示している。診療種類別にみると，入院が約16.8兆円（約37％），入院外が約15.5兆円（約34％），歯科が約3兆円（約7％），調剤が約7.8兆円（約18％）となっている。65歳以上が約60％を占め，75歳以上は全体の約38％を占めている。国民1人当たりの医療費は全体では約36万円であるが，65歳以上は約75万円，75歳以上は約92万円と高齢になるほど増える。

高齢者の増加と，医療技術や薬剤の高度化，高額化によって，国民医療費はますます増加する見込みである。

⑷ 各国の保険医療制度

イギリスやスウェーデンなどでは，医療保障制度は税金により行政サービスの一環として運用されている。アメリカの医療保障制度は私費による民間の医療保険が中心である。高齢者や障害者に対する公的医療保険（通称メディケア）や低所得層に対する公的医療扶助（通称メディケイド）はあるものの，それ以外の者は民間の医療保険に加入する。ドイツ，フランスなどは日本と同様，加入者がお金を出し合う社会保険方式を採用している。

③ 介護保険制度

介護保険は，高齢者の介護を社会全体で支え合うための社会保険である。高齢化社会の進展に伴う介護ニーズの増大を背景に，2000年より開始された。

単に介護を要する高齢者の身の回りの世話をするということを超えて，高齢者の自立を支援することを理念（自立支援）とし，利用者の選択により，多様な主体から保健医療サービス，福祉サービスを総合的に受けられる制度（利用者本位）となっている。介護保険法（p.44「④1）高齢者を支える法律」参照）に基づいて整備が進められている。

1) 保険者と被保険者

市町村が保険者となり，被保険者は40歳以上のすべての国民である。被保険者には第1号被保険者と第2号被保険者がある。

⑴ 第1号被保険者

65歳以上の者が該当する。保険料は原則，年金からの天引きで納付する。原因を問わず要支援・要介護の認定を受けると介護サービスを受けることができる。第1号被保険者は約3,600万人である（2021年）。

⑵ 第2号被保険者

40～64歳の医療保険加入者が該当する。各自が加入している医療保険の保険料と合わせて介護保険料を納付する。特定疾患で要支援・要介護の認定を受けると介護サービスを受けることができる。第2号被保険者は約4,200万人である。

2) 要介護（要支援）認定

介護保険を利用して実際に介護サービスを受けるためには，どの程度の支援，介護が必要かについて認定を受ける必要がある。これを要介護（要支援）認定という。認定調査や主治医意見書を基に，全国一律の基準により市町村が認定する。要介護認定は，もっとも軽い要支援1から全面的な介護が必要な要介護5まで7段階（要支援2段階，要介護5段階）に分かれる。

要介護（要支援）認定により介護を受けている第1号被保険者は約677万人で，第1号被保険者3,600万人の約18％に当たる。

3) 介護サービスの種類

介護保険により受けられるサービスには，要支援者に対する予防給付と要介護者に対する介護給付がある（表2）。

4) 費 用

要介護（要支援）の程度により1カ月に受けられるサービスの上限が決められており，利用者は1割分（一定以上所得者は2割または3割）のほか，施設サービスを利用した場合の食費および居住費を自己負担する。ただし，月々の介護サービス費の自己負担額が世帯合計（個人）で上限額を超えた場合，超えたぶんの相当額が支給される。

5) 介護の現場を支える職種

⑴ 社会福祉士

社会福祉士とは，障害によって日常生活を営むのに支障がある者に対して，福祉に関する相談に応じ，指導をし，福祉サービスを提供する者や医師などと連絡調整をして，援助を行うことを業とする者をいう。介護分野に限らず幅広い福祉に対応する。「社会福祉士及び介護福祉士法」に基づく国家資格である。

⑵ 介護福祉士

介護福祉士とは，障害によって日常生活を営むのに支障がある者に対して，心身の状況に応じた介護（喀痰吸引など医師の指示の下に行われるものを含む）を行い，要介護者やその介護者に対して介護に関する指導を行うことを業とする者をいう。「社会福祉士及び介護福祉士法」に基づく国家資格である。

医師の指示の下に，口腔内，鼻腔内，気管カニューレ内部の喀痰吸引が可能であり，そのほかにも，胃瘻・腸瘻からの経管栄養，経鼻経管栄養が実施可能である。

⑶ 介護支援専門員（ケアマネジャー）

介護支援専門員（いわゆるケアマネジャー）とは「介護保険法」に規定されている職種で，要介護（要支援）者や

表2 介護サービスの種類

都道府県・政令市・中核市が指定・監督を行うサービス		市町村が指定・監督を行うサービス
居宅介護サービス 【訪問サービス】 訪問介護(ホームヘルプサービス) 訪問入浴介護 訪問看護 訪問リハビリテーション 居宅療養管理指導 特定施設入居者生活介護 福祉用具貸与 特定福祉用具販売 **施設サービス** 介護老人福祉施設 介護老人保健施設 介護療養型医療施設 介護医療院	【通所サービス】 通所介護(デイサービス) 通所リハビリテーション 【短期入所サービス】 短期入所生活介護(ショートステイ) 短期入所療養介護	**地域密着型サービス** 定期巡回・随時対応型訪問介護看護 夜間対応型訪問介護 地域密着型通所介護 認知症対応型通所介護 小規模多機能型居宅介護 認知症対応型共同生活介護(グループホーム) 地域密着型特定施設入居者生活介護 地域密着型介護老人福祉施設入所者生活介護 複合型サービス(看護小規模多機能型居宅介護) **居宅介護支援**
介護予防サービス 【訪問サービス】 介護予防訪問入浴介護 介護予防訪問看護 介護予防訪問リハビリテーション 介護予防居宅療養管理指導 介護予防特定施設入居者生活介護 介護予防福祉用具貸与 特定介護予防福祉用具販売	【通所サービス】 介護予防通所リハビリテーション 【短期入所サービス】 介護予防短期入所生活介護 (ショートステイ) 介護予防短期入所療養介護	**地域密着型介護予防サービス** 介護予防認知症対応型通所介護 介護予防小規模多機能型居宅介護 介護予防認知症対応型共同生活介護 (グループホーム) **介護予防支援**

左端欄上段：介護給付を行うサービス／下段：予防給付を行うサービス

このほか, 居宅介護(介護予防)住宅改修, 介護予防・日常生活支援総合事業がある
(厚生労働省:介護保険制度の概要. より引用)

家族の相談に応じ, 適切なケアプランを作成して, 市町村や介護を提供する事業者との調整を行う者である。有資格者が試験, 研修を修了すると都道府県知事より5年更新制の介護支援専門員証が交付される。

(4) 訪問介護員(ホームヘルパー)

訪問介護員は, 介護保険法に基づく訪問介護を提供する専門職であり, 介護や生活援助(家事サービス)を行う。都道府県知事の指定する介護職員初任者研修課程を修了する必要がある。

6) 救急医療との関連

自宅や施設において介護を受けている患者の病態が悪化し, かかりつけ医や施設の嘱託医による対応が困難な場合には, 119番通報によって救急車が要請され救急医療機関へ搬送されることも多い。この観点から救急医療関係者も介護保険制度を正しく理解する必要がある。

救急搬送の依頼がある場合は要介護度(要支援度)の確認, 主治医のほか普段利用している介護サービス施設・事業所, ケアマネジャーなどの連絡先の確認などを搬送先医療機関から求められることがある。

4 年金保険制度

1) 年金とは

年金保険とは, 高齢によって働けなくなった場合や, 一家の働き手が死亡した場合などに, 当事者や遺族の生活保障のため,毎年一定額の金銭を支給する制度をいう。

年金保険は公的年金制度と私的年金制度に大別できる。私的年金は公的年金の上乗せの給付を保障する制度であり, 個人型確定拠出年金(iDeCo)などが該当する。

2) 公的年金とその仕組み

公的年金は, 国が社会保障の一環として国民の生活を保障するための年金である。公的年金制度は, 現在の現役世代が納めた保険料によって年金が支給される賦課方式(世代間扶養)を基本的な仕組みとしている。公的年金には, 「国民年金(基礎年金)」と「厚生年金保険」がある。

(1) 国民年金(基礎年金)

強制加入で国家が責任をもち, 20歳以上の国民全員が加入する年金保険である。国民年金の被保険者には, 職業などによって3つの種別(第1号〜第3号)がある。

国民年金の給付の種類は次のとおりである。

①老齢基礎年金

65歳から終身給付を受けることができる。普通,「年金」というとこの老齢年金をさす。保険料を納めた期間が長いほど,老後に受け取れる年金額も多くなる。

②障害基礎年金

加入中,病気やけがなどで一定の障害を負った場合に支給される。20歳前の障害にも対応している

③遺族基礎年金

受給者や被保険者が亡くなったとき,配偶者か18歳以下の子が給付を受けられる。

(2) 厚生年金保険

厚生年金は,会社員や公務員が国民年金に加えて上乗せとして加入する年金であり,保険料は月ごとの給料に対して定率(18.3%)で決まり,納付する額は個人で異なる。厚生年金は事業主(勤務先)が保険料の半額を負担(労使折半)する。70歳未満の被用者は強制加入となる。高齢期となれば,国民年金の上乗せとして,納付した保険料に応じて給付を受ける。基礎年金に準じた形で,老齢厚生年金,障害厚生年金,遺族厚生年金がある。

3) 公的年金の課題

2025年以降,それまでの「高齢者の急増」から「生産年齢人口の急減」へと局面の変化が想定されている。生産年齢人口の急減とそれに伴う人手不足のなかで,高齢者などの労働参加の促進が経済社会の活力維持に不可欠となっている。年金制度についても,支えられる側から支える側にまわる高齢者の増加が期待されている。

C 社会福祉と公的扶助

1 社会福祉と公的扶助

1) 社会福祉とは

社会福祉とは,障害者,母子家庭など社会生活をするうえでさまざまなハンディキャップを負っている国民に対して,そのハンディキャップを克服して,安心して社会生活を営めるように支援する公的な取り組みである。その制度が社会福祉制度である。社会福祉の推進は社会福祉法などに基づいて行われる。

社会福祉は社会保障の一つであり,児童福祉,障害者福祉,高齢者福祉などがある。

2) 公的扶助とは

公的扶助とは,国(または地方公共団体)が,生活困窮者に対して,最低限度の生活を保障し,自立を助けるために行う経済的援助である。公的扶助も社会保障の一つであり,公的扶助の中心は生活保護制度である。

3) 社会福祉,公的扶助を担当する行政機関

国における中心は厚生労働省である。都道府県,市町村では,福祉などの内容によって担当機関は異なるが,福祉事務所がその中心である。福祉事務所は,「社会福祉法」に基づく機関であり,生活保護,児童福祉(児童手当の支給など),母子および父子ならびに寡婦福祉,老人福祉(老人ホームに関することなど),障害者福祉(障害者手帳や療育手帳の交付など)を総合的に担当する。

都道府県および市(特例区を含む)には福祉事務所の設置が義務づけられており,町村は任意で設置できる。全国に1,244カ所整備されている(2024年4月1日現在)。

社会福祉施設とは,福祉事務所,老人福祉施設,障害者支援施設など,広く福祉に関係する施設をいう。

2 児童福祉

児童福祉とは,児童が安心して生活し,成長できるように支援する公的な取り組みをいう。児童福祉の推進は児童福祉法などに基づいて行われる。

1) 児童福祉法とその理念

児童福祉法はわが国の児童福祉の基本的,総合的な法律である。法は,「全て児童は,児童の権利に関する条約の精神にのっとり,適切に養育されること,その生活を保障されること,愛され,保護されること,その心身の健やかな成長及び発達並びにその自立が図られることその他の福祉を等しく保障される権利を有する」「全て国民は,児童が良好な環境において生まれ,かつ,社会のあらゆる分野において,児童の年齢及び発達の程度に応じて,その意見が尊重され,その最善の利益が優先して考慮され,心身ともに健やかに育成されるよう努めなければならない」とし,「国及び地方公共団体は,児童の保護者とともに,児童を心身ともに健やかに育成する責任を負う」と定めている。

この法律では,児童を,乳児(満1歳未満),幼児(満1歳から小学校就学まで),少年(小学校就学から満18歳に達するまで)としている。

2) 児童福祉による支援内容

児童福祉として,子ども・子育て支援,ひとり親家庭への支援,社会的養護,児童虐待対策,母子保健(p.33「5 母子保健」参照)などが行われている。

児童福祉の地域における中心は児童相談所であり,児童福祉法によって都道府県と指定都市に設置が義務づけられている。児童に関する家庭その他からの相談に応じ,児童の一時保護など必要な援助を行うのが役割であり,全国に234カ所設置されている(2024年4月1日現在)。

(1) 子ども・子育て支援

希望するすべての人が安心して子どもを預けて働くこ

とができる社会を目指して，「待機児童ゼロ」の達成を目標に，認定こども園・幼稚園・保育所・小規模保育などへの支援が行われている。児童のための児童館への支援もその一環である。また，小児慢性特定疾病などに対する医療費の公費負担なども行われている。

(2) ひとり親家庭への支援

①現　状

母子世帯は，約120万世帯，父子世帯が15万世帯である（総世帯数は5,600万世帯）。母子世帯になった理由は，離婚が約8割ともっとも多く，次いで未婚の母1割，死別0.5割となっている。父子世帯になった理由は，離婚が約7割弱ともっとも多く，次いで死別が2割となっている。母子・父子家庭の9割弱が就労しており，生活保護を受給している母子・父子世帯はともに約1割である（2021年）。

②ひとり親家庭などの自立支援策

「母子及び父子並びに寡婦福祉法」により，母子家庭および父子家庭に対し児童扶養手当の支給をはじめ，親への就業支援，ヘルパー派遣，保育所の優先入所，子どもの学習ボランティア派遣などの支援事業が行われている。

(3) 社会的養護

保護者のない児童や保護者に監護させることが適当でない児童を，公的責任で社会的に養育し保護するとともに，養育に大きな困難を抱える家庭への支援を行うことを，社会的養護という。

「子どもの最善の利益のために」「社会全体で子どもを育む」という理念の下，児童養護施設，乳児院などの設置・運営とともに，里親委託やファミリーホーム（小規模住居型児童養育事業）の推進が図られている。

(4) 児童虐待対策

子どもの周囲の人間が，子どもに対して虐待を加えることを児童虐待という。虐待は，①身体的虐待（殴る，蹴る，投げ落とす，激しく揺さぶる，熱傷を負わせる，溺れさせる，首を絞める，縄などにより一室に拘束する），②性的虐待（子どもへの性的行為，性的行為を見せる，性器を触るまたは触らせる，ポルノグラフィの被写体にする），③ネグレクト（家への閉じ込め，食事を与えない，ひどく不潔にする，自動車の中に放置，病院に連れて行かない），④心理的虐待〔愛情欠如の露骨な暴言，同居家族内での暴力（DV）など〕の4つに分けられる。

①現　状

児童虐待相談対応件数は年々増加している。児童虐待相談として対応した件数は全国で約21万件（2021年）であり，心理的虐待がもっとも多く（60％），次いで身体的虐待（24％），ネグレクト（15％），性的虐待（1％）が続く。相談経路は，警察など，近隣知人，家族，学校などから

が順に多い。

児童虐待による死亡（心中を除く）は49人（2019年，前年比−8人）であり，近年は増減を繰り返している。18年間939人の虐待死（心中を除く）の内訳をみると，0歳児が約65％で，うち半数は0カ月児であり，3歳児未満で約71％を占める。加害者は実母が約60％ともっとも多い。地域社会との接触がほとんどない事例は約2割であった。

②虐待防止への取り組み

発生予防，発生時の迅速で的確な対応，虐待を受けた子どもの自立支援の取り組みが行われている。

ⅰ）児童虐待の発生予防

産前産後の心身の不調や妊娠・出産・子育てに関する悩みを抱え，周囲の支えを必要としていながら適切な支援が差しのべられないことが，児童虐待の発生につながる。その対策として，乳児家庭全戸訪問事業（こんにちは赤ちゃん事業），児童相談所全国共通ダイヤル「189（いちはやく）」の設置などが進められている。

ⅱ）虐待防止における関係者の責務

虐待を受けている子どもなどを早期に発見し適切な保護や支援を図るためには，関係機関の間で情報や考え方を共有し，適切な連携の下で対応していくことが重要となる。このため，情報の交換や支援内容の協議を行う場として，要保護児童対策地域協議会（子どもを守る地域ネットワーク）の設置が進められている。

また，児童福祉法第25条の規定に基づき，虐待を受けたと思われる児童を発見した場合，救急医療関係者を含むすべての国民に通告する義務が課せられている。この通告は法律でいう守秘義務違反や秘密漏示には当たらないとされている。

ⅲ）配偶者からの暴力（DV）への対応

子どもの前でのDVも児童虐待の一つである。DVとは，夫婦間（内縁関係も含む）で起こる家庭内暴力（身体的のみならず，性的，心理的，経済的なものも含む）をいう。

DV対策は，「配偶者からの暴力の防止及び被害者の保護等に関する法律」（DV防止法）により行われている。医療関係者がDVの被害者を発見したときは，「配偶者暴力相談支援センター又は警察官に通報することができる。この場合において，その者の意思を尊重するよう努めるものとする」と定めている。

ⅳ）虐待を受けた子どもの自立支援

虐待を受けた子どもの自立に向けて，親子関係の再構築支援を強化するとともに，社会的養護として里親委託等の家庭養育などの推進が図られている。

3 障害者福祉

障害者福祉とは，障害のある人も普通に暮らし，地域の一員として共に生きることを支援する公的な取り組みをいう。障害者福祉は，障害の種別ごとの各法律（「身体障害者福祉法」「知的障害者福祉法」「精神保健福祉法」「発達障害者支援法」「児童福祉法」など）と，障害の種別によらない総合的な支援策を定めた「障害者総合支援法」によって進められている。

1）障害者総合支援法

従来，わが国では，身体障害者福祉法，知的障害者福祉法などの障害の種別ごとに異なる法律に基づいて障害者に対する福祉行政が行われてきた。しかし障害ごとに縦割りでサービスが提供され，わかりづらく使いにくい状況があった。そこで，制度の谷間をなくし，障害の種別によらず統一化されたサービス体系で必要な福祉サービスを提供し，障害者の自立支援を行う目的で制定されたのが障害者総合支援法である。

2）障害者の定義

障害者総合支援法では，18歳以上の身体障害者，知的障害者，精神障害者（発達障害者を含む），難病等の患者を障害者，18歳未満の障害のある者を障害児と定義している。

障害者手帳は，障害を有している人に対して発行される手帳であり，身体障害者手帳，療育手帳（知的障害者に発行），精神障害者保健福祉手帳がある。

身体障害には表3のような特徴がある。そのうちの5～9を内部障害といい，近年増加傾向である。

3）障害者数

厚生労働省による推計（令和6年版障害者白書）では，身体障害者（身体障害児を含む）436万人，知的障害者（知的障害児を含む）109万人，精神障害者615万人となっている。人口千人当たり身体障害者34人，知的障害者9人，精神障害者49人となり，国民のおよそ9.2％が何らかの障害を有していることになる。

4）障害者への支援内容（図4）

障害者への支援の主なものに自立支援給付と地域生活支援事業がある。

自立支援給付には，介護の給付〔居宅介護（ホームヘルプ），重度訪問介護，短期入所（ショートステイ）など〕，訓練などの給付（自立訓練，就労支援など），自立支援医療などがある。自立支援医療とは，障害の軽減を図ることを目的とした医療費の公費負担制度である。精神障害に対する精神通院医療や肢体不自由に対する人工関節置換術，内部障害に対するペースメーカー植込み術，人工透析療法などが含まれる。

表3 身体障害

1. 視覚障害
2. 聴覚障害・平衡機能障害
3. 音声・言語・咀嚼機能障害
4. 肢体不自由
5. 心臓・腎臓・呼吸器の機能障害
6. 膀胱または直腸機能障害
7. 小腸機能障害
8. 免疫機能障害
9. 肝臓機能障害

地域生活支援事業は，地域の特性や利用者の状況に応じ，障害者および障害児の自立した日常生活や社会生活を支援するものである。

5）障害者虐待防止対策

障害者虐待の防止，早期発見，虐待を受けた障害者に対する保護や自立の支援，養護者に対する支援を目的として制定されたのが障害者虐待防止法である。

この法律で，障害者虐待を虐待の主体によって①養護者による虐待，②障害者福祉施設従業者による虐待，③使用者による虐待の3つに分類している。また，障害者虐待の行為を①身体的虐待，②放棄・放置，③心理的虐待，④性的虐待，⑤経済的虐待の5つに分類している。

また，虐待を受けた疑いがある障害者を発見した人に通報の義務を定めている。

2022年の調査によると，市町村等への相談通報件数は，養護者による虐待が8,650件，障害者施設等による虐待が4,104件と増加傾向にある。

4 高齢者福祉

高齢者福祉とは，高齢者が心身の健康を保持し安定した生活を送ることができるように支援する公的な取り組みをいう。高齢者を取り巻くさまざまな課題に対して多方面からの取り組みが行われている。

1）高齢者を支える法律

高齢者福祉は，主に「老人福祉法」と「介護保険法」などによって進められているが，それ以外にも，「高齢者の医療の確保に関する法律」「高齢者虐待防止法」など多数の法律が高齢者を支えている。

(1) 老人福祉法

老人の福祉に関する原理を明らかにするとともに，老人に対して心身の健康の保持および生活の安定のために必要な措置を講じることで，老人の福祉を図ることを目的とする法律である。

(2) 介護保険法

加齢に伴って要介護状態となった者などが尊厳を保持し，自立した日常生活を営むことができるように，保健

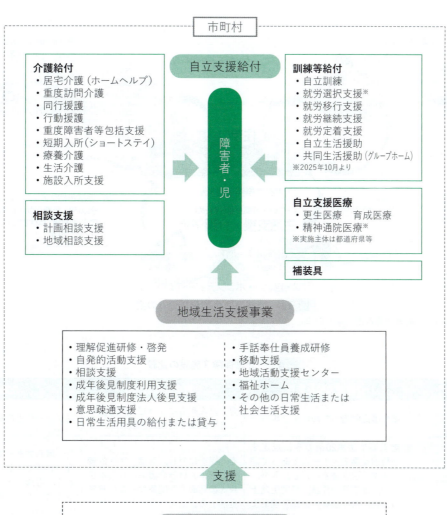

図4　障害者を対象とした福祉サービス
（全国社会福祉協議会：障害福祉サービスの利用について；2021年4月版. より引用・改変）

医療サービス，福祉サービスを給付するための介護保険制度を定める法律である。

2）地域包括ケアシステム

地域包括ケアシステム（**図5**）とは，高齢者が要介護状態となっても，住み慣れた地域で自分らしい暮らしを人生の最後まで続けることができるよう，医療，介護，予防，住まい，生活支援が切れ目なく一体的に提供される体制をいう。団塊の世代が75歳以上となる2025年を体制構築のめどとしている。

今後，認知症高齢者の増加が見込まれており，そうした高齢者の地域での生活を支えるためにもシステムの構築が重要とされている。地域包括ケアシステムは，市町村や都道府県が地域の自主性や主体性に基づき，地域の特性に応じて作り上げていくことが期待されている。

3）高齢者向け介護保険施設

重度の要介護者で在宅での生活が困難な者に対しては，集中的なケアが提供できる「重度者向けの住まい」が整備されている。その主なものが，介護保険3施設である。また，家屋の状況，家族の状況などによって一般住宅での生活が困難な高齢者に対して，各種の「高齢者向け住宅」が提供されている。これらは，できるだけ住み慣れた地域での生活を保障するためのものである。

⑴ 介護保険3施設

介護保険制度の下でサービスを実施している主な施設を介護保険3施設と呼び，①要介護高齢者のための生活施設である「介護老人福祉施設」（特別養護老人ホーム：特養），②要介護高齢者にリハビリテーションなどを提供し在宅復帰を目指す施設である「介護老人保健施設（老

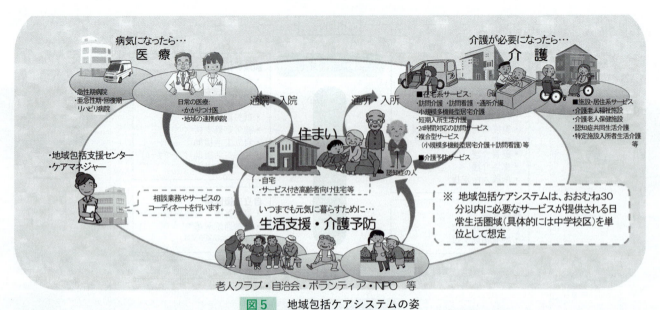

図5 地域包括ケアシステムの姿

（厚生労働省：地域包括ケア研究会報告書. より引用）

表4 介護保険3施設の比較

	介護老人福祉施設	介護老人保健施設	介護医療院
基本的性格	要介護高齢者のための生活施設	要介護高齢者にリハビリ等を提供し在宅復帰を目指す施設	要介護高齢者の長期療養・生活施設
定　義	老人福祉法第20条の5に規定する特別養護老人ホームであって，入所する要介護者に対し，入浴，排泄，食事等の介護，日常生活上の世話，機能訓練，健康管理および療養上の世話を行うことを目的とする施設	要介護者に対し，看護，医学的管理の下における介護および機能訓練その他必要な医療ならびに日常生活上の世話を行うことを目的とする施設	要介護者であって，長期にわたり療養が必要である者に対し，療養上の管理，看護，医学的管理の下における介護および機能訓練その他必要な医療ならびに日常生活上の世話を行うことを目的とする施設
主な設置主体	社会福祉法人	医療法人	医療法人
施設数（2022年10月）	10,896件	4,221件	734件
利用者数（2022年10月）	638,600人	351,900人	42,900人
平均在所（院）日数（2019年）	1,177日	310日	189日
医師の配置基準	必要数（非常勤可）	常勤1以上/100：1以上	I型：常勤3以上/48：1以上 II型：常勤1以上/100：1以上
医療法上の位置づけ	居宅等	医療提供施設	医療提供施設

（厚生労働省：要介護者等の高齢者に対応した急性期入院医療. より引用・改変）

健）」，そして，③長期療養が必要な要介護者に対し，「日常的な医学管理」や「看取りやターミナルケア」等の医療機能と「生活施設」としての機能を兼ね備えた施設である「介護医療院」がある（**表4**）。

　介護医療院は，主として長期にわたり療養が必要である者に対し，療養上の管理，看護，医学的管理の下における介護，機能訓練，その他必要な医療，日常生活上の世話を行うことを目的とする施設である。医師，看護師，薬剤師もおり，I型とII型に分かれる。I型はより手厚い医療ケアが受けられるように医師等の人数が手厚く，当直医も配置されている。

(2) その他の高齢者向け住まい

　サービス付き高齢者向け住宅（サ高住），有料老人ホーム，認知症高齢者グループホームなどが該当する（**表5**）。

4) 高齢者虐待対策

(1) 現　状

　2022年度に高齢者虐待と認められた件数は，養介護施設従事者などによるものが年間856件，養護者によるものが16,669件であった。市町村への相談・通報件数は，養介護施設従事者などによるものが2,795件であり，養護者によるものは38,291件であった。虐待と判断される報告の件数は，2005年の高齢者虐待防止法制定以後，漸増している。

表5　高齢者向け住まいの概要

	サービス付き高齢者向け住宅	有料老人ホーム	養護老人ホーム	軽費老人ホーム	認知症高齢者グループホーム
根拠法	高齢者住まい法第5条	老人福祉法第29条	老人福祉法第20条の4	社会福祉法第65条 老人福祉法第20条の6	老人福祉法第5条の2第6項
基本的性格	高齢者のための住居	高齢者のための住居	環境的，経済的に困窮した高齢者の入所施設	低所得高齢者のための住居	認知症高齢者のための共同生活住居
定義	高齢者向けの賃貸住宅または有料老人ホームであって，高齢者を入居させ，状況把握サービス，生活相談サービス等の福祉サービスを提供する住宅	老人を入居させ，入浴，排泄もしくは食事の介護，食事の提供，洗濯，掃除等の家事，健康管理をする事業を行う施設	入所者を養護し，その者が自立した生活を営み，社会的活動に参加するために必要な指導および訓練その他の援助を行うことを目的とする施設	無料または低額な料金で，老人を入所させ，食事の提供その他日常生活上必要な便宜を供与することを目的とする施設	入居者について，その共同生活を営むべき住居において，入浴，排泄，食事等の介護その他の日常生活上の世話および機能訓練を行うもの
主な設置主体	限定なし（営利法人中心）	限定なし（営利法人中心）	地方公共団体 社会福祉法人	地方公共団体 社会福祉法人 知事許可を受けた法人	限定なし（営利法人中心）
対象者	次のいずれかに該当する単身・夫婦世帯 •60歳以上の者 •要介護/要支援認定を受けている60歳未満の者	老人 ※老人福祉法上，老人に関する定義がないため，解釈においては社会通念による	65歳以上の者であって，環境上および経済的理由により居宅において養護を受けることが困難な者	身体機能の低下等により自立した生活を営むことについて不安であると認められる者であって，家族による援助を受けることが困難な60歳以上の者	要介護者/要支援者であって認知症である者（その者の認知症の原因となる疾患が急性の状態にある者を除く）
補助制度等	整備費への助成	なし	定員29人以下：整備費等への助成		

（厚生労働省：福祉と住宅政策との連携について．より引用・改変）

虐待の内容は，身体的虐待がおよそ6割を占め，次いで心理的虐待の4割弱が続く。養介護施設従事者などによる虐待の発生要因別では，「教育・知識・介護技術等に関する問題」が約56％で，次いで「職員のストレスや感情コントロールの問題」が約23％であった。

(2) 虐待防止における救急医療関係者の責務

救急医療関係者は，高齢者への虐待の徴候などを知り得る立場にあることから，その職務上かかわった状況に基づき，虐待のおそれに気がつき，早期に相談・通報につなげることが強く期待されている。また，市町村による虐待認定や緊急性の判断を行う際に必要な調査や情報収集に対して情報提供などの協力が求められている。

なお，高齢者虐待防止法では，高齢者の福祉に職務上関係のある者は，高齢者虐待の早期発見に努めるとし（同法第5条），虐待を受けたと思われる高齢者を発見した者は，これを市町村に通報しなければならない（同法第7条）とされている。また，この通報は，守秘義務違反や秘密漏示には当たらないとされている。

5 公的扶助（国家扶助）

公的扶助は憲法第25条（生存権の保障）を具体化したものであり，わが国では，生活保護制度として実施されている。

1) 生活保護制度とは

生活保護制度とは，資産や能力などすべてを活用してもなお生活に困窮する者に対し，困窮の程度に応じて必要な保護を行い，健康で文化的な最低限度の生活を保障し，その自立を助長する制度である。「生活保護法」に基づいて行われる。その費用は，国が3/4，地方自治体が1/4を負担する。

2) 生活保護の現状

生活保護受給者数は，全国で約202万人（2022年）であり，保護率は1.62％となっている。2008年の世界金融危機以降に急増したが，近年は減少傾向で推移している。被保護者のうち，全体のおよそ半数を65歳以上の者が占める。

生活保護費は3.5兆円（2022年）であり，約半分が医療扶助に使われ，3割が生活扶助に使われる。

3) 保護の要件

生活保護は世帯単位で行われ，世帯員全員が利用し得る資産，能力その他あらゆるものを活用することが前提となる。つまり，預貯金，保険の払い戻し金，不動産などの資産の売却収入などは，活用され消費された後に保護適用となる。また，扶養義務者の扶養は生活保護法による保護に優先する。そのうえで，世帯の収入（年金や児童扶養手当なども含める）と厚生労働大臣の定める基準で計算される最低生活費とを比較して，世帯の収入が

低い場合に保護が適用され，差額が保護費として支給される。

4) 保護の種類と内容

保護の種類は，生活，住宅，教育，医療，介護，出産，生業および葬祭の8つである。これらの扶助のうち医療と介護は現物給付，ほかが現金給付で，複数の組み合わせによる給付も行われる。

(1) 生活扶助

食費・被服費・光熱費などの日常生活に必要な費用に対して支給される。光熱水費などの世帯共通費用を合算して算出し，特定の世帯には母子加算などの加算がある。

(2) 住宅扶助

アパートなどの家賃について，定められた範囲内で実費が支給される。

(3) 教育扶助

義務教育を受けるために必要な学用品費について，定められた基準額が支給される。

(4) 医療扶助

必要な医療サービスが本人に現物給付され，その費用の本人負担はなく，福祉事務所などから直接，医療機関へ支払われる。

(5) 介護扶助

必要な介護サービスが本人に現物給付され，その費用の本人負担はなく，福祉事務所などから直接，介護機関へ支払われる。

(6) 出産扶助

出産費用について，定められた範囲内で実費が支給される。

(7) 生業扶助

就労に必要な技能の修得などにかかる費用について，定められた範囲内で実費が支給される。

(8) 葬祭扶助

葬祭費用について，定められた範囲内で実費が支給される。

5) 自立の助長

被保護者の自立の支援として，ケースワーカーの月1回の家庭訪問などによる就労指導，福祉事務所とハローワークの連携強化，福祉事務所への就労支援員の増配置などが行われている。

専門基礎分野

第 2 編

第 1 章

人体の構造と機能

01 人体を構成する要素

A 人体の作りとその役割

1 細 胞

1) 細胞とは

　構造と機能の両面で生命の基本的な最小単位が細胞である。生命は1つの細胞単独で生命活動を行う単細胞生物から，多くの機能を複数の細胞で分担する多細胞生物に進化してきた。

　細胞の大きさは10μm（1μmは1/1,000mm）程度のことが多く，光学顕微鏡で見ることができる。卵子（直径約200μm），骨格筋細胞（最大で長さ約30cm，幅約100μm），脊髄の運動神経細胞（軸索突起を含めた長さは最大で約1m）など大型の細胞もある。ヒトの細胞はウイルスや細菌より大きく，蛋白質の分子よりもはるかに大きい（図1）。

　細胞は，球形，円柱形，星形，紡錘形など，その機能に応じてさまざまな形をしている。白血球のように形を変えることのできる細胞もある。人体は数十兆個の細胞で構成されるが，これらはすべて1個の受精卵が細胞分裂を繰り返してできたものである。

2) 細胞の構造

　細胞は細胞膜で包まれている。単細胞生物のうち細菌などは核酸が細胞質に散在するため核をもたないが，ヒトの細胞は，赤血球などの例外を除き，すべて核をもつ。細胞の内部で核以外の部分は細胞質と呼ばれ，電解質，蛋白質などの溶け込んだ半透明の液体で満たされる。細胞質にはそれぞれ特有の働きをもつ，ごく小さな構造物が何種類かあり，細胞小器官と総称される。図2に細胞の一般的な構造を示す。

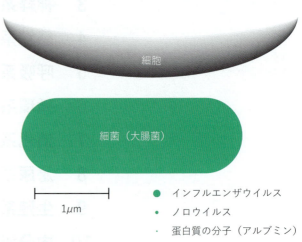

細胞

細菌（大腸菌）

1μm

● インフルエンザウイルス
● ノロウイルス
・ 蛋白質の分子（アルブミン）

図1 細胞と細菌，ウイルス，蛋白質分子の大きさの比較

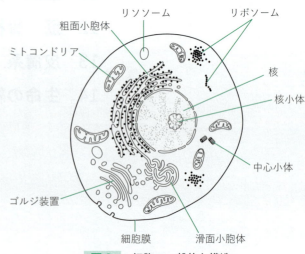

リソソーム　リボソーム
粗面小胞体
ミトコンドリア
核
核小体
中心小体
ゴルジ装置
細胞膜　滑面小胞体

図2 細胞の一般的な構造

細胞の一般的な構造を模式的に示す。実際には細胞の種類によってかなりの違いがある

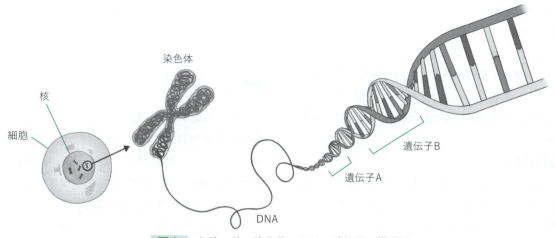

核

染色体

細胞

遺伝子B

遺伝子A

DNA

図3　細胞，核，染色体，DNA，遺伝子の模式図

DNAは非常に長い二重らせん構造の巨大分子であり，染色体の中に折りたたまれている。遺伝子はDNAの一定の領域であり，特定の遺伝情報をもつ。DNAの中には遺伝情報を伝えない領域もある

3）細胞膜

細胞膜は，リン脂質の二重層に特定の機能をもった膜蛋白質が組み込まれた生体膜である。仕切りとしての役割のほかに，細胞への物質の出入りを制御し，細胞外からの情報を受け取り，また化学反応を触媒する酵素を含むといったさまざまな役割を果たしている。神経細胞の細胞膜は電気的興奮を伝える機能をもつ。

細胞内外の体液成分の違いを保ち，必要な物質を細胞外から取り入れ，合成された物質や老廃物を細胞外に出すために，物質の種類によって細胞膜を通過する方法や通過しやすさが決まっている。酸素，二酸化炭素，水，脂溶性分子などは細胞膜を通過しやすい。これらは，濃度（ガスの場合は分圧）の高いほうから低いほうに向かって，エネルギーを使わずに移動する。これを濃度勾配（または圧勾配）に従って移動するという。

ナトリウムなどのイオン，ブドウ糖（グルコース），ある程度よりも大きな水溶性分子は細胞膜を通過しにくい。細胞内のナトリウムイオンは，細胞膜の蛋白質の働きによって，エネルギーを使って細胞内から，よりナトリウムイオン濃度の高い細胞外にくみ出される。これとリンクして，細胞外のカリウムイオンが細胞内に取り込まれる。ブドウ糖は細胞膜にある特定の蛋白質によって細胞内に入るが，インスリンはその蛋白質を細胞膜に動員してブドウ糖を細胞内に取り込ませる。蛋白質などの大きな分子は，特定の通路を通って細胞に出入りし，その際にもエネルギーを使う。

このような細胞膜の絶え間ない活動のおかげで細胞内の環境が保たれている。安静時にはエネルギーの30〜40％がこのような細胞内の環境維持に使われる。核や細胞小器官も細胞膜に似た膜を有する。

4）核

核は多くの場合，細胞の中央付近に位置し，通常は1個であるが，横紋筋細胞などには複数の核がある。細胞分裂時には，核内に染色体という棒状の密な構造が認められる。その中には，デオキシリボ核酸（DNA）が含まれている。DNAは，塩基と呼ばれる小分子が多数連なって二重らせん構造をとり，染色体の中に折りたたまれている。DNAには身体の構成や調節にかかわる蛋白質（酵素など）の設計図がコード化されて収められている。1つの細胞の核には人体を作るために必要なすべての設計図があり，生殖細胞により次世代に伝えられる。DNAの遺伝情報はリボ核酸（RNA）に転写された後に蛋白質として翻訳される。核の中にはRNAと蛋白質の集まった核小体があり，リボソームを組み立てる。染色体，DNA，遺伝子の関係を**図3**に示す。

5）細胞小器官

ミトコンドリアは，生命活動に不可欠なエネルギーの担体であるアデノシン三リン酸（ATP）の合成を行う。代謝の活発な細胞には数百ものミトコンドリアがある。リボソームは，DNAの情報に従って蛋白質を合成する。リソソームは分解酵素を大量に含む小さな袋状の小器官で，細胞内に取り込まれた栄養，細胞片，微生物や老化した細胞小器官を消化する。白血球には多数のリソソームがあり，染色すると顆粒として認められる。粗面小胞体の表面には多数のリボソームが付着して蛋白質を合成する。滑面小胞体は脂質代謝や解毒に関与する。ゴルジ装置は小胞体の産生物を加工して細胞内外に送り出す。

2 組　織

同じ形と機能をもつ細胞が多数集合したものを組織という。組織は，上皮組織，支持組織，筋組織，神経組織

の4種類に大別される。

1) 上皮組織

上皮組織は，皮膚・粘膜・胸膜・腹膜などの表面を覆う薄い層で，体表，臓器の内腔，体腔と臓器の表面を覆う組織である。消化液や汗などを分泌する腺は上皮組織が変化したものである。上皮組織は損傷を受けても再生しやすい。

2) 支持組織

支持組織には骨，軟骨，靱帯，腱，脂肪組織，皮下組織などがあり，他の組織の間を埋めてこれをつなぎ，身体を保護し支える。支持組織から骨と軟骨を除いたものは結合組織と呼ばれる。血液は結合組織である。骨，軟骨，靱帯，腱などでは，細胞の周りを細胞の作り出した大量の細胞外マトリックス(細胞外基質)が取り囲み，機械的な強度を高めている。

3) 筋組織

筋組織は体重のおよそ半分を占める人体最大の組織である。筋組織には，身体を動かす骨格筋，心臓を動かす心筋，臓器や血管の壁を構成する平滑筋がある。いずれも収縮する(長さ方向に縮む)ことによって機能を発揮する。

(1) 骨格筋

骨格筋は，顕微鏡で細かい縞模様(横紋)が認められるため，横紋筋に分類される。また，運動神経を通じて自分の意志で動かすことのできる随意筋でもある。骨格筋細胞は細長い円柱状の線維の形をとり，筋線維とも呼ばれる。1つの骨格筋細胞は多くの細胞がつながってできるため，多核である。1本の筋線維は筋の全長にわたって連続しており，1つの筋は束ねられた多数の筋線維で構成される。骨格筋の両端は骨や靱帯に付く。

(2) 心筋

心筋は心臓の壁の大部分を占める。骨格筋と同じく横紋を認め，自分の意志で動かすことのできない不随意筋であり，刺激伝導系という独特の構造によって伝えられる刺激に反応して収縮する。心筋細胞の大きさは横紋筋細胞よりもはるかに小さく，また形状も興奮が伝わりやすいように枝分かれして互いにつながっている。

(3) 平滑筋

平滑筋は，消化管，尿路，子宮など中空臓器の壁のほか，血管壁，虹彩，皮膚(立毛筋)にも存在する。顕微鏡で横紋が観察されないため平滑筋と呼ばれる。平滑筋細胞は紡錘状で単核である。平滑筋は自律神経の支配を受ける不随意筋であり，緩徐な収縮と弛緩を持続する。

4) 神経組織

神経組織には，電気的活動により情報の伝達を行う神経細胞のほか，これらを支え，絶縁し，保護するための神経膠細胞(グリア細胞)が大量に含まれる。神経組織は高度に分化した繊細な組織であり，損傷を受けた場合には，元どおりに再生しにくい。

3 器官

複数の組織が組み合わさり，まとまった構造と機能を有するものを器官という。例えば喉頭は，粘膜(上皮組織と結合組織)，軟骨と靱帯(支持組織)，骨格筋(筋組織)，末梢神経(神経組織)などによって構成される器官で，気道の玄関となり，呼吸，発声に関与するという働きを有する。眼球，甲状腺，心臓，胃，腎臓，子宮など，人体には多くの器官がある。臓器という言葉は器官と似た意味で使われるが，通常は胸部，腹部の内部にある器官をさす。内臓は臓器とほぼ同じ意味であり，一般的な用語としても用いられる。

機能のうえで関係の深い複数の器官をまとめて器官系(臓器系)という。例えば口腔，咽頭，食道，胃，腸，肝臓，胆囊，膵臓などは，すべて食物の消化と吸収に関係する器官なので，まとめて消化系として扱う。循環系，呼吸系，泌尿系なども器官系の例である。人体はこれらの器官系が複雑に組み合わされた精緻きわまる統合体といえる。現在の臨床医学は，器官系ごとに専門分化して発達してきた。

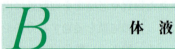

B　体液

1 体液の組成

1) 体液の内訳

人体の大半は水の存在下に活動を行っている。水は熱容量が大きいため体温を一定に保ちやすく，またいろいろな物質が水によく溶けるために，体内での化学反応や物質の運搬に適している。体重に占める水の割合は乳児で約75％，成人男子で約60％，成人女子で約55％である。体液，すなわち身体中の水分は細胞内の水分(細胞内液)と細胞外の水分(細胞外液)に分けられ，成人男子ではそれぞれ体重の約40％と約20％を占める。細胞外液はさらに血漿と間質液に分けられ，それぞれの量は体重の約5％と約15％に相当する(図4)。細胞外液には，細胞を一定の環境に置き，その活動を支える働きがある。血漿，間質液，細胞内液は，それぞれを補い合う。例えば出血で血漿量が減れば，まず間質液の一部が血管内に移動して血漿量を回復させ，さらに細胞内液の一部が間質に移動して間質液の不足を補う。

2) 体液の成分

体液は，ナトリウム，カリウム，カルシウムなどの電

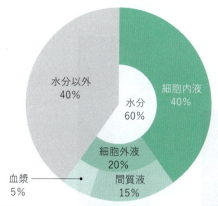

図4　体液の内訳（成人男子の体重に対する割合）

体重の約60％は水分であり，細胞内液と細胞外液の割合は２：１である。細胞外液は間質液と血漿に３：１の割合で分布する

解質，蛋白質，各種栄養素，ホルモン，酸素，二酸化炭素などが水に溶け込んだ混合物である。その成分は細胞内液と細胞外液で大きく異なる。それぞれのイオン組成を図5に示す。血漿と間質液はともに細胞外液であり，間質液に蛋白質が少ない点を除けば，両者の組成にはほとんど差がない。

2 細胞外液

1）血漿

血液の量は体重の約８％である。血液の中では，細胞成分が約45％，血漿が約55％を占める。血漿は血液から細胞成分，すなわち赤血球，白血球，血小板を除いたものである。血漿からフィブリノゲンなど凝固因子の大部分が除かれたものを血清と呼ぶ。

2）間質液

間質液は組織間液ともいい，血管外で細胞と細胞の間にある液体である。間質にはきわめて細かい線維状の物質が密に分布し，間質液はその隙間に存在して全体としては流動性に乏しい。このため起立時でも水分が重力で簡単に移動して下半身に溜まるようなことはない。蛋白質は分子が大きいので毛細血管の壁の隙間を通り抜けにくく，また間質に出てもすぐにリンパ管に流れ込んで除かれるため，間質液の蛋白質濃度は血漿よりも低い。

3）血液と細胞間の物質交換

細胞は間質液を介して血液と物質交換を行う。角膜や軟骨などを除くほとんどの組織では，毛細血管が密に発達している。蛋白質以外の血漿成分は，毛細血管の壁を通り抜けて間質液ときわめて活発に物質を交換している。酸素や栄養素などの分子は間質液の中でも速く動くことができ，数秒以内に毛細血管から細胞まで移動する。細胞は，間質液から必要な物質を取り込む一方で，細胞外で使うために合成した物質や不要な物質を間質液に出す。

3 細胞内液

細胞内液の成分は細胞外液と大きく異なり，ナトリウムイオンと塩化物イオンが少なく，カリウムイオン，マグネシウムイオン，リン酸，蛋白質などが多い（図5）。細胞内液と細胞外液は量的にも成分的にも互いに影響し合うが，蛋白質以外は自由に行き来する血漿と間質液の関係とは異なり，細胞内外での物質の移動は細胞膜による制限を受ける。

4 電解質

水に溶けて分子が分かれ，イオンを生じるものを電解質という。電解質には，ナトリウム，カリウム，カルシウム，マグネシウムなどの金属の塩，炭酸，リン酸などの無機酸などが含まれる。ブドウ糖，尿素などは血漿中に溶け込んでいるが，電解質ではない。体液の正常な電解質濃度の維持は，細胞の機能を保つうえで不可欠である。医療用の輸液製剤には，目的に応じて電解質がさまざまな割合で添加されている。

5 酸塩基平衡（へいこう）

1）酸塩基平衡とは

酸は水素イオン（H^+）を与える物質，塩基はH^+を受け取る物質と定義される。体液における酸と塩基のバランスを酸塩基平衡といい，その状態はH^+濃度の指標であるpHに反映される。体液中のH^+濃度は血中ナトリウムイオン濃度（約140mEq/L）の350万分の１程度にすぎない。このような桁の小さな数字をわかりやすく表すために，H^+濃度の逆数の対数であるpHが用いられる。H^+濃度が高くなるとpHは低くなる。

健康人の動脈血のpHは7.35〜7.45と弱いアルカリ性を示し，間質液と静脈血のpHは動脈血よりやや低値である。一方，細胞内液のpHは6.0〜7.4前後である。代謝の結果，酸が産生されるため，体液は常に酸性に傾きがちとなる。これに対して生体は炭酸を二酸化炭素（炭酸ガス）の形で呼気中に，それ以外の酸を尿中に排泄して酸塩基平衡を保つ。酸塩基平衡はさまざまな病的状態で障害される。細胞の機能に重要な酵素の働きはpHに強く影響されるため，酸塩基平衡の維持は，細胞がその機能を果たすために不可欠となる。

2）酸塩基平衡維持の仕組み

酸塩基平衡の維持には，複数の仕組みが関与する（表1）。H^+は化学的な活性が高く，生命活動に大きな影響を及ぼすので，酸塩基平衡は非常に狭い範囲に維持される。

体液のpHは炭酸水素イオン（HCO_3^-）濃度と二酸化炭

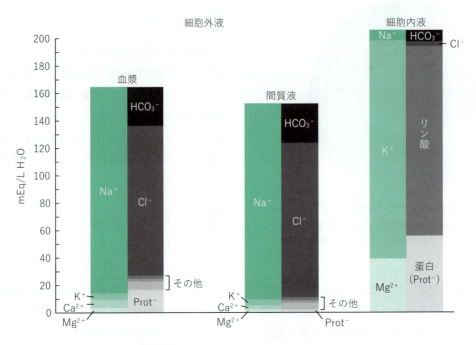

図5 体液（細胞外液と細胞内液）の比較

血漿と細胞内液の組成は大きく異なる。血漿ではナトリウム（Na）イオンが，細胞内液ではカリウム（K）イオンが多い。血漿と間質液を比べると電解質組成は近いが，蛋白質（Prot⁻）の濃度が大きく異なる

表1 酸塩基平衡を維持する仕組み

種　類	内　容	特　徴	効果発現
緩衝系	強酸と反応して弱酸に，強塩基と反応して弱塩基に変える。数種類の系がある	pHの変化を最小限にする。過剰な酸，塩基の排泄はできない	瞬時
肺による調節	分時換気量を増減して二酸化炭素の排泄量を調節する	排泄できるのは揮発性の炭酸のみ	数分〜数時間
腎臓による調節	酸をリン酸塩やアンモニウムとして尿中に排泄するとともに，炭酸水素イオンの再吸収量を調節する	もっとも強力	数時間〜数日

素分圧で決まり，炭酸水素イオン濃度の低下ないし二酸化炭素分圧の上昇は，pHを下げる（体液を酸性に傾ける）。

6 浸透圧

1）浸透圧とは

ある物質は通すが別の物質は通さない性質をもつ膜を半透膜という。仮に，水は通すがナトリウムイオンや塩化物イオンは通さない半透膜の一方に水を，もう一方に食塩水を入れると，水は半透膜のどちら側にも同じ濃度で分布しようとするので，食塩水の入った側に向かって水が半透膜を通って移動する。このとき圧力を加えれば水の移動を防ぐことができ，その圧力を浸透圧という（**図6**）。浸透圧は溶液の「濃さ」を反映するが，溶け込んでいる物質の重量ではなく粒子の総数に比例する。細胞膜は電解質に関して半透膜であり，毛細血管壁も蛋白質に関しては半透膜として働く。半透膜の両側で浸透圧が異

なる場合，水は浸透圧の低いほうから高いほうに移動する（半透膜の両側で水の濃度が等しくなるように分布しようとする）。

細胞内液と細胞外液の電解質組成は大きく異なるが，それぞれに溶け込んだ粒子数の総和である浸透圧は等しい。このため細胞の内外で水の量のバランスが取れている。血漿浸透圧にもっとも大きく影響するのはナトリウムイオンの量であり，水はナトリウムイオンとともに移動すると考えてよい。医療機関で用いられる生理食塩液，乳酸リンゲル液，酢酸リンゲル液，5％糖液は，いずれも体液にほぼ等しい浸透圧を有し，等張液と呼ばれる。

浸透圧が細胞に与える影響について赤血球の変化を例に示す（**図7**）。

2）膠質浸透圧

均等に溶け込んだ大きな粒子（生体では蛋白質）によって生じる浸透圧を膠質浸透圧という。膠質浸透圧は浸透

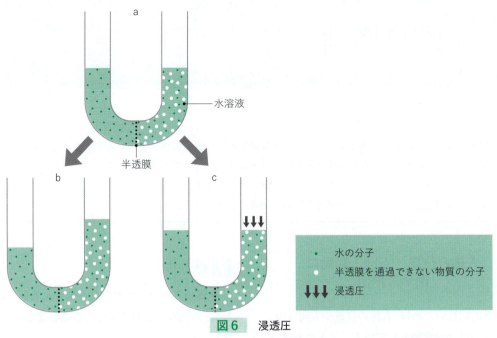

図6　浸透圧

- 水の分子
- 半透膜を通過できない物質の分子
- 浸透圧

a：半透膜で隔てられた容器の一方に水を，もう一方に半透膜を通過できない物質の水溶液を入れる
b：水が半透膜を通過し溶液の側に向かって移動する結果，水溶液は体積が増して液面が上昇する
c：水溶液側に一定の圧力を加えると，水の溶液側への移動を防ぐことができる。この圧を浸透圧という

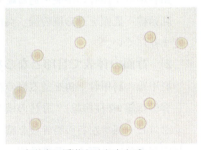

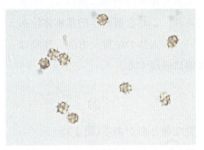

a：水道水に浮遊させた赤血球
水道水の浸透圧はきわめて低い。赤血球の細胞膜は半透膜として働くため，水は浸透圧を有する赤血球内に移動する。その結果，正常では中央のくぼんだ円盤状を呈する赤血球はボールのように丸く膨らみ，そのまま放置すると破裂する

b：高張の（浸透圧が体液よりも高い）食塩水に浮遊させた赤血球
赤血球内の水が，より浸透圧の高い周囲の食塩水に移動する結果，赤血球はしぼんで金平糖（こんぺいとう）状に変形する

図7　浸透圧変化に伴う赤血球の変形

圧の一部を形成する。血漿膠質浸透圧の大部分はアルブミンによって生み出される。血漿と間質液の電解質組成はほぼ等しいが，アルブミンなどの蛋白質は血漿にずっと多い。このため血漿の浸透圧は間質液のそれよりも，膠質浸透圧の差によるぶんだけ高い。毛細血管壁は半透膜として働き，水は浸透圧の低いほうから高いほうに移動するので，血管内外の膠質浸透圧差は水分を血管内に引き止め，循環血漿量を保つために重要である。

02 人体の構造

A 人体の位置・方向・運動に関する用語

正確な解剖学的記述のために，人体の位置や方向は軸，面，線，点などの用語で定められている。ヒトの身体はいろいろな姿勢をとることができるが，基本姿勢は爪先を揃えて直立し，顔をまっすぐ前方に向け，視線を水平線上の無限遠に向け，上肢を体幹の両側に垂れて，手掌を前方に向けた姿勢であり，これを解剖学的基本体位あるいは解剖学的正位という。人体の位置，方向，運動は解剖学的基本体位を基準に表現する。

1 軸と面

身体には，3 つの主要な軸と面がある（**図 1**）。

縦軸：長軸ともいう。

横軸：水平軸ともいい，縦軸に対して直角である。

矢状軸：身体を前後に走る線で，縦軸と横軸にそれぞれ直角に交わる。

矢状面：縦軸と矢状軸とで作られる平面で，それが身体の中心を通るときには正中面という。

前頭面（前額面）：横軸（水平軸）と縦軸とで作られる平面で，前額に平行な面である。

水平面：矢状軸と水平軸とで作られる平面で，いわゆる横断面に相当する。

さらにそれぞれの軸上で，いろいろな方向が決められている（**図 2**）。縦軸上では上（あるいは頭側）と下（あるいは尾側）とがあり，横軸上では右と左という。身体の正中に近いほうを内側，正中から外れたほうを外側という（「うちがわ」「そとがわ」という読み方はしない）。矢状軸上では前と後であり，体幹部では腹側，背側と表現する。上肢や下肢の場合は，体幹（いわゆる胴体）に近いほうを近位，遠いほうを遠位という。どの部位であっても，皮膚に近いことを浅部，その逆を深部という。

2 線と点

身体の表面から観察される胸骨，乳頭，臍，肩甲骨，腸骨，腋窩などを目印にしたさまざまな線が使われる（**図 3**）。

1）前胸部の体表で目印となる縦の線

前正中線（胸骨中線）：胸骨の中央を通る縦の線。

鎖骨中線：鎖骨の中央を通る縦の線。頻用される。

乳頭線：乳頭を通る縦の線。女性では乳房があるため定まりにくい。

2）背面の体表で目印となる縦と横の線

肩甲線：肩甲骨下角を通る縦の線。

脊椎傍線（脊柱傍線）：脊柱の横突起を通る縦の線。

ヤコビー線：左右の腸骨稜を結ぶ横の線で，第 4 腰椎棘突起あるいは第 4〜5 腰椎間を通る。

3）上肢を上に挙げたとき，側胸部の体表で目印となる縦の線

前腋窩線：腋窩の前縁を通る縦の線。腋窩とは体幹と上肢の境界の下方にあるくぼんだ部分であり，いわゆる腋の下である。

中腋窩線：前腋窩線の後方にあり，腋窩の中央を通る縦の線。

後腋窩線：中腋窩線の後方にあり，腋窩の後縁を通る縦の線。

点は，解剖学的指標となる構造のなかで，主に骨の突出部に相当するもので，図 6（p.62）に示したものがこれに相当する。

3 関節運動の方向

関節運動の方向を示す表現には，屈曲・伸展，外転・内転，外旋・内旋の 6 種類がある（**図 4**）。これに加えて，前腕には回内・回外，足には内反（内返し，うちがえし）・外反（外返し，そとがえし）という特別な方向への運動がある。

屈曲・伸展：矢状面上で行われる動きで，曲げ伸ばし

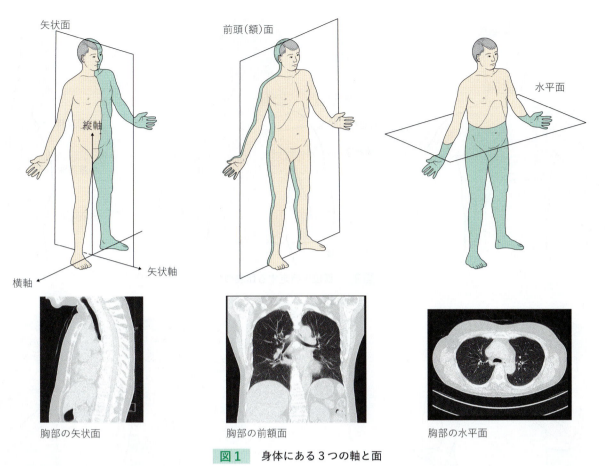

胸部の矢状面　　　　　胸部の前額面　　　　　胸部の水平面

図1　身体にある3つの軸と面
矢状軸は縦軸(長軸)と横軸(水平軸)にそれぞれ直角に交わる

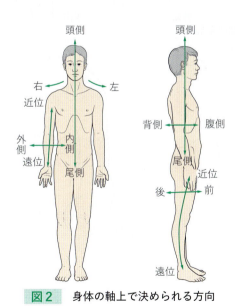

図2　身体の軸上で決められる方向

をいう。

外転・内転：前頭面上を正中矢状面から遠ざかる運動(上肢，下肢，手足の指が身体の正中線方向から遠ざかること)を外転，近づく運動を内転という。

外旋・内旋：前を向いていた面が外側を向く動きを外旋，内側を向く動きが内旋である。例えば解剖学的基本体位で前を向いている爪先が，外側に向く動きが外旋，内側に向く動きが内旋である。

B　体表からみた構造と名称

1 体表からの観察

1) 体表からの観察の重要性

身体の表面は皮膚(一部は粘膜)で覆われている。体表からみた身体の構造はすべて皮膚の上から，主に視診や触診で観察されるものである。

皮膚の上から骨や軟骨の一部を触れることによって，人体解剖の一部を推定することができる。心臓や動脈の拍動から動脈系の走行や循環動態をある程度理解することも可能である。

身体内部の臓器を体表からみることはできず，また大部分の臓器は皮膚の上から触れることもできないが，臓器に続く体表の開口部である外耳孔，鼻孔，口，尿道口，腟，肛門では，その所見や出血・排泄物などが重要な情報となり得る。

皮膚の色調変化，出血斑，発疹，付着物，熱感または冷感，損傷などのほか，身体各部の腫脹，膨隆，変形，炎症所見などは，傷病者観察の基礎となり，病院で行われるX線検査や超音波検査以上に価値のある場合がある。

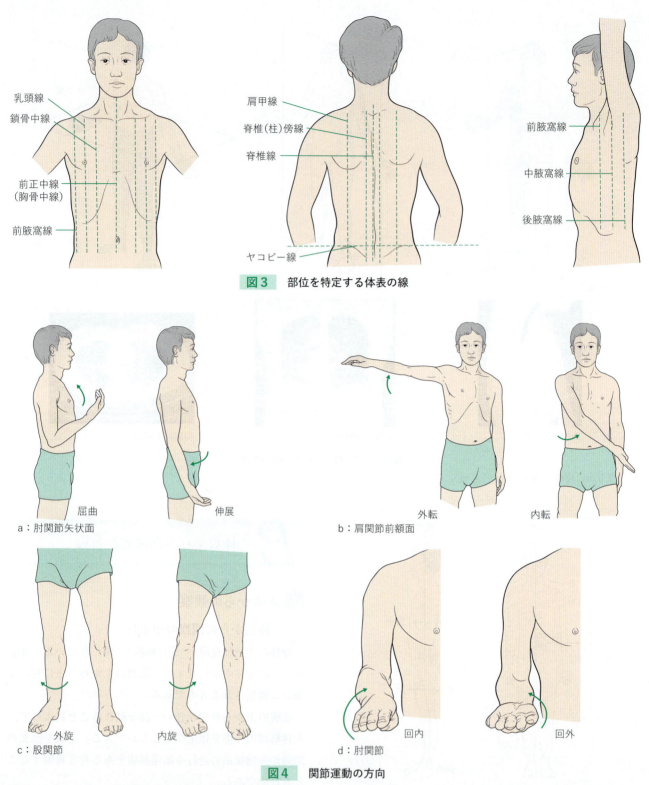

図3　部位を特定する体表の線

乳頭線
鎖骨中線
前正中線
（胸骨中線）
前腋窩線

肩甲線
脊椎（柱）傍線
脊椎線
ヤコビー線

前腋窩線
中腋窩線
後腋窩線

屈曲　伸展
a：肘関節矢状面

外転　内転
b：肩関節前額面

外旋　内旋
c：股関節

回内　回外
d：肘関節

図4　関節運動の方向

運動の方向はいずれも解剖学的基本体位を基準に定められている

2）身体の部位

　身体で特定の位置を占める部分を部位という。この意味で場所という言葉は使わない。身体は大きく，頭部，顔面，頸部，胸部，腹部，背部，腰部，上肢，下肢などの部位に分けられる（図5）。頭部，顔面，頸部をまとめて頭頸部と呼ぶ。胸部，腹部，背部，腰部のいわゆる胴体を体幹という。体幹に頭頸部を含めることもある。体幹の内部は横隔膜によって胸腔と腹腔とに区分される。

上肢と下肢を併せて四肢または体肢と呼ぶ。
　帯は体幹と四肢をつなぐ部分であり，上肢帯は鎖骨と肩甲骨で，下肢帯は寛骨（骨盤の外側部）で，それぞれ形成される。上肢帯の先にある自由に動く部分を自由上肢，下肢帯の先の自由に動く部分を自由下肢という。上肢は上肢帯と自由上肢，下肢は下肢帯と自由下肢からなる。

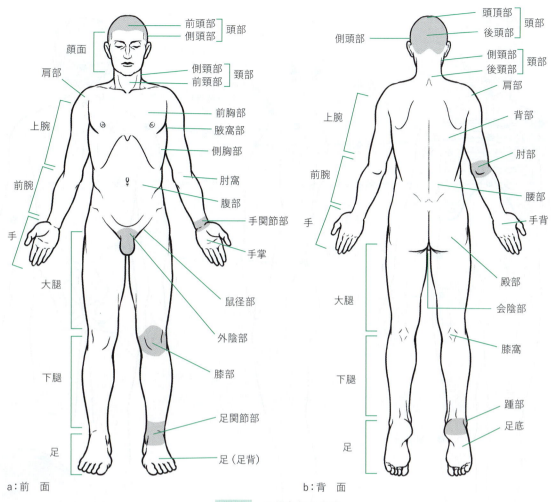

a：前　面　　　　　　　　　　　　　b：背　面

図5　人体各部の名称

② 体表から観察できる解剖学的指標

　体表から観察できる解剖学的指標（目印）があり（**図6**），身体部分の特定に有用である。

　大泉門：発育途上にある前頭骨と頭頂骨の間にできる菱形の隙間で，頭皮の上から軟らかなくぼみとして触れる。新生児，乳幼児に認められる。

　外後頭隆起：後頭の正中で耳介の高さにある骨の隆起。後頭骨の一部である。

　乳様突起：側頭骨の一部で，外耳の後ろに下向きに丸く突出する部分。

　オトガイ（頤）：下顎の先端。ここにある骨の隆起をオトガイ隆起という。

　甲状軟骨：喉頭を形成する軟骨の一つ。前頸部で前方に突出する喉頭隆起は甲状軟骨の一部であり，俗に“のど仏”と呼ばれる。

　輪状軟骨：喉頭を形成する軟骨の一つで，甲状軟骨と気管軟骨の間にリング状に触れる。

　隆椎：第7頸椎のこと。他の頸椎よりも棘突起が長く後方に突出するため，後頸部下部正中に触れやすい。

　肩峰：肩甲骨上縁外側部の高く盛り上がった部分。鎖骨外側端との間に関節をつくる。

　烏口突起：肩甲骨の一部がくちばし状に前方に突出したもので，鎖骨の下に触れる。

　胸骨角：胸骨柄と胸骨体が結合するところで，前方凸の隆起として触れる。第2肋骨が付く高さである。

　剣状突起：胸骨下端の突出部分。左右の肋骨弓が正中で合わさるところに触れ，指で押さえると鈍痛がある。

　肩甲骨下角：肩甲骨の下端で，第7胸椎棘突起の高さに相当する。

　肋骨弓：第7～10肋軟骨が融合して形成する弓状の構造。体幹前部における胸部と腹部の境界となる。

　肘頭：尺骨の近位端が太くなった部分にある突起。肘の屈曲時に突出する。

　腸骨稜：腸骨の上縁。骨盤の上縁を形成する。

　上前腸骨棘：腸骨稜の前端。シートベルトのラップベルトを固定するところである。

　鼠径靱帯：上前腸骨棘と恥骨の間に張る靱帯で，大腿と腹部の境界となる。

　大転子：大腿骨近位部の上外側に突出した部分。

　坐骨結節：坐骨後下端の隆起。椅子に座ったとき座面に当たる部分である。

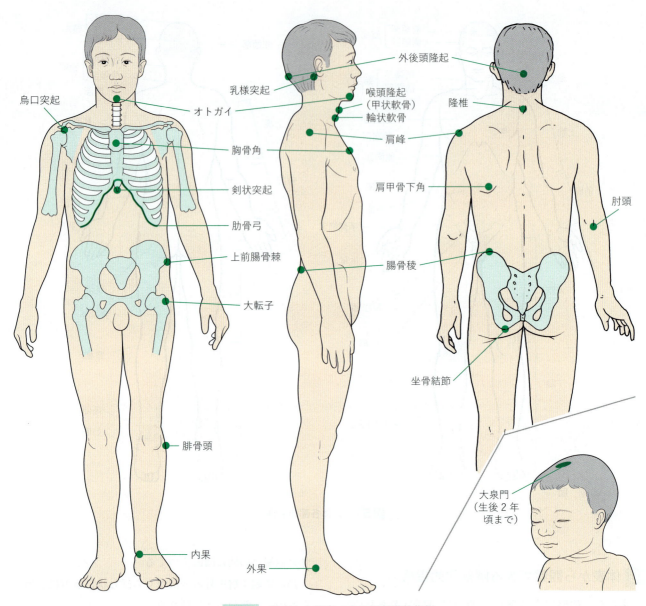

烏口突起

乳様突起

オトガイ

胸骨角

剣状突起

肋骨弓

上前腸骨棘

大転子

腓骨頭

内果

外果

外後頭隆起

喉頭隆起
（甲状軟骨）

輪状軟骨

肩峰

肩甲骨下角

腸骨稜

坐骨結節

隆椎

肘頭

大泉門
（生後2年
頃まで）

図6　体表から観察できる解剖学的指標

腓骨頭：腓骨の近位端。膝のやや遠位で外側に触れる。

外果：腓骨の外側下端部分（そとくるぶし）。

内果：脛骨の内側下端部分（うちくるぶし）。

 ## C　身体各部の構造

1　頭部・顔面の構造

　頭部の前部，上部，側面，後部にあたる部分をそれぞれ前頭部，頭頂部，側頭部，後頭部と呼び，前頭骨，頭頂骨，側頭骨，後頭骨の位置に相当する。頭部と頸部との境は乳様突起と外後頭隆起を結ぶ線である。

　顔面は，鼻根から眉，頬骨弓，外耳孔，顎関節，乳様突起に至る線で頭部と区別される。**図7**に顔面の範囲と顔面各部の名称を示す。

2　頸部の構造

　頸部の上縁は頭部と顔面であり，その下縁は，胸骨柄上縁から左右の鎖骨上縁，肩峰を通り隆椎（第7頸椎）棘突起を結ぶ線である。

　頸部の前面を前頸部，側面を側頸部，後面を後頸部あるいは項部という。

　前頸部の正中には喉頭隆起がとくに男性で目立つ。その下方に輪状軟骨，気管軟骨が続く（**図8**）。輪状軟骨直下の気管にまたがる形で甲状腺があり，腫大している場合には触れることがある。頸部の側面から前面にかけて，胸鎖乳突筋という大きな筋が耳介後方の乳様突起から鎖骨と胸骨の間を斜めに走っている。

　正中線，胸鎖乳突筋前縁，下顎骨下縁で囲まれた三角形の部分を頸部前方三角といい（**図9**），総頸動脈，内頸動脈，外頸動脈，内頸静脈，気管，喉頭などの重要臓器

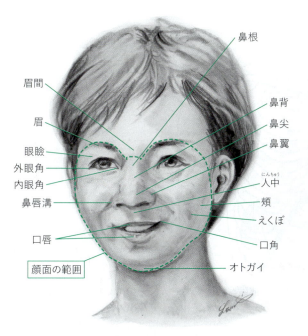

図7　顔面の範囲と顔面各部の名称

鼻根
眉間
眉
眼瞼
外眼角
内眼角
鼻唇溝
口唇
顔面の範囲
鼻背
鼻尖
鼻翼
人中（にんちゅう）
頬
えくぼ
口角
オトガイ

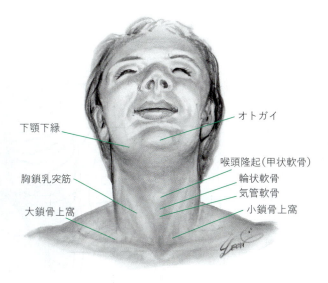

図8　頸部の前面の部位

下顎下縁
胸鎖乳突筋
大鎖骨上窩
オトガイ
喉頭隆起（甲状軟骨）
輪状軟骨
気管軟骨
小鎖骨上窩

がある。内頸静脈は総頸動脈と並走するが，胸鎖乳突筋に隠れて体表からはみえない。側頸部の皮下を外頸静脈が走行し，胸腔内圧上昇時には怒張するのが認められる。

　鎖骨の上方にはくぼみ（鎖骨上窩（じょうか））があり，胸鎖乳突筋のうち鎖骨に付着する部分によって，内側の小鎖骨上窩と外側の大鎖骨上窩に分けられる。いずれも気道閉塞などでは吸気時に陥凹（かんおう）が著しくなる。

　後頸部（項部）は僧帽筋（そうぼうきん）によって覆われている。正中に頸椎棘突起が縦に並んでおり，痩せた人なら隆椎以外にも棘突起をたどって触れることができる。

3 胸部の構造

　胸部は鎖骨上縁（じょうえん）で頸部と区分され，下方は腹部に続く。体表の前面においては肋骨弓より上，後面では第12肋骨よりも上，深部では横隔膜よりも上が胸部である。

　胸部は骨性構造である胸郭（こつせい）（きょうかく）に囲まれ，その内部は体表から観察しがたいが，心臓，大血管，肺，気管，気管支，食道といった重要臓器を含んでいる。

　胸部は前胸部，側胸部，後胸部（背部の上部）に分かれる。

　鎖骨と第1肋骨の間には鎖骨下動・静脈が走る。胸壁には呼吸筋のほか，上肢や脊柱の運動にかかわる筋群がある。

　前方からみた胸郭と胸部臓器の位置関係を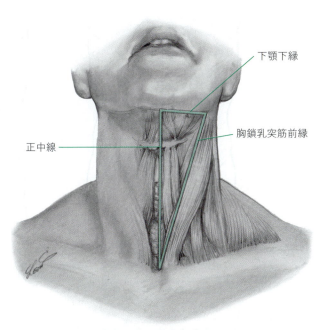**図10**に示す。心臓は横隔膜の上にあり，その右縁は胸骨右縁（うえん）に，左縁は左鎖骨中線のやや内側に位置する。心臓の拍動は心尖拍動（しんせん）として胸壁の上から触れることができ，その位

図9　頸部前方三角

下顎下縁
胸鎖乳突筋前縁
正中線

置は仰臥位において左鎖骨中線やや内側の第5肋間である。

　背部は胸部と腹部の背側にある部位である。背部の下部は腹部の背側にあたり腰部と呼ばれることもある。背部の上縁は頸部の後面に続き，隆椎棘突起と左右肩峰を結ぶ線で境される。下縁は仙骨上縁と左右の腸骨稜である。背部には，上肢の運動や体幹の支持にかかわる筋群が存在する。

4 腹部の構造

　通常，腹部とは前方からみた部位をさし，体表では肋骨弓より下，鼠径部より上の部分に相当し，深部では横隔膜より下である。このため，左右の肋骨弓に隠れた部分には肝臓などの腹部臓器がある。腹部の下部は骨盤で

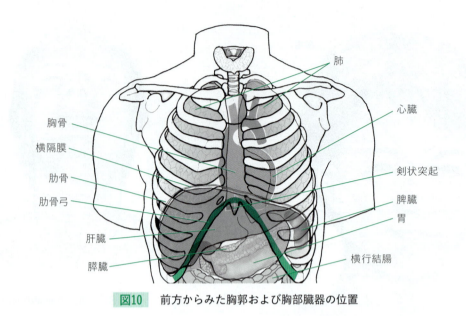

図10 前方からみた胸郭および胸部臓器の位置

肺
胸骨
横隔膜
肋骨
肋骨弓
肝臓
膵臓
心臓
剣状突起
脾臓
胃
横行結腸

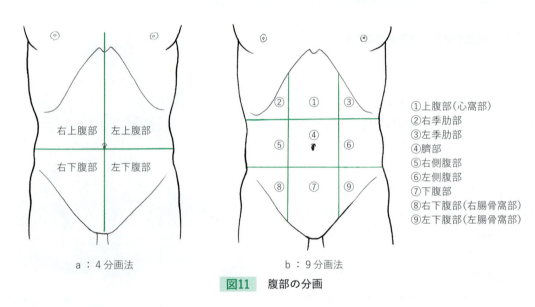

右上腹部　左上腹部
右下腹部　左下腹部

②　①　③
⑤　④　⑥
⑧　⑦　⑨

①上腹部(心窩部)
②右季肋部
③左季肋部
④臍部
⑤右側腹部
⑥左側腹部
⑦下腹部
⑧右下腹部(右腸骨窩部)
⑨左下腹部(左腸骨窩部)

a：4分画法　　　　　b：9分画法
図11 腹部の分画

囲まれ，その最下部で深く狭くなった部分を骨盤腔と呼ぶ。骨盤腔には直腸，膀胱，子宮などが存在する。

　腹部の臓器としては，消化管，肝臓，胆嚢，膵臓などの消化系臓器が主であり，腎臓，尿管，膀胱などの泌尿系臓器や，副腎などの内分泌器官，子宮，卵管，卵巣などの女性生殖器官，血液・免疫にかかわる脾臓も存在する。

　腹部前面には骨がないため外から柔らかく触れる。腹部の皮下には，正中を上下に走る白線という紐状の結合組織があり，その両側に腹直筋が，さらに外側に腹斜筋がある。

　腹部をより詳しく表すために，4分画法と9分画法の2つの区分法がしばしば用いられる(図11)。4分画法は上下左右に分ける。9分画法では上腹部(心窩部)，左右の上腹部(肋骨弓より下方をとくに季肋部と呼ぶ)，臍部，左右の側腹部，下腹部，左右の下腹部(または腸骨窩部)の9区分とすることが多い。

　腹部および背部に投影される主な臓器の位置関係を図12に示す。

　上は腸骨稜，下は大腿後面に生じる殿溝との間で，仙骨部の両側にある部分を殿部と呼ぶ。殿筋群と厚い皮下組織による「尻のふくらみ」を形成している。

5 会陰部の構造

　会陰部とは，体幹の下面で，左右の大腿に挟まれた部分，すなわち前は恥骨結合，左右は坐骨結節，後ろは尾骨に囲まれる菱形の領域をさす。主に骨盤の下口に相当し，肛門と外生殖器が存在する。外生殖器として，男性では陰茎(先端に外尿道口が開く)，陰嚢が，女性では陰核，陰唇，腟前庭(外尿道口と腟口が開く)がある。

　会陰は，より狭い範囲，すなわち男性では陰嚢と肛門の間，女性では腟と肛門の間をさすことが多いが，会陰部と同じ意味で用いられる場合もある。

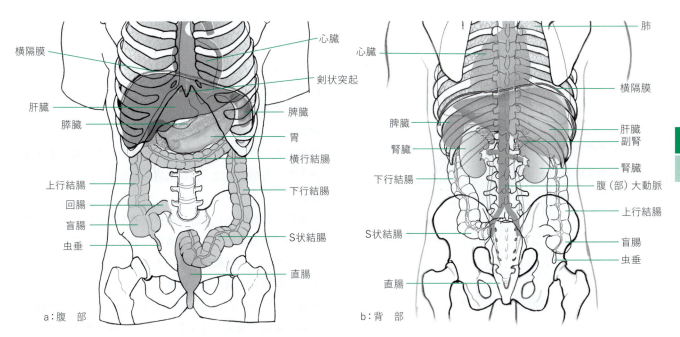

左図 a:腹部、右図 b:背部

a:腹部 のラベル:
横隔膜、肝臓、膵臓、上行結腸、回腸、盲腸、虫垂、心臓、剣状突起、脾臓、胃、横行結腸、下行結腸、S状結腸、直腸

b:背部 のラベル:
心臓、脾臓、腎臓、下行結腸、S状結腸、直腸、肺、横隔膜、肝臓、副腎、腎臓、腹（部）大動脈、上行結腸、盲腸、虫垂

図12 腹部および背部に投影される臓器の位置

※小腸（十二指腸，空腸および回腸の大部分）を省略している

6 上肢の構造

　上肢の骨は上肢帯の骨（鎖骨と肩甲骨）および自由上肢の骨（上腕骨，前腕骨，手根骨，中手骨，指骨）よりなるが，上肢帯は胸や背に含められることも多い。上肢は上肢の骨，筋，靱帯，腱，神経，血管などからなる。

　上肢のうち，三角筋部は上腕の運動にかかわる三角筋が占める部分で，筋を触れるためわかりやすい。肩のふくらみを作り，筋肉内注射が行われる部位でもある。

　上腕部は上腕骨を取り囲む部分で，上腕の屈筋群（上腕二頭筋など）と伸筋群（上腕三頭筋など）がある。肘の前のくぼんだ部分を肘窩という。肘窩の深部には上腕二頭筋腱を索状物として触れ，その内側に上腕動脈や正中神経が走る。肘窩の表層にある肘正中皮静脈は静脈内注射や採血によく用いられる（図13）。肘の後部では肘関節屈曲時に尺骨の肘頭を触れる。

　前腕部は前腕骨（橈骨と尺骨）を含む部分である。前腕や手の運動に関与する多数の筋がある。手は手関節より遠位の部分をいう。手根骨，中手骨，指骨と筋，腱，靱帯などからなる。

　上肢は上腕動脈からの血流を受ける。上腕動脈の拍動は上腕二頭筋の内側縁や肘窩で触れ，その分枝の橈骨動脈の拍動は橈骨遠位端付近で触れる。

7 骨盤と下肢の構造

　下肢は，骨盤に含まれる下肢帯と，大腿骨以下に相当する自由下肢からなるが，通常は自由下肢をさして下肢ということが多い。

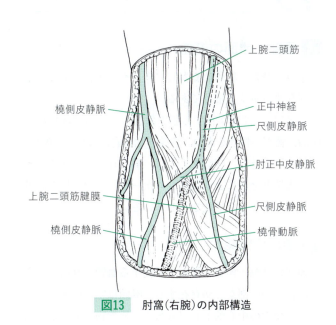

右図のラベル：橈側皮静脈、上腕二頭筋腱膜、橈側皮静脈、上腕二頭筋、正中神経、尺側皮静脈、肘正中皮静脈、尺側皮静脈、橈骨動脈

図13 肘窩（右腕）の内部構造

　骨盤は，脊柱の下部である仙骨と，下肢帯に属する左右の寛骨とで構成される輪状の骨性構造である。仙骨，腸骨稜，上前腸骨棘，恥骨結合，坐骨結節など，骨盤の一部は体表から触知することができる。

　自由下肢は大腿，下腿，足に分けられ，主な関節に股関節，膝関節，足関節がある。膝の後ろのくぼんだ部分を膝窩という。下肢帯と自由下肢には多数の大きな筋があって，下肢の運動に関与している。

　下肢の循環を受け持つのは大腿動脈である。鼠径靱帯下方の大腿三角（図14）の中央を大腿動脈が通る。大腿動脈は膝窩で膝窩動脈となり，その枝が後脛骨動脈や足背動脈となる。これらの動脈は，いずれも体表からその拍動を触れることができる。

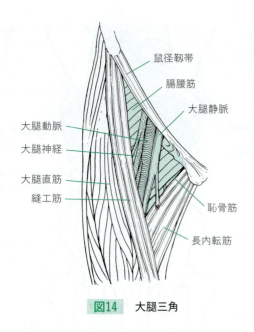

鼠径靱帯
腸腰筋
大腿静脈
大腿動脈
大腿神経
大腿直筋
縫工筋
恥骨筋
長内転筋

 図14　大腿三角

D 身体各部の機能

1 頭部・顔面の機能

　中枢神経系，特殊感覚器官，気道や消化管の上部など
が存在する重要な部位である。
　頭蓋* は内部に存在する脳を保護する。口腔は食物の
咀嚼，嚥下の機能をもつ。特殊感覚器官には視覚，嗅覚，
聴覚・平衡感覚，味覚を司る眼，鼻，耳，舌がある。顔
面は表情と発語によるコミュニケーションや，個人認識
においても重要な機能を担っている。

2 頸部の機能

　頸部には脳・頭蓋・顔面を栄養する血管，脊髄，気道
や消化管の一部などが存在する。喉頭は空気の通り道で
あり，発声の中心的器官でもある。飲食物が咽頭を通過
するときは，一連の反射により喉頭蓋と声帯で気道が塞
がれて気管へ飲食物が入ること（誤嚥）を防ぐ。
　頸部の骨格系は胸部と頭部を連結する。頸部の筋は頸
椎の運動のほか，開口，嚥下，換気の補助などにもかか
わる。

3 胸部の機能

　胸郭は，その内部にある肺や心臓などの臓器を保護し，

また換気の際に生じる胸腔内圧の変化で胸壁が変形しな
いだけの強さを与える。横隔膜と肋間筋を主とする呼吸
筋は，胸郭を拡大または縮小させることによって気道内
圧を変化させ，換気を生じさせる。
　呼吸系の機能は外呼吸である。吸入気は気道を通って
肺に至る。肺胞では肺胞気と毛細血管との間で酸素と二
酸化炭素の授受，すなわちガス交換が行われる。ガス交
換を終えた肺胞気は，再び気道を通り呼気として排出さ
れる。
　循環系の機能として，心臓は血液を全身に送り出すポ
ンプの役目を果たし，血液循環の原動力となる。胸部に
ある大動脈，大静脈などの大きな血管は循環の中心とな
る。すなわち心臓から大動脈に送り出された血液は，大
動脈から枝分かれした多くの動脈を通って全身の組織に
至る。組織で酸素と栄養素を渡し，二酸化炭素と老廃物
を受け取った後の静脈血は，全身の静脈を経て大静脈に
集められる。
　胸部にはまた太いリンパ管があり，全身から集まった
リンパはここを経由して静脈内に戻る。胸骨と心臓の間
にある胸腺は免疫機能にかかわり，若年者で発達してい
る。

4 腹部の機能

　腹部臓器の多くを占める消化系の臓器は，食物の消化，
吸収と便の排泄，ならびに栄養素の代謝を行っている。
　腎臓は，尿の生成を通じて老廃物の排泄，体液の量・
電解質濃度・酸塩基平衡・浸透圧の調節を行い，生体の
内部環境の維持に役立っている。

5 骨盤・四肢の機能

　骨盤は体幹と自由下肢をつなぎ，また骨盤腔の臓器を
保護する。上半身の体重を支えるために非常に丈夫にで
きている。
　ヒトの上肢は二足歩行により歩行の重荷から解放さ
れ，もっぱら複雑で精緻な運動に使えるようになった。
とくに手（手関節よりも遠位の部分）は，他の動物にはで
きない多彩で細かな運動が可能である。
　一方，下肢の主な機能は体重を支えて起立，歩行，走
行することである。このため骨，関節，筋はいずれも強
大であり，上肢よりも大きな負荷に耐える。

---

* 頭蓋には「とうがい」「ずがい」両方の読み方がある。解剖用語で
　は「とうがい」と呼ぶが，臨床領域では「ずがい」が使われている。

03 神経系

A 神経系の構成と役割

1 神経系の構成

1) 神経系の構造

神経系は中枢神経系と末梢神経系からなる。神経系の分類を図1に示す。

中枢神経系は脳と脊髄からなり，頭蓋骨，脊柱などの骨組織に覆われ，その内側の髄膜（硬膜，くも膜，軟膜）に包まれて髄液の中に浮いたように存在している。頭蓋骨は脳頭蓋と顔面頭蓋に分けられる。脳頭蓋は前頭骨，蝶形骨，頭頂骨，側頭骨，後頭骨からなり，頭蓋腔を形成し，内部に脳を入れる（図2）。頭蓋腔の底は頭蓋底と呼ばれ，前頭蓋窩，中頭蓋窩，後頭蓋窩に分けられる。前頭蓋窩には大脳の前頭葉が，中頭蓋窩には側頭葉が，後頭蓋窩には脳幹と小脳が乗る。後頭蓋窩の中央には脊髄が通る大後頭孔がある（図3）。

末梢神経系には，脳から出る12対の脳神経と脊髄から出る31対の脊髄神経がある。

2) 神経の微細構造

神経系を構成する主な細胞は神経細胞（ニューロン）と神経膠細胞（ニューログリア）である（図4）。

(1) 神経細胞

ヒトの脳には約1,000億個程度の神経細胞同士が複雑なネットワークを形成し興奮を伝達している。神経細胞は神経細胞体，多数に枝分かれした樹状突起，あまり枝分かれをしていない軸索を有している。軸索は時に1mの長さに及ぶ。樹状突起と軸索を合わせて神経線維と呼ぶことがある。

(2) 神経膠細胞

神経膠細胞は，神経細胞の周りを囲むように位置する。神経膠細胞は，いくつかの種類に分かれ，中枢神経では星状膠細胞（アストログリア）や希突起細胞（オリゴデンドログリア），末梢神経ではシュワン細胞などがある。神経細胞の支持組織としての機能のほか，神経細胞の栄養補給や老廃物の排泄に関与している。

(3) 灰白質と白質

神経細胞と神経線維の大部分は脳と脊髄に存在しており，神経細胞（の細胞体）が集まっているところを灰白質，神経線維の集まっているところを白質という。これらは新鮮な組織でみると灰色と白色にみえる。

2 神経系の役割

身体には数多くの器官があり，それぞれが独立した機能を営んでいる。それら身体各部の各器官が協調を保ち，全身の調和がとれた活動をなし得るのは神経系の機能による。

神経系は，①皮膚その他の諸器官（受容器）で受け入れた外界の刺激や身体内部で起こったいろいろな刺激を中枢に伝え，②これらの情報を統合して適切な命令を発し，③これらの命令を身体各部の筋および腺などに伝えることによって生物学的活動を調節している。このように神経系は，外に向かっては外界の状況に適応した身体の反

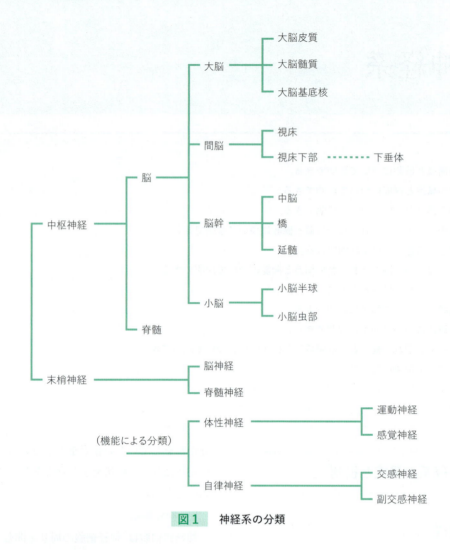

図1　神経系の分類

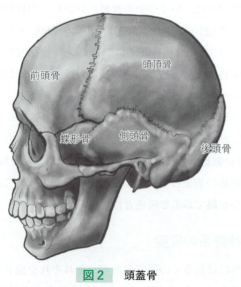

図2　頭蓋骨

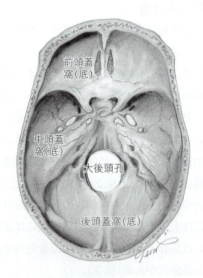

図3　頭蓋底

応を引き起こし，内に対しては体内諸器官の連絡・調整を図って，これらを有機的に統合している。

　生命活動の維持など，生物学的活動のすべてがこのように神経性調節*を受けていることは，複雑な機能を有する高等動物の特徴であり（下等動物では神経系は存在しない），それゆえに，神経系は非常に複雑な構造と機能をもっている。

　神経による支配とは，神経がつながる先の各器官や筋肉などの組織に命令を伝達したり，その領域で得られた感覚などの情報を中枢側に伝えたりして影響を与えることを示す。

---

* 神経性調節に対して，内分泌器官で生産されるホルモンも諸器官の機能を調節しており，これを体液性調節という。

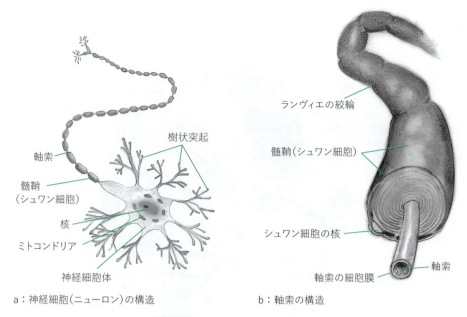

a：神経細胞（ニューロン）の構造　　　　b：軸索の構造

図4 末梢神経細胞の微細構造

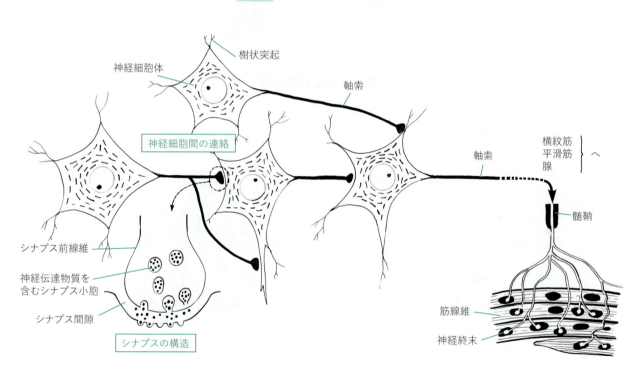

図5 神経細胞間の連絡とシナプス

1）シナプス

感覚器などの受容体からの情報は，樹状突起を通して神経細胞へ伝えられ，軸索を通して他の神経細胞などに伝達される。すなわち，神経細胞への情報の入力は樹状突起によりなされ，出力は軸索を通して行われる。感覚器などの受容器から樹状突起と細胞体を通して神経細胞に入力される情報は，細胞内で処理され，軸索を通して出力される。これらの神経細胞間の結合部をシナプスといい，神経細胞間の信号のやり取りを行っている。さらには，神経終末からシナプスを経て骨格筋・平滑筋・腺などの効果器に信号が伝えられる（図5）。神経系は，神経細胞のこれらの数多くのシナプスによって，複雑なネットワークを形成している。

2）神経伝達物質

シナプスでは，神経伝達物質（アドレナリン，ノルアドレナリン，ドパミン，アセチルコリン，セロトニンなど）を介して信号が伝達される。シナプス伝達の特徴は，①一方向性であること，②神経伝達物質が介在するため伝導に時間がかかり，伝達物質が枯渇すると伝達ができなくなること，である。

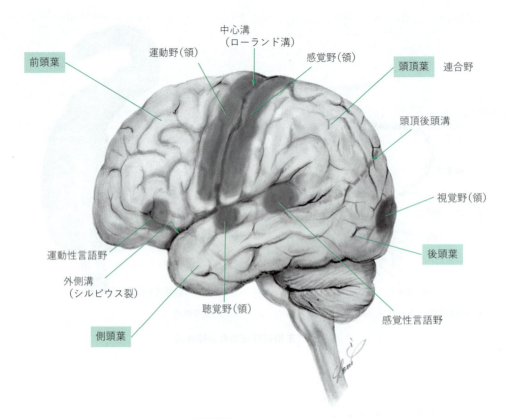

前頭葉
運動野(領)
中心溝
（ローランド溝）
感覚野(領)
頭頂葉　連合野
頭頂後頭溝
視覚野(領)
後頭葉
感覚性言語野
聴覚野(領)
側頭葉
外側溝
（シルビウス裂）
運動性言語野

図6　大脳半球外側面

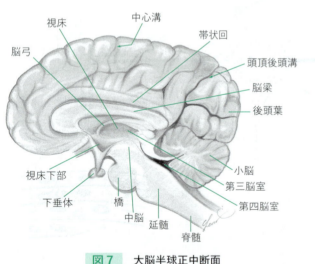

視床
中心溝
帯状回
脳弓
頭頂後頭溝
脳梁
後頭葉
視床下部
小脳
第三脳室
下垂体
第四脳室
橋
中脳
延髄
脊髄

図7　大脳半球正中断面

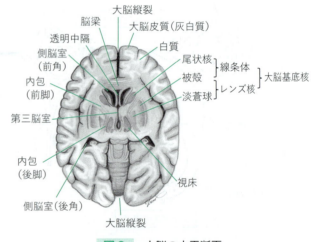

大脳縦裂
脳梁
大脳皮質(灰白質)
透明中隔
白質
側脳室
（前角）
尾状核　　線条体
内包
（前脚）
被殻　　　　大脳基底核
淡蒼球　レンズ核
第三脳室
内包
（後脚）
視床
側脳室(後角)
大脳縦裂

図8　大脳の水平断面

B　中枢神経系

　中枢神経系は脳と脊髄の2つに大きく分けられるが，脳はさらに大脳，間脳，脳幹，小脳の4つに区分される。脳の重さは成人で約1,300gである。

1 大　脳

　大脳（図6〜8）は中央にある深い溝（大脳縦裂）によって，左右の大脳半球に分けられる。両者は脳梁という神経線維の束で互いに連絡している。大脳半球は，左右で機能が異なる部分があり，言語を司る言語中枢は，多くの人で左大脳半球にある。言語中枢がある側の大脳半球を優位半球，他側を非優位半球という。非優位半球は，視空間や身体部位の認識に関する機能をもつ。障害によって半側空間無視などが生じる。

　大脳は，外側から内側に向けて，最外層である大脳皮質という神経細胞の密集した厚さ1.5〜4mmの灰白質と，大脳半球の内側にあり神経線維の集まりである白質と，大脳のさらに深部に位置する灰白質である基底核からなる。大脳白質は，下位脳から大脳皮質に入る入力線維，大脳皮質から出て下位脳に投射（接続）する出力線維，同側半球内の連絡をする連合線維，左右の半球間を連絡

する脳梁の交連線維からなる。

　大脳半球は，その表面に脳溝という多くの溝があり，なかでも中心溝（ローランド溝），外側溝（シルビウス裂），頭頂後頭溝という深い脳溝によって，前頭葉，頭頂葉，後頭葉，側頭葉に大きく分けられる。中心溝は前頭葉と頭頂葉を区分し，外側溝は前頭葉・頭頂葉と側頭葉を区分する。頭頂後頭溝は，内側面から頭頂葉と後頭葉を区分する。頭頂葉，後頭葉との間に明瞭な境界はない。

　前頭葉は，大脳半球の前1/2を占め，理性，注意，情動の中枢がある。前頭葉の最後部には，中心溝に接して運動野（領）があり随意運動を司る。頭頂葉には，中心溝の後方に，感覚野（領）があり感覚を司る。感覚野と視床などとの間に神経線維の連絡がある。頭頂葉の感覚野を除く部分は連合野（領）と呼ばれ，他の神経系から多くの情報が入力され，感覚の統合などが行われる。この領域の障害では，失行や失認といった障害が現れる（詳しくは第Ⅲ編第3章「C　部位別の脳機能」，p.473を参照）。後頭葉には視覚野（領）があり視覚の中枢を担う。また，側頭葉には聴覚野（領）があり，聴覚の中枢を担う。

　前頭葉，頭頂葉と側頭葉の上部にまたがって言語中枢がある。言語中枢は右利きの人で95％以上，左利きの人で70〜80％が左大脳半球にある。言語中枢の前半部を運動性言語中枢（ブローカ中枢）といい，話すことに対して命令を出す機能をもつ。後半部は感覚性言語中枢（ウェルニッケ中枢）といい，言葉を聴いて理解する機能をもつ。言語中枢の障害によって起こるのが失語症である。

　側頭葉の内側などの大脳半球内側面には情動や本能行動，記憶に関係のある大脳辺縁系（扁桃体，海馬，脳弓，帯状回など）がある。

　脳の断面図をみると，脳の表層（大脳皮質）のみならず，大脳半球の内部にも，尾状核，被殻，淡蒼球と呼ばれる灰白質の領域がいくつか認められ，それらを合わせて大脳基底核という（図8）。尾状核と被殻を合わせて線条体，被殻と淡蒼球を合わせてレンズ核という。大脳基底核は，大脳皮質と視床，脳幹，小脳などを結び，運動に関係した機能調節を司っている。この部位の障害により不随意運動や筋緊張の異常が起こる。なお，レンズ核と視床の間には内包（後脚）という白質があり，前頭葉の運動野（領）からの神経線維の束である錐体路が走行している。この部位の障害により麻痺が起こる。

2 間　脳

　視床，視床下部などで構成されている。大脳と中脳の間に存在し，中脳以下から上行してくるすべての信号を大脳皮質に送り，大脳皮質からの信号を中脳以下に送っている。視床は，左右の側脳室の底面，内包の内側，第

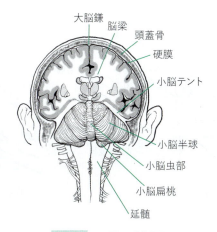

図9　小脳の背側面
大脳は冠状断で示されている

三脳室の外側に位置し，間脳の主な部分を占める。嗅覚を除くすべての感覚の中継核であるとともに，脳内各部を連合する中継核である。さらに，視床は意識などの重要な機能にも関係している。

　視床下部は視床の前下方に存在し，自律神経の上位中枢であり，食欲中枢（満腹中枢，空腹中枢），口渇中枢（水分摂取量の調節など），性欲中枢，体温調節中枢などの重要な中枢機能を担う。視床下部は下垂体と連続しており，下垂体によるホルモン分泌の調節を行っている。

3 小　脳

　小脳は橋と延髄の背側に位置し，左右の小脳半球と中央の小脳虫部よりなる（図9）。小脳半球の下端を小脳扁桃という。小脳の重さは全脳の約1割である。

　小脳は，運動に関係した神経組織であり，身体の平衡と運動および姿勢の制御に関与している。

　小脳半球が障害されると，①協調運動障害，②測定障害，③変換運動障害，④振戦（とくに企図振戦）などの症状（小脳半球症候群）がみられる。さらに小脳半球の障害によって，⑤筋緊張の異常や，⑥構音障害が出現する。なお，小脳半球は同側支配*であり，右の小脳半球の障害による小脳症状は右半身に出現する。小脳虫部の障害では，平衡機能の障害として，めまいや歩行障害が出現する。

4 脳　幹

　中脳，橋，延髄を総称して脳幹という。間脳を含めて脳幹ということもある。延髄の下部は大後頭孔の高さで明確な境界はなく脊髄に移行する。

---

* 神経系の基本的な支配形式は対側支配である。これは左側の脳が右半身を，右側の脳が左半身をそれぞれ支配する仕組みをいう。ただし，一部の神経では同じ側を支配する同側支配や，両側を同時に支配する両側支配の形式も存在する。

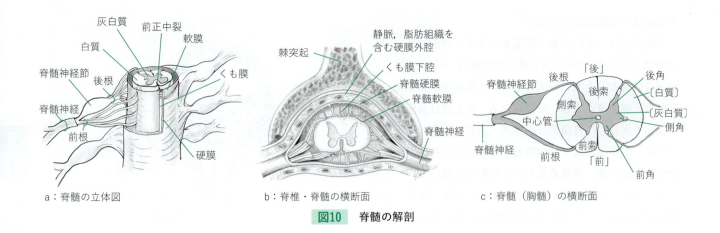

a：脊髄の立体図　　　　　　　　b：脊椎・脊髄の横断面　　　　　　c：脊髄（胸髄）の横断面

図10 脊髄の解剖

脳幹には以下の3つの機能がある。

①意識の中枢・呼吸の中枢・循環の中枢など，重要な中枢がある

②大脳皮質と身体を結ぶ感覚や，運動の伝導路が存在する

③動眼神経以下の脳神経の神経核が存在する

脳幹の障害の場合には，上記3つの機能の障害がさまざまな組み合わせで出現するため，多彩でかつ重大な神経症状を呈することになる。

5 脊髄

脊髄（図10）は延髄の延長で，脊柱管の中を第1～2腰椎部まで下行している。脊髄は31髄節からなり，上から頸髄，胸髄，腰髄，仙髄に分けられ，各々から計31対の脊髄神経が出て末梢の筋肉や感覚受容器に分布している。長さは成人で約40cm，太さは約1cmで，中央部にH型をした灰白質があり，辺縁部に白質がある。

灰白質は前角・側角・後角の3つに分かれ，前角には運動神経細胞，側角には自律神経の細胞，後角には感覚神経細胞が集まっている。白質は神経伝導路で，錐体路（皮質脊髄路）は脊髄を下行し，同側の脊髄前角細胞を経由して同側の運動筋に分布し，目的の筋肉に運動を起こす。また，感覚線維は脊髄視床路などとして脊髄を上行して大脳に至る。

脊髄からは，前根，後根という神経線維が，それぞれ前角，後角から左右に出る。前根は，遠心性神経である運動神経や自律神経からなり，後根は，求心性神経である感覚神経からなる。左右から出た前根と後根は，合流してそれぞれ1本の脊髄神経となり，末梢の筋肉，皮膚などにつながる。

6 脳室

脳の内部には，脳室と呼ばれる"部屋"（腔）があり，脳脊髄液で満たされている（図11）。左右の大脳半球の中にはそれぞれ側脳室がある。側脳室は，左右の室間孔を通じて第三脳室に続く。第三脳室は主として間脳内にあり，中脳水道という細い管を経て脳幹と小脳の間にある第四脳室に通じる。第四脳室には，尾側に正中口，両側に1対の外側口という出口がある。

7 髄膜

髄膜は外側から，硬膜，くも膜，軟膜があり骨の下で袋状になり中枢神経を覆っている（図12）。硬膜は厚く強靱な線維性の膜で，頭蓋骨の下に存在し動静脈が走行する。硬膜内には静脈が集まった静脈洞がある。

硬膜は頭蓋腔内に突出して頭蓋腔を3つの空間に細分化している。大脳鎌は左右の大脳半球の間に入り込む三日月型の硬膜であり，小脳テントは小脳と大脳半球を分ける硬膜の突出部である（図9，**図13**）。

頭蓋骨を骨折し硬膜の血管が損傷すると，頭蓋骨と硬膜の間に出血し急性硬膜外血腫となる。硬膜とくも膜の間にはきわめて狭い硬膜下腔が存在する。この部位への出血が急性硬膜下血腫である。くも膜の内側と軟膜の間は広く，くも膜下腔と呼ばれ動静脈が走行する。ここに起こる出血をくも膜下出血と呼ぶ。

8 脳脊髄液

脳脊髄液（髄液と略される）は，脳室系とくも膜下腔を満たす水様の無色透明な液体である。約80％が脳室にある脈絡叢で産生され多くは側脳室で分泌される。

脳脊髄液は，側脳室から室間孔を通って第三脳室に入り，中脳水道，第四脳室正中口および外側口を経て，脳室外へ流れ出た後，脳および脊髄表面のくも膜下腔を灌流する。髄液は，頭頂部にあるくも膜顆粒，あるいは，

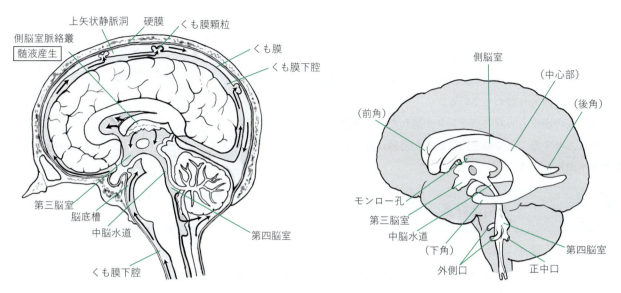

側脳室脈絡叢
髄液産生
上矢状静脈洞　硬膜　くも膜顆粒
くも膜
くも膜下腔
第三脳室
脳底槽
中脳水道
くも膜下腔
第四脳室

a：脳室系の髄液循環
矢印は髄液の流れる方向を示す

側脳室
（中心部）
（前角）
（後角）
モンロー孔
第三脳室
中脳水道
（下角）
外側口
正中口
第四脳室

b：脳室系の透視図

図11　脳室系の解剖

II

1

人体の構造と機能

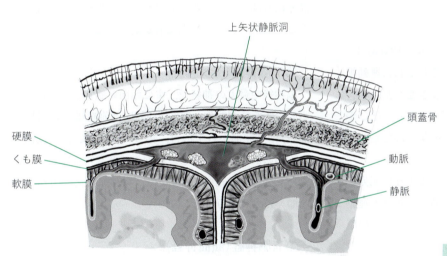

上矢状静脈洞
硬膜
くも膜
軟膜
頭蓋骨
動脈
静脈

図12　髄膜の構成（頭頂部の前額面）

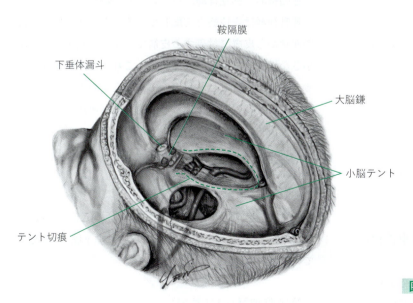

鞍隔膜
下垂体漏斗
大脳鎌
小脳テント
テント切痕

図13　硬膜による大脳鎌と小脳テント

脈絡叢や脳室周囲器官の毛細血管，脳・脊髄神経周囲の静脈を介して吸収されると考えられている。

成人の脳室とくも膜下腔の髄液総量は約150mLであり，1日約500mL産生されることから，髄液は，計算上1日に約3回入れ替わっている。

脳脊髄液の産生と吸収のバランスが崩れたり，通過障害が生じたりすることで脳室内に髄液が過剰に貯留した状態を水頭症という。

末梢神経系

末梢神経は，脳神経と脊髄神経に，あるいは体性神経（運動神経，感覚神経）と自律神経（交感神経，副交感神経）に分類される。さらに末梢神経は，その機能から，刺激を中枢に集める求心性（上行性）神経と中枢から興奮を筋その他に伝える遠心性（下行性）神経に分けられる。

1 脳神経

脳神経は，脳から出る末梢神経をいう。左右12対あり，主に頭部から顔面・頸部を支配する。それぞれに運動神経，感覚神経，自律神経の成分を，さまざまな割合で含む。そのほとんどの中枢（神経核）は脳幹にあり，そこから左右12対の脳神経が固有の走行で支配領域に分布している。

脳幹部を腹側からみると脳神経は図14のように配列され，頭蓋底の孔から頭蓋外に分布し，頭部や顔面の運動や感覚，そして自律神経機能を司っている。これらの脳神経の名称と機能の一覧を表1に示す。

第I脳神経（嗅神経）

臭いの感覚を伝える純粋な感覚神経である。鼻粘膜に分布する嗅糸が，篩板という多数の小さな穴のあいた頭蓋底部を貫通し嗅索に入り，その後，大脳に入る。

第II脳神経（視神経）

視覚を伝える純粋な感覚神経である。網膜に入った光の情報を，視神経を介して視覚中枢に伝える。視神経は，視神経交叉と呼ばれる部分で線維の半分を交叉する。

第III脳神経（動眼神経），第IV脳神経（滑車神経），第VI脳神経（外転神経）

この3本の脳神経は眼球運動を行う外眼筋を支配している。滑車神経と外転神経は純粋な運動神経であり，滑車神経は上斜筋を支配し，眼球の内下方の運動を司っている。外転神経は外直筋を支配し，眼球の外転の運動を司っている。一方，第III脳神経（動眼神経）は上直筋・下

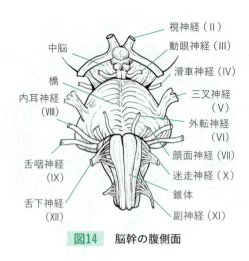

図14 脳幹の腹側面

直筋・内直筋，下斜筋を支配している。また上眼瞼挙筋も支配し，障害されると眼瞼下垂を生じる。

さらに，動眼神経は，自律神経（副交感神経）の神経線維を含んでおり，虹彩の瞳孔括約筋を支配し，瞳孔径の調節にも関与している。そのため，動眼神経が障害されると，散瞳したり，対光反射が消失したりする。

第V脳神経（三叉神経）

脳神経中最大の神経で，主に顔面の感覚を伝える。3本の大きな枝があり，第1枝（眼枝）は前額部，第2枝（上顎枝）は上顎部から上口唇，第3枝（下顎枝）は側頭部から下顎のあたりに分布し，顔面の感覚を司っている。また，三叉神経は運動神経も含み，咀嚼筋などに分布し，咀嚼や咬合に関与している。

第VII脳神経（顔面神経）

運動神経，感覚神経，自律神経の神経線維を含む。

運動神経は表情筋を支配している。表情筋とは，主に顔面骨から皮膚に付着する皮筋で，顔面の表層に広がる小さな横紋筋で構成されており，これらの筋肉が収縮すると，顔面皮膚にしわができて喜怒哀楽の表情が作られる。顔面神経の障害によって顔面神経麻痺が生じ，例えば，表情筋の一つである眼輪筋の障害によって閉眼障害（兎眼）が生じる。また，耳小骨の一つであるアブミ骨に付着する筋肉を支配しており，その障害によって聴覚過敏がみられる。

感覚神経は，舌の前2/3の味覚と外耳の感覚を司る。

自律神経は，涙腺や唾液腺（舌下腺，顎下腺）を支配している。

第VIII脳神経（内耳神経）

蝸牛神経と前庭神経で構成される。蝸牛神経は聴覚，前庭神経は平衡感覚を司る。なお，内耳神経を広義の聴神経，蝸牛神経を狭義の聴神経ということがある。

表1 脳神経の機能とその障害に伴う症状

脳神経	性状	機能	障害に伴う症状
I 嗅神経	感覚	嗅覚	嗅覚脱失
II 視神経	感覚	視覚	視力・視野障害
III 動眼神経	運動	外眼筋(上・下・内直筋，下斜筋) 眼瞼挙筋	眼球運動障害 眼瞼下垂
III 動眼神経	自律	瞳孔括約筋，毛様体筋	対光反射消失，散瞳
IV 滑車神経	運動	外眼筋(上斜筋)	眼球運動障害(内下方運動障害)
V 三叉神経	感覚	顔面・目・鼻・口の感覚	感覚障害
V 三叉神経	運動	咀嚼筋(咬筋，側頭筋，翼突筋など)	咀嚼運動障害
VI 外転神経	運動	外眼筋(外直筋)	眼球運動障害(外転運動障害)
VII 顔面神経	運動	顔面表情筋 アブミ骨筋	顔面表情筋麻痺，兎眼 聴覚過敏
VII 顔面神経	感覚	舌の前2/3の味覚 外耳・外耳道・鼓膜外面の感覚	舌の前2/3の味覚障害 外耳・外耳道・鼓膜外面の感覚障害
VII 顔面神経	自律	舌下腺，顎下腺，涙腺，鼻汁	唾液分泌・涙分泌障害
VIII 内耳神経 (広義の聴神経)	感覚	蝸牛神経(狭義の聴神経) 前庭神経	聴覚の障害 平衡機能の障害
IX 舌咽神経	運動	咽頭筋・喉頭筋	嚥下障害
IX 舌咽神経	感覚	舌の後ろ1/3の味覚 口蓋・咽頭	舌の後ろ1/3の味覚障害 口蓋・咽頭の感覚障害 咽頭反射の消失
IX 舌咽神経	自律	耳下腺	唾液分泌障害
X 迷走神経	運動	咽頭筋・喉頭筋	声帯麻痺，カーテン徴候
X 迷走神経	感覚	喉頭蓋，耳介後部	喉頭蓋，耳介後部の感覚障害
X 迷走神経	自律	胸腔・腹腔内臓	心臓，気管・気管支，腸管の運動，括約筋の調節
XI 副神経	運動	胸鎖乳突筋，僧帽筋	肩の挙上運動障害
XII 舌下神経	運動	舌筋	舌を前に出す運動の障害

第IX脳神経(舌咽神経)

運動神経，感覚神経，自律神経の神経線維を含んでいる。舌咽神経は迷走神経とともに咽頭筋・喉頭筋を支配しており，その障害によって嚥下障害が出現する。感覚神経としては舌の後ろ1/3の味覚，口蓋・咽頭の感覚，中耳の一部の感覚を司っている。さらに，自律神経として，唾液腺(耳下腺)を支配している。

第X脳神経(迷走神経)

運動神経，感覚神経，自律神経の神経線維を含んでおり，身体にもっとも広く分布する脳神経である(図15)。大部分は，自律神経の副交感神経であり，胸部(心臓・肺)，腹腔内臓器(骨盤腔を除く)など多くの内臓に分布する。運動神経は喉頭・声帯を支配し，発声(反回神経)や嚥下を司る。また，喉頭蓋，耳介後部，外耳道の一部の感覚も支配している。

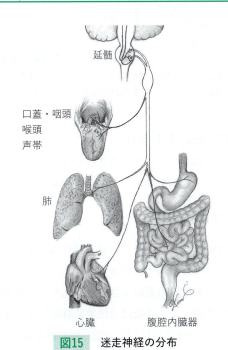

図15 迷走神経の分布

第XI脳神経(副神経)

純粋な運動神経であり，胸鎖乳突筋や僧帽筋を支配し，肩の挙上運動，肩甲骨の運動に関与する。

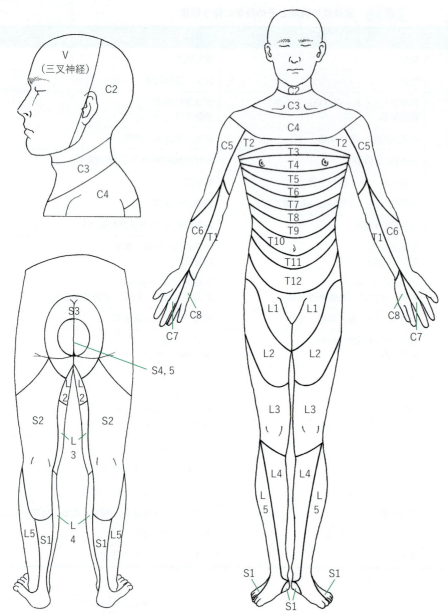

デルマトームの目安	
C4	：肩鎖関節
C5	：三角筋
C6	：母指
C7	：中指
C8	：小指
T4	：乳頭
T8	：剣状突起
T10	：臍
T12	：恥骨
L4	：下腿内側
S1	：足外側
S4, S5	：肛門周囲

図16　皮膚の分節状神経支配（デルマトーム）

乳頭の高さT4，臍の高さT10，鼠径部の高さL1が重要
（日本外傷学会，日本救急医学会監：外傷初期診療ガイドラインJATEC. 改訂第6版，へるす出版，2021. より引用・改変）

第XII脳神経（舌下神経）

　純粋な運動神経であり，舌筋群を支配している。舌を前方に動かす運動をみることで障害の有無がわかる。

2 脊髄神経

　脊髄神経は，脊髄から出る計31対の末梢神経をいう。脊髄から伸びる後根と前根が合流して1本の脊髄神経となり，上下の椎骨の間にできる椎間孔をくぐり脊柱管の外に出てくる。くぐり抜ける椎骨に対応して，頸神経8対（C1-C8），胸神経12対（T1-T12），腰神経5対（L1-L5），仙骨神経5対（S1-S5），尾骨神経1対（Co）に分類される。後頭骨と第1頸椎（環椎）の間から出るのがC1であり，第7頸椎と第1胸椎の間から出るのがC8である。

　脊髄神経は，脳神経と同様に，それぞれに，運動神経，感覚神経，自律神経の成分をさまざまな割合で含み，主に頸部以下を支配する。脊柱を出た脊髄神経は，分節状にそれぞれの皮膚や筋の支配領域に向かい，その分布は，デルマトームと呼ばれる（**図16**）。脊髄が損傷された場合の高さの推定には，このデルマトームに基づいた感覚障害の状態や筋肉の麻痺の状況を頼りに行う。

D　伝導路

　中枢神経と身体の各部位はいくつかのニューロンのつながりを介して結ばれており，互いに信号のやり取りをしている。この信号が伝わる経路を伝導路という。大きく運動神経系と感覚神経系の伝導路に分けられ，それぞれ脊髄を介するものと介さないものがある。

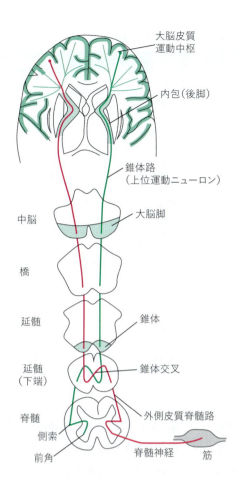

大脳皮質
運動中枢

内包（後脚）

錐体路
（上位運動ニューロン）

中脳 ———— 大脳脚

橋

延髄 ———— 錐体

延髄
（下端） ———— 錐体交叉

脊髄 ———— 外側皮質脊髄路

側索

前角

脊髄神経 筋

図17 皮質脊髄路（錐体路）

1 運動の伝導路

　大脳皮質からの運動に関する命令を骨格筋に伝える伝導路である。

1）皮質脊髄路（錐体路）

　大脳皮質から出て，延髄を通り，脊髄を下行する，体幹や四肢の運動を担う主たる運動の伝導路である（**図17**）。前頭葉運動野の神経細胞の軸索が，内包後脚，大脳脚，橋を通り，延髄腹側の錐体で交叉し，反対側の脊髄側索を下行し脊髄前角に至る。脊髄前角でニューロンを変え，脊髄神経として筋肉に分布する。延髄の錐体を通るため「錐体路」とも呼ばれる。随意運動を司り，その障害によって麻痺が起こる。

　顔面や頸部の運動を担う伝導路は，「皮質核路」と呼ばれ，大脳皮質から脳幹を経て，脳神経を介し，顔面などの筋肉に至る。

2）錐体路以外

　皮質脊髄路以外にも，脳幹の核などを介して下行する，皮質-赤核-脊髄路，皮質-網様体-脊髄路と呼ばれる伝導路がある。以前は「錐体外路系」としてまとめられていた。錐体外路症状とは，大脳基底核が主として関与する神経学的症状をさす。

2 感覚の伝導路

　末梢の感覚受容器でとらえられた全身の皮膚，筋肉，骨，関節などからの感覚情報を，大脳皮質に伝える伝導路である。

1）外側脊髄視床路

　四肢，体幹でとらえられた温度覚・痛覚を伝達する主な伝導路である。感覚受容器からの神経細胞の軸索は，脊髄神経として後根から脊髄に入り，脊髄後角でニューロンを変え，その高さで対側に交叉し，反対側の脊髄側索（脊髄視床路）を上行して，脳幹を通り視床に到達し，ニューロンを変えたのち大脳皮質の感覚野に至る。

2）後索-内側毛帯経路

　一部の触覚・深部感覚を伝達する主な伝導路である。感覚受容器からの神経細胞の軸索は，後根から脊髄に入りニューロンを変えずに同側の後索を上行して延髄に達し，ニューロンを変え交叉して反対側の視床に到達し，ニューロンを変えたのち大脳皮質の感覚野に終わる。これを後索-内側毛帯経路と呼ぶ（後索路ともいう）。

E 自律神経系

　外的環境がいろいろ変化しても，身体の内部環境は自動的に調節され安定した一定の状態を保っている。この

表2 自律神経の分布と機能

器 官	交感神経系	副交感神経系
心 臓		
脈拍数	脈拍数 ⇑	脈拍数 ⇓
血圧	血圧 ⇑	血圧 ⇓
動 脈		
大部分	収縮	‥‥
骨格筋	拡張	‥‥
眼		
瞳孔	散瞳	縮瞳
分泌腺		
涙腺	‥‥	分泌 ⇑
唾液腺	分泌(粘稠性, 少量)	分泌(漿液性, 多量)
皮 膚		
立毛	立毛 ⇑	‥‥
発汗	発汗 ⇑	‥‥

器 官	交感神経系	副交感神経系
内 臓		
気管支		
腺	‥‥	分泌 ⇑
平滑筋	拡張	収縮
消化管		
腺	‥‥	分泌 ⇑
平滑筋	運動性 ⇓	運動性 ⇑
括約筋	収縮	弛緩
膵臓	グルカゴン分泌	インスリン分泌
肝臓	グリコーゲン分解(血糖⇑)	‥‥
胆嚢	弛緩	収縮
副腎髄質	アドレナリン分泌	‥‥
腎臓	レニン分泌	‥‥
膀胱		
膀胱壁	弛緩	収縮
括約筋	収縮	弛緩
子宮		
非妊娠	弛緩	反応は一定しない
妊娠	収縮	反応は一定しない
男性器官	射精	勃起

ような生体の恒常状態を「ホメオスターシス」(p.151参照)といい，これを維持するために働いているのは，意志とは無関係に自動的に働く器官であり，これらを調節している神経系が自律神経である。

生体にとってもっとも基本的な呼吸・循環・消化・代謝・分泌・体温維持・排泄・生殖などの機能は自律機能と呼ばれる。自律神経系は平滑筋，心筋および腺を支配し，自律機能を協調的に調節している。自律神経系は意識的・随意的な制御を受けない。内臓器官の多くは，交感神経と副交感神経によって二重に，拮抗的に支配されている。交感神経は主に身体活動時や精神・心理面での興奮時に働き，副交感神経は睡眠時や安静時あるいは食事をしているときに働く。主な効果器に対する自律神経の作用を表2に示す。

自律神経系は，第1胸髄から第3腰髄(ないし第4腰髄)までの各胸髄，腰髄から発する交感神経系，脳幹および第2〜4仙髄から発する副交感神経系よりなる(図18)。内臓からの情報を中枢に送るのは内臓求心性線維である。

1 交感神経

胸髄や腰髄の中間外側柱にある細胞で節前神経細胞が形成され，脊髄神経前根から出て脊髄傍神経節，脊髄前神経節など標的臓器から離れた交感神経節(星状神経節，腹腔神経節など)でニューロンを変え，長い節後線維が全身の臓器，血管，汗腺，立毛筋などの効果器に分布して，心収縮力の増強，心拍数の増加，胃腸管の運動・分泌の低下などの作用を伝達している。交感神経の神経終

末(シナプス)における神経伝達物質は，部位によって異なり，アセチルコリン，ノルアドレナリン，アドレナリンのいずれかである。

2 副交感神経

脳幹に起始する副交感神経は動眼神経，顔面神経，舌咽神経，迷走神経を通して瞳孔，涙腺，唾液腺，心臓，気管支，胃腸管，肝臓，膵臓などに分布している。仙髄に起始する副交感神経は骨盤神経を経由して神経節でニューロンを変え，直腸，膀胱，生殖器などの効果器に分布している。副交感神経の神経終末(シナプス)における神経伝達物質は一般にアセチルコリンである。

【内臓求心性線維】

血管壁，胸腔・腹腔内の器官内にあり，動脈圧，消化管・膀胱の充満度などの物理的情報や，酸性度・電解質濃度などの化学的情報を中枢に伝え，反射的な反応を引き起こす。

F 脳循環

脳の血液の流れ(血流)を脳循環と呼ぶ(図19)。脳は左右の総頸動脈の分枝である内頸動脈と，鎖骨下動脈の分枝である椎骨動脈により灌流される。

1 内頸動脈系

右の総頸動脈は腕頭動脈より，左の総頸動脈は大動脈弓から分岐し，第2〜4頸椎の高さで内頸動脈と外頸動脈に分岐する。内頸動脈は頭蓋底を貫き頭蓋内に入り，

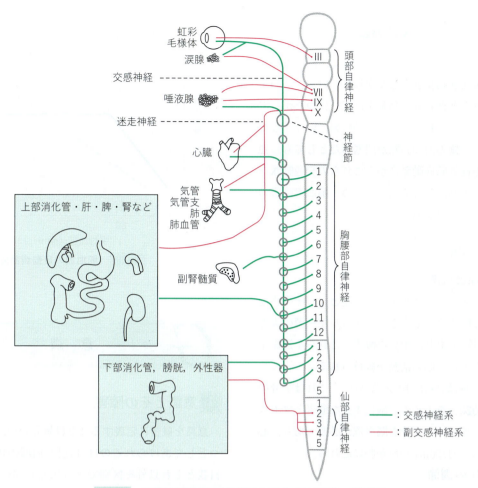

図18 　自律神経系（交感神経系と副交感神経系）の模式図

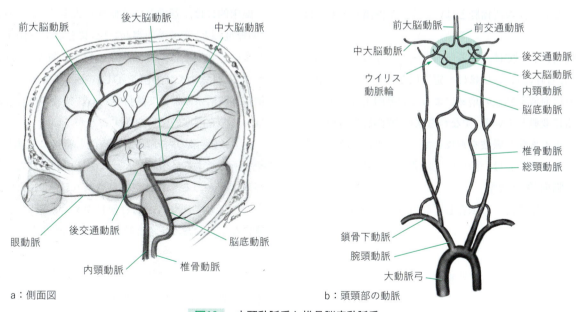

a：側面図

b：頭頸部の動脈

図19 　内頸動脈系と椎骨脳底動脈系

眼動脈，後交通動脈を分枝後，前大脳動脈と中大脳動脈に分岐する。

2 椎骨脳底動脈系

　左右の鎖骨下動脈から分岐した1対の椎骨動脈は第6頸椎横突起孔に入り各頸椎内を上行し，大後頭孔から硬膜を貫いて後頭蓋窩に入る。後下小脳動脈を出し，前脊髄動脈を分枝後に，延髄と橋の移行部において左右の椎骨動脈が合流し脳底動脈となる。脳底動脈は橋の腹側正中部を上行し，前下小脳動脈，上小脳動脈を分枝し，後大脳動脈となって終わる。

③ 交通動脈・ウイリス動脈輪

　左右の前大脳動脈は前交通動脈を介して，内頸動脈と後大脳動脈は後交通動脈を介して交通している。このように，内頸動脈系と椎骨脳底動脈系は互いにつながって輪を形成しており，これをウイリス動脈輪という。したがって，例えば一側の内頸動脈が閉塞したとしても，他側の内頸動脈や椎骨脳底動脈系からこれらの交通動脈を経由し血液がバイパスして流入するため，脳血流障害の発生を緩和できる場合がある。

④ 脳血流の調節

1) 脳の循環と代謝

　脳の活動には多量のエネルギーを必要とし，その程度は他のいかなる臓器よりも大きい。エネルギー源の大部分は糖（ブドウ糖）であり，十分な酸素とこれらを運搬する脳血流の存在下に，脳の活動が維持される。

　脳の酸素消費量は3 mL/100g脳/分で，これは全身の酸素消費量の約20%を占める。脳に十分な酸素とブドウ糖を供給するためには，十分な脳血流が必要であり，心拍出量の12.5%（約750mL/分）が脳に流れる。

2) 頭蓋内圧の調節

　頭蓋腔は概ね閉鎖腔であるが，厳密には，動静脈を介した血液の流入出や髄液の産出・吸収などの容積の増減があるため完全な閉鎖腔とはいえず，半閉鎖腔とも呼ばれる。

　健康人においては，頭蓋腔内の圧，すなわち頭蓋内圧（脳圧とも呼ばれる）はほぼ一定に保たれているが，上記のように血液や髄液の増減によって頭蓋内圧はわずかながら常に変動している。すなわち脈拍や呼吸に一致して，頭蓋内圧も変化し脈波を形成している。また，咳や逆立ちをしたときなどは，頭蓋内圧は著しく上昇する。

3) 脳血流の調整

　脳血流は脳灌流圧に依存して調節されている。なお，脳灌流圧は，

$$脳灌流圧 ＝ 平均血圧 － 頭蓋内圧$$

で表現される。

　ただし，正常な脳においては，頭蓋内圧の変動は小さいため，脳灌流圧および平均血圧の広い範囲にわたって脳血流はほぼ一定に維持されるような仕組みになっている。これを脳血流の血圧に対する自動調節能という（**図20**）。通常60～150mmHgの範囲である。

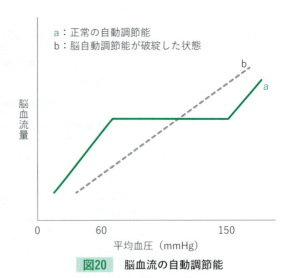

図20　脳血流の自動調節能

a：正常の自動調節能
b：脳自動調節能が破綻した状態

（縦軸：脳血流量，横軸：平均血圧（mmHg），0　60　150）

G　意　識

① 意識とその障害

　意識を厳密に定義することは難しいが，その特性の一つとしてあげられるのは「自己と周囲の状況を認識し，自我とそれ以外を区別できる状態」である。意識には，知覚，注意，記憶，認知，判断・思考など，さまざまな要素が含まれている。

　臨床的には，意識という概念を大きく「意識の覚醒度（明瞭度）」と「意識の内容」の2つに分けて評価することが多い。覚醒度は，外部からの刺激に対する反応性（いわゆる「目覚めやすさ」）を示し，主として脳幹の上行性網様体賦活系によって維持される。狭義の「意識障害」とは，この覚醒度の障害をさすことが多い。

　一方，「意識の内容」は認知機能と密接に関連し，時間や場所に対する見当識など，大脳を中心とした広範な脳機能にかかわる。これが障害されれば，例えば「自分が今どこにいて，今日が何月何日かわからない」という状態になる。意識の狭窄と呼ばれる状態が生じることもある。

　意識が正常に保たれるには，正常な脳構造や神経伝達，十分な血流・酸素供給が維持される必要がある。

② 意識の中枢

　意識の中枢（**図21**）は，視床から中脳・橋・延髄にかけて存在する脳幹網様体にあるといわれている。脳幹網様体は，下方からの種々の感覚刺激を受けて，視床を経て大脳皮質にインパルス（活動電位）を送り，大脳皮質を賦活し，覚醒状態を維持している。これを上行性網様体賦活系という。網様体とは，神経細胞の集団である神経核

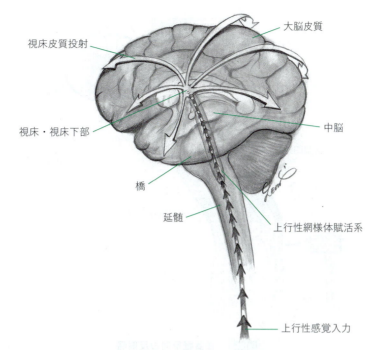

視床皮質投射
大脳皮質
視床・視床下部
中脳
橋
延髄
上行性網様体賦活系
上行性感覚入力

図21 上行性網様体賦活系と意識
脳幹の外周部を上行する感覚線維の側枝が中心部の網様体に入力を与える。その興奮が視床を介して大脳皮質の興奮を引き起こす

や，神経線維の束である神経路とは異なり，神経細胞と神経線維とが網の目状にネットワークを形成している場所である。

一方，「認知機能」は上行性網様体賦活系が大脳皮質に投射することによって，すなわち，さまざまな情報が大脳にもたらされ，それらの情報が統合されることによって形成されると考えられている。

したがって，脳幹網様体（上行性網様体賦活系）の障害（覚醒障害をきたす）ならびに大脳皮質の広範な障害（認知障害をきたす）のいずれか，または両者の合併により意識障害が出現すると考えられている。

H 反射

反射とは，特定の刺激に対する生体の反応として意識されることなく起こるものをいう。例えば，眼にゴミが入ると瞬間的に無意識のうちに眼を閉じる角膜反射が代表的である。そのほか，対光反射，咽頭反射などさまざまな反射が知られており，生体を侵襲から防いだり，身体の働きを調整するうえで重要な役割を果たしている。

反射は，感覚受容器がとらえた刺激が，求心性神経，中枢神経，遠心性神経を経て，反応を引き起こす骨格筋などの効果器に伝わることで生じる。反射に関与するこれら神経などのつながりを反射弓と呼び，反射弓の中枢神経が脳幹であるものを脳幹反射といい，脊髄であるものを脊髄反射という。

1 主な反射

1) 膝蓋腱反射

膝蓋腱を打腱器で叩くと，その筋肉に一過性の速い収縮が起こり下肢は伸展する。これを膝蓋腱反射といい，脊髄反射の一つである。腱を「叩く」ことによって腱にある感覚受容器が刺激され，その刺激は求心性神経（末梢神経，感覚神経）を介して脊髄後根から脊髄に入り，そこで直接脊髄前角細胞に刺激が伝えられ，脊髄前根を経て遠心性神経（末梢神経，運動神経）から筋に伝わり大腿四頭筋に収縮が起こる（**図22**）。

2) 対光反射と瞳孔反射

一側の眼に光を当てると縮瞳し，光を外すと散瞳する反射を対光反射という。光の刺激が視神経（求心性神経）から脳幹（中脳）に入り，脳幹から動眼神経（遠心性神経）を経て，瞳孔括約筋に刺激が伝わり縮瞳を生じる。視交叉などの存在により，片方の眼からの光刺激は脳幹の両側に伝わるため，左右の眼の片方だけ刺激しても両方の眼が縮瞳する。刺激した側の眼の反応を直接対光反射，他側の眼の反応を間接対光反射という。後者はやや弱い。

瞳孔は環境の光の強弱に応じて，反射によって大きさを調整しており，これを瞳孔反射という。対光反射は瞳孔反射の一つである。

3) 角膜反射

角膜に触れると瞬時に眼をつぶる（瞬目）反応をいう。角膜反射における求心性神経は三叉神経第1枝であり，

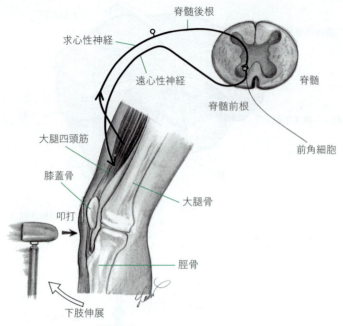

脊髄後根

求心性神経

遠心性神経

脊髄

脊髄前根

前角細胞

大腿四頭筋

膝蓋骨

叩打

大腿骨

脛骨

下肢伸展

図22 膝蓋腱反射の反射弓

中枢神経は脳幹，遠心性神経は顔面神経である。片方の角膜への刺激でも両側で瞬目が生じる。三叉神経の麻痺がある場合，麻痺側を刺激すると，同側のみではなく，対側の眼でも反射はみられない。

睫毛（まつ毛）に触れた際に，睫毛を閉じてまばたきをする反射は，睫毛反射という。

4）咽頭反射

咽頭後壁や舌根部の刺激で嘔吐や反芻運動を生じることをいう。咽頭反射の求心性神経は舌咽神経の感覚枝であり，遠心性神経は迷走神経の運動枝である。

2 反射の異常

反射弓を構成する求心性神経，中枢神経，遠心性神経

などが障害されると，これらの反射は低下する。例えば，膝蓋腱反射では，求心性神経である感覚神経，脊髄，遠心性神経である運動神経，さらに筋・神経接合部，大腿四頭筋のいずれかの障害で減弱や消失がみられる。対光反射などの脳幹反射は，脳幹，脳神経の直接あるいは間接的障害によって異常を生じることが多い。

一方，反射弓はそれを構成する中枢神経のさらに上位に位置する中枢神経によって，通常抑制されているため，より上位の中枢の障害の場合には反射は亢進する。

このように反射の低下や病的反射の出現は，神経系の障害の存在とその障害の部位（中枢性か末梢性か）の推定に有用である。

04 感覚系

A 感覚系の構成と役割

感覚とは，外界における種々の物理的あるいは化学的刺激に対して，生体内に一定の反応が起こり，それらの刺激が神経伝導路を通じて中枢神経系に伝わることをいう。感覚を受容する器官を感覚器といい，感覚器をまとめて感覚系と呼ぶ。中枢神経系に伝わった刺激を大脳が統合して処理することで，感覚として認識される。

1 感覚系の構成

ヒトがとらえる感覚は，視覚，平衡感覚・聴覚，嗅覚，味覚の4種類に体性感覚（皮膚感覚など）を加えた5種類が主体であり，古くから五感と呼ばれてきた。体性感覚は体表を中心に広く認識されるが，それ以外の4種類の感覚は，特別な受容器が局在しており特殊感覚と呼ばれる。これらに内臓感覚を加える場合もある。

2 感覚系の役割

感覚器から送られてくる種々の刺激は，それらが中枢神経系に伝わって，初めて各々感覚としてとらえられる。感覚系の役割は，生体が生物学的活動を適切に行っていくのに必要な情報を中枢神経系に伝えるための，感覚神経の入力装置の働きをしているといえる。

B 視　覚

1 視覚器

視覚器は眼球と副眼器（眼瞼，結膜，涙器，外眼筋など）からなり，視覚性刺激に対する受容器である網膜とこれ

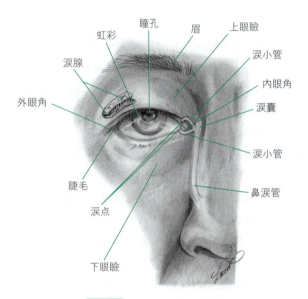

図1 眼瞼，涙器の外観

に続く視神経が中心部分をなす。上下の眼瞼という皮膚のヒダは眼球の保護，光量の調節，涙（涙液）による湿潤性の保持などの働きがある。眼瞼裂の両端を内眼角と外眼角という。結膜は眼球と眼瞼をつなぐ薄い膜で，眼球前面の角膜を除く部分（眼球結膜）と，眼瞼の裏面（眼瞼結膜）を覆っている。眼瞼，涙器の外観を図1に示す。内眼角付近には涙液の流れを保つ重要な構造があることから，この付近の外傷や炎症では，涙液があふれ出たり，結膜や眼球の清浄化が妨げられて，結膜炎を引き起こす場合がある。

眼球は直径約25mmの球体で，脂肪体などの支持構造によって眼窩の中に保持される。眼球の外側の膜は3層構造になっており，外側から順に外膜（外界に露出している透明な角膜と後方の約5/6を占める丈夫な強膜からなる），中膜（網膜を養う豊富な血管のある脈絡膜，虹彩，

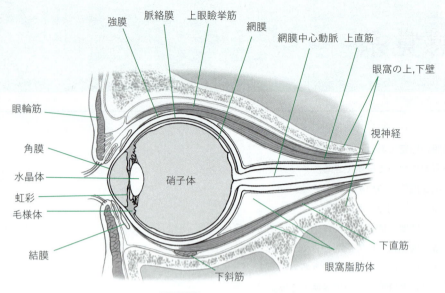

図2 視覚器の縦断面

毛様体からなり総称してぶどう膜とも呼ばれる），内膜（網膜）と呼ぶ。この中に眼房水（眼球前部の角膜と水晶体の間の空間を満たす透明な液体），水晶体（直径約1cmで前後両面が凸のレンズ状の透明構造物），硝子体（水晶体と網膜との間にある，眼球の後方約3/5を占めるゼリー状組織）がある。毛様体は脈絡膜が前方で肥厚したものであり，その前部は虹彩（眼の色を反映するリング状の薄い板）に移行する。視覚器の縦断面を**図2**に示す。虹彩内には2種類の平滑筋からなる内眼筋があり，その1つは瞳孔括約筋で副交感神経の興奮により収縮し縮瞳を引き起こす。もう1つは瞳孔散大筋で交感神経の興奮（ショック時など）に伴って収縮し散瞳をもたらす。瞳孔括約筋と瞳孔散大筋を**図3**に示す。

　角膜から瞳孔を経て水晶体と硝子体を通過した光は眼球壁の最内層にある網膜に達し，光受容神経細胞の活動を引き起こす。網膜に達した情報は，神経節細胞の軸索が形成する視神経を通じて脳に伝達される。

2 視覚路

　網膜で感知された光刺激は，視神経乳頭（視神経円板）に集まり，そこから脳の視覚中枢へと伝えられる。視神経は眼球を出た後，視神経管を通って頭蓋内に入り，下垂体のすぐ前上部で反対側の視神経と一緒になり，視交叉を形成する。これは半交叉であり，網膜の内側（鼻側）半分からきた線維だけが交叉し，外側（耳側）からきた線維は交叉しない。視交叉の後は視索となって，視床の外側膝状体に至り神経細胞を交代する。次の神経細胞の軸索は視放線を形成して後頭葉の視皮質に終わり，視覚として認知される。視覚の伝導路を**図4**に示す。

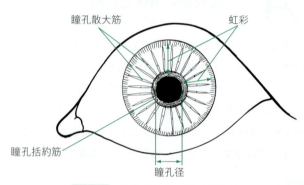

図3 瞳孔括約筋と瞳孔散大筋

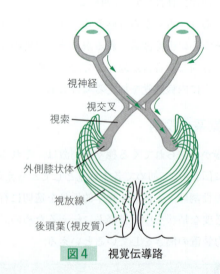

図4 視覚伝導路

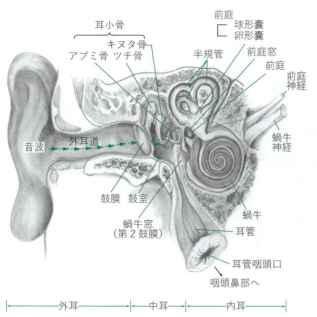

図5　聴覚器・平衡感覚器の構造

前庭窓にはアブミ骨が付着している。前庭神経と蝸牛神経（狭義の聴神経）を合わせて内耳神経（広義の聴神経）と呼ぶ（第Ⅷ脳神経）

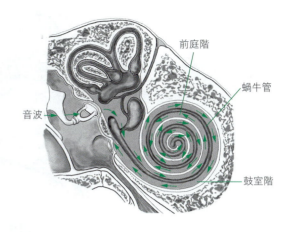

図6　蝸　牛

内耳内の音波の刺激の伝導経路を示す

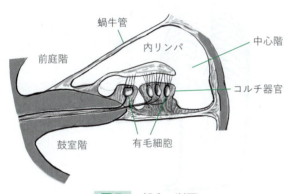

図7　蝸牛の断面

音波によるリンパ液の振動は，コルチ器官の有毛細胞で感知され，その刺激は蝸牛神経を経て聴覚中枢に伝えられる

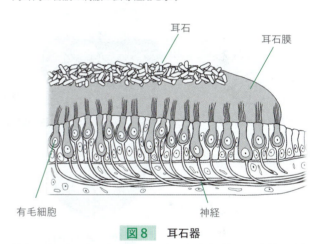

図8　耳石器

前庭の球形嚢，卵形嚢の中にある耳石器の有毛細胞が直線運動を感受し，その刺激が前庭神経に伝えられる

C　聴覚・平衡感覚

1　聴覚器

　聴覚器は外耳，中耳，内耳からなる。外耳は耳介と長さ約2.5cm の外耳道からなり，鼓膜（直径9mm，厚さ0.1mm の卵形膜）を介して中耳に連なる。中耳は側頭骨の中にあり，鼓室（ツチ骨，キヌタ骨，アブミ骨という3個の耳小骨がある），耳管（長さ3〜4cm の管で鼓室と咽頭鼻部を連絡し，外気と鼓室の圧を等しく保つ），乳突蜂巣からなる。空気の振動である音が当たって生じた鼓膜の振動は，耳小骨を介して内耳に伝わる（図5）。

　側頭骨の錐体内にある内耳には，複雑な形をした腔である骨迷路と，その中にあってほぼ同形の膜迷路とがあり，聴覚・平衡の感覚を受容する部分はこれらの内部に

存在する。骨迷路と膜迷路の間は外リンパ，膜迷路内は内リンパという透明な液で満たされる。内耳の主要部は蝸牛，前庭，半規管の3つの部分に分かれる（図6）。膜迷路の蝸牛管内を中心階といい，聴覚器の本体であるコルチ器官がある。そこには有毛細胞があり，これが内リンパの振動を感知することにより刺激され，蝸牛神経を経て聴覚中枢に伝えられ，音を感じる（図7）。

2　平衡感覚器

　平衡感覚器は，内耳にある前庭と半規管からなり，各々に前庭神経が分布し，これらが静的，動的平衡感覚にかかわり，姿勢を維持し突然の動きに対して体位を保つために役割を果たす。前庭には耳石器（球形嚢，卵形嚢）があり，頭部の傾きや直線運動に伴う変化を敏感に感知する（図8）。半規管は3つの部位から構成され，回転加速度を感受する。前庭と半規管からの神経線維は前庭神経

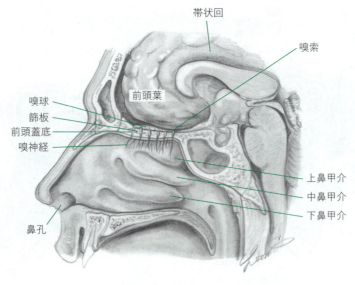

図9　嗅覚器の位置

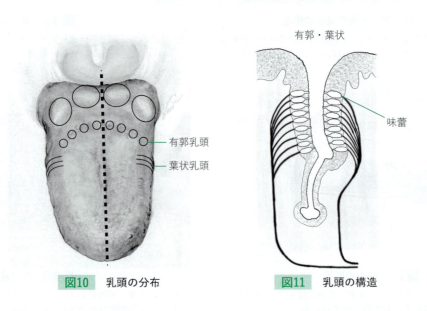

図10　乳頭の分布

図11　乳頭の構造

となり，蝸牛神経とともに内耳神経を構成する。

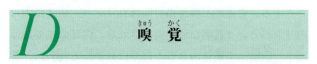

D 嗅覚

　嗅覚の受容器は鼻粘膜にあり，鼻腔の上部に分布している。臭いの感覚を司る感覚神経（嗅神経）は鼻腔嗅部の鼻粘膜細胞から起こる。嗅覚器の位置を図9に示す。

　嗅覚は，化学物質の刺激を神経活動に変換することにより生じる感覚である。鼻腔の周囲には副鼻腔という骨性の空洞があり，内面は鼻腔から続く粘膜細胞で覆われている。副鼻腔で炎症が起こると，場合により嗅覚にも影響を与えることがある。また，顔面の違和感や眼痛を引き起こすことがある。

E 味覚

　味物質は主に舌の有郭乳頭，葉状乳頭（図10）に存在する味蕾の味細胞で受容され，この情報が味細胞から中枢神経系へと伝えられる。この神経回路を味覚系と呼ぶ。味蕾の大部分は舌の乳頭と呼ばれる部分に存在する（図11）。乳頭には形状から有郭乳頭，葉状乳頭などと呼ばれる種類があるが，中に味細胞が多数入っている（図12）。舌以外にも，軟口蓋，咽頭，喉頭などに味蕾は散在しているが，味覚の受容は舌の乳頭の味蕾が中心である。

　味覚には基本味と呼ばれる甘味，塩味，酸味，苦味，うま味の5種類がある。味覚は，嗅覚と同様に，化学物質の刺激を神経活動に変換することにより生じる感覚である。

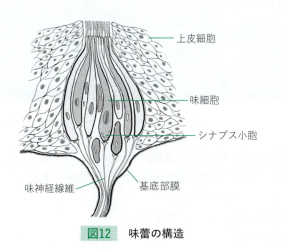

上皮細胞

味細胞

シナプス小胞

味神経線維

基底部膜

図12　味蕾の構造

F 体性感覚

　体性感覚は，身体に加わるさまざまな物理的・化学的な刺激を検出するものである。皮膚や粘膜における触覚や温度感覚は「表在感覚」に位置づけられ，一般に「皮膚感覚」と呼ばれる。これに対し，筋や腱，関節などに生じる感覚は「深部感覚」と呼ばれる。

　表在感覚の主体は，自由神経終末で受容される痛み，温度，化学物質による刺激であり，例えば強い痛みや高温などの身体を侵害する刺激であることから侵害刺激と呼ばれる。これに対して，自分の姿勢や運動の状態を受容する感覚が深部感覚であり，圧力，振動，変形などの物理的な刺激を検出するさまざまな機械受容器で受容される。主として関節や腱に関係する感覚で，位置覚，運動覚，重量覚，抵抗感覚がある。

G 内臓感覚

　内蔵感覚は，内臓を介して受容される感覚であり，その刺激は自律神経を介することが多い。例えば，胃が空虚になると胃壁の受容器を経て視床下部の摂食中枢が刺激され空腹感を生じる。このように内臓の状態を中枢に伝える役割があり，内臓痛は体性痛と異なり局在が不明瞭で悪心などの自律神経反射を伴うことが多い。

呼吸系

図1　呼吸系の構造

▶**到達目標**

1. 呼吸系の役割を内呼吸と外呼吸に分け説明できる。
2. 鼻腔，口腔，咽頭，喉頭，気管・気管支の構造と機能について説明できる。
3. 小児の気道の構造と特徴について説明できる。
4. 換気に関する胸郭，呼吸筋の役割について説明できる。
5. 呼吸補助筋について説明できる。
6. 肺の構造について説明できる。
7. 肺でのガス交換の仕組みを，換気，血流の関係から説明できる。
8. 体内での酸素運搬について説明できる。
9. 呼吸調節の仕組みについて説明できる。

A　呼吸系の構成と役割

1　呼吸系の構成

　呼吸系は機能上，ガス交換にかかわる肺系（気道および肺胞）と呼吸運動を駆動する胸郭系（肋骨および横隔膜）に分かれる。酸素を取り入れ二酸化炭素を排泄する行為を一般に呼吸といい，これをガス交換とも呼ぶ。ガス交換を行うところが肺胞であり，肺胞と外気との間の

ガスの通路が気道である。胸腔は胸郭系で保護された閉鎖された腔であり，胸腔が広がることで外気が気道を通じて肺胞に流入して，呼吸運動が行われる。
　呼吸系の構造を**図1**に示す。

2　呼吸系の役割

　息を吸う吸気と，息を吐き出す呼気との運動を呼吸運動という。呼吸運動によりガス交換を行う器官が呼吸系である。吸気，呼気に伴う気道から肺胞での空気の出入りのことを換気と呼ぶ。吸気時，呼気時の気道の外の圧

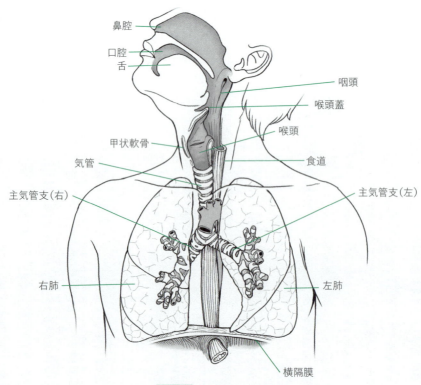

鼻腔
口腔
舌
甲状軟骨
気管
主気管支（右）
右肺
咽頭
喉頭蓋
喉頭
食道
主気管支（左）
左肺
横隔膜

図1　呼吸系の構造

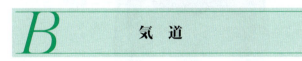

図2 外呼吸と内呼吸

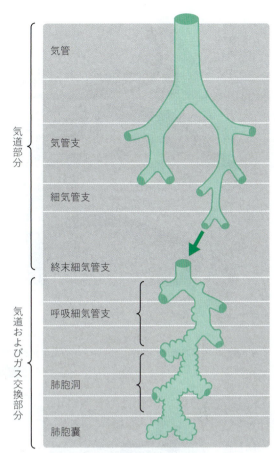

図3 気道系およびガス交換部分

（大気圧）と胸腔内圧との圧差により起こる。

3 外呼吸と内呼吸

生体は酸素（O_2）を使ってエネルギー産生を行い，最終的な代謝産物である二酸化炭素（CO_2）と水を排泄している。生体への O_2 の取り込みと CO_2 の体外への排出が呼吸系の役割の中心である。O_2 は肺で大気から血液中に取り込まれ，血液は心臓のポンプ機能によって各組織へと運搬される。血中の酸素は組織で細胞に渡りミトコンドリアで利用されて好気性代謝を担う。大気中から O_2 を取り入れ CO_2 を放出するガス交換を外（肺）呼吸，組織でのこれらのガス交換を内（組織）呼吸と呼ぶ（図2）。外呼吸を担う換気は脳の呼吸中枢で調節されている。

B 気 道

1 気道の構造

気道とは口腔，鼻腔に始まり咽頭，喉頭，気管を通過し，気管支，細気管支へと分岐を繰り返し，およそ第16分岐の終末細気管支までの経路をいう。その末梢に呼吸細気管支，肺胞洞および肺胞嚢が連結している（図3）。

気道は鼻腔から喉頭までの上気道と気管から末梢の下気道に区分される。気管分岐部から上の完全閉塞は窒息であり，換気が不可能となるので迅速に解除しないと生命の危機に直結する。

1）鼻腔（図4）

鼻腔は咽頭から気管に通じる呼吸ガスの通路（気道）であり，吸気を加温加湿する機能を有するとともに嗅覚に関する感覚器官でもある。

鼻腔は板状の鼻中隔で左右に分離され，側壁に上鼻甲介，中鼻甲介，下鼻甲介が3段に突出していて，それぞれの通路（鼻道）は狭い。また，外鼻孔に続く鼻前庭には鼻毛が生え，これに続く部分（呼吸部）は粘膜で覆われ線毛が生え，多数の粘液分泌細胞，豊富な静脈叢があるのが特徴である。外鼻孔付近の鼻中隔内側はキーゼルバッハ部位と呼ばれ，とくに外からの刺激を受けやすく鼻出血を起こしやすい部位として知られている。側壁には副鼻腔や涙管が開口している。副鼻腔は鼻の周囲にある空洞で，上顎洞，前頭洞，蝶形骨洞，篩骨洞がある。経鼻挿管では粘膜損傷，出血が生じやすく，肺炎，気管支炎や副鼻腔炎をきたしやすい。

2）口腔（図5）

口腔の上壁の前方約2/3は骨性部の硬口蓋，後方約1/3は筋性部の軟口蓋である。軟口蓋の後方部には突起状に垂れ下がった口蓋垂がある。後方は口蓋弓から咽頭に交通している。

開口して奥を覗くと正面に口蓋垂と，これに連なる口蓋弓が弓状の2つのヒダとしてみえる（口蓋舌弓と口蓋咽頭弓）。その間のくぼみには口蓋扁桃（いわゆる扁桃腺）の一部がみえる。

舌は口腔底に付着する大きな筋肉のかたまりであり，意識障害によっては弛緩して舌根沈下を起こし上気道閉

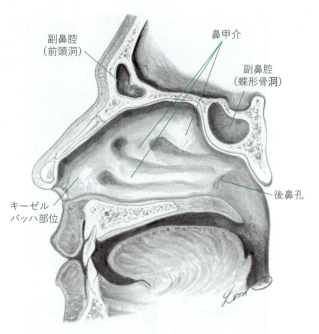

a：鼻腔の矢状断面図：側壁；上・中・下の鼻甲介と鼻道

副鼻腔
（前頭洞）
鼻甲介
副鼻腔
（蝶形骨洞）
後鼻孔
キーゼル
バッハ部位

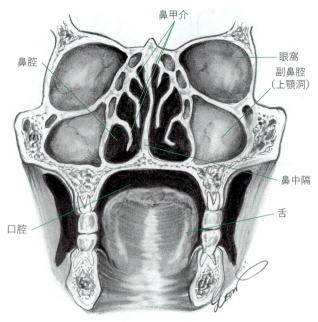

b：鼻・口腔の冠状断面図：鼻甲介と鼻中隔

鼻甲介
鼻腔
眼窩
副鼻腔
（上顎洞）
鼻中隔
舌
口腔

図4 鼻腔の構造

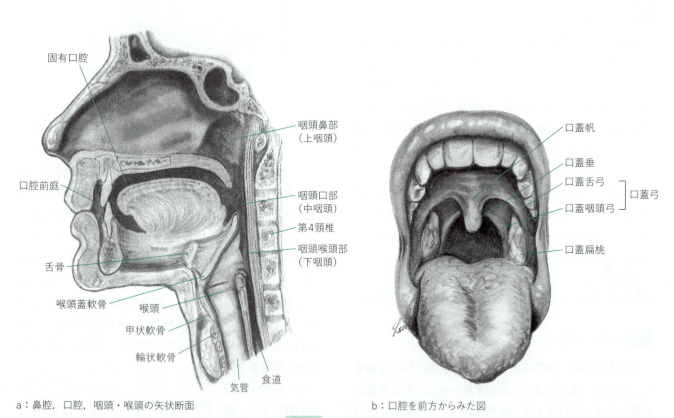

a：鼻腔，口腔，咽頭・喉頭の矢状断面

固有口腔
咽頭鼻部
（上咽頭）
口腔前庭
咽頭口部
（中咽頭）
第4頸椎
咽頭喉頭部
（下咽頭）
舌骨
喉頭蓋軟骨
喉頭
甲状軟骨
輪状軟骨
気管
食道

b：口腔を前方からみた図

口蓋帆
口蓋垂
口蓋舌弓
口蓋咽頭弓
口蓋弓
口蓋扁桃

図5 口腔の構造

塞をきたす。舌の底部は下顎骨に付着するので，下顎挙上を行うと舌全体が引き上げられて舌根沈下を改善する。

3）咽　頭

後鼻孔と口腔が喉頭・食道に移行する部分で，咽頭鼻部（上咽頭），咽頭口部（中咽頭），咽頭喉頭部（下咽頭）に大別される（図5）。食物と呼吸ガス両方の通路である。外界からの関門であるため，生体防御を司るリンパ組織

が発達している。切歯から喉頭までの距離は成人で12～13cm である。

4）喉　頭（図6）

喉頭は第4，5，6頸椎の前方に位置し，前方は甲状軟骨による喉頭隆起（「のど仏」あるいは「アダムのリンゴ」）をなしている。発声機能をもち，気道の一部をなし，食物の進入を防ぐ機能をもっている。主に4種の軟骨（甲

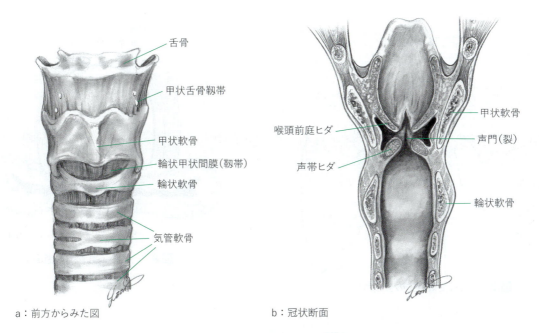

a：前方からみた図　　　　　　　　b：冠状断面

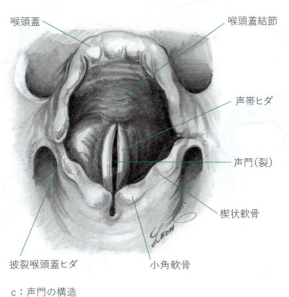

c：声門の構造

図6　**喉頭の構造**

状軟骨，輪状軟骨，喉頭蓋軟骨，披裂軟骨）で形成され，これらの軟骨は靱帯と膜で連結され，そして軟骨を動かす筋肉が付着している。声帯ヒダに挟まれた空気の通り道を声門（裂）と呼ぶ。声帯は発声を担っている。

　上記4種の軟骨が作る空間が喉頭腔であり，喉頭前庭ヒダと声帯ヒダ（および声門）によって喉頭前庭，喉頭室，声門下腔に区分される。喉頭部分の長さは成人で3～4cmである。鼻腔から喉頭までを上気道といい，喉頭およびそれより上での閉塞を上気道閉塞として扱う。

　輪状甲状間膜（靱帯）は上気道閉塞時の緊急気道確保時に穿刺，切開を行う部位である。喉頭の入口にある喉頭蓋は嚥下時に反射的に閉じることにより，気道への誤嚥を予防している。誤って気道に入った食物や異物は，咳嗽反射が起こって喀出される。意識障害などにより喉頭蓋の反射や咳嗽反射が障害されれば，容易に誤嚥を起こ

すこととなる。

5）気管・気管支

　下気道は，輪状軟骨から気管分岐部に至るまでの気管とそれより末梢の気管支に分けられる。

　気管は第6頸椎の高さから始まり，食道前面を正中線に沿って下行し縦隔に入る。およそ第4～6胸椎の高さで左右の気管支に分かれる。気管の太さは成人で内径が約15mm，長さが約10cmである。右主気管支は左に比べて太く短く（約2cm），正中線に対する角度が小さい（20～25°）。このため気管挿管時にチューブを深く入れると右へ入りやすい。異物も同様である。肺門で上方へ向かう右上葉気管支と，下方への右中葉気管支と下葉気管支に分かれる。左主気管支は右よりも細く，長く（約5cm），正中線に対して40～45°の傾斜である。左主気管支は大動脈弓の後ろで胸部大動脈の前を通過して左

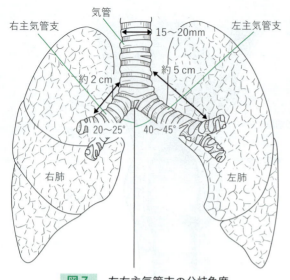

図7　左右主気管支の分岐角度

図8　気管・気管支の断面図

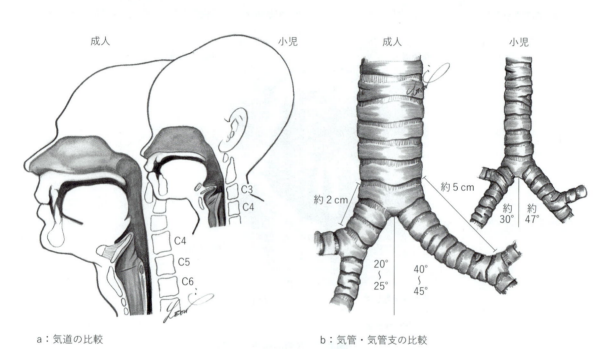

a：気道の比較　　　　　　　　　　　　b：気管・気管支の比較

図9　小児と成人における気道の構造の違い

上・下葉気管支に分かれる（**図7**）。

　気管・気管支は筒型であり，軟骨が多数連なっており，輪状靭帯で連結され気道内腔がつぶされないように立体構造をなしている。前部と側部はU型の軟骨で形成され，後部は軟骨がなく膜様部（膜性壁）と呼ばれ，食道の前壁と接している（**図8**）。したがって，気管は後方からの圧迫に弱く脊椎損傷などで血腫ができると気管膜様部を圧迫して窒息することがある。また，気管内チューブを粗暴に挿入すると気管壁を穿通することがある。

　気管・気管支の内腔表面は粘膜で覆われ，無数の線毛が生えている。また粘膜には多数の分泌細胞が存在し，気道分泌物を産生している。切歯から気管分岐部までの距離は成人男性で約25cm，女性で約23cmである。

6）小児の気道の構造と特徴（**図9**）

　小児の気道には成人と違う特徴がある（8歳になれば大きさ以外は成人と同じである）。

　頭部：体格に比べて大きいため，意識低下などで筋の緊張が消失すると，頸椎の屈曲が強くなり舌根部での気道閉塞を起こしやすい。

　鼻腔：1歳までは鼻呼吸であるため，鼻閉は換気障害の原因になる。気管に対する鼻腔の内径は成人に比して小さい。

　舌：成人に比べて口腔容積に占める舌の割合は大きい。このため，舌や下顎の筋緊張が低下すると容易に舌根沈下，気道閉塞をきたす。

　喉頭：第3〜第4頸椎の高さにあって成人よりも高く，また前寄りの位置にある。

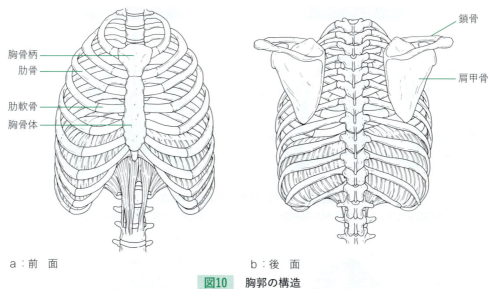

a：前 面   b：後 面

図10 胸郭の構造

喉頭蓋：成人に比べて相対的に長く，水平位であり，頭側から覗いたときΩ型を呈し硬くしなやかさがない。舌と喉頭蓋は咽頭腔に向かって押し出されるような方向で動く。

気管・気管支：気管支は気管軸（正中線）に対して右側が約30°，左側は約47°の角度である。

2 気道の機能

気道系は外界と直接接しているために，外界に存在している微生物をはじめ種々の物質が吸入される。生体は吸入される粒子の大きさに応じた排除機構を有している。大きな粒子は鼻毛で捕捉され，気管から気管支まで到達した比較的小さな粒子は，気道粘膜の作用や上皮細胞の線毛運動により口側へ運搬される。きわめて径が小さな粒子は気道で除去されず肺胞に到達するが，肺胞マクロファージによって貪食され，一部はリンパ系により排除される。さらに小さな粒子は肺胞壁に付着せず，肺胞腔を浮遊した後，呼気中に排出される。

吸入された空気は上気道を通過していくうちに気道粘膜により加温・加湿され，気管分岐部付近でほぼ37℃，湿度100％になる。

C 胸 郭

胸郭は脊柱，肋骨，胸骨からなる骨組織で，底面は横隔膜である（図10）。胸郭と横隔膜に囲まれる腔を胸腔という。肺，気管・気管支，心臓，大血管，食道などを容れる。胸腔と腹腔の境界である横隔膜には，食道が通る食道裂孔，大動脈が通る大動脈裂孔，下大静脈が通る大静脈孔が存在する。

胸腔は，肺を包む胸膜腔と，心臓，大血管，食道など

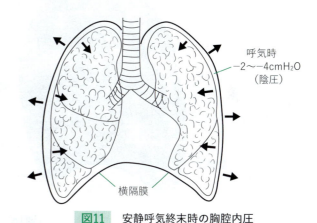

呼気時
－2～－4cmH₂O
（陰圧）

横隔膜

図11 安静呼気終末時の胸腔内圧

胸郭の広がろうとする力と肺のしぼもうとする力でバランスを取っている（矢印は力を示す）

がある縦隔に分かれる。胸膜腔は，胸壁の内面・縦隔・横隔膜を覆う壁側胸膜と，肺を覆う臓側胸膜とで囲まれており，正常では，少量の液体を容れるのみである。病的な状態では，空気，滲出液，血液，膿が貯留することがあり，それぞれ気胸，胸水，血胸，膿胸という。

胸腔と胸膜腔の用語は厳密な区別をせずに使われることがある。例えば，胸膜腔内への出血は「胸膜腔内出血」よりも「胸腔内出血」と表現される。同様の表現として，「胸腔ドレナージ」「胸腔穿刺」などがある。

呼吸（吸気と呼気）は胸郭の運動によって行われる。胸壁を大きく切開して，肺を外界に曝露すると，胸郭は切開前と比較してその容積は増加するが，一方，肺の容積は減少する。すなわち肺は縮む性質をもち，胸郭は外へ広がる性質を有している。胸郭と肺は，相反する力で胸郭の容積を維持していることになり，このために胸腔は常に大気圧より低い状態に維持されている（慣習的に陰圧と呼ばれる，図11）。

胸腔内圧は，吸気時は－4～－8cmH₂O，呼気時に

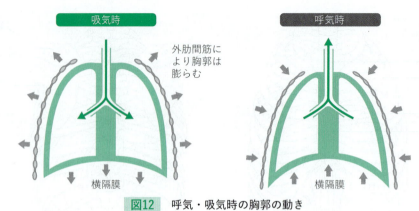

図12　呼気・吸気時の胸郭の動き

矢印は動きを示す。吸気時は横隔膜が収縮している。呼気時は横隔膜が弛緩している

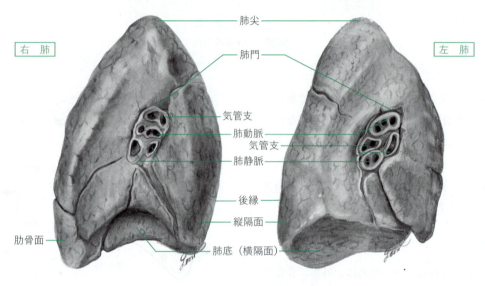

図13　肺の構造

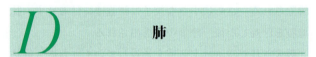

は−2〜−4 cmH₂O である。声門を閉じた努力吸気では−40 cmH₂O，努力呼気では＋40 cmH₂O にも達する。

　呼吸運動を担う筋を呼吸筋と呼ぶ。主な呼吸筋は横隔膜と肋間筋群である。安静時の吸気量は70％が横隔膜の機能による。しかし，努力呼吸時には呼吸補助筋も関与する。呼吸補助筋のうち吸気の補助には胸鎖乳突筋をはじめ前斜角筋，中斜角筋，後斜角筋が，呼気の補助には内肋間筋や腹筋群(腹直筋，内腹斜筋，外腹斜筋，腹横筋)が役割を果たす。慢性閉塞性肺疾患(COPD)や外傷の初期評価のときに，これらの呼吸補助筋の動きを観察することは重要である。

　吸気では外肋間筋の収縮により胸郭は前面外方に，横隔膜は収縮して下方に下がり，胸郭内容積は増加する。結果的に胸腔内圧の陰圧の程度は大きくなり，肺は必然的に拡張し，吸気が行われる(**図12**)。

　呼気は吸気筋の弛緩と肺の縮小により受動的に行われるが，咳など努力性に呼気を行う場合には，腹筋や内肋間筋の収縮が重要な役割を演じる。

　肋間筋は胸髄(第1〜11)からの肋間神経，横隔膜は頸髄(第3〜5)からの横隔神経で支配される。頸髄損傷に

より呼吸筋の動きが損なわれると呼吸に重大な障害が生じる。なお胸郭の中で，肺を除くすべての胸部内臓や構造物のある部分を縦隔と呼んでいる。外傷などに伴いこの部分に空気が入ると縦隔気腫，血液が貯留すれば縦隔血腫となる。

D　肺

　左右の肺は縦隔の両側にあり，右肺は三葉，左肺は二葉に分離しており，左右の胸膜腔にそれぞれ包まれている。縦隔の中央には心臓があり左側に膨らんでいるため，左肺は右肺に比してやや小さい。左右の肺は円錐形であり，下面は肺底，上端は肺尖となる。肺尖は第一肋骨の上方の頸部基部に突出しており肺底は横隔膜の上にのっている。外側は肋骨に面しており，肋骨面と呼び，内側は縦隔に面しており，縦隔面と呼ぶ。縦隔面に肺門があり気管支，肺動脈，肺静脈がある(**図13**)。気管支は次々と分岐し，第17分岐の呼吸細気管支より末梢が肺胞であり(p.89，図3)，表面積はテニスコートほどの広さになるといわれ，皮膚の数十倍の面積になる。肺胞数は約

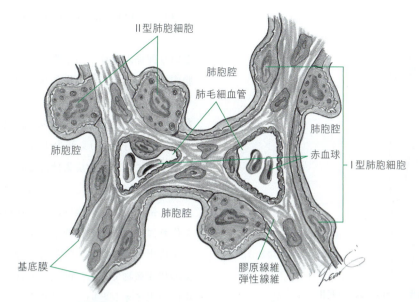

図14 　肺胞壁と肺毛細血管の電子顕微鏡像（模式図）

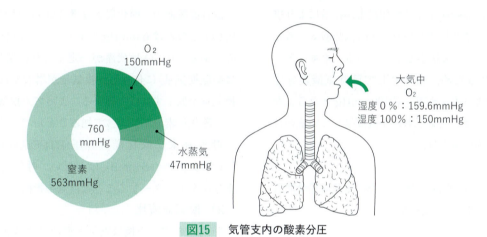

図15 　気管支内の酸素分圧

3億個，肺の1つの大きさは直径約0.2mm程度である。

　肺胞腔の周りは肺動脈から枝分かれした肺毛細血管によって密に覆われ（図14），これらの血流は肺静脈を経て左心房へと戻り，左心室から大動脈を経て全身に循環する。肺胞の表面は肺胞上皮細胞（I型，II型）で覆われ，II型肺胞細胞からは表面活性物質（サーファクタント）が分泌され，球形の肺胞が表面張力で虚脱するのを防止している。肺胞壁と肺毛細血管の間は間質と呼ばれ，その厚さは約$0.5\,\mu m$である。

　気管，気管支，肺胞隔壁の栄養血管は肺動脈とは別に気管支動脈が受け持っている。気管支動脈は肋間動脈，もしくは胸部大動脈より分岐している。肺と気管支の神経支配は迷走神経および交感神経である。

　肺胞内での肺胞気と肺毛細血管の間の酸素の取り込みと二酸化炭素の排出は，各々の分圧差（濃度差）に伴う物理的な拡散現象によって行われる。静脈血の酸素分圧は肺胞気に比べて低く，二酸化炭素分圧は高い。そのため肺毛細血管において酸素が肺胞気から肺毛細血管のほうへ，二酸化炭素が肺毛細血管から肺胞のほうへ移動し，

結果として動脈血となって各組織へ運搬される。

　肺は呼吸のみならず，種々の血管作動性物質，気管を収縮・拡張させる物質の産生と代謝にも関与しており，また熱交換器としても機能している。

E 肺胞でのガス交換

1 酸素化

　大気は気道を経由して肺胞に至るが，気道を通過する間に湿度が100%，すなわち水蒸気で飽和した状態となる。水蒸気は水が気体となったもので47mmHgの分圧をもつ。その結果，肺胞までたどり着く空気の実際の酸素分圧は，

（大気圧760mmHg − 水蒸気の分圧47mmHg）× 0.21
＝ 150mmHg

となる（図15）。

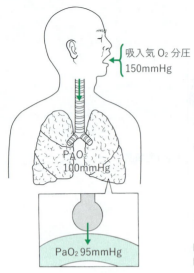

吸入気 O_2 分圧
150mmHg

P_AO_2
100mmHg

PaO_2 95mmHg

P_AO_2：肺胞気酸素分圧
PaO_2：動脈血酸素分圧

図16 ガス分圧の変化

また，肺胞には静脈血から二酸化炭素が拡散により排出され，動脈血二酸化炭素分圧（$PaCO_2$）は肺胞気二酸化炭素分圧（P_ACO_2）と平衡状態となっている。水蒸気と二酸化炭素が加わるため，結果として肺胞気酸素分圧（P_AO_2）は空気中よりも下がり，約100mmHg となる。ただ，ヒトの肺胞では，空気と血液が直接接しているわけではなく，肺胞内の酸素は，

肺胞の壁（肺胞上皮細胞）⇒肺胞を形作る基底膜⇒間質⇒血管の壁（毛細血管内皮細胞）

という順に移動（拡散）して血漿（液体）と接する。この影響で，肺胞中では約100mmHg あった酸素分圧は血漿中では約95mmHg となる（**図16**）。

肺胞と血漿の間に存在する組織の影響を多少受けるとはいえ，酸素は肺胞内の酸素分圧に応じて血漿に溶解する。すなわち，高濃度の酸素を吸入すれば，肺胞の酸素分圧が高くなり，そのぶん血漿に溶ける酸素分子が増加し，血漿の酸素分圧が上昇する。そして，血漿の酸素分圧に応じて酸素分子は赤血球内に入りヘモグロビン（Hb）と結合する。静脈血中の酸素と結合していないヘモグロビン，すなわちデオキシヘモグロビンはここでオキシヘモグロビンとなり，血管内の静脈血が動脈血になる。これが血液の酸素化である。正常では P_AO_2 と PaO_2 との差はほとんどないが，病的状態では，例えば間質に炎症が起こると差が大きくなる。

2 換気と二酸化炭素の排出

1）二酸化炭素の排出

組織の代謝産物である二酸化炭素の大部分は，血液中では炭酸水素イオンとして運ばれる。このとき体内では，

$$CO_2 + H_2O \Leftrightarrow H_2CO_3 \Leftrightarrow H^+ + HCO_3^-$$

という関係が成り立ち平衡を保っている。換気により肺胞内の二酸化炭素を排出させて減らす。すなわち上の式で左の項の二酸化炭素（CO_2）を減少させると，式全体が左の方向へ向かう反応が進み，結果として右の項の炭酸水素イオン（HCO_3^-）も減少する。

空気中には二酸化炭素はほとんど含まれないので，肺胞換気量を増加させて肺胞内の二酸化炭素を大気中にどんどん排出させ，肺胞内に二酸化炭素が蓄積しない状況を作れば，血液中の炭酸水素イオンは CO_2 となってどんどん排出される（上の式で左に向かう反応が起こる）。組織の代謝産物である二酸化炭素は，このようにいったん炭酸水素イオンという形に変えられ，それを静脈血で肺に運搬して，肺から大気中へ排出する。

混合静脈血の二酸化炭素分圧（$P\bar{v}CO_2$）は46mmHgで，$PaCO_2$ との差は 6 mmHg であり，わずかな差があるのみである。$PaCO_2$ は代謝が一定であれば換気量（正確には肺胞換気量）に依存し，換気量が増大すれば減少し，換気量が低下すれば上昇する。よって，換気障害は血中の二酸化炭素分圧によって知ることができる。

呼気終末二酸化炭素分圧（$ETCO_2$）は成人は通常 $PaCO_2$ より 2 ～ 5 mmHg ほど低い。呼気終末二酸化炭素分圧をモニターすることは換気の指標となる。

2）換気血流比

肺内でのガス交換は換気と血流により維持されている。換気血流比は，

$$換気血流比 = 肺胞換気量（L/分）/肺循環血液量（L/分）$$

という式で表され，肺内におけるガス交換の効率を決定する重要な因子である。換気血流比は 1 に近いほど理想的であるが，体位や肺の部位でもその値は異なり，全体としての正常値は約0.8である。

血液での酸素の動き

1 ヘモグロビン

全身の組織へ運搬される酸素のほとんどは，ヘモグロビンと結合した酸素である。ヘモグロビンは赤血球内に存在する鉄を含む蛋白質で，成人男子で血液100mL 当たり15gのヘモグロビンが存在し，1 gのヘモグロビンは1.34mL の酸素を結合することができる。すべてのヘモグロビンが酸素と結合したときを100％として，酸素と結合しているヘモグロビンの割合を酸素飽和度（SO_2）

といい，単位は％である。動脈血中の酸素飽和度をSaO_2といい，非侵襲的にパルスオキシメータによって測定した酸素飽和度をSpO_2という。

2 酸素解離曲線

酸素分子は，その分圧に比例して血漿に溶け込んでいるが，溶存酸素の量はわずかである。ほとんどの酸素は，赤血球内に入りヘモグロビンと結合する。すなわち，血液の酸素含量は，

酸素含量(mL/dL) = 1.34×ヘモグロビン(Hb)量(g/dL)×酸素飽和度＋0.003×酸素分圧(mmHg)

の式で示すことができる。

酸素分圧の上昇に伴い酸素飽和度も上昇するが，この両者の関係は，血漿中の溶存酸素とは異なり，直線的ではなく**図17**に示すようにS字曲線を描く。この曲線を酸素解離曲線という。酸素解離曲線にみられる特性は，酸素分圧(PO_2)≦60mmHgでは酸素飽和度(SO_2)は急激に低下し，組織への酸素運搬量は著明に減少する現象である。パルスオキシメータでSpO_2が100～90％まではゆっくり低下するが，90％以下になると一気に低下するのはこのためである。

酸素解離曲線からわかるように，PO_2を95～100mmHg以上にいくら上げてもSO_2のそれ以上の上昇はわずかである。酸素分圧が95mmHg程度あれば，その時点で動脈血酸素飽和度は95％を超えており，動脈血では大部分のヘモグロビンは酸素と結合している。

これに対して，臓器(組織)の毛細血管内の血漿の酸素分圧は40mmHg程度と低く，このときの酸素飽和度はおよそ75％程度になる。酸素分圧95mmHg程度の動脈血では酸素飽和度95％，すなわちヘモグロビン100のうち95は酸素と結合しているが，毛細血管の段階ではヘモグロビン100のうち酸素と結合できるのは75くらいになり，この95から75への差に相当する量の酸素はヘモグロビンから離れることになる。すなわち，酸素分圧の低い毛細血管レベルでは，ヘモグロビンと結合していた酸素の多くがヘモグロビンから遊離し，血漿(細胞外液)に接している細胞の内部へ次々と移行してエネルギー産生に利用される。アシドーシス，体温上昇では，図17のように酸素解離曲線が右へ平行移動し，同じ酸素分圧下で比べると酸素飽和度はさらに低くなる。すなわちアシドーシス，体温上昇など生命に危険な事態では，ヘモグロビ

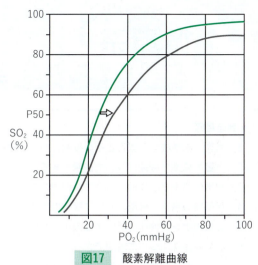

図17　酸素解離曲線
アシドーシス，体温上昇では通常の位置(━)より右へ移動する(━)

ンは，より多くの酸素を細胞に供給して生体の防御，恒常性の維持に対応している。

血液により末梢に運搬された酸素は毛細血管，間質を経て細胞内に入り，ミトコンドリアでエネルギー産生に利用される。生体の主なエネルギー源であるブドウ糖は，酸素が利用できる状態では水と二酸化炭素に分解されるが，その二酸化炭素は血液によって肺まで運搬され呼気に排出される。

G 呼吸の調節

呼吸運動は意識下(随意)でも行われるが，ほとんど無意識(不随意)に行われている。不随意的な呼吸は，ほぼ一定のリズムで行われ，この調節は橋から延髄に存在する呼吸中枢によって営まれる。この呼吸中枢の自動能は，中枢化学受容体と呼ばれる受容体によってコントロールされている。血中の二酸化炭素は容易に脳に達して水素イオンを発することから，二酸化炭素が増加すると化学受容体を刺激して，換気が促進される。化学受容体は末梢にも存在し，末梢化学受容体と呼ばれる。1つは，内頸動脈と外頸動脈の分岐部にある頸動脈小体であり，もう1つは，大動脈弓にある大動脈小体である。どちらも主に，動脈血中の酸素分圧を感知している。低酸素血症となると，呼吸中枢を刺激して換気を増大させる。このほかに，肺胞壁に伸展受容器が存在し，吸気で肺胞が拡張するのに反応して呼気を開始させる信号を送り，肺の過伸展を防ぐ。一方，随意的呼吸運動は大脳皮質にその中枢がある。

06 循環系

血液は，循環系という閉鎖回路で常に体内を循環している。通常，全血液量に匹敵する血液が約1分間で心臓から拍出され，全身を一巡する。体重60kgの成人の場合，体重の約8％（約5L）が循環血液量とされている。すなわち，この場合の心拍出量は約5L/分である。

循環系は血液を送り出し，身体のすみずみまで酸素，栄養素やホルモンなどを搬送し，二酸化炭素，代謝産物などを運び去ることにより，生体の恒常性（ホメオスターシス）を保ち，生命維持のための重要な役割を果たしている。

A 循環系の構成と役割

1 循環系の構成

循環系を構成するのは，心臓，動脈，毛細血管，静脈，リンパ管である。

血液は，心臓の左心室から大動脈に駆出され末梢組織に到達し，毛細血管を灌流した後，静脈に入って上下の大静脈に集められ右心房に戻ってくる。この経路を体循環（大循環）という。体循環は，酸素化された左心室の動脈血を全身の末梢組織に灌流した後，右心房に戻る経路である。

血液は，動脈→細動脈→毛細血管の順で循環し，細静脈に流れ込む。細静脈は互いに合流して太くなり，すべての静脈は最終的に上大静脈か下大静脈に合流して，循環してきた血液を心臓へ戻す。ただし，消化管を灌流し

た血液は下大静脈へ直接戻らず，肝臓を通過する門脈系を経由してから下大静脈を経て心臓へ戻る。

右心房に戻ってきた血液は，右心室から肺動脈に駆出され，肺，肺静脈を経て左心房に戻る。この経路を肺循環（小循環）という。このように体循環と肺循環は直列につながっている。肺循環で酸素化された動脈血は体循環で全身に送られ，酸素を放出する。二酸化炭素を運んできた静脈血は右心房に戻った後，肺循環で再度酸素化し二酸化炭素を放出する。図1に肺循環と体循環の概略を示す。右心室から静脈血が肺動脈幹に駆出され，左右の肺動脈に分かれて肺門から肺に入り，枝分かれして毛細血管となり肺胞を取り囲む。ここで赤血球内のヘモグロビンは酸素化され，二酸化炭素を放出してガス交換し静脈血は動脈血に変わり，左右2本ずつの肺静脈を経て左心房に還ってくる。

2 循環系の役割

循環系のもっとも重要な役割は，酸素，二酸化炭素の運搬である。また，消化管で吸収した糖，アミノ酸などの栄養を門脈を通して運び出し，肝臓を経て全身に運搬している。栄養だけでなく，ホルモンを産生臓器から標的臓器まで運ぶ役割も担っている。このような運搬の役割とともに，水分，電解質，代謝産物，アルブミンをはじめとする血漿蛋白質などを保持して内部環境を維持している。また感染防護を担う白血球や免疫グロブリンなどが働く場を提供し，これらを循環させることで，生体防御の役割を担っている点も重要である。

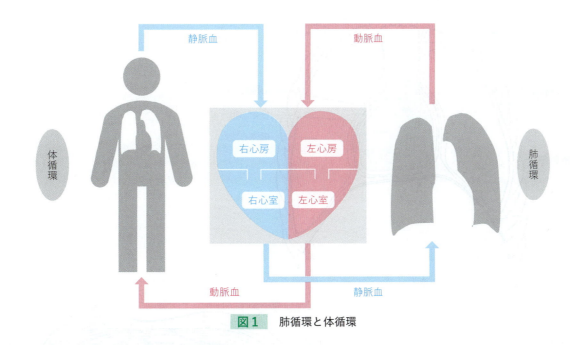

静脈血　　　　動脈血

右心房　　左心房

体循環　　　右心室　左心室　　　肺循環

動脈血　　　　静脈血

図1　肺循環と体循環

B　心　臓

1　心臓の構造

　心臓は握り拳くらいの大きさの中空器官で，血液を肺と全身に送り出すポンプである。心臓は骨性胸郭内で横隔膜の上，正中線近くにあり，左右の肺の間の縦隔という領域に位置している（図2a）。心臓の前面には胸骨，左第3～5肋軟骨があり，背側には食道，胸（部）大動脈および脊柱（胸椎）などがある。縦隔は左右の肺の間を縦に仕切っているが，心臓は縦隔内の前方である前縦隔にある（図2b）。心尖部は横隔膜の上に乗ってやや左下を向いている。ここは第5肋間の高さになり，心尖拍動を触れる。心臓の後部上面すなわち心基部は，第2肋間の高さにあり，ここから大血管が全身に向かって出ている。

　心臓には，右心房，右心室，左心房，左心室の4つの部屋があり，心房と心室間および心室と大血管の間にそれぞれ1つずつ，計4つの弁がある。心臓の壁は心膜（外層），心筋（中層），心内膜（内層）の3層から構成されている。心筋に血液を供給するのが冠動脈である。

　心筋は心臓だけに存在し，不随意性で意識的に支配できない点では平滑筋と同様であるが，骨格筋線維と同様な横紋構造を有するため，横紋筋に分類されている。しかし，その筋線維は枝分かれし，太さも一定でないなど，多くの点で一般の横紋筋とは異なる。骨格筋と違い筋線維がネット状に融合している。また，心筋の一部はペースメーカー機能を有しており，その信号を心筋全体に伝える刺激伝導系も構成している。

1）心　膜

　心臓を包む心膜には，外層の線維性心膜と，内層の漿膜性心膜がある。

　線維性心膜は強靱な膜で，下方は横隔膜の腱中心に，左右両側は縦隔胸膜，後方は食道や胸（部）大動脈に接している。

　漿膜性心膜は滑らかな膜で，線維性心膜の内面を覆う壁側心膜と心臓壁を覆う臓側心膜（心外膜）からなる。この両者の間の閉鎖腔が心膜腔（図3）であり，少量の漿液（心嚢液）が存在しており，滑りやすいので心臓は滑らかに拍動する。臓側心膜は大血管の基部を包み，その後反転して壁側心膜となる。

　心膜腔内に滲出液や血液が大量あるいは急速に貯留すると，線維性心膜が強靱なため心臓は拡張障害を起こし循環不全をきたす。これを心タンポナーデという。

2）心　室

　心室は拡張と収縮を繰り返し，血液を心臓外に送り出すポンプの役割を果たす部分である。右心室は全身から戻った静脈血をガス交換のために肺動脈を介して肺へ，左心室では大動脈を介して全身へ酸素化された血液（動脈血）を送り出す。このため通常，左心室は右心室の6～7倍の力が必要である。右心室の心筋厚はおよそ3～4mmであるのに対し，左心室の心筋厚は8～12mm程度と厚いのもこのためである。心室の横断面をみると左心室はほぼ円形で，右心室はその右前側に張りついたポーチ様である。心室を左右に分けているのが心室中隔である。

3）心　房

　右心房は全身からの静脈血を受ける部屋であり，上大静脈，下大静脈，冠静脈洞などが注ぐ。左心房は肺静脈

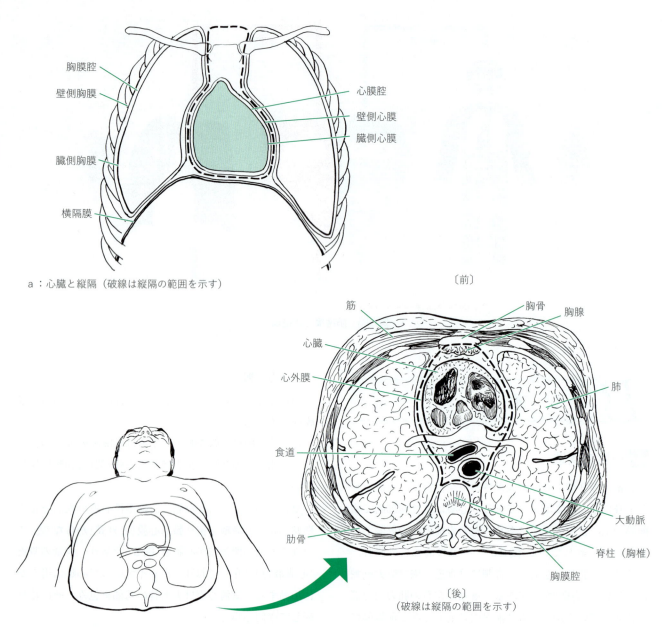

a：心臓と縦隔（破線は縦隔の範囲を示す）

〔前〕

筋　胸骨　胸腺

心臓

心外膜

肺

食道

大動脈

肋骨

脊柱（胸椎）

胸膜腔

〔後〕
（破線は縦隔の範囲を示す）

b：下からみた胸部の水平断面

図2　心臓の位置

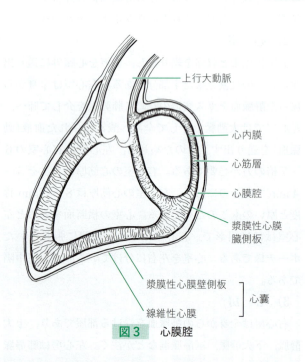

上行大動脈

心内膜

心筋層

心膜腔

漿膜性心膜
臓側板

漿膜性心膜壁側板 ⎱
　　　　　　　 ⎰ 心囊
線維性心膜

図3　心膜腔

からの動脈血を受ける部屋である。左右の心房の上方には心耳がある。左心耳はその形状のために心房細動などの際に血栓ができやすい。両心房の隔壁を心房中隔という。胎生期には卵円孔という孔が開通しているが，生後は閉塞して卵円窩となる。心房筋層より心房性ナトリウム利尿ペプチドが分泌される。

4）弁

心臓の弁は，血液の逆流を防ぎ血液を一方向に流しポンプ機能に重要な役割を果たしている。動脈弁（大動脈弁，肺動脈弁）と房室弁（三尖弁，僧帽弁）がある。房室弁には腱索がつながっていて，その先は乳頭筋となり心室内壁に至る。パラシュート様の形態であり，心室収縮時における心房への血液逆流を防止している。腱索断裂や乳頭筋機能不全，感染性心内膜炎などにより急性の房室弁逆流が起こると急性心不全の原因となり得る。動脈

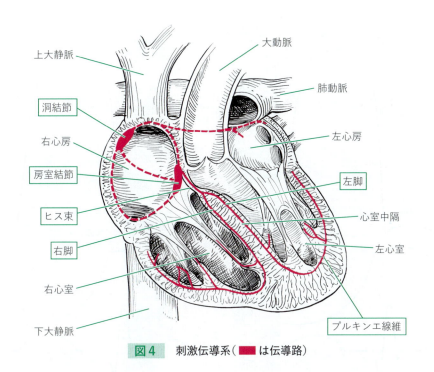

図4　刺激伝導系（■■■ は伝導路）

弁は半月形をした3枚の弁尖から構成されているので半月弁ともいう。それぞれの弁尖は凸の外縁で動脈壁に付着している。この弁は心室が収縮したときに開いて血液を動脈に送り込み，弛緩したときに閉じて血液が動脈から心室へ逆流するのを防いでいる。

2 刺激伝導系と心周期

刺激伝導系は心内膜下に分布する特殊心筋で，洞結節，房室結節，ヒス束，右脚と左脚，プルキンエ線維からなり，一定部位に起こる刺激は心筋全体に伝えられる（図4）。洞結節は通常，心臓の収縮のリズムを決めるので，心臓のペースメーカーと呼ばれる。洞結節は上大静脈の右心房への開口部の前壁側にある。洞結節からの興奮は心房筋全体に広がり，心房筋を収縮させる。この興奮は右心房の内面にある房室結節に達し，やや遅れてヒス束に伝えられる。この間に心房は収縮を完了する。ヒス束は房室結節から始まり，心室中隔膜性部の後縁に沿って下行し，次いで心室中隔筋性部の上端で右脚と左脚に分かれて下行し，左右心室の心内膜下に分岐してプルキンエ線維となる。心室は心尖部から心房のほうに向かって収縮を始める。

心臓は，刺激伝導系の働きで効率よく血液を送り出すことができる。まず心房が収縮して血液を心室に送り込み，次いで心室の収縮が心尖部から始まり心基部へと向かうので，血液は大動脈および肺動脈のほうへと押し出される。

心臓の興奮は刺激伝導系のどこからでも起こる。しかし，実際には洞結節の調律（約70/分）が房室結節の調律（約40/分）や心室レベルの調律（約30/分）を上回るため，

洞結節がペースメーカー（歩調取り）として働く。また，骨格筋と異なり，心筋には自動能があり，何らかの異常により上位からの刺激がなくなっても自ら収縮することができる。心房は約60/分収縮するが，心室の細胞の固有のリズムは20〜40/分とゆっくりである。刺激伝導系に伝導障害が起こると，心臓の収縮・弛緩の調律に異常が生じる。障害の部位によってさまざまな病的現象が現れる。このような場合，人工ペースメーカーを使用して歩調取りを補助することがある。また，刺激伝導系の調律の著しい乱れにより，致死的な不整脈を起こすリスクが高い場合は，植込み型除細動器を体内に装着して，致死性不整脈発生時に自動的に除細動できるようにすることもある。

心室の収縮の開始から次の開始までの拍動のプロセスを心周期という（図5）。心周期は，収縮期と拡張期に大別される。心房の収縮は心室の収縮より0.12〜0.18秒ほど先行し，その後，心室が収縮する。心周期における収縮期・拡張期とは，心室の収縮期・拡張期を意味する。すなわち，左心室で考えると収縮期は，僧帽弁閉鎖から大動脈弁閉鎖まで，拡張期は大動脈弁閉鎖から僧帽弁閉鎖までのことをいう。

心房と心室との連関，圧力の発生，弁の開閉などがどのようなメカニズムで生じ，それが心音の発生や心電図とどのように相関するかを理解することは，心疾患やその病態を理解するうえで重要である。平均的な心拍数は1分間に75回なので，心周期の長さは通常0.8秒である。このうち収縮期は約0.3秒，拡張期は約0.5秒である。心拍数が増加して心周期が短くなっても収縮期はあまり短縮されず，主に拡張期の短縮が起こるため，高度な頻脈

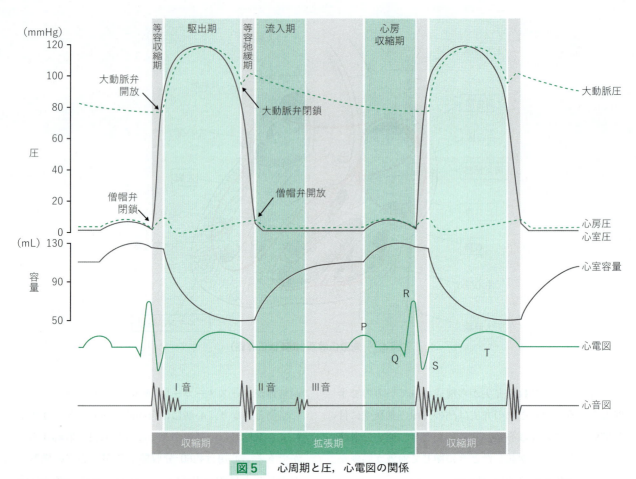

図5 心周期と圧，心電図の関係

〔小原啓子訳：心筋ポンプとしての心臓．早川弘一監訳，ガイトン臨床生理学，p.117，図9-5，医学書院，1999．より転載〕

の場合には心室内に流入する血液量が減少するとともに心筋は十分な休養ができず心臓からの1回拍出量は減少し，心拍数が2倍に増加しても分時拍出量は必ずしも2倍には上昇しない。

収縮期はさらに等容収縮期と駆出期に，拡張期は等容弛緩期，流入（充満）期，心房収縮期に分けられる。等容とは心室の容積に変化がないという意味である。駆出期とは心室から動脈に血液が押し出される時期，流入期とは弛緩した心室に血液が流れ込む時期である。

1）弁の開閉

駆出期には動脈弁が開いて，血液が心室から動脈に流れる。このため，大動脈弁と肺動脈弁は，駆出期のはじめに開き，駆出期の終了とともに閉鎖する。

流入期には房室弁が開いて，血液が心房から心室に移動する。そのため僧帽弁と三尖弁は，流入期のはじめに開き，心房収縮期の終了時に閉鎖する。

2）心周期と心電図の関係

心電図のP波は，心房筋の興奮によって生じる波形であり，P波の直後に心房収縮期がはじまる。QRS波形は，心室筋の興奮によって生じるので，QRS波形に続いて等容収縮期がはじまる。また，T波は心室筋の再分極（興奮の終了）を示すので，T波の終了と駆出期の終了はほ

ぼ同期する。

3）心周期と心音

心臓の弁が閉鎖するときに生じる振動が，心音の主な成分である。胸壁で心音を聴取すると，通常I音とII音が聴取される。

I音は房室弁の閉鎖音が主成分で，収縮期のはじめ（拡張期の終わり）に聴取される。心尖部でもっともよく聴こえ，II音と比較すると持続が長く低音である。

II音は，動脈弁の閉鎖が主成分であり，駆出期の終わりに聴こえる。通常，大動脈弁の成分は第2肋間胸骨右縁で，肺動脈弁成分は第2肋間胸骨左縁でもっともよく聴こえる。持続は短く，周波数50〜70Hzの高い音である。

I音とそれに引き続くII音の間が収縮期であり，II音と次の心周期のI音との間が拡張期に相当する。III音は心室の急速充満時の血液乱流によるものであり，拡張早期に心尖部で聴取される。若年者では多くの場合に生理的であるが，高齢者では僧帽弁閉鎖不全症や心不全時に聴取されることがある。IV音は心房収縮が引き起こす血液乱流によるものであり，心尖部でI音の直前に聴取される。心室の圧が高く拡張能が低下した状態（大動脈弁狭窄症，心不全など）で聴取されることがあり，健康人では聴取されない。

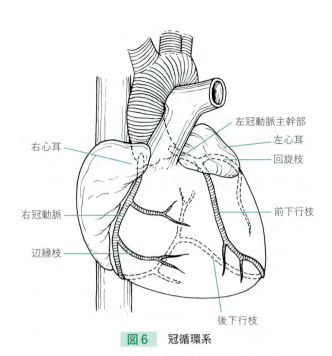

図6　冠循環系

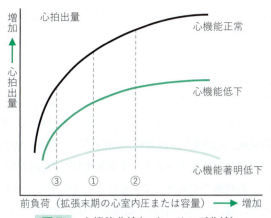

図7　心機能曲線（スターリング曲線）

①は正常な前負荷，②は前負荷の増加，③は前負荷の減少した状態を表す

4）大動脈内の圧変化

動脈内の血圧は心臓の収縮期にもっとも高くなり（収縮期血圧または最高血圧），拡張期の終わりにもっとも低くなる（拡張期血圧または最低血圧）。拡張期には大動脈弁が閉じ，心臓からは血液が拍出されないが大動脈は弾性があって収縮期に伸びるため，収縮期の圧は拡張期まで保存され下がりきらないうちに次の収縮がはじまるので，拡張期血圧は収縮期血圧の2/3くらいにとどまる。肺動脈の圧変化もほぼ同様であるが，右心系は低圧であり，発生する圧力は左心系の約1/6である。

③ 冠循環

心臓を構成している細胞は，心臓の内腔を流れている血液から直接酸素や栄養素をとることができない。これを賄うのが冠動脈を含む冠循環系である。絶えず拍動を続ける心臓には，十分な酸素と栄養が必要で，心拍出量の約1/20（約250mL/分）の血液が供給されている。また，心臓の最大活動時における冠動脈の血流量は，安静時のおよそ9倍になる。

左右の冠動脈は上行大動脈起始部から最初の枝として分枝する。右冠動脈は肺動脈幹と右心耳の間を前方に進み，やがて冠状溝に入り下行し，右心房と右心室に枝を出す。洞結節を灌流する洞結節枝，心尖に向かう後下行枝，その終末近くで出す房室結節枝などである。左冠動脈は左心耳と肺動脈の間を1cmほど前方に進み（主幹部），冠状溝に達すると前下行枝と回旋枝に分かれる。前下行枝は心臓の前面を心尖に向かい，回旋枝は心臓の左横を走る。洞結節枝が回旋枝から出ることもある。冠動脈の走行を図6に示す。冠動脈の走行は重要であり，

変異がかなりある。よくある変異は左右心室の横隔膜面への血液供給に関するものである。

冠循環には他の循環にはない例外的な特徴がある。左心室を養う冠動脈は，収縮期に心室内圧が上昇すると心室内圧が血管内圧より高いため圧迫される。このため，左心室壁の血流は収縮期には少なく，大部分は拡張期に発生する。右心室壁の冠動脈は右心室内圧が低いため他の臓器とほぼ同様に，大部分の血流は収縮期に発生する。

また，一般の動脈には隣接の動脈と相互に結合し，一部に閉塞が起こっても血行障害は起こりにくいが，冠動脈が閉塞するとその末梢の心筋は壊死し心筋梗塞を起こし，壊死までは至らなくても十分な酸素が供給されないと狭心症となる。

④ 心臓のポンプ機能

心臓が1回収縮するたびに拍出される血液の量を1回拍出量という。1回拍出量は，前負荷，後負荷，心収縮力の三要素で決まる。

1）前負荷

前負荷とは，収縮前に心室に存在する血液量である。心筋で発生する最大張力は，その静止状態での筋長に依存する。前負荷が大きくなり左室の心筋が伸びると張力が増し心室内圧は増加する。この機構により心拍出量が静脈還流量と等しくなるように調整される。すなわち，拡張期に流入する血液量が増加して心室が血液によって充満すると，心室容積（拡張末期容積）に応じて心室筋の収縮力も増加する（スターリングの法則）。

この関係をグラフ化したものが，心機能曲線（スターリング曲線，図7）である。この拡張末期容積に相当するものが前負荷である。正常心臓では前負荷の増加に応じて1回拍出量が増加する（心機能曲線の上昇脚）。しかし，収縮力が低下している心臓では前負荷増大に対する

1回拍出量の増加量は少なく（上昇脚の傾きが小さい），また前負荷がある一定レベルを超えるとむしろ1回拍出量は減少する（心機能曲線の下行脚）ことが知られている。

2）後負荷

後負荷は，心室が収縮したときに受ける抵抗であり，心拍出量を規定する因子の一つである。後負荷は，末梢血管抵抗，大動脈弁口の面積，血液粘稠度，動脈の弾性，心室容積などで規定される。1回拍出量への後負荷の影響は，心収縮力が低下しているほど大きくなる。後負荷の指標には，左心室の収縮末期圧や全身血管抵抗がある。全身血管抵抗はとくに重要であり，肺動脈カテーテルを挿入して心拍出量を知ることにより，

$$（平均大動脈圧 - 平均中心静脈圧）÷心拍出量×80$$

から算出できる。後負荷低下を伴う病態には血液分布異常性ショックがある。また心不全の治療では後負荷の軽減が重要であり，血管拡張薬や大動脈内バルーンパンピングが使用される。

3）心拍出量

心拍出量は，心臓の収縮によって1分間に駆出される血液の量をいう。1回拍出量は，前負荷と心収縮力が大きく後負荷が小さいほど増加する。成人では左心系，右心系とも約70mL程度である。また，心拍出量は，1回拍出量×心拍数で，体重60kgの成人では約5L/分，すなわち全血液量が1分間に1回身体を循環する。身体の大きさによって心拍出量が変化するため，体表面積で心拍出量を割った値を用いることがある。これを心拍出係数といい，正常では約3L/分/m^2である。

心拍出量の規定因子は前負荷，後負荷，心収縮力，心拍数の4つであり，生体は心拍出量の必要量に応じ，これらを至適なレベルに調整することにより恒常性を保っている。

脈　管

脈管系には血管系とリンパ系がある。

1 血管系

血液が心臓から出て，また心臓へ戻るための構造物であり，末梢組織での栄養物と廃棄物との交換によるホメオスターシスの維持に働いている。血管は血圧と血流量とを調節する重要な役割も担っている。

毛細血管を除いて，血管壁は3層からなっている。内膜は血管壁の最内層である。非常に薄く，1層の内皮細胞と結合組織でできている。血管外への物質透過性や血液凝固に関与するほか，血管平滑筋細胞の緊張性，細胞接着・遊走，細胞増殖，炎症作用，血管新生など多くの機能にかかわり，内皮細胞の機能障害が起こると血栓症や動脈硬化症の原因となる。中膜はかなり厚い中間層で，平滑筋と弾性組織でできている。平滑筋は交感神経系の支配を受けており，血管を収縮・拡張させる。それにより血圧は上がったり下がったりする。外膜は血管壁の最外層であり，結合組織でできている。外膜は血管を支持し保護する働きをもつ。

1）動　脈

血液は左心室から大動脈へ流出する。大動脈は上行大動脈を経て，大動脈弓を形成し腕頭動脈，左総頸動脈，左鎖骨下動脈を分枝し，胸（部）大動脈，腹（部）大動脈，総腸骨動脈とつながる。横隔膜上下の胸（部）大動脈と腹（部）大動脈を併せて下行大動脈ともいう。さらに大動脈から分枝した各動脈はネットワークを作り，各動脈には固有の名前がつけられている。体表から脈の触れやすい動脈は，頭部から順に浅側頭動脈，顔面動脈，総頸動脈，腋窩動脈，上腕動脈，橈骨動脈，大腿動脈，膝窩動脈，後脛骨動脈，足背動脈などである（図8）。こうした動脈は分枝を繰り返して臓器内の細動脈，さらには組織内の毛細血管となる。

動脈壁は通常，静脈壁よりも厚い。とくに中膜がしっかりしていて豊富に弾性線維を含んでいる。動脈，とくに大動脈は心臓から駆出された血液が流れ込んだときには拡張し，血液がより末梢に移動するにつれ受動的に元に戻る弾性があり，弾性血管と呼ばれる。一方，細動脈は平滑筋が発達しており，末梢血管抵抗の多くは細動脈で発生し，それゆえに細動脈は抵抗血管と呼ばれ血圧の調節に重要である。

2）静　脈

伸展性が少ない動脈に比較し，静脈の壁は薄く伸展しやすく，血液を大量に溜めることができる。全血液量の約60〜70％は常に静脈に存在している。このため，静脈は容量血管とも呼ばれる。静脈は壁に交感神経に支配された平滑筋をもち，収縮することができる。交感神経機能の亢進により静脈内の血液量は減少し，心臓への還流量が増加する。静脈は，循環系のなかでは心臓からは遠く圧も常時低い。このため静脈壁は薄くできている。しかし低い圧で，しかも重力に抗して血液を心臓に戻すため，静脈には弁が付いており，血液が逆流するのを防いでいる。静脈周囲の骨格筋の収縮・弛緩により静脈がしごかれ，静脈内の血液が心臓に戻るのを助けている（筋ポンプ）。吸気時の胸腔内圧の低下も静脈の心臓への還流を助けている（呼吸ポンプ）。

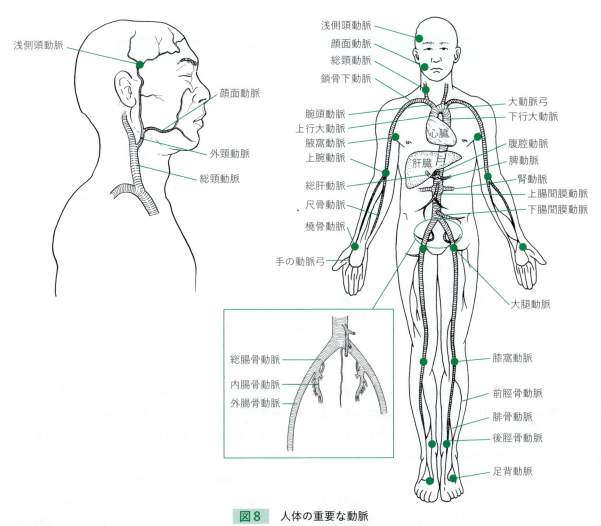

図8 人体の重要な動脈

図中に●で示した部位にある動脈は体表から触れやすいので，脈の触知に利用される

3）毛細血管

毛細血管は細動脈から分かれて組織に密に分布し，網目状に交通している。その壁は内皮細胞と基底膜からなりきわめて薄く，血液と組織の間での物質交換を可能にしている。器官の機能によっては特別な毛細血管網の形態がみられることがある（例：腎臓の糸球体毛細血管）。

2 リンパ系

間質液は血漿成分が毛細血管の細動脈側から血管外に出たもので，大部分は毛細血管の細静脈側から細静脈にかけて再び血管内に吸収されるが，一部は毛細リンパ管内に吸収されてリンパ（リンパ液）となる。

リンパ系は，毛細リンパ管に始まり，集合リンパ管，主幹リンパ管を経てリンパ本管となる。胸管は，右上半身を除くほとんどの部位からのリンパを集め，左静脈角で静脈に合流する。右上半身のリンパは，最後は右リンパ本管となり右静脈角に合流し，最終的に静脈に還流する。同時にリンパ管には組織間の異物や病原体，代謝産物，リンパ球などが吸収される。また，小腸で吸収された脂肪はカイロミクロンとなりリンパ管に吸収される。

リンパはリンパ節を通過する過程で，中の異物の大部分が除去される。すなわち，リンパ系は生体防御上，重要な役割を担っている。

D 循環の制御

血圧（動脈圧）は収縮期血圧と拡張期血圧の間で脈動しているが，平均血圧はほぼ一定である。動脈の拍動の周期は，心周期に対応している。脈圧は，収縮期血圧と拡張期血圧の差をいう。脈圧の正常範囲は収縮期血圧の1/3程度である。脈圧の異常は，心拍出量と動脈の弾性（緊張状態，動脈硬化など）の変化に依存する。心周期の間で血圧は収縮期血圧から拡張期血圧まで変動するが，その周期を通しての平均を平均血圧といい，簡易的には以下の計算式で求められる。

平均血圧＝（収縮期血圧－拡張期血圧）×1/3＋拡張期血圧

正常の平均血圧は，安静時90〜100mmHg程度である。

表1　心臓各部位における交感神経と副交感神経の作用

	交感神経	副交感神経
神経作動物質受容体	ノルアドレナリン β_1受容体	アセチルコリン M_2受容体
洞結節	心拍数の亢進	心拍数の抑制 過分極
心　房	収縮力の亢進 伝導速度の亢進	収縮力の抑制 活動電位持続時間の短縮
房室結節	伝導速度の亢進 自動能の亢進	伝導速度の抑制
ヒス束と プルキンエ線維	伝導速度の亢進 自動能の亢進	ほとんど作用しない
心　室	収縮力の亢進 伝導速度の亢進 自動能の亢進	収縮力の抑制（弱い）

自動能：正常状態では，ヒス束，プルキンエ線維，心筋細胞は自発的に興奮することはなく，その興奮は洞結節の興奮によって支配されている。病的状態ではこの自動能が出現することがある。この興奮を異所性興奮と呼ぶ

心臓（心収縮力），血管（末梢血管抵抗），血液（循環血液量）は循環の三要素と呼ばれ，この三要素は血圧の変動と密接に関連している。循環系の第一の機能は十分な酸素を含む血液を全身に運ぶことであり，その駆動力は動脈側と静脈側の圧勾配であり，平均血圧が一定レベル以上に維持される必要がある。主要な動脈の圧はほぼ平均血圧に等しく，各器官への血流は細動脈の抵抗を変えることにより独立して調節されている。

平均血圧（mmHg）は次の式でも示される。

平均血圧＝心拍出量（mL/分）×全末梢血管抵抗（mmHg/mL/分）

平均血圧は，心拍出量または全末梢血管抵抗のいずれか，あるいは両者が変わると変化する。ただし，心拍出量が変化すると全末梢血管抵抗も変化し，全末梢血管抵抗が変化すると心拍出量も変化する。例えば，全末梢血管抵抗が2倍になったとき，心拍出量はほぼ半分になり，平均血圧はあまり上昇しない。

平均血圧は2つの主要な系によって調節される。第一の系は自律神経系によるものであり，心臓に対しては心拍数と心収縮力の変化を，血管に対しては収縮または拡張を引き起こして調節する。第二の系は，レニン-アンギオテンシン-アルドステロン系などの内分泌系である。内分泌系の機構は，主として血液量への効果を介して，比較的ゆっくり平均動脈圧を調節する。

1 自律神経系による制御

心臓や血管には，他の臓器と同様に交感神経系と副交感神経系が分布しており，末梢血管抵抗と心拍出量の調節を介して動脈圧がコントロールされている。血圧が急に低下すると，頸動脈洞および大動脈弓の動脈壁の圧受容体で刺激が受容され，そこから求心性神経によって延髄の血管運動中枢に刺激が伝わり，それが自律神経を介して血圧を上昇させる。これは，例えば臥位から立位になった際などにも働いている。また，化学受容体（頸動脈小体，大動脈小体）は，動脈血酸素分圧低下などによって興奮し，呼吸中枢を活性化させるとともに，血管運動中枢にも伝わり血管収縮と心拍数の増加を起こす。

交感神経機能が亢進すると，心臓では心拍数増加，心収縮力増加に伴う心拍出量の増加が起こる（表1）。血管に対しては，一般に血管平滑筋の収縮を促して血圧を高めるが，冠動脈と骨格筋内の血管は反対に拡張して心臓や骨格筋を灌流する血液量を増加させる。逆に副交感神経機能が亢進すると，循環系は抑制される。結果として，心拍数の減少，興奮伝導速度の低下が生じる。ただし心収縮力低下作用は弱い。

交感神経の興奮によって，その神経終末からノルアドレナリンが放出される。これらは心臓のβ_1受容体に結合して，心拍数と心収縮力をやや増加させる。血管に対しては，血管平滑筋細胞のα受容体に結合して血管を収縮させ血圧を上げる。静脈系でも血管が収縮し，静脈系に溜まっていた血液が押し出されて心臓への血液還流量が増加する。副交感神経の分布は細動脈や細静脈など特定の部位に限局しているが，血管内皮細胞はその受容体（ムスカリン受容体）をもっている。血圧が上昇すると，頸動脈洞や大動脈弓にある圧受容体が興奮する。また，循環血液量が増えると心房の伸展受容器が興奮する。こ

表2　心臓・血管に分布するアドレナリン受容体とその作用

受容体	分布組織	臓器の反応	ノルアドレナリン	アドレナリン
α	血管平滑筋	血管収縮	作用する	作用する
β₁	心筋	心拍数増加，心収縮力増強	弱い	作用する
β₂	骨格筋・心臓などの動脈，気管支の平滑筋	血管拡張，気管支拡張	作用しない	作用する

交感神経系(ノルアドレナリン，アドレナリン)

れらのシグナルが延髄の心臓血管中枢に伝えられ，副交感神経を興奮させるとともに交感神経を抑制して，血圧を低下させ心拍数を減少させる(**表2**)。

2 内分泌系による制御

循環調節に関与する内分泌系因子としては，カテコラミン，レニン-アンギオテンシン-アルドステロン系，バソプレシン(抗利尿ホルモン)，ナトリウム利尿ペプチド，カリクレイン-キニン系，プロスタグランジンなどが知られている。

1) カテコラミン

副腎髄質では主にアドレナリン，一部ノルアドレナリンが放出され，心拍数と心収縮力を増加させることにより心拍出量を増加させる。アドレナリンとノルアドレナリンは皮膚と腹部臓器の細動脈と静脈を収縮させ，心臓と骨格筋の細動脈を拡張させることで，運動中の筋肉への血流増加を助ける。運動，ストレス，興奮などは副腎髄質からより多量のホルモンを遊離させる。

2) レニン-アンギオテンシン-アルドステロン系

血液量が減少したり腎臓への血流が低下すると，腎臓からレニンが血中に分泌される。レニンは血漿成分のアンギオテンシノゲンを限定分解してアンギオテンシンⅠに変える。アンギオテンシンⅠはさらに肺や血管内皮細胞にあるアンギオテンシン変換酵素(ACE)で切断され，活性ホルモンであるアンギオテンシンⅡとなる。アンギオテンシンⅡは2つの機序で血圧を上昇させる。1つは心収縮力を高め，細動脈を収縮させることで血圧を上昇させる。もう1つはアンギオテンシンⅡが副腎皮質にある受容体に結合すると，副腎皮質からのアルドステロンの合成・分泌が促進され，このアルドステロンが腎集合管に作用してナトリウムと水の排出を減らし，体液量が増加することにより，昇圧作用をもたらす。

3) バソプレシン

下垂体後葉より分泌されるホルモンで，抗利尿作用をもつ。通常の生体内分泌量では血管収縮作用はないが，薬物として投与された際には血中濃度は生理学的な量よりはるかに高く，その際には強力な血管収縮作用をもつ。脱水やショックなどのように循環血漿量が減少したとき(血漿浸透圧が上昇したとき)に体液を保持するよう働く。

4) 心房性および脳性ナトリウム利尿ペプチド

心房性ナトリウム利尿ペプチドは心房の細胞から放出されると，血管を拡張し，また尿中へのナトリウムと水分の移行を促進し血液量を減少させることから血圧を下げる。脳性ナトリウム利尿ペプチドは当初ブタの脳から分離されたことからこの名称であるが，その後，主に心室から分泌されることがわかった。心房性ナトリウム利尿ペプチドと同様の効果があるが，治療より心不全の診断に広く使用されている。

07 消化系

A 消化器

1 消化器の構成

消化器は，口から肛門に至るまで連続する管状の消化管と，消化管に消化液を分泌する役目を主として担う実質臓器からなる（**図1**）。

消化管は，口腔，咽頭，食道，胃，小腸（十二指腸，空腸，回腸），大腸（盲腸，虫垂，上行結腸，横行結腸，下行結腸，S状結腸，直腸）に区分される。

消化を担う実質臓器としては，唾液腺，肝臓，膵臓などがある。

2 消化器の役割

生体が必要とするエネルギー源は，食物を摂取することにより得られる。摂取された食物がさまざまな過程を経て低分子物質まで分解されることを消化という。糖質，蛋白質，脂肪といった栄養素は消化管内で消化された後に小腸で吸収される。消化された低分子物質は小腸や大腸で吸収され，残りは便となって肛門から排泄される。

ビタミンも大部分は小腸で吸収される。水分は小腸と大腸で吸収される。

B 口腔・咽頭

1 口 腔

消化管の始まりの部分である。口腔には，歯，舌，唾液腺があり消化に関与している（**図2**）。

1）歯

歯は摂取した食物を口腔内で噛み砕く構造物である。先端から歯冠，歯頸，歯根の3部で構成されている。歯冠は歯肉から外部に露出し硬いエナメル質で覆われており，このエナメル質は欠損すると再生されない。歯根はセメント質で覆われており，内部は象牙質である。象牙質には血管，リンパ管，神経が出入りする（**図3**）。

成人では前方より切歯（2本），犬歯（1本），小臼歯（2本），大臼歯（3本）の8本が上下左右に順列して合計32本の永久歯を有している。

2）舌

舌は口腔底にあって，発達した横紋筋と表面を覆う粘膜からできている。咀嚼，嚥下，発声に重要な役割を果たしているとともに，舌には味を感じる味蕾があり，感覚器としての役割もある。

3）唾液腺

大唾液腺と小唾液腺があり，大唾液腺には耳下腺・顎下腺・舌下腺がある。これら腺組織は唾液を分泌する。唾液のpHは6.3～7.0で，1日に約1L分泌される。唾液中にはでんぷんおよびグリコーゲンを分解する唾液アミラーゼが分泌される。これにより摂食したでんぷんの約75％がマルトース（麦芽糖）まで分解される。

4）口 蓋

口蓋は口腔と鼻腔を隔てており，嚥下時に咽頭鼻部を閉鎖する作用がある。前方2/3は硬口蓋，後方1/3は骨がないため軟口蓋と呼ばれる。

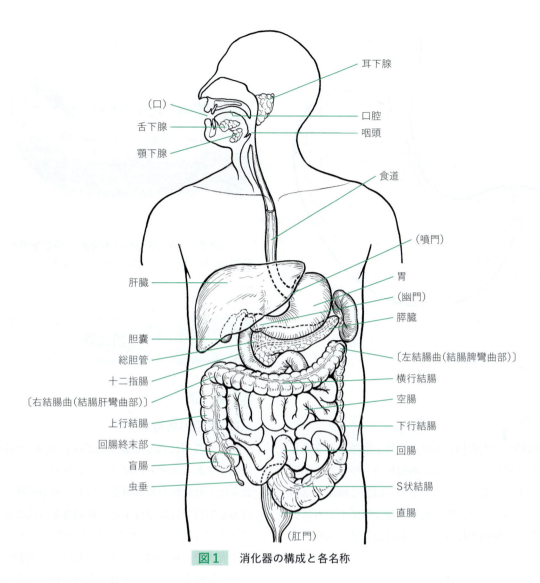

耳下腺

（口）

舌下腺

顎下腺

口腔

咽頭

食道

（噴門）

胃

（幽門）

膵臓

肝臓

〔左結腸曲（結腸脾彎曲部）〕

胆嚢

横行結腸

総胆管

空腸

十二指腸

下行結腸

〔右結腸曲（結腸肝彎曲部）〕

上行結腸

回腸

回腸終末部

盲腸

S状結腸

虫垂

直腸

（肛門）

図1　消化器の構成と各名称

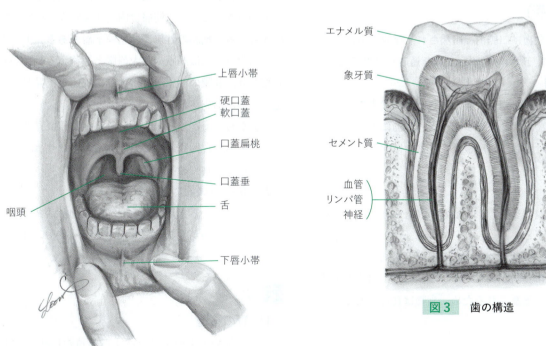

上唇小帯

硬口蓋
軟口蓋

口蓋扁桃

口蓋垂

咽頭

舌

下唇小帯

エナメル質

歯冠部

象牙質

歯頸部

セメント質

歯根部

血管
リンパ管
神経

図3　歯の構造

図2　口腔内を前からみたところ

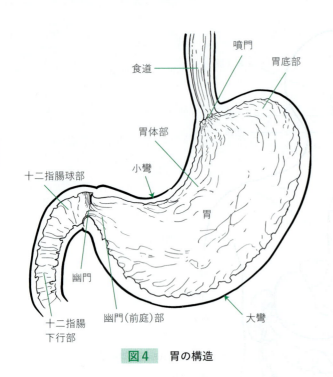

図4　胃の構造

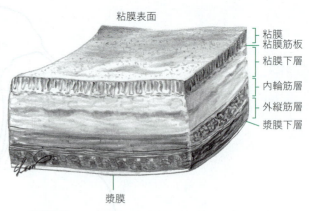

図5　消化管壁の基本構造（大腸壁を例として）
胃では粘膜に胃腺が，小腸では腸絨毛が発達している

2 咽　頭

咽頭は口腔と食道の間にあり，鼻腔や喉頭とも交通しており空気と食物が通過する。咽頭筋の収縮により軟口蓋の中央にある口蓋垂が持ち上がり，口腔と咽頭鼻部の間が閉鎖される。一方，咽頭筋の収縮で咽頭が上方に引き上げられると喉頭が閉鎖され，食物は気管に入らず食道に移行していく。

3 咀嚼と嚥下

摂取された食物は口腔内で咀嚼され，唾液の消化作用を受けたのち嚥下され，咽頭と食道を通過して胃に入る。

1）咀　嚼

上下の歯で食物を細かく噛み砕き，すり潰すことを咀嚼という。咀嚼は咀嚼筋による下顎の運動によって行われる。同時に分泌された唾液により食物は飲み込みやすい状態となる。

2）嚥　下

咀嚼された食物を口腔から咽頭，食道を経て胃に送り込む運動を嚥下という。

嚥下の際は，喉頭が持ち上がり喉頭蓋が気管の入口に密着し，気管に食物が入らなくなる。同時に口蓋垂が持ち上がり鼻腔と隔離されるため，食物は食道に入る。

C 消化管

1 食　道

1）食道の構造

咽頭から胃に通じる長さ約25cm（成人）の管である。起始部である食道入口部は第6頸椎の高さに相当する。食道は気管背側の後縦隔を下行し，食道裂孔で横隔膜を貫通し噴門で胃に移行する。起始部から後縦隔に入るまでを頸部食道，続いて食道裂孔での貫通までを胸部食道，以下胃までを腹部食道と呼ぶ。食道壁は内側から粘膜と筋層，外膜からなり，漿膜はない。食道粘膜は重層扁平上皮からなっている。筋層は内層が輪状筋，外層が縦走筋からなる。粘膜の外側には粘膜下層がある。下部の食道の粘膜下層には門脈や上大静脈と連絡する静脈が分布しており，肝臓の疾患などにより門脈圧が上昇すると食道静脈瘤が形成される。

口側から食道起始部・気管分岐部・食道裂孔部の3カ所が食道の生理的狭窄部として知られており，それぞれの狭窄部で食物や異物が停滞しやすい。

2）食道の機能

食物が咽頭から食道に入ると蠕動運動が活発となり，下部食道括約筋が弛緩して噴門が開き，食物は胃に運ばれる。

2 胃

1）胃の構造

食道に続いて上腹部に位置する容積約1.5Lの嚢状の消化管である。食道につながる入口部から噴門・胃底部・胃体部・幽門（前庭）部・幽門を経て，十二指腸に移行する（図4）。

胃壁の構造（図5）は，基本的に他の消化管と同様であ

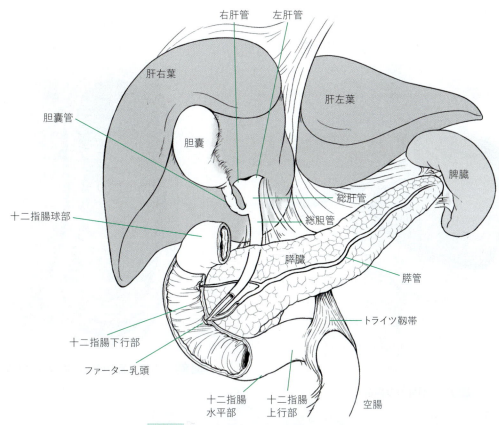

右肝管　左肝管
肝右葉
肝左葉
胆嚢管
胆嚢
脾臓
総肝管
十二指腸球部
総胆管
膵臓
膵管
トライツ靱帯
十二指腸下行部
ファーター乳頭
十二指腸
水平部
十二指腸
上行部
空腸

図6 十二指腸と胆管・膵管の位置関係

るが，粘膜は円柱上皮で覆われ，この上皮が粘膜固有層に入り込んで消化液を分泌する腺状構造となっており，これを胃腺という。

2）胃の機能

食物が食道から胃に入ると，噴門が閉じて食道への逆流が防止される。波状の蠕動運動により攪拌と破砕をしながら食物を十二指腸へ移送する。

十二指腸への出口である幽門には幽門括約筋でできている幽門輪があり，胃で消化された食物を十二指腸へ送り出す調節を行い，同時に十二指腸から胃への逆流を防いでいる。食物の胃内停滞時間は2～4時間である。

胃腺からは胃液が1日に約1～1.5L分泌される。胃腺には分布する部位により噴門腺，胃底腺，幽門腺の3種類がある。噴門腺と幽門腺には粘液を分泌する上皮細胞とホルモンを分泌する内分泌細胞がある。胃底腺には，これに加えてペプシノゲンを分泌する主細胞，胃酸（塩酸）を分泌する壁細胞がある。また胃底腺の粘液分泌細胞は，副細胞と呼ばれる。内分泌細胞の中でガストリンを分泌する細胞をG細胞，ソマトスタチンを分泌する細胞をD細胞と呼ぶ。ガストリンは，胃液の分泌を刺激し，ソマトスタチンは抑制する。

食物は分泌された胃液により混和され半流動体となる。胃液はpH1.2～2.5の強酸性であるため，食物とともに混入した細菌などを殺菌する働きがある。塩酸はペ

プシノゲンをペプシンに変えて活性化し，胃内容を酸性にして蛋白質を変性させる。ペプシンは強力な蛋白分解酵素であり，蛋白質を分解する。このほか，内因子が分泌され，ビタミンB_{12}と結合してビタミンが小腸から吸収されやすくしている。

3 小腸

1）小腸の構造

小腸は胃に続く長い管腔状器官でその全長は6～7m（成人）である。十二指腸・空腸・回腸の順に構成されている。

十二指腸は右上腹部に位置し，胃の幽門から続く約25cmの腸管である。後腹膜に固定されており，大部分は後腹膜にある。C字型の形状を呈し，膵頭部を囲んでいる。球部，下行部，水平部，上行部の4部門に区別される。下行部中央内側には総胆管と膵管が合流して流入し，ファーター乳頭と呼ばれている（図6）。十二指腸と空腸の間にはトライツ靱帯（十二指腸と空腸の境界部にある，結合組織と平滑筋線維でできたバンド状の構造）が存在する。

空腸と回腸は十二指腸に続く小腸である。概ね口側2/5が空腸で，残り3/5が回腸である。腹部全体では概ね左上腹部に空腸があり，右下腹部に回腸がある。回腸と大腸（盲腸）の間の回盲口には回盲弁（バウヒン弁）がある

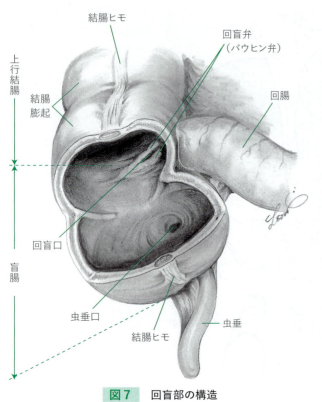

結腸ヒモ

回盲弁
（バウヒン弁）

上行結腸

結腸膨起

回腸

回盲口

盲腸

虫垂口

結腸ヒモ

虫垂

図7 回盲部の構造

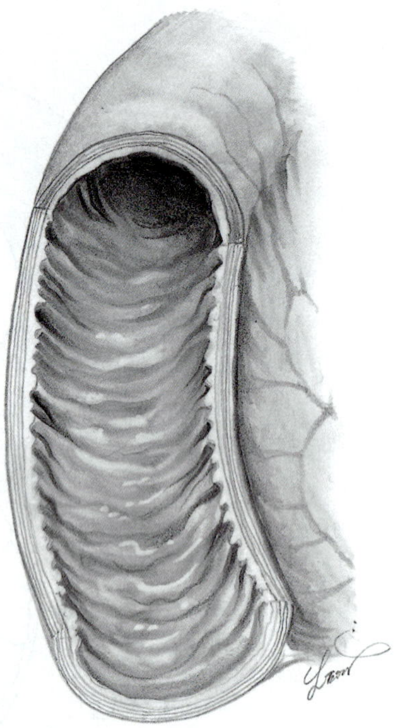

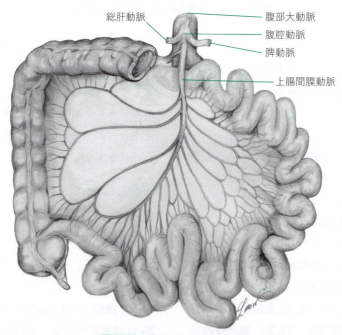

図8 小腸内面の輪状ヒダ（ケルクリングヒダ）

総肝動脈

腹部大動脈

腹腔動脈

脾動脈

上腸間膜動脈

図9 腸間膜と血管の分布

（**図7**）。空腸と回腸は小腸間膜により腹膜腔内で移動性が保たれている。小腸間膜には小腸を灌流する動脈と静脈およびリンパ管が分布している。

　小腸粘膜にはその面積を広くさせる**輪状ヒダ**（ケルクリングヒダ，**図8**）があり，消化と吸収に適した構造となっている。ヒダの表面には腸絨毛があり，粘膜面積をさらに広げる役目をしている。

　小腸への血流は，十二指腸は腹腔動脈と上腸間膜動脈から，空腸と回腸は上腸間膜動脈からである。上腸間膜

動脈は腸間膜側から流入し，小腸を輪状に取り囲んでいる（**図9**）。腸間膜損傷により血管の断裂や閉塞が発生するとその血流支配区域に相当する小腸部分は壊死に陥る。

　他方，小腸に分布している静脈は上腸間膜静脈に注いでいる。小腸から吸収された栄養素は上腸間膜静脈から門脈を経由して肝臓に運ばれる。

2）小腸の機能

　小腸の陰窩には腸腺が開口し，水と電解質を主成分とした粘液質で弱アルカリ性の腸液が1日約2〜3L分泌

されている。腸液に加えて，小腸では膵液，胆汁が消化で役割を果たしている。また，小腸では消化された食物の栄養素の90％以上が吸収される。摂取された水分と分泌された消化液の水分の合計は1日約9Lであるが，そのうち約95％は小腸で吸収される。

胆汁は肝臓から1日500〜1,000mL分泌される。分泌された胆汁は胆嚢に蓄えられ，水分を吸収されて濃縮される。胆嚢は脂肪が摂取されて十二指腸を通過する際に収縮し，胆汁を十二指腸に分泌して胆汁酸の作用により脂肪を乳化させる。

4 大 腸

1) 大腸の構造

大腸は回腸末端の回盲口を隔てて小腸から連続し，盲腸から肛門に至るまでの管腔臓器である。小腸よりも太く，長さは150〜170cm（成人）である。結腸（上行結腸・横行結腸・下行結腸・S状結腸）およびそれに続く直腸からなる。小腸から大腸に移行する回盲口には回盲弁（バウヒン弁）があり，内容物が大腸から小腸へ逆流しないように機能している。結腸には結腸間膜が付随しており，この膜の中を動脈と静脈およびリンパ管が分布している。

大腸壁の基本構造は，他の消化管と同様であるが（図5），小腸と異なり粘膜には腸絨毛がなく，粘膜からの分泌物も粘液のみで消化作用はない。結腸の構造の特徴として漿膜には3本の帯状の構造物があり，結腸ヒモと呼ばれる構造がある。結腸ヒモが収縮すると大腸の外壁が短縮することから，結腸膨起と呼ばれる隆起がみられる。これも結腸の構造の特徴の一つである。

盲腸は大腸の起始部にあり，長さは6〜8cmである。この下端には虫垂と呼ばれる小指大の突起物が付着している。虫垂には多数のリンパ濾胞が存在し，小児期における感染予防の役割を果たしているといわれるが，炎症が起こるとしばしば虫垂炎となる。

盲腸に続く上行結腸は右側腹部を上行し，肝右葉の直下で直角に曲がり横行結腸となる。さらに，脾臓の前面で直角に曲がり下行結腸となる。S状結腸を経由して骨盤内で直腸に移行している。結腸は結腸間膜を有し移動性があるが，上行結腸と下行結腸の一部分は後腹膜に固定されており，移動性に乏しい。

S状結腸は骨盤腔内で直腸に移行する。直腸は長さ約20cmで膀胱の後面にあり，消化管の最終末端で肛門として体外に開口する。直腸の上半分は直腸膨大部と呼ばれ，糞便が溜められる。

直腸までの大腸は粘膜が腺上皮で覆われているが，肛門部では重層扁平上皮で覆われており，汗腺，脂腺，毛など皮膚と同様の構造がみられる。肛門には内肛門括約

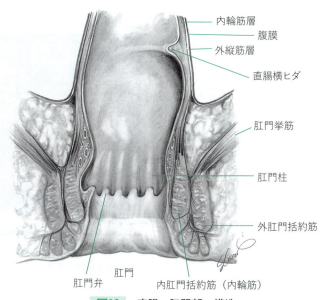

内輪筋層
腹膜
外縦筋層
直腸横ヒダ
肛門挙筋
肛門柱
外肛門括約筋
肛門弁
肛門
内肛門括約筋（内輪筋）

図10 直腸・肛門部の構造

筋と外肛門括約筋がある（図10）。

2) 大腸の機能

大腸液は大腸粘膜から分泌される粘液で，消化酵素は含まれていない。大腸の主な機能は水分と塩類の吸収である。消化されずに消化管内に残った食物残渣は糞便となる。便1gには約100億個の細菌が含まれているといわれ，腸内の環境維持機能を果たしていることが知られている。ある程度便が溜まると，直腸が拡張して内肛門括約筋が反射的に弛緩し，外肛門括約筋の随意的弛緩により排便が生じる。外肛門括約筋は随意筋であるため，この調節により便意をコントロールすることができる。

D 肝臓・胆道系

1 肝臓・胆道

1) 肝臓・胆道の構造

肝臓は右上腹部の横隔膜直下にある約1.2kg（成人）の人体でもっとも大きな実質臓器である（図11）。肝鎌状間膜により右葉と左葉に分けられ，右葉が全体の約3/4を占める。肝下面の，およそ中央には肝動脈，門脈，総肝管，リンパ管，神経などが出入りする肝門部がある。また，肝静脈は肝臓の背側で下大静脈に入り，右心房に静脈血が流入する。

心拍出量の約25％が肝臓に流入する。固有肝動脈は肝臓の栄養血管として肝臓全体の血流の約20％を灌流する。門脈は消化管，膵臓，脾臓からの静脈血が集合したもので，腸管から吸収した栄養素を肝臓に運搬しており，肝臓全体の血流の約80％を占める（図12）。

肝臓は肝小葉（約100万個）の集合体である。小葉は直

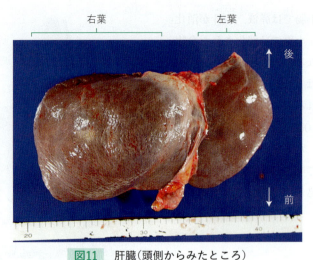

図11　肝臓（頭側からみたところ）
赤い部分が肝鎌状間膜

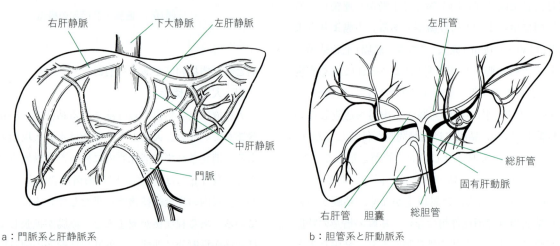

a：門脈系と肝静脈系　　　　　　　　　　b：胆管系と肝動脈系

図12　肝臓の血管・胆管の走行

径1〜2mmの多角柱体で，中心に中心静脈があり，辺縁には肝動脈，門脈，胆管が一組になって出入りしている。

胆囊は肝臓から分泌された胆汁を貯蔵・濃縮するひょうたん型の袋で，長さは5〜10cmである。内面の粘膜は絨毛が発生し，効率よく胆汁を濃縮することができる。油分に富む食事の摂取により胆囊は収縮し，胆汁を総胆管に放出する。

総肝管は胆道系の起始部で左肝管と右肝管が合流したものである。総肝管は肝右葉前面にある胆囊から出ている胆囊管と合流して総胆管となり，膵頭部で膵臓内へ入った後，膵管と合流し十二指腸に開口する。開口部をファーター乳頭という（図6）。

2）肝臓の機能

肝臓は生体の代謝の中心的な働きをしている。その主なものは栄養素の処理，貯蔵・解毒，分解，排泄である。肝臓は予備能が高く，20〜30％で生命維持が可能であり，機能が低下しても症状が現れにくい。

(1) 糖代謝

グリコーゲンの合成，分解，貯蔵を行い，必要に応じてブドウ糖を血中に供給して血糖値を調整している。また，アミノ酸や脂肪からも糖の生成を行い，血中に糖を供給している。

(2) 蛋白代謝

蛋白質は腸管内でアミノ酸に分解・吸収され，門脈から肝臓に運ばれて代謝される。肝臓では，血漿成分としてのアルブミンを生成するとともに，血液凝固因子としてはフィブリノゲンやプロトロンビンを生成する。また，アンモニアを代謝し尿素を生成する。その他のアミノ酸や蛋白質に対しても合成，貯蔵や放出など多くの機能を担い，血中のアミノ酸のバランスを保持している。

(3) 脂質代謝

脂肪酸の分解，ケトン体の産生，コレステロールの合成などを行っている。

(4) ビタミン・ホルモン代謝

各種ビタミンの活性化や貯蔵，ホルモンの分解を行っている。

(5) 解毒

生体内で産生された不要物質，老廃物，有毒物質や消

化管から吸収された中毒物質，薬物をグルクロン酸，硫酸やタウリンとの抱合（ほうごう）により無毒化し胆汁中に排泄する。

⑹ 胆汁の生成

肝細胞は胆汁酸を合成し胆汁の生成を行っている。胆汁は1日500〜1,000mL 生成される。胆汁の組成は胆汁酸塩，蛋白質，脂肪，コレステロール，電解質や胆汁色素である。胆汁色素は赤血球のヘモグロビンから生成され，その大部分はビリルビンで黄褐色（おうかっしょく）を呈する。胆汁酸の約95％は十二指腸に分泌された後に回腸で再吸収され，門脈を経て肝臓に戻り，再び胆汁として分泌される（腸肝循環）。肝機能に障害が発生すると胆汁の合成ができず，全身の組織や体液にビリルビンが貯留して黄疸（おうだん）が発生する。

3）胆道の機能

胆道は，肝臓で生成され肝管に分泌された胆汁を十二指腸に分泌する経路である。この過程で，胆汁は胆嚢で水分が吸収されて濃縮され，総胆管から十二指腸に分泌される。

摂取された脂肪が十二指腸を通過する際にファーター乳頭括約筋（オッジ括約筋）が弛緩し，胆嚢が収縮することにより胆汁が十二指腸に分泌される。

２ 門　脈

1）門脈の構造

門脈は，腹腔の消化器官（胃，小腸，大腸，膵臓，胆嚢）と脾臓からの静脈血を集めて，肝臓に運ぶ脈管である。門脈に流入する三大枝は，脾静脈，上腸間膜静脈，下腸間膜静脈である。門脈は肝臓内に入った後，再び毛細血管に枝分かれし，数本の静脈に合流し下大静脈に注ぐ。

2）門脈の機能

門脈は肝臓全体の血流の80％を占めており，腸管から吸収した栄養素を肝臓に運搬している。

E　膵　臓

１ 膵臓の構造

膵臓は第1・2腰椎の高さで腹膜の背側に位置し，後腹壁に固定される後腹膜臓器である。重さは約70g，長さ約15cm，幅約3cm の扁平状の臓器で分葉状（ぶんよう）である。十二指腸のC字部に囲まれた部分を膵頭部といい，胃の背側を左上方に向かい，膵体部，膵尾部となる。左端は脾臓に接する。膵臓の背側には，脾臓に分布する動静脈が横走している。膵臓内には膵液を十二指腸に分泌するための膵管があり，それらは合流して1本の太い主膵管となる。主膵管は総胆管と合流して，十二指腸のファー

ター乳頭部に開口する。

２ 膵臓の機能

膵臓の主な作用は消化液を分泌する外分泌機能と，血糖調節ホルモンを分泌する内分泌機能である。

外分泌機能を担うものとして，膵臓の腺房細胞から，膵液が分泌される。消化酵素は膵液以外に唾液，胃液，腸液にも豊富に含まれるが，膵液は強力な酵素群を含んでいる。これらの膵液は導管を通って膵管に集合し，主膵管を経て十二指腸内に分泌される。膵液は味覚刺激や腸壁からの膵液分泌促進ホルモンの刺激により分泌が促進され，1日量は500〜800mL に達する。膵液は消化酵素のほかに多量の炭酸水素ナトリウムを含んだ弱アルカリ性で，胃から運ばれてくる強い酸性の内容物を中和し，消化酵素の働きに好適な環境を整えている。膵液中にはアミラーゼ，トリプシン，リパーゼなどの消化酵素が含まれている。アミラーゼは糖質を麦芽糖やブドウ糖に分解する。分解された糖類は，小腸から吸収されて門脈経由で肝臓に移送される。トリプシンは蛋白分解酵素で，蛋白質をアミノ酸に分解する。分解されたアミノ酸は小腸から吸収されて，門脈経由で肝臓に移送される。リパーゼは脂肪を分解する。脂肪は肉・魚・乳製品・卵などの多くの食品に含まれるが，その脂肪分のほとんどは中性脂肪である。中性脂肪はリパーゼによりモノグリセリドと脂肪酸に分解されたのちに，胆汁中の胆汁酸により乳化され，小腸粘膜から吸収されリンパ管を経由して胸管に入り，リンパ流から血流に入る。

膵臓の内分泌機能を担う細胞集合体をランゲルハンス島（膵島）という。外分泌を担う腺房の間に球状に分布しており，A細胞（α細胞）からはグルカゴンが，B細胞（β細胞）からはインスリンが分泌される。グルカゴンには血糖を上昇させる作用，インスリンには低下させる作用があり，両者は血糖の調整に重要な役割を果たしている。

F　腹腔・腹膜

１ 腹腔・腹膜の構造

腹壁，横隔膜，骨盤に囲まれる腔を腹腔という。胃から直腸までの消化管，肝臓，胆道系，膵臓，脾臓，腎・尿路系，腹部の大血管，内性器などを容れる（図13）。腹腔のうち骨盤に囲まれる部分を骨盤腔といい，男性では膀胱，前立腺，精嚢，直腸などを，女性では膀胱，子宮，腟，卵巣，直腸などを容れる（p.119，図5と p.123，図6参照）。

腹壁は外層から，皮膚および皮下組織，筋膜および筋

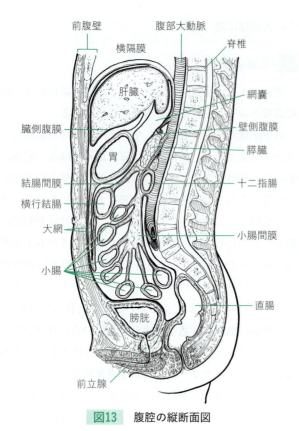

図13　腹腔の縦断面図

図の各部名称：前腹壁、横隔膜、腹部大動脈、脊椎、肝臓、網嚢、臓側腹膜、壁側腹膜、胃、膵臓、結腸間膜、十二指腸、横行結腸、大網、小腸間膜、小腸、直腸、膀胱、前立腺

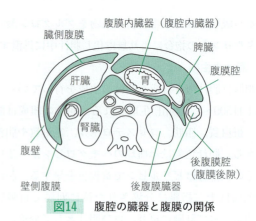

図14　腹腔の臓器と腹膜の関係

図の各部名称：臓側腹膜、腹膜内臓器（腹腔内臓器）、脾臓、肝臓、胃、腹膜腔、腎臓、腹壁、後腹膜腔（腹膜後隙）、壁側腹膜、後腹膜臓器

肉，腹膜よりなる。

　腹腔のうち，腹壁の内面を覆う壁側腹膜と，腹部臓器の表面を覆う臓側腹膜〔図5（p.110）で示した漿膜にほかならない〕とで囲まれる腔を腹膜腔という（図14）。胸膜腔と同様に，腹膜腔は正常では少量の液体を容れるのみでその容積はごく小さいが，病的な状態では，血液，滲出液などが大量に溜まり得る。

　腹腔と腹膜腔の用語も厳密な区別なしに使われることがある。例えば，腹膜腔内への出血は腹膜腔内出血よりも，「腹腔内出血」と表現されることがむしろ一般的である。大部分を腹膜に覆われる臓器を腹膜内臓器というが，腹腔内臓器と呼ばれることが多い。胃，空腸，回腸，横行結腸，S状結腸，肝臓，脾臓などが該当する。

　腹腔のうち，腹膜腔の背側（後ろ）にある部分を後腹膜腔という。腹膜後隙とも呼ばれる。後腹膜腔には，十二指腸，上行結腸，下行結腸，直腸，膵臓，腎・尿路系，副腎，腹部大血管などの後腹膜臓器と，その間を満たす疎な結合組織が存在する。後腹膜腔への出血は後腹膜出血と表現される。

2　腹腔・腹膜の機能

　腹膜からの漿液の分泌により，消化管の運動も摩擦が少なく円滑に行われる。また，消化管の損傷などにより腹膜に炎症が起こると，壁側腹膜などの自由神経終末を通じて，痛みが体性痛として認識されやすくなる。

　腹膜が互いに連続して，それらの移行部が長くなって重複または癒合し二重層となっている部位を間膜あるいは網という。小腸や結腸の腸間膜や胃の大網や小網がこれに相当し，臓器に出入りする血管，リンパ管や神経の通路となっている。また，腹膜腔内で炎症が起こった場合に，大網や小網は，炎症部位を取り囲んで炎症の波及を抑制する機能もある。

08 泌尿系

▶到達目標
1. 泌尿系を構成する器官とその役割について説明できる。
2. 腎臓の構造と機能について説明できる。
3. 尿生成の過程について説明できる。
4. 尿路を構成する器官とその役割について説明できる。

A 泌尿系の構造

体内における物質代謝により生じた老廃物や分解産物の多くは，尿として体外へ排出される。この尿の生成と排出にかかわるものが泌尿系である（**図1**）。左右の腎臓と左右の尿管，膀胱，尿道からなる。

B 腎臓

1 腎臓の構造

腎臓は第12胸椎から第3腰椎の高さで，脊柱の両側にある。右腎は，肝臓（右葉）の影響で，左腎よりやや下方（1.5cm くらい）にある。形は空豆に似た形状で，赤褐色調である。長さはおよそ10cm，幅は5〜6cm，厚さは3〜4cmで，重量は1個当たり120g程度で，だいたい握り拳くらいの大きさである。腎臓の外側縁は緩やかに膨らみ内側縁の中央部は陥凹している。この部分は腎門と呼ばれ，血管，神経，リンパ管および尿管が出入りする（**図2**）。腎臓は腹膜の後ろに位置しており，後腹膜臓器である。その上端の前内側には副腎が接している。前面（腹側）において，右腎では肝臓，十二指腸下行部，右結腸曲（結腸肝彎曲部），左腎では，胃底，脾臓，膵臓，空腸，左結腸曲（結腸脾彎曲部）に接している。腎臓の実質は被膜で覆われ，腎実質の外側は皮質，内側は髄質で構成されている。腎実質で生成された尿は，腎盂に集まり，尿管内を流れる（**図2**）。腎臓の後面（背側）には大腰筋，腰方形筋がある（**図3**）。

腎臓は，これらの筋肉や胸郭下部肋骨に囲まれ，脂肪組織や被膜に包まれることにより外力から保護されている。しかし，交通事故，スポーツ外傷，転落外傷など大きな外力を伴う外傷では，腎損傷をきたすことがある。

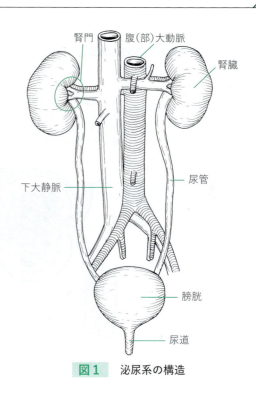

図1 泌尿系の構造

2 腎臓の機能

腎臓は，尿の生成により体内の水分恒常性を維持し，生体の各細胞の環境を良好な状態に保つ働きがある。また，内分泌器官としてさまざまなホルモン（レニン，エリスロポエチンなど）を生成する役割もある。さらに，尿の生成の過程において，代謝産物や老廃物の排泄，体液量の維持，体液の電解質や浸透圧の調節，血液pH（酸塩基平衡）の調整などで重要な役割を果たしている。

腎臓は血流の豊富な臓器で，健康成人では1〜1.2L/分程度の血流があり，これは心拍出量のおよそ20〜25%に相当する。

3 尿の生成

体液のバランスを保つためには，生体は尿量を適切に調整しなければならない。一方で，尿素などの代謝産物や塩分などは，尿量とは関係なく排泄されることが求め

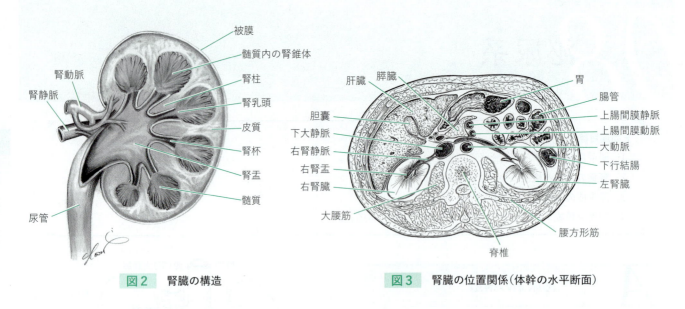

図2 腎臓の構造

図3 腎臓の位置関係（体幹の水平断面）

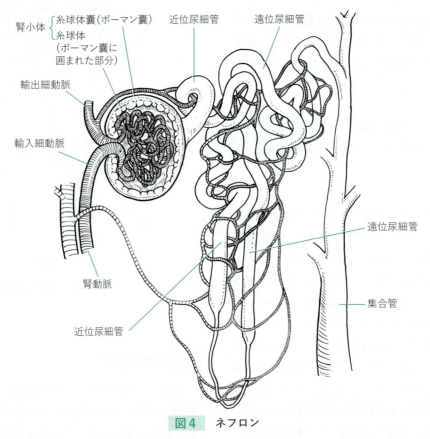

図4 ネフロン

られる。したがって腎臓においては，適量の尿を生成するばかりではなく，尿の濃縮や希釈も適切に行う必要がある。腎臓で尿を生成する基本単位をネフロンという。腎臓には多数のネフロンが存在する。ネフロンは腎小体（糸球体を含む）と尿細管で形成される（図4）。尿の生成は，①濾過，②尿細管再吸収，③尿細管分泌，④集合管における尿の濃縮の過程によって完成される。

1) 糸球体濾過

糸球体濾過は，血漿から腎尿路系の管腔に溶液が移行する過程である。糸球体毛細血管より血球および蛋白質以外の物質は，ほとんど糸球体嚢へ原尿として濾過され

る。単位時間当たりに糸球体で濾過される原尿の量を糸球体濾過量といい健康成人で120mL/分程度である。

2) 尿細管再吸収

糸球体で産生された原尿から，生体に必要な物質が尿細管で再吸収される。約80〜85%が近位尿細管で，残りは遠位尿細管で再吸収される。

3) 尿細管分泌

近位尿細管からは有機酸類が能動的に分泌される。遠位尿細管からは能動的に水素イオン，尿酸が，受動的にアンモニアやカリウムが分泌される。

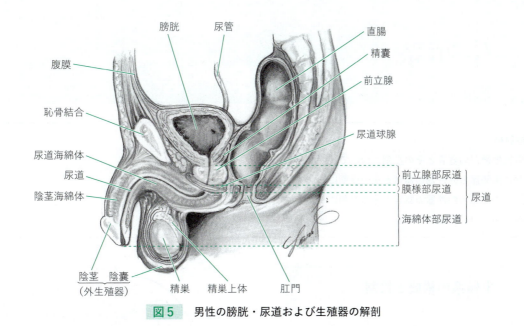

腹膜
恥骨結合
尿道海綿体
尿道
陰茎海綿体
膀胱　尿管
直腸
精囊
前立腺
尿道球腺
前立腺部尿道
膜様部尿道
海綿体部尿道
尿道
陰茎　陰囊
（外生殖器）
精巣　精巣上体　肛門

図5 男性の膀胱・尿道および生殖器の解剖

4）尿の濃縮

腎臓は，尿の濃縮と希釈による溶質の排泄とそれに伴う水の排泄により体液浸透圧濃度を一定に保っている。また，腎臓は抗利尿ホルモン（ADH）の標的臓器であり，遠位尿細管や集合管に作用し膜の水透過性が高まる結果，水の再吸収が促進され尿が濃縮し尿量は減少する。

5）1日尿量

健康成人の1日尿量は500～2,000mLが正常範囲であり，通常は1.5L前後である。1日尿量が500mL未満では老廃物を濃縮して排出する腎臓の能力の限界を超えている。この状態を乏尿と呼ぶ。また，100mL未満は無尿と定義されている。

C　尿　路

1 尿路の構造

1）尿　管

尿管は，腎盂に続き膀胱に至る尿を輸送する管状の構造である。長さは約25～28cm，径は約5mmである。3カ所（腎盂尿管移行部，総腸骨動脈・静脈交差部，膀胱壁内部）に生理的狭窄部位がある。尿管は1分間に通常4～5回の周期的な蠕動を行っているが，これは尿量にも影響される。尿管膀胱移行部は，いったん膀胱内に流出した尿の尿管への逆流を防止する構造となっている。

2）膀　胱

膀胱は骨盤腔の最下方に位置し，腎臓で生産され腎盂，尿管から送られた尿を一時的に貯蔵する囊状の臓器であ

る。上方は腹膜に覆われ，後方は男性では直腸，女性では子宮に接し，下方は尿生殖隔膜上にのる。一般に，膀胱の上部は恥骨結合上縁の後ろにある。膀胱は，粘膜，筋層，外膜の3つの層からなる。内腔面の粘膜は尿路上皮からなり，筋層は3層の不随意平滑筋（排尿筋）で構成されている。膀胱に分布する主幹動脈は内腸骨動脈からの膀胱動脈である。ほかに，男性では精巣動脈，女性では子宮動脈からも血流がある。静脈は膀胱下部に膀胱静脈叢を形成し，前立腺あるいは腟静脈叢につながっている。

3）尿　道

尿道は，膀胱内の尿を体外に排出するための導管であり，男性では陰茎を通るため16～18cm，女性は3～4cmである。男性の尿道は厳密には射精管の開口までが純粋な尿路であり，それより末梢は尿路であるとともに精液を運ぶ精路ともなる。男性の尿道は前立腺部，膜様部および海綿体部に分けられ，前二者を後部尿道，海綿体部を前部尿道という。尿道は体表面から触れることができる。会陰部の強打で容易に尿道損傷を起こす。

男性の膀胱および尿道の構造を図5に示す。

2 尿路の機能

尿管，膀胱，尿道の機能は，尿の輸送，尿の保持（蓄尿），随意的排尿である。随意的排尿は蓄尿時における排尿筋の弛緩と尿道括約筋の収縮，排尿時における排尿筋の収縮，尿道括約筋の弛緩という機能の協働作用によって発揮される。この作用は仙髄にある排尿中枢と脳幹部，大脳皮質にある高位排尿中枢によって調節されている。

09 生殖系

A 生殖系の構成と役割

生殖系は子孫を残すための器官系であり，男性では精子の生成と射精，女性では妊娠と分娩が主な役割となるため，男女で大きく異なるのが特徴である。生殖にかかわる器官を生殖器または性器と呼ぶ。

B 男性生殖器

男性生殖器は，精子を作る性腺（精巣）と，精子の輸送・成熟，精液の生成や輸送などに関与する器官（精巣上体，精管，精嚢，前立腺），および生殖行為に関係する陰茎から構成される。

1 陰茎

陰茎は，交接と排尿という機能を有する器官である。被膜（白膜）に包まれ，2本の陰茎海綿体と腹側の尿道海綿体（内部を尿道が通る）からなる。尿道海綿体の先端は亀頭となり，先端に外尿道口が開口する。

弛緩した陰茎では，海綿体や動脈の平滑筋が収縮した状態にあり，わずかな血液しか流れていない。性的刺激や反射によって，海綿体内に多量の動脈血が流入し，一方，静脈がうっ滞することで海綿体が充血し勃起に至る。したがって，弛緩状態では海綿体洞の血液は静脈血であるが，勃起時には動脈血となる。

勃起には，精神的な性的刺激によるもの，外陰部の感覚刺激によって反射性に生じるもの，および夜間睡眠時に生じるものがある。精神的な刺激による勃起の中枢は視床下部に存在すると考えられている。高位脊髄損傷を起こすと血管の支配神経が遮断され，血流のアンバランスから持続勃起が引き起こされることがある。

2 精巣

精巣は睾丸とも呼ばれ，陰嚢内に左右1対で存在する。

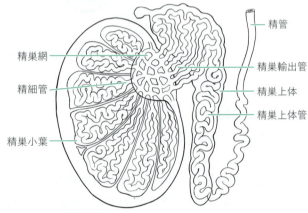

図1 精巣と精巣上体の内部構造

精巣内部はヒダ状の構造をなし，精巣内を300以上の小葉（精巣小葉）に分けている（図1）。小葉内にある精細管は精巣網を経て精巣上体管に連なる。精細管の内部には，精子に分化する精細胞が存在し，1つの精細胞は2回の分裂により4つの精子となって管腔に遊離する。精巣間質には，男性ホルモンを形成する細胞がある。精巣の主な機能は精子形成と男性ホルモンの分泌である（図2）。精巣を覆っている皮膚は陰嚢と呼ばれ，精巣を保護する役割を担っている。

3 精巣上体

精巣上体は，副睾丸とも呼ばれる。精巣の後外側を上から下に覆う細長い器官である。

精巣上部の精巣網から起こる精巣輸出管は，精巣白膜を通り，精巣上体頭部に入り，1本の精巣上体管となり，精巣上体体部から尾部へ走行する。

精巣上体の機能は，①精子の輸送と貯蔵，②精子の成熟，③精巣上体管内液の吸収と分泌などである。

精巣上体内にある精子はほとんど運動しないので，精巣で産生された精子は精巣上体管壁の平滑筋の律動的収縮によって移動する。精巣上体尾部に到達した精子は，射精に際して精管，射精管を一気に通過して尿道に出る。

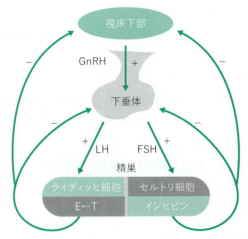

E：エストロゲン，T：テストステロン，GnRH：性腺刺激ホルモン放出ホルモン，LH：黄体化ホルモン，FSH：卵胞刺激ホルモン

図2　視床下部-下垂体-精巣系

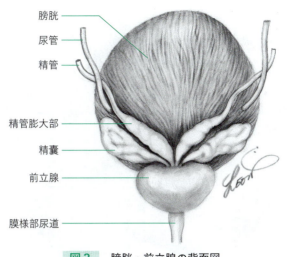

図3　膀胱・前立腺の背面図

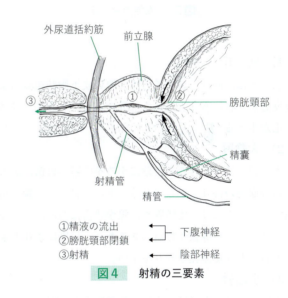

①精液の流出　　→┐下腹神経
②膀胱頸部閉鎖　┘
③射精　　　　　→ 陰部神経

図4　射精の三要素

4　精管・射精管

　精管は，全長30～35cm，外径2～3mm（内径約0.5mm）の管で，精索内を上行し，鼠経管を通過した後に骨盤内に入って膀胱の後面を走行し，前立腺に入る直前で精嚢の排泄管と合流し射精管となる。

5　精　嚢

　精嚢は，膀胱底部の精管膨大部の両側に左右1対ある，長さ約4cmの袋状の器官で，精嚢液（精液の一部）を産生する。

6　前立腺

　前立腺は，尿道の起部を取り囲む重さ約15gの実質器官で，膀胱下部に密着し，尿道を囲む（図3，4）。前立腺の前面には恥骨結合があり，後面は直腸に接する。前立腺は少数の排泄管で尿道につながる外分泌腺である。

　前立腺からは射精時に精液が排出される。精液は精子の成熟や細菌の防御に関与している。

7　精液の生成と射精

　精液の成分は，主に精嚢と前立腺で生成される。射出精液の6～7割が精嚢液，3割が前立腺液である。

　射精は，①後部尿道への精液の流出，②膀胱頸部の閉鎖，③精液の前方への射出（狭義の射精）の3つの要素からなる（図4）。精液の前方への射出には，海綿体筋や坐骨海綿体筋の収縮が関与しており，体性神経である陰部神経が主に支配している。

　糖尿病などによる末梢神経の障害や，脳梗塞後，脊髄損傷，膀胱頸部の損傷によって，正常な射精は起こらなくなる。

C　女性生殖器

　女性生殖器は，体外にあり外から観察できる外性器と，体内にあり外からは観察できない内性器に分かれる。

1　外性器

　外性器は，恥丘，大陰唇，小陰唇，陰核（クリトリス），腟前庭，腟口，処女膜からなる（図5）。腟前庭の後縁から肛門までの部分を会陰と呼ぶ。外性器を含め，恥骨の上縁から肛門までの範囲は，会陰部と呼ばれる。

　仰臥位で両足を開いただけでは，両側の小陰唇が左右から合わさっているため，腟前庭や腟口などは観察することができない。大陰唇が厚い人では，両側の大陰唇が左右から合わさって，小陰唇も隠れて観察できないこともある。外尿道口や腟口を含めた腟前庭を観察するためには，仰臥位で両膝を立てた状態で両足を開く必要がある。大陰唇や小陰唇が大きい人の場合は，さらに，大陰唇や小陰唇を左右に広げる必要がある。

Ⅱ　1　人体の構造と機能

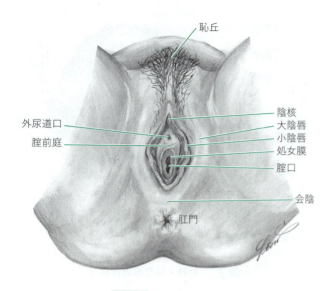

図5 女性の会陰部

（図中のラベル）
恥丘
陰核
大陰唇
小陰唇
処女膜
腟口
会陰
肛門
外尿道口
腟前庭

1) 恥 丘

恥丘とは，恥骨結合の前方で，厚い皮下脂肪組織により皮膚が丘状に盛り上がった部分である。思春期以降は陰毛が生える。

2) 大陰唇

大陰唇とは，恥丘から会陰に至る小陰唇の外側にある左右の皮膚の盛り上がりの部分である。男性の陰嚢に相当する。ここには，皮脂腺や汗腺が豊富にあるだけでなく，リンパ管や静脈が豊富にあるため，打撲により大量の出血や大きな血腫を作りやすい。

3) 小陰唇

小陰唇とは，大陰唇の内側で腟前庭を取り囲むようにある左右1対のヒダ状の隆起である。隆起の程度や厚みは個人差が著しく，大陰唇の内側にわずかに認める程度から，大陰唇をはるかに超えるものまでさまざまである。

4) 陰 核

陰核は，クリトリスとも呼ばれる。小陰唇の上縁にあるが大半の部分は皮下に隠れており，陰核亀頭と呼ばれる先端部分だけが外からみることができる。神経に富み，性的刺激を受けやすい。男性の陰茎に相当する。

5) 腟前庭

腟前庭とは，小陰唇に囲まれたくぼんだ領域である。前方に外尿道口，その後ろに腟の入口にあたる腟口がある。腟口の両側には，外からはみえないが，バルトリン腺（大前庭腺）が埋まるように存在する。バルトリン腺は感染しやすく，腫れて激しい痛みを起こすバルトリン腺膿瘍ができやすい。

6) 腟 口

腟口は腟前庭にあり，腟の入口部分である。処女膜がある。

7) 処女膜

処女膜とは，腟口を周辺から塞ぐように存在するヒダ状の粘膜組織である。中央は開口しており，月経時にはこの開口部から月経血が流出する。生まれつき処女膜に開口部がない処女膜閉鎖症では，月経血が子宮や腟に溜まり，いくつになっても月経が始まらず，月経時期ごとに腹痛を繰り返す。

処女膜は，経腟分娩時に多数箇所で断裂するため，経産婦の処女膜は，膜というよりは，腟口に沿った多数の小隆起のようにみえる。

2 内性器

内性器は，腟，子宮，卵管，卵巣からなる（図6，7）。

1) 腟

腟前庭と子宮をつなぐ長さ7～8cmの伸縮性に富んだ管状の器官である。通常は，前後壁が合わさるように閉じている。前方には膀胱，後方には直腸がある。内部は，常在菌である乳酸菌（デーデルライン桿菌）の作用で酸性に保たれ，病原性細菌の感染を抑えている。

2) 子 宮

子宮は西洋ナシを逆さにしたような形で，長さは7～8cm，横幅は約4cm，厚さは約3cmである。妊娠や子宮筋腫のために子宮が大きくなっていない場合は，腹部からの触診で触れることはない。

子宮の上方約2/3を子宮体部，下方約1/3を子宮頸部と呼ぶ。子宮頸部の一部は腟内に飛び出しており，子宮腟部と呼ばれる。子宮頸部の中は頸管と呼ばれ，管状構造になっている。子宮体部はほとんどが平滑筋でできており，その中には子宮腔と呼ばれる空間がある。子宮の内面は子宮内膜で覆われる。子宮腔上端左右には卵管がある。男性の腹膜腔は外界とはまったく遮断されているが，女性では，腟−頸管−子宮腔−卵管を通じて外界と腹膜腔がつながっており，外部からの病原体がこの経路を伝わって腹膜腔内に入り込み，骨盤腹膜炎を起こすことがある。

妊娠すると，子宮体部は胎児の発育に伴って増大する。子宮体部の筋肉は，妊娠中は弛緩しているが，分娩時には周期的に強く収縮し（陣痛），児を娩出する。子宮頸部は，妊娠中は子宮腔内の胎児が出ないように支える役目を果たすが，分娩が近づくにつれて軟化し，分娩時には頸管が大きく開き産道の一部となる。

3) 卵 管

卵管は，子宮腔と腹膜腔をつなぐ約10cmの管状の器官で，左右に1つずつある。卵管が子宮筋を貫く部分は間質部と呼ばれ，子宮の外にある部分は直径1mmの細い峡部，太くなった膨大部，先端の卵管采に分けられる。

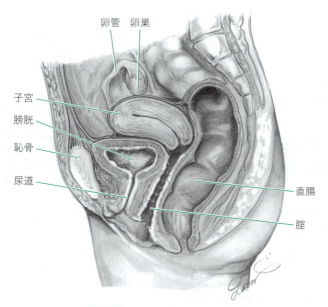

図6　女性内性器（矢状断面）

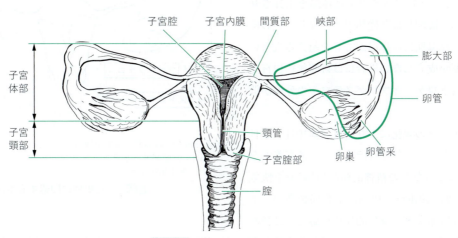

図7　女性内性器（前額断面）

卵管は，単なる管ではなく，受精の場として重要な器官である。すなわち，卵管采は左右それぞれの卵巣を取り囲むようになっており，排卵によって卵巣から飛び出た卵子を卵管内に取り込む。精子は腟から頸管，子宮腔を通り，卵管内を自走して卵管膨大部あたりで卵子と出会って受精する。受精卵は卵管の蠕動運動と線毛運動によって子宮腔内に移動する。この移動の過程がうまくいかないと卵管妊娠（異所性妊娠）が起こる。

4）卵　巣

卵巣は，左右に1つずつある母指頭大の器官で，男性の精巣に相当する。卵巣の中には，出生時に約200万個の原始卵胞がある。それぞれの原始卵胞の中には1つの卵細胞がある。

卵巣は卵細胞を貯蔵，成熟，排卵するだけの器官ではなく，女性ホルモンと呼ばれるエストロゲン（卵胞ホルモン）とプロゲステロン（黄体ホルモン）の2つのホルモンを産生する内分泌器官でもある。

卵巣には，さまざまな種類の腫瘍が発生するが，腫瘍がかなり大きくなっても自覚症状に乏しいことが多い。しかし，卵巣は血管などが通る茎状の先端で腹腔内に固定されていない構造をしているため，嚢腫などで腫大した卵巣では茎の部分で捻れて血流が卵巣に行かなくなり（茎捻転という），激しい下腹部痛を起こすことがある。

3　性周期と月経

性成熟期にある女性では，ホルモンが周期的に変化することによって，卵巣から排卵が起こったり，子宮内膜が変化したり，月経が起こったりと，性器を中心とした周期的な変化が起こる。これを性周期と呼ぶ。

1）性周期に関連するホルモン

性周期に関連する主たるホルモンは，脳の視床下部から分泌される性腺刺激ホルモン放出ホルモン（GnRH），下垂体から分泌される性腺刺激ホルモンである卵胞刺激ホルモン（FSH）と黄体化ホルモン（LH），卵巣から分泌

される卵胞ホルモン(エストロゲン)と黄体ホルモン(プロゲステロン)である(図8)。

視床下部から分泌されたGnRHは,下垂体に働いてFSHとLHを分泌させる。FSHは,卵巣に働いて卵胞を発育・成熟させる。卵胞が発育するに従い,エストロゲンが多く分泌されるようになる。エストロゲンは,子宮内膜に働いて,子宮内膜を増殖させる。エストロゲンは,視床下部と下垂体に働いて,GnRH,FSH,LHの分泌を抑制(ネガティブフィードバック)しているが,卵胞が十分成熟してエストロゲンが大量に分泌されるようになると,逆に分泌を促進(ポジティブフィードバック)するようになり,とくにLHが急増する。LHは,排卵を促し,排卵後に残った卵胞の細胞を黄体に変化させる。

プロゲステロンは子宮内膜に働き,その増殖を止めて受精卵が着床しやすいように分泌活動を活発化(機能的成熟)させる。また,プロゲステロンは体温を上昇させる作用があるため,排卵後は基礎体温が上昇し,いわゆる高温期になる。高温期には体温が37℃を超える人もいる。黄体は,妊娠が成立しない場合には排卵後約14日で寿命を迎え,エストロゲンとプロゲステロンの分泌が低下する。

このようなホルモンの変化により,月経前10日〜数日程度の間,いらいらする,怒りっぽくなる,落ち着かなくなる,憂うつになるなどの精神的症状(月経前不快気分障害)や,のぼせ,頭重感,頭痛,下腹部膨満感,下腹部痛,腰痛,乳房痛などの身体的症状を訴え,月経が開始すると症状が消失するということを繰り返すことがある。これを月経前症候群と呼ぶ。

2) 卵巣の周期的変化

性成熟期になると,卵胞はFSHの刺激により発育するが,通常,成熟するのは1性周期に1つである。成熟した卵胞は卵胞液によって直径2cm程度の大きさになり,卵巣表面で膨隆し壁が破れて卵胞液とともに卵子が腹膜腔内に排出される(この現象を排卵という)。排卵前後で,下腹部痛(排卵痛)を訴える人もいる。

排卵後,空になった卵胞の壁はLH(黄体化ホルモン)によって,黄体に変化する。時に,黄体内に出血して,4〜5cm程度の大きさの出血性黄体嚢胞ができて下腹部痛を訴えたり,黄体部分から腹膜腔内に大量出血して腹痛や貧血を起こしたりする(卵巣出血)。

3) 子宮内膜の周期的変化と月経

子宮内膜は,卵巣から分泌されるエストロゲンによって増殖し,厚くなる。排卵後は,黄体から分泌されるプロゲステロンの作用も加わって,受精卵が着床しやすい

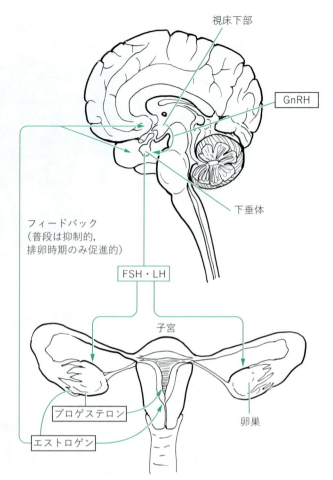

GnRH:性腺刺激ホルモン放出ホルモン
FSH:卵胞刺激ホルモン
LH:黄体化ホルモン

図8 性周期に関連するホルモン

状態(分泌期内膜)に変化する。妊娠が成立しない場合,黄体からのプロゲステロンの分泌量が減少するが,それに伴い,子宮内膜は子宮筋層に接した基底層と呼ばれる部分を残して剝離して,月経が起こる。月経後,子宮内膜は,エストロゲンによって再び増殖して厚くなる。

月経は,「約1カ月の間隔で起こり,限られた日数で自然に止まる子宮内膜からの周期的出血」と定義される。月経周期は,月経の初日から次回の月経の前日までの日数であり,28日周期がもっとも多い(正常範囲は25〜38日)。持続は3〜7日程度で,1回の月経で出る経血量は,20〜140mL(平均,約50mL)である。性周期における卵巣ホルモン量と卵巣(卵胞),子宮内膜,基礎体温の変化を図9に示す。

妊娠するとプロゲステロン分泌は低下することなく持続し,これにより子宮内膜の発達も続く。このため,月経が止まる。プロゲステロンは胎盤の形成により胎盤からも大量に放出されるようになり,発達した子宮内膜が維持され妊娠が継続する。

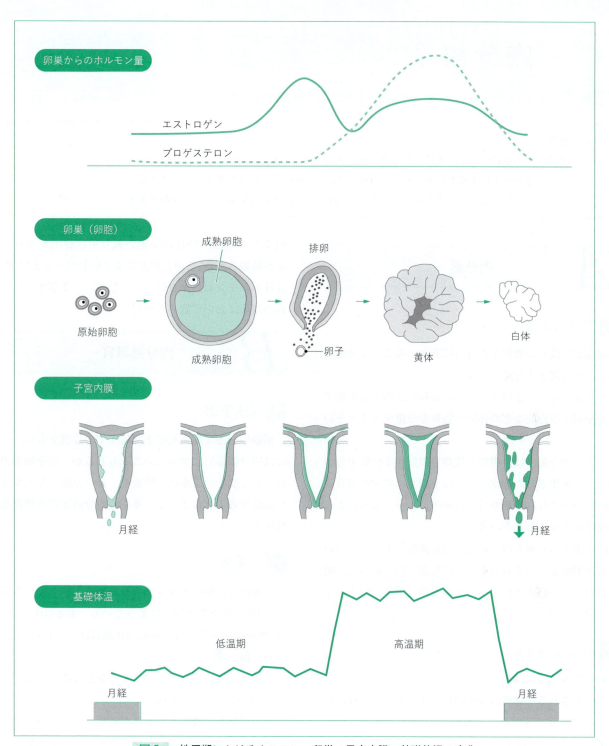

卵巣からのホルモン量

エストロゲン

プロゲステロン

卵巣（卵胞）

成熟卵胞

排卵

原始卵胞　成熟卵胞　卵子　黄体　白体

子宮内膜

月経　月経

基礎体温

低温期　高温期

月経　月経

図9　性周期におけるホルモン，卵巣，子宮内膜，基礎体温の変化

10 内分泌系

A 内分泌

1 内分泌とは

細胞が合成した物質を細胞外に放出することを分泌といい，外分泌と内分泌がある。

外分泌とは，分泌物を産生する腺細胞から導管を経て体表や消化管内腔などの体外へ物質を分泌することをいう。

一方，内分泌とは，細胞の代謝を調節する活性をもつ物質が，産生された細胞から導管を経ずに周囲の間質液に直接分泌され，毛細血管から血中に入り，血液によって運ばれる分泌形式をいう。

内分泌を行う腺を内分泌腺，内分泌腺が集合し1つの器官を形成しているものを内分泌器官，内分泌器官が組み合わされて構成されるシステムを内分泌系という。主な内分泌器官を図1に示す。

2 内分泌の役割

1) ホルモンとは

内分泌される生体機能調節物質をホルモンという。ホルモンは血液で運ばれ，遠隔の標的細胞（ホルモンが作用を及ぼす特定の細胞）の受容体と結合して生理作用を発揮し，生体の種々の機能を微量で調節する。内分泌系は，神経系とともに身体全体の機能を統合的に調節する（表1）。

ホルモンは，①他のホルモン，②液性因子（血清電解質，血漿浸透圧，血糖など），③自律神経の刺激を受けて分泌される。

2) ホルモンとフィードバック

例えば甲状腺ホルモンの分泌が低下したときには，視床下部および下垂体が感知して，下垂体から甲状腺刺激ホルモン（TSH）が盛んに分泌されるようになる。これにより甲状腺ホルモンの分泌が増えてホルモンによる生体機能は維持される。逆に，甲状腺ホルモンの分泌が過剰なときには，TSHの分泌が減り甲状腺ホルモンの分泌が制御される。この仕組みはフィードバックと呼ばれ，各種ホルモンの調節をはじめとして，さまざまな生体機能の調節において認められる。

B 内分泌器官

1 視床下部

間脳の一部である視床下部は多くの役割をもち，一般には内分泌器官に含めないこともあるが，内分泌系の中枢として働く。下垂体の機能を，自ら分泌するホルモンで調節することによって，多くの内分泌器官の機能を統括する。

2 下垂体

下垂体は間脳の視床下部の基底から下垂している器官で，頭蓋骨の下垂体窩にはまっている。重さは0.5〜0.7gで，腺組織の前葉と神経組織の後葉に区別される（図2）。

1) 前　葉

下垂体前葉からは以下のホルモンが分泌される。

(1) 成長ホルモン（GH）

骨や骨格筋に作用して身体の成長を司り，蛋白質の合成を促進し，脂肪を分解し，ブドウ糖の消費を抑制する。

(2) 甲状腺刺激ホルモン（TSH）

甲状腺の成長と機能を刺激し，甲状腺ホルモンの生成，分泌を高める。

(3) 副腎皮質刺激ホルモン（ACTH）

副腎皮質の栄養と発育を支配し，副腎皮質ホルモンの分泌を促進する。

(4) 性腺刺激ホルモン

卵胞刺激ホルモン（FSH）と黄体化ホルモン（LH）の2種類がある。卵胞刺激ホルモンは女性では卵胞の成熟を，男性では精子の形成を促進する。黄体化ホルモンは女性では排卵を起こさせ，黄体形成に関与し，男性では男性ホルモンの分泌を促進する。

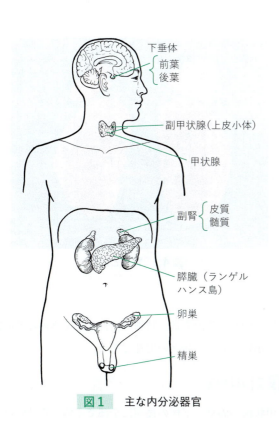

図1 主な内分泌器官

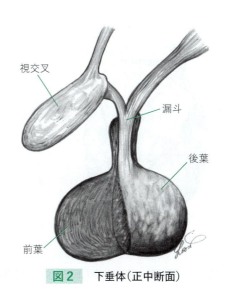

図2 下垂体（正中断面）

表1 主なホルモンとその作用

内分泌器官			ホルモン名	主な作用
下垂体	前葉		成長ホルモン（GH）	成長，蛋白質の合成
			甲状腺刺激ホルモン（TSH）	甲状腺ホルモンを分泌させる
			副腎皮質刺激ホルモン（ACTH）	副腎皮質ホルモンを分泌させる
		性腺刺激ホルモン	卵胞刺激ホルモン（FSH）	卵胞の成熟（女性），精子の形成（男性）
			黄体化ホルモン（LH）	黄体形成（女性），男性ホルモンを分泌させる（男性）
			乳汁分泌ホルモン（PRL，プロラクチン）	乳汁分泌
	後葉		抗利尿ホルモン（ADH，バソプレシン）	腎臓での水の再吸収
			オキシトシン（OXT）	子宮収縮，射乳
甲状腺		甲状腺ホルモン	トリヨードサイロニン（T_3）	代謝を促進する
			サイロキシン（T_4）	
副甲状腺（上皮小体）			副甲状腺ホルモン（上皮小体ホルモン）	血中カルシウム濃度を上げる
副腎	皮質		アルドステロン	腎臓でのナトリウム再吸収とカリウム排泄の促進
			コルチゾール	糖・蛋白質・脂質代謝，抗ストレス
			副腎アンドロゲン	二次性徴発現
	髄質	カテコラミン	アドレナリン	血管収縮，心機能増進
			ノルアドレナリン	
膵臓（ランゲルハンス島）			インスリン	ブドウ糖の細胞への取り込み促進
			グルカゴン	グリコーゲン分解
性腺	精巣		テストステロン	男性の二次性徴発現
	卵巣		卵胞ホルモン（エストロゲン）	女性の二次性徴発現
			黄体ホルモン（プロゲステロン）	妊娠の維持

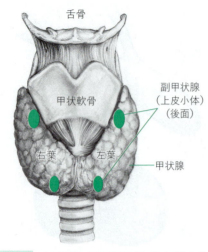

図3 甲状腺と副甲状腺(上皮小体)の位置

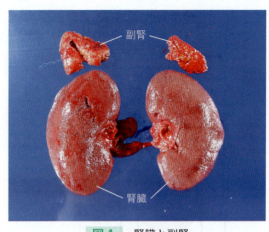

図4 腎臓と副腎

(5) 乳汁分泌ホルモン(PRL)

プロラクチンとも呼ばれ,妊娠中の乳腺発育と分娩後の乳汁分泌を促す。

2) 後 葉

下垂体後葉は視床下部と密接に関連する。視床下部の神経核で作られて後葉に運ばれた後葉ホルモンが蓄えられており,刺激に応じて分泌される。後葉ホルモンには次のようなものがある。

(1) 抗利尿ホルモン(ADH)

バソプレシンとも呼ばれ,体内の水分保持に強い作用を有する。血漿浸透圧の上昇や血圧の低下に応じて分泌され,腎臓での水の再吸収を促進する。大量に投与すると血管を収縮させて血圧を上昇させる。

(2) オキシトシン(OXT)

分娩時に周期的な子宮筋の収縮を起こし,児を娩出する力を出させる。また授乳期には,乳頭への刺激に応じて乳腺の周囲にある筋上皮細胞を収縮させ,乳汁を射出させる。

3 甲状腺

喉頭と気管上部の前面から両側にかけて位置する蝶形の器官で,左右両葉とこれを結ぶ峡部からなり,重さは15~20gである(図3)。被膜に包まれ多数の小葉に分かれ,甲状腺ホルモンを産生し蓄えている。正常の甲状腺は体表面から視診上も触診上も認めにくい。

甲状腺ホルモンはヨードを材料に生成されるホルモンで,トリヨードサイロニン(T_3)とサイロキシン(T_4)がある。血中甲状腺ホルモンの大部分は結合蛋白質と結合して存在しており,これらは生理活性を示さない。生理活性を示すのは,ごく微量に存在する蛋白質と結合しない遊離型のホルモンである。甲状腺ホルモンは全身のすべての細胞を標的とする。その主な生理機能は,糖・蛋白質・脂質の代謝促進,精神の活性化,交感神経系の緊張,小児の成長と発達の促進である。

4 副甲状腺

甲状腺の両葉上下極の後面に全部で4個ある(図3)。米粒から小豆くらいの大きさで,上皮小体とも呼ばれる。

副甲状腺から分泌される副甲状腺ホルモン(上皮小体ホルモンまたはパラトルモンとも呼ばれる)には血中カルシウムの濃度を維持する作用がある。すなわち,骨吸収を促進して骨からカルシウムを血中へ放出し,腎尿細管におけるカルシウムの再吸収を促進し,ビタミンDと協力して腸管でのカルシウム吸収を促進する。

5 副 腎

左右の腎臓の上に位置する重さ約7gの器官である(図4)。外周の皮質と内部の髄質とからなり,多種のホルモンを産生・分泌する。

1) 副腎皮質ホルモン

副腎皮質で分泌されるホルモンを総称していう。すべてステロイドホルモンであり,代表的なものとしては以下のようなものがある。

(1) アルドステロン

電解質代謝にかかわるミネラルコルチコイド(鉱質コルチコイド)の代表である。腎尿細管に作用してナトリウムの再吸収とカリウムの排泄を促進する。体液量を保持するホルモンとして重要であり,血中ナトリウム濃度とカリウム濃度の調節にも関与する。

(2) コルチゾール

糖質代謝にかかわるグルココルチコイド(糖質コルチコイド)の代表である。糖新生(糖質以外のものからブドウ糖を合成すること)を促進し,強力な血糖上昇作用をもつ。そのほかに蛋白質の分解,脂質の分解(急性期),抗炎症,免疫抑制,骨吸収などの広範な作用を有し,生

体に侵襲が加わったときの抵抗性に重要な役割を果たす。いわゆるストレスホルモンの代表的なものである。

⑶ 副腎アンドロゲン

アンドロゲンは男性ホルモンとも呼ばれ，男性生殖器の発育を促進し，二次性徴を発現させる作用をもつホルモンの総称である。副腎アンドロゲンは，副腎外の組織でより強力な作用をもつテストステロンなどに変換されて作用する。

2）　副腎髄質ホルモン

副腎髄質からは2種類のカテコラミンが分泌される。カテコラミンは交感神経終末からも神経伝達物質として放出されるが，交感神経終末からは主にノルアドレナリンが分泌されるのに対し，副腎髄質からはアドレナリンが主である。

カテコラミンの作用については，p.107，表2も参照されたい。

⑴ アドレナリン

血管収縮（α作用），心拍数増加・心収縮力増強（β_1作用），血管拡張・気管支拡張（β_2作用）などをもつ。また血糖値を上昇させる作用もある。

⑵ ノルアドレナリン

末梢血管収縮による血圧上昇作用が強い。

6 膵臓（ランゲルハンス島）

膵臓は外分泌器官として膵液を分泌するだけでなく，血糖調節にかかわるインスリンやグルカゴンを分泌する内分泌器官としても機能している。膵組織の中に，インスリンを分泌するβ細胞，グルカゴンを分泌するα細胞などが集まった径0.1〜0.3mmの島状の細胞塊が多数形成されており，これを膵島（ランゲルハンス島，あるいはラ氏島）と呼ぶ（図5）。膵島は膵臓全体に分布するが，とくに尾部に多い。

1）　インスリン

インスリンは血糖値（ブドウ糖の血中濃度）を低下させる唯一のホルモンであり，血糖値の上昇に応じて分泌される。ほとんどの細胞に作用するが，主な標的細胞は肝細胞，骨格筋細胞，脂肪細胞である。インスリンは血液中のブドウ糖を細胞内に取り込ませる。細胞内に入ったブドウ糖はエネルギー源として使用されるほか，インスリンの作用で骨格筋細胞と肝細胞ではグリコーゲンの合成に，脂肪細胞では中性脂肪の合成に利用される。グリコーゲンはブドウ糖が多数結合した多糖であり，肝臓と骨格筋に多く存在する。

2）　グルカゴン

グルカゴンは血糖値を上げるホルモンの一つである。血糖値の低下に応じて分泌され，肝臓のグリコーゲンを

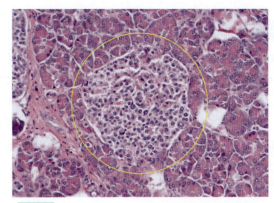

図5　ランゲルハンス島（膵組織の顕微鏡写真）
黄色の円で示す

分解させて血糖値を上昇させる。

血糖値はインスリンとグルカゴンによって一定範囲内に保たれる。すなわち食後に血糖値が上がり始めると，インスリンが分泌されて標的細胞を中心とした細胞がブドウ糖を取り込み，血糖値の過度の上昇を防ぐ。空腹時に血糖値が下がり始めると，グルカゴンが分泌されて肝臓のグリコーゲンを分解し，血糖値を保つ。

7 性　腺

性腺は生殖細胞（精子，卵子）と性ホルモンの両方に関与する器官である。

1）　精　巣

陰嚢内に1対の精巣がある。精巣は精子を産生するとともに内分泌器官としても働く。下垂体から分泌される黄体化ホルモンは精巣の間質細胞に作用して，もっとも強力なアンドロゲンであるテストステロンの分泌を促す。テストステロンは男性の二次性徴の発現に関与する。アンドロゲンは副腎皮質からも分泌されるが，男性における主なアンドロゲンは，精巣から分泌されるテストステロンである。

2）　卵　巣

女性では，精巣に相当する器官として，左右1対の母指頭大の卵巣が骨盤腔に存在する。卵巣は卵胞の維持・成熟にかかわるとともに，内分泌器官としては下垂体の性腺刺激ホルモンの制御を受けて卵巣ホルモンを分泌する。主な卵巣ホルモンは，エストロゲンとプロゲステロンである。

⑴ 卵胞ホルモン（エストロゲン）

いわゆる女性ホルモンである。女性の二次性徴を発現させ，またプロゲステロンと協働して性周期の発現に関与する。

⑵ 黄体ホルモン（プロゲステロン）

妊娠の維持，排卵の抑制などに関与する。

8 その他

　以上に述べた従来から知られる内分泌器官以外にも，種々の器官や組織から，多様なホルモンが分泌されている。例えば消化管からは，胃酸分泌を促進するガストリン，膵液分泌を促進するセクレチン，食欲を亢進させるグレリン，心房や心室からは血管拡張と利尿作用のあるナトリウム利尿ペプチド，脂肪組織からは食欲を抑制するレプチンが分泌される。

　サイトカインは免疫反応や炎症反応の発現，細胞の増殖や分化にかかわる生理活性物質である。低分子の蛋白質であり，さまざまな細胞により多くの種類が産生され，サイトカインの間で複雑なネットワークが作られる。サイトカインとホルモンの区別は必ずしも明らかでない。

11 血液・免疫系

A 血液

1 血液の成分

血液は，その体積の約55%を占める液体成分（血漿）と，約45%を占める有形成分（血球）よりなる（**図1**）。成人の全血液量は体重の約8％を占め，生命を支える根幹的な役割を果たしている。

血球には赤血球，白血球，血小板がある。血漿には，水，電解質，蛋白質など多くの物質が含まれている。血液に抗凝固薬を加えずに放置すると，血液は凝固して淡黄色の液体と赤黒い固体に分離する。この液体を血清と呼び，凝固因子を含まない点で血漿とは異なる。凝固した塊を血餅という。

2 血液系の役割

血液は血管の中を全身くまなく循環し，間質液との物質交換を介して細胞・臓器の機能を維持するという，生命維持には欠かせない役割を担っている（**表1**）。

1）酸素と二酸化炭素の運搬

赤血球のもっとも重要な機能は，肺胞から取り込んだ酸素を血流によって全身の組織へ運搬することである。血液中の酸素の大部分は，赤血球内のヘモグロビンと結合して運搬される。一方，組織で産生された二酸化炭素は血中に取り込まれ，多くは炭酸水素イオンとして，一部はヘモグロビンと結合して肺へ運ばれ，呼気中に排出される。

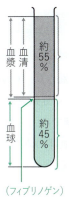

図1 血液の成分

表1 血液の働き

1. 酸素と二酸化炭素の運搬
2. 栄養素・ホルモン・老廃物の運搬
3. 生体内部環境の維持
4. 生体防御機能（免疫）
5. 止血・凝固機能

2）栄養素・ホルモン・老廃物の運搬

消化管から吸収された栄養素（アミノ酸，脂質など）は肝臓で代謝された後，血流で全身に運ばれる。また，内分泌器官から分泌されたホルモンは，血流により全身の組織へ運ばれ，標的細胞に達して作用を発現する。

一方，組織における代謝の結果産生された尿素，尿酸，クレアチニン，アンモニアなどの老廃物は，血液によっ

て腎臓へ運ばれ尿中に排泄される。

3）生体内部環境の維持

血液による生体の内部環境の維持機能には，体温調節，酸塩基平衡の調節などがある。

血液は，血液循環によって体内に熱を分布させ，熱の放散または保持を行うことで体温調節に関与している。例えば運動により熱産生が増えた場合には，皮膚の血流が増加して，血流の運んだ熱が体外へ逃がされる。体温調節に関しては「5体温の維持」（p.152）で述べる。

血液中の緩衝系は，弱酸や弱塩基により強酸や強塩基によるpHの変化を弱める仕組みである。体液pHの急激な変動を防ぎ，酸塩基平衡の維持に関与している（p.56，表1）。

4）生体防御機能

白血球は，その貪食能や免疫応答により病原性微生物や異物に対抗しており，生体防御機構の重要な担い手である。血液は，液性免疫を担う抗体や補体も運搬する。

5）止血・凝固機能

外傷などにより血管が破綻し，出血が起こった場合には，血小板と凝固因子の作用による止血機構が作動し，血栓が作られて血管の破綻部を閉鎖する。

B　血球

血球は赤血球，白血球，血小板に大別され，白血球は形態や機能の違いにより，さらに細かく分類される（図2，表2）。血球の産生の場である骨髄では，末梢血（末梢血管内を流れる血液）に認められる血球のみならず，さまざまな成熟段階の血球が認められる。

1 赤血球

赤血球は両面に陥凹を有する直径約7～8μm，厚さ約2μmの扁平な円盤状を呈する小型の細胞である（図3）。核をもたず，細胞小器官もほとんどない。赤血球の構造はその機能を発揮するうえできわめて合目的的にできており，①毛細血管床など狭い空間を通過する際に十分な変形能を発揮する，②高い変形能のおかげで容易に破壊されない，③同じ体積の球形に比べて表面積が大きいため肺および組織におけるガス交換の効率が高い，などの特徴を有する。赤血球は，その直径よりも細い毛細血管を，変形しながら通過することができる。

赤血球の数は血液1mm^{3}当たり成人女性で約450万個，成人男性で約500万個とされ，血液の容積に対する血球容積の割合（ヘマトクリット値，大部分は赤血球の容積）は約45％である。約120日の寿命を迎えると，脾臓で捕捉されて破壊される。

赤血球の主成分はヘモグロビンである。ヘモグロビンは酸素および二酸化炭素の運搬を担い，緩衝系としても機能する。

2 白血球

白血球は，骨髄の幹細胞から分化・成熟する過程で，細胞内に顆粒のあるもの（顆粒球）とないもの（単球とリンパ球）に分かれ，さらに顆粒球は顆粒の染色性により，酸性の染料に染まる好酸球，塩基性の染料に染まる好塩基球，およびそれらの中間の染色性を示す好中球に分化する。

白血球数は健康成人で血液1mm^{3}当たり5,000～1万個が目安である。白血球のうち，成人では好中球，小児ではリンパ球の数がもっとも多い。白血球数は，さまざまな刺激によって増加する。例えば感染症や外傷では好中球が，アレルギー疾患や寄生虫感染では好酸球が増加する。白血球の寿命は，顆粒球で数時間～数日間，リンパ球で数年間程度のことが多い。

白血球の機能は，その種類によって異なる。白血球にはアメーバ様の運動により組織内を移動する能力（遊走能）がある。好中球は血管外に出て盛んに貪食（体内に侵入した細菌・真菌や異物を細胞内に取り込み，処理すること）する。好酸球は寄生虫への攻撃と炎症への関与，好塩基球は炎症の発現，リンパ球は免疫反応への関与，単球および単球が組織内に移行したマクロファージは，貪食，特異的免疫への関与，炎症反応への関与を主な機能とする（表2）。

3 血小板

血小板は，直径2～5μmの円盤形ないし碁石形をした小さな血球で，刺激を受けると突起を伸ばして変形する。血液1mm^{3}当たり15万～50万個程度存在している。

血小板は，血管の破綻部に凝集（集まって互いに接着すること）して破綻部を塞ぎ，止血にあたる。血小板は非常に壊れやすい。その寿命は10日前後であり，主に脾臓で破壊される。

4 血球の産生

血球の産生を造血という。生後は骨髄で造血が行われる。小児期には全身の骨髄で造血が行われるが，成人では長骨の骨髄が脂肪組織に置き換わり，主に体幹の骨の骨髄で造血が続けられる。

すべての血球は，その源を遡ると1種類の全能性造血幹細胞にたどりつく。この細胞は，あらゆる種類の血球に分化する能力をもっている。全能性造血幹細胞から，赤血球，顆粒球，単球，血小板に分化する骨髄系幹細胞

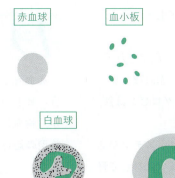

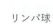

リンパ球　　顆粒球（好中球）　　単　球

図2 主な血球の形態

表2 血球の種類，特徴と機能

種　類		特　徴	基準値の範囲	機　能
赤血球		核をもたず，ヘモグロビンを主成分とする	450万～500万個/mm³	酸素と二酸化炭素を運ぶ
白血球		細胞質の顆粒の有無，染色性により以下の5種類に分類される	5,000～1万個/mm³	生体防御（下記参照）
	単　球	最大の血球で，組織に出てマクロファージとなる	白血球数の3～7%	細菌や異物を貪食し処理する（非特異的）
	リンパ球	小型の白血球で核が大きい	白血球数の20～40%	抗原に特異的な細胞性免疫と液性免疫を担当
顆粒球	好酸球	細胞質に好酸性顆粒を認める	白血球数の1～4%	貪食能，殺菌能を有する 寄生虫感染，種々のアレルギー性疾患に関連して増加
	好塩基球	細胞質に塩基性で染まる顆粒を認める	白血球数の0.5～1%	顆粒中にヒスタミンなどが含まれており，アレルギー反応を引き起こす
	好中球	2～3葉に分葉した核がある	白血球数の50～70%	細菌感染症や炎症の初期に組織へ移行し，細菌・異物の貪食・処理にあたる
血小板		核をもたない不整形の細胞質で，止血・凝固に関連する因子を含む	15万～50万個/mm³	血管が破綻した際，その部位に凝集し初期の止血を担う

基準値の範囲は，検査方法，年齢，性別によって異なる

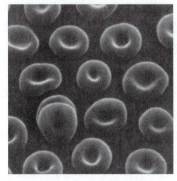

走査電子顕微鏡写真

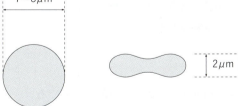

7～8μm

2μm

模式図

図3 赤血球の形態

と，リンパ球に分化するリンパ系幹細胞が生まれる。

1）赤血球

赤血球は，骨髄系幹細胞から赤芽球を経て産生される。成熟する過程で細胞核を放出し，最終的に赤血球となって末梢血中に出現する。主成分であるヘモグロビンは鉄，ポルフィリン，グロビンから合成される。

赤血球の造血を促すホルモンにエリスロポエチンがある。エリスロポエチンは血中酸素含量の減少に対して腎臓から分泌され，赤芽球系細胞の増殖と分化を促進する。慢性腎臓病で腎機能が低下すると，エリスロポエチンの産生が低下するため貧血を引き起こす。

2）白血球

白血球のなかでもっとも多い好中球は，骨髄系幹細胞から分化した骨髄芽球から産生される。好中球のかなりの部分は骨髄内に貯留されており，必要に応じて末梢血中に流出する。重症感染症や白血病では，未熟な白血球が末梢血中に現れることがある。

3）血小板

血小板は，骨髄系幹細胞から巨核芽球を経て生まれる巨核球から産生される。すなわち巨核球の細胞質がちぎれて生じた多数の細胞片が血小板となる。このため血小板は核をもたないが，細胞小器官は備えている。

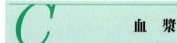

C　血漿

1　血漿とその成分

血漿は血液から血球を除いた淡黄色の液体成分であり，その量は体重のおよそ5％を占める。血漿は，他の体液分画すなわち間質液および細胞内液と動的な平衡状態を保っており，血漿の量が増減した場合は，その変化を補うように体液が血漿と他の分画の間を移動する。

血漿には，アルブミン，グロブリン，凝固因子などの血漿蛋白質のほか，脂質，糖質，アミノ酸，ビタミン，ホルモン，電解質，老廃物などが含まれている。

2　血漿の役割

血漿の機能は血漿を構成する各成分の機能の総和である。また，体液の一分画として生体の恒常性を維持している。アルブミンは，各種の物質と結合してこれを運搬する。また血漿膠質浸透圧の大部分を形成し，血管内に水をとどめて循環血漿量を保つ。グロブリンには，抗体として免疫にかかわる，物質を運搬するなどの役割を有するさまざまな蛋白質が含まれる。凝固因子のなかでもっとも大量に存在するのはフィブリノゲンである。

D　血液型

赤血球表面の抗原による赤血球の分類を血液型という。ヒトの血液型については多くの種類が知られているが，輸血においてはABO式とRh式が重要である。血液型の適合しない血液を輸血すると，重大な合併症が起こる。

1　ABO式血液型

ABO式血液型は赤血球表面のA抗原およびB抗原の存在により決定される。A抗原のみを有するA型，B抗原のみを有するB型，A抗原とB抗原の両方を有するAB型，A抗原，B抗原とも有さないO型の4つに分類される。この血液型の存在頻度は人種によって異なり，日本人では概ねA型が40％，O型が30％，B型が20％，AB型が10％である。

2　Rh式血液型

Rh式血液型を決定する抗原は数種類が知られているが，なかでも医学的意義の高いD抗原陽性を慣習的にRh陽性と呼ぶ。Rh陽性者の頻度も人種差が大きく，日本人ではRh陽性が99.5％，Rh陰性が0.5％である。ABO式と組み合わせると，日本人ではAB型でかつRh陰性の人は0.05％（2,000人に1人）と，まれであることがわかる。

E　骨髄

骨髄は，骨の深部にある海綿骨の間隙と髄腔を満たす軟らかい組織である。骨髄は赤血球，白血球，血小板を作る。盛んに造血が行われている骨髄は，赤血球が多く赤くみえるため，赤色骨髄と呼ばれる。これに対して脂肪組織に置き換わった骨髄を黄色骨髄という。4歳頃までの骨髄はすべて赤色骨髄であるが，成人する頃には長骨の骨髄が黄色骨髄に置き換わる。成人の赤色骨髄は頭部・体幹の主に扁平骨（頭蓋骨，胸骨，肋骨，椎骨，骨盤，肩甲骨など）に存在する。

骨髄には，分化のさまざまな段階にある未熟な血球が存在し，成熟したものが末梢血中に移行する。病的な状態では，未熟な血球が末梢血中に現れることがある。

F　脾臓

脾臓はやや扁平な楕円形をした約80〜120gの臓器であり，左上腹部背側の横隔膜下で肋骨に保護される位置

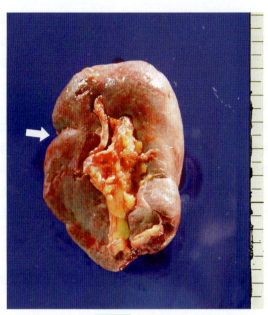

図4　脾　臓

脾門のある側（内側）からみた写真。矢印は脾臓の特徴であるくびれ（切痕）

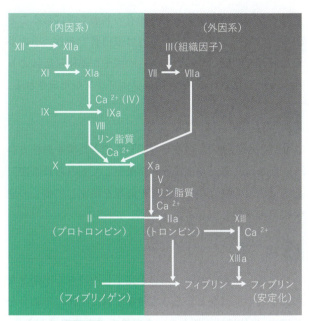

図5　凝固因子と血液凝固の機序

にある。通常は腹壁の上から触れることはできない。右面（内側面）の中央に血管の出入りする脾門がある（図4）。

　脾臓は，老朽化した赤血球や血小板の破壊と，血液中の異物や微生物の捕捉・処理にかかわり，脾臓の体積の多くを占める赤脾髄，ならびに赤脾髄の中に島状に散在して免疫反応にかかわる白脾髄からなる。脾臓は血液のフィルターとして働くため，大きさの割に血流量が多い。また脾臓は肝臓，腹部や皮下の静脈などとともに血液の貯蔵庫として機能し，失血時には収縮して内部の血液を循環血液中に放出する。

G　止血と凝固

　赤血球を含む血液成分が血管外に出る状態を出血という。出血が続けば循環血液量が減少し，組織への酸素供給が障害されて生体は危機に陥る。止血は出血を止めることであり，出血に対する生体の防御機構として血管が損傷された場合に速やかに作動する。

　凝固とは液体が固まる（固体になる）ことである。リンパや精液にもみられる現象であるが，通常は血液凝固をさす。

　出血に対しては，①損傷血管の収縮，②血小板凝集による一次止血，③血液凝固とフィブリン血栓の形成による二次止血，の3つの段階で止血が行われる。

1 損傷血管の収縮

　損傷された血管は速やかに収縮して血流量を減らすとともに，欠損部を小さくして出血量を減らす。

2 一次止血

　血管が破綻すると血管内皮が剝がれ，露出した血管壁のコラーゲンに血小板が粘着する。粘着した血小板は血小板の凝集を促進する物質を出し，血小板が集まって凝集塊を形成する。この血小板凝集塊により応急的な止血がなされる。これを一次止血という。

3 二次止血

　血小板の粘着・凝集が起こる一方で，凝固因子が活性化され，一連の連鎖反応の結果，フィブリン線維が形成されて血液凝固が生じる。

　血液凝固の経路には内因系と外因系の2つがある。内因系は，血液が異物面と接触することから始まり，比較的緩徐に進行するのに対し，外因系は間質液の組織因子が血液に混入することから始まり，迅速に進行する。

　内因系経路と外因系経路は，途中から合流して共通の経路をたどる。反応の終盤では，活性化された第X因子がプロトロンビンをトロンビンに変え，次にトロンビンが血漿に溶け込んでいるフィブリノゲンを線維状の不溶性蛋白質であるフィブリンに変える。フィブリンは網目状に集まり，これに赤血球がとらえられてしっかりした血栓ができ，止血は完了する（二次止血）。

4 凝固因子

　血液凝固には，12の血液凝固因子（ローマ数字でⅠ～ⅩⅢまで，第Ⅵ因子は欠番）と，リン脂質などが関与する（図5）。凝固因子のうち，第Ⅰ因子はフィブリノゲン，第Ⅱ因子はプロトロンビン，第Ⅲ因子は組織因子，第Ⅳ因

子はカルシウムイオンという固有の名前で呼ばれること
が多い。カルシウムイオン以外は蛋白質であり，その多
くは肝臓で合成される。これらの因子が連鎖反応により
次々と活性化されて，最終的にフィブリンが形成される。

5 血栓

　血管内や心臓内で血液が凝固してできた塊を血栓とい
う。血栓は正常な止血機転の結果としてもみられるが，
病的に生じた場合には，動脈や静脈を閉塞して多くの急
性疾患の原因ともなる。

6 線溶

　血栓は，血管損傷部の修復が完了した時点で不要とな
るばかりか，長期にわたって残存すれば生体に不都合を
及ぼす。生体には不要となった血栓を溶かす機構があり，
これを線維素溶解系(線溶系)という。

　線溶では，血中のプラスミノゲン・アクチベータがプ
ラスミノゲンをプラスミンに変え，プラスミンがフィブ
リンおよびフィブリノゲンを分解して血栓を溶解する。

H　免疫

1 免疫の役割

　免疫とは，体内にある物質が自己か非自己かを識別し，
非自己を排除しようとする働きをいう。元来は病原性微
生物に対する防御機転を意味し，文字どおり"疫(はやり
病)を免れる"ことが名前の由来である。また，がん細胞，
毒素などを排除したり，中和したりして無毒化するのも
免疫反応である。一方，拒絶反応によって臓器移植を妨
げたり，自己の体構成成分を非自己と誤って認識し，攻
撃する自己免疫疾患を引き起こしたりする。さらにアレ
ルギーも免疫反応の一形態である。このように，免疫は
生体に対して有利に働く場合と，不利に働く場合がある。

2 免疫系

　免疫反応を引き起こす物質を抗原といい，その多くは
蛋白質のように大きくて複雑な分子である。微生物が体
内に侵入したときは，その微生物の一部が抗原として認
識される。免疫系には，発動する対象によって，非特異
的免疫と特異的免疫の2つの機構があり，抗原の認識・
特定を伴うのは後者である。

1）非特異的免疫

　非特異的防御機構とも呼ばれる。特定の抗原のみを対
象とせず，非自己と判断されるすべてのものに発動され
る防御機構で，以前に抗原に接触した記憶を必要としな

い。非特異的免疫は食細胞による貪食を中心とし，皮膚
や粘膜のバリア，炎症反応，胃酸による防御なども含む。
　非特異的免疫には，食細胞やナチュラルキラー細胞が
関与する。

(1) 食細胞

　細胞内に異物や微生物などを取り込んで処理すること
を貪食といい，貪食を行う細胞を食細胞という。生体内
に微生物が侵入すると，好中球と単球・マクロファージ
に代表される食細胞が，細菌や真菌を非特異的に(あら
かじめ決まったものだけでなく，非自己と認識したもの
を広く)貪食する。

(2) ナチュラルキラー細胞(NK 細胞)

　大型のリンパ球で，ウイルスに感染した細胞や腫瘍細
胞など，異常と認識した細胞を非特異的に破壊する。

(3) 液性因子

　体液には，食細胞の働きを強め，抗体と協力して細菌
を破壊する蛋白質である補体，ウイルスに感染した細胞
が分泌して未感染細胞へのウイルス感染を防ぐインター
フェロンなどが含まれており，液性因子と総称される。

2）特異的免疫

　特異的免疫とは，特定の(決まった，ただ1つの)抗原
にだけ反応する免疫である。侵入した抗原に対する特異
的免疫系の反応を免疫応答という。

　ヒトには，高度に発達した特異的免疫機構が2系統存
在する。すなわち液性免疫と細胞性免疫である。特異的
免疫を担うリンパ球には，骨髄で産生されて骨髄で成熟
するB細胞(Bリンパ球)と，骨髄で産生されて胸腺で成
熟するT細胞(Tリンパ球)がある。

(1) 液性免疫

　抗体が中心的役割を果たす免疫を液性免疫という。抗
体は特定の抗原と特異的に結合する蛋白質である。抗原
と抗体は，鍵穴と鍵に例えられるように厳密に対応する。
このため，きわめて特異性が高く，例えばインフルエン
ザウイルスに対する抗体は，変異したウイルスには効果
のないことがある。

　抗原(病原性微生物など)の刺激が加わると，B細胞は
自ら抗体を作るとともに，形質細胞に変化して抗体を大
量に生産する。抗原の排除後，再び同じ抗原が入ってく
ると，B細胞の一部であるメモリーB細胞の免疫記憶に
基づいて迅速な反応が生じ，初回よりも短期間のうちに，
より大量の抗体が産生される。かつて罹患した感染症へ
の再感染を防ぐことができるのは，このためである。

　抗体は，蛋白質の種類としてはγグロブリンに属する。
免疫グロブリンの語は抗体と同じような意味で用いられ
る。免疫グロブリンは分子構造の違いからIgM，IgD，Ig-
G，IgA，IgEという5つのクラスに分類される(Igは免疫

グロブリンを表す）。

抗体は，①抗原に結合して食細胞に貪食されやすくする，②毒素を取り囲んで中和する，③ウイルスが細胞に侵入するのを阻止する，④抗原同士をつなぎ合わせて大きな塊とし，動きを止めたり，不溶性にして沈殿させたりする，⑤補体と協働して細菌を破壊する，などの作用をもつ。

⑵　細胞性免疫

細胞性免疫では，異常細胞，すなわちウイルスに感染した細胞，腫瘍細胞，移植組織片の細胞などを，Ｔ細胞が特異的に認識して破壊する。ヘルパーＴ細胞の命令に従い，特定の異常細胞を攻撃して破壊する。ヘルパーＴ細胞は特異的免疫系を統括し，細胞傷害性Ｔ細胞やＢ細胞の機能を促進する。

3)　能動免疫と受動免疫

免疫は，その獲得手段によって，能動免疫と受動免疫に分けることもできる。

⑴　能動免疫

抗原に対して生体が免疫系を発動させ，自力で獲得した免疫である。感染症罹患後に獲得した免疫や，ワクチン接種によって獲得する免疫が当てはまる。能動免疫では長期間有効な免疫が得られ，のちに再び抗原が侵入しても，免疫記憶に従って速やかに免疫応答が起こる。

⑵　受動免疫

他者の産生した抗体を与えられて一時的に獲得した免疫をいう。胎盤や母乳を介して母体から児に移行した抗体による免疫や，抗毒素血清の投与による免疫などである。受動免疫では，投与された抗体が寿命を迎えるとともに免疫状態が失われる。

12 筋・骨格系

▶到達目標

1. 骨格筋の構造と機能について説明できる。
2. 主な骨格筋をあげ，それぞれを自分の身体で指し示すことができる。
3. 骨（長骨）の構造と機能について説明できる。
4. 主要な骨をあげ，それぞれを自分の身体で指し示すことができる。
5. 椎骨と脊柱の構造について簡単に説明できる。
6. 骨盤の構造について簡単に説明できる。
7. 関節の一般的な構造を説明できる。
8. 四肢の大きな関節をあげ，その運動にかかわる主な骨格筋とその作用を述べることができる。

骨と軟骨が連結して構成される骨格は文字どおり人体の骨組みを作り，骨格筋とともに身体の運動や姿勢の保持の機能を担う。骨，骨格筋，関節，靱帯，腱を併せて運動器と呼ぶこともある。

A 骨格筋

1 総論

1) 骨格筋の構造と働く仕組み

骨格筋は横紋筋であり，運動神経の支配を受けて随意的に収縮する（随意筋）。個々の骨格筋は多数の筋線維（筋細胞）が束ねられたものである。筋周膜に包まれた筋線維は筋束を形成し，集合した筋束は筋膜に包まれ1つの筋を形成する。その形状は筋により異なるが，典型的には紡錘形である（図1）。
ぼうすい

骨格筋の端は，伸展性に乏しい結合組織でできた腱となって骨に付く。骨格筋は1つ以上の関節をまたいで複数の骨に付くため，収縮することにより骨と骨の間にある関節を動かすことができる。関節を屈曲させる筋を屈筋，伸展させる筋を伸筋という。例えば上腕二頭筋は肘関節の屈筋であり，上腕三頭筋は肘関節の伸筋である（図2）。

2) 筋収縮の仕組み

筋に含まれる蛋白質であるアクチンとミオシンは，それぞれが線維状の構造（フィラメント）を形成している。神経の信号が加わると，ミオシンはアクチンを引き寄せ，2種類のフィラメントが互いの間に滑り込んで筋が収縮する。筋の収縮にはカルシウムイオンとATP（アデノシン三リン酸）が必要である。

3) その他の機能

(1) 熱の産生

骨格筋は運動中のみならず安静時にも盛んに熱を産生し，体温調節にかかわる。

(2) 栄養素の貯蔵

骨格筋は糖や蛋白質の貯蔵臓器としても重要である。インスリンの標的器官の一つであり，血液中のブドウ糖を取り込んでグリコーゲンとして貯蔵する。また，外傷後や飢餓時には骨格筋を構成する蛋白質が分解されて組織修復やエネルギー源に利用される。

2 主な骨格筋

人体には数百もの骨格筋がある。

1) 頭部・顔面・頸部の筋（図3）

顔面筋（表情筋）はすべて顔面神経に支配され，その両端はそれぞれ骨と皮膚に付いて表情を作る。前頭筋は眉を挙げ，額にしわを寄せる。眼輪筋と口輪筋は，それぞれ眼と口を同心円状に囲み，眼または口を閉じる。帽状腱膜は前頭筋と後頭筋の間の腱が帽子状に広がったものである。側頭筋，咬筋などの咀嚼筋は物を嚙むための筋で，三叉神経の枝に支配される。広頸筋は前頸部表層を広く覆う薄い筋である。胸鎖乳突筋は頸の屈曲や回旋に関与する筋で，呼吸補助筋としても用いられ，着衣の状態でも観察しやすい。

2) 体幹前面の筋（図4a）

大胸筋は前胸部にある大きな筋で，上腕骨を内転・内旋させる。肋間筋は肋骨と肋骨の間にある3層からなる呼吸筋であり，肋間神経の支配を受ける。最外層の外肋間筋は吸気筋として重要である。腹直筋は俗に腹筋と呼ばれる筋で，3〜4本の腱画によって分けられているため，よく発達して皮下脂肪が少ない人では割れたように

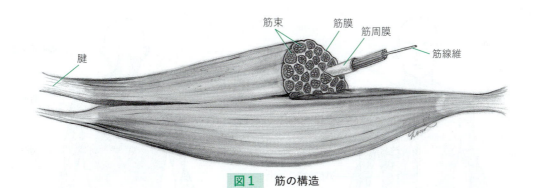

図1　筋の構造

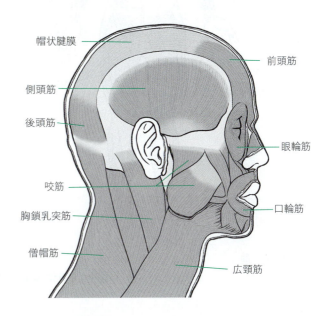

図2　上腕二頭筋の働き

上腕二頭筋は肩関節，肘関節と2つの関節をまたいで付き，収縮すると主に肘関節を屈曲させる（肘関節の屈筋である）。そのとき肘関節の伸筋である上腕三頭筋は弛緩し，肘関節の屈曲を妨げないようにする

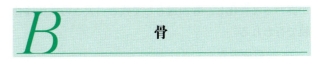

図3　頭部・顔面・頸部の主な筋

みえる。側腹部の腹壁には，外層より順に外腹斜筋，内腹斜筋，腹横筋という3層の筋がある。体表からはみえないが，体幹の深部で胸部と腹部の境界に横隔膜がある。横隔膜は脊柱，胸骨，肋骨から起こるもっとも重要な呼吸筋であり，横隔神経の支配を受ける。

3）体幹後面の筋（図4 b）

浅層には僧帽筋，広背筋など主に上肢の運動にかかわる筋群，深層には脊柱の運動にかかわる筋群がある。

4）上肢の筋

上腕を外転する機能は三角筋が担っている。肘関節の屈曲は主に上腕二頭筋の収縮による。その収縮により"力こぶ"ができる。肘関節の伸展は主に，上腕三頭筋の収縮による。前腕には手関節と手指の運動にかかわる筋群があり，長い腱を介して指の骨に付くものが多い。手には，手指の細かい運動にかかわる小さな筋群がある。自由上肢の筋はすべて腕神経叢の枝（正中神経，橈骨神経，尺骨神経など）に支配される。

5）下肢の筋

体重を支え，移動するために強大な筋群がある。大殿筋は股関節を伸展する。股関節の屈曲は主に腸腰筋が担っている。この筋は大部分が体深部にある。大腿四頭筋は人体中最大の筋であり，膝関節を伸展する。膝関節の屈筋群は大腿後面に位置し，ハムストリングとも呼ばれる。大腿の内側には，下肢を内転させる内転筋群がある。ふくらはぎの筋である下腿三頭筋は腓腹筋とヒラメ筋からなる筋で，足関節を足底の方向に曲げる。足関節を足背の方向に曲げる機能は主に前脛骨筋による。

B　骨

1　総　論

1）骨の構造

骨はコラーゲンにリン酸カルシウムなどが沈着してできた固くて強度のある支持組織であり，形状により長骨（長管骨），短骨，扁平骨，不規則骨に分類される。骨は関節部を除いて骨膜で覆われ，表層には隙間のない密な骨組織でできた皮質骨（緻密骨），深部には骨梁という板状また針状の薄い骨組織の間に多数の隙間が存在する海

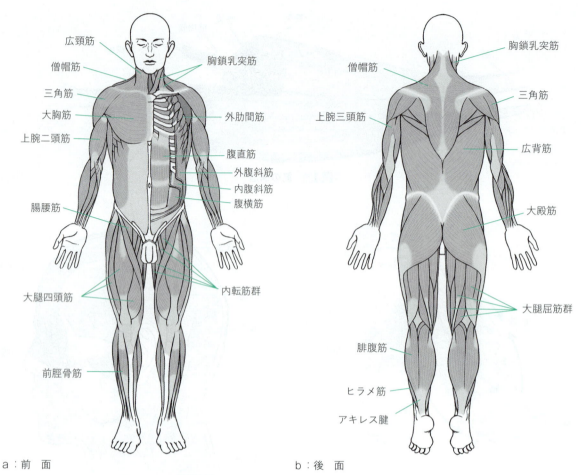

a：前　面　　　　　　　　　　　　b：後　面

図4　身体（頭部・顔面を除く）表層の主な筋

綿骨がある。骨は新陳代謝を行っている組織であり，古い骨が新しい骨に常に更新されている。

(1) 長　骨

四肢にある棒状の骨である。上腕骨，橈骨，尺骨，中手骨，大腿骨，脛骨，腓骨，中足骨などがある。その構造を**図5**に示す。中央付近を骨幹といい，その内部に大きな空洞（髄腔）がある。両端付近を骨端と呼び，太くなって関節を作る。骨端の深部は海綿骨である。海綿骨の隙間と髄腔は骨髄組織で満たされる。小児の骨幹と骨端の境界には，骨の長さの成長を司る骨端軟骨があり，成長が終わると骨化し，骨端線として残る。太さの成長は骨膜で行われる。

(2) その他の骨

短骨には手根骨，足根骨などがある。扁平骨には頭蓋冠の骨，胸骨，鎖骨，肋骨などがある。椎骨，寛骨などは，不規則骨と呼ばれている。

2) 骨の機能

(1) 身体の支持と運動

骨格筋と協働して身体を支え，動かす。

(2) 臓器の保護

中枢神経系や胸部・腹部の臓器を囲んで保護する。

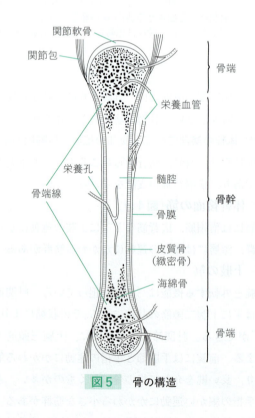

図5　骨の構造

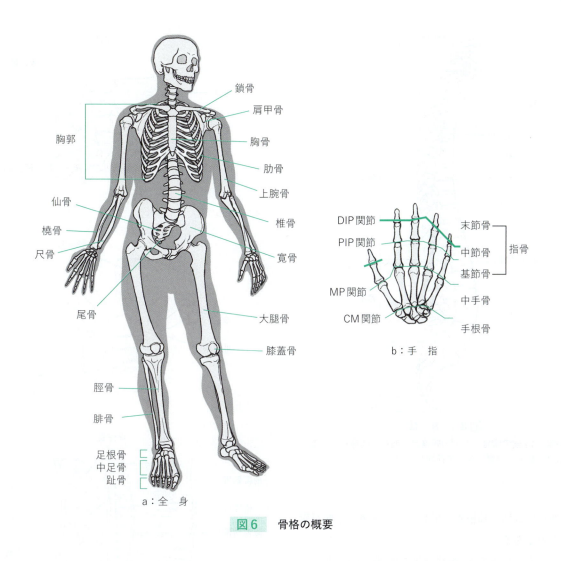

a：全　身

b：手　指

図6　骨格の概要

⑶　換気運動

胸郭という丈夫な容器を形作り，呼吸筋の作用により
この胸郭の容積を変化させて換気を生み出す。

⑷　造　血

造血は骨髄で行われる。「E　骨髄」(p.134)を参照。

⑸　カルシウムの代謝

体内のカルシウムの99％は骨に存在する。カルシウム
が骨に沈着したり，カルシウムが骨から動員されたりし
て血中カルシウム濃度の調節がなされている。このよう
に骨はカルシウム代謝に重要な役割を果たしている。

2　主な骨

人体には200以上の骨があり，連結して骨格系を形成
している（図6）。

1)　頭蓋の骨

頭部の骨格を作る骨を頭蓋骨といい，脳を包む脳頭蓋
と，顔の骨組みを作る顔面頭蓋からなる（図7）。脳頭蓋
のうち脳を上から覆う部分（頭蓋冠(かん)）の大部分は，前頭骨,
左右の頭頂骨，左右の側頭骨，後頭骨で構成される
（p.68，図2参照）。眼球を容れる骨のくぼみを眼窩(がんか),
顔面の中央にあって鼻に覆われる骨の開口部を梨状口(りじょうこう)と

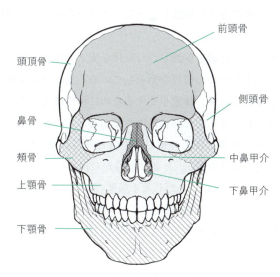

図7　前からみた頭蓋の骨（顔面頭蓋）

いう。

2)　脊柱（図8）

椎骨と呼ばれる短い骨が連なって構成される骨性の構
造で，いわゆる背骨(せぼね)のことである。脊椎とも呼ばれるが,
脊椎は椎骨の意味でも用いられる。脊柱は7個の頸椎,
12個の胸椎，5個の腰椎，1個の仙骨，1個の尾骨から

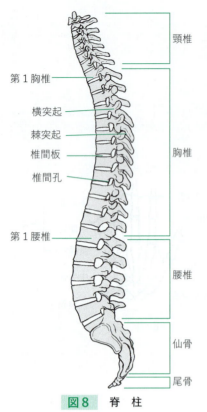

図8　脊柱

7個の頸椎, 12個の胸椎, 5個の腰椎と, 仙骨, 尾骨からなる。頸部で前彎, 胸部で後彎, 腰部で前彎している

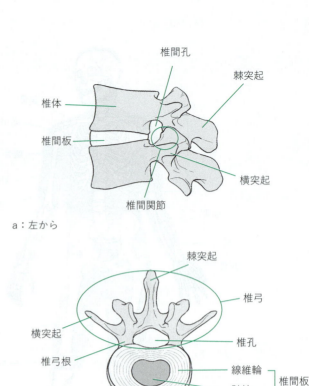

a：左から

b：上から

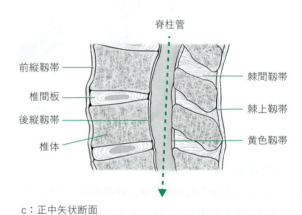

c：正中矢状断面

図9　脊椎の構造

なる。仙骨は5個の仙椎が, 尾骨は3〜6個の尾椎が癒合したものである。

　脊柱を側方からみると, 頸部で前方に, 胸部で後方に, 腰部で再び前方に彎曲している。これを脊椎の生理的彎曲という。

　椎骨は, 脊髄を保護しつつ身体を支え, 体幹の運動を可能とするために複雑な形をしている。頸椎から腰椎に下がるにつれて, 体重を支えるために椎骨は大きく丈夫になるが, 基本的な形状は同じである。すなわち前方の円柱状の椎体と後方の椎弓, 椎体と椎弓の間の椎孔(脊髄を通す大きな孔), および椎弓から出るいくつかの突起からなる(図9)。ただし第1頸椎(環椎)と第2頸椎(軸椎)は大きく異なる形状を示す。

　椎体は主に荷重を受ける部分であり, 椎弓根は椎体と椎弓をつなぐとともに上下の椎弓根が脊髄神経の出口である椎間孔を形成する。椎体と椎弓に囲まれた空洞が脊柱管で, 内部を通る脊髄などを保護している。横突起や棘突起には, 靱帯や筋が付着し安定性を確保している。上下の関節突起は椎間関節を形成する。脊椎は, 縦に走行する前縦靱帯, 後縦靱帯, 黄色靱帯, 棘間靱帯, 棘上靱帯で固定される。椎体と椎体の間には椎間板がある。椎間板は中心部の髄核とそれを包み込む線維輪からなり, 脊椎の動きに応じて上下の椎体の運動を可能にする。

3）胸　郭

　12対の肋骨, 12個の胸椎, 1個の胸骨で構成される籠状の骨性構造を胸郭(図6)という。内部に呼吸・循環にかかわる臓器を容れてこれを保護するとともに, 換気運動にも寄与する。胸郭の下部には上腹部の実質臓器である肝臓, 脾臓, 腎臓を保護する役割もある。

4）上肢の骨

　上肢帯の骨は鎖骨と肩甲骨である。上腕は1本の上腕骨, 前腕は母指側の橈骨, 小指側の尺骨という2本の前腕骨で構成される。手には近位から順に手根骨, 中手骨(ここまでがいわゆる手の甲にあたる), 指骨として基節骨, 中節骨, 末節骨がある。ただし母指には中節骨がない(図6)。

5）骨盤(図10)

　左右の寛骨と仙骨で構成され, 前下方の恥骨結合で左右の恥骨が連結されて環状を呈する骨性構造である。寛

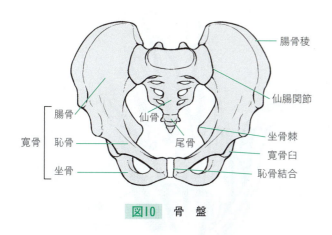

図10　骨盤

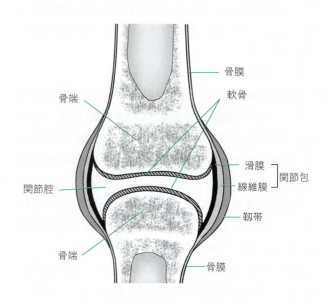

図11　関節の基本構造

骨は腸骨，坐骨，恥骨が癒合してできる。骨盤は体幹と下肢を結び，体重を受けるため丈夫にできている。

6）自由下肢の骨

大腿骨は人体中最大の骨で，若年者では非常に丈夫であるが，高齢者では脆弱で折れやすくなる。膝関節の前，膝蓋腱の中に膝蓋骨（いわゆるお皿）がある。下腿骨は太い脛骨と細い腓骨の2本である。足には近位から順に足根骨，中足骨，趾骨があり，手に似た構造を示す（図6）。手のような細かく巧みな運動はできない代わりに，体重を受ける部分は丈夫にできている。踵骨はかかとの骨であり，アキレス腱が付く。足の骨は，全体として前後，左右の両方向にアーチを描き，いわゆる土踏まずを作る。

C　軟　骨

軟骨は，結合組織より硬く骨よりは軟らかい組織で，弾力に富む。軟骨は血管をもたないため，関節軟骨への酸素と栄養は，関節運動に伴う軟骨組織への滑液の滲み込みに伴って供給される。骨格系における軟骨には，関節軟骨，椎間板，肋軟骨，恥骨結合の軟骨などがある。小児の骨格系には軟骨の部分が比較的多く，成長とともに骨化が進む。骨格系以外では，耳介，鼻，喉頭，気管・気管支などにも軟骨がある。

D　関　節

1 総　論

骨と骨の連結を関節といい，広い意味では頭蓋骨同士のように動かないもの，仙腸関節や恥骨結合のように少しだけ動くものまでを含める。しかし，一般に関節は，骨と骨の可動性結合である。

関節の基本構造を図11に示す。骨表面は関節軟骨，周囲は関節包で覆われ関節腔が形成されている。関節包の主な役割は，脱臼を防ぎ関節液を分泌することである。

関節液は歯車のオイルのように関節面を潤し，血管をもたない軟骨に栄養を供給している。さらに，関節内外は種々の靱帯で補強されている。

関節には種々の形状がある。例えば股関節は，あらゆる方向に可動域がある球関節であり，肘関節は一方向のみの動きの蝶番関節である。人体はこれら多数の関節の存在により，複雑な動きをスムーズに行うことができる。

1）球関節

球の一部をした骨頭と，対応する骨のくぼみで作られる。可動域が大きいが，脱臼しやすい。肩関節と股関節が相当する。

2）蝶番関節

骨の長軸に直交する円柱状の関節面と，それを収める関節面からなる関節で，屈曲・伸展運動のみが可能である。肘関節のうち上腕骨と尺骨の作る関節（腕尺関節），指節間関節などが相当する。指節間関節の構造は，物を壊さないように把持したり包み込むなど繊細な動作を行うために役割を果たしている。

2 主な関節

重要な関節についてのみ述べる。

1）頭部・顔面の関節

顎関節は側頭骨の下顎窩と下顎骨の関節突起で構成される。球関節ではないが可動域は大きく，脱臼しやすい。

2）脊椎の関節

椎間関節は上下の椎骨から伸びる関節突起同士で作られる。椎間板は円盤状で，中央にある高い粘性をもったゼリー状の髄核を軟骨性の線維輪が取り囲む構造をと

り，圧縮変形することによって上下の椎体間の動きを可能とする。これらにより，脊柱全体としてはかなりの可動性を有する。

3）上肢の関節

肩関節は肩甲骨のくぼみ（関節窩）に丸い上腕骨頭が合わさってできる球関節である。くぼみが浅いため，可動域が非常に大きい。多くの筋や腱により支持・補強される。肩関節の大きな可動域には，肩甲骨と胸郭の間の動きも寄与している。

肘関節は蝶番運動により肘の屈伸にかかわる腕尺関節を主とし，橈骨頭と尺骨で作られ前腕の回内・回外にかかわる関節なども関与する。

中手骨と基節骨の間の関節は握り拳の突き出た部分に相当し，中手指節関節（MP 関節）と呼ばれる。基節骨と中節骨の間の関節は近位指節間関節（PIP 関節），中節骨と末節骨の間の関節が遠位指節間関節（DIP 関節）である（図6 b）。

4）下肢の関節

仙腸関節は仙骨と，寛骨の一部である腸骨との間にある関節であり，恥骨結合は左右の恥骨が正中で軟骨を介して連結したもので，いずれもごく小さな可動域を有する。股関節は，寛骨外側面中央のくぼみである寛骨臼（かんこつきゅう）と，大腿骨近位端の丸い骨頭で構成される大きな球関節である。肩関節よりもくぼみが深いため支持性に優れるが，可動域はやや狭くなる。

膝関節は大腿骨下端と脛骨上端で作られる大きな関節で，軟骨や靱帯で構成される複雑な構造によって，安定性と可動性を両立させている。足関節は，脛骨と距骨（きょこつ）の間の関節（距腿関節（きょたい））を主とするいくつかの関節から成り立っており，過度の内反による捻挫を生じやすい。

E　腱，靱帯

1 腱

腱は骨格筋の両端にある緻密な結合組織の構造で，骨や靱帯に付く。筋の収縮力は腱を介して骨に伝えられ，

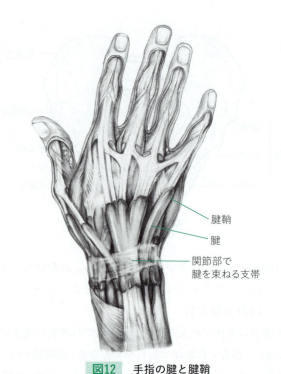

図12　手指の腱と腱鞘
腱は摩擦を軽減するため，部分的に腱鞘に包まれている

関節運動を生み出す。手指を屈伸させる腱にみられるように，複数の腱が隣り合って走ったり，関節部で大きく曲がったりする箇所では，摩擦を減らすために腱鞘（けんしょう）という構造に部分的に包まれる。手指では腱鞘が指の円滑な動作を可能にしている（図12）。頭部や体幹で腱が広がったものを腱膜という。大腿四頭筋の腱は膝蓋腱と呼ばれ，脛骨の近位前面に付く。下腿三頭筋の腱は人体最大の腱であるアキレス腱であり，踵骨（しょうこつ）に付く。

2 靱帯

靱帯は帯状の強靱な結合組織であり，骨と骨をつないで固定し，関節を補強する。脊柱は，椎体の前縁に沿って縦に走る前縦靱帯，後縁に沿って縦に走る後縦靱帯など，いくつもの靱帯によって安定性を得ている。仙腸関節の後面は強大な靱帯によって補強されている。膝関節の内側と外側には，それぞれ側副靱帯（そくふく）が走り，膝関節の外転や内転を防ぐ。膝関節内にも前十字靱帯と後十字靱帯があって，大腿骨と脛骨が前後にずれるのを防ぐ。

13 皮膚系

▶到達目標

1. 皮膚を構成する3つの層を表層から順にあげ，それぞれの構造について説明できる。
2. 皮膚の機能について説明できる。
3. 皮膚付属器をあげ，それぞれの構造と機能について説明できる。

A 皮膚の概観

皮膚は生体の表面を覆う膜性の構造であり，表皮，真皮，皮下組織からなる（図1）。成人では約1.7m²の体表面積を覆い，眼瞼の縁，外鼻孔のやや奥，口唇，肛門，外尿道口などで粘膜に移行する。

表皮と真皮を合わせた厚さは1～3mm程度であり，部位や年齢によって異なる。頭部，手掌，足底などで厚く，眼瞼，手背などで薄い。また乳幼児と高齢者では薄い。皮膚付属器として，毛髪，爪，汗腺，脂腺，立毛筋，乳腺がある。

B 皮膚の構造と機能

1 表皮

表皮（図2）は厚さ0.2mm程度の上皮組織でできている。表皮と真皮の境界（基底膜）は鋸の歯のように互いに入り組んでおり，機械的な外力で表皮が剥離しにくい構造となっている。表皮の最深部である基底層では，基底細胞が盛んに細胞分裂を繰り返し，新しい角化細胞（ケラチノサイト）が作られ，先にできた細胞を表層に押し出していく。その過程で角化細胞内にはケラチンという蛋白質が蓄積していき，最表層ではその細胞質がすべてケラチンに置き換わって角質層を形成する。角質層は，皮膚の機械的強度や微生物・化学物質などに対する防御力を増し，体内水分の喪失を防ぐ。角化細胞は生まれてから数週間で垢となって脱落する。

表皮には，細胞成分の大部分を占める角化細胞のほか，メラニン色素を分泌するメラニン細胞（メラノサイト），免疫に関与するランゲルハンス細胞（皮膚の樹状細胞），触覚の受容に関与するメルケル細胞などが存在する。表皮に紫外線が当たると，その作用によってビタミンDが生成され，肝臓と腎臓での代謝を経て活性型ビタミンDに変換される。また，皮膚への紫外線曝露に応じて，メ

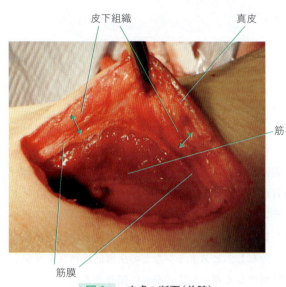

図1　皮膚の断面（前腕）

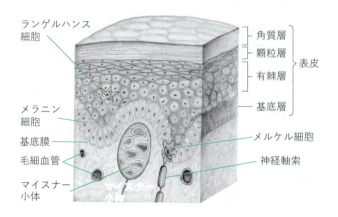

図2　表皮−真皮の構造

ラニン細胞はメラニン色素を産生する。この色素は過剰な紫外線を吸収し，組織を保護する働きをもつ。

2 真皮

真皮は，表皮よりも深層にある緻密な結合組織の層である。皮膚付属器である毛包，脂腺，汗腺などは，表皮由来であるが真皮の深さに存在する。真皮には血管，リンパ管，神経が密に分布し，線維芽細胞，組織球，肥満細胞などの細胞成分にも富む（図3）。

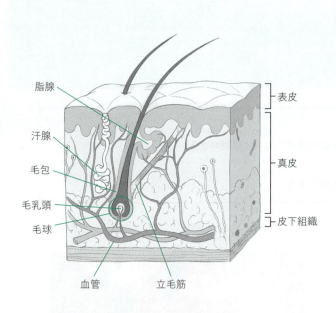

図3　皮膚の構造

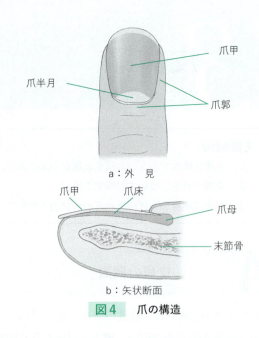

図4　爪の構造

線維芽細胞は真皮の線維成分(膠原線維，弾性線維)や基質(細胞や線維の間を埋めるヒアルロン酸，コンドロイチン硫酸など)を産生する。組織球はマクロファージの一員であり，貪食などを行う。肥満細胞は主に血管周囲に分布し，ヒスタミンなどの生理活性物質を産生して即時型アレルギー反応の発症に関与する。

③ 皮下組織

皮下組織は真皮と筋膜の間にある疎な結合組織であり，多くは脂肪組織で占められる(皮下脂肪)。年齢，性，部位，栄養状態によって皮下脂肪の発達の程度は異なる。皮下組織は皮膚と筋を緩く連結し，双方が互いにスムーズに動けるようにする。また外力に対する緩衝作用，貯蔵脂肪による断熱効果とエネルギー貯蔵の役割もある。

④ 皮膚付属器

毛髪，爪，汗腺，脂腺，乳腺は，皮膚が特殊化した器官であり，まとめて皮膚付属器と呼ぶ。

1) 毛髪

手掌，足底，口唇，陰部の一部などを除く全身の皮膚に生える糸状の角質組織である。頭髪，眉毛，睫毛，鼻毛，髭，腋毛，陰毛などは太く硬い。毛髪の体表から出ている部分を毛幹，皮膚に埋まった部分を毛根といい，毛根は表皮が皮下組織まで袋状に落ち込んだ毛包によって包まれる(図3)。毛髪の成長は，毛根の膨らんだ下端である毛球にある毛乳頭で行われる。毛髪の主成分はケラチンであり，その表面はうろこ状の毛小皮(キューティクル)で覆われ，内部にメラニン色素を含む。

平滑筋である立毛筋は毛包と真皮浅層の間にあり，交感神経の緊張により収縮して，いわゆる鳥肌を作る。

毛髪には，機械的外力や紫外線からの防御のほか，保温や，触覚のセンサーとしての働きがある。

2) 爪

爪(図4)は指趾末節の背面にあるやや硬い板状の構造であり，ケラチンでできている。物をつまんだりするときに指先を支持するとともに，外力から指先を保護する。ヒトの爪はイヌやネコの爪と異なり，骨と直接つながっていないため，大きな力が加わると剥離する。爪甲は爪母で作られ，爪床の上を押し出されるようにして伸びる。爪床の毛細血管は，半透明の爪甲を通じて透見することができるため，循環障害やチアノーゼの観察に利用される。

3) 汗腺

汗を外分泌する腺であり，真皮深層から皮下組織に存在する(図3)。エクリン汗腺(小汗腺)とアポクリン汗腺(大汗腺)があり，ともに糸球状の腺体から導管が伸びて，それぞれ皮膚表面と毛包に開口する。汗は，温熱刺激のほか，精神的刺激(情緒刺激や精神的緊張)で手掌・足底に，味覚刺激(辛いものなど)で顔面に分泌される。

エクリン汗腺は温熱刺激で全身に発汗して強力な体温降下作用を発揮する。アポクリン汗腺は外耳道，腋窩，乳輪，臍周囲，会陰部などに分布する。アポクリン汗腺から分泌される汗は無臭であるが，常在菌によって変化し臭気をもつようになり，フェロモン様作用を発揮すると考えられている。

4) 脂腺

皮脂を産生する外分泌腺である(図3)。毛包に開口するものと，直接皮膚表面に開口するものがある。皮脂は皮膚の表面に酸性の皮脂膜を作り，表皮と毛髪のしなやかさを保ち，殺菌と保湿の役割を果たしている。脂腺の

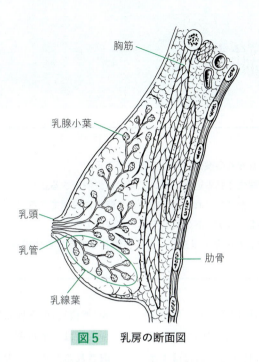

胸筋

乳腺小葉

乳頭

乳管

乳線葉

肋骨

図5　乳房の断面図

活動は年齢では思春期に，季節では夏季に亢進する。

5）乳　腺

　乳腺（**図5**）はアポクリン汗腺が変化した外分泌腺で，乳汁を分泌する。多数の腺が集合して乳腺葉を作り，10～20個ほどの乳腺葉のそれぞれから乳管が出て乳頭に開口する。乳房は成人女性の前胸部に存在する半球状の隆起であり，乳腺組織，脂肪組織，結合組織からなる。乳腺はエストロゲンとプロゲステロンにより発達し，授乳期にはプロラクチンの作用で乳汁が分泌される。乳児が乳頭を吸うと，その刺激で分泌されるオキシトシンの作用により，腺周囲の筋上皮細胞が収縮して乳汁が射出される。

5 その他

1）血　管

　表皮には血管がないが，真皮には血管が豊富である。細い血管が張りめぐらされており，環境温度や体温に応じて皮膚の血流量を大きく変化させ，皮膚からの熱放散量を加減する。この皮膚の血管運動は体温調節において重要である。皮下には真皮内よりも太い血管が走行する。

2）神経系

　感覚神経の末端は，一部は無髄の自由神経終末になって，表皮を含む皮膚のさまざまな部分に細かく分岐して終わり，痛覚，温度に関する感覚などを受容する。振動覚，圧覚などのその他の各種の皮膚感覚は，受容する固有の受容器につながる。真皮にはこれら受容器が豊富に存在する。真皮には自律神経が血管平滑筋，汗腺，立毛筋を中心に分布している。

14 生命の維持

ヒトの身体は数十兆個の細胞から構成される。生命を維持するためには，細胞の機能が維持されていなければならず，個々の細胞がその機能を維持するためにはエネルギーが必要である。

細胞内では，呼吸で得た酸素を利用して栄養素を酸化的に分解し，そのときに発生するエネルギーをアデノシン三リン酸（ATP）という形にして生命維持のための活動に利用する。

このことから，生命を維持するためには以下の3種類の仕組みが重要となる。

①各種栄養素からエネルギーを得る仕組み（栄養と代謝）
②酸素を大気中から取り入れて細胞に届ける仕組み（呼吸と酸素運搬）
③細胞が機能を維持するための最適な内部環境を維持する仕組み（ホメオスターシス）

A 栄養と代謝

外界から物質を取り込むことにより，生体機能を維持したり高めたりすることを栄養という。栄養を介して身体を構成する成分を作り，活動のエネルギーを生み出すことになる。

物質が体内で合成されたり分解されたりする過程を代謝という。分子量の小さな物質を，エネルギーを使ってより大きな分子に組み立て，身体の構成成分とすることを同化，身体の構成成分を，より分子量の小さな物質に分解することを異化という。異化に伴ってエネルギーが放出される。

1 栄養素

栄養に必要な摂取すべき物質を栄養素という。栄養素は，糖質（炭水化物），脂質，蛋白質，ビタミン，ミネラル（無機質）の5種類に分類される。とくに糖質，脂質，蛋白質はエネルギー源や身体構成の素材として大量に摂取されるため，三大栄養素と呼ばれる。

1）糖質（炭水化物）

糖質は，炭素，水素，酸素から構成され，エネルギー代謝の基本となる。糖質は1g当たり4kcalのエネルギーを産生し，完全に酸化されると水と二酸化炭素になる。

糖質には，①単糖（ブドウ糖，果糖，ガラクトースなど），②二糖（麦芽糖，乳糖，ショ糖など，単糖が2個結合したもの），③オリゴ糖（単糖が3〜6個結合したもの），④多糖（でんぷん，グリコーゲンなど7個以上の単糖が結合したもの）がある。

食品に含まれる多くの炭水化物は，二糖，オリゴ糖，多糖として存在するが，いずれも消化管内で単糖に分解されてから吸収される。生体内でのエネルギー産生の中心となるのは，糖質のなかでもとくにブドウ糖（グルコース）である。果糖やガラクトースは，体内で変化を受けてからブドウ糖と共通の代謝経路に入る。

2）脂質

脂質には中性脂肪（主にトリグリセリド），コレステロール，リン脂質などが含まれる。

食物中に含まれる脂質の大部分は中性脂肪であり，消化管内で脂肪酸とモノグリセリドに分解されて吸収される。中性脂肪は貯蔵型のエネルギー源として重要で，1g当たり9kcalのエネルギーを産生する。過剰に摂取された糖質は，中性脂肪として蓄えられる。

中性脂肪を構成する脂肪酸からアセチルCoAが産生される。この過程をβ酸化という。

コレステロールはエネルギー源とはならないが，ステロイドホルモン，ビタミンD，細胞膜，胆汁酸の材料として重要である。

リン脂質は細胞膜などの生体膜，血液凝固因子，肺サー

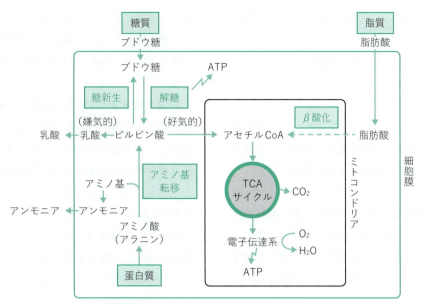

Ⅱ
1
人体の構造と機能

図1　三大栄養素からのエネルギー産生

ファクタントの構成成分となる。

3) 蛋白質

蛋白質はアミノ酸が多数つながってできた高分子化合物で，窒素を含む。蛋白質を構成する20種類のアミノ酸のうち，8種類（小児では9種類）はヒトの体内で十分な量を合成できないため，食物から摂取する必要がある。これを必須アミノ酸という。

生体内の蛋白質は，コラーゲン，エラスチン，ケラチンなど身体を構成する線維状のもの（構造蛋白質）と，酵素，アルブミン，ヘモグロビン，免疫グロブリンなど特有の機能を有するもの（機能蛋白質）に大別される。これらはいずれも体内でアミノ酸から合成される。比較的少数のアミノ酸が結合してできた化合物をペプチドといい，ホルモンなどの生理活性を有するものも多い。

食物中の蛋白質は，消化酵素でアミノ酸または小さなペプチドまで分解されてから小腸で吸収される。エネルギー源としては糖質や脂質が優先的に使われるが，飢餓時や侵襲下で蛋白質がエネルギー源となる場合には，分解されてアミノ酸となり，アミノ酸分子から窒素を含むアミノ基（$-NH_2$）が他の分子に移される（アミノ基転移）。その先はブドウ糖の代謝と共通であり，ピルビン酸，アセチルCoA を経て TCA サイクルに入る。蛋白質は1g当たり4kcal のエネルギーを産生する。

生体を構成する蛋白質は新陳代謝を受けて更新され，寿命を迎えた蛋白質分子は分解される。アミノ酸に含まれる窒素は主に尿素に合成されて尿中に排泄される。

4) ビタミン

ビタミンは，微量で作用し，生体内で合成されない，または合成されても不十分であるため，食物から摂取する必要のある有機化合物の総称である。ビタミンは大き

く脂溶性のもの（A，D，E，K）と水溶性のもの（B群，C）に大別される。ビタミンには，補酵素作用（代謝の過程で働く酵素を助ける），抗酸化作用，ホルモン様作用など，さまざまな作用がある。

5) ミネラル（無機質）

有機物を形成する炭素，水素，酸素，窒素以外の元素をミネラル（無機質）という。ナトリウムは細胞外液，カリウムは細胞内液の主な陽イオンであり，カルシウムは細胞の興奮や骨の形成に関与する。このほか，塩素，マグネシウム，リン，硫黄などのミネラルが電解質として不可欠である。

このような体液中の電解質として必要なミネラル以外に，微量ながら必須のミネラルがある。例えば，鉄はヘモグロビンの，ヨウ素は甲状腺ホルモンの合成に必要である。

2 エネルギーを得る仕組み

1) 生体とエネルギー

栄養素の分解に伴って発生するエネルギーは，アデノシン三リン酸（ATP）に封じ込められて生命活動に利用される。三大栄養素である糖質，脂質，蛋白質はそれぞれ解糖，β酸化，アミノ基転移という過程を経て共通の代謝経路に入り，最終的にアデノシン二リン酸（ADP）とリン酸から ATP が合成される（**図1**）。

筋細胞の収縮，神経細胞の興奮をはじめとして，細胞膜を通じた栄養素や電解質のやり取り，細胞内での物質の合成にも，エネルギーが必要である。このエネルギーは，主に ATP が ADP とリン酸に分解するときに供給される。生じた ADP は再びエネルギーを使った ATP の合成に利用され，ATP の合成と分解が繰り返される。

$$ADP ＋ リン酸 ＋ エネルギー \rightleftarrows ATP$$

　ATPは貯蔵できないため，使う直前にそのつど合成される。

2)　基礎代謝量

　正常に生命を維持するために必要な最小限のエネルギーが基礎代謝量である。早朝空腹時に覚醒して安静の状態で測定される。基礎代謝量は年齢，性別，体格などによって変化するが，平均的には若年女性で1,200kcal/日，若年男性で1,500kcal/日程度である。脳，骨格筋，肝臓の代謝は活発で，基礎代謝に占める割合が大きい。睡眠中の代謝は基礎代謝よりも若干減少し，逆に日常生活では身体活動の程度により2倍程度まで増加する。

3)　解　糖

　ブドウ糖1分子は，細胞質で分解されて2分子のピルビン酸となる。この過程を解糖と呼び，ATP 2分子が産生される。解糖は酸素がなくても進行する。

4)　TCAサイクルと電子伝達系

　ある程度の酸素があれば，ピルビン酸はミトコンドリアに入ってアセチルCoAに代謝され，TCAサイクル(クエン酸回路)で中間代謝産物が生成される。これらは電子伝達系に送られ，電子の受け渡しに際して引き出されるエネルギーを利用して，ADPにリン酸を結合させてATPが合成される(図1)。ブドウ糖1分子当たり，30分子前後のATPが合成される。呼吸で取り込まれた酸素は，この反応の最後で使われる。このように酸素が十分にある状態で行われる代謝を好気性代謝という。酸素がなければ，TCAサイクルと電子伝達系が働かないため効率よくATPを合成できない。

5)　嫌気性代謝

　酸素の欠乏した状態で行われる代謝は嫌気性代謝と呼ばれる。解糖は好気性代謝でも行われるが，嫌気性代謝では亢進する。ピルビン酸からTCAサイクルへの流れが停止し，ピルビン酸は乳酸へと代謝されて組織に蓄積する(図1)。このためショックや低酸素血症で末梢組織への酸素の供給が悪くなると，組織中と血中に乳酸が増加して乳酸アシドーシスをきたす。ATPは解糖により少量産生されるが，生命の維持には不十分である。

B　呼吸と酸素運搬

1　呼　吸

　大気中の酸素を肺で血液に取り込み，代謝の結果生じた二酸化炭素を肺で血液から大気中に排出することを外呼吸と呼ぶ。組織では逆に，血液の運んだ酸素を組織に渡し，組織で産生された二酸化炭素を血液が受け取る。これを内呼吸と呼ぶ。酸素と二酸化炭素は，分圧の勾配に従って(分圧の高いほうから低いほうに向かって)移動する。

　大気の酸素濃度は21%であり，海抜0mにおける大気圧は760mmHgである。吸入気は，気道を通過する間に37℃，湿度100%に加温・加湿されるため，肺胞に入る直前の吸入気酸素分圧は，760mmHgから37℃における飽和水蒸気圧47mmHgを減じた713mmHgの21%，すなわち150mmHgとなる。この吸入気は，肺胞内でガス交換を終えた肺胞気と混じるため，肺胞気の酸素分圧は約100mmHgに低下する。肺におけるガス交換の効率は高く，動脈血の酸素分圧は肺胞気のそれに近い。

2　酸素運搬

　血液中の酸素の大部分はヘモグロビンと結合し，ごく一部が血漿に溶け込んで運ばれる。血液100mL当たりに含まれる酸素の量(血中酸素含量)は，以下の式で表される。

血中酸素含量$(mL/dL) = 1.34 × Hb × SO_2 / 100 + 0.003 × PO_2$

　　Hb：血中ヘモグロビン濃度(g/dL)，SO_2：酸素飽和度(%)，PO_2：酸素分圧(mmHg)

　右辺の第1項はヘモグロビンと結合する酸素の量，第2項は血漿に溶け込む酸素の量であり，1.34と0.003は定数である。

　この式から，①動脈血中の酸素の約98%はヘモグロビンと結合した状態で存在すること，②血中酸素含量はヘモグロビン量および酸素飽和度にほぼ比例すること，③血漿に溶け込む酸素の量は通常はごく少ないが，酸素分圧が非常に高くなれば無視できない量になること，などの事実が理解できる。

3　組織における酸素の動き

　血液の酸素分圧は，毛細血管を通過中に間質液に酸素を渡すことによって低下し，静脈血では40mmHgに低下する。組織に渡った酸素が間質から細胞質，ミトコンドリアと移動するに従って酸素分圧は低下する。ミトコンドリア内の酸素分圧は条件によって大きく変化するが，1mmHg以上あれば好気性代謝が可能と考えられている。

　このように，酸素は分圧の勾配に従い，あたかも滝の水が高い所から低い所へ流れるように移動することから，この現象を酸素カスケード(酸素瀑布)と呼ぶ(図2)。

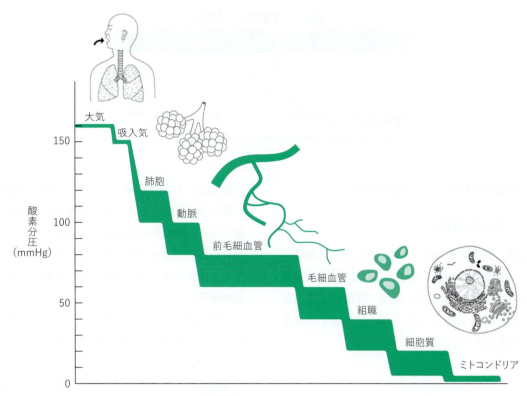

図2　酸素カスケード

大気からミトコンドリアまでの各段階で，酸素は分圧の高いほうから低いほうに，圧の勾配に従って移動する。この理由から，最終的な目的地であるミトコンドリアに酸素を送り届けるためには，ある程度以上の動脈血酸素分圧が必要である

二酸化炭素の運搬

　代謝で産生された二酸化炭素は，細胞から間質液を経由して毛細血管血に移行する。大部分は炭酸水素イオン（HCO_3^-）の形で，一部はヘモグロビンに結合して，少量は血漿中に溶け込んで運ばれる。肺で再び二酸化炭素となって肺胞気中に排出される。

C　ホメオスターシス（恒常性維持）

　外部環境（気温や気圧など体外の環境）に対して，人体を構成する細胞が生きている環境，すなわち体内で細胞を取り巻く環境を内部環境という。

　内部環境を担うのは細胞外液である。内部環境は細胞外液の量，電解質組成，浸透圧，酸塩基平衡（へいこう），体温などで決まる。外部環境が多少変化しても，内部環境は一定に保たれる機構が備わっており，外部環境の変化から細胞を守っている。これをホメオスターシス（恒常性維持）という。

1　細胞外液量の維持

　体液は体重の40％を占める細胞内液と，体重の20％を占める細胞外液とに大別される。細胞外液は，さらに体重の15％の間質液と5％の血漿とに分けられる（p.55，

図4参照）。出血や脱水で細胞外液の量が減ったときには，細胞内液の一部が移行して細胞外液量の減少を緩衝する。また細胞外液の減少に伴う血漿浸透圧の上昇や血圧低下が起こると，口渇感が生じて飲水が促されるとともに，下垂体後葉から抗利尿ホルモンが分泌され，腎臓における水の再吸収を増加させて体液量を保つ。同時にレニン-アンギオテンシン-アルドステロン系も活性化されてナトリウムと体液の量を保持するように働く。

　逆に，体液量が過剰になったときは，アルドステロンの分泌が抑制されるとともに，ナトリウム利尿ペプチドが分泌されて血管を拡張させ，利尿を促す。

2　電解質バランスの維持

　細胞外液のナトリウム濃度は高く，細胞内液ではカリウム濃度が高い。このため細胞膜をはさんだ濃度勾配に従って，ナトリウムは細胞内に，カリウムは細胞外に移動しようとする。これに対して細胞はエネルギーを使ってナトリウムを細胞膜の外に汲み出し，カリウムを細胞内に取り込むことによって，細胞内の電解質を一定に保つ。

　細胞外液のナトリウム濃度は，アルドステロン，抗利尿ホルモン，および心房性ナトリウム利尿ペプチドの作用を通じて腎臓により調節される。細胞外液のカリウム濃度は，細胞内外でのカリウムイオンの移動と，アルド

表1　体温調節の仕組み

	生理的反応・行動性調節	
体温を上げる	皮膚血管収縮 シバリング(ふるえ) 褐色脂肪の分解	着衣，日向への移動， 運動，暖房，など
体温を下げる	皮膚血管拡張 発汗	脱衣，日陰への移動， 水浴び，冷房，など

ステロンの腎臓への作用によって調節される。

3 酸塩基平衡の維持

代謝の結果，酸が生成されるため，常に体液は酸性に傾こうとする。血漿のpHの変化は，延髄の化学受容器で感知され，緩衝系，肺による調節，腎臓による調節（p.56，表1参照）を受けて，pH 7.35～7.45という非常に狭い範囲に保たれる。

4 浸透圧の維持

細胞外液の浸透圧が上昇した場合には，視床下部の受容器がこれを感知し，飲水を促すとともに，下垂体後葉からの抗利尿ホルモン分泌を増やして水を体内にとどめ，浸透圧を下げる。逆に浸透圧が低すぎる場合には，抗利尿ホルモンの分泌を減らして水を排泄する。このようにして浸透圧は一定範囲内に維持される。

5 体温の維持

重要臓器のある体深部の温度を中心部体温という。ヒトの中心部体温は37℃付近に保たれており，40℃以上の高体温や32℃以下の低体温では細胞機能の維持は困難になり，生命に危機が及ぶ。体温を維持するための熱は主に骨格筋，および肝臓を中心とした腹腔内臓器の細胞の代謝により産生される。体温の維持に骨格筋はとくに重要である。骨格筋で消費されるエネルギーのうち機械的な収縮に利用されるのは約半分であり，残りは熱に変化する。産生された熱で温められた血液が全身に流れ，体温が維持される。

体温は体内で産生される熱と，伝導・対流・放射・蒸発によって体外に失われる熱のバランスにより調節されている（表1）。

身体各部の体温が，視床下部にある体温調節中枢に感知され，それに応じた命令が体温調節中枢から自律神経系や内分泌系に出される。

体温を上げるときは，生理的反応として，皮膚の血管を収縮させて熱放散量を減らし，行動性調節として，着衣，日向への移動，身体運動，暖房の使用などの行動をとる。これで不十分なときは，シバリング（ふるえ）が生じ筋収縮による熱産生を増やす。交感神経系の作用により褐色脂肪を分解して熱産生を増やす場合もある。

体温を下げるときは，皮膚の血管を拡張させて熱放散量を増やし，脱衣，日陰への移動，水浴び，冷房の使用などの行動をとる。これで不十分なときは，発汗による気化熱で体温を下げる。

第 II 編

第 2 章

疾患の成り立ちと回復の過程

1 　疾　患
2 　細胞傷害
3 　炎　症
4 　感　染
5 　循環障害
6 　腫　瘍
7 　損傷と治癒
8 　死

01 疾　患

一般に，心身に不調や不都合が生じた状態を病気という。「けがと病気」などと表現し，けがとは区分して使用するのが一般的である。医学では「病気」という言葉はあまり用いず，けがも含めて「疾患」と表す。「疾病」や「傷病」ともいう。

症候群とは，その原因にかかわらず，症状や検査結果などの共通する病態を症候群としてまとめて，取り扱いやすくしたものである。

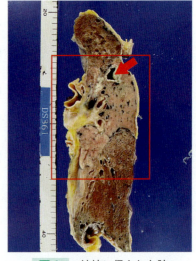

図1　結核に侵された肺
赤い枠で囲ったのが結核に侵された部分。矢印は結核による空洞

疾患の原因

疾患の発生には必ず原因があり，それを病因という。ある疾患を引き起こすのに不可欠な病因を主因といい，主因の作用を増強する病因を誘因という。またその人が生まれつきもった，疾患の発生に関連する性質を素因という。例えば，結核（図1）の主因は結核菌の感染であり，栄養障害が誘因，虚弱な体質が素因ということになる。

病因には，さまざまな分類がある。なお，病気の原因や成り立ちを理解する学問を病理学という。

1 内因と外因

病因が生体自身にある場合を内因といい，外的環境にある場合は外因という。遺伝性疾患は内因であり，外傷は外因である。ただし，内因，外因の区分は必ずしも明確ではない。例えば，ウイルス感染症は，外部から侵入したウイルスによって生じる点からは外因性疾患に分類できるが，これによって死亡した場合は外因死とは呼ばず，内因死（病死）に分類される。

2 遺伝要因と環境要因

病因について，遺伝子が関与するものを遺伝要因，それ以外のものを環境要因として分類する場合がある。近年の遺伝子に関する研究の進展により，多数の疾患の発生に遺伝子が関与していることが明らかになった。感染症を例にとると，同じ微生物への同じような感染であっても重症化し死亡する者がいる一方で，不顕性感染で発症なく終わる者もいる。その違いは，個人の免疫力に依存し，免疫力には遺伝子が強く関与する。高血圧，糖尿病などの生活習慣病も，生活習慣だけによって発症するわけではなく，個人の遺伝子がその発症に強く関与することが知られている。

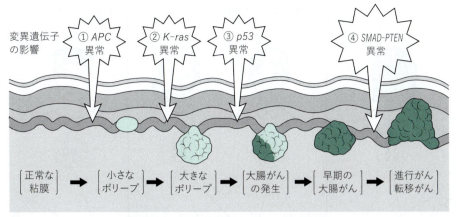

図2 遺伝子変異による大腸がんの発生

遺伝子の変異が重なり，正常な粘膜が徐々にがん化し，悪性度を増す。順に変異を起こしていき疾患が完成する

II

2 疾患の成り立ちと回復の過程

がんの発生（図2）にも遺伝子の異常や変異が関与している。これらは親から受け継いだ性質（素因）に加えて，生活環境など（誘因）で多数の遺伝子変異が引き起こされ（主因）発症する。

3 遺伝性疾患

子や孫にその素因が受け継がれる可能性のある疾患を遺伝性疾患という。遺伝性疾患は主に，染色体異常，単一遺伝子疾患，多因子遺伝疾患の3つに分けられる。

両親に遺伝子の異常がないにもかかわらず，当人の遺伝子に生じた突然変異によって遺伝性疾患を発症する場合があり，そのような疾患を孤発性疾患と表現する。例えば，血友病は伴性遺伝性疾患であるが，血縁関係にまったく血友病患者がいない場合の発症例を孤発性血友病という。

なお保因とは，病気になる因子を遺伝子上保有しているが，疾患として発症していない状態をさす。

1) 染色体異常

ヒトは22対の常染色体とXとYで構成される1対の性染色体をもつ。正常な雄個体ではXとYの染色体を有し，雌個体ではXX染色体となる。この染色体に，構造の変化や染色体数の増減などの変異が生じることを染色体異常という。それが原因で起こる疾患も染色体異常という。ダウン症候群，ターナー症候群，クラインフェルター症候群などが該当する。

2) 単一遺伝子疾患

単一遺伝子疾患とは，ある1つの遺伝子の異常（遺伝子の欠失，置換，挿入など）により発症する疾患をいう。メンデルの法則*で示される，父，母の双方から受け継いだ2つの同じ遺伝子の相互作用によって疾患の発症の有無が決まるため，メンデル遺伝病とも呼ばれる。単一遺伝子疾患は，その遺伝様式により，主に，常染色体優

性遺伝病，常染色体劣性遺伝病，X連鎖劣性遺伝病に分けられる（図3）。

(1) 常染色体優性遺伝病

常染色体優性遺伝病は，父，もしくは母から引き継いだ常染色体上の対になった遺伝子の一方に異常があれば発症する。罹患した親から生まれた子の50%が発症し，男女が等しく罹患する。家族性高コレステロール血症，マルファン症候群，多発性嚢胞腎，フォンレックリングハウゼン病（神経線維腫症Ⅰ型）などが該当する。ハンチントン病や筋緊張性ジストロフィー（成人型）など，成人になって発症するものもある。両親の遺伝子に異常がなくても，突然変異によって孤発性に生じることがある。

(2) 常染色体劣性遺伝病

常染色体劣性遺伝病は，父と母から引き継いだ常染色体上の対になった遺伝子の双方に異常があれば発症する。一方のみでは保因者となる。新生児集団検診の対象であるフェニルケトン尿症は常染色体劣性遺伝病であり，両親が保因者である場合は，1/4の確率で発症する。両親の遺伝子に異常がない場合に，突然変異によって孤発性に生じることはきわめてまれである。

(3) X連鎖劣性遺伝病

X連鎖劣性遺伝病は，性染色体であるX染色体上の異常によって発症する。男性にはX染色体が1本しかないため，ほとんど男性にのみ発症する。母親から子どもへ遺伝し，男子に発症し，女子は保因者になる。血友病や一部の筋ジストロフィー，色覚異常などが該当する。

3) 多因子遺伝疾患

多因子遺伝疾患の発症には多くの遺伝子が関係するため，単純なメンデルの法則には従わない。高血圧，糖尿

---

* メンデルの法則：19世紀の遺伝学者グレゴール・ヨハン・メンデルが発見した遺伝の法則をいう。親の形質が遺伝子によって一定の法則性をもって子や孫に伝わる性質を説明している。

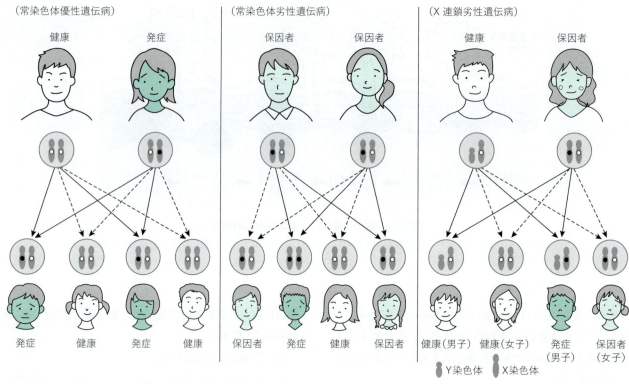

（常染色体優性遺伝病）　　（常染色体劣性遺伝病）　　（X連鎖劣性遺伝病）

図3　常染色体優性遺伝病，常染色体劣性遺伝病，X連鎖劣性遺伝病の仕組み

● : 遺伝子の異常，○正常の遺伝子

病，アルツハイマー型認知症など多くの疾患の発症に関与している。メンデルの法則には従わないものの，血縁者において罹患する頻度が高い疾患がこれに該当する。

 疾患の発症と経過

1 先天性と後天性

　出生時に形態や機能に異常を認める場合，これを先天性の異常（疾患）という。このうち形態の異常が「奇形」である。奇形には，体表のみならず内臓の形態異常も含む。胎児期での臓器形成の異常が原因となる。現在，患者への配慮などから，「奇形」から「形態異常」への言い換えが検討されている。

　先天性の異常は，遺伝要因のみならず環境要因によっても生じる。遺伝要因の例として，ダウン症候群では，顔貌や心臓に奇形が生じる。環境要因の例としては，睡眠薬サリドマイドによる薬害であるアザラシ肢症，風疹ウイルスによる感染で生じる先天性風疹症候群による心奇形や難聴などがある。

　出生後に病因が作用し，疾患が発生する場合を後天性疾患という。感染症の多くは，後天性疾患である。

2 急性と慢性

　疾患の起こり方には，急性と慢性とがある。急性とは，

発症が急で，多くの場合，初発症状も顕著で，その後の病状進行も速いことをいう。出血や梗塞など血管異常を原因とする疾患や，感染症の多くは急性に発症する。慢性とは緩徐に発症し，経過が長引く状態をいう。急性と慢性の中間の経過をたどる場合を亜急性という場合がある。炎症性疾患については，通常，数週〜数カ月にわたって続くものを慢性という。急性疾患と慢性疾患には，**表1**のような特徴と疾患があるが，急性，慢性の厳密な定義や区分は，疾患や症候ごとにさまざまである。

　なお，卒中（卒：卒倒のこと，中：中（あた）る）とは，突然起こる中枢神経の機能障害（意識障害，神経麻痺など）のことである。原因は中枢神経の梗塞もしくは出血であり，脳梗塞，脳出血，くも膜下出血を含めた概念で，急性疾患の典型である。

　慢性と類似した言葉として，陳旧（ちんきゅう）性・遷延（せんえん）性という表現がある。ともに長期にわたって症状や検査結果の異常が残存することをいう。心筋梗塞の場合，通常，発症後3日までを急性，1カ月以内を亜急性，1カ月以降を陳旧性と称する。昏睡の場合は，2〜3週間かそれ以上の長期間昏睡が続く状態を遷延性昏睡という。心停止後症候群，頭部外傷や脳血管障害，一酸化炭素中毒による脳症などが原因となる。

3 進行と増悪

　病状が悪化することを進行という。慢性疾患では，長

表1 急性疾患と慢性疾患

	特　徴	代表的な疾患
急性疾患	急にまたは突然発病し，経過も概ね短期間である（潜在する慢性疾患の急性進行を含むことがある）	脳出血，肺炎など細菌性感染症，心筋梗塞，消化管穿孔，急性膵炎，尿路結石，外傷・熱傷
慢性疾患	徐々に発病し，経過は長期に及ぶことが多い（ただし急性増悪することも少なくない）	心臓弁膜症，慢性閉塞性肺疾患，肝硬変，糖尿病，慢性腎臓病，膠原病，がんなどの腫瘍性病変

期間かけて病状が少しずつ進行することが多い。例えば，慢性閉塞性肺疾患(COPD)では，呼吸機能がしだいに障害され，数年から数十年かけて酸素投与が常に必要な状態にまで悪化する。

　急に症状や検査値など病状が悪くなることを急性増悪と呼ぶ。例えば，慢性閉塞性肺疾患の患者で，感冒(かぜ症候群)などを契機にその病状，とくに肺酸素化能(肺が酸素を取り込む能力)が急に悪化することなどである。急性増悪は，しばしば救急搬送の対象となる。治療により増悪直前の状態にまでは病状の回復が期待できるが，慢性疾患の進行そのものを止めるのは困難である。

4 続発症と合併症

　疾患の経過中には，その疾患に引き続き別の疾患による症状や病態が起こることがある。これを続発症という。この言葉は，ある疾患の回復期に現れる症状や病態を意味することもある。心筋梗塞急性期の後の心膜炎，くも膜下出血後の正常圧水頭症やその症状が続発症ということになる。

　合併症とは，ある疾患の経過中に発症した別の疾患で，かつ元の疾患に関連する疾患をいう。続発症との区分は必ずしも明確ではない。糖尿病は経過中に網膜症，腎障害，神経障害を発症することがあり，糖尿病の三大合併症といわれる。脳血管障害の経過中に肺炎を起こすことがあるが，これも脳血管障害で身体の動きが不自由にならなければ肺炎にならなかったという意味で合併症とされる。

　なお，手術や検査などの後，それらが基になって生じる疾患も「合併症」(併発症)と呼ばれる。例えば，腹部手術後に生じる癒着性の腸閉塞などが該当する。

5 心・身体と疾患

　心と身体が深く関係することは，日常でもよく経験する。心の動きは身体に影響し，身体の変化は心の動きに影響を与える。

　身体疾患の発症や経過に，心理的・社会的ストレスが密接に関与した疾患群を心身症と呼ぶ。その例として，自律神経失調症，過敏性腸症候群，本態性高血圧，アトピー性皮膚炎，緊張型頭痛，片頭痛，皮膚瘙痒症，円形

脱毛症，チック，過換気症候群，月経障害などがある。

　これらとは逆に，身体的疾患により精神症状を呈することもある。甲状腺機能亢進症では，不安，焦燥感，刺激過敏，気分不安定などがみられ，甲状腺機能低下症では自発性や注意力の低下，思考の遅延がみられる。クッシング症候群では，抑うつ状態がみられる。

6 個人差と疾患

　個体とは，独立した一個の生物体をいう。ヒトでは，個人とも表現される。個人ごとに成長や発達，生理機能，代謝機能，疾患の発生や治癒過程などに個人差(個体差)がみられる。この差は治療への反応にも影響し，例えば，同じ薬物を同量与えても薬物の効果や毒性は人によって異なる。

　個人差は体質とも表現され，遺伝子，年齢，生活習慣や生活環境などを背景に生じる。なかでも遺伝子の影響が強い。ヒトの遺伝子は，染色体の構造レベルでは概ね同一の形態であるものの，DNAの塩基配列レベルでみると多数の相違がある。DNAの配列の相違を遺伝的多型といい，疾患の発生や治癒過程を左右する。例えば，後天性免疫不全症候群(AIDS)の原因であるヒト免疫不全ウイルス(HIV)に繰り返し曝露されても感染抵抗性を示す人がいるが，その人は，ある領域のDNA塩基配列がAIDSを発症しやすい人と異なっていることがわかっている。

C　疾患からの回復

　生体は，疾病から自然に回復する力をもつ。創傷治癒や免疫などが該当する。その自然の回復力を促進するものが，治療や栄養である。看護やリハビリテーションも回復を支援する。

1 治療と栄養

1)　対症療法と原因療法

　対症療法とは，表面化している種々の症状の緩和を目指す治療法であり姑息療法ともいう。原因療法とは，疾患の原因そのものを取り除く治療法であり，原因治療ともいう。例えば，細菌性肺炎の発熱に対し解熱薬を使用

し熱を下げるのが対症療法であり，抗菌薬を投与し原因となる起炎菌を除去するのが原因療法である。出血性ショックでは血圧低下に対して輸液・輸血をするのが対症療法であり，手術で出血を止めることが原因療法となる。応急処置，救急救命処置のほとんどは対症療法に相当する。

疾患の原因の排除なくして疾患からの治癒はなく，その意味で原因療法が治療の理想とされるが，対症療法も重要な意義をもつ。しかし，原因療法と対症療法は必ずしも明確に区別できないこともある。また，救急現場でショックに伴うチアノーゼに対し酸素投与を行うのは，ショックの原因を取り除くものではなく対症療法の一つにすぎない。しかし，この場合，酸素投与はチアノーゼという症状を軽減させるだけでなく，末梢組織への酸素供給量を増加させ，ショックの病態を改善するという，単なる対症療法以上の重要な意義をもつ。

2）栄　養

⑴ 栄養と異化・同化

生物が外界から食物などの物質を得て，成長して，活力を保ちつづける生命の営みを栄養という。摂取する物質が栄養素である。栄養素が身体の構成成分になることを同化といい，反対に身体の構成成分が分解されて簡単な物質になることを異化という。人が太るときは同化が異化より優勢であり，痩せるときはその逆である。栄養はこの同化と異化のバランスで成り立つ。

生体に傷害が加わり損傷が生じると，しばらくの間は異化が亢進する。その後，損傷が治癒する過程では損傷部位での同化が進む。回復の過程での栄養管理では，糖質を中心としたエネルギー源の補給や蛋白質合成の材料となるアミノ酸の補給が中心となる。これに加え，ビタミン，微量元素などの補給も必要となる。

⑵ 栄養素の投与経路

栄養素は，もっとも生理的な方法である経口での摂取が望ましい。経口摂取ができない場合には，胃や腸内に留置したカテーテルを経由して，栄養剤を流し込む経消化管カテーテルによる栄養補給も選択肢となる。末梢静脈に確保した点滴から，経静脈的に栄養素を補給することも行われるが，末梢静脈は血管が細く，低濃度の糖液しか投与できないため，カロリーの補給には制限がある。そのため，カテーテル先端を心臓近くの太い静脈に留置し，ここから高濃度の糖液を流し，生体が必要とするカロリーを補充する（高カロリー輸液）場合もある。

2　回復への支援

1）看　護

疾患を負った個人やその家族が，最大限の健康を取り戻し，できるかぎり質の高い生活を送ることを目的とした支援的活動が看護である。専門職である看護師の業務による看護のみならず，家族などによる，患者に対する世話なども重要な看護である。

2）リハビリテーション

疾病によって生じた障害，身体的・職業的能力を，それぞれの最大限度にまで回復させるための取り組みをリハビリテーションという。リハビリテーション（rehabilitation）の語源は，ラテン語の re（再び），habilitare（能力をもたせる）に由来する。リハビリテーションは，治療や看護の開始と合わせて早期に開始される。リハビリテーションが対象とする能力障害には，社会的・心理的な障害も含まれる。

具体的なリハビリテーションの例として，椎間板ヘルニアで手術をしたスポーツ選手に，歩行訓練から始め，そのスポーツ競技への復帰を目指す一連の訓練などがある。また，脳梗塞によって片麻痺が生じた患者に対して，患側の麻痺を軽減するとともに健側の四肢の能力を最大限に生かし，少しでも健常な生活に近づけるようにする訓練などもある。

D　疾患の予防

疾患は，発症してからの治療も重要であるが，その発生を予防する手立てがより大切である。疾患の発生を予防する医学分野を予防医学という。予防医学には，単に疾患の発症防止にとどまらず，健康（身体的・精神的・社会的に調和のとれた状態）の増進を図るための医学も含まれる。

1　一次〜三次予防（図4）

一次予防とは，生活習慣を改善することなどにより健康を増進し，生活習慣病などの疾病の発生そのものを予防することをいう。ワクチン接種，教育，啓発なども含まれる。一般に，疾病の予防といえば一次予防をさす。二次予防とは，疾病の早期発見・早期治療をいい，健康診断が含まれる。三次予防とは，疾病が発症した後に，必要な治療を受け永続的な機能障害の回避と再発防止を図ることをいい，機能訓練が含まれる。二次予防や三次予防以上に，一次予防に重点を置くことが健康の維持・増進に効果的であるとされる。

わが国における疾病の予防の政策の一つに感染症対策がある。例えば，1951年に制定された結核予防法では，健康診断，予防接種の実施が定められ，予防から社会保障を含めた総合的な結核対策が実施された（結核予防法は2006年に廃止され，結核対策は感染症法の範疇で行わ

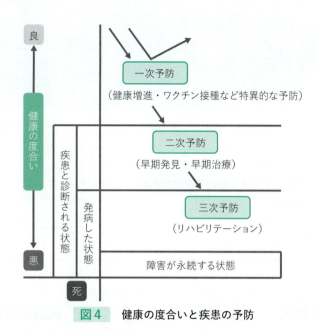

図4 健康の度合いと疾患の予防

れるようになった）。これにより，年間10万人を超えていた結核による死者は，近年では約2,000人にまで減少するなど大きな成果を収めた〔2020年の結核による死亡数は1,909人（概数）で，その前年よりも178人減少しており，死亡率（人口10万対）も1.72から1.5に減少している〕。

2 健康づくりの推進

国は，年齢にかかわりなく誰もが意思と能力に応じて活躍できる「生涯現役社会」の実現に向けた取り組みを進めているが，それには，心身が健康であることが前提となる。このようななかで，「21世紀における国民健康づくり運動」（健康日本21）を策定し，①健康寿命の延伸と健康格差の縮小，②個人の行動と健康状態の改善（適正体重の維持，運動習慣，睡眠時間の確保，生活習慣病リスクの低減など），③社会環境の質の向上（健康的で持続可能な食環境づくり，健康経営の推進など），④ライフコースアプローチを踏まえた健康づくり（とくに女性の健康関係）という4つの基本的な方向性を定め，具体的

な数値目標とともに，その推進を進めている（p.20，表2参照）。

生活習慣病とは，食習慣，運動習慣，休養，喫煙，飲酒などの生活習慣が，その発症・進行に関与する疾患群をいう。2型糖尿病，肥満，高血圧，脂質異常症，高尿酸血症，慢性閉塞性肺疾患（COPD），肺がんなどで，個人の生活習慣の因子が深くかかわるものがこれに該当する。かつてこれらは成人病と呼ばれ，加齢とともに発症し進行するものととらえられてきたが，生活習慣がその発症に強くかかわることから，生活習慣病と呼ばれるようになった。中高年になってからではなく，幼少期から健康的な生活を心がけることが重要であるとされる。

なお，2019年時点での日本人の健康寿命（日常生活に制限のない期間）は，男性72.68歳，女性75.38歳であり，それぞれ2010年と比べて延びている。同期間における健康寿命の延びは，平均寿命の延びを上回っているが，健康寿命をさらに延ばし，平均寿命との差を縮めていくことが，「健康日本21」の具体的目標として掲げられている。

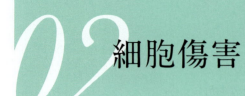

細胞傷害

A 細胞傷害と原因

感染，低酸素血症，毒物への曝露（ばくろ）などによって細胞が傷つくことを細胞傷害といい，その結果，細胞の正常な機能が妨げられる状態を細胞障害という。すなわち，障害の原因となるのが傷害である。細胞傷害が強ければ，不可逆性傷害として細胞は壊死（えし）し，細胞死にまで至る。そこまで至らなくても，細胞の形態や組織に，変性，萎縮，肥大，過形成，化生などの変化をもたらす。

細胞傷害の原因には，内的要因と外的要因がある。内的要因には虚血や免疫反応（自己免疫疾患など）などがある。外的要因には物理的要因（熱傷，凍傷など），化学的要因（薬剤による肝障害など），生物学的要因（肝炎ウイルスなど）などがある。細胞や生体機能に傷害を与える事態を，医学用語では"侵襲"と表現する。

1 内的要因

例えば虚血では低酸素状態に至り，ミトコンドリアでのエネルギー産生が低下し，細胞の膜機能を保つことができず細胞死に至る。心筋梗塞（こうそく），脳梗塞などが代表である。

2 外的要因

外傷による細胞膜の破壊，熱による蛋白の変性などの物理的要因によって，細胞構造が破壊され細胞死に至る。寒冷や放射線などでも生じる。医薬品，化学薬品などによって細胞傷害を起こすものを化学的要因という。

一方，細菌やウイルスなどに感染することで細胞は傷害される。細胞にウイルスが感染すると，細胞内のエネルギーや蛋白質がウイルス複製のために使用され，細胞のために使用できず障害を受ける。これを生物学的要因という。細胞膜がウイルスに利用されることで細胞膜が破綻し細胞死に至ることもある。また，ウイルスに寄生された細胞が免疫系によって破壊される場合もある。

B 細胞傷害による変化

細胞傷害においては，細胞や組織には，壊死，変性，萎縮，肥大などの変化が生じるが，これらは必ずしも傷害を受けた場合にのみならず，正常な細胞や組織の営みの一部としても生じ得る。また，これらの変化のうち，壊死，変性，萎縮は，細胞や組織の機能や活動が低下，停止する方向に変化するため「退行性変化（退行性病変）」と呼ぶことがある。

1 細胞障害と死

1）ネクローシスとアポトーシス

細胞が不可逆的な傷害を受けて機能を停止し，細胞や組織の形態が保てなくなり，構造が壊れることを壊死（ネクローシス）と呼ぶ。何らかの細胞傷害による病的な細胞死であり，細胞にとっては予期しない，受動的な死である。細胞は崩壊し，内容物が周囲に流出する。疾患に特徴的な血液検査値の異常な上昇，例えば心筋梗塞時のクレアチンキナーゼ（CK），肝障害時の AST や ALT，膵炎のアミラーゼなどの増加は，壊死して崩壊した細胞内からそれらが血液中に流出したことによる。

一方で，細胞には，寿命による細胞死や，個体が成長していく過程で不要となった組織を除くための細胞死がある。これは管理・調整された能動的な細胞死である。これをアポトーシスと呼ぶ。"プログラムされた細胞の死"である。アポトーシスでは，細胞は細かい断片となって処理されるため，内容物の流出によって周囲に悪影響を及ぼすことはない。

ネクローシスとアポトーシスの違いと比較について，図1，表1に示す。

2）原因

細胞障害の原因となるものはいずれも壊死の原因となる。救急現場で多いのは循環障害（虚血）による壊死であ

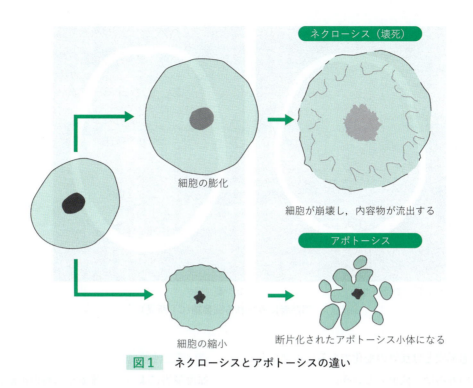

細胞の膨化

ネクローシス（壊死）

細胞が崩壊し，内容物が流出する

アポトーシス

細胞の縮小

断片化されたアポトーシス小体になる

図1 ネクローシスとアポトーシスの違い

表1 ネクローシスとアポトーシスの比較

	ネクローシス（壊死）	アポトーシス
概　念	受動的，予期しない細胞死	能動的，プログラムされた細胞死
発　現	細胞群が一斉に	散発的に，徐々に
細胞に起こる変化	細胞の膨化と破裂	核(クロマチン)の凝集 核の断片化 アポトーシス小体の形成
細胞内容物の放出	多い	少ない
炎症反応	あり	なし

る。心筋梗塞や脳梗塞のほか，閉塞性動脈硬化症による下肢の壊死，腸間膜動脈閉塞による腸管壊死などがある。虚血を早期に改善すれば，臓器は壊死に至らずに回復し得る。

2 変　性

1）変性とは

細胞障害などにより細胞の代謝が変化し，細胞や組織に，正常では存在しない物質が蓄積したり，正常でも存在するものの蓄積量が異常に多かったり，蓄積する場所が異常であったりする状態を変性という。細胞は，細胞内で代謝を行いつつ，細胞外と物質のやり取りを常時行っているが，細胞が傷害を受けると，代謝や物質のやり取りが円滑に進まず，細胞内に水分，脂肪，カルシウムなどが蓄積することになる。

変性が軽度な場合には，原因が除去されれば変性前の状態に回復するが，変性が強い場合には細胞や組織は不

可逆的に機能を失い，最終的には壊死に至る。

2）原因と機序

低酸素血症などによって細胞膜での水や電解質のやり取りが障害され，細胞外から水，Na イオンが流入し，細胞内に水貯留による空胞を生じる水腫性変性，アルコールの過剰摂取により肝細胞などに脂肪が沈着する脂肪変性，腎や肺，血管壁などにカルシウムが沈着する石灰変性（異所性石灰化）がある。アルツハイマー病ではアミロイドという異常蛋白が脳内に蓄積するアミロイド変性が生じる。動脈壁にコレステロールなどが沈着する動脈硬化も変性の一つである。

3 萎　縮

1）萎縮とは

いったんは正常な大きさに発達した組織，臓器が縮小することを萎縮という。構成する細胞数が減少する場合や，細胞の体積が縮小する場合，その双方が生じる場合

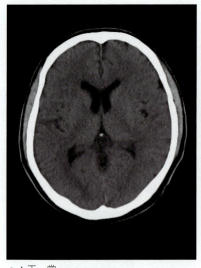 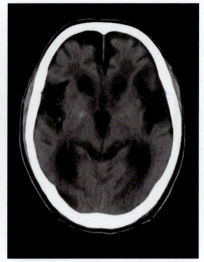

a：正 常 　　　　　　b：萎 縮

図2　高齢者にみられる脳萎縮（CT所見）

がある。肥大，過形成とは反対の変化である。正常な大きさに発達しないものは，低形成という。

2）原因と機序

多くの組織・臓器で生じ，その原因も多岐にわたる。

(1) 生理的萎縮（加齢性萎縮）

多くの組織や臓器は，成熟のピークの後は加齢に伴って萎縮する。高齢者の脳の萎縮（図2），閉経後の子宮の萎縮などが該当する。組織，臓器によっても，個人によっても萎縮の進行程度には大きな差がある。

(2) 栄養障害性萎縮

長期の飢餓や，悪性腫瘍末期などの栄養不足に起因する萎縮である。

(3) 廃用性萎縮

使用しないことで生じる萎縮である。例えば，ギプス固定により四肢の運動が長期間制限されると，その四肢の筋肉は萎縮する。

(4) 圧迫萎縮

慢性的な圧迫で生じる萎縮である。結石による尿管の閉塞で，腎盂が拡張し水腎症となり，腎実質への圧迫が長引くと腎実質が萎縮する。

(5) 神経原性萎縮

支配する神経の異常による萎縮である。筋肉自体に異常がなくても，運動の命令を直接伝える運動神経が障害されると筋肉は萎縮する。

(6) 内分泌性萎縮

ホルモンの刺激を受けている組織や臓器は，ホルモン量の減少によって萎縮することがある。副腎皮質は副腎皮質刺激ホルモン（ACTH）という下垂体からの副腎皮質ホルモンの分泌を促すホルモンの刺激で機能を保っている。下垂体の異常でACTHが分泌されなければ副腎皮質は萎縮する。

(7) 虚血性萎縮

血流障害によって，酸素や栄養の供給が減少し生じる萎縮である。腎動脈の硬化で腎血流が低下し，腎臓が萎縮する場合などがある（腎硬化症）。

4 肥大と過形成

1）肥大，過形成とは

細胞数の増加ではなく，個々の細胞の体積の増大によって組織や臓器が増大することを肥大という。他方，細胞数の増加によって増大することは過形成という。過形成では，何らかの刺激に対する反応として細胞分裂が生じ，細胞が増える。生理的な反応として生じる過形成は一過性であり，刺激が減れば通常元に戻る（萎縮）。

ただし，組織，臓器の増大の多くは，肥大と過形成が多少とも混在しており，厳密に区別せずに，「肥大」と表現することも多い。

2）原因と機序

スポーツ選手や肉体労働者では，骨格筋や心筋に負荷が持続的にかかることで筋組織が肥大する。要求される機能を発揮できるように組織内の血流量が増加し，体積が増す方向に変化する。これは作業性肥大（図3）と呼ばれ，肥大の代表的形態である。生理的要求に応じてみられるものであり，生理的肥大（機能性肥大）の一つである。

一方，心疾患で生じる心肥大は病的な変化（病的肥大）である。また，腎摘出後の残された腎臓の肥大，肝臓の部分切除後の残存肝の肥大は代償性肥大という。失われた臓器の機能を残存臓器で代償する反応である。成長ホルモンの過剰分泌による先端巨大症も肥大に該当する。

授乳期の乳腺の過形成は，プロラクチンなどのホルモン刺激によって生じる。バセドウ病では，甲状腺刺激ホルモン（TSH）の受容体に対する自己抗体が甲状腺を刺

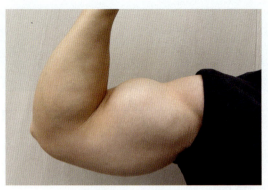

図3　作業性肥大

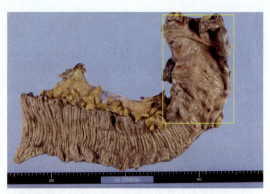

図4　粘膜の再生小腸（静脈硬化性腸炎の例）

黄色い四角で囲んだ部分は再生粘膜であり，その他の部分にはある雛襞（すうへき）が欠如している

激して甲状腺の過形成が起こる。

5 再　生

1）再生とは

何らかの原因で組織の一部が欠損したときに，残存した細胞が増殖し元の機能や形態に戻ろうとすることを再生という。個体の損傷の修復現象である。

細胞の増殖と分化によって行われるが，細胞の増殖や分化能力には限界があり，どの組織でも再生するわけではない。個体の発育が進むほど再生能は低下する傾向にあり，成熟した個体よりも未熟な個体ほど再生能は高い。同じ個体でも，再生能は組織，細胞によって異なる。

2）組織，細胞の再生能

ヒトの主な組織，細胞の再生能力は次のとおりである。

①ほとんど再生しない組織：心筋，中枢神経，水晶体

②再生能力の低い組織：骨格筋，平滑筋，軟骨，腺上皮（汗腺など）

③再生能力の高い組織：結合組織，神経膠（こう）細胞，末梢神経，血液，表皮，骨，粘膜上皮（図4）

3）再生の分類

⑴ 生理的再生

各種の組織は日常的に生理的な再生を繰り返している。

皮膚，毛髪，消化管粘膜などは，寿命が短く，日常的に脱落し，元どおりになるための再生が常に生じている。

⑵ 病的状態からの再生

病的状態からの再生においては，既存の構造に完全に修復することはまれで，胃潰瘍の瘢痕（はんこん）治癒，手術創にそったケロイド形成などのように不完全な形で再生修復されることが多い。

6 化　生

1）化生とは

いったんは分化し成熟した組織の一部が，慢性の刺激に対する適応反応として他の性質の組織に変化することを化生という。本来はその場所にない組織に変化するので，異所性分化とも呼ばれる。化生では細胞が，その前駆細胞の分裂増殖の過程で別の方向に分化し，本来の組織の一部が別の組織構造をもつ組織に置き換わる。しかし，臓器全体が他の臓器に変化することはなく，置き換わる組織も，まったく発生学的に系統の異なる組織に変化することはない。

2）具体的な例

慢性的な気管支の炎症によって気管支粘膜の線毛上皮細胞が傷害を受け，それが脱落し，再生を繰り返すなかで，線毛上皮細胞が扁平上皮細胞に変化，置き換わること（扁平上皮化生）がある。喫煙者に多くみられる。慢性胃炎において，胃粘膜の胃の腺上皮が，腸の腺上皮に変化すること（腸上皮化生）などがある。

本来は骨がない筋肉内や結合組織内に骨形成が生じる異所性骨化（異所性化骨や異所性骨形成とも呼ばれる）も化生の例と考えられている。関節手術後や骨折の治癒過程に，炎症反応が関与し生じる。

03 炎　症

A 炎症とは

生体は，何らかの傷害性の刺激が加わると，その広がりを防ぎつつ，傷害された組織の修復を図るために一連の反応を起こす。この，局所に作用した刺激に対する生体の防御反応と，局所の傷害から回復する過程で生じる反応を，炎症という。傷害性の刺激を家屋の火災に例えれば，一連の消火活動が炎症反応に相当する。生体に対する"傷害性の刺激"で代表的なものが微生物による感染である。

古くから炎症は，「赤く，腫れあがり，熱をもち，痛む」すなわち，発赤・腫脹・熱感・疼痛を生じるものとして知られてきた（炎症の四徴候）。これに機能障害を加えて，炎症の五徴候というが，これらの症状は，創の感染やニキビなど日常の生活のなかでもよく経験する。炎症はそこに何らかの傷害（刺激）があることを意味する。

ある臓器に炎症が生じた場合，臓器名のあとに"炎"をつけて表す。例えば，肺炎，肝炎，皮膚炎などである。

B 炎症の原因

炎症を引き起こす原因は，①生物学的因子，②物理的因子，③化学的因子に大別される。生物学的因子は，ウイルス，リケッチア，細菌，真菌，寄生虫などによる感染が該当する。物理的因子とは，外傷，高熱，低温，放射線，紫外線，電気などである。化学的因子には，酸，アルカリ，腐食性物質，薬剤などがある。

炎症の原因の多くは外因性のものであるが，内因によっても生じる。自己免疫疾患で生じる炎症がその代表である。

C 炎症の経過

炎症は，経時的な変化の過程から急性炎症と慢性炎症の2つの型に分けられる（図1）。

1 急性炎症

1）急性炎症の進行

急性炎症は，持続時間の短いもので，数分〜数時間〜数日の経過で収まる一過性のものであり，細菌性感染や外傷などでしばしばみられる。組織学的には，毛細血管や細動脈，細静脈などの微小な血管を主な場として進行する。炎症は，感染などの傷害性の刺激が作用し局所に細胞傷害が生じることをきっかけに始まり，局所の循環障害→血管からの血漿成分の滲出→好中球を主体とした白血球の遊走の順に進む（図2）。

(1) 局所の循環障害

まず，傷害を受けた領域の血管が拡張する。細動脈の拡張により，血流量が増加し，それが毛細血管，細静脈の拡張へとつながる。これにより局所の血流量は正常時の10倍にも増加する。この局所の血流量の増加が炎症の四徴候のうちの"発赤""熱感"の原因である。

(2) 滲　出

傷害性の刺激を受けた肥満細胞や血小板などからヒスタミンなどが放出され，これにより細静脈を中心に血管透過性が高まる。血管の透過性が高まると，血管内から血漿成分が血管外に滲出し，間質液（組織間液）が増え，浮腫が生じる。四徴候のなかの"腫脹"は，局所に生じた浮腫を原因とする。

蛋白質を多く含む液体が血管から漏出することを滲出といい，漏出した液体を滲出液と呼ぶ。滲出液には，免疫グロブリン，フィブリノゲンなどが多く含まれる。免疫グロブリンは白血球による微生物の認識，排除を促し，フィブリノゲンは，フィブリンに変化することで微生物

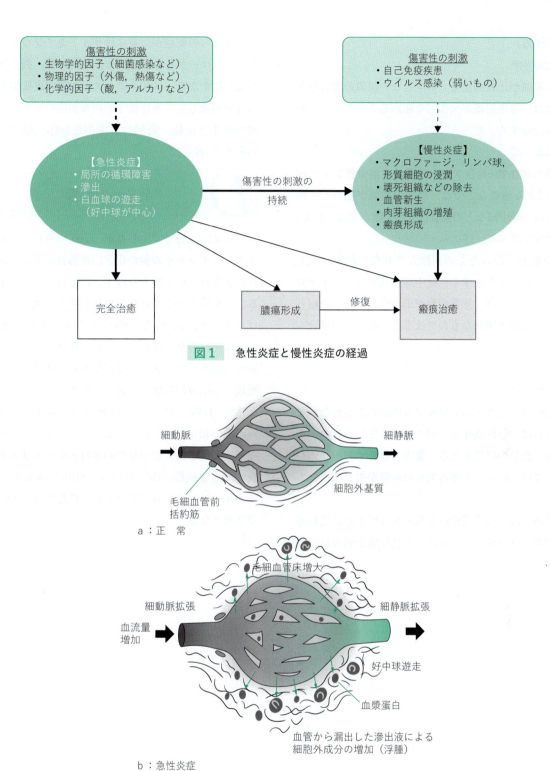

図1　急性炎症と慢性炎症の経過

図2　急性炎症での変化（微小血管）

の移動を阻害し，白血球による貪食効率を上げる。

(3) 白血球の遊走

　血管内から，好中球を中心とする白血球が血管外に出て，損傷部位に向かって遊走する。遊走した白血球は，貪食作用によって壊死組織，細菌などの微生物，異物を取り込み処理，分解する。また，白血球からは炎症性サイトカインを含む各種のケミカルメディエータが放出され，炎症反応の進展をコントロールする。"疼痛"は，局所に生じたメディエータや，浮腫による組織の歪みや伸展を原因とする。

2) 急性炎症の転帰

　炎症の原因やその程度，炎症の生じた場所，生体の反応の状況などにより，急性炎症は次のような転帰をとる。

(1) 完全治癒

　組織の傷害が軽微で，小範囲にとどまり，再生可能な組織である場合には，ほとんど傷害前と変わらない状態に治癒する。異物や細菌，壊死組織などは完全に除去され，血管透過性は正常化し，浮腫，発赤などの炎症の徴

候は消失する。

（2）瘢痕治癒

傷害の範囲が比較的広く，再生しない組織の傷害などの場合には，線維組織が欠損部を埋めることで，瘢痕が形成され治癒する。

（3）膿瘍形成

化膿性の微生物（黄色ブドウ球菌，β溶血性レンサ球菌など）による感染などでは，局所の組織が融解し，滲出液と多数の好中球などの死骸によって膿が形成される。

（4）慢性炎症への移行

炎症の原因となったものが除去されない状態が続くと，慢性炎症へと進展する。好中球に代わって，マクロファージ，リンパ球，形質細胞が出現する。急性炎症と慢性炎症の境界は明確なものではなく，混在する場合も多い。

2 慢性炎症

慢性炎症は，急性炎症の過程で原因が除去されないまま残る場合に，急性炎症から引き続いて生じるものであり，数日〜数年の経過をとる。傷害を起こす刺激が弱い場合などでは，最初から慢性炎症の病態が生じることもある。

組織学的には，急性炎症の主体である好中球に代わって，マクロファージ，リンパ球，形質細胞が局所に浸潤し，これらの細胞が，炎症性サイトカインなどのケミカルメディエータを分泌しつつ，壊死組織，微生物，異物の除去にかかる。メディエータは血管内皮細胞や線維芽細胞を刺激して，血管新生や肉芽組織の増殖を促し，組織の再生と改修，瘢痕の形成が進む（p.181「2）創傷の治癒過程」参照）。

D　全身への影響

炎症反応は局所で生じるが，炎症の過程で産出されるサイトカインやその他の化学伝達物質が多くなると，それらは全身にも影響を及ぼす。例えば，細菌感染が生じると，血管の中を流れる白血球が増え，次いでインターロイキン-1（IL-1）などのサイトカインが増加する。IL-1は発熱中枢に作用し，生体は発熱することになる。細菌の毒素なども発熱の原因である。サイトカインは呼吸数，心拍数の増加の原因にもなる。

感染，外傷，熱傷などの侵襲（細胞・組織への内因性・外因性の損傷刺激）で生じる，サイトカインを介した免疫‐炎症反応による全身性の非特異的生体反応を全身性炎症反応症候群（SIRS）という。SIRSの重症化・遷延化により，好中球や凝固系などが活性化され，多臓器障害の原因となる。

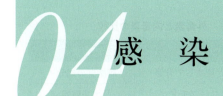

04 感 染

▶ 到達目標
1. 感染と感染症について説明できる。
2. 病原体と病原性について説明できる。
3. 感染の原因となる微生物をあげ，それぞれの特徴について説明できる。
4. 感染症の発症について，感染源，感染経路，宿主との関係から説明できる。
5. 病原性微生物の薬剤耐性について説明できる。

A 感染と感染症

微生物が体内に侵入し，臓器や組織に定着して増殖することを感染という。しかし，感染しても必ずしも病気になるとは限らない。感染によって身体に障害が発生し，発病した状態を感染症という。つまり，感染がそのまま感染症に結びつくわけではない。

感染してから発症するまでの期間を潜伏期という。潜伏期間が長期間続く場合は，健康保菌者あるいは無症候性キャリアと呼ばれ，他人への感染源として問題になることがある。感染して症状を伴ったものを顕性感染，症状のないものを不顕性感染と呼ぶ（潜伏期にある感染と不顕性感染は別のものである）。

B 病原体と病原性

感染症の原因となる（病原性をもつ）微生物などを病原体といい，感染を受ける側（ヒト）を宿主という。病原性とは，宿主に感染症を起こす性質をいい，病原性の程度には，感染性因子，病原性因子，毒性因子の3つが大きく関与する。

感染性因子は微生物などが宿主の体で安定的に増殖できる性質であり，病原性因子は宿主に感染したときに発病させる性質をいう。毒性因子は，発病したときにその病原体が宿主に与える影響の程度をいう。毒性の強さによって病原体を強毒性，弱毒性などと表現することがある。

感染症が生じるか否かは，病原体の病原性のみで決まるわけではなく，宿主の抵抗力と病原体の病原性のバランスによって決まる。つまり，健康人には無害な微生物が，感染防御能の低下した人には，病原性を示すことがある。したがって，微生物は単純に「病原性」と「非病原性」に分けられるわけではない。

表1 病原体の種類

ウイルス	ポックスウイルス，ヘルペスウイルス，アデノウイルス，インフルエンザウイルス，ムンプスウイルス，麻疹ウイルス，狂犬病ウイルス，日本脳炎ウイルス，ロタウイルス，ポリオウイルス，肝炎ウイルス，新型コロナウイルス，他
細菌	レンサ球菌，ブドウ球菌，肺炎球菌，淋菌，髄膜炎菌，赤痢菌，サルモネラ，チフス・パラチフス菌，大腸菌，クレブシエラ，セラチア，プロテウス，ペスト菌，コレラ菌，腸炎ビブリオ，緑膿菌，百日咳菌，レジオネラ菌，破傷風菌，ウェルシュ菌，ボツリヌス菌，ジフテリア菌，結核菌，らい菌，レプトスピラ，マイコプラズマ，スピロヘータ，他
リケッチア クラミジア	発疹チフスリケッチア，他 クラミジア・トラコマティス，他 梅毒トレポネーマ，他
真菌	酵母（カンジダ，クリプトコッカス），糸状菌（白癬菌）
寄生虫	原虫（赤痢アメーバ，トリコモナス，マラリア原虫，トリパノソーマ）

C 病原体となる微生物

微生物とは顕微鏡で拡大しなければよくみえない微細な生物の総称である。ウイルス，細菌，真菌，寄生虫などがある（表1）。一般的な大きさは，細菌で1 μm（1 mmの1/1,000），ウイルスはその1/10〜1/100程度である。人間の大きさを地球に例えると，細菌は象や車程度の大きさとなる。

1 微生物の種類

1) ウイルス

ウイルスは，別の生物の細胞を利用し，自己の複製を行う構造体のことである。生命の最小単位とされる細胞をもたず，自分だけでは増殖できないので生物ではないとされることもある。

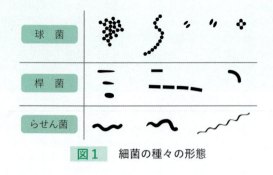

図1　細菌の種々の形態

	外毒素	内毒素
分　布	生菌が産生して分泌	細胞壁の成分
成　分	ポリペプチド	リポ多糖類
効　果	特異的	非特異的
代表的な菌	O157 ジフテリア菌 破傷風菌 コレラ菌 ボツリヌス菌	グラム陰性菌

表2　外毒素と内毒素の比較

ウイルスの本体はRNA（リボ核酸）かDNA（デオキシリボ核酸）で，これが保護外被（カプシド）で囲まれている。RNAまたはDNAはともにゲノムとして遺伝情報をもっている。ウイルスは細胞に感染することでRNAもしくはDNAを細胞に送り込む。感染した細胞はウイルスのRNAもしくはDNAに従い，ウイルスの複製を行う。

ウイルスに感染した細胞は，エネルギーなどをウイルスの複製に使い，細胞本来の機能が低下する。そのため，例えば，ヘルパーT細胞にヒト免疫不全ウイルス（HIV）が感染すると，免疫機能を担っているこの細胞の機能が低下し免疫不全状態となる。これが後天性免疫不全症候群（AIDS）である。感染細胞は，ウイルスの複製と放出の過程で破壊される場合もあるが，破壊を免れ長期間共存する場合もある。

2）細　菌

細菌は，自己増殖できる最小の単細胞の原核生物である。原核生物とは，核膜で明確に囲まれた核をもたない生物をいう。細菌は，細胞膜の内側を原形質が満たし，原形質には代謝に必要な酵素，基質，補酵素，そして遺伝情報（DNA，RNA），リボソームなどを含む。細胞膜の外側には，動物の細胞には存在しない細胞壁をもつ。ほかの生物に依存せず自己増殖が可能である。細菌より小型のリケッチアは，生きた動物細胞中でのみ増殖する。

細菌は，その形状から，球菌（球状），桿菌（棒状，円筒状），らせん菌（らせん状）に分けられる（図1）。また，グラム染色で紫色に染まるグラム陽性菌と，紫色に染まらず赤・桃色にみえるグラム陰性菌に大別される。染色の違いは，細胞壁の構造の違いによる。増殖と酸素の有無の関係から，好気性菌（酸素がないと増殖できない），通性嫌気性菌（増殖に酸素を必要としない），偏性嫌気性菌（酸素があると増殖できない）に分けることができる。

細菌の病原性には，毒素の産生が深くかかわる。細菌の毒素は，外毒素と内毒素の2つに分類される（表2）。外毒素は，細菌によって作られ菌体外に分泌される。ジフテリア菌，破傷風菌，コレラ菌，ボツリヌス菌などの感染症における主な傷害作用は外毒素によって生じる。

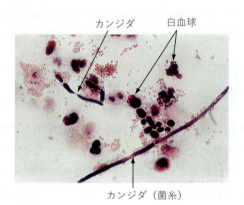

図2　カンジダの顕微鏡写真（尿のグラム染色）

病原性大腸菌（O157）が産生するベロ毒素もその一つである。内毒素（エンドトキシン）は，グラム陰性菌の細胞壁を構成する成分（リポ多糖類）であり，細菌の死滅や破壊に伴い放出されると毒として作用する。

3）真　菌

真菌は，真核細胞（核膜で囲まれた明確な核を有する細胞）からなり，原核生物の細菌とは異なる。多細胞性，多核性の糸状の構造，ミトコンドリア，小胞体を有する点も細菌との違いである。単細胞型は酵母（カンジダ，図2），多細胞型は糸状菌（カビ）と呼ばれる。

4）寄生虫

寄生虫とは，他の動物の体内・体表に感染し，その動物に依存して生きる動物の総称である。単細胞の原虫類，多細胞で発達した組織・器官を備えた蠕虫類，体表に寄生する外部寄生虫（節足動物）など広範なものを含む。

2 常在微生物叢

人体は，多数の微生物との共生の場となっている。皮膚や粘膜の表面に定着している微生物の集団を常在微生物叢と呼び，そのうち細菌の集団を常在細菌叢（常在菌）という。皮膚には少ないところでも1cm²当たり1,000個以上，大腸には100菌種100兆個の常在菌が共生するとされる。母体内の胎児は無菌状態であるが，出産で産道を通過する際に細菌との共生が始まる。

▶ **参考：プリオン**

感染能力をもつ蛋白質をプリオンと呼ぶ。蛋白質はアミノ酸が多数連なったペプチド鎖からできている。ペプチド鎖は同じでも，その捻れ・折れ曲がりが変わると，蛋白質の性質自体が変わることがある。プリオンは正常の蛋白質を自分と同様の捻れ・折れ曲がりに変化させる能力をもつと考えられており，これにより脳などに障害を及ぼす。これがプリオン病である。ウシ海綿状脳症（BSE，通称「狂牛病」）は，餌の中に含まれたプリオンが原因とされた。

D　感染の成り立ち

感染症の発症にはさまざまな要因が関与するが，その主なものは，感染源（病原体），感染経路，宿主である。

1 感染源

病原体は，動物やヒト，その排泄物（唾液，痰，鼻汁，尿，便など），環境（土壌，水，大気など），飲料や食べ物などに存在し，感染源となる。人が感染源の場合，その人が咳などの感染症状を呈している場合もあれば，何ら症状を呈していない健康保菌者である場合もある。

2 感染経路

病原体が宿主に伝播する経路を感染経路という。これは，ヒトからヒトへの水平感染と，母体から子に感染する垂直感染に大きく分けられる。病原体はそれぞれ特有の感染経路をもっており，例えばインフルエンザは主に患者の飛沫を介してヒトからヒトへと感染する。これらの経路を正しく理解し遮断することで感染症を予防できるため，感染経路の理解は感染対策の基本となる。

1）水平感染

ヒト，環境などから，ヒトへ伝播する次のような感染を水平感染という。

（1）接触感染

感染源に接触することで成立する感染経路をいい，直接接触感染と間接接触感染に分けられる。医療関連感染の経路でもっとも頻度が高い。観察・処置中に，感染症患者の皮膚や粘膜または体液などに直接触れて感染するのが直接接触感染（アデノウイルスによる流行性角結膜炎など）であり，病原微生物が付着した手袋や医療資器材，ドアノブなどを介して感染するのが間接接触感染（MRSA など）である。

（2）飛沫感染

咳，くしゃみ，会話などに際して飛び散る飛沫（痰，鼻汁，唾液のしぶき）に含まれる病原微生物が，他人の口や鼻の粘膜などに付着して成立する経路である。直径 5 μm より大きい飛沫粒子により感染を起こすものであり，飛沫粒子は毎秒30〜80cm の速さで落下し，感染が成立するのは，通常，感染源から 1 〜 2 m 以内に限られる。例えばインフルエンザなどが代表的である。

（3）空気感染（飛沫核感染，塵埃感染）

空気感染は，飛沫の水分が蒸発（気化）して生じた直径 5 μm 以下の微細な粒子（飛沫核）による感染形態である。飛沫核は動きのない空気中でも毎秒0.06〜1.5cm しか落下しないため，長時間浮遊が可能である。そのため，感染源から離れた場所でも，また飛沫の排出から時間が経過しても感染の危険がある。この微細な粒子は末梢気道まで到達することができる。結核などが代表的である。

特殊な空気感染として，塵埃感染がある。これは空気中を漂う細かい塵に付着した病原体が粘膜に接触したり吸入されたりすることで成立する感染経路である。例えば，ノロウイルスによる感染症の多くは接触感染であるが，乾燥した嘔吐物から舞い上がった塵埃を吸い込むことで感染することがある。

（4）エアロゾル感染

エアロゾルとは，その径にかかわらず空気中に浮遊するすべての微小な個体または液体の粒子をいうが，感染対策の観点からは，感染経路を分けて説明する必要があるため，必ずしも厳密な定義は定まっていないものの，飛沫より小さい粒子径の粒子をエアロゾルとすることが一般的である。

新型コロナウイルス感染症では，密閉空間において飛沫感染よりも明らかに距離が離れていても感染する経路があることから，エアロゾル感染という考えが取り入れられている。空気中を浮遊しているエアロゾルを吸い込んだりして粘膜に付着するほか，エアロゾルが付着した手指や衣服で口・鼻・眼の粘膜に触れることで，粘膜に付着したウイルスが増殖して感染を起こすことも考えられている。

2）垂直感染

母体が感染源となり，胎児や子に感染することを垂直感染という。

（1）経胎盤感染

経胎盤感染とは，子宮内で胎盤を経由して感染するものをいう（例：HIV，B型肝炎，風疹ウイルス，梅毒）。

（2）産道感染

産道感染とは，出産時に産道を通過する際に感染するものをいう（例：HIV，ヘルペスウイルス，B群溶血性レンサ球菌）。

Ⅱ

2

疾患の成り立ちと回復の過程

表3 代表的な日和見感染症

病原体	疾　　患
ニューモシスチス・イロベチー	ニューモシスチス（カリニ）肺炎
緑膿菌	尿路感染症，創感染，敗血症
レジオネラ菌	在郷軍人病（レジオネラ肺炎）
カンジダ	口腔カンジダ，性器カンジダ，カンジダ敗血症

（3） 母乳感染

母乳感染とは，出生後に母乳を介して感染するものをいう（例：HIV，成人T細胞白血病）。

3） その他の分類

ヒトの身体への侵入経路によって，経口感染（食物や飲み水を介する），節足動物媒介感染，経皮感染（穿刺など），血液感染（輸血など）などのさまざまな様式，分類がある。

（1） 経口感染

経口感染とは，病原微生物で汚染された食品や水を摂取して感染する経路である。接触感染に含めることもある。A型肝炎をはじめ，多くの食中毒や腸管感染症がこの経路で伝播する。

（2） 節足動物媒介感染

節足動物媒介感染は，蚊，ハエ，ダニなどの節足動物による刺咬や機械的な接触で成立する。接触感染に含めるのが一般的である。これらのうち刺咬で伝播する感染症は，ヒトからヒトへ直接感染することはない。

3 宿主免疫と感染

病原体がヒトの体内に侵入しても，必ずしも感染症を発症するわけではない。発症するか否かは，病原体の病原性と宿主の感染防御能のバランスで決まる。健康な宿主であれば，自然免疫や獲得免疫による免疫機構によって，必ずしも発症に至らない。しかし，宿主の状況によっては，病原性の低い病原体であっても容易に発症するこ

とがある。

感染防御能が低下し，感染症に罹患しやすい宿主の状態を易感染性という。健康人には無害な微生物が，易感染性の人に対して起こす感染症を「日和見感染症」といい，表3のようなものがある。例えば，ニューモシスチス・イロベチーはほとんどの人が保菌する真菌であるが，AIDS患者にはニューモシスチス肺炎（カリニ肺炎）という致死的な肺炎を引き起こす。

E 病原性微生物の薬剤耐性

1928年にアレクサンダー・フレミングがペニシリン（抗菌薬の一種）を発見し，その約10年後に臨床での実用化に成功した。抗菌薬の出現は，感染症の予後を劇的に改善し，細菌感染症は克服されるのではないかとさえ期待された。しかし，ペニシリンの使用後間もなく，それが効かない薬剤耐性菌が出現した。ペニシリン以降も，新しい抗菌薬が次々と実用化されたが，ほどなくそれらの抗菌薬に対する薬剤耐性菌が出現し，現在では多数の抗菌薬に耐性をもつ多剤耐性菌の出現が問題となっている。薬剤耐性菌とは，以前は抗菌薬が有効であったものの何らかの機序で抗菌薬が効かなくなった細菌をいう。

細菌に限らず，抗ウイルス薬に耐性を示す薬剤耐性のウイルス，抗真菌薬に耐性を示す薬剤耐性の真菌も存在する。薬剤耐性は，感染症治療にとって大きな課題となっている。

05 循環障害

循環障害とは，心臓を出た血液が動脈から毛細血管を通り，静脈あるいはリンパ系を経て再び心臓に戻る経路に生じた障害の総称である。局所の循環の障害として，虚血と梗塞，うっ血，浮腫，出血，血液凝固などがあり（表1），全身の循環障害として，ショックや高血圧などがある。循環障害には急性と慢性のものがあり，とくに急性のものは重要な救急疾患とかかわりが深い。

A 虚血と梗塞

1 病　態

虚血とは，その組織の需要に見合うだけの動脈血が供給されない状態をいう。動脈硬化，血管内に生じた血栓・塞栓，外部からの血管の圧迫，血管の損傷などによって生じた動脈の狭窄・閉塞が主な原因となる（図1）。ショックでも生じる。動脈血流の減少により，酸素や栄養（エネルギー）の組織への供給が不足し，代謝が障害され，細胞障害へとつながる。血流の減少により赤みが減り蒼白となり，皮膚が冷たくなり，強い痛みを生じる。虚血が続くと急性の虚血では組織は壊死（梗塞）に陥る。慢性の虚血では組織に萎縮が起こり，機能障害につながる。

梗塞とは，高度な虚血によって細胞傷害が進み，局所が壊死に陥ることをいう。動脈には，枝分かれした分枝間に吻合があり，全体として網の目状となっているため一部の血流が途絶してもほかの経路から補われ，壊死まで陥ることは少ない。しかし，ほかの動脈との交通のない動脈（終動脈）が閉塞すると，その動脈の支配する末梢領域は血流が途切れ壊死に至る。心臓，脳，腎臓，脾臓などで生じやすい。なかでも，脳と心臓は組織の代謝が活発で酸素需要が高いため，動脈の完全閉塞に至らなくても梗塞を生じることがある。

2 代表的な疾患

心臓では，冠動脈に生じた血栓による狭窄・閉塞で虚血や梗塞が生じ，不安定狭心症，急性心筋梗塞，心臓突然死の原因となる。脳では，内頸動脈や椎骨・脳底動脈，それらの末梢で生じた脳血管の狭窄・閉塞によって一過性脳虚血発作や脳梗塞が生じる。腸管では，上腸間膜動脈などの狭窄・閉塞によって腸管，腸間膜が壊死に陥る。緊急性が高い腹部救急疾患として重要である。腎動脈に生じれば腎梗塞を，脾動脈に生じれば脾梗塞をきたす。四肢の急性動脈閉塞でも壊死に陥ることがある。

B うっ血

1 病　態

うっ血とは，静脈や毛細血管に血液がうっ滞した状態をいう。滞留した血液により静脈は拡張する。局所的に生じる場合と全身性に生じる場合があり，局所的なうっ血は，血栓や塞栓，外部からの圧排などによる静脈の狭窄や閉塞が原因となる（図2）。全身性のうっ血は，心臓のポンプ機能が損なわれ心臓につながる静脈全体の流れが滞ることなどで生じる。うっ血した部位は暗赤色で浮腫を伴うことが多く，その部分の体積が増加する。

なお，細動脈が拡張した状態は，充血と呼ぶ。充血した部位は鮮紅色で温かい。流入する動脈血液量の増加や局所の動脈の拡張などで生じる。

2 代表的な疾患

局所的なうっ血は，下肢静脈血栓による静脈閉塞，妊娠子宮による骨盤内静脈の圧迫などの際にみられる。肝硬変によって門脈にうっ血が生じることもある。これは胃食道静脈瘤の形成やその破裂などの原因となる。静脈

表1　循環障害と原因

循環障害の種類	定　義	原　因
虚　血	その組織の需要に見合うだけの動脈血が供給されない状態	動脈の狭窄・閉塞
梗　塞	高度な虚血によって，局所が壊死に陥ること	虚血による細胞の傷害
うっ血	静脈や毛細血管に血液がうっ滞した状態	（局所）静脈の狭窄・閉塞，（全身）心不全
浮　腫	間質液が異常に増加し，身体の一部，もしくは全身が腫れた状態	毛細血管内圧の上昇，低蛋白血症，血管透過性亢進，リンパ管閉塞
出　血	赤血球を含む血液成分の血管外への流出	血管壁の損傷，障害
血　栓	血管内で凝固した血液の塊，それによる血流障害	血管内での血液の凝固
塞　栓	血流によって運ばれた血栓などによる血管の閉塞，それによる血流障害	遊離血栓，空気，脂肪滴など

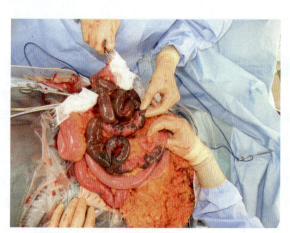

図1　上腸間膜動脈閉塞症による腸管虚血
腸管が暗茶色に変色している

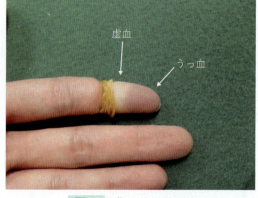

図2　指のうっ血の例
輪ゴムで指を縛ると，指の先端は動脈からの血液流入はあるが流出が途絶えるため浅黒く膨らむ（うっ血）。なお，縛った部分の皮膚は輪ゴムの圧力のため血液が排除され白くなる（虚血）

穿刺時に行う駆血帯の装着は，人為的にうっ血を起こすものである。

　全身性のうっ血は，とくに右心系のポンプ機能の低下によるうっ血性心不全で生じる。肺血栓塞栓症，心タンポナーデなどもその原因となる。外頸静脈に怒張が生じ，時間経過とともに浮腫，肝腫大，腹水なども出現する。肺うっ血は，左心系のポンプ機能の低下により生じ，肺静脈系の血液量が増大することで，肺水腫による呼吸困難，起坐呼吸，心臓喘息，胸水の貯留などの原因となる。

C　浮　腫

　浮腫とは，間質液が異常に増加し，身体の一部，もしくは全身が腫れた状態をいう。浮腫の発生は，静脈のうっ血などによる毛細血管内圧の上昇，低蛋白血症，血管透過性の亢進，リンパ管閉塞などによって生じる。

1 毛細血管内外における水分移動

　毛細血管内圧は組織圧より高く，この圧差（静水圧差）は水分を毛細血管の外へ押し出す力となる。一方，血漿の蛋白量は間質液の蛋白量より多いため，血漿の膠質浸透圧は間質液の膠質浸透圧より高くなり，この圧差（膠質浸透圧差）は静水圧とは逆に水分を毛細血管内へ引き込む力となる。

　毛細血管の動脈側では，静水圧差は32mmHg，静脈側では15mmHg程度である。血漿の膠質浸透圧差は28mmHg程度であり，毛細血管の動静脈圧の中ほどになる。動脈側では，水を血管内へ引き込む膠質浸透圧差よりも，外へ押し出す静水圧差のほうが大きくなり水は毛細血管外へ向かう。一方，静脈側では，血管外へ押し出す静水圧差よりも，血管内へ引き込む膠質浸透圧差のほうが大きくなり，水は毛細血管内へ向かう（スターリングの原理，図3）。

　毛細血管の動脈側からは1日約20Lの水分が漏出し，静脈側では1日約16〜18Lの水分が吸収される。漏出と吸収の差は，リンパ液としてリンパ管内を流れ，最終的に静脈系に戻る。

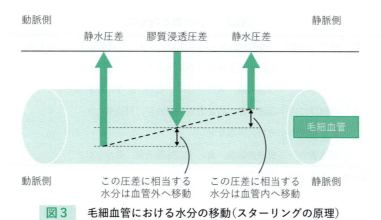

動脈側 静脈側

静水圧差　膠質浸透圧差　静水圧差

毛細血管

動脈側　　　　　　　　　　　　　　　静脈側

この圧差に相当する　　この圧差に相当する
水分は血管外へ移動　　水分は血管内へ移動

図3 毛細血管における水分の移動（スターリングの原理）

② 浮腫の発生と代表的な疾患

1）毛細血管内圧の上昇

静脈の狭窄や閉塞，心臓のポンプ機能の低下などによって，末梢の静脈にうっ血が生じ，毛細血管の静脈側の流れが滞り毛細血管内圧が上昇する。これにより，水を血管外へ押し出す力が増し，水分の漏出が増え，浮腫を生じる。

心不全時の全身の浮腫や肺水腫，妊娠子宮による骨盤内静脈の圧迫による下肢の浮腫などが代表的である。

2）低蛋白血症

血漿の蛋白質の濃度低下（低蛋白症），とくに，血漿蛋白質の大部分を占めるアルブミン濃度が低下（低アルブミン血症）すると，血漿膠質浸透圧が低下し，血管内へ水分を引き込む力（膠質浸透圧差）が弱まるため浮腫を生じやすくなる。

アルブミン合成能が低下する肝硬変，尿へのアルブミン喪失が著しいネフローゼ症候群，がんの末期の低栄養時などにみられる。

3）血管透過性の亢進

炎症などによって毛細血管を構成する細胞が傷害されると，血管透過性が亢進し蛋白質が血管外へ漏出する。その結果，毛細血管内外の膠質浸透圧差が減少するため血管内へ水分を引き込む力が弱まり，浮腫を生じやすくなる。

炎症のほか，ショック，低酸素，アレルギーなどさまざまな機序で血管透過性は亢進する。アナフィラキシーに伴う喉頭浮腫，アレルギーに伴う蕁麻疹，腹膜炎に伴う腹腔内臓器の浮腫，Ⅱ度熱傷部位にみられる水疱（浮腫）は毛細血管透過性に基づく。虫刺されによる局所の腫れも同様である。

4）リンパ管の閉塞

毛細血管から漏出した水の一部はリンパの流れによって静脈に戻るが，リンパの流れが障害されるとそれが停滞し，浮腫をきたす。悪性腫瘍のリンパ節への転移などが原因となる。乳がんや子宮がんの手術に伴いリンパ節を摘出（郭清）すると，リンパの流れが阻害されて上肢や下肢の浮腫を生じることがある。

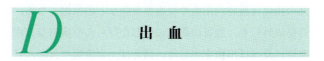

D 出血

① 病態

出血とは，赤血球を含む血液成分が血管外へ出ることをいう。白血球や血漿成分だけが血管外に漏れる状態は出血と呼ばない。

肉眼的に血管の破綻が確認される場合（破綻性出血）と，確認されない場合（漏出性出血）がある。破綻性出血は，各種の外傷や，血管の周辺に生じたびらん，潰瘍などによって，血管壁が損傷した場合に生じる。漏出性出血は血管内皮障害などによって，主に毛細血管の領域で血管内皮細胞の間隙が増大し，血液が漏れ出ることで生じる。肺水腫などで生じることがある。

出血源となる血管の種類により，動脈性出血，静脈性出血，毛細血管性出血に分けられる。また，出血が体表から外に出るか否かによって，外出血と内出血に分けられる（表2）。内出血のうち，相当量の出血によって作られた組織内の血液の塊を血腫と呼ぶ。

出血により血液が失われれば組織への酸素運搬が減少し，全身は酸素不足に陥る。多量に出血すれば，生命を維持できなくなる。そのため生体には出血を止める止血機構が備わっている。止血機構には，血小板，凝固因子，血管壁が関与し，これら三要素がうまく働かないと，出血が続くことになる。

血小板の異常，血液凝固能の低下，線溶の亢進，血管の異常のいずれかにより，出血しやすい，または止血しにくい状態を出血傾向（出血性素因）という。

表2		外出血と内出血	
外出血	体外への出血		種々の外傷による開放創からの出血および体外に直接排出されるもの。鼻血，性器出血など
内出血	体内での出血	胸腔内	胸部大動脈破裂，胸部外傷など
		腹膜腔内	腹部外傷，異所性妊娠の破裂，肝がん破裂など
		後腹膜腔内	腹部外傷，腹部大動脈瘤破裂，腎損傷など
		軟部組織内	骨折，挫傷など
		消化管内*	食道静脈瘤，胃・十二指腸潰瘍，胃がんなど

* 外出血に分類する場合もある

2 代表的な疾患

　量の多少はあれ，出血はあらゆる臓器，組織の外傷で生じると考えてよい。例えば，外傷により頭蓋内の血管が損傷すれば，急性硬膜外血腫，急性硬膜下血腫などが生じる。胸腔内の血管の損傷により血胸などが生じ，腹部の損傷は腹腔内出血や後腹膜血腫などの原因となる。外傷以外にも，血管の周辺に生じたびらんや潰瘍などが血管に及べば出血を生じる。例えば，胃潰瘍や胃がんによって生じたびらんなどからの出血である。脳動脈瘤，大動脈瘤などのように血管そのものが脆弱になっている箇所が，血管内圧によって破裂する場合もある。血管に病変がなくても，血管内圧の著しい上昇によって破綻する場合もある。

　また，止血機構にかかわる三要素の異常も出血の原因となる。再生不良性貧血や白血病では血小板が減少する。肝機能障害や血友病などでは凝固因子が減少したり機能に異常が生じたりする。ビタミンC欠乏を原因とする壊血病では血管壁の異常が生じる。これらによって止血機構がうまく働かず，出血を生じる。また，血小板に作用する抗血小板薬，凝固因子に作用する抗凝固薬など止血機構を抑制する各種薬剤も出血の誘因となる。

血液凝固

1 病　態

1）血液凝固と血栓

　損傷によって生じた血管の孔を塞ぐために血小板や凝固因子の作用で血が固まることを血液凝固といい，止血機構の一つである。血液凝固によってできた血の塊が血栓である。血管内皮細胞の傷害がなければ，通常，血管内に血栓を生じることはない。しかし，血管損傷により血管内皮細胞が傷害されるとその部分に血小板が凝集し，それに凝固因子が関与して血栓ができる。血管内にできた血栓によって血流障害が起こる病態を血栓症という。

　血管に生じた血栓は，内腔を閉塞することもあるが，閉塞せずに血管壁（または心臓壁）に付着しているだけのこともある。血栓は自然に融解・消失する場合もあるが，時間とともに器質化して血管の狭窄・閉塞を起こしたり，血管壁から遊離して血流に乗って下流の血管を閉塞したりすることがある。

　血管内で血栓を生じる主な要因には，①血管内皮の異常，②血流の異常，③血液性状（凝固能）の異常がある。

（1）血管内皮の異常

　動脈や静脈，毛細血管の炎症によって血管内皮が傷害され，血小板や凝固因子の活性化が起こり，血栓形成が生じる。アテローム性動脈硬化症などの動脈硬化による血管内皮の傷害も血栓の原因となる。

（2）血流の異常

　血流の異常，とくにうっ血によって血流が停滞すると血栓形成の原因となる。下肢の静脈の停滞や，心房細動での心房内血流の停滞などによる血栓形成がよく知られている。

（3）血液性状（凝固能）の異常

　血小板と凝固因子，それに作用する物質の異常により血栓形成が促されることがある。血栓を融解する線溶系の異常もその原因となる。また血液の濃縮も血栓形成のリスクの一つとなる。女性ホルモン製剤など，血液の凝固能に影響を与え血栓形成のリスクとなる薬剤も知られている。

2）塞　栓

　血管内で生じた血栓や血管内に入った異物が血流によって運ばれて，血管を閉塞することを塞栓という。それにより異常が生じた状態が塞栓症である。また，血管閉塞の原因となったものを塞栓子（栓子）という。塞栓子には，遊離した血栓がもっとも多く，ほかに空気（減圧症），脂肪滴（脂肪塞栓），羊水（羊水塞栓），組織片，細菌塊，悪性腫瘍，寄生虫などもなり得る。

　血栓や塞栓により動脈が閉塞すると，組織や臓器に虚血を生じ，細胞機能が障害され，ほかの血管からの血行（側副血行）がない場合は壊死に陥る。静脈や肺動脈が閉

塞するとうっ血や心外閉塞・拘束性ショックの原因となる。

2 代表的な疾患

血栓症は動脈硬化が進行した部位に起こりやすい。心筋梗塞や脳梗塞の原因として重要である。閉塞性動脈硬化症では外腸骨動脈や大腿動脈が血栓症の好発部位となり，この血栓が遊離して末梢の動脈を閉塞すると下肢の急性動脈閉塞症をきたす。また，心房細動や僧帽弁狭窄症では左心房内に血栓ができやすく，これが血管内を流れ，脳，腸間膜あるいは下肢などの急性動脈閉塞をきたす。

下肢の深部静脈も血栓の好発部位である。長期の臥床（病気や手術後）や飛行機内，災害時の車中泊など長時間同じ姿勢でいると発生する。下肢の静脈内にできた血栓が血流に乗って肺動脈を塞栓する急性の肺血栓塞栓症は，重篤な肺循環障害を引き起こし，心停止の原因にもなる。

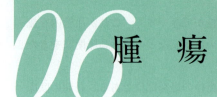

腫　瘍

A　腫瘍とは

　腫瘍とは，遺伝子の異常によって，細胞が過剰に増殖してできた組織の塊をいう。正常な細胞は，ほかの細胞や組織から増殖について制御を受けている。細胞が死ぬとその細胞を補充するように周囲の細胞などで増殖因子（増殖を促すサイトカイン）が作られ，これに反応して細胞分裂が起こり増殖する。補充が終わると増殖因子の産生は終わり，細胞分裂も止まる。このように，増殖は厳密に制御されており，これを増殖制御機構という。つまり，細胞の増殖は外から管理されており，自ら増殖することはない。

　一方，腫瘍細胞は，増殖制御機構から逸脱し，外からの刺激がなくても細胞の分裂が続き，自律的に増殖できるようになる。その結果，増殖した細胞群が"塊"や"しこり"として認識されるようになる。多くの腫瘍細胞は，増殖して塊（固形腫瘍）を作るが，白血病細胞のように塊を作らない細胞もある。

B　腫瘍の分類

1　良性腫瘍と悪性腫瘍

　腫瘍のうち，発育が遅く転移しないものを良性腫瘍といい，制御なく急速に増殖し転移するものを悪性腫瘍という。良性腫瘍と悪性腫瘍とでは，細胞の配列，核の大きさ，発育様式などが異なる（表1）。

2　上皮性腫瘍と非上皮性腫瘍

　皮膚や消化管粘膜などの身体の表面を覆う細胞，分泌を行う腺など上皮組織から発生したものを上皮性腫瘍という（図1）。それ以外の，例えば脂肪組織，筋組織，結合組織などの非上皮性組織から発生したものを非上皮性腫瘍という。

3　癌と肉腫

　上皮性腫瘍のうち悪性のものを癌といい，非上皮性腫瘍のうち悪性のものを肉腫という。例えば，大腸の粘膜上皮から発生した悪性腫瘍は大腸癌と呼ばれ，骨から発生した悪性腫瘍は骨肉腫と呼ばれる。肉腫は癌に比べて発生は少ないが，若い年齢でも発症する。また，早い段階で転移し，悪性度が高く，予後も悪い傾向がある。

　「がん」とひらがなで表記する場合，広く悪性腫瘍をさす。「がん」には，「癌」「肉腫」「白血病および類縁疾患」が含まれる。

表1　良性腫瘍と悪性腫瘍の違い

	良性腫瘍	悪性腫瘍
悪性度	低い	高い
細胞，組織の顕微鏡所見	低度異型	高度異型
元の細胞との類似性	高い	低い
細胞配列	整然	不規則
核の大きさ	均一	大小不同，不整形
核分裂像	少ない	多い
核/細胞比	正常	高い
壊　死	なし	あり
進　展		
境　界	明瞭	不明瞭
発育速度	遅い	速い
発育様式	膨張性	浸潤性
脈管侵襲（浸潤）	なし	強い
癒　着	弱い	強い
出　血	少ない	多い
転　移	なし	あり

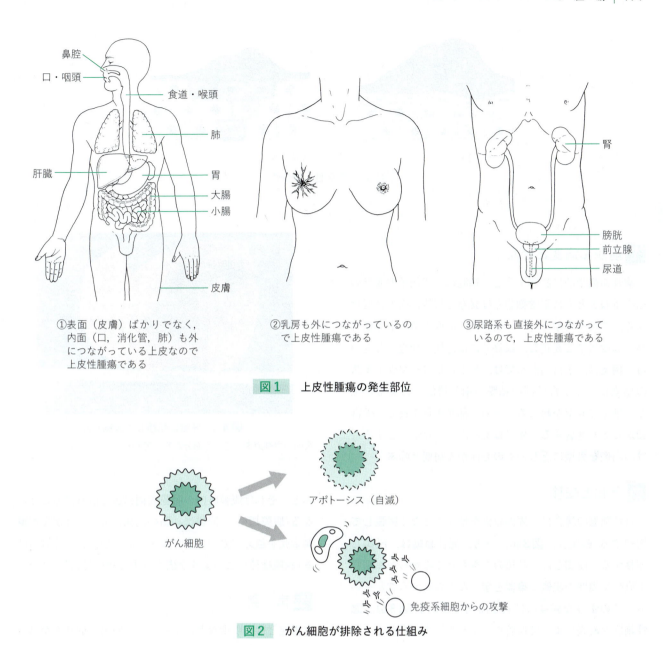

①表面（皮膚）ばかりでなく，内面（口，消化管，肺）も外につながっている上皮なので上皮性腫瘍である

②乳房も外につながっているので上皮性腫瘍である

③尿路系も直接外につながっているので，上皮性腫瘍である

図1 上皮性腫瘍の発生部位

図2 がん細胞が排除される仕組み

 腫瘍の発生

腫瘍は，遺伝子の異常によって生じる。通常，遺伝子変異を起こしても，多くの細胞はアポトーシスにより自滅するか免疫系細胞の攻撃を受けて排除されるため，遺伝子の変異した細胞が生存することは多くない（図2）。しかし，年齢が高くなるにつれ，遺伝子の変異は多くなり，攻撃を免れ生き残る細胞が増え，腫瘍が発生しやすくなる。

D **悪性腫瘍（がん）**

悪性腫瘍は，いくつもの遺伝子異常の積み重ねによって生じる。遺伝子異常のないがんは存在しない。つまり，がんは遺伝子の病気である。遺伝子の異常には**表2**のよ

表2 遺伝子からみた腫瘍の発生原因
• がん遺伝子の活性化
• がん抑制遺伝子の不活化
• 遺伝子修復機構の異常
• DNA メチル化
• テロメラーゼ活性の異常　　など

うなものがある。がんの発生を車に例えると，がん遺伝子の活性化はアクセルの異常であり，がん抑制遺伝子の不活化はブレーキの故障であり，遺伝子修復機構の異常は車のメンテナンスの不良を意味する。これらの遺伝子異常が複数生じることで悪性腫瘍が発生する。

大腸がんを例にとると，大腸粘膜細胞がもつ多数の遺伝子のうち1つの遺伝子が変異を起こすと良性腫瘍となり，その後，長い時間を経て3つ以上の遺伝子変異が起こると遠隔転移を起こすがん細胞が誕生する。

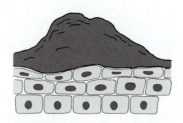

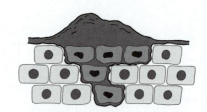

a：膨張性　　　　　　　　　b：浸潤性

図3 膨張性と浸潤性

1 前がん病変とがん

　病理組織学的に観察すると，細胞は，遺伝子の変異の積み重ねとともに正常細胞とは異なる形態に徐々に変化する。これを異型という。異型は，低度異型，中等度異型，高度異型と変化し，最終的には悪性の細胞へと変わる。例えば，子宮頸がんでは，ヒトパピローマウイルスの感染により子宮頸部の粘膜の細胞遺伝子に異常が生じ，細胞に異型が起こる。その一部が年月を経て，子宮頸がんへと進展する。異型はあるが，まだがんとするだけの高度な異型に乏しいものを前がん病変と呼ぶ。

2 浸潤と転移

　良性腫瘍の場合は，周囲組織を壊すことなく膨張して増殖する（膨張性，**図3a**）。一方，悪性腫瘍は，浸潤し転移する。浸潤とは，腫瘍のできたところからがん細胞が直接に周囲の組織や臓器を壊しながら広がることをいい，このような腫瘍の性質を浸潤性という（**図3b**）。悪性細胞が浸潤によって血管やリンパ管にまで広がると，血流やリンパの流れに乗って，離れた位置にある臓器や組織に移動しそこで増殖し，新たな悪性細胞の塊を作る。これを遠隔転移という。最初に腫瘍が発生した組織を原発巣といい，転移してできた腫瘍を転移巣という。

　がんの転移様式には，血行性転移，リンパ行性転移，播種性転移がある。

1）血行性転移

　悪性腫瘍が血管に浸潤したり，腫瘍の周りに新たに形成された血管を通じて血流に沿って転移することを血行性転移という。大腸がんが肝臓に転移したり（**図4**），乳がんが脳に転移したりするのが代表例である。肺，骨に転移することも多い。

2）リンパ行性転移

　リンパ行性転移とは，悪性腫瘍がリンパ管に浸潤したり，腫瘍の周りに新たに形成されたリンパ管を通じて，リンパの流れに沿ってリンパ節に転移するものをいう。

3）播種性転移

　胃がんや大腸がんが漿膜を越えて消化管表面にまで及

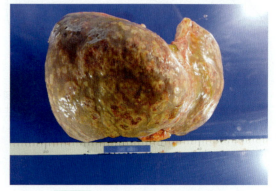

図4 肝臓に転移した大腸がん
表面のガタガタしている部分がすべてがん

ぶと，それは腹膜腔内の腹膜表面に広く散らばることになる（腹膜播種）。同様に，肺の内側にできた肺がんが臓側胸膜を越えて表面にまで及ぶと胸膜腔内に広く散らばる（胸膜播種）。このような広がり方を播種性転移という。

3 再　発

　再発とは，手術などによって悪性腫瘍が取り除かれ，いったん腫瘍が確認できない状態になったものの，取りきれていなかった目に見えない小さな腫瘍が残っていて再び大きくなって現れたり，別の場所に出現したりすることをいう。治療した場所の近くで再発した場合のみならず，別の場所で「転移」としてみつかる場合も含めて再発という。

4 悪性腫瘍の影響

　悪性腫瘍の初期には自覚症状はほとんどなく，身体に大きな影響を及ぼさない。しかし，腫瘍が増大してくるとさまざまな影響が生じる。消化管にできた腫瘍は通過障害の原因となり，嘔吐，腹部膨満，便秘などの症状をもたらす。胆汁の排出経路にできれば黄疸の原因となる。がんの周りに新しくできた血管はもろく破れやすいため出血の原因になったり，骨転移によって病的骨折が生じたりする。肝転移によって正常な肝細胞が減少すると肝不全をきたす場合もある。同様に肺転移では呼吸不全の原因となる。

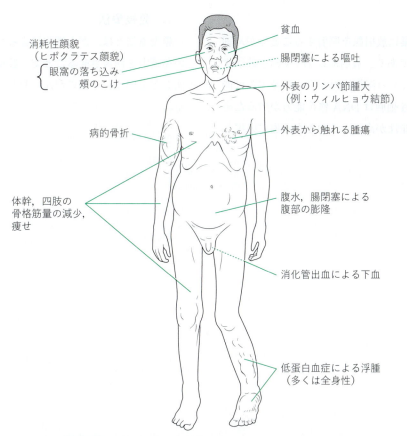

消耗性顔貌
（ヒポクラテス顔貌）
眼窩の落ち込み
頬のこけ

病的骨折

体幹，四肢の
骨格筋量の減少，
痩せ

貧血

腸閉塞による嘔吐

外表のリンパ節腫大
（例：ウィルヒョウ結節）

外表から触れる腫瘍

腹水，腸閉塞による
腹部の膨隆

消化管出血による下血

低蛋白血症による浮腫
（多くは全身性）

図5 悪性腫瘍の末期にしばしばみられる身体的特徴

また，悪性腫瘍は増殖によって多量のエネルギーを消費するため，進行した悪性腫瘍では体重が著しく減少する。悪性腫瘍の末期は悪液質と呼ばれ，特有の消耗性の病態となる（図5）。

5 悪性腫瘍の診断

1） 診断手順

体調の不良や，健康診断での異常をきっかけとして医療機関を受診する。触診で腫瘍に直接触れたり，CT検査，MRI検査，超音波検査，内視鏡検査などで腫瘍の塊を画像として確認したりすれば悪性腫瘍を疑う。内視鏡検査などで，腫瘍の一部分を切り取りそれを病理医が顕微鏡で観察して診断する。顕微鏡で細胞の形態などを観察して診断することを病理診断という。悪性腫瘍の確定診断は，病理診断によってなされる。

2） 腫瘍マーカー

悪性腫瘍は，ほかの細胞と異なる特有の物質を作る。血液や尿，便などに含まれ，これらを検出することで腫瘍の存在，広がりを推測したり，治療の効果予測や効果判定，再発の発見などが可能となる。このような悪性腫瘍の目印となる物質を腫瘍マーカーという。代表的なものに，消化器がんで生じるCEA，肝細胞がんで生じるAFP，前立腺がんで生じるPSA，膵臓がんなどで生じるCA19-9などがある。

6 治 療

悪性腫瘍の治療は，主に，手術療法，化学療法，放射線療法，免疫療法の4つである。これらを適切に組み合わせた治療が行われている。いずれの療法も日々発展しているが，近年は化学療法の進歩が目覚ましい。

1） 手術療法（外科療法）

手術療法とは，悪性腫瘍の組織を外科的に切り取る治療法である。しかし，切除できない場所に腫瘍が存在したり，転移が多数に及べば手術は困難となる。肉眼的にすべて切除できても，目に見えない腫瘍が残存していればそれが再発の原因となる。

2） 化学療法

化学療法とは，化学物質（抗がん剤）を用いてがん細胞の分裂を抑えたり，がん細胞を破壊したりする治療法である。抗がん剤には経口薬や注射薬があるが，その作用の仕方により，主に，細胞障害性抗がん剤と分子標的治療薬に分類される。

細胞障害性抗がん剤は，一定の濃度になれば確実に効くものの，正常細胞の障害も避けられず，これが抗がん剤の副作用につながる。分子標的治療薬は，がん細胞に特異性の高い標的を探し出し，その標的に効率よく作用する薬であり，正常細胞への影響が少なく，現在，積極的に開発が行われている。

3）放射線治療

　放射線治療は，病巣に放射線を照射することでがん細胞を破壊する治療法である。放射線はDNA鎖を破壊するが，正常細胞はDNAの修復能力が高く死滅する可能性は低い。他方，悪性細胞はDNA修復能力が劣るため放射線で死滅する可能性が高い。この差を治療に応用したものである。

4）免疫療法

　免疫療法とは，がん細胞によって抑制されている自己の免疫力を回復させることで，腫瘍細胞を破壊する治療法などをいう。一部のがんに対して効果が確認されている。

07 損傷と治癒

▶到達目標
1. 損傷とは何かを説明できる。
2. 創傷の一次治癒と二次治癒について説明できる。
3. 創傷と骨折の治癒過程についてフェーズごとに説明できる。
4. 損傷の治癒に影響を与える因子とその具体例をあげることができる。

A 損傷

外力により組織が傷つくことがあり、これを損傷(injury)という。組織の解剖学的な連続性が断たれた状態である。損傷にはさまざまな種類があるが、皮膚・軟部組織の損傷は、創傷と呼ぶことが多い。「創」は皮膚の連続性が断たれた開放性の損傷を、「傷」は皮膚の表面の連続性が維持された非開放性の損傷をいう。

B 損傷の治癒

1 創傷の治癒

1) 一次治癒と二次治癒

組織が損傷すると、生体はすぐに反応し修復を図る。創傷の治癒は、大きく一次治癒と二次治癒に分けられる。

(1) 一次治癒

手術の切開創などは、組織の欠損は少なく、創の縁は互いに密着可能で、汚染は少ない。このような創は、速やかに修復され、大きな瘢痕を残すことはない。

(2) 二次治癒

鈍器などにより生じた創傷では、組織の欠損部分が大きく、創縁は互いに離れ、感染が併発しやすい。このような場合、治癒には時間がかかり、欠損部分には大きな肉芽組織が形成され、大きな瘢痕やケロイドとなり治癒する。

ケロイドとは、皮膚の損傷を契機に生じる良性線維増殖性病変で、元の損傷範囲を越えてその周囲の正常皮膚へと拡大し自然退行することはまれである。その形成には、創の部位や遺伝的な因子などが影響する。

2) 創傷の治癒過程

創傷の治癒過程(図1、2)は、大きく炎症期、増殖期、成熟期(リモデリング期)の3段階に分けられる。さらに、炎症期を出血凝固期と炎症期の2つに分ける場合もある。それぞれの過程が少しずつ重なりながら進行する。

(1) 炎症期(出血凝固期を含む)

損傷部に出血が生じて凝固が起こり、続いて創傷において、毛細血管から漏出した好中球やマクロファージなどが、傷ついた細胞、侵入した病原体の除去にあたる時期である。受傷直後からおよそ3～4日続く。

まず、組織の損傷とともに出血が生じ、止血のために血小板が凝集し、フィブリノゲンが作用してフィブリンが析出し血栓を作る(出血凝固期)。凝集した血小板や損傷した組織からはヒスタミンなどが放出され、創傷周辺の毛細血管の血管透過性が高まる。これにより血漿成分が漏出するとともに、好中球、マクロファージなどが血管外に遊走する。好中球やマクロファージは、傷ついた細胞、創傷に残った異物、細菌などを貪食しつつ、炎症性サイトカインを分泌する。創傷部の皮膚には、発赤、腫脹、疼痛などの炎症の主要な徴候を確認できる。

(2) 増殖期

肉芽と細胞外マトリックスが形成され、血管新生が生じる時期である。炎症期に続いて、受傷後10日～2週間まで続く。

線維芽細胞が損傷部に遊走し、増殖を繰り返し、細胞外マトリックスの産生を行う。細胞外マトリックスとは、細胞の外に存在する不溶性の物質であり、細胞外基質とも呼ばれる。コラーゲン、プロテオグリカン、ヒアルロン酸などがその代表である。細胞外の空間を埋め、物理的な支持体としての役割をもつ。線維芽細胞に酸素やエネルギーを送るため毛細血管の新生も生じる。

なお、線維芽細胞は、結合組織を構成する中心的な細胞であり、コラーゲンなどを産生する。肉芽とは、組織の修復、炎症反応として作られる新生組織であり、赤色調で軟らかく、線維芽細胞、炎症性細胞、新生血管、細胞外マトリックスなどで構成されている。これらにより肉芽が盛り上がり、創傷が埋められる。

(3) 成熟期(リモデリング期)

細胞外マトリックスの成熟と皮膚の上皮の再生が起こ

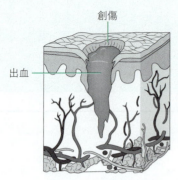

①出血凝固期：損傷血管からの
　出血と凝固

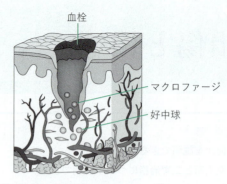

②炎症期：好中球，マクロファージ
　などによる壊死組織などの除去

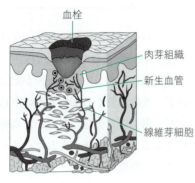

③増殖期：肉芽，細胞外マトリックスの
　形成と血管新生

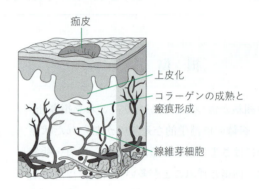

④成熟期：細胞外マトリックスの
　成熟と皮膚の上皮の再生

図1　創傷の治癒過程（模式図）

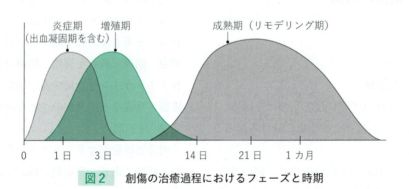

図2　創傷の治癒過程におけるフェーズと時期

る時期である。受傷後10日～2週間目ごろ以降の時期である。線維芽細胞や新生された毛細血管がアポトーシスによって減少し，コラーゲンなどの細胞外マトリックスの構造が変化する。表面は上皮で覆われ，創傷の収縮も進んで瘢痕となる。過剰なコラーゲン沈着はケロイドと呼ばれる隆起した瘢痕となる。受傷後6カ月ほどで正常組織の80%程度の強度を取り戻す。

　ただし，創傷部位の損傷が激しい場合や治癒中に細菌感染が起こった場合など，正常な治癒過程が障害されたときは，創傷部位の組織は完全には再生せず，コラーゲンを中心とした結合組織で置換される（線維化）。こうしてできた組織を瘢痕と呼び，皮膚本来の機能は著しく低い。

2 骨折の治癒

1）骨折と治癒

　骨の解剖学的連続性が断たれた状態を骨折と呼ぶ。通常，強い外力の作用によって生じる。骨組織には再生能力があり，骨折しても一定期間で骨折部に新しい骨（仮骨）が形成され，やがて元と同じ骨へ変わり治癒する。

2）修復の過程

　骨折の修復の過程は，大きく炎症期，修復期，再構築期（リモデリング期）の3段階に分けられる。それぞれの過程が少しずつ重なりながら進行する。

(1) 炎症期

　骨折により骨髄，骨膜などの血管が損傷，出血し，血腫が形成される。凝集した血小板や損傷した組織からヒ

スタミンなどが放出され，好中球，マクロファージなどが遊走してくる。これらによって壊死組織や破砕された細かな骨が吸収される時期である。骨折部周囲には，腫脹，疼痛などの炎症の主要な徴候を確認できる。骨折直後から数日でピークを迎え，数週間続く。

⑵　修復期

不要組織の除去とともに，新しい骨の新生が同時に行われる時期である。まず，骨折間がカルシウムをあまり含まない仮骨で連結され，これにカルシウムなどが沈着し骨化が進む。仮骨は過剰に形成され，X線画像上，骨が太くなったようにみえるものの強度は弱い。受傷後6～8週の期間である。

⑶　再構築期（リモデリング期）

元の骨の形と力の方向に応じて，仮骨が新生したり削られたりしながら，強固な層板骨へと置換される時期である。破骨細胞による骨吸収と，骨芽細胞による骨形成を繰り返し，仮骨量の減少とともに強度を増し，元の骨構造へ復元していく。これにより骨折部はわからないほどになる。数カ月～数年の期間である。

③　損傷の治癒に影響を与える因子

損傷された部分が速やかに修復されるか否かには，損傷の状況，全身性の因子，局所因子が関与する。

1）　損傷の状況，程度

損傷の原因，大きさ，深さ，欠損の大きさ，損傷部位などが影響する。鋭利な刃物による切創は，鈍麻な凶器による挫創に比べ一次治癒しやすい。下肢の損傷よりも血流の豊富な顔面の損傷が早期に治癒する傾向がある。瘢痕の生じやすさも部位によって異なる。

2）　全身性の因子

年齢，栄養不良，肥満などは損傷の治癒に大きく影響する。糖尿病，膠原病，肝障害，透析を必要とする腎疾患などの疾患は治癒を遅らせる原因となる。ステロイド薬の内服も治癒を遅延させる。

3）　局所因子

創の感染，壊死組織や異物の残存，浮腫，組織の虚血，持続的な圧迫，放射線障害などは治癒を遅らせる因子である。壊死物質や異物の残存は，肉芽の形成を妨げ，細菌感染の温床となる。褥瘡のように創傷部に持続的に圧迫が加わると治癒に支障を生じる。不適切な創傷処置もその原因となる。

創傷の治癒には，湿潤環境を保つことが推奨されている。創傷周辺の液体（滲出液）には，血管内皮細胞や線維芽細胞などの細胞，細胞増殖因子，サイトカインなどが豊富に含まれており，創傷の治癒に有用であることもわかっている。

乾燥したガーゼドレッシングでは創表面を乾燥させ，ガーゼ交換のたびに肉芽組織や再生上皮を損傷して，創傷治癒を遅延させる可能性がある。

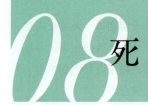

死

A 死の概念

何をもって人の死とするか，生と死の境界はどこかなど，厳密な死の定義や死の判定は，必ずしも明確でない。死とは，「有機体としての統合的機能が永続的に失われることである」などとされる場合もあるが，文化，時代，宗教などによって異なり，医学の進歩とともに変わり，何のために死を確認するかなどによっても異なる。

わが国では"心肺機能(循環機能と呼吸機能)が不可逆的に停止した状態"であることが一つの死の定義として受け入れられているが，心肺機能が停止していなくても"脳機能が不可逆的に停止した状態"であれば，死と判断する場合がある。前者を心臓死，後者を脳死という。

いわゆる「明らかな死」を除けば，死の判定は，医師によってなされる。

1 心臓死

わが国では，いわゆる「死の三徴」である，①心拍動の停止，②呼吸の停止，③瞳孔の散大と対光反射の消失の3つを確認し，かつそれが不可逆的であると判断した時点をもって心臓死と判定するのが一般的である。三徴が揃っても不可逆的でなければ死とは判定できない。心停止となり，いったん瞳孔が散大し対光反射が消失しても，心肺蘇生によって心拍動と呼吸が再開し，瞳孔が正常径に戻り対光反射が回復し，社会復帰に至る場合があるためである。

2 脳 死

わが国では，脳死を人の死とみなすのは臓器移植を前提とする場合に限られる。この場合は，「法的脳死判定マニュアル」で厳密に定められた手順に沿って，法で定めた基準を満たした場合のみ「脳死」と判定する。この一連の手続きを法的脳死判定という。脳死に至った場合でも，脳死下での臓器提供を行う場合以外には，心停止に至った後に三徴を確認して死亡確認が行われる。

脳死の多くは頭蓋内圧亢進によって引き起こされる。重症頭部外傷や重症脳卒中などで脳の腫脹が生じると頭蓋内圧が亢進する。頭蓋内圧が生理学的な対応限界を超えると，自発呼吸が弱まり血圧が低下しはじめる。これに対して適切な処置を行えば血圧は維持されるが，頭蓋内圧はその後も上昇し最終的に頭蓋内の血流が途絶するほどまで上昇する。脳死状態が長く続いた患者の脳は融解壊死(かいえし)の状態にある。それでも心臓は自律的に拍動できるため，人工呼吸器と昇圧薬によってある程度の期間，心臓を動かしつづけることが可能である。

B 死体現象

死体現象とは，心臓死の後に身体に現れる物理的，化学的，生物学的変化を総称したものをいう。死体現象には，心臓死の後，まもなく現れる早期死体現象(死斑，死後硬直，角膜混濁など)と，時間を経てから現れる晩期死体現象(自家融解，腐敗，ミイラ化，死ろう化，白骨化など)がある。多くの死体現象が現れていれば，それは死を表し，とくに晩期死体現象が生じていれば，医師でなくても死亡を判断し得る。

1 死 斑

心停止後，血液循環は停止し血管内血液は重力に従って下方に溜まる。これを体表からみたものが死斑である。仰臥位(ぎょうがい)で死亡しているならば下部となる背面側に死斑が

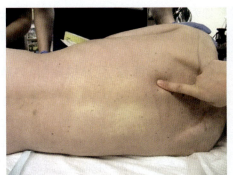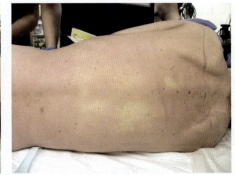

図1　死斑（死後1〜2時間程度）
この例では死後経過時間が長くないため，死斑は薄く，指圧によって消退している

出現する（**図1**）。死斑は心停止後約30分で薄く出現しはじめ，2時間ではっきりとし，6〜10時間で著明となる。心停止後18時間までは死斑は指圧によって消退するが，それ以降は消退しなくなる（**図2**）。突然死の場合，死斑の出現は早く程度も強い。一方，失血死の場合，死斑の出現は遅く程度も弱い。

2 死後硬直（死体硬直）

心停止してしばらくは，筋肉は弛緩しており関節を他動的に動かすことは容易であるが，時間経過とともに徐々に筋肉は硬直し，関節を他動的に動かすことが難しくなる。これを死後硬直という。死後硬直は心停止後，約30分〜2時間で顎関節から出現しはじめることが多い。顎関節に次いで，四肢の大関節，手指，足趾の順に発現することが多く，6〜8時間で全身の諸関節に及び，12〜18時間でもっとも強い硬直の状態となる。死後硬直の出現は死体温や環境温が高いと早い。また，死亡直前に激しく運動していた人やけいれんがあった人でも早い。生存時から関節に硬直がある場合もあることに留意する。

3 乾燥と角膜の混濁

心停止後，体表面の粘膜や皮膚から水分が蒸発することで乾燥が始まる。とくに角膜，口唇，陰嚢などで乾燥が早い。角膜は，開眼している場合には心停止後2時間で，閉眼している場合でも数時間〜12時間で乾燥し，徐々に混濁しはじめる。死体現象としての角膜混濁と白内障を混同しないよう留意する。

4 体温下降

心停止後，体温は徐々に環境温に近づく。通常，環境温は体温より低いため，体温は下降するのが普通である。季節が春秋であれば心停止後10時間までは毎時1℃降下し，10時間以降は毎時0.5℃降下する。

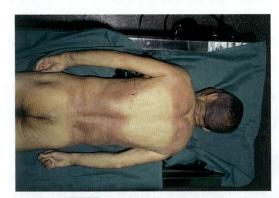

図2　死斑（死後18時間以上）
時間経過とともに死斑は濃くなっていき，濃紫青色になる。指圧によって消退することもなくなる

低体温症によって心停止に至ったが蘇生の可能性のある傷病者と，死体現象として体温が低下した死体の区別は必ずしも容易ではない。前者であれば体温は下降していても他の死体現象は少なく，後者であれば他の死体現象が多く併在しているとされるが，判別困難な場合もある。

5 現場における明らかな死亡の判断

医師によらなくても死亡していると判断できる状態が，いわゆる「明らかな死」であり，「社会死」ともいう。頚部や体幹部の離断，全身に晩期死体現象（自家融解，腐敗，ミイラ化，死ろう化，白骨化など）がみられる場合などが該当する。

また，心肺停止状態であり早期死体現象が複数認められる場合にも，「明らかな死」と判断される場合がある。しかし，死亡していない傷病者を「明らかな死亡」と誤って判断する事例が報告されているため，早期死体現象のみによる「明らかな死亡」の判断には慎重さが求められる。消防庁は，「救急業務において傷病者が明らかに死亡している場合の一般的な判断基準」（**表1**）を示している。基準を複数の救急隊員が慎重に判断することと，心

表1	救急業務において傷病者が明らかに死亡している場合の一般的な判断基準

(1) 意識レベルが300であること
(2) 呼吸がまったく感じられないこと
(3) 総頸動脈で脈拍がまったく触知できないこと
(4) 瞳孔の散大が認められ，対光反射がまったくないこと
(5) 体温が感じられず，冷感が認められること
(6) 死後硬直または，死斑が認められること
※以上のすべてが該当した場合

(消防庁救急企画室長通知：救急活動時における適切な観察の実施について，平成30年6月4日．より引用・改変)

電図モニターで波形の消失を確認することも勧められる。判断に迷う場合には，オンラインメディカルコントロールを担う医師に指示，指導・助言を求める。

明らかな死亡と判断した場合には，処置や搬送の対象から外すことができる。

C 死にかかわる手続きと死因

1 死亡診断書(死体検案書)の交付

医師は，「診療管理下にある患者が，生前に診療していた傷病に関連して死亡したと認める場合」には「死亡診断書」を，それ以外の場合には「死体検案書」を交付する。同一医療機関内で情報を共有したり，生前に診療が行われていた別の医療機関や担当医師から生前の診療情報の共有または提供を受けるなどして，死亡した患者の生前の心身の状況に関する情報を正確に把握できた場合に限り，患者の生前に診療を担当していなかった医師でも，死亡後に診察を行ったうえで，生前に診療を受けていた傷病に関連して死亡したと判断した場合には，死亡診断書を交付することができる。

2 異状死体

交付すべき書類が「死亡診断書」であるか「死体検案書」であるかを問わず，異状を認めた場合には，医師は所轄警察署に届け出る。その際は，捜査機関による検視などの結果も踏まえたうえで，死亡診断書もしくは死体検案書を交付する。

異状死体には，①純然たる病死以外の状況が死体に認められた場合，②まったく死因不詳の死体，③不自然な状況・場所などで発見された死体，④外因死(外傷など不慮の事故による死亡)が該当する。

異状死体の届け出を受けた警察署は，警察官を派遣し検視を行う。その後，警察医などの医師が検案(検屍)を行い，犯罪の関与が疑われる場合には司法解剖が行われる。東京，大阪など一部地域では監察医制度があり，犯

罪の関与はないが死因が不明であって公衆衛生上死因の究明が必要であると判断されれば行政解剖が行われる。

3 死亡診断書(死体検案書)の意義

死亡診断書(死体検案書)は2つの大きな意義をもつ。1つは，人間の死亡を医学的・法律的に証明することであり，もう1つは，わが国の死因統計作成の資料となることである。死因の統計は，世界保健機関(WHO)が定めた「疾病および関連保健問題の国際統計分類(ICD)」が用いられている。

4 死因の分類

死亡診断書(死体検案書)に定められている死因は，「直接に死亡を引き起こした一連の事象の起因となった疾病または損傷」または「致命傷を負わせた事故または暴力の状況」との定義に基づいて分類されることになる。分類は，内因死(病死および自然死)，外因死(不慮の外因死，自殺，他殺，その他および不詳の外因)，および不詳の死に大きく区分され，それがさらに細分された計12種類に分けられている(図3)。

5 死因の判断

疾病と外因が共に死亡に影響している場合は，もっとも死亡に近い原因から，医学的因果関係のあるかぎりさかのぼって疾病か外因かで判断する。例えば，腹部刺創により化膿性腹膜炎を生じて死亡した場合は，外因死として取り扱い，遊泳中にてんかん発作を生じ，溺死に至った場合は，病死として取り扱う。「病死および自然死」か「外因死」か判断できない場合は，「不詳の死」として取り扱う。

6 死因の推定

死亡原因を正確に把握することは，遺族の心情に応えるだけでなく，医学の発展や公衆衛生の向上，さらには犯罪死の見逃し防止にも重要な意義をもつ。しかし，その取り組み体制は地域によって大きく異なり，死因の特定が不正確なままとなる例も多い。

現在，死因究明手法として広く行われているのが，死亡時画像診断(Ai)である。これはCTやMRIを用いて遺体を非侵襲的に撮影・診断する方法であり，体表からは確認できない体内の出血や臓器損傷などの情報を得ることで，より正確な死因推定を可能にする。

死亡時画像診断では，内因死の場合，死因の確定率は必ずしも高くないものの，大動脈解離やくも膜下出血などの出血性病変の同定が可能である。外因死の場合，致死的損傷の特定ができる場合も多い。心停止状態での搬

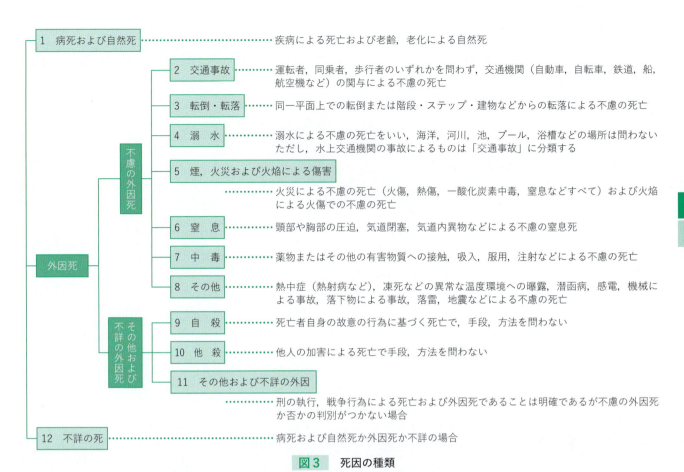

| 1 病死および自然死 | …… 疾病による死亡および老齢，老化による自然死 |

外因死

不慮の外因死

2 交通事故	…… 運転者，同乗者，歩行者のいずれかを問わず，交通機関（自動車，自転車，鉄道，船，航空機など）の関与による不慮の死亡
3 転倒・転落	…… 同一平面上での転倒または階段・ステップ・建物などからの転落による不慮の死亡
4 溺水	…… 溺水による不慮の死亡をいい，海洋，河川，池，プール，浴槽などの場所は問わない ただし，水上交通機関の事故によるものは「交通事故」に分類する
5 煙，火災および火焔による傷害	…… 火災による不慮の死亡（火傷，熱傷，一酸化炭素中毒，窒息などすべて）および火焔による火傷での不慮の死亡
6 窒息	…… 頸部や胸部の圧迫，気道閉塞，気道内異物などによる不慮の窒息死
7 中毒	…… 薬物またはその他の有害物質への接触，吸入，服用，注射などによる不慮の死亡
8 その他	…… 熱中症（熱射病など），凍死などの異常な温度環境への曝露，潜函病，感電，機械による事故，落下物による事故，落雷，地震などによる不慮の死亡

その他および不詳の外因死

9 自殺	…… 死亡者自身の故意の行為に基づく死亡で，手段，方法を問わない
10 他殺	…… 他人の加害による死亡で手段，方法を問わない
11 その他および不詳の外因	…… 刑の執行，戦争行為による死亡および外因死であることは明確であるが不慮の外因死か否かの判別がつかない場合

| 12 不詳の死 | …… 病死および自然死か外因死か不詳の場合 |

図3 死因の種類

（厚生労働省：死亡診断書（死体検案書）記入マニュアル 令和6年度版．より引用・改変）

送例や，虐待の可能性がある小児死亡例においては，積極的な活用が推奨される。

7 救急救命士のかかわり

医師による「生前に診療していた傷病に関連して死亡」「異状死体」「死因」などの判断には，救急救命士による医師への状況報告が重要な材料となる。そのため，救急救命士には，現場の環境，傷病者の置かれた状況，身体所見について，正確かつ客観的な観察と記録が求められる。

D 死体の尊厳

わが国では，社会通念上，死体であっても生きている人と同じ尊厳をもっていると考えられており，それを傷つける行為は死亡後も避ける必要がある。死体の粗末な扱いや死体を前にした不適切な発言は厳に慎む。

第 3 章

薬物と検査の基礎知識

01 医薬品の基礎

▶ 到達目標

1. 医療用医薬品と一般用医薬品の違いについて説明できる。
2. 劇薬と毒薬について説明できる。
3. 医薬品の剤形をあげ，それぞれの特徴について説明できる。
4. 薬剤情報を把握する方法について説明できる。
5. 医薬品の保存と保守管理の原則について説明できる。
6. 薬物の吸収，分布，代謝，排泄について説明できる。
7. 薬物投与後の血中濃度の経時変化について説明できる。
8. 薬物の投与経路をあげ，それぞれの特徴について説明できる。
9. 薬物の有害作用について説明できる。

A 薬物総論

薬物とは，生体に対して何らかの生理的な作用を起こす化学物質の総称である。また，毒物とは，少量で生体に有害な作用を起こす物質の総称である。薬物は本来，人体に有益な作用を期待して用いられるが，対象者や使用方法によっては有害な作用が生じる。「薬物」は化学物質そのもののことをさし，製剤化されたものを「薬剤」という。例えば，アドレナリンは薬物であるが，アドレナリン注0.1%®シリンジは薬剤である。

1 医薬品

医薬品とは，通常生体の症状や疾病に対して一定の効果があり，安全に使用できると認められたものをさす。有効性，安全性，実用性が評価され，その製造と販売については厳重に管理されている。「医薬品，医療機器等の品質，有効性及び安全性の確保等に関する法律（旧薬事法，通称：医薬品医療機器等法，略称：薬機法）」は，医薬品，医薬部外品，化粧品，再生医療製品を定める法律であり，医療機器や医療用ソフトウエアに関することも定められている。医薬品は**表1**のように定義される。

医薬部外品とは，効果・効能に有効な成分は配合されているがその効果は医薬品よりも緩やかで，治療というよりも予防・衛生を目的に作られているものである。医薬品と同様，薬機法により定められており，育毛剤や染毛剤，うがい薬，消毒薬やビタミン剤などが含まれる。

いわゆる「危険ドラッグ」は薬機法で指定薬剤として規制され，その他の乱用や依存の原因となる麻薬は麻薬及び向精神薬取締法，覚醒剤は覚醒剤取締法により規制さ

れている。近年乱用者が増加している大麻は2024年の法改正施行で麻薬と位置づけられ，施用罪が適用されるようになった。薬物に関する法律を**表2**に示す。

1）医療用医薬品と一般用医薬品

医薬品は，医療用医薬品と一般用医薬品に大別される。医療用医薬品の大部分は「処方せん医薬品」といい，医師などの処方せんに基づいて薬剤師によって調剤される。一般的には，その適応に専門的な判断を要するもの，使用上に注意が必要なものがこれに含まれ，厚生労働省の告示により定められている。

一般用医薬品は，大衆薬，市販薬，家庭用医薬品，OTC薬とも呼ばれ，医療用医薬品以外の医薬品をいう。薬機法では「医薬品のうち，その効能および効果において人体に対する作用が著しくないものであって，薬剤師その他の医薬関係者から提供された情報に基づく需要者の選択により使用されることが目的とされているもの」と定義される。一般用医薬品は薬機法ではそのリスク分類から3種類に分類され，情報提供の必要性や販売業者の制限が異なる。また，医療用医薬品から一般用医薬品へ移行して間もない薬剤や新規有効成分が直接一般用医薬品として承認されたものは，一般使用でのリスクが確定していない要指導医薬品とし，さらに強い制限を設けている（**表3**）。

2）劇薬と毒薬

薬理作用がきわめて強いために危険を伴うものや，体内に吸収されたときの有効域と中毒域が接近しているような薬剤は，薬機法により劇薬もしくは毒薬として指定されている。その差は相対的なものであり，毒薬のほうが劇薬より作用が強い。いずれも容器や被包にひと目でわかるような表示が義務づけられている（**図1**）。なお，

表1	「薬機法」による医薬品の定義

1．日本薬局方に収められているもの
2．ヒトまたは動物の疾病の診断，治療または予防を目的とするもので，機械器具・医薬部外品・再生医療等製品でないもの
3．ヒトまたは動物の身体の構造・機能に影響を及ぼすことを目的とするもので，機械器具・医薬部外品・化粧品・再生医療等製品でないもの

表2	薬物に関する規制法律

薬機法
麻薬及び向精神薬取締法
覚醒剤取締法
大麻草の栽培の規制に関する法律
あへん法

表3　要指導医薬品と一般用医薬品

医薬品		例	対応する専門家	情報提供	相談への対応	販　売
要指導医薬品		フェキソフェナジンなど	薬剤師	書面での情報提供（義務）	義務	対面
一般用医薬品	第一類	ファモチジンなど	薬剤師	書面での情報提供（義務）	義務	インターネット・郵便での販売可
	第二類	総合感冒薬，漢方薬の一部	薬剤師または登録販売者	努力義務	—	
	第三類	ビタミン剤，整腸剤など	—	不要	—	

医薬品の例は2023年10月現在のもの

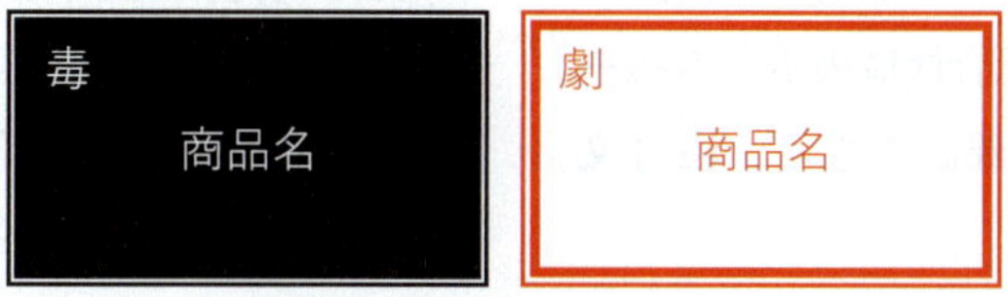

図1　毒薬と劇薬の表示

アドレナリン製剤は劇薬であり，処方せん医薬品でもあるが，個々の心停止傷病者に対して処方せんを交付するのは現実的ではないので，あらかじめ各消防本部に対して，メディカルコントロール協議会などから包括的な薬物購入の指示書を交付しておくことが望ましい。

3）医薬品の剤形

医療に用いられる薬物にはさまざまな剤形がある。内服薬では錠剤，カプセル剤，顆粒剤，散剤，液剤などがある。錠剤やカプセル剤は，粉砕したりカプセルを除去したりすると吸収過程に影響したり副作用を招いたりすることがある。

そのほか，外用液剤，噴霧剤，軟膏・貼付剤，坐剤（坐薬），注射剤がある。注射剤にはアンプル型（管）やバイアル型（瓶）のほか，アドレナリンのようにシリンジにあらかじめ収められたもの（プレフィルドシリンジ）もある。

4）薬剤情報の把握

傷病者が服用している薬剤の種類は，次のような方法で知ることができる。

⑴　薬物の識別

錠剤やカプセル剤は多くの場合，個々の薬剤が包装シートに封入されている。包装シートはPTPと呼ばれており，PTPに薬剤名が記載されている。

薬剤自体にも識別コードが記載されている。製薬会社のロゴマークやコード番号，薬剤の用量などが記されており，添付文書に記載されている。書籍やホームページで識別コードから薬剤名を調べることができる。

⑵　薬剤情報（お薬手帳）

医療機関や調剤薬局から処方された薬剤の情報が患者に渡される。「お薬手帳」や，薬のリストを記した紙などである。薬剤の写真付きの場合も多い。近年ではスマートフォンで使用できるお薬手帳アプリや，マイナンバーカードとの薬剤情報連携も活用されている。救急隊が傷病者の服用中の薬剤を知るのに有用な情報源となるため，傷病者本人や家族から受け取って医療機関へ持参することが望ましい。

⑶　一包化調剤

患者の服薬アドヒアランス（服薬が規則正しく守られること）の向上のために，1回分の薬剤を一包化することがある。この場合，PTPから薬剤を取り出してあるため薬剤名がわからなくなり，識別コードで判別するしかない。

⑷　添付文書

医薬品は，原則として効能・効果，用法・用量，使用上の注意（警告，禁忌，慎重投与，副作用など）を記載し

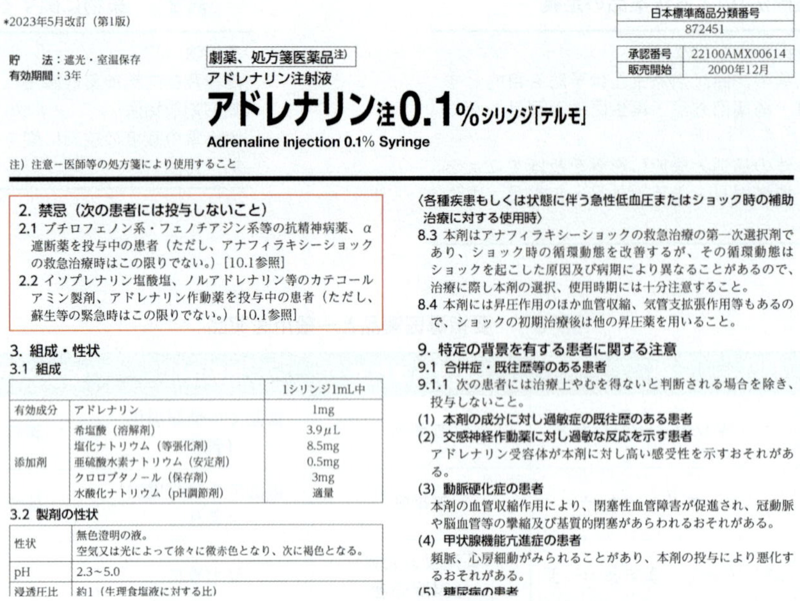

*2023年5月改訂（第1版）

日本標準商品分類番号
872451

承認番号	22100AMX00614
販売開始	2000年12月

貯　　法：遮光・室温保存
有効期間：3年

劇薬、処方箋医薬品注)
アドレナリン注射液
アドレナリン注0.1%シリンジ「テルモ」
Adrenaline Injection 0.1% Syringe

注）注意－医師等の処方箋により使用すること

2. 禁忌（次の患者には投与しないこと）
2.1 ブチロフェノン系・フェノチアジン系等の抗精神病薬、α遮断薬を投与中の患者（ただし、アナフィラキシーショックの救急治療時はこの限りでない。）［10.1参照］
2.2 イソプレナリン塩酸塩、ノルアドレナリン等のカテコールアミン製剤、アドレナリン作動薬を投与中の患者（ただし、蘇生等の緊急時はこの限りでない。）［10.1参照］

3. 組成・性状
3.1 組成

		1シリンジ1mL中
有効成分	アドレナリン	1mg
添加剤	希塩酸（溶解剤） 塩化ナトリウム（等張化剤） 亜硫酸水素ナトリウム（安定剤） クロロブタノール（保存剤） 水酸化ナトリウム（pH調節剤）	3.9μL 8.5mg 0.5mg 3mg 適量

3.2 製剤の性状

性状	無色澄明の液。 空気又は光によって徐々に微赤色となり、次に褐色となる。
pH	2.3～5.0
浸透圧比	約1（生理食塩液に対する比）

〈各種疾患もしくは状態に伴う急性低血圧またはショック時の補助治療に対する使用時〉
8.3 本剤はアナフィラキシーショックの救急治療の第一次選択剤であり、ショック時の循環動態を改善するが、その循環動態はショックを起こした原因及び病期により異なることがあるので、治療に際し本剤の選択、使用時期には十分注意すること。
8.4 本剤には昇圧作用のほか血管収縮、気管支拡張作用等もあるので、ショックの初期治療後は他の昇圧薬を用いること。

9. 特定の背景を有する患者に関する注意
9.1 合併症・既往歴等のある患者
9.1.1 次の患者には治療上やむを得ないと判断される場合を除き、投与しないこと。
(1) 本剤の成分に対し過敏症の既往歴のある患者
(2) 交感神経作動薬に対し過敏な反応を示す患者
アドレナリン受容体が本剤に対し高い感受性を示すおそれがある。
(3) 動脈硬化症の患者
本剤の血管収縮作用により、閉塞性血管障害が促進され、冠動脈や脳血管等の攣縮及び基質的閉塞があらわれるおそれがある。
(4) 甲状腺機能亢進症の患者
頻脈、心房細動がみられることがあり、本剤の投与により悪化するおそれがある。
(5) 糖尿病の患者

図2 アドレナリン注0.1% シリンジの添付文書

た文書が添付されている。添付文書は医療用医薬品，一般用医薬品ともに医薬品医療機器総合機構のホームページ（https://www.pmda.go.jp）で確認できる。添付文書の例を**図2**に示す。

5） 保存と保守管理

毒薬または劇薬は，ほかの医薬品と区別して貯蔵，陳列される。また，毒薬については施錠して保管することが規定されている。

2 薬物の体内動態

1） 薬物動態

薬物は，体内で吸収（absorption），分布（distribution），代謝（metabolism），排泄（excretion）の4つの過程（ADME）で動く。これを薬物動態という（**図3**）。

①吸収：経口摂取された薬物は消化管内で溶解，吸収され，血中へと移行する。
②分布：血中に入った薬物は，アルブミンなどのタンパク質と結合したり遊離したりしながら，血流によって臓器や組織に移行，分布する。
③代謝：血中の薬物は，肝臓のチトクローム P450などの酵素により薬理活性を失い，グルクロン酸との結合により排泄されやすい形に代謝される。
④排泄：代謝された薬物は主に2つの経路で体外に排泄される。1つは胆汁として便からの排泄，もう1つは腎臓を介した尿からの排泄である。なお，一部の薬物では腸内細菌や消化酵素による代謝後，小腸から再び体内へ吸収される腸肝循環が生じる。肝臓や腎臓の機能障害があると代謝・排泄が遷延（せんえん）する場合がある。

2） 薬物の血中濃度

薬効は，薬物が作用する部位の薬物濃度により決定される。多くの場合，作用部位の濃度測定が困難であること，作用部位における薬物濃度が血中の濃度に比較的よく反映されることから，実際には血中薬物濃度を薬物作用のモニタリングに用いることが多い。

薬物を静脈内に投与した場合，血中濃度は急激に上昇し，速やかに最高血中濃度（Cmax）に達する。やがて吸収と分布，排泄による消失により，徐々に低下する（**図4**）。引き続き薬物を投与する場合，血中濃度がもっとも低くなる次の投与の直前を最低血中濃度（Cmin）と呼ぶ。最高血中濃度に達するまでに要する時間が最高血中濃度到達時間（Tmax）であり，最高血中濃度の半分の濃度に減少するまでの時間が消失半減期（$T_{1/2}$）と呼ばれ，代謝・排泄の速さの指標となる。時間経過に伴う血中濃度の変化は薬物血中濃度時間曲線で表され，その曲線の下になる部分の面積（薬物血中濃度時間曲線下面積，AUC）は，生体が利用できる薬物の総量を意味する。

血中濃度は，無効濃度，有効濃度，中毒濃度，致死的濃度の4段階に分類される。有効濃度となる投与量を「有効量」，中毒症状が発現する投与量を「中毒量」という。

薬物の強さと危険性を表す指標としてED_{50}とLD_{50}がある。ED_{50}（effective dose 50，50％有効量）とは，対象の50％に効果をもたらす量のことであり，LD_{50}（lethal dose 50，50％致死量）とは対象の50％が死亡する量である。この比率LD_{50}/ED_{50}を治療指数もしくは安全域といい，この値が大きいほど安全性が高い。例えば心不全治療薬のジゴキシンは，治療指数が3で定期的な血中濃度測定が欠かせないという意味で使いにくい薬剤であり，

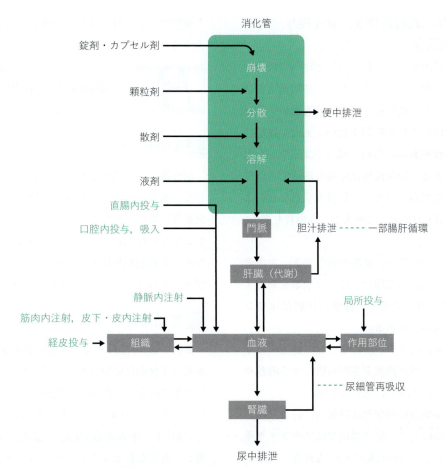

図3　薬物の投与経路と吸収，代謝，排泄

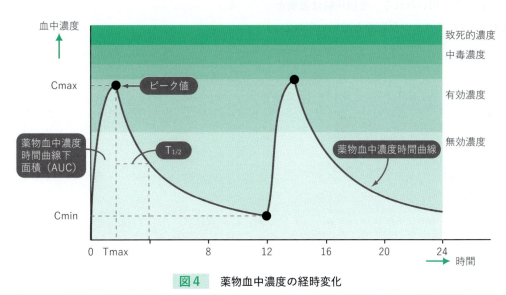

図4　薬物血中濃度の経時変化

Cmax＝最高血中濃度，Cmin＝最低血中濃度，Tmax＝最高血中濃度到達時間，$T_{1/2}$＝消失半減期

抗不安薬としてのジアゼパムは，治療指数100であるため比較的安全に処方できると考えられる。

3　薬物の投与経路

　薬物の投与経路には経口，口腔内，直腸内，経皮，局所，吸入，注射（静脈内，動脈内，筋肉内，皮下，皮内，髄腔内）などがある。

1）　経口投与

　簡便で安全な投与方法であるが，消化管における吸収・代謝，肝臓における代謝・排泄を経て血中に入るため，薬理作用の発現に時間がかかり，かつ多くの薬用量を要する。

　経口摂取された薬物は，門脈を介し肝臓に達した際に代謝・分解を受ける。これを初回通過効果という。

2）口腔内投与，直腸内投与，経皮投与，局所投与，吸入投与

　口腔内投与や直腸内投与は，経口投与と比べて吸収が比較的速やかで，門脈系を介さないため，初回通過効果を受けない利点がある。経皮投与も初回通過効果を受けないが，吸収速度は遅く作用時間が長い。気道や肺胞は吸収が速やかで吸収率も高いため，吸入では速やかな効果の発現が期待できる。局所投与は薬効を期待する部位に直接投与する方法である。また，気管支喘息などのように気道の局所作用を目的とした吸入を行う場合もある。

3）注　射

　静脈内注射は，直接血管内に薬物を投与でき，血中濃度を急速に高める必要がある場合や確実な効果を期待する場合に有効な投与方法である。静脈内注射にはワンショット静注と点滴静注がある。

　動脈内注射は，血管内カテーテルを介して動脈内に薬物を投与する方法で，当該動脈を支配血管とする臓器や組織の薬物濃度を高める場合に用いられる。

　筋肉内注射では薬物の作用発現は静脈内注射より遅いが，作用の持続時間は長く，救急領域ではアナフィラキシーに対するアドレナリンの注射で用いられる。

　皮下注射は，真皮の下にある脂肪の層に注射する方法でインスリン注射などに用いられる。皮内注射は表皮と真皮の間に注射し，ツベルクリン反応などで用いられる。

　髄腔内注射では，薬物を脊髄と硬膜の間の脊髄腔に注入する。

B　薬物の有害作用

1　副作用

　副作用とは，期待される薬の効果（主作用）以外の意図しない薬理作用のことをさし，期待した薬の効果が強く出過ぎる場合，期待した効果以外の作用が現れる場合，アレルギー反応が現れる場合をさす。薬物アレルギーのなかでも救急現場においてはアナフィラキシー反応が重要となる（p.616「D　アナフィラキシー」参照）。

2　薬物中毒

　薬物中毒は，急性中毒と慢性中毒の2つに分けられる。薬物が生体内に吸収されてから比較的短期間で中毒症状を生じる場合を急性中毒，比較的長期間にわたって生体内に蓄積して中毒症状を生じる場合を慢性中毒と呼ぶ（p.784「1　中毒総論」参照）。また，薬物を繰り返し使用し，有害な結果が生じているものを薬物乱用といい，直接的薬理作用の結果である薬物依存症とは一線を画する。

重要な医薬品

▶到達目標
1. 救急救命処置に用いられる薬剤の薬理作用，使用法，注意点について説明できる。
2. 注意を要する常用薬をあげ，それぞれについて説明できる。
3. 主な輸液製剤をあげ，それぞれについて説明できる。
4. 初期治療で用いられる昇圧薬をあげることができる。
5. 主な血液製剤をあげ，それぞれについて説明できる。

A 救急救命処置に用いられる薬剤

1 アドレナリン

1) 薬理作用

アドレナリンは交感神経のα，β_1，β_2受容体の刺激作用をもつ。心筋に対しては心収縮力ならびに心拍数の増加をもたらす。一方，皮膚などの末梢血管の収縮作用があり，血圧を上昇させる。併せて気管支の平滑筋を弛緩させ気管支拡張作用をもつ（**表1**）。これらの作用は血中濃度に依存する。少量を全身投与すると，はじめにβ_2作用が発現することにより筋肉・内臓の血管が拡張し血圧が低下するが，追加投与で血中濃度が上昇するとα作用が発現して血管が収縮し血圧が上昇する。また，局所へ散布すると血管収縮から止血作用を有する。

アドレナリン製剤は心停止，アナフィラキシー，気管支喘息などに用いられる。救急救命士法において，救急救命士がアドレナリンを静脈内に投与できるのは心停止の場合に限られる。

血圧上昇は以下の作用による。
①心拍数と心収縮力を増加させることで血圧を上昇させる（β_1作用）。
②末梢の血管を収縮させることで血圧を上昇させる（α作用）。

アナフィラキシーに対する作用では血圧上昇作用に加えて以下が加わる。
③気管支を拡張させて喘息様病態を改善させる（β_2作用）。
④アナフィラキシーの原因であるケミカルメディエータの放出を減少させる。
⑤血管収縮により浮腫を軽減させる（α作用）。

2) 適応と用法および用量

添付文書ではアドレナリンの適応と用法および用量は

表1 アドレナリンの薬理作用

受容体	主な作用部位	作用
α	血管平滑筋	血管収縮
β_1	心筋	心拍数増加，心収縮力増強
β_2	骨格筋・心臓などの動脈，気管支の平滑筋	血管拡張，気管支拡張

次のようになっている。
①気管支喘息，百日咳に基づく気管支攣縮の緩解
②各種疾患もしくは状態に伴う急性低血圧またはショック時の補助治療
③心停止の補助治療

救急救命士に認められたアドレナリン投与は以下の2つに限られる（p.389「N　アドレナリン投与」参照）。

・心臓機能停止傷病者に対する静脈内投与：国際ガイドラインおよびわが国の『救急蘇生法の指針2020』では，アドレナリン1mgを直接静脈内へ急速投与し，3〜5分ごとに追加投与する方法が推奨されており，救急救命士による特定行為でもこれに従う。

・エピペン®によるアドレナリンの筋肉内注射：エピペン®はハチ毒，食物および薬物などに起因するアナフィラキシー反応に対する補助治療（アナフィラキシーの既往のある人またはアナフィラキシーを発現する危険性の高い人に限る）を効能としており，あらかじめ特定の患者に処方されている自己注射製剤である。0.15mg（体重15kg以上30kg未満）と0.3mg（体重30kg以上）の製剤があり，大腿部前外側の筋肉内に注射する。傷病者や保護者などが自己注射できないときは救急救命士が注射することができる。

3) 効果

アドレナリン投与について，心停止の傷病者の神経学的転帰が改善する根拠は乏しい。しかし，自己心拍再開

率と生存退院率を改善するというエビデンスがあるため，『救急蘇生法の指針2020』では，心肺蘇生中のアドレナリン投与についての推奨度は Grade 1C（強い推奨，エビデンスの確実性：低い）とされている。

アナフィラキシーに対しては即効性のある唯一の薬剤であり，日本アレルギー学会による『アナフィラキシーガイドライン2022』でも，アナフィラキシーと診断した場合または強く疑われる場合に投与することが勧められている。血中濃度は筋肉注射後10分程度で最高になるが，40分程度で半減する。症状が軽快しても必要な処置を行って搬送する必要がある。

4）副作用

自己心拍が存在するときにアドレナリンを投与すると急激な血圧上昇，不整脈，心不全，肺水腫などの重大な副作用が生じることがある。α遮断作用のある抗精神病薬などを処方されている患者では，アドレナリンを併用することにより昇圧作用の反転による低血圧が現れることや，β刺激作用のあるカテコラミン製剤を投与中の患者では不整脈が現れることがあるため併用禁忌とされているが，アナフィラキシーや蘇生などの緊急治療時はこの限りではない。

5）注意点

血管収縮作用をもつため，薬剤が血管外に漏出すると皮膚壊死を生じる可能性がある。

エピペン®は安全キャップを外したうえで，皮膚に強く押しつけることで薬液が注入される。一度注射すると再度の注射はできないため，同一の製剤を用いて二度注射してはならない。また注射部位は大腿部前外側からとし，殿部は避ける。

2 乳酸リンゲル液

1）薬理作用

乳酸リンゲル液（日本薬局方では L-乳酸ナトリウムリンゲル液）は，1,000mL 中に塩化カルシウム0.2g，塩化カリウム0.3g，塩化ナトリウム6g，L-乳酸ナトリウム3.1g を含む注射液である。これにより電解質濃度と浸透圧を細胞外液に近似させることで，適切な電解質および水分の補給を可能としている。

本剤に含まれる L-乳酸ナトリウムは，心筋と肝臓で乳酸脱水素酵素によりピルビン酸に変換され，その後，ミトコンドリアに取り込まれてエネルギーとなる。代謝の過程で炭酸水素イオン（HCO_3^-）を放出するため，アシドーシスを補正する効果がある。

2）使用法

静脈内に点滴静注する。救急救命士は，アドレナリンやブドウ糖溶液を投与するための静脈路確保のために用

いるか，ショックやクラッシュ（圧挫）症候群の場合に，静脈路から投与する（p.383「M　静脈路確保と輸液」参照）。

3）効果

乳酸リンゲル液は，ショックに対して血管内容量の増加を期待して投与される。しかし，静脈内に投与された乳酸リンゲル液は，細胞外と細胞内の水分布の比率に従い徐々に血管外に移動する。このため，出血を乳酸リンゲル液だけで補おうとすると出血量の3～4倍が必要である。

4）副作用

大量・急速投与による肺水腫，脳浮腫，末梢浮腫，希釈による凝固系の障害などがある。乳酸の代謝過程では乳酸からピルビン酸に代謝される段階がもっとも遅い。乳酸の多くは肝臓で代謝を受けるため，肝障害患者や極端な大量投与では乳酸アシドーシスを引き起こす可能性がある。

3 ブドウ糖

1）薬理作用

ブドウ糖（グルコース）は，細胞呼吸のためのもっとも重要なエネルギー源である。

ブドウ糖は細胞内に入り，解糖，TCA サイクル，電子伝達系による酸化を受けてエネルギー産生に利用される（p.148，第Ⅱ編第1章「14　生命の維持」参照）。ブドウ糖が利用されるとき，血中カリウムが細胞内へ移行し血清カリウム値が低下する。このため高カリウム血症の治療にもインスリンとともにブドウ糖が用いられる。

2）使用法

ブドウ糖溶液は，濃度や容量の異なる種類の注射製剤が発売されている。

厚生労働省が通知で示した標準プロトコール（p.393，図92参照）では，JCS10以上の意識障害があり，血糖測定を行うことが意識障害の判別や搬送先の選定などに有益であると判断される傷病者に対して血糖測定を行い，血糖値が50mg/dL 未満の場合に必要量のブドウ糖溶液を投与するとされている。

3）効果

低血糖昏睡は，ブドウ糖溶液投与により速やかに改善することが多く，2011～2012年度に実施された「救急救命士の処置範囲に係る研究」では，126例中121例（96％）において医療機関到着前までに意識レベルの改善が認められた。

4）副作用

50％ブドウ糖溶液などの高濃度溶液では，浸透圧が高いため，強い血管痛や血管炎を生じることがある。

B　注意を要する常用薬など

傷病者が慢性疾患などで平素から薬剤を内服していることがある。よく処方されている薬剤で注意を要するものについての知識をもっていると役立つ。

1　経口糖尿病薬

インスリン分泌を刺激することにより血糖を降下する作用があり，食事療法などと併用される。比較的インスリン分泌能が残されている糖尿病患者に対して処方される。過量服用や食事量減少，腎障害による排泄の低下などにより効果が増強し，低血糖を起こす。

2　インスリン製剤

膵臓のβ細胞から分泌されるインスリンが不足している場合に，体外から補充することで血糖値を下げる目的で用いられる人工的なインスリン注射薬である。主に糖尿病治療に使用され，超速効型，速効型，中間型，混合型，持効溶解型など，効果の発現や持続時間が異なる多様な製剤が開発されている。

過量投与による低血糖や，過小投与による高血糖が生じる可能性がある。高血糖が進行した場合，糖尿病ケトアシドーシスや高浸透圧高血糖症候群を引き起こすことがある。近年では，インスリンポンプを用いた持続的なインスリン投与も普及している。

3　グルカゴン

グルカゴンは，血糖値を上げるホルモンであり，低血糖発作の治療薬として注射されることがある。近年，グルカゴンの点鼻粉末剤（バクスミー®）が学校などでも使用できるようになった。投与を受けた傷病者の搬送に際し，救急隊員は医療機関に使用済みの容器を持参し，聴取した実施内容を申し送る。

4　亜硝酸薬

亜硝酸薬は，冠動脈を拡張し心筋への血流，酸素供給を増加させるとともに，末梢血管を拡張して心臓の前負荷および後負荷を軽減して心筋の仕事量を減少させる。狭心症などの虚血性心疾患の治療薬としてよく用いられている。

錠剤（舌下錠），テープ（貼付剤），スプレー（舌下エアロゾル剤），注射剤があり，錠剤は舌下に含ませ，スプレー剤は口腔内に噴霧して粘膜から吸収させる。これらの粘膜吸収剤は，作用持続時間が比較的短いが効果は数分で現れるため，狭心症発作における応急処置として汎用される。

注射剤は虚血性心疾患の治療のほかに，異常高血圧の血圧降下目的に使用される。

副作用としては血圧低下，頭痛，顔面紅潮，めまい，頻脈，メトヘモグロビン血症などがある。

5　降圧薬

降圧薬は，高血圧の治療目的に用いられる。疾患の頻度が高いため多くの患者が服用しており，薬剤の種類も多種多様である。

カルシウム拮抗薬，ACE（アンギオテンシン変換酵素）阻害薬，ARB（アンギオテンシンII受容体阻害薬），β遮断薬，利尿薬などがあり，心・腎疾患，糖尿病などの合併疾患の有無などにより選択される。服薬の利便性から，複数の異なる種類の降圧薬の合剤や脂質異常症薬との合剤も開発されている。

β遮断薬などの降圧薬を内服している傷病者では，副作用として徐脈があり，ショックになっても心拍数が上がりにくいことがあるため注意が必要である。

6　気管支拡張薬

気管支拡張薬は，気管支喘息などの気管支攣縮状態に対する対症療法として用いられている。β刺激薬，テオフィリン薬，抗コリン薬などの種類がある。

β刺激薬は，気管支のβ₂受容体に作用し，気管支拡張と気管支分泌液の排泄を促進する。剤形としては，内服剤のほか，エアロゾル，吸入液，インヘラー型，ロタディスク型など吸入用の製剤や経皮吸収用のテープ型の製剤がある。医療機関では注射剤も用いられる。患者は発作に備え，吸入薬を携帯していることが多い。副作用としては，動悸，不眠，振戦，頭痛などがある。内服薬としては，テオフィリン製剤にも気管支拡張作用があり，患者はその錠剤を常時服用していることが多い。

抗コリン薬は，副交感神経遮断により気管支拡張作用をもつ。内服剤のほかエアロゾル製剤がある。気管支喘息においては，気管支拡張薬以外にステロイド製剤が用いられ，合剤も用いられている。とくに吸入エアロゾル製剤は長期的発作予防目的に吸入している。

気管支喘息の発作時には，応急的対症療法としてまずβ刺激吸入薬の吸入が行われる。

重症の発作では，医療機関においてアドレナリン，テオフィリン，ステロイドなどの注射による治療や気管挿管を行ったうえでの呼吸管理が行われる。

7　利尿薬

利尿薬は，腎臓からの尿の排出を促す薬物であり，高

血圧や心不全，肝・腎疾患における浮腫などにも用いられる。作用機序によりループ利尿薬，カリウム保持性利尿薬などのさまざまな種類がある。剤形には内服用錠剤と注射剤がある。

副作用として，脱水，低血圧，電解質異常などがある。

8 向精神薬

向精神薬とは，ヒトの精神活動に影響を及ぼす薬剤をいう。統合失調症やうつ病で処方されることが多い。ここでは，医師の処方で入手できるメジャートランキライザー，マイナートランキライザー，抗うつ薬を取り上げる。

メジャートランキライザーは，抗精神病薬といわれる。主に統合失調症の症状を改善するために開発された薬剤である。直接中枢神経に働き作用する。興奮性を軽減し，妄想や幻覚を軽減・消失させる。副作用として，注意力の低下，眠気，めまい，ふらつき，便秘は服用量によるが高頻度である。重篤な副作用として，悪性症候群が知られている。高体温，筋肉の硬直，興奮などの症状が出現し，致死的になる場合も多い。

マイナートランキライザーは，抗不安薬もしくは精神安定薬といわれ，不安とそれに関連する身体症状の治療に用いられる。ベンゾジアゼピン系抗不安薬は抗不安作用に加え，催眠作用，抗けいれん作用をもつ。うつ病以外の不安状態や不眠症に対して幅広く使われており，一部は筋弛緩作用を期待して肩凝りの薬として用いられている。

抗うつ薬では，SSRI（選択的セロトニン再取り込み阻害薬）やSNRI（セロトニン・ノルアドレナリン再取り込み阻害薬）がよく用いられる。また，歴史の古い三環系や四環系などの環系抗うつ薬も今なお使われている。

病院前では，薬剤の効果の遷延や過量内服など，内服歴を聴取することが意識障害の原因検索に有用である。

9 抗血栓薬

抗血栓薬は，抗凝固薬と抗血小板薬に分類される。いずれも重篤な副作用として，凝固能の過剰な低下や血小板凝集能低下による出血がある。頭蓋内出血や消化管出血が重篤になることや，軽微な外傷が大量出血をもたらすこともある。内服歴のある傷病者の外傷では，とくに確実な圧迫止血が重要となる。

1）抗凝固薬

古くより血栓予防・再発防止にワルファリンが用いられている。心血管手術後や慢性心房細動などの傷病者で，心臓内や深部静脈の血栓症の予防・治療に使用されることが多い。血液凝固能に関する検査（プロトロンビン時間）を参考にして投与量が調節される。ワルファリンはビタミンKの作用を阻害することにより効果を発現するため，ビタミンKを多く含む食品（納豆など）を避ける必要がある。また，多くの薬物との相互作用が報告されている。近年，直接作用型経口抗凝固薬（DOAC）という薬剤も多く使用される。DOACは，食事による影響がない，服用後速やかに効果を発現するといった利点がある。

2）抗血小板薬

抗血小板作用により血栓症の予防や治療のために頻用されている。狭心症などの虚血性心疾患や虚血性脳疾患などに用いられる。近年，抗血栓薬はさまざまな薬剤との合剤が次々と発売されており，新しい薬剤の名称が広く知られていないことも多いため，注意が必要である。

10 抗てんかん薬

抗てんかん薬は，主にてんかんに対する治療，予防を目的に投与される。フェニトイン，フェノバルビタール，バルプロ酸，カルバマゼピンなどが代表的なものであったが，近年ではレベチラセタム，ペランパネル，ガバペンチンなど新しい薬が発売されている。副作用としては，めまい，眠気，ふらつきなどがあるが，重篤な副作用として昏睡，不整脈，けいれんなどがみられる。

近年，てんかん重積状態治療薬ミダゾラムの口腔用液（ブコラム®口腔用液）を学校などで投与することが可能となった。投与後の例として，救急隊員は使用済みの容器を受け取って医療機関に引き継ぎ，聴取した実施内容を申し送る。

11 ステロイド

ステロイドは副腎皮質ホルモンであり，気管支喘息などのアレルギー性疾患，リウマチや膠原病などの自己免疫疾患，悪性リンパ腫などの悪性腫瘍などのさまざまな疾患で用いられる。

副作用としては消化性潰瘍，免疫力低下による感染症，浮腫，骨粗鬆症などがある。長期間服用すると，下垂体へのネガティブフィードバックによりACTH（副腎皮質刺激ホルモン）の分泌が低下し，自身の副腎皮質ホルモン分泌能が低下している状態となり，断薬によりショック状態〔副腎発症（クリーゼ）〕となることがある。

12 感冒薬

感冒薬は，感冒（かぜ症候群）のときに服用する薬である。多くの種類が市販されており，医師の処方せんなしでも入手できる。成分は解熱鎮痛薬，抗ヒスタミン薬，鎮咳薬，交感神経興奮薬，中枢神経興奮薬が概ね共通しており，製品によって去痰薬や生薬成分が追加されてい

03 検　査

▶到達目標
1. 検体検査，生理機能検査，画像検査について，それぞれ主な検査を列挙できる。
2. 主な緊急検査をあげ，それぞれについて説明できる。

医療機関における日常の診療は，診察から始まり検査を加えることで確定診断に至る。疾病の原因診断のほか，重症度判定，治療方針の決定，治療効果の判断のために検査が行われる。

緊急を要する患者の初期診療では緊急度・重症度に応じて検査が選択され，優先順位を考慮して実施される。心停止など傷病者が危機的な状態にある場合には，治療と検査が同時進行となることが多い。また，精度を高めるために複数の検査を組み合わせる必要もある。

A　検査の種類

1 検体検査

検体検査は，患者から採取した検体を用いて化学的，形態学的に行う検査である。検体は血液のほか，尿，胃液，脳脊髄液，穿刺液，分泌物，排泄物，組織など多岐にわたる。患者に対する侵襲が少ないこと，ベッドサイドで採取可能なものが多いこと，結果がすぐ得られることから，幅広く行われている。

2 生理機能検査

生理機能検査は，患者の生体の生理学的な働きを直接的に人体機能として測定する検査で，患者に検査器具を装着してデータを収集する。心電図，肺機能検査，脳波，聴力などが含まれる。生体検査と呼ぶこともある。

3 画像検査

画像検査は，体表からみえない体内の様子を画像で表す検査である。X線を用いる検査として単純X線検査・各種造影検査・CT検査，X線を用いない検査として超音波検査・MRI検査・内視鏡検査などがある。

B　緊急検査

緊急対応が必要な重症患者に対して，即時に行う検査が緊急検査である。検査結果の信頼性だけでなく，検査時間が重要な要素となる。近年ではPoint Of Care Testing（POCT）として，ベッドサイドで小型分析器や迅速診断キットを用いて行うリアルタイムの検査も増えている。以下の検査は，緊急検査としても行われることが多い。

1 末梢血液検査

末梢血液検査は，静脈から採取した末梢血について血球成分の計数や化学物質の定量を行う検査である。自動赤血球測定装置では，ヘモグロビン濃度とヘマトクリット値も同時に測定される。ヘモグロビン濃度が正常よりも減少した病態を貧血と呼び，成人男性では13g/dL未満，成人女性では12g/dL未満をさすことが多い。

赤血球は総数のほか，平均赤血球容積（MCV），平均赤血球ヘモグロビン量（MCH），平均赤血球ヘモグロビン濃度（MCHC）を指標に貧血の原因診断に利用される。

白血球は総数のほか，顆粒球（好中球，好塩基球，好酸球），リンパ球，形質細胞，単球など，各分画ごとの数も測定され，主として感染症やアレルギーの評価に用いられる。

血小板数は出血傾向の評価に用いられる。

血漿中の各種化学物質の定量を行う検査を生化学検査といい，臓器機能の診断などに用いられる。主な生化学検査を表1に示す。

2 血液ガス分析

主に動脈血を用い，その場合は動脈血ガス分析と呼ばれる。pH（水素イオン指数），PaO_2（動脈血酸素分圧），$PaCO_2$（動脈血二酸化炭素分圧），SaO_2（動脈血酸素飽和度），HCO_3^-（炭酸水素イオン）濃度，BE（過剰塩基）などを測定する。静脈血を用いる場合もある。

表1　主な生化学検査と基準範囲

検査項目	基準範囲
血清総蛋白	6.7〜8.3g/dL
血糖（またはHbA1c）	70〜99mg/dL（空腹時） （HbA1c：4.6〜6.2%）
総コレステロール	150〜219mg/dL
中性脂肪	30〜149mg/dL
AST	5〜37U/L
ALT	6〜43U/L
LDH	119〜221U/L
ALP	110〜348U/L
γGTP	0〜75U/L
コリンエステラーゼ	男：229〜458U/L，女：178〜432U/L
尿素窒素	9〜21mg/dL
クレアチニン	男：0.6〜1.0mg/dL 女：0.5〜0.8mg/dL
尿酸	男：3.5〜6.9mg/dL 女：2.3〜6.0mg/dL
電解質	Na：135〜146mEq/L K：3.4〜4.8mEq/L Cl：98〜108mEq/L

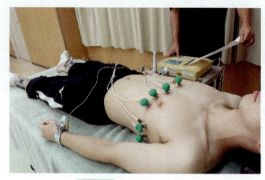

図1　12誘導心電図

ガス交換の異常，酸塩基平衡の異常を調べるために行われ，ショック，呼吸不全，腎不全などで異常値が生じる。

PaO_2の基準値は90〜100mmHg程度であるが，年齢とともに少しずつ低下する。PaO_2は吸入酸素濃度（F_IO_2）や気圧の影響を受ける。肺の酸素を取り込む機能（肺酸素化能）はPaO_2とF_IO_2の比で評価するのが簡便である。

$PaCO_2$は肺胞換気の指標になる。肺に障害がなければ低換気で高値，過換気で低値になる。基準値は35〜45mmHgで，年齢による変化は認めない。

SaO_2は，ヘモグロビンの何%が酸素と結合しているかを示す。成人のSaO_2は，室内空気下で97%が基準になる。SaO_2が90%のときにはPaO_2はおおよそ60mmHgになる。POCTでは同時に電解質，ヘモグロビン，乳酸値，クレアチニンなどが測定できる機器も多い。

3 尿検査

尿検査は，患者の尿を用いた検査である。簡易的には，試験紙法にて尿中の白血球，潜血，糖，蛋白などを検出し，診断に役立てている。

尿pHは正常で6前後であり，アルカリ尿は尿路感染の可能性がある。尿白血球や亜硝酸塩の存在も尿路感染を示唆する。尿糖と尿ケトン体は糖尿病のスクリーニングに，尿潜血は尿路感染・尿路結石・腫瘍のスクリーニングに用いられる。尿蛋白は腎疾患の可能性を示唆する

が，正常でも運動負荷で出ることがある。

原因不明の意識障害があり乱用薬物などによる中毒が疑われる場合には，簡易検出キットを用いてベンゾジアゼピン類，コカイン，モルヒネ，バルビツール酸類，三環系抗うつ薬などのスクリーニングが行われることがある。

4 心電図検査

心筋の微弱な電気活動をさまざまな角度から記録するのが心電図検査で，不整脈や心筋の異常（心筋梗塞，心筋虚血，心筋肥大など）を検索するのが主な目的である。通常は，12の方向から電気の流れをみる12誘導心電図が用いられる（図1）。

心電図を連続的にディスプレイ上に表示し監視するものを，モニター心電図という。突発する不整脈や心停止の早期発見に欠かせないので，救急活動においても必要不可欠である。モニター心電図は通常は心臓を挟む3点に貼付した電極の2つの部分の電位差を記録する近似肢誘導が用いられる。

5 単純X線検査

単純X線検査は，X線の透過性の差により身体を構成する臓器やその中の形態的な異常を描出する方法である。骨の撮影のほか，胸部や腹部の状態を知るために用いられる。

6 CT検査

CT検査は，X線管球を体軸中心に回転させながらX線を出し，身体断層面それぞれの位置のX線吸収値をコンピュータで計算し，コントラストを画像化するものである。身体の断面像が得られるため，脳（図2a），肺，腹部実質臓器，消化管，骨・軟部組織，脊椎，心血管系など全身臓器の形態的異常を診断できる。近年，検出器を複数配列したマルチスライスCTが普及し，高精度の画像が，少ない被ばく量で検査時間も短く撮影できるよ

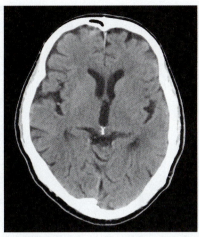
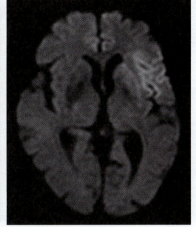

a：頭部CT　　　　　　　　　b：頭部MRI（拡散強調画像）

図2　CT・MRI画像の例

脳梗塞におけるCTとMRI画像の比較例。頭部CTでは描出されない脳梗塞像が
MRIで描出されている

うになった。そのため，重症外傷などでは頭部から体幹のすべてをスクリーニングするpan-scanというCT検査が頻用されている。

　造影剤を投与して行う造影CT検査は，血流の多い部分が濃く写るため，血管や血流の豊富な組織を鮮明に描出することが可能となる。出血部位の同定や腫瘍の性状評価に用いられる。

7　超音波（エコー）検査

　超音波検査は，超音波出力端子で体表から生体内を走査し，返ってくる反射波（エコー）により画像を描出するものである。放射線被ばくを伴わず，患者の負担は比較的少ない。ベッドサイドで行うことが可能で，近年はごく小型のものがドクターカー・ドクターヘリ，訪問診療などでも用いられる。

　心臓超音波検査では，壁や弁の形態や機能的異常が直接確認できる。腹部超音波検査では，占拠性病変や結石，腫脹など臓器の形態的異常が診断でき，腹膜腔，心嚢，胸膜腔など体腔内の液体貯留や出血を確認したい場合にも有用である（図3）。血管超音波検査では，壁の不整や血流の異常をみるが，中心静脈穿刺，末梢静脈穿刺でのガイドとしても汎用される。そのほか，胎児診断や気胸の評価にも用いられる。

8　MRI（核磁気共鳴）検査

　MRI検査では，X線の代わりに磁気を利用して画像を描出する。放射線被ばくがないこと，単純X線写真やCTで画像の妨げとなる骨の影響が少ないことが利点である。脳や脊髄の診断に有用で，脳梗塞では超早期から診断可能となる（図2b）。しかし，検査に10分程度の時間を要することや，強力な磁場や検査空間の狭さなどに

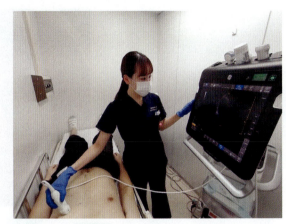

図3　超音波（エコー）検査

臓器状態や体腔内の液体貯留，出血などを確認することができる

より検査室への資器材の持ち込みが大幅に制限されることから，ある程度，全身状態が安定している症例に適応が限られる。

9　血管造影検査

　血管造影検査は，出血部位の確認や血管の異常を確認するために行われる。同時に血管の狭窄解除，異常血管や出血部位の塞栓手術（図4）などのカテーテルを用いた治療が併用される。

10　内視鏡検査

　内視鏡検査は，体外から器官の中にファイバースコープを挿入してその内面を観察するものである。胃，大腸（図5）のほか，気管支，膀胱，関節腔などについて行われる。出血，潰瘍，腫瘍などの診断に加えて，出血に対する止血術，ポリープやがんの切除術など，内視鏡を用いた直視下の治療も行われる。

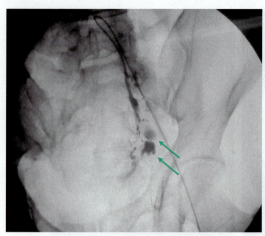 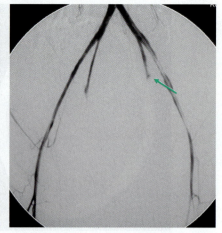

a：矢印は血管外への造影剤の漏出（出血）を示している　　b：矢印は塞栓した動脈の端で血管外への造影剤の漏れは消失している

図4　血管造影の例

骨盤骨折に伴う動脈性出血（a）と経カテーテル動脈塞栓術施行後（b）の血管造影像

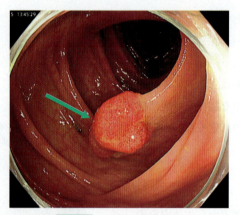

図5　大腸内視鏡の例

大腸がんの例。矢印で示すのががんである

11 脳脊髄液検査

　脳脊髄液検査は，主に腰椎の椎間からくも膜下腔に針を刺し，脳脊髄液を採取してその性状を確認するものである。髄液検査とも略される。髄膜炎やくも膜下出血の診断に有用であり，原因不明の意識障害やけいれん，発熱患者などに対し行うことが多い。脳脊髄液に含まれる蛋白質，糖の量，細胞の数，形態を検査する。悪性腫瘍の腫瘍マーカーを測定することもある。

第 III 編

第 1 章

救急医学概論/病院前医療概論

01 救急医療体制

救急医療とは，急な病気やけがを負った者に対して行われる医療をいう。そのような医療を継続的かつ組織的に提供する仕組みが，救急医療体制である。これは，国民が健康で文化的な生活を営むうえで欠かすことのできない社会基盤の一つとなっている。

A 救急医療体制の概要

救急医療体制は，病院に到着する前と後で大きく2つに分けられる。かつて救急医療体制といえば，概ね，救急医療機関による救急患者の受け入れ体制と，救急医療機関内での患者の診療体制を意味していた（狭義の救急医療体制）。しかし，傷病者の救命や後遺症の軽減のためには医療機関に到着する前からの体制も重要であることから，近年では，医療機関に到着する前からの医療の提供にも重点を置き，病院前の体制を含めて救急医療体制（広義の救急医療体制）と呼ぶ（**図1**）。

病院前救急医療体制

病院に到着するまでの救急医療体制をとくに「病院前救急医療体制」（「病院前救護体制」と呼ぶこともある）という。そこで提供される医療が病院前救急医療である。病院前救急医療体制は，居合わせた市民による救急現場での「応急救護体制」と消防機関を中心とした「救急搬送体制」などからなる。

救急搬送体制

救急搬送体制とは，傷病者を迅速に医療機関などに搬送する仕組みをいう。その途上で施される応急処置，救急救命処置，診療も含まれる。

救急搬送体制の中心は，消防機関によって行われる救急業務である。そのほかにも，ドクターカーやドクターヘリによる診療・救急搬送，海上保安庁による海難救助なども救急搬送体制の一部を担う。

B 応急救護体制と救命の連鎖

1 応急救護体制

応急救護体制とは，救急の現場に居合わせた市民などによる救急蘇生法などの実施体制をいう。応急救護体制の整備の中心は，市民に対する救急蘇生法などの講習の実施と市中への自動体外式除細動器（AED）の設置である。

救急蘇生法などの講習は，消防機関や日本赤十字社を中心にさまざまな団体によって取り組まれている。消防機関だけでも年間196万人（2019年）もの人々に対して講習が行われる。AEDは，市民に使用が許可された2004年以降に急速に普及が進み，70万台近くがさまざまな場所に設置されている（2023年末時点）。

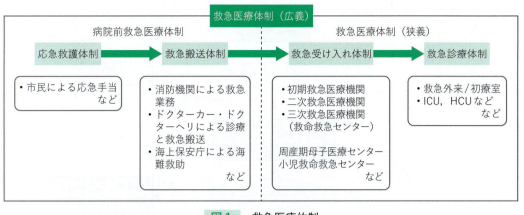

図1　救急医療体制

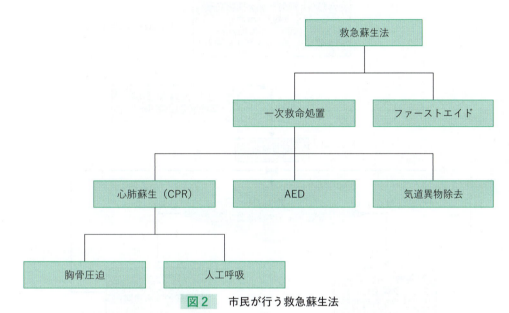

図2　市民が行う救急蘇生法

（日本救急医療財団心肺蘇生法委員会監：改訂6版救急蘇生法の指針2020，市民用．へるす出版，2020．より引用）

これらの取り組みにより，院外心停止事例（年間およそ14万件）に対して市民が心肺蘇生（CPR）を実施する割合は年々増加し，2022年で51％に至っている。また，一般市民によってAEDによる電気ショックが行われた例は年間2,000件近くあり，その社会復帰率も43％（目撃のある心原性心停止に対して一般市民による電気ショックが行われた場合）を記録するなど一定の成果を上げている。

2 市民の行う救急蘇生法

救急蘇生法は，容態が急変した人の命を守るために必要な知識と手技のことをいうが，市民に期待される救急蘇生法は，一次救命処置とファーストエイドである（図2）。

1）一次救命処置

突然の心停止，もしくはこれに近い状態になった傷病者を社会復帰に導くための方法を一次救命処置という。

一次救命処置には胸骨圧迫と人工呼吸によるCPR，AEDを用いた電気ショック，異物で窒息をきたした傷病者への気道異物除去が含まれる。主に市民が行う一次救命処置の手順を図3に示す。

2）ファーストエイド

市民による，急な病気やけがをした人を助けるために最初に行う一次救命処置以外の行動をファーストエイドという。市民によるファーストエイドには，命を守り，苦痛を和らげ，それ以上の悪化を防ぐことが期待されている。具体的には熱中症への対応や出血に対する圧迫止血などが含まれている。

3 救命の連鎖

生命の危機に陥った傷病者の救命と社会復帰のために必要な一連の行動と処置を「救命の連鎖」と呼ぶ（図4）。「救命の連鎖」は4つの輪で構成されており，第一の輪は「心停止の予防」，第二の輪は「心停止の早期認識と通報」，

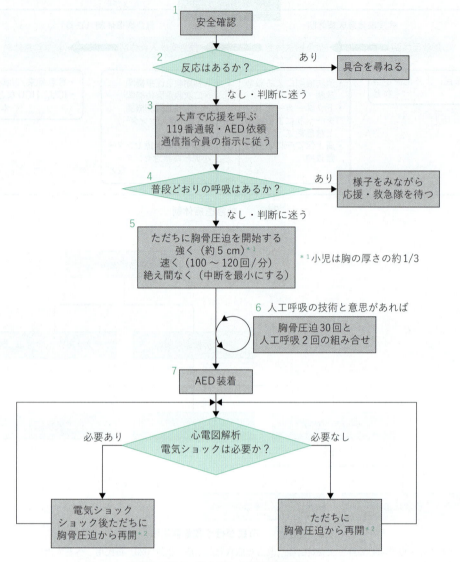

1　安全確認

2　反応はあるか？ → あり → 具合を尋ねる

なし・判断に迷う

3　大声で応援を呼ぶ
119番通報・AED依頼
通信指令員の指示に従う

4　普段どおりの呼吸はあるか？ → あり → 様子をみながら
応援・救急隊を待つ

なし・判断に迷う

5　ただちに胸骨圧迫を開始する
強く（約5 cm）*1
速く（100〜120回/分）
絶え間なく（中断を最小にする）

*1 小児は胸の厚さの約1/3

6　人工呼吸の技術と意思があれば

胸骨圧迫30回と
人工呼吸2回の組み合せ

7　AED装着

心電図解析
電気ショックは必要か？

必要あり　　　　　　　必要なし

電気ショック
ショック後ただちに
胸骨圧迫から再開*2

ただちに
胸骨圧迫から再開*2

*2 強く，速く，絶え間なく胸骨圧迫を！

8　救急隊に引き継ぐまで，または傷病者に普段どおりの呼吸や
目的のある仕草が認められるまで続ける

図3 主に市民が行う一次救命処置（BLS）の手順

（日本蘇生協議会監：JRC 蘇生ガイドライン2020．p.20，医学書院，2021．より転載）

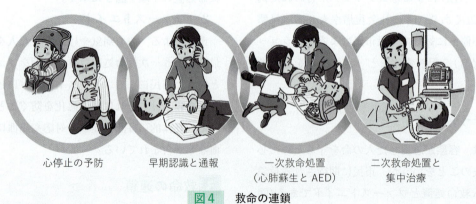

心停止の予防　　　早期認識と通報　　　一次救命処置　　　二次救命処置と
　　　　　　　　　　　　　　　　　（心肺蘇生とAED）　　　　集中治療

図4 救命の連鎖

（日本救急医療財団心肺蘇生法委員会監：改訂6版救急蘇生法の指針2020，市民用．へるす出版，2020．
より引用）

第三の輪は「一次救命処置（心肺蘇生と AED）」，第四の輪は救急救命士や医師による「二次救命処置と心拍再開後の集中治療」である。第二の輪以降の輪が速やかにつながることで，救命率は大きく高まる。

「救命の連鎖」の第三の輪までは，現場に居合わせた市民によって行われることが期待されるものである。市民が CPR を行った場合，行わなかった場合に比べて生存率が高いこと，さらに，電気ショックについては現場に居合わせた市民が AED で行うほうが，119番通報で駆けつける救急隊が行うよりも早く実施できるため，結果として生存率や社会復帰率が高くなることがわかっている。このように，市民は「救命の連鎖」を支える重要な役割を担っている。

1）　心停止の予防

小児の場合，外傷，水の事故（溺水），窒息などが突然死の原因となることがある。これらはいずれも予防可能であるため，未然に防ぐことがもっとも重要である。外傷予防ではヘルメット，チャイルドシートの装着，溺水予防として入浴時やプールでの監視などがある。

成人の突然死の原因としては，急性心筋梗塞や脳卒中があげられる。これらは生活習慣病とも呼ばれ，日本人の主要な死因となっている。成人の突然死を予防するには生活習慣病のリスクを低減することが重要であるが，「救命の連鎖」における「心停止の予防」では，急性冠症候群や脳卒中の初期症状に気づき，速やかに救急車を要請することも含まれる。これにより，心停止に至る前に医療機関での治療開始が可能となる。わが国では，高齢者の窒息，入浴時の事故，熱中症なども心停止の主な原因であり，これらの予防も重要である。加えて，運動中の心停止予防にも注意を払う必要がある。

2）　心停止の早期認識と通報

心停止の早期認識には，突然倒れた人や反応のない人を見かけた際に，その場に居合わせた者（バイスタンダー）による早期の認識が重要である。反応の有無の判断に迷う場合でも，勇気をもって大声で叫び周囲の助けを求めるとともに，119番通報を行う必要がある。通報を受けた通信指令室は，心停止の可能性を推測し救急隊に出動指令を下すとともに，通報者に対して一次救命処置の口頭指導を行う。

救助者が傷病者の反応の有無の判断に迷うことで119番通報が遅れるため，早期認識と通報が重要である。迷った場合こそ速やかに119番通報を行うことで，通信指令員の口頭指導により心停止の判断がより早く可能となり，救助者による CPR の実施率が向上する。さらに，速やかな119番通報により，救急隊による質の高い一次救命処置と二次救命処置がより早期に行われる。これら

の理由から，早期の心停止の認識と119番通報は，心停止傷病者の社会復帰率の改善に大きく寄与すると考えられる。

3）　一次救命処置（CPR と AED）

心停止から10秒余りで意識が消失し，そのままの状態が継続すると脳の回復は困難になる。CPR では，市民は，講習を受け人工呼吸の技術を身につけていたり，人工呼吸を行う意思がある場合には，胸骨圧迫に人工呼吸を組み合わせて実施する。講習を未受講の場合などでは，胸骨圧迫のみの実施が推奨される。

突然の心停止は心室細動によることが多く，この場合，心臓の動きを戻すには電気ショックによる除細動が必要となる。AED は自動的に心電図を解析し，電気ショックの必要性を判断して音声メッセージなどで指示するため，指示に従えば操作は難しくない。AED は訓練を受けていない市民でも使用可能であるが，講習で CPR とともに使用方法を身につけておくことが望ましい。

4）　二次救命処置と心拍再開後の集中治療

現場に到着した救急隊は CPR などの一次救命処置を引き継ぐ。並行して，救急救命士は，必要があれば医師の具体的指示の下にアドレナリン投与や器具を用いた気道確保などの二次救命処置を行い，傷病者の心拍を早期に再開させることを目指す。医療機関到着までに心拍が再開していなければ医師が二次救命処置を引き継ぐが，心拍の再開が認められれば，脳保護を含めた集中治療が重要となる。

集中治療とは，臓器障害の予防と改善を目的とした濃密な観察下での全身的かつ集中的な治療をさす。医療機関の ICU（集中治療室）等で行われる。第四の輪で示した集中治療には，心拍再開後の昏睡患者への体温管理療法（32〜36℃），体外循環による呼吸・循環補助，心停止の原因として急性心筋梗塞が疑われる場合の緊急カテーテル治療などが含まれる。このような集学的治療により，神経学的な長期の転帰改善が期待できる。

C　消防機関と救急業務

救急搬送体制の中核は，消防機関による救急業務である。救急業務には，救急の現場や搬送途上で行われる応急処置や救急救命処置の実施も含まれる。

1　消防機関

消防は，「国民の生命，身体及び財産を火災から保護するとともに，水火災又は地震等の災害を防除し，及びこれらの災害による被害を軽減するほか，災害等による傷病者の搬送を適切に行うことを任務」（消防組織法第1

表1 救急業務の沿革

1933年	神奈川県警察部の横浜市中区山下消防署に救急自動車1台が配置された
1934年	愛知県警察部の名古屋市中消防署に救急自動車が配置された
1936年	東京市の警視庁消防部に救急自動車6台が配置された
1948年	消防組織法の施行 　自治体消防（市町村消防）の制度が発足し，消防が警察より分離独立し，自治体消防として市町村が独自に消防責任を負うこととなった
1963年	消防法改正（救急業務の法制化） 　消防法の一部改正により，救急業務を行わなければならない市町村の基準などが定められた
1964年	救急病院等を定める省令の制定 　受け皿となる医療機関を確保するために救急告示病院制度が開始された
1977年	救急医療機関を機能別に階層化 　初期，二次，三次救急医療機関の体制整備が開始された
1986年	消防法の一部改正 　外傷傷病者に加え，疾病傷病者の搬送が追加された
1991年	救急救命士法制定 　救急隊員の行う応急処置等の基準の一部改正
2009年	消防法・消防組織法の改正 　「災害等による傷病者の搬送を適切に行う」ことが加えられ，傷病者の搬送・受け入れの実施に関する基準の策定，および実施基準に基づく救急搬送や受け入れ実施にかかわる連絡調整を行う協議会を設置することとされた

条）としている。"災害等による傷病者の搬送を適切に行う"が，消防機関が救急医療体制の一翼を担う法律上の根拠となっている。

消防の責任は市町村が担うことになっており（消防組織法第6条），市町村は，消防業務を行うために消防機関を置く。消防機関には，「消防本部」とその下部組織の「消防署」，さらには「非常備消防」と呼ばれる「消防団」がある。2023年4月1日現在，全国に消防本部は722本部ある。

消防機関は，複数の市町村が共同で消防事務を行う場合や他の市町村に消防事務を委託する場合などがある。消防事務の中には，救急業務のほか，消火（警防），救助，火災予防などがある。

2 救急業務

救急業務とは，消防法第2条第9項によって定められており，災害による事故等や政令で定める事故その他の事由による傷病者のうち，緊急搬送が必要な者を，救急隊が医療機関等に搬送することをさす。これには，医師の管理下に置かれるまでの間の緊急やむを得ない応急の手当も含まれる。

救急隊は，救急自動車1台につき救急隊員3名以上で編成される。ただし，救急業務に支障がないものとして消防法施行規則で定める場合は隊員2名でもよい。2023年4月1日現在，全国に5,359隊の救急隊が配備されており，その数は微増傾向にある。

3 救急業務の沿革（表1）

1） 救急業務の始まり

救急自動車による搬送業務は，1933年に神奈川県警察部の横浜市中区山下消防署に配置された救急自動車1台によって開始されたのが始まりである。その後，愛知県警察部，東京市の警視庁消防部に救急自動車が配置され，傷病者の搬送が行われた。

2） 救急業務の法制化

1948年に消防組織法（1947年12月23日公布）が施行され，自治体消防が発足し，消防が警察より分離独立して消防業務が開始された。当時は，法律上，救急業務は規定されていなかった。

1960年代には高度経済成長と相まって交通事故を含む各種災害，事故が激増したことに伴い，救急業務は，地方都市も含め多くの地域に広がった。急増する交通事故などの傷病者に対応できる搬送手段と診療可能な医療機関が相当数不足し，社会問題となるなか，救急業務について法的根拠を明確にするために，1963年に消防法が改正され，交通事故など屋外の傷病者を医療機関に搬送する業務が「救急業務」として法制化された。

3） 救急医療体制の整備

1964年に厚生省（現・厚生労働省）によって救急告示病院制度が始まり，傷病者の受け皿となる医療機関の指定がなされた。1977年には，救急医療体制の体系的整備の一環として救急医療機関を機能別に階層化した。これが，今日の初期，二次，三次救急医療機関の体制整備の始ま

りである。

4) 応急処置の規定

救急隊員が行う応急手当は，1978年に自治省（現・総務省）消防庁が発出した「救急隊員の行う応急処置等の基準（告示）」によって規定され，消防法改正により，「傷病者が医師の管理下に置かれるまでの間において，緊急やむを得ないものとして，応急の手当を行うこと」も救急業務であることが法制化された。

5) 疾病傷病者の対象化

外傷傷病者の搬送だけでなく，急病の傷病者も増加していたことから，救急傷病者全般に対応するため，1986年に消防法が改正され，疾病傷病者の搬送が追加された。

6) 救急救命士制度の誕生と発展

高度な応急処置を行うための国家資格として，法の制定により1991年に「救急救命士」の資格が創設された。その後，救急救命士の処置の範囲は，包括的指示下での除細動の認可（2003年），気管挿管の実施（2004年），薬剤（アドレナリン）投与（2006年），あらかじめエピペン®処方を受けた傷病者へのエピペン®の使用（2009年），ビデオ硬性挿管用喉頭鏡を用いた気管挿管（2011年），心肺機能停止前の重度傷病者に対する静脈路確保および輸液と血糖測定および低血糖発作症例へのブドウ糖溶液の投与（2014年）が認められるなど，拡大，発展を遂げた。

7) 傷病者の搬送と受け入れに関する課題と対応

2009年，傷病者を受け入れる医療機関が速やかに決定しない事案が多数発生していることなどを背景に，消防法が改正された。これは，搬送を担う消防機関と受け入れを行う医療機関との連携を推進することを目的に，都道府県に，「傷病者の搬送・受け入れの実施に関する基準」の策定，およびそれに基づく救急搬送や受け入れ実施にかかわる連絡調整を行う協議会を設置することを求めるものである。

具体的には，①傷病者の心身等の状況に応じた適切な医療の提供が行われることを確保するために医療機関を分類する基準（消防法第35条の5第2項第1号），②分類基準に基づき分類された医療機関の区分ごとに当該区分に該当する医療機関の名称（消防法第35条の5第2項第2号），③消防機関が傷病者の状況を確認するための基準（消防法第35条の5第2項第3号），④消防機関が傷病者の搬送を行おうとする医療機関を選定するための基準（消防法第35条の5第2項第4号），⑤消防機関が傷病者の搬送を行おうとする医療機関に対し傷病者の状況を伝達するための基準（消防法第35条の5第2項第5号），⑥傷病者の受け入れに関する消防機関と医療機関との間の合意を形成するための基準，その他傷病者の受け入れを行う医療機関の確保に資する事項（消防法第35条の5第2項第6号）などを都道府県の協議会で定めることとなっている。

4 救急業務の現状

2023年中の救急業務実施状況のうち，救急出動件数は全国で約723万件，搬送人員は約622万人となっている。これは，国民のおよそ20名に1人が救急自動車で搬送される割合である。高齢であるほど年間の救急自動車利用率は上昇する傾向にあり，高齢化の進展とともに救急出動件数は年々増加している。

地方自治体の財政難などにより救急出動件数の伸びに応じた救急隊の増隊が困難ななか，業務の効率化と救急要請の適正化への取り組みが行われている。

1) 救急出動件数

2023年中の救急自動車による救急出動件数は，消防防災ヘリコプターによる件数も含め，約723万件であり，コロナ禍での減少を除くと概ね年々増加している。うち，消防防災ヘリコプターによる出動件数は約2,500件である。

もっとも多い事故種別は急病で約68％，続いて一般負傷約15％，交通事故約5％であり，不搬送件数は全体の14％となっている。

2) 救急搬送人員数

2023年中の救急自動車による搬送人員は約622万人であり，コロナ禍での減少を除くと概ね年々増加している。もっとも多い年齢区分*は高齢者で約62％，続いて成人30％，乳幼児約4％となっており，前年と比較すると，いずれの区分においても増加している。年齢区分別の搬送人員の構成比について，過去からの推移をみると，高齢者の占める割合は増加している一方で，その他の年齢区分では減少している

3) 傷病程度

2023年中の傷病程度別の搬送人員の構成比について，過去からの推移をみると，軽症（外来診療）は減少傾向，中等症（入院診療）は増加傾向にある。

4) 現場到着所要時間

2023年中の救急自動車による現場到着所要時間（入電から現場に到着するまでに要した時間）は，全国平均で約10.3分（対前年比0.9分増）となっている。

---

* 年齢区分は以下のとおりである。
(1) 新生児：生後28日未満の者
(2) 乳幼児：生後28日以上満7歳未満の者
(3) 少　年：満7歳以上満18歳未満の者
(4) 成　人：満18歳以上満65歳未満の者
(5) 高齢者：満65歳以上の者

5）病院収容所要時間

2023年中の救急自動車による病院収容所要時間（入電から医師引き継ぎまでに要した時間）は，全国平均で約47.2分（対前年比4.4分増）となっている。

5 応急処置と救急救命処置

消防機関の救急隊員は，医師の管理下に置かれるまでの間に，応急処置を実施できる。救急救命士の資格者は，医師の指示の下に，病院や診療所への搬送中や到着後から入院までの間に，救急救命処置を実施できる。応急処置として実施できる処置のほとんどは救急救命処置に含まれている。つまり，基本的に，救急救命処置のなかに応急処置は包含されている。

1）応急処置

応急処置は，「救急隊員の行う応急処置等の基準」によって定められている。救急隊員は，傷病者を医療機関その他の場所に収容し，または救急現場に医師が到着し，傷病者が医師の管理下に置かれるまでの間に，傷病者の状態が応急処置を施さなければ生命が危険であり，またはその症状が悪化するおそれがある場合に応急処置を行うことができる。

2）救急救命処置

救急救命処置とは，重度傷病者の症状悪化や生命の危険を回避するために，病院や診療所への搬送中や到着後から入院までの間に緊急に行われる気道確保，心拍回復などの処置をさす。救急救命処置を業とする者が救急救命士である。救急救命処置は，医師の包括的指示または具体的指示の下に行う必要がある。

3）特定行為

救急救命処置のなかでも，医師の具体的指示を必要とする処置は「特定行為」と位置づけられている。救急救命士法は，医師の具体的な指示を受けなければ特定行為を行ってはならない（第44条）としており，行った場合の罰則規定（第53条）も定められている。通常，通信によるオンライン下に医師の具体的指示を受ける。

特定行為とは，救急救命処置のうち以下のものをいう。

（1）心肺機能停止状態の重度傷病者に対する特定行為

①乳酸リンゲル液を用いた静脈路確保のための輸液

②アドレナリンの投与

③食道閉鎖式エアウエイ，ラリンゲアルマスク，または気管内チューブによる気道確保

（2）心肺機能停止前の重度傷病者に対する特定行為

①乳酸リンゲル液を用いた静脈路確保および輸液

②低血糖発作症例へのブドウ糖溶液の投与

（3）医師の具体的指示

医師の具体的指示とは，医師が個々の傷病者の医学的状況に基づいて行う指示である。医師が適切な判断をするために，傷病者情報を的確に医師に伝える必要がある。医療情報には，傷病の発症状況，観察所見，処置の実施とその結果，現場の状況や医療機関までの搬送時間などが含まれる。

6 救急業務で用いられる搬送手段

1964年に自治省（現・総務省）消防庁が発出した救急業務実施基準（昭和39年自消甲教発第6号）により以下のとおり定められている。

1）2B型救急自動車

救急業務実施基準第10条第1項に定める救急自動車で，ベッド（ストレッチャーを含む）2台を収容する仕様である。

2）高規格救急自動車

救急業務実施基準第12条に定める救急自動車である。救急隊員の応急処置範囲拡大に伴い，搬送途上の車内で高度な応急処置を行うために必要な規格・構造について定める「救急自動車及び救急資器材の構造改善等検討委員会」の報告書に基づいた要件を満たす仕様である。

3）軽自動車を活用した救急自動車

救急業務実施基準第10条第2項に定める救急自動車で，道路幅員の狭い島しょ部や山間部などを管轄する消防本部で運用されている。

4）大型救急自動車

多数傷病者や特殊災害時に出動し，応急救護拠点を早期に開設し，迅速なトリアージや医師との連携活動を行う大型バスをベースにした救急自動車で，東京消防庁や京都市消防局が運用している。

5）消防防災ヘリコプター

2023年11月1日現在，消防庁保有の5機，消防機関保有の30機，道県保有の42機，の合計77機が運用されている。消火や救助，救急活動を主な任務として，災害現場から医療機関への傷病者搬送にも運用されている。

6）消防艇

2023年4月1日現在，消防本部保有の36艇，消防団保有の35艇の合計71艇が運用されている。水上や沿岸において発生した火災の消火や災害への対応を行う船舶である。一部の自治体では，諸島からの傷病者搬送にも運用されている。

D その他の機関による救急搬送（診療）体制

諸島や悪天候により消防防災ヘリコプターの運航ができない場合など，海上保安庁や自衛隊との協定に基づき傷病者搬送が行われている地域もある。医療機関ではド

クターカー・ドクターヘリにより，また近年では，地域包括ケアシステムのなかで，福祉施設から病院や病院間の搬送において，病院が保有する救急自動車や民間の患者移送車により患者搬送が行われている。

1 海上保安庁による海難救助

海上保安庁は，全国に巡視船・航空機を配備し，洋上での救助・救急体制の充実を図っている。潜水士，機動救難士，特殊救難隊を全国に配置し，傷病者搬送には巡視船，特殊警備救難艇，飛行機，ヘリコプターを運用している。

現在では，海難で救助された者に対して，遭難現場や医療機関への搬送途中において，海上保安庁の救急員が，消防機関の救急隊員と同様の応急処置を行うことが可能となっている。また，救急救命士資格を有する職員の養成も続けられており，これらの職員は，羽田特殊救難基地や各管区の航空基地の機動救難士などとして配属されている。

2 自衛隊による急患輸送

自衛隊は災害派遣として航空機による救急患者の輸送（急患輸送）を行っている。災害派遣では，都道府県知事などが災害に際し，防衛大臣または防衛大臣が指定する者へ部隊などの派遣を要請する。要請を受けた防衛大臣などがやむを得ない事態と認める場合に派遣することを原則としている。災害派遣総数のうち多くが急患輸送であり，離島などへの派遣が多い。また，他機関の航空機では航続距離が足りないなどの理由で対応できない場合，本土から遠く離れた船舶からの急患輸送などについても，海上保安庁からの要請に基づき急患空輸を実施している。

高度な医療処置を継続しつつ長距離搬送が必要な症例では，機動衛生ユニット〔経皮的心肺補助装置や大動脈内バルーンパンピング（IABP）などを装備した航空機で，重症患者の長距離搬送が必要となった場合には，都道府県知事からの要請により患者輸送が実施される〕を用いた輸送が行われている。

3 ドクターカー・ドクターヘリによる診療と救急搬送体制

緊急車両やヘリコプターを使用して医師等が救急の現場などに向かい，より高度な処置を行いながら医療機関に搬送する体制である。

1）ドクターカー体制

ドクターカーとは，一般に「診療を行う医師を派遣するための緊急走行が可能な車両」をさす。また，ドクターカーシステム（ドクターカー体制）とは，緊急走行が可能な車両を用いて診療のために医師を派遣する体制をいう。多くは，消防機関からの要請によって出動する仕組みとなっている。

三次救急医療機関やこれに準じる医療機関がドクターカーを運用している場合が多い。ドクターカーには救急自動車と同様に傷病者を搬送できるタイプ（救急自動車型ドクターカー）や，医療従事者のみを現場に搬送するタイプ（乗用車型ドクターカー，またはラピッドレスポンスカー）などがある。後者を運用している場合は，消防機関と連携して傷病者を搬送する。

通常，交通事故などによる重症外傷例，複数傷病者発生事例，救出困難例などがドクターカーの対象となるが，地域によっては救急救命士の生涯教育として，病院に消防機関の救急自動車を配置して，重度傷病者以外の事案にも出動する場合もある。ドクターヘリの運航を補完する形でも運用され，救命率を向上させる効果が高いシステムとされる。

2）ドクターヘリ体制

救急医療に必要な機器や医薬品を搭載し，高度な救急医療を提供している病院の医師が直ちに搭乗することのできる場所に配備されているヘリコプターを，ドクターヘリ（救急医療用ヘリコプター）という。このようなヘリコプターを使用した医師による診療・救急搬送体制がドクターヘリシステムである。

わが国では，阪神・淡路大震災がドクターヘリ誕生のきっかけとなり配備が始まった。2007年に「救急医療用ヘリコプターを用いた救急医療の確保に関する特別措置法」（ドクターヘリ特別措置法）が制定されたことを契機に配備が進み，2024年には，全国47都道府県に57機のドクターヘリが配備されている。夜間や悪天候時には運航できないため，ドクターカーと併用している医療機関が多い。

E 救急医療機関による受け入れ体制と診療体制

わが国では，傷病者の緊急度・重症度に応じた階層別の受け入れ体制をとっている。すなわち，初期救急医療機関，二次救急医療機関，三次救急医療機関の三層構造の受け入れ体制である。地域の救急医療に協力する医療機関が，初期〜三次のいずれかの救急医療機関として役割を果たすことで，域内で発生するさまざまな救急患者に対応する仕組みとなっている。1978年ごろより制度化され，整備が進められている。緊急度・重症度の判断は，基本的に傷病者自身か救急隊に委ねられている。近年では，ER型の救急医療機関として，緊急度・重症度にか

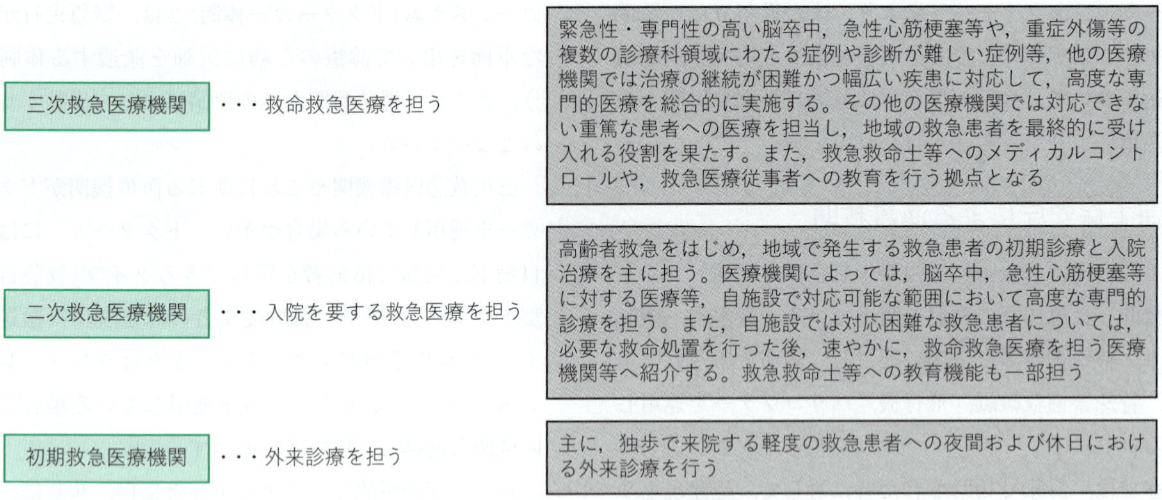

三次救急医療機関 ・・・救命救急医療を担う

緊急性・専門性の高い脳卒中，急性心筋梗塞等や，重症外傷等の複数の診療科領域にわたる症例や診断が難しい症例等，他の医療機関では治療の継続が困難かつ幅広い疾患に対応して，高度な専門的医療を総合的に実施する。その他の医療機関では対応できない重篤な患者への医療を担当し，地域の救急患者を最終的に受け入れる役割を果たす。また，救急救命士等へのメディカルコントロールや，救急医療従事者への教育を行う拠点となる

二次救急医療機関 ・・・入院を要する救急医療を担う

高齢者救急をはじめ，地域で発生する救急患者の初期診療と入院治療を主に担う。医療機関によっては，脳卒中，急性心筋梗塞等に対する医療等，自施設で対応可能な範囲において高度な専門的診療を担う。また，自施設では対応困難な救急患者については，必要な救命処置を行った後，速やかに，救命救急医療を担う医療機関等へ紹介する。救急救命士等への教育機能も一部担う

初期救急医療機関 ・・・外来診療を担う

主に，独歩で来院する軽度の救急患者への夜間および休日における外来診療を行う

図5 初期～三次救急医療機関の機能と役割

（厚生労働省医政地域医療計画課資料：救急医療等の医療体制に係る現状と課題について．医政地発0629第3号，令和5年6月29日．より抜粋）

かわらずすべての救急患者を受け入れる体制をとる医療機関も存在する。

　周産期医療，小児医療，精神科医療については，一般の傷病者を対象とした初期～三次の階層別受け入れ体制とは別に，周産期救急医療体制，小児救急医療体制，精神科救急医療体制の整備が進められている。

　これら初期～三次救急医療機関や周産期救急医療体制などに該当するか否かにかかわらず，救急隊によって搬送される傷病者を受け入れる医療機関として都道府県が認定した医療機関を「救急告示病院（診療所）」という。

1 階層別受け入れ体制

　初期～三次救急医療機関の機能と役割を**図5**に示す。

1) 初期救急医療機関

　概ね外来診療で対応できる，緊急度・重症度が低い救急患者への対応を主とする救急医療機関である。これまで，在宅当番医制度や，休日夜間急患センターの設置などにより整備されてきた。

　在宅当番医制度は，地域の診療所が交代で夜間・休日の救急患者の診療に対応する体制である。

　休日夜間急患センターは，地域ごとに夜間・休日の一定の時間帯に限って救急患者の診療を行う診療所として整備されており，平日の昼間の時間帯は診療を行っていないのが一般的である。市町村，あるいは市町村が委託した医師会等の団体により運営され，診療科目は，内科や小児科が多い。

2) 二次救急医療機関

　概ね入院加療を要する，緊急度・重症度が中程度の救急患者への対応を主とする救急医療機関である。これまで，病院でグループを作り輪番で受け入れを担う病院群

輪番制度や，共同利用型病院制度の設置などにより整備されてきた。

　病院群輪番制度とは，地域内の病院群が共同連帯して，輪番制方式により夜間・休日などにおける救急患者の診療を受け入れる体制をいう。輪番に参加している病院を「病院群輪番制参加病院」という。

　共同利用型病院制度とは，中核となる救急指定病院に，当番でほかの病院の医師や開業している医師が集まり夜間・休日の救急診療にあたる方式である。

3) 三次救急医療機関（救命救急センター）

　その他の医療機関では対応できない，緊急度・重症度が高い救急患者の対応を主とする救急医療機関であり，その受け入れ窓口や診療区画としての救命救急センターを設置する医療機関をいう。2023年12月現在，全国の304施設に救命救急センターが設置されている。厚生労働省の示す「救急医療の体制構築に係る指針」では，次の点が求められている。

①緊急性・専門性の高い脳卒中や急性心筋梗塞，重症外傷などの複数の診療科領域にわたる疾病など，幅広い疾患に対応して高度な専門的医療を総合的に実施する。

②その他の医療機関では対応できない重篤患者への医療を担当し，地域の救急患者を最終的に受け入れる役割を果たす。

③救急救命士等へのメディカルコントロールや，救急医療従事者への教育を行う拠点となる。

　救命救急センターのうち，周辺人口が少ない地域にあり，最寄りの救命救急センターへの搬送に長時間を要する地域であるために設置された比較的小規模な施設を，地域救命救急センターという。また，とくに広範囲熱傷

や指肢切断，急性中毒などの特殊疾病傷病者に対応できる施設として整備が進められたのが，高度救命救急センターである。ただし，現在では，高度救命救急センターの位置づけが必ずしも明確でないとの指摘がある。

4）救急告示病院（診療所）

救急隊によって搬送される傷病者を受け入れる医療機関として都道府県が認定した医療機関が，いわゆる「救急告示病院（診療所）」である。1964年の「救急病院等を定める省令」によって定められている。

役割からすれば，すべての二次，三次救急医療機関が救急告示病院に該当すると考えられるものの，都道府県によってはすべての二次救急医療機関が救急告示病院として認定されているわけではない。

5）ER型救急医療機関

現行の救急医療機関の受け入れ体制は，救急患者の緊急度・重症度に基づいて，初期〜三次の救急医療機関を選定することが前提となっている。しかし，医師であっても十分な医療機器がなければ緊急度・重症度を正確に判断することは容易ではない。ましてや傷病者本人や救急隊員が，緊急度・重症度を正確に判断し，それに基づき適切な医療機関を選定することはもとより限界がある。このような状況を背景に，重症度・緊急度や診療科にかかわらずすべての患者を1つの窓口で受け入れる医療機関，いわゆるER型救急医療機関の設置が進んでいる。ER型救急医療機関には，その利便性から多数の患者が集中し受け入れ窓口が混雑してしまうこと，幅広い診療に対応する総合的な能力をもつ医師の確保が難しいなどの課題がある。

2 周産期救急医療体制

周産期は，妊娠22週〜出生後7日未満の期間をさす。周産期医療とは，妊娠，分娩にかかわる母体・胎児管理と出生後の新生児管理を主に対象とする医療である。

1）周産期母子医療センター

産科，未熟児などの領域に関する救急傷病者については，一般の救急診療体制では必ずしも適切に対応できないことから，周産期の救急医療を確保するために，周産期母子医療センターの整備が進められている。

地域周産期母子医療センターは，産科および小児科（新生児診療を担当するもの）などを備え，周産期にかかわる比較的高度な医療行為を行うことができる都道府県認定の医療施設である。

総合周産期母子医療センターは，母体・胎児集中治療室と新生児集中治療室を備え，常時の母体および新生児搬送受け入れ体制を有する。合併症妊娠や胎児・新生児異常などのリスクの高い妊娠に対する医療，高度な新生

児医療を行うとともに，関係診療科や他施設と連携し，母体の合併症にも対応できる都道府県指定の医療施設である。

2）周産期医療情報センター

周産期医療情報センターは，都道府県により総合周産期母子医療センターなどに設置され，周産期救急情報システムを運営する。周産期医療関連施設と通信回線で接続し，診療科別医師の勤務状況，病床の空床状況，手術・検査・処置の可否，重症例の受け入れ可否，救急搬送に同行する医師の存否などの情報を収集し，関係者に提供する役割を担う。

3 小児救急医療体制

1）一次・二次・三次医療圏での小児救急医療体制

小児救急医療は，一次・二次・三次医療圏で医療体制の整備が進められている。

⑴ 一次医療圏

初期救急を含めた一般的な小児医療は地域で行うこととし，在宅当番医制度や休日夜間急患センターが地域ごとに整備されている。

⑵ 二次医療圏

専門医療または入院を要する小児救急医療の提供は二次医療圏において行うこととし，輪番制で医療機関が確保され，小児救急医療支援事業や小児救急医療拠点病院が整備されている。

⑶ 三次医療圏

高度な専門医療や重篤な小児患者に対する救命医療を提供する体制は三次医療圏で体制を構築することとし，小児救命救急センターが整備されている。

2）小児救急医療電話相談

夜間・休日に子どもが発病した場合，救急受診に至る必要性や緊急性を判断するために，全国同一の短縮ダイヤル＃8000に電話をすれば看護師や小児科医師が相談に応じるシステムが，全国に普及しつつある。

4 精神科救急医療体制

緊急の医療を必要とする精神障害者に対する医療体制が精神科救急医療体制であり，都道府県が中心となり整備を進めている。精神科救急医療施設の確保と円滑な運営，精神科救急に対応できる医療機関の明確化，専門職の養成，多職種・多施設連携の推進，夜間・休日の受け入れ体制の構築などが図られている。

精神科救急医療を担う医療機関の多くは精神科単科の医療機関であることから，精神障害者の身体合併症対応については，受け入れが困難である場合も少なくない。

一方，精神科以外の診療科においては，患者が精神疾患を合併している場合の対応に苦慮していることが多い。

精神科救急情報センターは，患者やその家族，救急医療機関，消防機関などからの要請に対し，身体疾患を合併している者も含め，緊急の医療を必要とする精神障害者の搬送先医療機関を紹介することを役割としている。

5 救急医療機関内での診療体制

医療機関内での診療体制は施設ごとにさまざまである。ここでは，救命救急センターを設置する救急医療機関での一般的な診療体制，診療部門について説明する。

1) 初療室・救急外来

救急車で搬送された患者や，夜間・休日などの診療時間外に受診した患者を最初に診療する場所を，初療室や救急外来と呼ぶ。救急科の医師やその日の救急担当医などが診療にあたる。医師による診療の前に，看護師や院内で働く救急救命士が患者の緊急度を評価して診療の優先順位を決めるトリアージが行われることもある。

初療室・救急外来での診察や検査，治療などの結果から，医師は，入院の要否や専門科への紹介の要否などを判断する。入院が必要と判断すれば，一般病棟に患者を移動させる。患者の状態が不安定であれば，ICUなどへの移動となる。緊急の手術を必要とすれば直接，手術室に移動する場合もある。

2) ICU

ICUとは，intensive care unit の略であり，集中治療室とも呼ばれる。呼吸不全，循環不全などの重篤な急性機能不全に陥った患者を対象に，24時間体制で集中治療を施すことを目的とした院内の区画，部門である。集中治療のための高度なモニタリング機器，生命維持装置などを備えている。

救急車などで搬送され，救急外来や初療室での診療を経て入院した患者だけでなく，大きな手術などを終えた後に集中治療が必要な患者，病棟で重篤な状態に陥った患者などが収容される。ICUでの診療の担当は，各診療科の主治医がそのまま担う場合と，集中治療医，救急医などが主治医に代わる場合などがあり，その運用形態はさまざまである。

濃密な診療や看護を行うため，患者あたりの医師数や看護師の配置人数は一般病棟に比べ充実している。さらに，薬剤師や臨床工学技士などが専従で配備されている場合もある。

3) HCU

HCUとは，high care unit の略であり，高度治療室とも呼ばれる。人員や医療機器の配置が豊富なICUと，それらの乏しい一般病棟の中間に位置づけられている。

ICUと同様に，救急車などで搬送され初療室などを経て入院した患者，手術後の患者，一般病棟で病態が悪化した患者などが収容される。

4) CCU

CCUとは，coronary care unit の略であり，概ね循環器を対象としたICUを意味する。coronary とは心臓の「冠動脈の」という意味であり，急性心筋梗塞や不安定狭心症などの急性冠症候群に限らず，急性大動脈解離，急性肺血栓塞栓症，心不全，重症不整脈など心血管系の重篤患者も収容する。

5) SCU

SCUとは，stroke care unit の略である。stroke とは脳卒中のことであり，脳卒中を主な対象としたICUを意味する。

6) NICU

NICUとは，neonatal intensive care unit の略である。neonatal とは「新生児の」という意味であり，新生児用のICUを意味する。新生児，とくに極低出生体重児，新生児仮死，高度の先天異常など集中治療が必要な新生児を対象とする。専用の保育器，新生児専用のモニタリング用機器や生命維持装置などを備える。

F メディカルコントロール体制

メディカルコントロール（MC）とは，医学的な質を保障（障害なく守る）する取り組みをいう。その取り組みを継続的，組織的に行う体制がMC体制である。MCという言葉は，消防機関の業務のうち医学・医療にかかわるものについて，その医学的な質を保障するために医師がかかわる場面で主に用いられる。MCは，消防と医療が協働するきっかけとなり，両者の連携にも役立っている。

1 メディカルコントロールの対象

MC体制の整備が始まった頃，医学的な質を保障する取り組みの対象，すなわちMCの対象は，病院前において救急救命士や救急隊員によって行われる処置であった。

MCの対象は徐々に拡大し，処置のみならず救急隊による搬送先の選定，搬送方法の選定なども対象としている。救急隊の活動以外にも，通信指令員の口頭指導，一般市民によるAEDの使用，さらには救急医療機関の傷病者受け入れ体制なども対象に含める場合がある。

2 メディカルコントロールの方法

医学的な質を保障する方法として，①指示，指導・助言，②事後検証，③教育・研修があげられる。これらは

「MCの3本柱」と呼ばれる。

1）指示，指導・助言

医師が指示，指導・助言を行うことで医学的な質を保障する方法である。文面として示されたプロトコールなどでの事前指示と，オンラインで口頭により示される指示，指導・助言の2つの形態に大きく分けられる。

一般に，「指示」とは，一定の方針などを示し，それを実施させることを意味する。指示には法的な強制力があり，指示を受けた側は従う必要がある。また，指示をした側にはその結果について責任が伴う。救急救命士が救急救命処置を実施する場合の医師の指示などがこれに該当する。

一方で「指導」とは，なすべきことを示し，一定の方向に誘導することである。「助言」は助けとなる進言をすることをいう。指導・助言は，法的な拘束力をもたず，これに従う義務はない。搬送先の選定などに対する助言がその例である。

地域によっては，特定行為を実施する際の医師とのやり取りを「指示」とし，特定行為以外の医師とのやり取りを「指導・助言」と区分している場合がある。

⑴　プロトコールなどによる事前の指示，指導・助言

「このような場合には，このように処置を行う」といった内容をプロトコールや処置実施基準などとして示す形態である。

救急現場，搬送途上における観察・処置に関するプロトコール，搬送先の選定に関するプロトコール，ドクターヘリの要請基準などが該当する。特定行為のプロトコールなどは，国から示された標準的プロトコールを基に，各地域のMC協議会が地域の実情に合わせて修正して作成されることが多い。

⑵　オンラインによる指示，指導・助言

救急救命士が現場で処置を実施する際，携帯電話などを用いて医師に連絡し，医師がオンラインで指示，指導・助言を行う形態である。とくに，特定行為を行う際には，救急救命士は医師から具体的な指示を得ることが法的に義務づけられている。特定行為以外の場面でも，救急救命士が医師の指示や指導・助言を必要とする場合に活用される。

2）事後検証

救急救命処置録や救急活動記録票などに記載された記録をもとに，事後に医学的な検証を行う。その検証結果をフィードバックすることで，活動の質の改善につなげる方法である。

⑴　事例検証

心停止症例，特定行為実施症例，重症外傷症例など，一定の基準で選定された活動事例について，一例ずつ，救急救命士などが行った観察，処置，医療機関の選定などを，傷病者の転帰も含めて詳細に検証する。

一次検証と二次検証の段階を経た検証体制をとる地域もある。例えば，一次検証ではプロトコールに沿った救急活動と搬送や現場滞在時間など，消防業務としての救急隊活動全般を消防本部（署）内で検証する。二次検証では，検証医師が医学的見地からさらに詳しく検証する。

検証結果をその活動の実施者にフィードバックし，改善につなげることが重要である。検証の過程で，消防機関の業務や医療機関側の対応などの課題が明らかになることもある。

⑵　統計的検証

地域における静脈路確保などの処置の成功率や，心停止事例の生存率などの統計的データを収集，解析し，検証する。この検証結果をもとに，プロトコールの改善点や必要な教育・訓練内容などを明らかにし，救急活動の質の向上につなげる。

3）教育・研修

教育・研修を通じて，救急救命士などの処置や判断の質を向上させる方法である。病院実習での救急救命処置や症例の経験，各種のoff-the-job training（Off-JT）などが該当する。地域ごとに開催される事例検討会，救急医療に関する学会や研究会，全国救急隊員シンポジウムへの参加などを通じた学習も含まれる。これらを通じた救急救命士の資格取得後の生涯教育は，医療者としての資質向上のためにも重要である。

③ メディカルコントロールのコア業務

一般的に「品質管理」においては，まず計画を立て（Plan），それに従って実行し（Do），その結果を確認し（Check），必要に応じて修正する（Act）という"PDCAサイクル"が用いられる。MCの方法をこのPDCAサイクルを当てはめることができる（図6）。

Plan：活動基準となるプロトコールの策定

Do：実際の現場活動や搬送途上への医師からの指示，指導・助言

Check：事後検証

Act：フィードバックと教育，プロトコールの改定

このサイクルの各要素は，MC協議会などの中心的な業務であることから「メディカルコントロールのコア業務」と呼ばれる。このサイクルを通して，救急救命士や救急隊員の活動，さらには地域の救急医療体制全体の継続的な品質管理と品質改善が行われる。

④ オンラインメディカルコントロールとオフラインメディカルコントロール

MCの方法は，オンラインMCとオフラインMCに

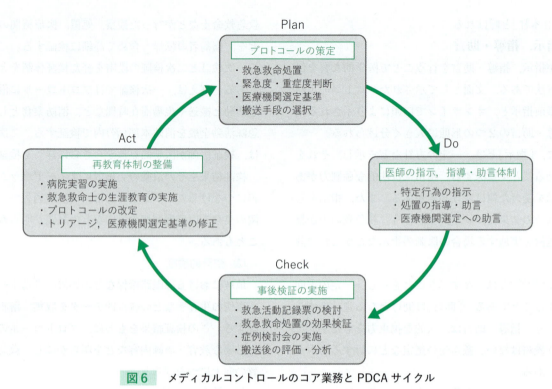

図6 メディカルコントロールのコア業務と PDCA サイクル

(日本救急医学会監：病院前救護におけるメディカルコントロール．へるす出版，2010．より引用・改変)

区分される。オンライン MC は直接的 MC，オフライン MC は間接的 MC とも呼ばれる。

1) オンライン MC（直接的 MC）

オンライン MC とは，現場で活動する救急救命士などが，医療機関や消防機関の通信指令室などにいる医師から，携帯電話などを通じてリアルタイムで指示，指導・助言を受けること，あるいは，医師が救急救命士などに指示，指導・助言を行うことをいう。救急救命士などが医師に指示，指導・助言を求める行為は，「指示要請」や「助言要請」と呼ばれる。オンラインでのやり取りは主に携帯電話で行われるが，無線などが用いられることもある。

基本的に口頭でのコミュニケーションとなるため，エラーが生じる可能性がある。あいまいな表現は避け，不明確な点はそのつど確認し，得た指示などについては復唱するなど，双方が慎重に対応することが求められる。

2) オフライン MC（間接的 MC）

オフライン MC は，事前・事後において行われるメディカルコントロールの方法である。プロトコールによる指示，指導・助言，事後検証，教育が該当する。

5 メディカルコントロールを支える組織

MC を組織的・継続的に行うための体制として，MC 協議会が設置されている。消防機関による業務を主な対象としたものとして，都道府県 MC 協議会とその下部組織である地域 MC 協議会がある。これらの情報共有の場として，全国 MC 協議会連絡会が開催されている。

消防機関以外では，海上保安庁や自衛隊などが独自の MC 協議会を設けている。また，医療機関内では救急救命士にかかわる委員会がその役割を担っている。このように，救急救命士が業務を行う組織では，それぞれに MC 体制を確保するための取り組みが行われている。

1) 都道府県メディカルコントロール協議会

全都道府県に設置されている。一般的に，都道府県の消防担当部局または衛生担当部局が事務局を務め，都道府県予算を用いて運営されている。構成員は，都道府県消防主管部局・衛生主管部局，都道府県医師会，救命救急センター，消防機関などの代表者からなる。主な役割は以下のとおりである。

①管轄範囲内の地域 MC 体制間の調整を図る

②各地域 MC 協議会からの報告に基づいて指導や助言を行う

これらを通じて，都道府県レベルでの MC 体制の統括と，地域間の連携強化に努めている。

2) 地域メディカルコントロール協議会

都道府県 MC 協議会の下に，地域 MC 協議会が置かれている。地域 MC 協議会の設置数は地域によって異なり，十数の協議会が設置されている地域もあれば，都道府県 MC 協議会が地域 MC 協議会を設定していない地域もある。全国では合計251の地域 MC 協議会が設置されており（2022年4月1日現在），これらは二次医療圏，消防本部の配置，救命救急センターの配置などを考慮し

て区分けされている。事務局は，市町村消防が担当することが多い。構成員は，消防機関，郡市区医師会，地域の救急医療に精通した医師，県や市の職員など，関係機関の代表者からなる。主な役割は以下のとおりである。

①救急業務に関するプロトコールの整備
②医師によるオンラインでの指示，指導・助言体制の整備
③救急業務，地域の救急医療体制に関する事後検証体制の整備
④救急救命士等の病院実習等の教育体制の整備
⑤地域の医療機関と消防機関の連絡調整

3） 全国メディカルコントロール協議会連絡会

MC に関する課題を共有して意見交換を行い，提言を行ったり，他の MC 協議会の取り組みを共有することで自地域の自己評価を促したりすることを目的に，年に数回開催される。この連絡会は，消防庁と厚生労働省が主催し，消防機関，医療機関などの関係者，救急医療に関係する学会，団体などが参加する。

G 救急医療体制を支える仕組み

傷病者の救命率の向上や後遺症の軽減のためには，応急救護体制，救急搬送体制，救急医療機関による受け入れ体制や医療機関内での診療体制が，途切れることなく円滑につながることが重要である。それによって救急医療全体の質が維持される。

市民による応急救護体制と消防機関による救急搬送体制をつなぐ消防機関の通信指令については「3　消防機関における救急活動の流れ」(p.236)を参照のこと。救急搬送体制と救急医療機関による受け入れ体制をつなぐ「傷病者の搬送・受け入れの実施基準」については「5　救急救命士に関連する法令」(p.254)を参照のこと。

1 救急医療情報システム

消防機関による救急搬送と救急医療機関の受け入れを円滑につなぐために都道府県単位で整備が進められているのが，救急医療情報システムである。都道府県もしくはその委託を受けた法人などが運営している。

このシステムは，消防機関が搬送先の医療機関を選定する際に役立つ情報を，医療機関から消防機関に提供するための情報ツールである。具体的には，各救急医療機関の診療科別の医師の存否，診療科別の手術や処置の可否，空床状況などの情報が収集，提供される。多くの都道府県で整備が進められているが，地域によってはリアルタイムな情報の入力や提供などの課題が指摘されている。

2 救急安心センター事業（♯7119）

1） 概　要

急な病気やけがをした住民が，「救急車を呼んだほうがいいのか」「今すぐ病院に行ったほうがいいのか」「体調が悪いけど，どこの病院に行ったらいいか」などと迷った場合に専門家から電話で適切なアドバイスを受けられる相談窓口である。

増加する救急出動件数に対応し，限られた救急車を有効に活用するために導入された。緊急性の高い症状の傷病者にできるだけ早く救急車が到着できるようにするとともに，住民が適切なタイミングで医療機関を受診できるよう支援することを目的としている。

消防庁が中心になって普及を進めており，全国の多くの地域で救急安心センター事業が行われるに至っている。今後，効果の検証が重要とされている。

2） 役　割

救急安心センターの相談員は，医師や看護師など医療の専門家の監視の下，電話で傷病者の症状を把握し，以下のような助言を行う。緊急性が高い場合は，救急安心センターから電話を転送するなどして，直ちに救急自動車を出動させる体制が整えられている。

⑴ 緊急性の有無

直ちに医療機関を受診すべきか，2時間以内に受診すべきか，24時間以内か，明日でもよいかなどを助言する。

⑵ 応急手当の方法

受診手段として救急車を要請するのか，自分で医療機関に行くのか，民間搬送事業者等を案内するのかなどを助言する。そのほか，適切な診療科目および医療機関などの案内として，どこの病院で診療すればよいか不明な場合に受診可能な病院を紹介する機能も有している。

02 災害医療体制

災害発生時には，多数の傷病者が発生し，傷病者数に対して医療資源が圧倒的に不足した状態となる。このような場合にいかに少ない医療資源で最大多数の人々を救命するかを考えるのが「災害医療」である。通常の「救急医療」とは大きく異なる行動規範が必要となる（図1）。

A 災害の概念

1 災害の定義

　一般的な「災害」とは，「被災地域の人的・物的資源で対応が困難となるような人間社会の環境破壊をもたらす深刻かつ急激な出来事で，被災地域外からの医学的，社会的な援助を必要とし，適切な救護や支援がなされないときには，短時間のうちに非常に多くの被災者を生み出す事態」と定義される。

　医療上の災害とは，「傷病者数（医療需要）が治療対応能力（医療供給）を上回り，適切な対応が困難となる事例」を意味し，具体的には，"その地域内の通常の救急医療体制（医療機関，消防機関など）では対応できない多数の傷病者が発生した場合"をさす。

　このように多数傷病者が同時発生する事案を，傷病者が1人の事案に対しても用いられる"労働災害"や"通勤災害"と区別するために，「集団災害」や「多数傷病者発生事案」と呼ぶことが多い。

　わが国の災害対策の根幹をなす「災害対策基本法」においては，災害を「暴風，竜巻，豪雨，豪雪，洪水，崖崩れ，土石流，高潮，地震，津波，噴火，地滑りその他の異常な自然現象又は大規模な火事若しくは爆発その他その及ぼす被害の程度においてこれらに類する政令で定める原因により生ずる被害」（第2条第1項）と定義している。「竜巻」は北海道佐呂間町竜巻災害（2006年）を機に追加された。同様に，近年起こった災害を契機として「崖崩れ，土石流」「地滑り」も追加された。

2 災害の分類

　災害は，主に発生原因により，①自然災害，②人為災害，③特殊災害に分けられる（表1）。

1) 自然災害

　自然災害は，自然現象に由来する，いわゆる"天災"であり，地震，津波，台風，竜巻，火山噴火，土砂崩れ，雪害，洪水や干ばつなどがある。代表的な自然災害として，阪神・淡路大震災（兵庫県南部地震，1995年）や東日本大震災（東北地方太平洋沖地震，2011年），平成28年熊本地震（2016年），平成30年北海道胆振東部地震（2018年），令和6年能登半島地震（2024年）といった地震災害のほ

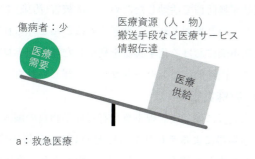

a：救急医療

傷病者：少

医療資源（人・物）
搬送手段など医療サービス
情報伝達

医療需要

医療供給

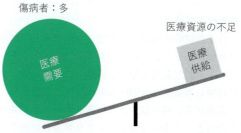

b：災害医療

傷病者：多

医療資源の不足

医療需要

医療供給

平時の救急医療と同じ体制・考え方では対処できない，
助けられない（⇒防ぎ得た災害死）

図1 救急医療と災害医療の相違

災害医療においては，医療需給に不均衡が生じる

表1 災害の分類

自然災害	地震，津波，台風，高潮，竜巻，落雷，火山噴火，土砂崩れ，豪雨，雪害（豪雪），猛暑，干ばつ，水害（洪水・河川氾濫，内水氾濫）など
人為災害	・大型交通事故 　（航空機，列車，船舶，多重衝突事故など） ・工場爆発，鉱山事故，都市大火災，都市大規模停電，群衆殺到事故など ・作為的災害 　（テロリズム・虐殺・無差別殺傷事件など）
特殊災害	・CBRNE災害 　（放射線事故，有毒物質漏洩，爆発など） ・複合型災害（自然災害と人為災害の混合）

か，北海道佐呂間町竜巻災害（2006年），東北豪雪（2013年），御嶽山噴火（2014年），広島市土砂災害（2014年），北陸豪雪・福井豪雪（2018年），西日本豪雨（2018年），東日本台風（2019年），奥能登豪雨（2024年）などがある。自然災害は被災地域内のライフラインや消防機関，医療施設にも同時に影響を与えることが多く，医療対応能力自体が著しく低下する。公衆衛生上の問題も起こり，感染症や食中毒などの二次被害が発生することもある。以下に，代表的な自然災害の概要を記す。

阪神・淡路大震災は，1995年1月17日に発生した兵庫県南部地震による災害である。人口密集地域も被災し，犠牲者は6,434人に達した。このうち500人以上が初期救急医療の遅れによる"防ぎ得た災害死"であると指摘され，その後の全国的な災害医療体制の整備と充実にきわめて大きな影響を与えた。

東日本大震災は，2011年3月11日に発生した東北地方太平洋沖地震とそれに伴う福島第一原子力発電所事故による災害（複合型災害）である。地震規模はモーメントマグニチュード（Mw）9.0で，発生時点において日本周辺における観測史上最大の地震であった。震源域は，岩手県沖から茨城県沖までの南北約500 km，東西約200 kmのおよそ10万km²に及ぶ。この地震による巨大な津波のため，東北および関東地方の太平洋沿岸部に壊滅的な被害が発生し，死者・行方不明者は2万2,318人（2023年3月24日現在）に及んだ。巨大津波以外にも，地震の揺れや液状化現象，地盤沈下，ダムの決壊などによって，北海道南岸から東北を経て，東京湾を含む関東南部に至る広大な範囲でインフラ被害が発生した。

平成30年7月豪雨は，2018年6月28日～7月8日にかけて西日本を中心に全国的に広い範囲で記録された，台風7号および梅雨前線などの影響による集中豪雨であり，西日本豪雨とも呼ばれる。西日本を中心に多くの地域で河川の氾濫や浸水害，土砂災害が発生し，死者263人，行方不明8人（2023年3月24日現在）という甚大な被害が発生した。

能登半島地震は，2024年1月1日に能登地方を震源として発生した地震による災害である。最大震度7の地震により，死者281人，行方不明者3人，負傷者1,326人，住宅被害12万7,334棟（2024年7月1日現在）という被害をもたらした。さらに，2024年9月20日～23日の間に，この被災地域において豪雨による被害が発生した。死者15人，負傷者47人，住宅被害2,168棟（2024年11月19日現在）という被害をもたらした。

> ▶ **参考：南海トラフ地震**
> 　駿河湾から日向灘沖にかけてのプレート境界を震源域として，概ね100～150年間隔で繰り返し発生してきた大規模地震。過去の事例では，南海トラフの東側で大規模地震が発生した後，約32時間後や約2年後に西側でも大規模地震が発生した事例が知られている。昭和東南海地震および昭和南海地震が起きてから70年以上が経過しており，南海トラフにおける次の大規模地震発生の可能性が高まってきている。南海トラフ地震の発生確率は今後30年間で70～80％と予測されており，震度分布は震度7が127市町村，最大津波高10m以上が79市町村，死者・行方不明者数は最大で約32万3,000人（冬・深夜に発生），全壊焼失棟数は最大で約238万6,000棟（冬・夕方に発生）の被害想定とされている。

東京を含む南関東地域は，わが国のなかでもとくに地震の多い地域である。この地域の直下でプレートが互いに接し合い，地震が発生しやすい構造となっている。直下地震の特徴は被害範囲が20〜30km程度と予想されているが，震源が浅い場合は大きな被害をもたらす。東京湾北部を震源としたM7.3の地震発生を想定した場合，建物全壊棟数・火災焼失棟数は約85万棟，死者数は約11,000人(冬・夕方に発生)の被害想定とされている。

2) 人為災害

人為災害は何らかの人為的要素が加わって発生する災害であり，航空機や列車などの大型交通事故，都市型火災や爆発事故，雑踏事故などがある。明石花火大会歩道橋事故(2001年)，JR福知山線列車脱線事故(2005年)，亀岡市登校中児童ら交通事故死事件(2012年)，福知山花火大会露店爆発事故(2013年)，軽井沢スキーバス転落事故(2016年)，糸魚川市大規模火災(2016年)，知床遊覧船沈没事故(2022年)などのほか，地下鉄サリン事件(1995年)や秋葉原無差別殺傷事件(2008年)，相模原障害者殺傷事件(2016年)，川崎市登戸通り魔事件(2019年)など恣意的かつ悪意による災害，いわゆる作為的災害も人為災害の範疇に含まれる。このような人為災害の場合，医療対応能力の直接的な低下は認めなくても，一部の医療機関への傷病者の殺到や通信錯綜などの混乱が起こる。混乱がもたらす多数傷病者への不適切な対応は，"防ぎ得た災害死"につながる。以下に，代表的な人為災害の概要を記す。

明石花火大会歩道橋事故は，2001年7月21日に開催された夏祭りにおいて発生した「群衆雪崩」の結果，死亡11人，負傷者247人を出した惨事である。警備計画・雑踏対策の軽視，救護・医療計画の不備などの問題が指摘され，主催者や警備担当者の刑事的責任が問われた。

JR福知山線列車脱線事故は，2005年4月25日に西日本旅客鉄道(JR西日本)の福知山線塚口駅・尼崎駅間で発生した列車脱線事故である。JR発足後の死者数としては史上最悪の事例であった(死亡107人，負傷者562人)。医療チームによる組織的な現場トリアージが初めて行われ，"瓦礫の下の医療・閉じ込め医療"が注目された。阪神・淡路大震災の経験から培われた自助共助の精神，ボランティア精神が発揮され，多数の近隣住民が傷病者搬送に協力した。

地下鉄サリン事件は，1995年3月20日に東京都で発生した同時多発テロ事件であり，約6,300人が被害を受け，12人が死亡した。生存者のなかには現在も後遺症や心的外傷後ストレス障害(PTSD)で苦しむ被災者が少なくない。発生当時，多くの救助者・医療従事者は化学災害を想定せず無防備で活動したため，二次被害(汚染)も少なくなかったと推測される。世界でもほとんどみられない巨大都市圏における化学兵器を利用した無差別テロ事件として，国際的にセンセーショナルに報じられた。

3) 特殊災害

特殊災害には，放射線事故や有毒化学物質の漏洩，生物化学兵器によるテロリズムなどのCBRNE災害(NBC災害を拡大した概念)，さらには自然災害と人為災害の混合した複合型災害などがある。わが国は，前述したサリン事件のほか，大腸菌O157堺市学童集団食中毒事件(1996年)，和歌山毒物カレー事件(1998年)，福島第一原子力発電所事故(東日本大震災：2011年)，三菱マテリアル四日市工場爆発事故(2014年)など多種多様なCBRNE災害を経験している。特殊災害は，それぞれの災害によって生じる問題を考慮して医療対応を講じる必要がある。

4) その他の分類

発生原因以外での分類として，短期型と長期型という被害・影響の継続性に基づく分類，局所型と広域型といった被災地域の面積に基づく分類，都市型と地方型といった被災地域の社会性，人口密度や道路網，建物の構造などに基づく分類などがある。例えば，東日本大震災における福島第一原子力発電所事故は，地震と津波といった自然災害に人為災害が組み合わさった複合型災害であり，放射線被害というCBRNE災害でもある。さらには，放射性物質の拡散に伴う広域型かつ長期型，地方型の災害といえる。これらの分類は，適切な医療対応を考えるうえでの基本となる。

③ マスギャザリングにおける災害

マスギャザリング(mass gathering：群衆)とは「限定された地域において，同一目的で集合した多人数の集団」と定義されている。大規模な花火大会やコンサート，各種スポーツ競技会などのイベントがこれにあたる。マスギャザリングでは，疾病や傷病が発生する可能性が高まる。疾病(急病)の発生率が同じでも限局地域内に人数が多くなれば，当然，発生件数は増加する。さらに限局した地域に多人数が集合した結果，いくつかの要因で疾病の発生率が高まるとされている。疾病発生の危険因子として，気象条件，集合している場所の環境(暑い・蒸し暑い・寒い，狭い，空調が悪いといった衛生環境やアクセスなど)，アルコール許可の有無などがある。また，多くの人が集合している地域で局地災害が起これば被害が大きくなるだけでなく，アクセスルート上での群衆雪崩のように，人の集合自体が多数傷病者発生のリスクとなる。前述した明石花火大会歩道橋事故はその代表といえる。

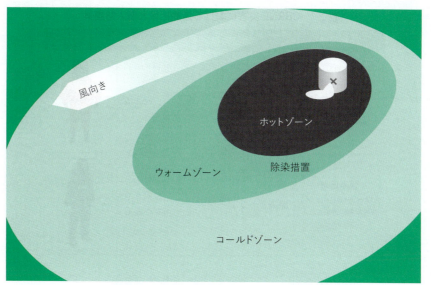

風向き

ホットゾーン

ウォームゾーン

除染措置

コールドゾーン

図2　CBRNE 災害におけるゾーニング

4　特殊災害（CBRNE 災害）

NBC 災害，つまり，核（nuclear：N），生物物質（biological：B），化学物質（chemical：C）を原因とする特殊災害に，放射線物質（radiological：R）と爆発物（explosive：E）による災害を加えたものを，CBRNE 災害と呼ぶ。わが国は CBRNE のすべての災害を経験している稀有な国でもある。CBRNE 災害は通常の事故災害とはまったく異なる被害をもたらし，かつ広範囲に甚大な被害を与える可能性があり，テロリズムなど武力攻撃として発災する場合もある。

CBRNE 災害対策の基本は「危険な物質，危険な地域などから，被災者，救助者，医療従事者，さらには医療機関を守る」に尽きる。CBRNE 災害の発生，もしくはその可能性が疑われる場合，原因に応じたスクリーニング（汚染検査）を迅速に行う。傷病者を確認したら，風向きなどを考慮し，区域管理（ゾーニング）を設定する（図2）。傷病者を原因物質から遠ざけるため，最優先で避難誘導を行う。個人防護具（PPE）を装着した隊員による早期の救助活動も必要になる。化学テロに対しては，PPE を装着した消防隊員，警察官，海上保安官および自衛官による自動注射器を用いた神経剤解毒剤の筋肉内注射を行う体制が整備されつつある。さらに，避難・救助後の傷病者には脱衣や拭き取りをはじめとする除染の速やかな実施が必要となる。

ゾーニングは災害現場での被害拡大，二次被害の発生を防ぐために行う。一般事故災害におけるゾーニングよりその意味は重い。災害発生地を中心に3つのゾーンに分け，その境界線を明確にして，被災者，救助者にかかわらず，立ち入りを厳しく制限する。ただし，汚染範囲が広範な場合などで検知やゾーニングに時間を要する場合には，最低限コールドゾーンの設定に注力することで活動を迅速化する。現場活動に携わる消防や医療従事者は，原因物質の特性と活動する区域に応じた適切なPPE を装着する（表2）。

3つのゾーンには，災害発生場所であるホットゾーン（汚染区域），除染とトリアージを行うべきウォームゾーン（除染区域），救急救命処置（応急処置）と医療機関への搬送を行うコールドゾーン（安全区域）がある。特別な教育・訓練を受けていない救急救命士や医療チームが活動するのは主にコールドゾーンであるが，その場合でも汚染物質に対する基礎的な知識と準備は必要である。

CBRNE 災害では，傷病者の受け入れ医療機関にも大きな制限がかかる。特殊災害の傷病者では一般の救急医療施設で受け入れることが困難な可能性が高いため，平時に地域の取り決めを策定したうえで，発災時の情報共有を密にし，N/R 災害では放射線障害対応医療機関，B 災害では感染症指定医療機関，C/E 災害では救命救急センターなど，搬送先の選定にも留意する。

B　大規模災害

わが国では「災害対策基本法」「災害救助法」を基とした災害医療体制が構築されていた。1995年の阪神・淡路大震災（死者6,434人・行方不明者3人，防ぎ得た災害死500人以上）の経験が，その後の全国的な災害医療体制の整備とさらなる充実をもたらした。以下の記述における1995年以降の導入や改正の多くは，阪神・淡路大震災を教訓にしたものである。

1　災害医療対策の法的骨格

わが国の災害医療対策の法的骨格は，災害対策全般を

| 表2 | CBRNE災害における活動区域と個人防護具 |

活動区域	活動内容	個人防護具（PPE）
汚染区域 （ホットゾーン） ※環境（その場所）に危険物が存在する区域	危険物質の採取や処理，傷病者の救助	レベルA
除染区域 （ウォームゾーン） ※危険物に汚染された人がいる区域	除染とトリアージ	レベルB レベルC
安全区域 （コールドゾーン） ※除染後または汚染がない区域	救急救命処置（応急処置）と医療機関への搬送	レベルD

レベルA：全身化学防護服を着装し，自給式空気呼吸器で呼吸保護ができる防護措置
レベルB：化学防護服を着装し，自給式空気呼吸器または酸素呼吸器で呼吸保護ができる防護措置
レベルC：化学防護服を着装し，自給式空気呼吸器，酸素呼吸器または防毒マスクで呼吸保護ができる防護措置
レベルD：化学剤・生物剤に対して防護する服を着装せず，消防活動を実施する必要最低限の防護措置。外傷や感染症患者に対する標準予防策（不織布帽子・ゴーグル・医療用サージカルマスク・長袖ガウン・エプロン）と同等レベル

定めた一般法である「災害対策基本法」と，「災害救助法」など個別の対応を定めた特別法である複数の災害関連法令により成り立っている。国は，「災害対策基本法」に基づく防災活動の総合調整機関として，内閣総理大臣を長とする中央防災会議を置いている。中央防災会議が定める「防災基本計画」がわが国における防災分野の最上位計画である。この計画に基づき，指定行政機関および指定公共機関が「防災業務計画」を，都道府県および市町村が「地域防災計画」を策定している。

1）災害対策基本法

1959年の伊勢湾台風（死者・行方不明者5,098人）を契機に1961年に制定された一般法で，わが国における災害対策の基本理念と実施指導に関する組織上の構造を定めたものである。国土ならびに国民の生命，身体，財産を災害から保護するため，必要な体制を確立し，責任の所在を明確にするとともに，防災計画の作成，災害予防，災害応急対策，災害復旧など総合的かつ計画的に防災行政を整備，推進することが謳われている。

2）災害救助法

1946年の昭和南海地震（死者・行方不明者1,443人）の経験を踏まえ，被災者救助体制の充実整備のため翌1947年に制定された特別法である。本法は，国が地方公共団体，日本赤十字社その他の団体や国民の協力の下に救助や被災者の保護と社会秩序の保全を図ることを目的と

し，災害規模などから国が責任をもって対処する必要があると判断された場合に適用される。その内容は，収容施設の供与，食糧，飲料水の供与，生活必需品の供与または貸与などである。

3）自衛隊に対する派遣要請

法整備によって災害対応上大きく改善したことに，自衛隊の災害派遣がある。従前，自衛隊に対する出動派遣の要請は「自衛隊法」第83条（災害派遣）に基づき，都道府県知事に限定されていたが，阪神・淡路大震災（1995年1月17日）の経験を通して災害対策基本法が改正（1995年）され，市町村長は，都道府県知事に連絡不通の場合には防衛大臣またはその指定する者（駐屯地・基地司令など）に被害状況などを通知できることが明示された。さらに，防衛省「防災業務計画」（1995年修正）により，防衛大臣またはその指定する者は，とくに緊急な事態では都道府県の要請がなくとも部隊を自主派遣することが可能となった。

また，1999年の東海村JCO臨界事故をきっかけに「原子力災害対策特別措置法」が成立し，自衛隊法も改正され，災害派遣に「原子力災害派遣」が加えられた。原子力災害派遣では，原子力災害対策本部の長である内閣総理大臣が防衛大臣に対し出動要請を行う。福島第一原子力発電所事故での自衛隊活動は，この原子力災害派遣による。

自衛隊の派遣は「市町村及び都道府県の災害対応能力を活用しても対応できず，人命又は財産の保護のため必要があると認める場合には，部隊等の派遣を防衛大臣又はその指定する者(以下「防衛大臣等」という。)に要請できる」とされており，この要請に対して，防衛大臣等は，事態やむを得ないと認める場合〔三要件：①緊急性(状況からみて差し迫った必要性があること)，②公共性(公共の秩序を維持する観点において妥当性があること)，③非代替性(自衛隊の部隊等が派遣される以外に適切な手段がないこと)の観点〕を総合的に勘案して判断されるものには，部隊などを救援のため派遣できるとされている(自衛隊法第165号第83条第1項および第2項)。

4) 厚生労働省「防災業務計画」

災害対策基本法，災害救助法や消防組織法などに基づき，1996年に厚生省(現：厚生労働省)が，防災行政事務の総合的かつ計画的な遂行を目的に「防災業務計画」を作成した(2004修正)。防災減災措置や地域防災計画作成の基準とすべき事項などを定めている。

主な内容には，①地域における災害時医療体制の整備，②地域の医療関係団体との連携，③災害拠点病院の整備，④災害派遣医療チーム(DMAT)の体制整備，⑤災害時情報網「広域災害救急医療情報システム」の整備，⑥災害時の対応マニュアルの策定，⑦災害時に備えた研修・訓練の実施，⑧災害医療に関する普及啓発などがある。

5) 武力攻撃事態等における国民の保護のための措置に関する法律(国民保護法)

災害対策基本法が自然災害や人的ミスによる事故災害を主な対象とすることに対し，本法は有事法制立法の一環として2004年に制定され，"武力攻撃災害"という概念が生まれた。わが国が武力攻撃を受けた場合(武力攻撃事態)や大規模テロなど恣意的かつ悪意による災害に見舞われた場合(緊急対処事態)に，国民の生命・財産を守るため，国と地方公共団体の役割，指定公共機関の役割，国民の保護のための措置の実施体制などを定めている。具体的には，武力攻撃もしくはそれが切迫している場合，都道府県知事等は，国民保護のために自衛隊の派遣を要請できるとされた。

6) 災害医療計画

厚生労働省「防災業務計画」に基づき，各都道府県および市町村は「地域防災計画」のなかで災害医療対応計画を策定することが定められている。

改正「医療法」(2007年施行)により，医療計画制度の下，"災害時における医療"も医療連携体制を構築し，指標と数値目標を明示することが求められるようになった。"災害時における医療"では，原則として都道府県全体を圏域として，災害拠点病院が災害時に担うべき役割を明確にするとともに，大規模災害を想定し，都道府県をまたがる広域搬送などの広域連携体制を定めている。

国が提示している災害医療機能の策定指針には，災害拠点病院としての機能，DMATなど医療従事者を応援派遣する機能，救護所・避難所などにおいて健康管理を実施する機能がある。各都道府県はこれらの指針を参照しながら，それぞれの実情に沿った医療計画を作成することが期待されている。

2 災害拠点病院

阪神・淡路大震災では被災地域内の医療機関も大きな人的・物的被害を受けた。災害医療に関する医療従事者の知識と経験の不足，被災地域外からの支援の遅れなどもあり，結果的に500人の防ぎ得た災害死が発生した可能性があると報告されている。

このような大規模な災害が発生したとき，被災地外からの支援が開始されるまでの発災初期に，被災地内での迅速な医療救護活動の拠点となり，かつ被災地内の中小の医療機関の支援と協力を行うなどの役割を果たすべき医療機関として，災害拠点病院の整備が1996年より開始された。

災害拠点病院は，救命医療を行うための高度な診療機能，被災地からの重症傷病者の受け入れ，被災地外の拠点病院への広域搬送，自己完結型の医療救護チームの派遣，地域の医療機関への応急用資器材の貸し出しと支援などがその要件となっている。原則として二次医療圏に1カ所指定されている「地域災害拠点病院」と，各都道府県に1カ所指定されている「基幹災害拠点病院」がある。基幹災害拠点病院は，災害拠点病院の要件に加えて災害時の対策本部機能や各種応援協定に際しての中心的役割，研修と各病院の災害対応マニュアル作成援助などが求められる。

2024年4月現在，全国で776病院(基幹災害拠点病院：63，地域災害拠点病院：713)が指定されている。

3 災害時の派遣医療チーム

1) DMAT

DMAT(災害派遣医療チーム)とは，大地震や航空機・列車事故といった災害時に現場や被災地に迅速に駆けつけ，救命救急医療を行うための専門的な訓練を受けた医療チームである。従来の医療救護班が避難所や仮設診療所での診療を開始する前，医療需要が供給を圧倒的に上回る災害急性期(発災から72時間程度のうち概ね48時間以内)に活動できる機動性を有する医療チームであり，現場活動，医療機関支援，地域医療搬送，広域医療搬送などを主な活動とする(図3)。

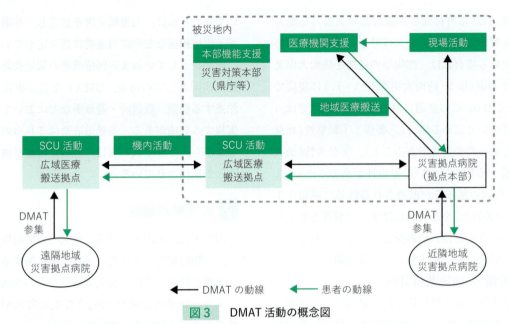

図3　DMAT活動の概念図

SCU：航空搬送拠点臨時医療施設

（日本集団災害医学会監：DMAT標準テキスト. 改訂第2版, へるす出版, 2015. より引用・改変）

2001年の災害医療体制のあり方に関する検討会におい
て日本版DMAT構想についての検討が行われ，2004年
には東京DMATが整備された。厚生労働省は，2005年
より日本DMAT隊員養成研修会を定期開催している。
日本DMATは通常，医師，看護師，業務調整員の計4
～5人で構成され，全国で1,773隊が編成されている（総
隊員数16,608名，832施設。2023年4月現在）。現在では，
日本各地に地方版のDMATが立ち上がってきている。

また，2022年2月には「日本DMAT活動要領」が一部
改正された。この改正では，DMAT調整本部の立ち上
げ基準や新興感染症にかかわるDMAT活動の位置づけ
等が明確化された。

2）JMAT

JMAT（日本医師会災害医療チーム）は，日本医師会
により組織される災害医療支援チームである。東日本大
震災発生時に結成され，DMATの活動想定外であった
発災72時間以降（亜急性期）の医療支援活動において重要
な役割を果たした。

3）DPAT

DPAT（災害派遣精神医療チーム）は，自然災害，航
空機・列車事故，犯罪事件などの集団災害の後に被災地
域に入り，精神科医療と精神保健活動の支援を行う専門
的な医療チームである。都道府県および政令指定都市に
よって組織され，精神科医，看護師，業務調整員を含む
数名で構成される。児童精神科医，薬剤師，保健師，精
神保健福祉士や臨床心理技術者などが加わる場合もある。

集団災害では，被災地域の精神保健医療機能が一時的
に低下し，さらに災害ストレスなどにより新たな精神的
問題が生じるなど，精神保健医療への需要が拡大する。

これに対し，被災地域の精神保健医療ニーズを把握し，
精神科医療の提供と精神保健活動の支援を行うことなど
が主な役割となる。

4）DHEAT

DHEAT（災害時健康危機管理支援チーム）は，災害が
発生した際に，被災都道府県の保健医療調整本部および
被災都道府県などの保健所が行う被災地方公共団体の保
健医療行政の指揮調整機能などを応援するため，専門的
な研修・訓練を受けた都道府県などの職員（医師，歯科
医師，薬剤師，獣医師，保健師，臨床検査技師，管理栄
養士，精神保健福祉士，環境衛生監視員，食品衛生監視
員，その他の専門職，業務調整員）により構成する応援
派遣チームである。

4 緊急消防援助隊

緊急消防援助隊は，大規模もしくは特殊な災害が発生
した際に，全国の消防機関による応援を速やかに実施す
るため，1995年6月に創設された。全国の消防機関相互
による援助体制であり，発災地の市町村長，都道府県知
事あるいは消防庁長官の要請により出動できる。

消防庁登録隊と都道府県外応援部隊により構成され，
指揮支援部隊，都道府県大隊指揮隊，消火部隊，救助部
隊，救急部隊，後方支援部隊，通信支援部隊，特殊災害
部隊，航空部隊，水上部隊などの各部隊が編成されてい
る。

2024年4月現在，全国の消防本部から6,661隊が登録
されている。

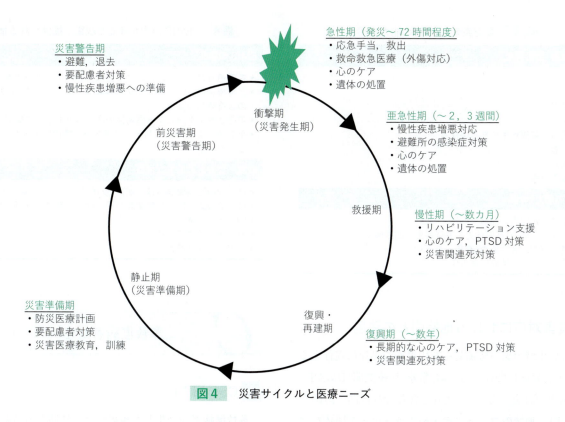

図4 災害サイクルと医療ニーズ

図中のテキスト：

災害警告期
・避難，退去
・要配慮者対策
・慢性疾患増悪への準備

急性期（発災〜72時間程度）
・応急手当，救出
・救命救急医療（外傷対応）
・心のケア
・遺体の処置

衝撃期（災害発生期）

前災害期（災害警告期）

亜急性期（〜2，3週間）
・慢性疾患増悪対応
・避難所の感染症対策
・心のケア
・遺体の処置

救援期

慢性期（〜数カ月）
・リハビリテーション支援
・心のケア，PTSD対策
・災害関連死対策

静止期（災害準備期）

災害準備期
・防災医療計画
・要配慮者対策
・災害医療教育，訓練

復興・再建期

復興期（〜数年）
・長期的な心のケア，PTSD対策
・災害関連死対策

5 広域医療搬送

　大規模な災害における"防ぎ得た災害死"を減らすためには，傷病者を被災地域外，つまりは安全かつ医療供給が充足している地域へ移動させる必要がある。この移動に際し，医療チームが添乗し，継続的な医療を提供しながら傷病者を移動することを「医療搬送」という。重症や高齢の傷病者搬送において，その意義は大きい。

　医療搬送において，国が飛行計画を策定し，自衛隊の大型航空機（固定翼機や大型ヘリコプター）を用いて行う遠距離搬送を「広域医療搬送」という。一方，都道府県や市町村の災害対策本部が，消防，ドクターヘリ，警察，海上保安庁，自衛隊などと搬送手段（車両や機体など）や時間を調整して搬送するものを「地域医療搬送」という。

　現在，わが国は東海地震や東南海・南海地震，首都直下型地震など甚大な災害が発生した場合の対策として，広域医療搬送のシステム整備を進めている。各都道府県には，地域防災計画などに，広域医療搬送拠点の場所，航空搬送拠点臨時医療施設（SCU）の設置計画，資器材の整備，地域搬送計画などを盛り込むことが期待されている。

　広域医療搬送は大型航空機による搬送が前提であり，傷病者の病態が急変しても直近の医療機関へ運ぶことはできない。したがって，搬送の直前，直後における傷病者の病態の適切な評価や治療，安定化が重要となり，そのために運用されるのが，SCUである。SCUはDMATの活動拠点ともなる。

6 発災後の経時的医療ニーズの推移

　自然災害や人為災害は一定のパターンで繰り返される。このパターンを災害サイクルという。図4に災害サイクルと医療ニーズの推移を示す。

　衝撃期（災害発生期）の長さは，災害の種類によって大きく異なる。地震や竜巻では非常に短く，雪害や干ばつでは長期間となる。衝撃期に引き続く救援期には，迅速な救助，救援が多くの生命を救うこととなる。

　救急救命士が積極的にかかわるのは，災害発生期〜救援期（災害急性期，亜急性期）の傷病者への病院前救護，他組織との共同連携活動，災害警告期における避難，退去などである。

7 要配慮者

　要配慮者とは，災害が起こった（危険が迫った）場合に，自己の能力だけで情報を収集・分析して適切な行動につなげることが不可能，または困難であると考えられる人々のことをいう（表3）。いわゆる「災害弱者」，防災行政上の「災害時要援護者」と同義である。「自己の能力」（表3）のいずれに問題があっても災害時に被害を受けやすいため，優先して医療救護を受ける必要がある。内閣府や総務省などの指揮の下，全国の市町村で災害時要援護者の避難支援計画や要援護者名簿の整備が進められている。

表3 要配慮者と「自己の能力」の例

要配慮者（災害弱者）

- 乳幼児，児童
- 妊婦
- 高齢者
- 障害者
- 有病者，基礎疾患のある傷病者
- 旅行者
- 外国人
- 施設入所者

「自己の能力」の例

- 判断力，記憶力，経験，理性，知性
- 運動能力，体力（基礎体力，基礎疾患，四肢機能）
- 視覚，聴覚，会話能力（言語，方言）
- 経済力，移動・情報伝達手段

表4 EMIS の主な機能と収集・提供される情報

EMIS の機能

- 各都道府県システムにおける全国共通の災害医療情報の収集
- 医療機関の災害医療情報の収集による災害時の患者搬送などの医療体制の確保
- 東西2センターによる信頼性の高いネットワーク構成
- 平常時，災害時を問わず，災害救急医療のポータルサイトとしての役割

収集・提供される主な情報

- 被災地の医療機関の被災状況（ライフラインの損傷など）
- 被災地の医療機関の傷病者の受診状況，受け入れ可否情報
- DMAT，救護班などの活動状況
- 避難所・救護所の状況
- 広域医療搬送情報

8 災害対応における他機関との連携

災害発生時の緊急医療対応を円滑かつ迅速に遂行するには，災害対応に関係する消防，警察，医療機関（DMAT，日本赤十字社を含む），保健所を含む行政機関，医師会（JMAT），地域のコミュニティやボランティア団体などの連携が不可欠である。大規模災害においては，緊急消防援助隊や警察広域緊急援助隊（1995年創設），自衛隊や海上保安庁，さらには歯科医師会，薬剤師会，看護協会なども医療救護支援活動を展開する。

行政における関係機関の災害対応の調整を行う組織として内閣官房の危機管理監や都道府県での防災監が設置され，二次医療圏単位で災害医療コーディネーター制度の導入も進められている。しかし，実際の災害対応における各関係機関による連携体制構築や指揮命令系統についてはいまだ不明瞭であり，今後の課題である。

9 広域災害救急医療情報システム（EMIS）

広域災害救急医療情報システム（EMIS）は，災害時における医療対応を効率的に行うための全国的な情報共有システムである。

このシステムは，災害時において医療機関の被災状況や受け入れ可能状況をリアルタイムに近い形で把握し，被災地域での迅速かつ適切な医療・救護に必要な情報を，被災地域内外の都道府県，市町村，医療機関，消防機関，保健所，医師会などの間で集約・共有することを主な目的としている。

EMIS は災害時などの不測の事態に備えて，東西2つのセンターによる分散管理を行い，信頼性の高いネットワークを確保している。また平時においても，災害医療に関する情報提供や訓練での使用など，災害救急医療のポータルサイトとしての役割を果たしている（**表4**）。

C 多数傷病者対応

1 CSCATTT

多数傷病者が発生した現場では，消防と救急隊だけでなく，警察，医療チームなどが集まり医療救護活動を行う。災害医療に対する共通の認識や活動規範がなければ，迅速かつ円滑な活動は期待できない。

あらゆる災害に体系的に初期対応するための活動原則に "CSCATTT" がある（**表5**）。CSCA は災害現場の初動に必要な事項（管理項目）であり，まずは CSCA の確立が優先される。従来，わが国の災害医療教育では "災害医療の TTT" つまり "Triage, Treatment, Transport" が強調されてきたが，これら実際の活動 TTT（医療支援項目）が円滑に実施されるには，CSCA の確立が必須である。

2 最先着隊の活動

消防に限らず最先着隊の活動はきわめて重要である。最先着隊が災害発生と認識せず直ちに目の前の傷病者の救護活動を開始したことにより，組織的な災害対応が遅れたと推測される事例は少なくない。

最先着隊に求められる最優先活動は，災害発生（もしくは発生の危険性）を認識し，通信指令センターの災害モード（多数傷病者対応）への切り替え，すなわち災害であることの認識スイッチを入れたうえで CSCA を確立することである。

最先着隊の隊長は，現場で暫定的に指揮をとることを宣言し，安全確保に努めながら，短時間で隊員に現場情報を集めさせる。情報を評価し，消防本部へ現場状況を報告し，応援を要請する。現場から迅速に報告すべき情報を整理したものが METHANE（**表6**）である。CSCA

表5 災害に体系的に対応するための活動原則（CSCATTT）

C	Command and Control	指揮命令と連絡調整*
S	Safety	安全
C	Communication	情報伝達
A	Assessment	評価
T	Triage	トリアージ
T	Treatment	治療
T	Transport	搬送

*Control は，"統括"ではなく，"調整"という意味である。
上位より優先順位が高い。つまり，まずはCを，次にSをそして
CSCAを確立した後に実際の活動（TTT）を開始する
〔英国 MIMMS（Major Incident Medical Management and Support）．より引
用・改変〕

表6 災害初動時に現場から報告すべき情報（METHANE）

M	Major incident, my call-sign or name	大事故の発生・可能性の宣言，報告者の名前
E	Exact location	正確な場所・住所（地図上の座標）
T	Type of incident	災害の種類
H	Hazards, present or can be expected	二次災害の有無・現状と拡大の可能性
A	Access routes	勧められる現場までのルートと退去方向
N	Number, type and severity of casualties	被災傷病者の数，傷病の種類，重症度
E	Emergency services, present and required	到着している緊急活動チームと今後必要な応援

〔英国 MIMMS（Major Incident Medical Management and Support）．より引用・改変〕

が確立するまでは実際の救護活動（TTT）を開始しない。上位の指揮者が現場に到着したら指揮を委譲し，その指揮下に入る。

▶ **参考：ニーモニック（語呂合わせ）で記憶を助ける**

　日本災害医学会が展開する MCLS コース（多数傷病者への対応標準化トレーニングコース）では，CSCATTTやMETHANE をより覚えやすくするために以下のように紹介されている。

　⑴ **すしあんじょう，ほうようばしょとり：CSCATTT**

　スイッチ（入れて）：災害（多数傷病者）対応の可能性をまず一報（自分，部隊，指令センターの3つのスイッチ）

　指揮（手あげ）：自分が指揮をとることを宣言，後着隊への下命

　安全（囲って）：安全確保（自分，現場，傷病者），警戒区域，危険区域の設定

　情報（収集）：情報収集（災害現場を一回り）と通信手段の確保

　報告（告げて）：状況評価と報告

　要請（頼んで）：応援要請（医療チーム，DMAT，消防，警察の特殊部隊など）

　場所（取る）：後続車両の駐車場や待機場所，指揮所，傷病者集積場所，救護所，ヘリポートの設定など

　⑵ **いざききかんり：METHANE**

　い：いつ，どんな/大災害，災害種別

　ざ：座標，正確な場所

　き：危険な状況，危険物

　き：緊急機関，応援要請

　かん：患者数，重症者数

　り：利用経路，進入方向

③ 指揮命令と連絡調整（command and control）

　災害現場で組織的かつ有機的な活動を行うには，指揮命令系統を確立する必要がある。消防や警察，自衛隊などにおける指揮命令系統は，法律，規則，命令によって明確に規定されており，災害時でも適用される。現場に参入する医療チームは指揮命令系統を理解しておく。

　災害現場では，消防機関だけでなく，警察，自衛隊，医療機関，行政などさまざまな組織が活動する。効率的な活動には，各組織間での連携，つまりは情報共有や役割分担などの連絡調整が綿密に行われることが不可欠であるが，災害現場での連絡調整には現在でも課題が多い。

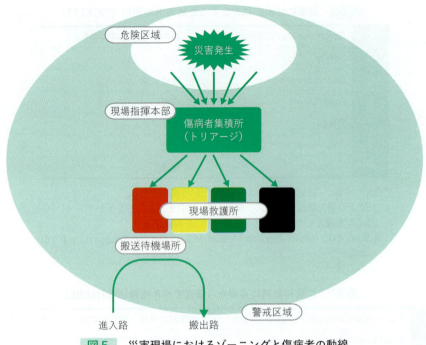

図5 災害現場におけるゾーニングと傷病者の動線

4 安全(safety)

　安全確保はすべての活動において優先する。災害現場での安全確保の3要素として"3S"がある。3Sは, self(自分＝救助者・救護者), scene (現場), survivor (生存者＝傷病者, 要救助者)を意味し, 安全確保の優先順位もこの順とする。3Sが担保されなければ救護活動を行わないのが原則である。その場合, 救助者は退避・避難, 通報などの活動に入る。

　現場の安全確保のためには, 災害の種類や発災場所, 時刻, 天候などを考慮したうえで, 区域管理(ゾーニング)つまり警戒区域と危険区域の設定を行う(図5)。CBRNE災害においては, その原因に応じた汚染検査(スクリーニング)を可能なかぎり早期に行い, ゾーニングに役立てる。スクリーニングとは, 現場環境および傷病者自身の汚染の程度, 危険性を評価する検査である。危険が目に見えないことが多いCBRNE災害では, 発災後, 短時間で適切なゾーニングを行うことは困難である。とくに生物・化学テロ災害などの特殊災害現場では, 一刻も早く避難, 救助, 脱衣, 応急救護の活動を行う判断も必要である。警戒区域には, 災害現場の周囲で二次災害が発生する可能性のある範囲を広く含み, 通常は消防機関や警察が設定と管理を担当する。実際の現場活動は警戒区域内で行う。災害現場直近の活動範囲を危険区域として設定し, 原則として消防が管理する。現場活動者(self)の安全確保から, この区域への出入りは厳重に管理される。

　救急隊や医療チームを含め, 救助者は自身の安全を守るためにもPPEを着用する。さらに, 自分のPPEが現場の危険性(ハザード)に見合うものと判断されるまでは危険区域に立ち入るのは避ける。CBRNE災害では, その原因によってPPEの取り扱いが大きく異なる。

5 情報伝達(communication)

　災害対応に失敗するもっとも大きな要因が情報伝達の不備である。情報伝達は, 災害モードの立ち上げから応援要請, 現場での人員の動的配置, 他機関との連携・共同, ゾーニング, さらには緊急避難命令を含めた活動員の安全確保などに関する指揮命令系統の確立と維持に不可欠である。災害現場で活動する機関(消防, 警察, 医療機関, 行政など)は, 機関内における情報伝達手段を確保しておくだけでなく, 他機関との情報伝達手段の確保, 構築も必要である。

6 評価(assessment)

　評価とは, 災害現場で集められた情報の断片(information)を分析して精度の高い有益な情報(intelligence)に高め, 活動方針や具体的な活動戦略・戦術を立てるために整理, 選択することである。

　災害初動体制は, 最先着隊によって迅速に評価された情報(intelligence)に基づき, 発動される。評価には正確性が求められるが, 災害初動では迅速性が優先される。正確性を追求し情報伝達が遅れれば, 被害は拡大する。初期の情報評価は完全に正確である必要はなく, 順次修正されればよい。現場の状況の多くは流動的であり, 継続的な評価がより重要である。

7 現場救護所と救護活動（トリアージ，治療：triage, treatment）

多数傷病者発生事例（集団災害）と判断された場合には，消防の現場指揮者により現場救護所が設置される。設置場所は，危険区域外で現場の近傍かつ安全な場所（警戒区域内）とする。平坦であり，搬送車両が一方通行で出入りできる場所が望ましい。現場→傷病者集積所（一次トリアージ）→現場救護所→搬送待機所までの傷病者動線は一方通行であり，かつ搬送車両の動線が交差しないのが原則である（図5）。

現場救護所では，可能であれば傷病者を緊急度や重症度別（トリアージカテゴリー別）にテントなどに収容し，処置を行う。処置・治療の優先順位は当然，緊急治療群（赤）からとなる。現場で求められる治療は適切な医療機関へ搬送するための安定化のみであり，決して根本治療ではない。つまり，気道の確保，バッグ・バルブ・マスクによる補助換気，圧迫止血などである。さらに脊椎運動制限，骨折肢の副子固定，保温など追加処置（搬送のためのパッケージング）が行われる。現場に医師が参画していれば，気管挿管や胸腔ドレナージ，輸液および鎮痛薬投与なども可能となる。

2014年の「救急救命士法施行規則」の改正（特定行為処置拡大）により，心肺機能停止前の重度傷病者であって，ショックやクラッシュ（圧挫）症候群が疑われる場合には，乳酸リンゲル液を用いた静脈路確保および輸液が可能となった。メディカルコントロール協議会が作成したプロトコールに従うことが前提であるが，災害時の医療需給の不均衡状態において，救急救命士が現場救護所で該当する傷病者に輸液を行うことは傷病者の救命に大きく寄与する可能性がある。

8 搬送（transport）

現場救護所でパッケージング（傷病者の移動・搬送のために不可欠な処置）が終了した傷病者は，搬送待機所に移動された後，搬送順位が決定される（搬送トリアージ）。

搬送先の決定に際しては，分散搬送を原則とする。同時に3人以上の重症者に対応できる医療機関はきわめて少ない。1つの医療機関に重症傷病者が集中すると，個々の傷病者に提供できる医療レベルは低下する。これが，過去の災害において多くの防ぎ得た災害死をもたらした要因の一つとされる。分散搬送の基本は，重症傷病者を複数の高次救急医療機関に分散して搬送することにある。そのためにも，搬送先医療機関の選定は，搬送待機所（現場救護所），現場指揮所もしくは消防本部など1つの部署が各傷病者の情報を集約したうえで行う。ヘリコプターや航空機などを利用して，災害現場より比較的距離のある高次救急医療機関へ搬送することも必要である。

発災の数時間後に重症の傷病者が救出され，救急車での搬送が必要となることは珍しくない。このような場合に備え，災害現場がある程度落ち着くまでは救急車での搬送能力を維持しておく必要がある。そのためには，警察や行政の協力も得て，軽症の傷病者はバスなどでの一括搬送を検討する。

9 マスギャザリングへの対応

前述したとおり，マスギャザリングとは「大規模なイベント等，限定された地域に同一目的で集合した多人数の集団」を意味する。防災責任者は，マスギャザリングを構成する参加者，スタッフ，多数の観客を含めた包括的な救急医療体制・災害医療体制をあらかじめ構築しておく必要がある。

マスギャザリングの現場で活動する救急隊・救急救命士の医療支援としては，軽症傷病者への応急処置と重症傷病者への早期診療開始（医療チームとの連携，ドクターカー・ドクターヘリの使用），心停止傷病者への電気ショックの実施，さらには他機関と連携した集団災害対応および記録などが考えられる。

D トリアージ

1 トリアージの概念

トリアージとは，ある目的をもって多くの対象物から"選び出すこと，選別すること"を意味する。災害医療におけるトリアージとは，限られた医療資源を最大限に有効利用するために，評価・診察，治療・処置・手術，搬送などあらゆる医療行為において傷病者に優先順位をつけることを意味する。

災害医療では，初期のトリアージ（一次トリアージ）だけでなく治療・処置や搬送においてもトリアージ（優先順位の決定）が行われる。搬送された医療機関内でも診察，処置，手術，入院・転送などにトリアージ（優先順位の決定）が行われる。時間経過や治療処置の有無により傷病者の病態は容易に変化するため，トリアージは何度も繰り返されることになる。

通常，トリアージは傷病者の優先順位を以下の4つに区分し，色によって識別される。

赤（区分I）：緊急治療群・最優先治療群
黄（区分II）：非緊急治療群・待機的治療群
緑（区分III）：軽処置群・保留群
黒（区分0）：不処置群・救命不能群・死亡群

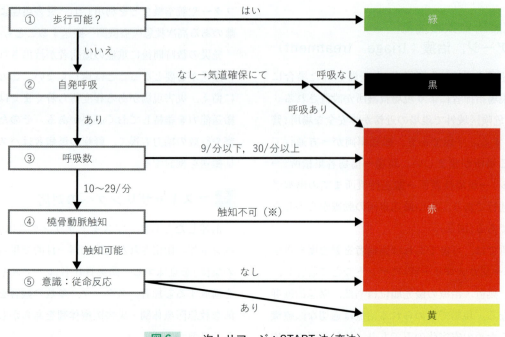

図6 一次トリアージ：START法（変法）

（※）脈を触知しても，"微弱である"・"皮膚蒼白・冷汗"・"頻脈（120/分超）"のいずれかを伴う場合には，区分Ⅰ（赤）と判定してもよい
STARTの原法は②③④⑤の順に評価し，最後に①"歩行可能か？"を確認する

トリアージ区分Ⅰ（赤）に医療資源をもっとも早く，かつ重点的に割り当てることが原則である。なお，救急救命士が行う場合のトリアージにおける黒は，治療・搬送の優先順位を示したものであり，搬送に余力があれば搬送の対象にもなる。必ずしも死亡・不搬送を意味しているものではない。

トリアージの方法は，一次トリアージと二次トリアージの2段階で構成される。

2 一次トリアージ

災害時に一度に生じる圧倒的多数の傷病者に対応するため，歩行の可否や簡便な生理学的評価により迅速に分類する。わが国ではSTART法（**図6**）が汎用されている。START法の特徴は，各評価段階においてトリアージ区分が判定可能となれば，その先の評価段階を省略することにある。そのため，より迅速な判定が可能となる。

3 二次トリアージ

二次トリアージは，原則として一次トリアージ実施後にさらにトリアージに投入可能な医療資源がある場合に実施する。生理学的評価に加え，解剖学的評価などを加えることによってトリアージの正確性を上げ，治療や搬送の優先順位決定へ有用な情報を提供する。ただし，圧倒的多数の傷病者が発生している状況では一次トリアージの手法を繰り返し実施することもある。

わが国で普及しているのは，生理学的解剖学的評価法

〔PAT法（**図7**）〕である。PAT法では，第1段階で生理学的評価を行い，第2段階として致死的な外傷を見出すために解剖学的評価を行う。さらに，受傷機転による第3段階，要配慮者を考慮する第4段階を加え，総合的に判断する。

4 トリアージタグ

トリアージ結果を記載し，その傷病者がどの区分に判定されたかを視認できるように傷病者に装着するのがトリアージタグである。

現在の標準トリアージタグ策定前には，消防や自衛隊，海上保安庁，日本赤十字社など多くの防災関係機関がそれぞれ独自のタグを作成していた。中華航空機墜落炎上事故（1994年，名古屋）では，数種類のタグが混在して使用され，しかも区分を示す識別色ラベルの配列順が異なるタグもあり，混乱をきたしたといわれている。阪神・淡路大震災の経験もあり，1996年に厚生省（現・厚生労働省）から標準様式が公表された。これが現在，全国で採用されているものである（**図8**）。

タグは，災害現場用，搬送機関用，収容医療機関用などの複数つづり（3〜4枚）となっており，記入時には筆圧が必要である。装着の部位は傷病者の右手首である（不可能であれば左手首→右足首→左足首→首）。表面の中1/3，裏面の上2/3は自由裁量部分であり，工夫をこらしたタグを作成している機関もある。

第1段階：生理学的評価

意識　　　JCS2桁以上，GCS合計点8以下
呼吸　　　9/分以下，30/分以上
脈拍　　　120/分以上，50/分未満
血圧　　　収縮期90mmHg未満，200mmHg以上
SpO$_2$　　90%未満
その他　　ショック症状
　　　　　低体温（35℃以下）

いずれかに該当すれば
区分Ⅰ（赤：緊急治療群）

第2段階：解剖学的評価

開放性頭蓋骨・陥没骨折
外頸静脈の著しい怒張
頸部または胸部の皮下気腫
胸郭動揺，フレイルチェスト
開放性気胸
腹部膨隆，腹壁緊張
骨盤骨折（骨盤の動揺，圧痛，下肢長差）
両側大腿骨骨折
四肢の切断
四肢麻痺
穿通性外傷
デグロービング損傷
15%以上の熱傷，顔面気道損傷の合併　など

いずれかに該当すれば
区分Ⅰ（赤：緊急治療群）

第3段階：受傷機転による評価

体幹部の挟圧
1肢以上の挟圧（4時間以上）
爆発
高所墜落
異常温度環境
有毒ガス発生
特殊な汚染（NBC）

いずれかに該当すれば，
区分Ⅲ（緑：軽処置群）から
区分Ⅱ（黄：非緊急治療群）に変更する

第4段階：要配慮者（災害弱者）の扱い

乳幼児・児童
妊婦
高齢者
障害者
有病者・基礎疾患のある傷病者
旅行者
外国人
施設入所者

いずれかに該当すれば，
区分Ⅲ（緑：軽処置群）から
区分Ⅱ（黄：非緊急治療群）へ変更を考慮する

図7　二次トリアージ：PAT法

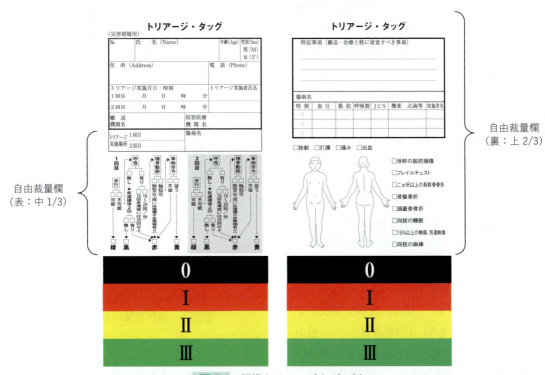

図8　標準トリアージタグの例

自由記載部分にトリアージ要領（表：一次，裏：二次）が記載され，トリアージ担当者の冷静な判断の一助となっている

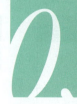

03 消防機関における救急活動の流れ

消防機関における救急活動は，119番などによる緊急通報の受信(受付)，出動指令，出動，状況評価，初期評価，情報収集とそれに応じたバイタルサインの測定や身体観察(全身観察や重点観察)を行い，必要な問診とそれに応じた観察および救急救命処置(応急処置)を行いながら緊急度の判定や重症度の評価を行う。収容先医療機関の選定および連絡(指示要請を含む)，車内活動(継続観察，詳細観察，医療機関への第2報)，医療機関への収容および医師への引き継ぎの流れで行われ，「傷病者を，適切な治療が行える医療機関へ適切な時間で(迅速に)適切な処置を行って搬送すること(The right patient to the right place in the right time with the right treatment)」が原則となる。消防機関における救急活動の流れを図1に示す。

A 119番通報受信と通信体制

1 通信指令の概要と役割

消防機関の通信指令センター/室は，災害や事故，そして急病人などが発生したとき，119番通報など(一般の加入電話，駆けつけ含む)により通報者から緊急要請が入る最初の窓口である。119番通報は，携帯電話(スマートフォン含む)からの割合が約5割(2022年中)となっており，近年，増加傾向にある。通話による通報以外には，音声による通報が困難な聴覚・言語機能障害者が円滑に通報を行うことができるFAX(ファクシミリ)や電子メールを利用した通報のほか，インターネット接続機能

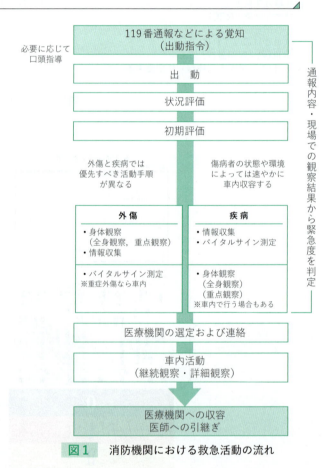

図1 消防機関における救急活動の流れ

のある携帯電話またはスマートフォンによる「Net119」緊急通報システム(テキストチャット)がある。

119番による通報であっても，緊急性の低いケースが含まれることがある。しかしながら救急事案の通報である場合，時間経過が生命の危険性を左右するため，通信指令員は緊急度を迅速・的確に判定しながら，通報者の

心情に配慮した親切な対応が必要とされる。

2 出動指令

119番通報を受信すると，通信指令員は出動場所，年齢，性別，事故の概要（疾病では症候）を聴取し，キーワードなどから心停止を疑う状況であるか，生理学的徴候に異常はないか聴取する。これらの覚知後，原則として救急事案の発生場所にもっとも近い救急隊に出動指令を出す。さらに傷病者の状態（症候，受傷部位など）などの救急活動上必要と思われる内容を聴取し，出動隊に必要な情報を伝える。

1) 119番通報における緊急度

総務省消防庁は，指令業務において傷病者の緊急度を判定し，その緊急度に応じて対応する必要があることから，指令員の緊急度判定に関する知識および技術の標準化を目的として「緊急度判定プロトコル」を作成している。そのなかでは，119番通報時プロトコルにおける緊急度を，赤（R），黄（Y），緑（G）の3段階とし，さらにそれぞれについて「現場到着までの時間（緊急度の要素）」と「医学的な判断や処置の必要性（重症度の要素）」の要素により，赤をR1，R2，R3などに細分化している。

2) 部隊運用（各隊との連携）

部隊運用の例として，R1と判定された場合には救急車＋消防車（＋ドクターカー），R2の場合には救急車（＋ドクターカー），R3の場合には救急車（＋消防車）の出動要請を行う場合がある。

直近の救急隊が出動中のため対応できない場合などは消防隊などの出動を要請し，いわゆるPA連携が行われる。そのほか，出動場所が狭隘な場所や高層階である場合や傷病者の救出や搬送が救急隊単隊では対応困難な場合，心停止などで多くの処置や人手が必要な場合，現場での安全管理が必要な場合にもPA連携や支援隊・救助隊などの連携が行われる。このような部隊運用は，各消防機関の出動計画などによって定められており，あらかじめ通信指令システムに組み込まれていることが多い。

3 口頭指導

119番通報受信時の口頭指導は，全国の各消防本部によって地域の実情に応じた実施要綱などが作成され，実施されている（1999年7月6日付「消防救第176号消防庁次長通知」）。口頭指導は，傷病者の近くにいる通報者やバイスタンダーなどに対して，通信指令員や出動途上の救急隊から電話を活用（PAC）して，①心肺蘇生法，②気道確保・異物除去法，③止血法，④熱傷手当，⑤指趾切断手当などの応急手当に関する協力依頼と指導を行うものである（図2）。2018年度の「救急業務のあり方に関

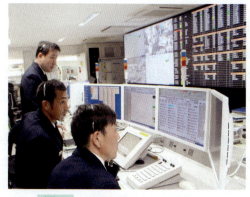

図2　口頭指導を行う通信指令員

する検討会報告書」を受け，「119番通報時の緊急度判定の導入及び運用手引き」が作成されている。近年では，スマートフォンからの119番通報による救急要請の場合，映像通報を使って口頭指導を行うことができるLive119の整備が進んでいる。

通信指令員による心停止の認識と口頭指導は重要視されており，総務省消防庁は「口頭指導の実施基準の一部改正について」（平成28年4月25日付け消防救第36号）の通知において，通信指令員の口頭指導の事後検証について，「地域メディカルコントロール協議会において，通信指令員出席の下で行うもの」としている。全国の消防本部において，いっそうの救命率の向上を図るうえでも，口頭指導や通信指令員の救急にかかわる教育については，地域メディカルコントロール協議会と連携し，定期的な研修の実施と事後検証を行う体制を構築することが望まれる。

B 出　動

出動指令を受けた救急隊は，救急現場まで安全かつ迅速に到着できる経路を確認し，必要に応じて個人防護具（PPE）など，その事故種別に応じた対応を整え出動する。

出動途上においては，通報内容から想定される疾病に応じた活動方針を確認するとともに，現場活動に必要な資器材を準備する。とくに，通報内容から生理的徴候の異常など緊急度が高い状態が疑われる場合には，事前の活動方針の確認と資器材の準備が重要である。

C 現場活動

現場活動では，傷病者のみではなく家族などを含めた関係者に対しても適切にコミュニケーションをとり，円滑に救急活動を行うことが必要とされる。

1 状況評価

状況評価は，救急覚知の時点から傷病者に接するまでの間の活動である。現場到着後，傷病者に接するまでの間には，現場の安全確認を行い，二次災害の危険がある場合にはその排除を優先する（図3）。必要に応じて，準備していた感染防護具や使用資器材を変更する。発症状況，受傷機転，現場環境を確認しながら傷病者に接近する。救急隊だけでは対応できない場合は，消防機関の応援隊や他機関の応援を要請する。

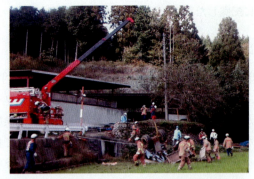

図3　安全確認と二次災害防止後に傷病者に接する

> ▶ 参考：病院前救護にかかわる標準化教育プログラム
>
> 　JPTEC は，標準的な外傷病院前救護として全国の救急隊に普及した。とくに，状況評価，初期評価，全身観察，車内収容後の活動などの Step と「ロード＆ゴー」の概念は外傷の緊急度・重症度判定に優れており，救急現場活動における標準的な思考方法の一つとなっている。この骨子は，のちに標準化された PSLS（脳卒中病院前救護）および PCEC（意識障害病院前救護）にも引き継がれ，さらに PEMEC（症候別救急疾患病院前救護）や PACC（循環器救急疾患病院前救護）でも整合性がとられている。

1）感染防止

救急現場活動では，傷病者の血液・体液および排泄物には感染性があると考え，現場到着までに必要な PPE（手袋，ゴーグルまたはフェイスシールド，マスク，感染防止衣，アームカバー，シューズカバーなど）を準備する。不適切な着脱とならないように注意する。

2）携行資器材の確認

救急現場での傷病者の観察・処置を迅速かつ的確に行うために，119番入電時の内容から救急活動に必要な資器材の確認と準備を行う。救急現場では傷病者はいつ急変するかわからないため，悪化した状況を想定した資器材を携行する。除細動器，呼吸管理用資器材（吸引器含む），観察用資器材は携行必須の資器材である。そのほか，例えば小児の傷病者である場合には小児用の資器材や小児モード設定などの準備，多数傷病者対応であればトリアージタグや手袋の複数枚準備，高層階や狭隘な建物の場合の搬送資器材の選択などが必要となる。

3）安全確認と二次災害防止

救助者の安全を確保するため，現場到着後にまず傷病者の置かれた状況，周囲の状態を迅速に確認する。二次災害の危険が確認された，または危険が予想される場合は，直ちに他隊や医師，警察官の応援を要請し，安全確保に努める。

⑴　火　災

火災の規模や燃焼物の特性などにより発生する傷病者の状況は異なる。火災による傷病者は，熱傷，各種ガス中毒，転倒・転落・墜落による創傷を負い重症化している場合が多い。火災の規模によっては，多数傷病者の発生や有毒ガスなどの蔓延も生じる。とくにガス爆発などは瞬時に現場の状況が変化するため，二次災害発生の危険性が高く，傷病者，関係者，救急隊員などの救助者に対する安全管理に配慮する。

⑵　交通事故

高速道路や軌道敷内などで発生した交通事故においては，二次災害が発生する危険性が高い。高速道路においては交通規制の状況，軌道敷内においては列車の運行状況を確実に把握し，安全管理体制を確立して活動する。二次災害発生の危険性のある現場では，傷病者を安全な場所へ移動してから救護活動を開始する。傷病者が複数発生している場合や救急隊や関係者のみでは現場における安全確保が困難な場合は，応援隊，警察官などを早期に要請し，連携した活動を実施する。

⑶　救助活動

車両や大型の機械などに傷病者が挟まれ，救急隊のみでは傷病者を救出できない場合は，救助隊などを要請する。救助活動時には，事故車両からの危険物の流出状況，機械の操業状況などの把握が必要となる。必要に応じて警察官や関係者と連携し，救助に際して医療行為が必要となる場合は，早期に医師の出動を要請する。

⑷　ガス漏洩事故

ガス漏洩事故では，ガスの特性によってさまざまな中毒症状が生じる。しばしば粘膜刺激症状を訴える傷病者が多数発生するほか，ガスが可燃性の場合，爆発により二次災害が発生する危険性が高い。また，ガスの種類，漏洩箇所，漏洩範囲を短時間で特定することは難しい。救急隊が最先着となる可能性もあるが，情報が不十分な場合には風上の安全な位置で情報収集に努める。また，無味無臭のガスもあり，複数名の負傷者がいる場合には不用意に近づかない。活動に必要な情報については，関係者から入手する必要がある。傷病者の救護にあたって

は，消防隊と連携して二次災害の発生防止に留意しながら活動する。

⑸ 救急現場活動が困難，または配慮が必要とされる場合

救急現場は，狭隘な階段や廊下，家具などの障害物により搬送や救急救命処置（応急処置）に支障をきたすことがあるため，活動スペースの確保に配慮する必要がある。大型のショッピングセンターや駅舎など公衆の出入りする場所で傷病者が発生した場合は，スマートフォンによる撮影も含む衆人の行動に対する現場統制が必要となる。このような場合には，消防隊などの応援を早期に要請し，効率的な救急活動が実施できる体制を確保する。

4）発症状況・受傷機転の確認

現場の安全を確保したのちに，その後の活動方針を決める手がかりとするために発症状況・受傷機転の確認を行う。傷病者に接するまでの間に大まかな情報を聴取し，詳細な情報はその後の観察・処置時に聴取する。急病などでは，傷病者本人から聴取可能な場合は本人から，意識障害があり傷病者本人から聴取できない場合は家族などの関係者から聴取する。交通事故や労働災害などでは，目撃者や発見者から聴取する。通報や応急手当などの協力者には，簡潔かつ丁寧に感謝とお礼を伝える。感謝カードを渡す消防本部もある。

5）傷病者数の確認と応援要請

傷病者が複数存在し，1隊の救急隊で対応困難な場合は，救急隊などの応援を要請する。

6）搬送経路の確認

傷病者を安全かつ迅速に救急車内へ搬入するために，搬送経路の確認を行いながら傷病者のいる場所に向かう。安全な搬送経路が確保できない場合には，あらかじめ搬送の障害となる物を排除しておく。

住居などの建物内では，家族や関係者に簡潔に説明し障害となる物品を移動させる。とくに，メインストレッチャーをどこにどの向きで配置しておくか，瞬時に見極める必要がある。

救急車の移動などの対応を行う場合には，周囲の状況，道路の側溝などに十分注意して行う必要がある。

2　初期評価

初期評価とは，生命危機が切迫している状態か否か（重症感）を生理学的に迅速に判断する観察である。観察結果から，早急に対処しなければ生命危機が切迫する状態では，直ちに気道確保や異物除去，人工呼吸，酸素投与，止血などの処置を行う。

1）外　見

傷病者に接するまでの間に，傷病者の顔色や顔貌，体位，四肢の変形，外出血，嘔吐痕など視認できる範囲で観察する。

2）気　道

気道の開通状態を確認する。呼びかけに対し応答があれば気道は開通していると判断する。異物に伴う狭窄音や血液・粘液の貯留に伴うゴロゴロ音，意識低下に伴う気道閉塞が認められれば，異物除去や吸引，用手的または器具を用いた気道確保を行う。

3）呼　吸

呼吸運動を見て，聴いて，感じて，呼吸の有無や速さ，深さ，パターンを観察する。傷病者の口元に耳を近づけて呼吸音を聴き，傷病者の胸に手を置いて動きを感じる。ただし，飛沫感染やエアロゾル感染のリスクがある場合には，傷病者の口元に近づいて評価することは控え，俯瞰的に胸腹部を観察することや，感染防止のためのマスクを傷病者に装着させるといった対応も考慮する。

呼吸が異常に浅い，あるいは異常に遅いか速い場合は補助換気を，低酸素症や重症外傷などで呼吸が促迫している場合には酸素投与を行う。

4）脈　拍

橈骨動脈の脈拍（乳児は上腕動脈）を触知し，脈の性状（強いか弱いか），速さ，脈不整の有無を観察する。橈骨動脈で脈拍触知不能な場合は頸動脈を触知し，頸動脈で触知不能な場合はCPRを開始する。

また，手首・前腕の色，温度，湿り気をチェックする。脈が速く，皮膚が蒼白で，冷たく湿って（末梢の冷感や湿潤）いればショックを疑う。活動性の外出血が認められた場合は直ちに止血処置を行う。

5）血　圧

初期評価での血圧は血圧計を用いず，動脈の触知にて大まかな血圧を判断する。橈骨動脈で触知が可能であれば，収縮期血圧は80mmHg以上ある可能性が高い。

6）意　識

呼びかけ，圧迫（痛み）刺激に対する反応から，意識状態を大まかに把握する（JCSの桁数の把握でよい）。

3　身体観察（全身観察と重点観察）

全身観察や重点観察といった身体観察は，外傷においても疾病においても必要な観察であるが，現場で身体観察に時間がかかりすぎて滞在時間が長くなることは避け，傷病者の状態を考慮しながら適切な観察と評価を行う必要がある。疾病の場合の身体観察は，緊急性が高い場合には搬送中の救急車内で行うこともある。

1）全身観察

全身観察は解剖学的に傷病者の状態を把握するために行う。外傷では頭部から足先，前面から背面に向かって

観察する。生命危機にかかわる損傷を2分以内を目標に観察する。疾病では傷病者の主訴や病歴などの情報に基づき，関連する所見を原則として頭部から足先に向かって観察し，背面の観察も考慮する臨床推論の技法を活用しながら，緊急度の高い疾患で出現する可能性のある徴候，疾患に伴うはずの徴候を確認して病態理解につなげる。生命危機に関する所見がなければ，意識レベルや呼吸数，脈拍数，血圧の測定も行う。外傷傷病者については，p.706「4　外傷の現場活動」を参照されたい。

疾病傷病者においても，外頸静脈の怒張や呼吸音の聴取，手術痕や浮腫，腫脹の確認などの観察を迅速に行う。病歴や既往歴，服用薬などについては，観察や処置を行う合間に，可能な範囲で簡潔に効率よく情報収集する。

2）重点観察

状況評価や初期評価の結果から全身観察を省くことができる状態では，主訴や現病歴，既往歴などを問診し，その結果に基づいて，必要と思われる局所または系統的な観察を行う。

疾病では，心疾患が疑われる傷病者に対しては，とくに顔色，外頸静脈の怒張，呼吸様式，下腿浮腫・腫脹の観察が重要である。必要であれば12誘導心電図の測定も行う。とくに，胸痛・圧迫感を含む胸部違和感，心窩部痛，上半身に関連する疼痛（顎～心窩部），心電図モニターにおいてST変化がみられる場合には12誘導心電図の測定は必須と考えられる。

脳卒中が疑われる傷病者に対しては，FASTやシンシナティ病院前脳卒中スケール（CPSS）といった病院前における評価法により脳卒中を疑った際は，さらに詳しい観察・評価が必要になる。

外傷の場合は，状況評価や初期評価の結果から全身状態が安定しており，所見から全身観察を省くことができる状態では，傷病者の訴えや受傷機転に基づいて，損傷があると思われる局所を重点的に観察する。

4 情報収集とバイタルサインの測定

現場の状況や傷病者の既往歴，現病歴は，病態を理解するうえで重要な情報となる。

主訴や主要な症候の詳細を確認することで病態理解が深まる。ただし，現場活動時間には限りがあるため，情報収集は要領よく迅速に行う。意識障害などによって傷病者からの情報収集が困難な場合は，家族や関係者から情報収集を行う。情報収集では，BAGMASKやSAMPLE，OPQRST（p.297，表2とp.298，表3参照）といった方法を用いて漏れなく必要な情報を確認するように心がける。

情報収集と同時にバイタルサインの測定を行う。呼吸数，脈拍数，血圧，体温，経皮的動脈血酸素飽和度，意識レベルが含まれる。

5 緊急度・重症度の評価と活動方針

初期評価，身体観察（全身観察・重点観察），バイタルサイン，発症の経緯，状況評価，傷病者因子（年齢，既往症など）なども含めて，緊急度・重症度を評価する（p.330「5　緊急度・重症度」参照）。

評価した緊急度・重症度は，隊で共有する。とくに，緊急度・重症度が高く，外傷でいう"ロード＆ゴー"に該当するような状況であれば，それを宣言し共有することで隊全体の活動方針を明確にすることができる。

緊急度・重症度が高い場合でも，医療機関への早期搬送を最優先すべき状況と，その場に一定時間とどまり特定行為などの救急救命処置を直ちに実施すべき状況がある。活動方針の決定には，傷病者の病態，救急救命処置の効果・成功率，マンパワー，環境要因（狭隘なスペース，群衆環境，安全確保など），搬送経路や医療機関までの想定搬送時間，本人や家族の希望，地域のプロトコールなどを総合的に考慮する必要がある。これらの要因は地域ごと，傷病者ごとに異なる。

傷病者の症候，病態，バイタルサインなどは時間とともに変化し，緊急度・重症度も変化し得る。また，環境要因も変化する可能性がある。これらの変化に応じて活動方針や搬送先医療機関の選定についても適宜見直しを行う。

6 応急処置と救急救命処置の実施

消防機関による救急業務においては，救急隊員は消防庁の「救急隊員及び准救急隊員の行う応急処置等の基準」に従い応急処置を行う。救急救命士の資格を有する救急隊員は，救急救命士法の定めるところにより救急救命処置を応急処置として行う。その際は，メディカルコントロール協議会が定めたプロトコールに従う。

応急処置の基本原則は以下のとおりである。

- 傷病者が医師の管理下に置かれるまでの間において，生命が危険であり，またはその症状が悪化するおそれがあると認められる場合に行う
- 短時間に行うことができ，かつ効果をもたらすことが客観的に認められている処置を行う
- 複雑な検査を必要とすることなく，消防庁長官が定める装備資器材を用いて行う

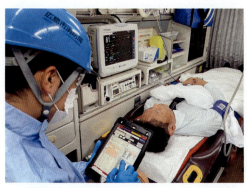

図4　情報通信端末での医療機関選定

表1　MIST

M	Mechanism	原因
		受傷機転
I	Impaired	症状（身体所見）
	Injury	受傷部位
S	Sign & Stroke scale	バイタルサイン，脳卒中スケールの評価
	Sign	ショック状態，ロード＆ゴーの理由
T	Treatment /Time	行った処置，既往歴・処方されている薬剤/発症時刻，医療機関到着までの時間
	Treatment	行った処置

上段：意識障害，下段：重症外傷

7 医療機関の選定

　搬送先医療機関の選定は処置実施と同様に重要である。緊急度が高い場合，適切な医療機関に直接搬送されるか否かが傷病者の予後にかかわる。例えば，急性冠症候群，脳卒中，重症外傷などでは，適切な専門治療が適切な時間内に実施できるかどうかが傷病者の予後を左右する。

　医療機関の選定は，消防法に基づき都道府県で定められた「傷病者の搬送及び受入れの実施に関する基準」に従って行われる。具体的な医療機関の選定に際しては，傷病者の病態に対し適切な医療を提供することが可能な医療機関のなかから，直近のところを優先する。さらに，医療機関の受け入れ状況や傷病者の希望なども考慮して選定を行う。

　医療機関の受け入れは，その病態に対応できる医師の有無，空床の有無，医師以外のスタッフや検査などの状況のほか，消防機関からの搬送依頼の重なり，傷病者の既往歴や生活歴，受診歴，病院の方針や担当医師の専門性や考え方などにも左右される。また，救急隊からの説明の仕方，日頃の消防機関と医療機関との関係性も影響する。近年では，消防機関と医療機関の搬送と受け入れの円滑化のため，情報通信技術の活用が進んでいる（図4）。

8 医療機関への連絡

　救急隊から医療機関への連絡は，医療機関による傷病者の受け入れ可否の判断を円滑にし，また医療機関での受け入れ準備（人員や診療場所の確保，検査・処置の手配など）を適切に行うためにも重要である。

1）第1報（ファーストコール）

　一般的な受け入れ要請の例としては，「○○消防の△△です。××の傷病者の受け入れ要請です」という簡潔な目的の伝達から開始する。次いで年齢と性別を伝え，続いて主訴と現病歴を説明する。バイタルサインとして，意識レベル，呼吸数，脈拍などを提供する。必要に応じて既往歴や常用薬についての情報も加える。現場での処置内容については，実施内容とその反応を簡潔に説明し，最後に病院到着までの見込み時間を伝える。なお，傷病者情報を過不足なく伝えるためには，MIST（**表1**）と呼ばれる頭字語も有用である。

　緊急性が高い場合，バイタルサインなどの情報収集は後回しとし，傷病者の年齢・性別，主たる症状や受傷機転などの基本的な情報のみを簡潔に伝達し，速やかな受け入れ要請を行うことも必要となる。

2）第2報（セカンドコール）

　第1報では伝えられなかったバイタルサインや詳細情報を医療機関へ伝達する。外傷の場合はその後明らかになった受傷部位について，疾病の場合は新たに確認した症候や12誘導心電図でST上昇などの所見について報告する。

　また，意識レベルの悪化など，傷病者の状態に重要な変化が生じた場合には，医療機関の受け入れ体制に直接影響を及ぼすため，速やかに追加報告を行う必要がある。渋滞などによる到着予定時刻の大幅な変更についても，同様に速やかな報告が求められる。

3）指示，指導・助言の要請

　特定行為を実施する場合には，医師から具体的指示を得る必要があり，オンラインMC医師などに連絡をとる。音声通信のみによる情報伝達では，現場で直接観察・判断を行う救急救命士以上に医師が詳細な判断を行うことには限界があるため，救急救命士と医師の考えに大きな乖離がないかぎり，現場で直接対応している救急救命士の判断が尊重されることが多い。医師からの指示は「承認」の要素が大きくなる。したがって，救急救命士は観察所見と，それらを踏まえた特定行為の必要性を明確に説明することが求められる。これにより，医師は迅速かつ的確な指示を行うことが可能となる。

9 搬送と車内活動

どのタイミングで傷病者を救急車内へ収容するかは，活動方針に従って判断するが，傷病者の状態や環境の状況に大きく左右される。救急車への収容後は，速やかに医療機関へ出発する。

1）搬　送

救急車収容までの移動中は十分な観察や処置を行うことが困難であり，傷病者の容態変化に気づくのが遅れやすい。また，転落などの事故が生じやすいため，慎重で安全な対応が求められる（p.435「10　救急搬送」参照）。AED のパッドや心電図モニターの電極外れ，ケーブル類や輸液ラインの引っかかり，気道確保器具や酸素マスクの位置ずれなどの不具合が生じないように注意を払う。収容・搬入後はそれらを確認する。また，現場へ携行した資器材（消耗品を含む）の置き忘れにも留意する。

救急車のメインストレッチャーのベルトは，傷病者のシートベルトに相当するものである。走行中は安易にベルトを外さない。また，救急隊員以外の同乗者（緊急用務または消防用務に従事しない者）は必ずシートベルトを着用する。

2）継続観察，詳細観察

気管挿管，酸素投与，止血，体位管理，保温などの実施した処置について，適切に維持されているか再確認し，その効果を評価する。バイタルサインと症候の確認を継続的に行い，記録する。その際，モニターを有効に活用する。

頭部から足先までの局所所見を詳細に観察する。必要に応じて12誘導心電図の測定を実施する。観察の過程で新たに確認した症候や情報，変化などがあれば，適宜，搬送医療機関と共有する。

10 医師への引き継ぎ

医療機関到着後は，速やかに傷病者を医師の管理下に置く。担当医師に対して，初療の状況を見計らいながら，傷病者の情報，観察所見，実施した処置，経過などを簡潔に伝える。これは医師が直ちに必要な医療処置を判断するための重要な情報となる。緊急度が高い場合は，救急車からストレッチャーを降ろし初療室へ移動する間にも，重要な傷病者情報を簡潔に伝えることが求められる。

病院到着前にすでに伝えた内容であっても，受け入れ時の医師（看護師または救急救命士）と実際の担当医師が異なる場合があるため，担当医師の情報把握状況を確認したうえで，改めて報告する必要がある。同乗した家族や関係者の情報についても適切に伝達し，傷病者の所持品についても確実な引き継ぎを行う。

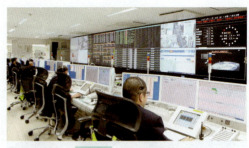

図5　通信指令室

引き継ぎが終われば，救急活動記録票等に医師から署名などを受け，傷病名等について所見を聴き，記録する。それらが終われば，あいさつをして医療機関から引きあげる。

D 通信体制

通信体制は，通報者，通信指令室（図5），救急隊，医療機関，関係機関などを結ぶ通信網などから成っており，迅速な救急活動を実施するうえで必要不可欠なシステムである。

通信指令の役割には，①火災・救助・救急の判断，②災害（救急事案含む）発生場所の把握，③災害内容の把握，④出動隊の判断（隊の増強や他機関への応援要請など），⑤口頭指導，⑥出動隊への情報提供，⑦災害情報による関係機関への連絡，⑧病院選定および連絡，⑨災害対応における時刻管理などがある。

救急隊と消防本部の通信指令室との交信には，無線または携帯電話，車両動態管理（AVM）システムなどが用いられているが，近年の ICT 技術の急速な進展に伴い，新しい通信情報伝達手段の活用などの環境整備が検討されている。出動から現場到着までに，傷病者の容態や現場状況について通信指令室から追加情報が与えられることもある。現場到着時の状況が出動指令内容と異なる場合もあることから，常に通信体制をとっておくことが必要となる。

医師との連絡は，通信指令室常駐医師，定められた医療機関の指示医師などとの間で行われる。

1 現場即報

現場即報は，現場付近で視認できる時点から，①事故の概要，②傷病者の状況・人数，③群衆の動静・二次災害発生の危険，④救急活動および応援隊の必要性の有無，⑤そのほか救急活動上必要な事項などの情報を通信指令室へ報告するものである。

2 応援要請（他隊要請，医師要請など）

応援要請は，二次災害の防止や救助活動のために，救急現場において他隊や医師，警察官などに行うものである。①消防隊数（救急隊，消防隊，救助隊など）と任務，②要請の理由，③必要資器材，④医療機関や警察機関，電力会社などの他機関が必要とする情報などが付加される。

3 現場報告

現場報告として，必要に応じて傷病者観察の結果および処置内容について，救急隊から指令室へ報告される。例として受傷機転（発症状況），年齢や性別，バイタルサイン，行った処置，医療機関の選定などがある。救急車の現場出発や医療機関到着等の報告（記録）は無線やAVMより，またバイタルサインなどの観察結果はタブレット情報端末などにより情報が送られることもある。

E 救急活動の記録

1 救急活動記録票

「救急業務実施基準」より，救急隊員は救急活動を行った場合，救急活動記録票を作成することとされている。また，傷病者を医療機関に収容した場合は，その事実を確認する医師の署名または押印を受けるとともに，傷病名，傷病程度などについて，医師の所見を聴き，救急活動記録票などに記録する。一部の地域では，医療機関での確定診断後にその診断情報が消防機関へ提供される体制が整備されており，より正確で詳細な傷病名，傷病程度などの把握と記録が可能となっている。

救急活動記録票は，救急隊が行った一連の救急活動を記録するためのものであり，検証の資料となるほか裁判資料として使われる場合もあるため，十分な正確性と客観性が求められる。

救急活動記録票の記載内容は個人情報にあたるため，その取り扱いには十分注意を払う。捜査機関などから救急活動記録票の記載内容についての照会があった場合は，法令に定められた手続きに従う。

2 救急救命処置録

「救急救命士法」では，救急救命士は救急救命処置を行った場合，遅滞なく「救急救命士法施行規則」に定められた事項について救急救命処置録に記載しなければならないとされている。救急救命処置後に求められている記載事項は**表2**のとおりである。救急救命処置録は5年間

表2　救急救命処置録の記載事項

1．救急救命処置を受けた者の住所，氏名，性別および年齢
2．救急救命処置を行った者の氏名
3．救急救命処置を行った年月日
4．救急救命処置を受けた者の状況
5．救急救命処置の内容
6．指示を受けた医師の氏名およびその指示内容

保存が義務づけられている。なお，救急救命処置録は救急活動記録票をもって代えることができる。

3 事後検証票

事後検証は，救急救命士を含む救急隊員，さらに通信指令員のいっそうの質の向上を図るために行われる。事後検証は心停止や重症外傷事案，そのほか特殊な事案のみが検証対象とされることが多いが，すべての救急事案が検証の対象である。一次検証や二次検証といった段階的な検証体制がとられており，すべての救急事案は消防本部内での一次検証が行われ，重要な事案は二次検証へと進む。事後検証票には，観察処置結果や時間経過など医学的な検証に必要な事項が客観的に記載される。

4 ウツタイン様式

ウツタイン様式は，1990年にノルウェーの「ウツタイン修道院」で開催された国際蘇生連絡委員会（ILCOR）の会議で提唱された，院外心停止傷病者の記録集計が国際的に統一された統計基準である。2005年1月から全国の消防本部でウツタイン様式に基づく心停止（心肺蘇生）の集計処理が開始されており，収集された記録に基づき，救急救命士が行う救急救命処置の効果などを検証するときに利用される。事後検証にも用いられることが多い。

5 「救急・救助の現況」

「救急・救助の現況」は，消防庁により全国の救急出動件数や救急搬送人員，現場到着までの所要時間，バイスタンダーによる応急手当の件数，心肺機能停止傷病者の生存率・社会復帰率などが集計され公表される資料である。そのなかで，ウツタイン様式に基づくデータは救急蘇生統計として集計・公表されている。これらのデータは国や地域の救急体制の改善や，蘇生ガイドラインの構築にも活用されている。

F 他の関係機関との連携

1 医療機関

救急隊と近接する救急医療機関群との日常的な連携が

表3　資料提出要求などに関する法令

区　分	捜査機関（警察・検察など）	裁判所	弁護士会など
出頭供述	刑事訴訟法第223条（第三者の任意出頭，取り調べ，鑑定などの嘱託）	刑事訴訟法　　第143条（証人の資格）　　第144条（公務上秘密と証人の資格）民事訴訟法　　第190条（証人の義務）　　第191条（公務員の尋問）	
資料提出	刑事訴訟法第197条（捜査に必要な取り調べ）	刑事訴訟法　　第279条（公務所などに対する照会）民事訴訟法　　第186条（調査の嘱託）　　第220条（文書提出義務）　　第223条（文書提出命令）　　第226条（文書送付の嘱託）	弁護士法　　第23条の2（報告の請求）

きわめて重要である。さらに，地域において救急医療体制の問題点や課題などを協議する場を設け，常に両者が連携体制の構築と強化に努めることが重要である。

2　警　察

　交通事故，加害事故などでは警察機関と連携して活動する必要がある。傷病者や関係者などが救急隊に危害を加えるおそれがある場合や，傷病者が自己を傷つける可能性がある場合には，警察官に安全の確保を依頼する。

　「消防法」では，消防隊員と警察官は互いに協力をしなければならないこと，救急隊員は救急業務の実施に関して警察官と密接な連絡をとることが定められている。

　明らかに犯罪によって傷病者が発生したと考えられる場合，明らかな犯罪でなくても社会的に問題となるような事故で傷病者が発生した場合，傷病者が精神錯乱や泥酔状態にあって，救急隊員を含む第三者に危害を及ぼす可能性がある場合などは警察に連絡することが望ましい。救急隊員が警察官より早く犯罪現場などに到着した場合には，救急活動に支障をきたさない範囲で現場保存などに協力する。傷病者の倒れている位置と状態，着衣や血液付着の状況，創傷の部位・程度や凶器などについては活動記録に残し，所定の求めに応じて情報を提供する。また刑事訴訟法などにより出頭・供述，資料提出が求められることがある（**表3**）。

　傷病者が明らかに死亡している場合には，現場保存に留意するとともに警察官に引き継ぎを行う。また，傷病者の救助・救出に際して，交通整理や見物者の規制，二次災害防止のために警察の協力を要請する場合もある。

3　福祉事務所

　生活保護法により，都道府県知事，市長および福祉事務所を管理する町村長は，要保護者の保護の決定と実施を義務づけられている。被保護者などは，法に基づいて医療，出産，介護，葬祭などの必要な保護を受けることができる。救急業務実施基準第23条では，生活保護法に定める被保護者または要保護者と認められる傷病者を搬送した場合において，福祉事務所などに通知することを定めている。

4　保健所

　1999年に施行された「感染症の予防及び感染症の患者に対する医療に関する法律」第21条の規定により，都道府県知事などが特定感染症指定医療機関または第一種感染症指定医療機関へ移送を行うこととなっている。都道府県知事などは，一類感染症の患者が発生した場合は，常時保健所または都道府県衛生主管部局（以下，保健所など）が移送を行う体制を確保する責務を有しており，一類感染症や二類感染症と判明した患者の搬送は原則として保健所などが行う。指定感染症や新感染症患者などの移送についても同様である。これら以外は，原則的に消防機関の救急搬送の対象となる。感染症の傷病者を搬送した場合は，保健所などと連携をとり，消毒方法，業務継続の可否についての指示を受ける。

5　患者等搬送事業者

　消防機関が認定する「患者等搬送事業者」は，搬送途上における容態の急変，患者等間の疾病の感染などの不測の事態に対応するため，傷病者や搬送中の傷病者管理に精通する消防機関が，消防機関との連携体制，搬送業務に従事する者の資格，患者等搬送用自動車の構造などについて一定の基準を定め，指導を行っている。

　患者等搬送事業者は，自力での移動が難しい高齢者，身体障害者，患者などの入退院，通院，転院搬送，社会福祉施設への送迎などの緊急性のない患者の搬送を担っており，救急搬送の対象とならない傷病者などの移動・搬送ニーズの受け皿としての活用が期待される。また，

イベント，病院移転などにおける患者等搬送事業者の活用事例や，大規模災害時における傷病者の搬送業務に関する協定などと連携した取り組みもある。

6 非常備町村の救急搬送事業者（役場救急および民間救急）

　救急業務実施市町村は1,690市町村（98.3%）であり，そのほかの29町村（1.7%）では救急業務が実施されていない。消防団のみが存在する町村（非常備町村）での救急事案は，いわゆる「役場救急」といわれる体制で，非医療従事者である一般職の役場職員が救急搬送を行わざるを得ない状況である。しかし近年では，民間の救急搬送事業者が非常備町村の役場から救急搬送業務の委託を受けて対応している地域も存在する。このような民間の救急搬送事業者は，役場から貸与された緊急走行可能な救急

用自動車に，事業者の社員である救急救命士が搭乗し運用している。

7 精神保健福祉法に基づいた救急搬送委託（民間救急）

　民間の患者等搬送事業者が，地方自治体から精神保健福祉法に基づいた救急車運行委託を受けて精神科救急搬送を行っている事業所もある。この救急車運行委託事業は，地方自治体と病院救急車の委託を受けて，緊急走行しながら搬送できる。委託元の自治体が準備した救急用自動車（緊急走行可）で搬送依頼元の現場に出動し，自治体が指定した医療機関への搬送などを行っている。この救急車には，看護師もしくは民間の救急救命士が搭乗している場合がある。

04 救急活動時のコミュニケーション

A 接遇とコミュニケーション

1 接 遇

接遇とは,相手の立場や心情を理解し,適切な対応と心づかいをもって接することを意味する言葉であり,主に接客業務などで用いられてきた。救急救命士の業務における接遇とは,傷病者やその関係者の気持ちをくみ取り,適切な態度と環境で応対することをさす。接遇には対面する傷病者などに対する言葉づかいや振る舞いだけでなく,服装や救急車内の環境整備なども含まれる。これらの要素が適切に整えられることで,相手に安心感と信頼感を与えることができる。

接遇は,人とかかわる仕事に就く社会人のすべてに求められることであるが,とくに傷病者の自宅に立ち入り傷病者の体に直接触れて業務を行う救急救命士において,そのスキルは必須である。接遇の具体的な手段の一つがコミュニケーションである。

2 コミュニケーション

1) コミュニケーションと救急救命士の業務

コミュニケーションとは,人が互いに意思や感情,思考を伝達し合うことをいう。心や気持ちが通い合うことや互いに理解し合うところまでを含めることも多い。

救急救命士の業務においては,傷病者やその関係者だけでなく,搬送先医療機関の職員,救急隊員間,メディカルコントロールを担う医師などとの円滑なコミュニケーションが求められる。効果的なコミュニケーションを通じて,傷病者の不安を和らげ,適切な医療につなげることができる。さらに,医療機関内での情報共有や連携を円滑に進めることで,迅速で的確な救急活動を実現できる。また,チーム内での明確な意思疎通は,円滑な救急活動を支える基盤となる。

このように,コミュニケーションスキルは救急救命士にとって不可欠な資質である。日ごろからコミュニケーション能力の向上に努め,多様な場面に対応できる柔軟性を身につけるように努める。

2) コミュニケーションの手段

コミュニケーションは,送る側が受ける側に対してメッセージを伝達し,その伝達された内容が相手に理解されてこそ成立する。対面におけるメッセージの伝達手段には,言語,準言語,非言語の3種類がある。

(1) 言語コミュニケーション

言語コミュニケーションとは,言葉や文字を用いたコミュニケーションのすべてをいい,手話や筆記を用いたコミュニケーションなど音声を伴わないものも含まれる。

傷病者やその家族らとの言語コミュニケーションでは,敬語で対応するのが基本となる。相手のことはできるかぎり名前で呼ぶように努める。傷病者の訴えや話にはできるかぎり傾聴し,うなずいたり,相手の言葉を復唱したりするなど丁寧に反応を示す。傷病者の立場に立ち,共感し表現することも重要である。

(2) 準言語コミュニケーション

準言語コミュニケーションは,言葉を発する際の強弱や長短,抑揚,速さの変化,会話の間,声のトーンなど

をいう。同じあいさつの言葉を発しても，言い方が変われ
ばそれぞれに異なるメッセージが伝わる。

救急救命士が傷病者に対応する際には，傷病者の状態
や緊急度によって準言語コミュニケーションを適切に使
い分ける。

①切迫した状況

話すスピードは，傷病者が理解しやすい速度を保ちつ
つ，適度に速めに話す。これにより，状況の緊急性を伝
えることができる。口調は，落ち着いているが，明確で
力強くする。これにより，傷病者に安心感を与えつつ，
指示に従ってもらいやすくなる。短く明確な言葉を用い，
余計な言葉は省き，必要な情報に焦点を当てる。重要な
指示や情報は強調して繰り返し伝える。

②落ち着いている状況

話すスピードは，傷病者が十分に理解できる速度で，
ゆっくりと話す。とくに高齢者や子どもに対しては，よ
り丁寧に話すことが大切である。声のトーンは穏やかで
優しく，親しみやすい口調を心がける。これにより，傷
病者に安心感と信頼感を与えることができる。傷病者の
話に耳を傾け，共感を示すために適度な相槌を打つ。傷
病者の気持ちを受け止めていることを伝える。

必要に応じて語尾を伸ばしたり上げたりして，優しさ
や思いやりを表現する。ただし，過度にならないよう注
意する。

（3）非言語コミュニケーション

非言語コミュニケーションとは，顔の表情，顔色，目
線，身振り，手振り，身体の姿勢，相手との物理的な距
離（対人距離），身だしなみなどをいい，対面のコミュニ
ケーションにおいて非常に重要な要素といえる。

①目線と目配り

目を合わせて会話することで，救急救命士は傷病者や
家族らに安心感を与え，信頼関係を築くことができる。
上から見下ろすと威圧的な印象を与えてしまうため，傷
病者らとの目線は可能なかぎり同じ高さに保つことが重
要である。相手の表情や目の動きから，言葉では表現さ
れない痛みや不安といった感情を読み取ることが可能と
なる。チームメンバー同士で目線を合わせることにより，
お互いの意思疎通を図り，連携を強化することができる。
状況が刻一刻と変化する現場では，言葉よりも素早く意
思を伝達できる目配せが重要となる。

②対人距離

傷病者と適切な距離を保つ。近づきすぎると威圧感が
感じられ，離れすぎると聴取やコミュニケーションがと
りにくくなる。傷病者の安心感が保てる適当な距離をと
ることが必要である。

表1	救急隊員に必要とされる身だしなみ

- 感染防止衣は清潔である
- 救急帽，ヘルメットはきちんと被っている
- 感染防止衣のボタンをとめ，名札を付けている
- 頭髪は清潔感がある
- 不快な口臭・体臭がない
- 爪はきちんと切ってある　など

③身だしなみ

救急救命士自身の身だしなみも非言語コミュニケー
ションの一つであり，第一印象を左右する大きな要素で
ある。自宅にまで駆け付け，急な傷病という市民の緊急
事態に対応するには，市民からの信頼が必須である。整っ
た身だしなみは，プロフェッショナルな印象を与え，信
頼感を醸成する大きな要素となる（表1）。そのため，業
務においては，個人の嗜好や価値観よりも，幅広い傷病
者から確実な信頼を得られる適切な身だしなみの確保を
優先する。

④コミュニケーションと感染防護具

感染防護具の着用は救急救命士の安全確保に不可欠で
ある一方，ゴーグルやマスクによって目や口元が覆われ
ることで，言語，準言語，非言語の手段にかかわらず，
コミュニケーションの大きな障害になることに留意す
る。そのため，感染リスクを慎重に評価したうえで，必
要に応じて感染防護具を一時的に外すなど，適切なコ
ミュニケーション環境の確保と安全性の両立を図る必要
がある。

B 対象に応じたコミュニケーション

1 高齢傷病者とのコミュニケーション

救急搬送に占める高齢者の割合は年々増加している。
高齢者の特性を理解した円滑なコミュニケーション能力
は，救急救命士が身につけるべき基本的な能力である。

1）高齢者の特徴

加齢性難聴（老人性難聴）では，高音域から進行性に聴
力が低下する。高い音は，ぼやけた，歪んだ音に聞こえ
るようになる。単に音が聞こえにくくなるだけでなく，
とくに声帯の振動を伴わずに発音される子音（無声子
音：「しゅ」「ひ」「さ」「し」など，カ行，サ行，タ行，ハ行）
がとらえられず，言葉を聞き取る力（語音明瞭度）が低下
し，聞き間違い，聞き直しが多くなる。語音明瞭度の低
下により，大きな声であっても内容が聞き取れず，声が
大きすぎるとかえって聞き取りにくくなる場合がある。

聴覚中枢の機能低下により，早口が聞き取れない，騒
音環境下での会話聴取が困難となり，大きな音は若者以

上にうるさく聞こえるようになる。また，音源定位能力（どの方向から音が鳴っているかを判断する能力）が低下する。

これらに加え，認知機能の変化に伴う性格・行動面の変容により，会話内容を正確に理解できないまま応答したり，繰り返し確認したりするなどの振る舞いが増える。

2) コミュニケーションの方法

難聴だからと一律に大きな声で話せばよいというものではない。むしろ，過度な音量は聞き取りにくくなる。

大声ではなく，少し大きめの声で，ゆっくり，はっきりと話す。言葉の冒頭部分を意識的に強調し，無声子音ははっきりと発声し，母音部分は過度に大きい声にならないようにすると聞き取りやすさが向上する。低音域を用いるのがよい。

騒音の多いところでの会話は避ける。難聴に左右差がある場合は，聞きやすい側から話しかける。補聴器の使用状況の確認も重要である。

高音の声は高齢者に聞き取りにくいことが多く，救急救命士は自らの声質を認識しておくとよい。感染防御のためのマスクは，口の動きを隠し，声量を抑え，こもらせたりするため，高齢者との会話に負の影響があることを知っておく。

3) 留意点

人格と社会的立場を尊重した対応に心がける。「おじいちゃん」「おばあちゃん」などの一般的な呼び方は避け，「○○さん」と傷病者の名前を呼ぶ。年長者に対する適切な敬語を用い，丁寧な言葉づかいを用いる。

傷病者と同じ目線の高さを保ち，威圧感を与えない姿勢で接する。病態の緊急度が許容する範囲において，傷病者のペースに合わせた会話を心がけ，過度に回答をせかすことは避ける。

2 小児傷病者とのコミュニケーション

1) 小児の特徴

小児の傷病者は，成人と比べ意思の疎通がとりにくく，情報が得られにくい。小児の傷病者とコミュニケーションをとるには，できるだけその小児の保護者に同席してもらうのがよい。保護者が身近にいなければ，家族，保育園や学校などでは保育士や教職員でもよい。発症状況を聴取するときには，保護者や家族の協力が必要である。

観察や処置の必要性を説明し，また必要に応じて観察や処置の手助けをしてもらう。傷病者本人はもちろん，保護者や家族，関係者と信頼関係を保つことが円滑な活動につながる。

小児傷病者にとって，マスクやヘルメットなどは威圧感や不安感を与えるため，観察や処置を行ううえで支障をきたす場合が多い。状況に応じて，最低限の感染防止対策で対応することも必要である。

人形やおもちゃなど，子どもが興味を抱くものを用いてコミュニケーションをとってもよい。興味の示し方から，傷病者の意識状態を把握するためにも有効であり，周囲の人物への関心と併せて救急現場ではよく用いられる。

なお，ここでいう小児とは，年齢による区分での分類ではなく意思の疎通が図りにくい子どもであり，小学校の高学年やそれ以上で意思の疎通が図れる場合は，通常のコミュニケーションを行う。

2) 関係者への対応

保護者や家族，関係者との信頼を得るためには，常に小児傷病者への同情を忘れることなく，自信に満ちた態度で接することが必要である。

3) 小児傷病者への言葉づかい

小児傷病者に対しては優しい言葉づかいで対応し，相手によっては「幼児語」を用いる。

4) 小児傷病者の観察と処置

傷病者と同様，保護者や家族，関係者は慌てており不安に駆られていることがある。小児傷病者に接するときは，保護者や家族，関係者にも傷病者の状態や行っている観察，処置を常に伝えて安心させることが重要である。緊急性が高く直ちに処置が必要な場合を除き，むやみに子どもを保護者や家族から引き離して観察や処置を行ってはならない。発症状況や症状，病歴などは保護者や家族から聴取したり，保護者に子どもから聴取してもらう。また救急隊員の観察や処置を子どもが拒むようであれば，簡単なものは保護者に手伝ってもらう。

5) 小児傷病者の搬送

搬送時においても，恐怖心を取り除くため，緊急性が高く直ちに処置が必要な場合を除き，むやみに保護者や家族から引き離すことなく，スキンシップをとりやすい状態にする。

泣いていた傷病者が観察時や搬送中に眠る場合があるが，意識障害の発生を見逃さないように留意する。搬送中，緊急性があり直ちに観察や処置が必要な場合は，その内容を保護者や家族，関係者に説明し，必要な観察・処置を行う。

3 家族など関係者とのコミュニケーション

円滑な活動には，傷病者の家族など関係者との適切なコミュニケーションが不可欠である。関係者には家族，友人，職場の同僚，学校の教職員，事故の関係者など，さまざまな立場の方が含まれるため，それぞれの立場や状況に応じた適切な対応が求められる。

傷病者と関係者の間柄・関係性〔家族の場合は具体的な続柄，学校関係者の場合は職務上の立場（担当教員，養護教諭など）職場関係者の場合は組織上の関係（上司，同僚など）〕について確認する。呼称は，可能なかぎり適切な敬称を付けた氏名で呼びかけることを基本とする。「奥さん」「おじいちゃん」などの一般的な呼称は状況によっては不適切となる可能性があり，使用をできるだけ控える。同様に，会社や学校などの関係者に対しても，役職名や氏名などを用いるのがよい。

家族など関係者は突然の事態に直面し，強い不安を感じていることが多い。そのため，傷病者本人だけでなく，関係者に対しても状況を簡潔に説明する。しかし，医学的・社会的に配慮を要する情報については，状況に応じて傷病者と関係者を適切に分離して対応することが重要となる。具体的には，てんかんの既往歴，妊娠の可能性，または虐待が疑われる事案などでは，傷病者のプライバシーを守りながら，必要な情報を収集したり，説明したりできる環境を整える必要がある。

後日のトラブルを防ぐため，推測や主観的な説明は避け，客観的な事実に基づいた適切な表現を用いることが求められる。とくに，傷病者などを安心させようとする意図であっても，誤解を招く可能性のある表現は避ける。

会社，学校，交通事故現場などでは，周囲の方々の協力なしに適切な救急活動を行うことは困難である。協力いただいた方々への感謝の意を示すことが望ましい。

4 医師など医療従事者とのコミュニケーション

医療機関で勤務する医師，看護師，救急救命士などとコミュニケーションを図る機会として，傷病者収容の依頼や，救急救命処置などの指示，指導・助言の要請，傷病者の医療機関搬送後の申し送りなどがあげられる。これらの情報伝達においては，傷病者情報を簡潔かつ正確に伝達することが求められる。共通言語として適切な医学用語を用いることで，より円滑なコミュニケーションが可能となる。

医師は救急救命処置の指示を行う立場にあるが，これは医療の質と安全性を確保するための法的な役割分担であり，相互の理解と敬意に基づく関係性を構築していくことが重要である。

医師からの指示であっても，救急救命士は厚生労働省の定める救急救命処置の範囲を超えて処置を行うことはできない。また，プロトコールで定められた制限にも従う必要がある。さらには，救急救命士自身の所属機関の業務上の規則を遵守することが求められる。医師からそれらの範囲を超える指示や，そのまま従うことが傷病者

のためにならないと考えられる指示があった場合は，直ちにそれに従う必要はない。その際は，指示内容に関する疑問点を，その理由とともに医師へ躊躇なく伝えることが重要である。とくに傷病者の安全や法律にかかわる事項については，一度伝えても聞き入れられない場合には再度繰り返し，最低2回は確認することが重要である（2チャレンジルール）。このような確認作業は，傷病者のみならず，指示者，実施者を守ることにつながる。

5 救急隊員や消防隊員とのコミュニケーション

救急現場活動では，傷病者の観察や処置，搬送など救急隊員間のコミュニケーションも重要である。消防署内で行われる訓練では，指揮命令系統を明確にする目的で，語尾が命令形になることが多い。この命令口調は傷病者や関係者の立場ではなじみのないものである。救急現場活動では，消火活動や救助活動とは異なり，傷病者や関係者の不安をさらに助長させることもあるため，命令口調を避け，落ち着いた丁寧な言葉づかいを心がけることが必要である。

救急救命処置（応急処置）における隊員間の連携はきわめて重要である。また，傷病者搬送では隊員間で常にコミュニケーションをとらなければ，転落や転倒，救急隊員の負傷などの事故につながる。傷病者を移動するときやストレッチャーを持ち上げるとき，搬送障害を確認した場合など，常に隊員間でコミュニケーションをとり合う。

C 救急活動での説明

1 救急活動での説明と同意（理解）

1） 説明と同意の重要性

"説明と同意"は，傷病者の自己決定権を尊重し，医療従事者と患者との信頼関係を築くうえで重要な過程である。インフォームドコンセントの和訳であり，その趣旨は，"医療行為を行う際に，医療者はその医療行為に関する客観的な情報と選択肢を提示し，患者はそれを理解したうえで，自由な意思に基づいて医療行為を受けることに同意する（あるいは医療行為を受けないことに決める）"である。とくに侵襲性の高い処置を行う際には，インフォームドコンセントが不可欠とされる。

2） 救急現場における説明と同意の困難性

しかし，救急現場では以下のような特殊性により，"説明と同意（理解）"は，医療機関で行われる日常診療のインフォームドコンセントとは異ならざるを得ない。

・傷病者が詳細な説明を受け，十分に考え，納得のい

くまで質問し，判断するための時間的余裕がない。

・傷病者が精神的動揺や肉体的苦痛，意識障害などにより，冷静な判断や意思伝達が困難なことが多い。

・家族など代諾者の同席が得られない場合がある。

そのため，説明は比較的簡略的に行われ，同意の取得も口頭での確認が基本となる。状況によっては説明や同意がないまま処置を実施せざるを得ない場合もある。

3）救急救命士による説明と同意の取得の実際

基本的には，処置を実施する前に傷病者の病態や処置の内容・目的について簡潔に伝え，処置を行うことへの同意を得る。傷病者本人の理解が困難と思われる場合は，居合わせた家族などに説明を行う。質問があれば誠実かつ簡潔に答える。そのうえで処置を実施する。

しかし，状況によっては，説明をしたり質問を受けたりする時間が取れない場合がある。直ちに処置しなければ死亡する，あるいは重度の後遺症が残る可能性が高い状況であれば，説明よりも処置を優先するのもやむを得ない。その場合，処置実施後に，処置を実施した時点での判断や処置の内容について改めて説明を行う。

4）説明と同意の留意点

説明の際には，医療や行政の専門用語を避け，説明を受ける者の理解度に合わせた平易な言葉を使用することが重要である。また，説明内容は倫理的・医学的に妥当であることが求められる。

救急救命処置を行う場合，原則として救急救命士自身が説明を行う。しかし，救急救命士が処置の準備などで説明が困難な場合，ほかの隊員が代わりに説明を行うことも可能である。そのため，救急救命士は隊員に，救急救命処置やその説明について十分に周知しておく必要がある。

説明と同意の過程で例外的な対応が求められた場合には，複数名で協議したうえでその過程を救急活動記録票に記載することが重要となる。

2 意識のない傷病者への対応

「リスボン宣言」では，患者に意識がないか自らの意思を表すことができない場合にインフォームドコンセントを取得する際には，法律上の代理人から同意を得ることが必要とされる。法律上の代理人は，患者の意思および利益を代弁できると考えられる者，あるいは当該患者の配偶者，成人の子，父母，成人の兄弟姉妹もしくは孫，祖父母，同居の親族，またはそれらの近親者に準じると考えられる。

救急現場においては，意識のない傷病者に対しては，家族などの代諾者からの同意取得という考えで対応する。代諾者がおらず，傷病者に緊急の処置などが必要な

場合においては，あらかじめ処置を拒否する意思が明確な場合や拒否が疑われる場合以外は，処置について傷病者の同意があるものとして対応する。

3 制限行為能力者への対応

制限行為能力者とは，未成年者や精神上の障害により判断能力を欠く状況にある者など，単独では完全に有効な法律行為ができない者（行為能力の制限された者）のことをいう。制限行為能力者が合理的な判断をできる場合は，その意思決定を尊重する。自ら意思を表すことができない場合は，家族などの代諾者が制限行為能力者に代わって対応し，その対応が傷病者にとって不利益であると判断したならば，異議を申し立てることができる。申し立てた異議を聞き入れられない場合は，指示医師に助言を得るとともに，必要最小限の処置を行い搬送することになる。

4 傷病者の意思に反する対応

「リスボン宣言」は，患者の明確な意思に反する処置あるいは治療は，原則として行うべきでないとしている。しかし，特別に法律が認めるか医の倫理の諸原則に合致する場合には，例外的な事例として行うことができる。例えば，自殺ほう助は刑法で処罰の対象となっており，自殺企図の傷病者に対しては，生命を救うため最善の努力が求められる。

傷病者からの事前の書面による指示があって，これが法的に重要な意義がある場合はそれに従う。そのような場合でないかぎり，倫理的な規範にのっとって行うのが原則となる。

D 人生の最終段階にある者への対応

わが国では高齢者人口の増加に伴い死亡者数が年々増加しており，いわゆる「多死社会」を迎えている。死因の内訳を見ると，「不慮の事故」が減少傾向にある一方で，「悪性新生物」「老衰」など，死期をある程度予測できる疾患が上位を占めている（p.21「1 人口と少子高齢化」参照）。

このような背景から，人生の最終段階において自らの望む形で最期を迎えたいと考える人々が増加している。この望みに応じた社会の仕組みづくりとして，地域包括ケアシステムの整備（p.45「2 地域包括ケアシステム」参照）やアドバンス・ケア・プランニング（ACP）などの取り組みが進められている。これらの変化は救急医療や救急業務にも影響を及ぼしており，救急救命士には，自らが望む形で最期を迎えたいと考える人々への適切な対

応が求められている。

1 国民の意識の状況

厚生労働省による「人生の最終段階における医療・ケアに関する意識調査」（2023年）では，自分が意思決定できなくなったときに備え，どのような医療・ケアを受けたいか／受けたくないか，意思表示の書面（事前指示書）を作成しておくことについて，国民の約70％が賛成している。また，病気で治る見込みがなく，およそ1年以内に死に至ると考えたとき，国民の半数以上は心臓や呼吸が止まった場合の蘇生処置を望まないと回答している。

2 アドバンス・ケア・プランニング（人生会議）

1）　ACP（人生会議）

人生の最終段階にある者が，死の迎え方など自らが望む医療・ケアについて前もって考え，医療・ケアチームなどと繰り返し話し合い共有する取り組みを「アドバンス・ケア・プランニング（ACP）」と呼ぶ。

近年は，ACPをよりなじみやすい言葉として「人生会議」という愛称で呼び，その普及が進められている。

2）　人生の最終段階における医療・ケアのあり方

厚生労働省の「人生の最終段階における医療の決定プロセスに関するガイドライン」は，医師などの医療従事者から適切な情報の提供と説明がなされ，それに基づいて医療・ケアを受ける本人が，多専門職種の医療・介護従事者から構成される医療・ケアチームと十分な話し合いを行い，本人による意思決定を基本としたうえで，人生の最終段階における医療・ケアを進めることがもっとも重要な原則であるとしている。

また，本人の意思は変化し得るものであるため，ガイドラインは，本人が自らの意思をそのつど示し伝えられるような支援が医療・ケアチームによって行われ，本人との話し合いが繰り返し行われることも重要であるとしている。

本人の意思が確認できない場合には，以下のような手順を示している。

①家族などが本人の意思を推定できる場合には，その推定意思を尊重し，本人にとっての最善の方針をとることを基本とする。

②家族などが本人の意思を推定できない場合には，本人にとって何が最善であるかについて，本人に代わる者として家族などと十分に話し合い，本人にとっての最善の方針をとることを基本とする。

③家族などがいない場合および家族などが判断を医療・ケアチームに委ねる場合には，本人にとっての最善の方針をとることを基本とする。

3）　DNAR 指示

DNAR指示とは，心肺蘇生を実施しないという患者（家族）の意思に沿って，心停止に陥った際に心肺蘇生を試みないという医師の指示をいう。自律尊重を基本とした患者の自己決定に基づいて出されるものである。DNAR指示は心停止時のみに有効であり，それ以外の医療やケア（心肺蘇生の場合以外に対して行われる酸素投与，気管挿管，人工呼吸管理，輸液，鎮痛・鎮静，ICU入室などの通常の医療・看護行為）に影響を与えるものではない。ただし，「DNAR」は医療現場においてさまざまな解釈がなされており，その意味する範囲や具体的な対応方針は，医療機関や医療従事者，さらには状況によって異なる現状にある。このため，その解釈には慎重な判断が求められる。

DNAR指示は，本人・代理判断者（家族・近親者）と複数の医師を含む多職種から構成される医療・ケアチームによって検討される。事前の意思表示の存在を確認できない場合でも，家族など社会的に適切な代理判断者がいる場合は，その代理判断者による推定意思を尊重し，患者本人にとっての最善の方針をとることが基本となる。適切な代理判断者がいない場合は，個々の患者にとって最善の方針をとることを基本として，臨床倫理の原則にのっとり，主治医・担当医を中心とした医療チームによって判断される。

心肺蘇生以外の医療処置についての指示も含んだ生命維持治療に関する医師の指示書（POLST）という形式もあるが，いずれにしても意思決定のプロセスにおけるコミュニケーションが重要である。

4）　リビングウイル（生前意思），
　　　アドバンスディレクティブ（事前指示）

健康で正常な判断ができるうちに，自身の終末期や死後の対応についての希望について考え，家族らと話し合い書き残しておく意思の表明をリビングウイル（living will，生前意思）といい，そのための具体的な指示をアドバンスディレクティブ（advance directive，事前指示）という。将来，自らが判断能力を失った際に自分に行われる医療行為に対する意向を前もって意思表示するものである。例えば，望まない医療ないし無益な延命措置を受けることを拒否する意思や，死後の葬式の執り行い，埋葬の仕方などの指示が記載された書面がこれに相当する。

アドバンスディレクティブには，代理人指示と内容的指示がある。代理人指示とは，本人が意思を表示できなくなった場合に決定を行う代理人を指名しておくものである。内容的指示は，本人が望んだり拒否したりする治療を示したり，代諾者が医療の内容を決定する際の指針

となる基準を指定することなどをいう。

3 傷病者の意思に沿った心肺蘇生

1) 心肺蘇生を望まない事例の状況

　人生の最終段階にある傷病者が心肺蘇生などを希望しない場合には，心停止に陥ったとしても119番通報をしないことが望ましいが，現実には多くの119番通報がなされている。家で最後を看取ろうとした家族がいざというときに気が動転して通報したり，たまたまその場に居合わせた事情を知らない介護職員が通報したりする場合がある。出動した救急隊には，傷病者の家族などから，心肺蘇生などを希望していないことを書面で提示されたり，口頭で伝えられたりする。

2) 心肺蘇生を望まない事例への対応

　心肺蘇生を望まない事例に具体的にどのように対応するかは，地域や消防本部によって異なる。傷病者の意思やかかりつけ医の指示のいかんにかかわらず，救命のために処置を続け医療機関に搬送することを原則とするところがある一方で，かかりつけ医に連絡をとり，かかりつけ医の指示の下に心肺蘇生を中止するところもある。

　かつては多くの地域や消防本部で前者の対応が行われていたが，最近は後者の対応をとるところが多い。その背景には，学会などによるあるべき対応についての提言やプロトコールの提示，消防庁における検討などによって，単に救命のために処置を続けることだけが適切な対応ではなく，心停止という状況であっても傷病者の意思が尊重されるべきという認識が広まってきたことなどがある。

　なお，従来は，119番通報で出動した場合，医療機関へ搬送する前に心肺蘇生を中止することは法令に違反するとの考えが広く浸透していたが，現在では，消防庁の検討会での議論などを通じて，心肺蘇生を中止する対応も法令上容認されることが明らかになっている。

3) 傷病者の意思に沿って心肺蘇生を中止する場合の留意点

(1) 心肺蘇生の実施

　心停止を確認したら，基本的に，心肺蘇生などの希望の有無にかかわらずまずは心肺蘇生を開始し，かかりつけ医などの中止の指示が明確になるまではそれを継続する。傷病者が心肺蘇生を望まない場合が明らかであっても，外傷などによる心停止など，終末期として想定される原因以外による心停止が疑われる状況では，心肺蘇生を継続し，医療機関に搬送するのが基本となる。

(2) 心肺蘇生の中止と死亡診断

　現場での心肺蘇生の中止はあくまで処置の中止であり，「死亡診断」を意味するものではない。心肺蘇生などの中止後も，医師による死亡診断までは命ある身体として傷病者に対応する。

(3) 必要事項の記載と事後検証

　医師の指示に基づいて心肺蘇生などを中止した，もしくはそれを検討した際には，救急活動記録票などに記録を残す。また，メディカルコントロール協議会などにおける事後検証の対象とすることが望ましい。

4) 心肺蘇生を中止する場合の標準的対応

　日本臨床救急医学会は，「人生の最終段階にある傷病者の意思に沿った救急現場での心肺蘇生等のあり方に関する提言」（2017年）のなかで，心肺蘇生を中止する場合の標準的対応手順を示している（図1）。実際の救急業務では，この手順などを参考にメディカルコントロール協議会などが示した地域のプロトコールに沿って活動する。心肺蘇生を中止するか否かにかかわらず，傷病者や家族の心情に十分に配慮した言動を心がける。

　①救急現場に到着した救急隊は，心停止を確認した場合，心肺蘇生等の実施を希望しない旨の意思表示を受けても，まずは心肺蘇生などを原則開始する。

　②心肺蘇生などを継続しつつ，救急隊はかかりつけ医に直接連絡して，心停止の状況などについて報告し，心肺蘇生などの中止の是非について確認する。かかりつけ医は，人生の最終段階に至る傷病者の病歴，生活状況，本人の希望，家族との関係等をもっとも理解していると考えられる。かかりつけ医に連絡がとれない場合には，オンラインメディカルコントロールを担う医師を代役として指示を求める。この間においても心肺蘇生などの継続を優先する。

　③救急隊は，心肺蘇生などの中止の具体的指示をかかりつけ医などから直接確認できれば，その指示に基づいて心肺蘇生などを中止する。

5) 地域での取り組みの促進

　傷病者の意思に沿って心肺蘇生を適切に実施，中止するためには，地域での共通認識の醸成が重要である。人生の最終段階にある傷病者が心肺蘇生などを希望しない場合には，できるだけ119番通報に至らないようにする取り組みも求められている。

　厚生労働省と消防庁は，地域における地域包括ケアシステムやACPに関する議論の場において，在宅医療や介護などの関係者に加えて，消防機関や救急医療の関係者の参画を促し，傷病者の意思に沿った救急医療・ケアについて，地域の実情に応じた多様な関係者による協力的な検討を推進している。

　具体的には，救急隊の基本的な役割などについて共有するとともに，患者の希望する救急医療・ケアについて必要なときに確認できる方法や，心肺蘇生を望まない心

○基本的な事項
- 傷病者が明らかに死亡している場合はプロトコールの対象外である
- 心停止を確認したら，心肺蘇生等を希望しない旨の提示の有無にかかわらず，心肺蘇生等を開始する
- 判断に迷うことがあれば心肺蘇生等の継続を優先する
- 心肺蘇生等の中止は，「処置の中止」であり，「死亡診断」を意味するものではない

○備考
※1　・救急隊側から積極的に傷病者の意思等を確認する必要はない
　　・原則として書面の提示をもって傷病者等の意思の提示とし，口頭で伝えられた場合は書面の有無を尋ねる
※2　・心肺蘇生等を継続しつつ除外項目の有無を確認する
※3　・心肺蘇生等を継続しつつ意思表示の書面を確認する
※4　・書面等に記載のある「かかりつけ医」に連絡する
　　・かかりつけ医に連絡がつかない場合は，オンラインMC医に連絡する
　　・※2，3で確認した状況を医師に伝え，判断を求める
※5　・連絡を受けた医師は，現場からの情報などから心肺蘇生等の中止の是非を判断し，指示する
　　・医師の中止の指示は，死亡診断を意味するものではない
※6　・心肺蘇生等の中止後も，医師による死亡診断までは，命ある身体として傷病者に対応する
　　・心肺蘇生等の中止後の対応については，都道府県MC協議会等であらかじめ定めておく

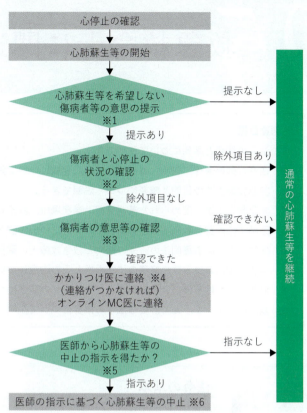

図1　心肺蘇生を中止する場合の標準的対応手順

MC：メディカルコントロール

（日本臨床救急医学会：人生の最終段階にある傷病者の意思に沿った救急現場での心肺蘇生等のあり方に関する提言．より引用）

停止患者への対応方針などについての意見交換を促進している。

05 救急救命士に関連する法令

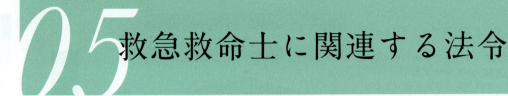

▶到達目標

1. 法令の種類と序列について説明できる。
2. 法令以外の通達，告示，ガイドライン，要綱について説明できる。
3. 救急救命士法の目的と概要について説明できる。
4. 救急救命士法に定められた養成課程，業務場所，救急救命処置，主な義務について説明できる。
5. 医師法の内容と救急救命士の業務との関連について説明できる。
6. 保健師助産師看護師法の診療の補助と救急救命士の業務との関連について説明できる。
7. 消防機関における救急業務の法的根拠とその内容について説明できる。
8. 消防法における傷病者の搬送および受け入れの基準について説明できる。
9. 救急業務を行ううえで必要な法令の概要について説明できる。

A 法令の基本

　倫理とは，人として守り行うべき道であり，正邪の判断において普遍的な基準となるものである。一方，法令は，国家（公権力）が従うことを強制したものをいう。

1 法令の序列

　法令には序列がある。「法律」は国民を代表する国会により制定されるもので，国の法令でもっとも権限がある。その次が内閣の定める「政令（例：施行令）」，次いで各大臣が定める「省令（例：施行規則）」（内閣府の場合には「府令」という）である（図1）。

2 法律

　法律は，国民の代表である国会が定めたものである。法律には，国民の権利を制限したり義務を課したりする内容を設けることが許されている。

3 政令と省令（府令）

　政令や省令・府令（以下，政省令）も，法律に命じられて国民の権利義務に関する規定をおく場合があり，法律に「○○については政令（場合によっては○○省令・内閣府令）で定める」といった規定が必要となることがある。これを「委任規定」といい，その委任規定に基づいて定められた政省令を委任命令という。

　一般的に，政令への委任事項のほうが省令・府令への委任事項より重要なものといえる。また政省令は，委任規定がなくても，法律を施行するうえで細かい事務的なことを定めることができる。

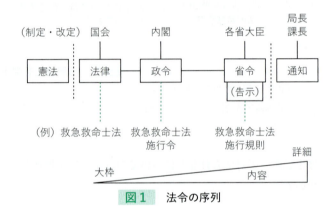

図1　法令の序列

4 条例と規則

　自治体が定めるものには，条例と規則がある。「条例」は自治体の議会で制定された法令で，「規則」は知事・市長などが定めるものであり，基本的には条例と規則との間に上下関係はない。

5 法令とは扱われないもの

　法令とは扱われないものに「通達，告示，ガイドライン，要綱」がある。通達は国民に向けられたものではなく，上位行政機関が下位行政機関に出す命令や指示である。通達は，法令を運用するうえでの注意点などが述べられており，条文だけではわからない詳しい解釈を示してくれる。告示は「国民へのお知らせ」で，とくに重要なお知らせを「○○省告示第○○号」などとして国民に示す。ガイドラインとは，指針や基準を意味する言葉である。要綱とは，事務を行ううえで必要となるマニュアルのようなものである。

6 条　文

　条文は「条」と「項」からできており，項は，条文の段落のことで，算用数字が付されている部分である（第1項だけは数字が付されない）。「条，項，号」の順で条文が構成されているという単純なものではなく，号は，いくつかの事柄を列記するときに用いられる。「条」にも「項」にも用いられ，「第○条第×号」のように「項」がないときにも用いられることがある。号の内容をさらに細かく列記したいときには「イ，ロ，ハ」を使い，なお細かくしたいときには「(1)，(2)，(3)」を用いる。

B　救急救命士法

1 法の制定と目的

　生命が危険な状態にある傷病者（以下，重度傷病者）の予後は，医療機関へ搬送されるまでの対応によって大きく左右される。とりわけ院外心停止については，心停止になってから救急医療機関に搬送されるまでの間の処置で生存率や社会復帰率が大きく左右される。重度傷病者の予後を改善するには，救急現場・搬送途上の医療の充実が不可欠である。

　かつて，消防の救急業務は，傷病者を医療機関にただ搬送することに限られているといってよかった。搬送中の応急処置はあくまでも緊急やむを得ず行う"緊急避難行為"であり，救急隊員に認められた応急処置は，比較的簡単で短時間に行うことができ，かつ複雑な検査や器具の操作を必要としないものに限定されていた。

　他方，欧米諸国は，救急現場・搬送途上の医療の改善に早くから取り組み，米国のパラメディック制度やフランスのSAMU（サミュ）などそれぞれの国情に応じた病院前医療体制が確立されつつあった。その成果が，院外心停止の優れた治療成績に表れているという指摘もあった。これらの状況がわが国で社会的に問題とされ，病院前救護・医療体制の充実強化の必要性が広く国民の間で認識されるに至った。

　このような社会情勢を背景に，1990年の救急医療体制検討会，救急業務研究会などの議論を経て，重度傷病者の救命率の向上のため，救急現場・搬送途上における総合的な医学的知識および技能を備えた新たな資格制度として，1991年4月23日に「救急救命士法」が公布された。

　救急救命士法は，第1条に「この法律は，救急救命士の資格を定めるとともに，その業務が適正に運用されるように規律し，もって医療の普及及び向上に寄与することを目的とする」と法の目的を定めている。

2 国家資格としての救急救命士

　消防学校での一定の教育訓練課程を修了すれば従事できる救急隊員資格とは異なり，「救急救命士」は厚生労働大臣の免許を受けた国家資格である。免許は救急救命士国家試験に合格して初めて与えられ（救急救命士法第3条），受験資格も厳密に定めている（同第34条）。「救急救命士でない者は，救急救命士又はこれに紛らわしい名称を使用してはならない」（同第48条）と定めており，救急救命士には名称独占が許されている。名称独占は，その資格を有しない者による救急救命士の名称の使用を禁止することで，救急救命士という専門的な資格，業務を国民に識別させ，救急救命士に対する社会的な信用力を確保し，傷病者との間に円滑に信頼関係を確立させる。名称の独占を許された国家資格には責務が伴う。

　また，救急救命士が行う救急救命処置は，「保健師助産師看護師法」（保助看法）によって規定されている，看護師の独占業務である「診療の補助」にあたるが，救急救命士法第43条で，保助看法にかかわらず診療の補助として業務とすることができると定められている。したがって，一定の条件下において看護師の診療の補助業務の独占を一部解除することで，診療の補助の一部として業務を行うことができる。

3 救急救命士の養成課程

　救急救命士法第34条に定められた養成課程の修了で国家試験の受験資格が得られる（表1）。

　第1号は「学校教育法」に基づく専門学校で，2年以上の修業をもって救急救命士として必要な知識と技術の修得が行われる。

　第2号は学校教育法に基づく大学もしくは高等専門学校または厚生労働省令で定める学校，文教研修施設もしくは養成所において1年以上修業し，かつ厚生労働大臣の指定する科目を修めた者で，文部科学大臣が指定した学校または厚生労働大臣が指定した救急救命士養成所において，1年以上救急救命士として必要な知識および技能を修得した者で，自衛隊衛生学校の准看護師資格取得後1年間の救急救命士養成課程がこれにあたる。

　第3号は，大学（短期大学を除く）において厚生労働大臣の指定する科目を修めて卒業した者に受験資格が与えられる。

　第4号は消防機関で救急業務に5年または2,000時間以上の実務経験を有した救急隊員が，6カ月以上救急救命士養成施設に入所する養成課程である。一般財団法人救急振興財団研修所，東京都や一部政令指定都市の養成所，一部の府県が設置，運営する養成所がこれにあたる。

表1 救急救命士の養成課程

救急救命士法第34条	養成施設	養成期間
1号	専門学校，短期大学	2年または3年
2号	准看護師資格取得後の自衛隊衛生学校	1年
3号	大学（短期大学を除く）	4年
4号	消防機関で救急業務に5年または2,000時間以上の実務経験を有した救急隊員が入所する救急救命士養成施設	6カ月以上
5号	外国の救急救命処置に関する学校もしくは養成所	―

　第5号は外国で救急救命士に相当する学校を卒業するか免許を受けた者で，厚生労働大臣が前各号に掲げる者と同等以上の知識および技能を有すると認定したものに受験資格が与えられる。

4 救急救命処置の定義

　この法律で「救急救命処置」とは，「その症状が著しく悪化するおそれがあり，若しくはその生命が危険な状態にある傷病者（以下この項並びに第44条第2項及び第3項において「重度傷病者」という。）が病院若しくは診療所に搬送されるまでの間又は重度傷病者が病院若しくは診療所に到着し当該病院若しくは診療所に入院するまでの間（当該重度傷病者が入院しない場合は，病院又は診療所に到着し当該病院又は診療所に滞在している間。同条第2項及び第3項において同じ。）に，当該重度傷病者に対して行われる気道の確保，心拍の回復その他の処置であって，当該重度傷病者の症状の著しい悪化を防止し，又はその生命の危険を回避するために緊急に必要なものをいう」（同第2条第1項）と定義される。

　救急救命処置の具体的な内容については，厚生労働省課長通知により示されている（表2）。この通知では，それぞれの処置を行うために用いる器具なども含めて細かく規定されている。救急救命士は救急救命処置を反復継続して行うことを業としている。国家資格を受けた医療職であり，医事法制の全体の枠組みのなかで，ほかの医療職との業務の整合性を保ちながらその業の範囲が定められている。

5 特定行為

　表2に示す「救急救命処置の範囲」の(2)〜(6)は「特定行為」と呼ばれ，救急救命士が特定行為を行うには医師の具体的な指示が必要である（同第44条第1項）。特定行為の種類は「救急救命士法施行規則」（第21条），特定行為で使用する薬剤の剤名や器具は厚生労働省告示，処置の具体的内容や医師の具体的指示の例は課長通知で示されている（表3）。留意事項に示すように，医師の具体的指示

を必要とする救急救命処置の対象傷病者についてはそれぞれ行う特定行為によって異なる。

　医師は，自ら診察しないで治療することを禁じられている（医師法第20条）。傷病者を直接診察していない医師が正しく判定し，救急救命士に指示を与えるためには，現場にいる救急救命士から医師へ傷病者の状態を正確に伝達することが不可欠である（救急救命士法第45条）。

6 救急救命処置の実施の場

　救急救命士には「救急救命処置」を行うことが認められている。その業務を行う場は，「救急救命士は，救急用自動車その他の重度傷病者を搬送するためのものであって厚生労働省令で定めるもの（以下この項及び第53条第2号において「救急用自動車等」という。）以外の場所においてその業務を行ってはならない。ただし，病院若しくは診療所への搬送のため重度傷病者を救急用自動車等に乗せるまでの間又は重度傷病者が病院若しくは診療所に到着し当該病院若しくは診療所に入院するまでの間において救急救命処置を行うことが必要と認められる場合は，この限りでない」と定められている（同第44条第2項）。

7 医療機関に勤務する救急救命士の研修，体制整備

　2021年に救急救命士法が改正され，救急救命処置の実施の場が医療機関内（入院するまで）にも拡大された。これに伴い，医療機関内で救急救命処置を行う救急救命士は，あらかじめ「当該病院又は診療所の管理者が実施する医師その他の医療従事者との緊密な連携の促進に関する事項その他の重度傷病者が当該病院又は診療所に到着し当該病院又は診療所に入院するまでの間において救急救命士が救急救命処置を行うために必要な事項として厚生労働省令で定める事項に関する研修を受けなければならない」とされている（同第44条第3項）。

　ここでいう厚生労働省令で定める事項に関する研修とは，①医師その他の医療従事者との緊密な連携の促進に関する事項，②傷病者に係る安全管理に関する事項，医

表2　救急救命処置の範囲

(1) 自動体外式除細動器による除細動
- 処置の対象となる患者が心臓機能停止の状態であること

(2) 乳酸リンゲル液を用いた静脈路確保のための輸液

(3) 食道閉鎖式エアウエイ，ラリンゲアルマスクまたは気管内チューブによる気道確保
- 気管内チューブによる気道確保については，その処置の対象となる患者が心臓機能停止の状態および呼吸機能停止の状態であること

(4) アドレナリンの投与(⑩の場合を除く)
- アドレナリンの投与(⑩の場合を除く)については，その処置の対象となる患者が心臓機能停止の状態であること

(5) 乳酸リンゲル液を用いた静脈路確保および輸液

(6) ブドウ糖溶液の投与
- ブドウ糖溶液の投与については，その処置の対象となる患者が血糖測定により低血糖状態であると確認された状態であること

(7) 精神科領域の処置
- 精神障害者で身体的疾患を伴う者および身体的疾患に伴い精神的不穏状態に陥っている者に対しては，必要な救急救命処置を実施するとともに，適切な対応をする必要がある

(8) 小児科領域の処置
- 基本的には成人に準ずる
- 新生児については，専門医の同乗を原則とする

(9) 産婦人科領域の処置
- 墜落産時の処置……臍帯処置(臍帯結紮・切断)，胎盤処理，新生児の蘇生(口腔内吸引，酸素投与，保温)
- 子宮復古不全(弛緩出血時)……子宮輪状マッサージ

(10) 自己注射が可能なアドレナリン製剤によるアドレナリンの投与
- 処置の対象となる重度傷病者があらかじめ自己注射が可能なアドレナリン製剤を交付されていること

(11) 血糖測定器(自己検査用グルコース測定器)を用いた血糖測定

(12) 聴診器の使用による心音・呼吸音の聴取

(13) 血圧計の使用による血圧の測定

(14) 心電計の使用による心拍動の観察および心電図伝送

(15) 鉗子・吸引器による咽頭・声門上部の異物の除去

(16) 経鼻エアウエイによる気道確保

(17) パルスオキシメーターによる血中酸素飽和度の測定

(18) ショックパンツの使用による血圧の保持および下肢の固定

(19) 自動式心マッサージ器の使用による体外式胸骨圧迫心マッサージ

(20) 特定在宅療法継続中の傷病者の処置の維持

(21) 口腔内の吸引

(22) 経口エアウエイによる気道確保

(23) バッグマスクによる人工呼吸

(24) 酸素吸入器による酸素投与

(25) 気管内チューブを通じた気管吸引

(26) 用手法による気道確保

(27) 胸骨圧迫

(28) 呼気吹込み法による人工呼吸

(29) 圧迫止血

(30) 骨折の固定

(31) 腹部突き上げ法および背部叩打法による異物の除去

(32) 体温・脈拍・呼吸数・意識状態・顔色の観察

(33) 必要な体位の維持，安静の維持，保温

注：通知原文の「エピネフリン」は「アドレナリン」，「ハイムリック法」は「腹部突き上げ法」に名称を変更した
(救急救命処置の範囲等について，平成4年3月13日，指第17号，厚生省健康政策局指導課長，最終改正平成26年1月31日．より引用・改変)

薬品及び医療資機材に係る安全管理に関する事項その他の医療に係る安全管理に関する事項，③院内感染対策に関する事項である(救急救命士法施行規則第24条)。これらは，①チーム医療，②医療安全，③院内感染対策を示しており，その研修の具体的な内容を**表4**に示す。

また，医療機関内で救急救命士が適切に救急救命処置を実施するために，「救急救命士が勤務する病院又は診療所の管理者は，法第44条第3項に規定する研修を実施し，当該救急救命士に重度傷病者が当該病院又は診療所に到着し当該病院又は診療所に入院するまでの間(当該重度傷病者が入院しない場合は，当該病院又は診療所に到着し当該病院又は診療所に滞在している間)において救急救命処置を行わせようとするときは，あらかじめ，

救急救命士による救急救命処置の実施に関する委員会を当該病院又は診療所内に設置するとともに，当該研修の内容に関する当該委員会における協議の結果に基づき，当該研修を実施しなければならない」と定められている(救急救命士法施行規則第23条)。救急救命処置の実施に関する委員会は，医療機関内の救急救命士に対するメディカルコントロール体制を整備する役割を担う。これには，医師による指示，指導・助言体制，事後検証体制，さらには教育・研修体制の確立が含まれる。

8 義　務

救急救命士法は，救急救命士にいくつかの義務を課している。

表3　医師の具体的指示を必要とする救急救命処置

	項　目	処置の具体的内容	医師の具体的指示の例
(1)	乳酸リンゲル液を用いた静脈路確保のための輸液	留置針を利用して，上肢においては①手背静脈，②橈側皮静脈，③尺側皮静脈，④肘正中皮静脈，下肢においては①大伏在静脈，②足背静脈を穿刺し，乳酸リンゲル液を用い，静脈路を確保するために輸液を行う	静脈路確保の適否，静脈路確保の方法，輸液速度等
(2)	食道閉鎖式エアウエイ，ラリンゲアルマスクまたは気管内チューブによる気道確保	食道閉鎖式エアウエイ，ラリンゲアルマスクまたは気管内チューブを用い，気道確保を行う	気道確保の方法の選定，（酸素投与を含む）呼吸管理の方法等
(3)	アドレナリンの投与*	アドレナリンの投与を行う*	薬剤の投与量，回数等
(4)	乳酸リンゲル液を用いた静脈路確保および輸液	留置針を利用して，上肢においては①手背静脈，②橈側皮静脈，③尺側皮静脈，④肘正中皮静脈，下肢においては①大伏在静脈，②足背静脈を穿刺し，乳酸リンゲル液を用い，静脈路を確保し，輸液を行う	静脈路確保の適否，静脈路確保の方法，輸液速度等
(5)	ブドウ糖溶液の投与	低血糖発作の傷病者に対し，静脈路を確保し，ブドウ糖溶液の投与を行う	薬剤の投与の適否，薬剤の投与量等

〔留意事項〕
①処置の対象の状態については下記の表に示す（○が対象となるもの）

	項　目	心臓機能停止および呼吸機能停止の状態	心臓機能停止または呼吸機能停止の状態	心肺機能停止前
(1)	乳酸リンゲル液を用いた静脈路確保のための輸液	○	○	
(2)	食道閉鎖式エアウエイ，ラリンゲアルマスクによる気道確保	○	○	
	気管内チューブによる気道確保	○		
(3)	アドレナリンの投与*	○	心臓機能停止の場合のみ○	
(4)	乳酸リンゲル液を用いた静脈路確保および輸液			○
(5)	ブドウ糖溶液の投与			○

* 自己注射が可能なアドレナリン製剤によるアドレナリンの投与を除く
（救急救命処置の範囲等について．平成4年3月13日，指第17号，厚生省健康政策局指導課長，最終改正平成26年1月31日．より引用・改変）

表4　医療機関に勤務する救急救命士に必要な研修内容

内　容	項　目	救急用自動車等と，重度傷病者が医療機関に到着し当該医療機関に入院するまでの間の環境の違いを踏まえた留意点
(1)チーム医療に関する事項	関係者	医師・看護師等の他職種の存在を前提とした業務上の留意点
	情報共有	他職種間での情報共有の方法
(2)医療安全に関する事項	傷病者の管理	複数の傷病者の存在を前提とした業務上の留意点
	医薬品の使用	麻薬を含む様々な種類の医薬品が扱われることを前提とした業務上の留意点
	血液製剤の使用	血液製剤が扱われることを前提とした業務上の留意点
	点滴ラインの導入	複数の点滴ラインが使用されていることを前提とした業務上の留意点
	医療資機材の使用及び配備	様々な医療検査機器が存在することを前提とした業務上の留意点
	医療廃棄物の種類及びその取扱い	救急用自動車等の中よりも多様な医療廃棄物の処理方法
	放射線機器の使用	放射線が扱われることを前提とした業務上の留意点
	医療事故と対応	救急用自動車等の中で起こり得ない事故に対する対応方法
(3)院内感染対策に関する事項	清潔・不潔	複数の傷病者の存在を前提に，救急用自動車等の中よりも複雑な清潔・不潔に関わる導線への対応方法
	感染性廃棄物の廃棄手順	救急用自動車等の中よりも複雑な感染性廃棄物の処理・導線への対応方法

（厚生労働省医政局長：良質かつ適切な医療を効率的に提供する体制の確保を推進するための医療法等の一部を改正する法律の一部の施行について（救急救命士法関係）．医政発0901第15号，令和3年9月1日．より引用・改変）

「救急救命士はその業務を行うにあたっては，医師その他の医療者との緊密な連携を図り，適正な医療の確保に努めなければならない」（第45条）としている。この連携には，傷病者の収容依頼，医師への指示，指導・助言の要請，搬送後の申し送りなど，多岐にわたる状況が含まれる。これらの円滑化には，平時からの信頼関係構築が不可欠である。

「救急救命士は，救急救命処置を行ったときは，遅滞なく厚生労働省令で定める事項を救急救命処置録に記載しなければならない」（第46条第1項）とし，また，この救急救命処置録は，「その記載の日から5年間，これを保存しなければならない」（第46条第2項）と定めている（処置録の記載及び保存の義務）。

また，「救急救命士は，正当な理由がなく，その業務上知り得た人の秘密を漏らしてはならない。救急救命士でなくなった後においても，同様とする」（第47条）とあり，医師その他の医療職種と同様に，救急救命士に業務上の守秘義務を課している。これは，救急救命士を含む医療従事者は，個人のプライバシーに直接かかわる機会が多いなかで，患者（傷病者）の信頼に基づく協力関係を構築するために，守秘義務を厳守する必要があるからである。

罰 則

救急救命士法は，その業務や義務と併せて，それに違反した場合の罰則を定めている（第53条～第55条）。

①医師の具体的指示を受けずに特定行為を行った者
②救急用自動車等以外の場所で業務を行った者
③業務上知り得た秘密を漏らした者
④救急救命士の名称の使用の停止を命ぜられた期間中に，救急救命士の名称を使用した者
⑤救急救命処置録に記載せず，または救急救命処置録に虚偽の記載をした者
⑥救急救命処置録を保存しなかった者
⑦救急救命士でないのに救急救命士またはこれらに紛らわしい名称を使用した者

C 医師法

医師法では，「医師でなければ，医業をなしてはならない」（第17条）として，医師の業務（医業）の独占を定めている。ここでいう医業とは，反復継続して医行為を行うことであり，医行為とは医師の医学的判断および技術をもってするのでなければ人体に危害を及ぼす，または危害を及ぼすおそれのある一切の行為をいう。このため救急救命処置については，医師の具体的指示または包括

的指示を受けることにより，診療の補助として実施が許されている。

D 保健師助産師看護師法

この法律は，保健師，助産師，看護師についての定義，免許および国家試験に関すること，業務について定めている。そのなかで看護師を「厚生労働大臣の免許を受けて，傷病者若しくはじよく婦に対する療養上の世話又は診療の補助を行うことを業とする者をいう」（第5条）と定めている。医行為のなかでも危害を及ぼすおそれが比較的小さい行為については，「診療の補助」として看護師（准看護師も含む）が行うことが可能となっている。また，この「診療の補助」は「看護師でない者は，第5条に規定する業をしてはならない」（第31条）として，看護師に限って行うことができると定めている（「診療の補助」の業務の独占）。

法律によって一定の条件下における看護師の診療の補助業務の独占を一部解除することで，保健師助産師看護師法の規定にかかわらず診療の補助として業務を行うことができる医療資格がいくつか定められている。理学療法士や臨床検査技師などがその例である。救急救命士についても，同様に「保健師助産師看護師法の規定にかかわらず，診療の補助として救急救命処置を行うことを業とすることができる」（救急救命士法第43条）とし，一定の条件下ではあるが，法的に救急救命士が「診療の補助」を行うことを可能としていることになる。

E 消防法

1 「消防法」の成立と改正

「消防法」は，火災などの災害による被害を軽減し国民の生命，身体および財産を保護することや適切な傷病者の搬送を行うことを目的として各種の消防業務について規定している。そのなかに救急業務に関する規定，救急搬送に関する実施基準が示されている。

1963年に一部改正（第2条第9項の追加）され，市町村消防機関による救急業務が法制化された後，1964年4月10日，同法の施行により，救急業務に関する法制度は整えられることとなった。

その後，1986年の改正で，救急業務には「傷病者が医師の管理下に置かれるまでの間において，緊急やむを得ないものとして，応急の手当を行うことを含む」ことが明記された。さらに，救急業務の対象が事故その他の事由による傷病者にまで拡大され，救急隊が急病人をも含

表5 救急自動車の要件

1. 隊員3人以上および傷病者2人以上を収容し，かつ応急処置などに必要な資器材や通信，搬出などに必要な資器材を積載できる構造のものであること
2. 四輪自動車であること
3. 傷病者を収容する部分の大きさは，次のとおりであること
   イ 長さ1.9m，幅0.5m以上のベッド1台以上および担架2台以上を収納し，かつ，隊員が業務を行うことができる容積を有するものであること
   ロ 室内の高さは，隊員が業務を行うに支障がないものであること
4. 十分な緩衝装置を有するものであること
5. 適当な防音，換気および保温のための装置を有するものであること
6. そのほか救急業務を実施するために必要な構造および設備を有するものであること

（消防庁：救急業務実施基準．より引用）

む救急傷病者一般を搬送することになった。具体的には，災害による事故などに準じる事故その他の事由の範囲は「屋内において生じた事故又は生命に危険を及ぼし，若しくは著しく悪化するおそれがあると認められる症状を示す疾病」（「消防法施行令」第42条）とされた。

2009年には，搬送を担う消防機関と受け入れを行う医療機関との連携を推進することを目的に消防法が改正され，都道府県に，傷病者の搬送・受け入れの実施に関する基準の策定，および実施基準に基づく救急搬送や受け入れ実施にかかわる連絡調整を行う協議会（都道府県，消防機関，医療機関などで構成）を設置することとされた。同時に，救急業務全体の重要性から「消防組織法」における消防の任務および消防法における目的に，「災害等による傷病者の搬送を適切に行う」ことが加えられた。

② 「消防法」と救急業務

消防法における救急業務は，災害による事故などによる傷病者で，医療機関に緊急に搬送する必要があるものを，救急隊によって医療機関に搬送することと定義されている。そのなかには，救急隊員が傷病者に対する応急の手当てを行うことも含まれる。

救急活動の基本原則は，傷病者の救命を主眼とし，苦痛の軽減や症状悪化の防止を図るために観察および必要な処置を行い，速やかに傷病者の症状に適応する医療機関へ搬送することである。

1）救急隊の編成

① 救急隊員の要件

救急隊員の要件として「消防法施行令」により，救急業務に関する講習で総務省令の定める課程〔消防学校の教育訓練の基準における救急科（250時間）〕を修了した者，および救急業務に関し前述の課程修了と同等以上の学識経験を有する者（医師，保健師，看護師，准看護師，救急救命士）とされている。

また，過疎地域および離島において，市町村が適切な救急業務の実施を図るための措置として，2016年12月に「消防法施行令の一部を改正する政令（政令第379号）」を公布し，2017年4月1日から総務省令で定める事項を記載した計画（実施計画）を定めたときには，救急隊員2人と准救急隊員1人による救急隊の編成が可能となった。准救急隊員は，救急業務に関する基礎的な講習の課程（92時間）を修了した常勤の消防職員等とされており，同課程の講習を受けた者以外に，前述の課程修了と同等以上の学識経験を有する者（医師，保健師，看護師，准看護師，救急救命士および救急科を修了した者）についても准救急隊員とすることができることとしている。

② 救急隊の編成基準

「救急業務実施基準」には，救急隊員をもって救急隊を編成するように努めることとされている。

消防法施行令により，消防機関が運用する救急隊の編成基準が定められ，救急隊は，救急自動車1台および救急隊員3人以上，または航空機1機および救急隊員2人以上で編成しなければならないとされている。転院搬送の特例として，傷病者を医療機関から医療機関へ搬送するときは，それらの医療機関に勤務する医師，看護師，准看護師または救急救命士が救急自動車に同乗する場合は，救急隊員2人で編成することができるとされている。

2）救急自動車

救急業務実施基準において，救急業務に使用する救急自動車の要件が定められている（**表5**）。

① 救急自動車の要件

救急自動車は，道路運送車両の保安基準に定められた緊急自動車の基準に適合し，救急業務実施基準に定められている要件，資器材を備える必要がある（**表6**）。なお，近年は救急救命士が救急救命処置などを行うための資器材を積載するスペースと，必要な構造・設備を有する高規格救急自動車が多くを占めている。

② 救急自動車の配置基準

市町村に配置する救急自動車の数は「消防力の整備指針」に示されている。人口10万人以下の市町村にあっては概ね人口2万人ごとに1台，10万人を超える場合には

Ⅲ

1

救急医学概論／病院前医療概論

表6　救急自動車および回転翼航空機に備える資器材

別表第一

分　類	品　名
観察用資器材	血圧計，血中酸素飽和度測定器，検眼ライト，心電計，体温計，聴診器
呼吸・循環管理用資器材	気道確保用資器材，吸引器一式，喉頭鏡，酸素吸入器一式，自動式人工呼吸器一式，自動体外式除細動器，手動式人工呼吸器一式，マギール鉗子
創傷等保護用資器材	固定用資器材，創傷保護用資器材
保温・搬送用資器材	雨おおい，スクープストレッチャー，担架，バックボード，保温用毛布
感染防止・消毒用資器材	感染防止用資器材，消毒用資器材
通信用資器材	無線装置
その他の資器材	懐中電灯，救急バッグ，トリアージタッグ，膿盆，はさみ，ピンセット，分娩用資器材，冷却用資器材

備考
1　気道確保用資器材は，経鼻エアーウエイ及び経口エアーウエイを含む気道確保に必要な資器材をいう。
2　吸引器一式は，吸引用カテーテルを含む口腔内等の吸引に必要な資器材をいう。
3　酸素吸入器一式は，酸素ボンベ，酸素吸入用カニューレ及び酸素吸入用マスクを含む酸素吸入に必要な資器材をいう。
4　自動式人工呼吸器一式は，換気回数及び換気量が設定できるものとし，手動式人工呼吸器及び酸素吸入器に含まれる資器材と重複するものは共用できるものとする。
5　自動体外式除細動器は，救急救命士が使用するものについては，心電図波形の確認及び解析時期の選択が可能なものが望ましく，地域メディカルコントロール協議会の助言等に応じて備えるものとする。
6　手動式人工呼吸器一式は，人工呼吸用のフェイスマスクを含む手動による人工呼吸に必要な資器材をいう。
7　固定用資器材は，副子及び頸椎固定補助器具を含む全身又は負傷部位の固定に必要な資器材をいう。
8　創傷保護用資器材は，三角巾，包帯及びガーゼを含む創傷被覆に必要な資器材をいう。
9　感染防止用資器材は，ディスポーザブル手袋，ディスポーザブルマスク，ゴーグル，N-95マスク及び感染防止衣を含む感染防止に必要な資器材をいう。
10　消毒用資器材は，各種消毒薬及び各種消毒器を含む消毒に必要な資器材をいう。
11　分娩用資器材は，臍帯クリップを含む分娩に必要な資器材をいう。
12　冷却用資器材は，ディスポーザブル瞬間冷却材等とする。

別表第二

分　類	品　名
観察用資器材	血糖値測定器
呼吸・循環管理用資器材	呼気二酸化炭素測定器具，自動式心マッサージ器，ショックパンツ，心肺蘇生用背板，特定行為用資器材，ビデオ硬性挿管用喉頭鏡
通信用資器材	携帯電話，情報通信端末，心電図伝送等送受信機器
救出用資器材	救命綱，救命浮環，万能斧
その他の資器材	汚物入，在宅療法継続用資器材，洗眼器，リングカッター
その他必要と認められる資器材	

備考
1　自動式心マッサージ器は，地域の実情に応じて備えるものとする。
2　特定行為用資器材は，救急救命士法施行規則（平成三年八月十四日厚生省令第四十四号）第二十一条に定める救急救命処置に必要な資器材とし，地域メディカルコントロール協議会の助言等に応じて備えるものとする。
3　ビデオ硬性挿管用喉頭鏡は，チューブ誘導機能を有するものとし，地域メディカルコントロール協議会の助言等に応じて備えるものとする。
4　通信情報端末は，傷病者情報の共有や緊急度判定の支援等，救急業務の円滑化に資するための機能を有する資器材とし，地域の実情に応じて備えるものとする。
5　心電図伝送等送受信機器は，地域の実情に応じて備えるものとする。
6　在宅療法継続用資器材は，医療機関に搬送するまでの間において，在宅療法を継続するために必要な資器材とし，地域の実情に応じて備えるものとする。

（救急業務実施基準の一部改正．消防救第194号，平成25年11月29日．より引用）

5台，人口10万人を超える人口について概ね5万人ごとに1台を加算した台数を基準として，昼間人口，高齢者や出動の状況などを勘案することとしている。

3）回転翼航空機

　消防機関のヘリコプターは，政令指定都市の消防本部や都道府県が保有・運航し，主に離島からの重症傷病者の病院間搬送を担ってきた。

　1995年の阪神・淡路大震災において，消防，警察，自衛隊が保有するヘリコプターにより，被害調査や傷病者・物資搬送などさまざまな活動が展開されその有効性が再認識されたことから，各都道府県に消防防災ヘリコプターの配備が進んだ。1998年，救急隊の編成基準に「回

表7　回転翼航空機の要件

1. 隊員2人以上および傷病者2人以上を収容し，かつ応急処置などに必要な資器材を積載できる構造のものであること
2. タービンエンジン2基を有するものであること
3. そのほか救急業務を実施するために必要な構造および設備を有すること

（消防庁：救急業務実施基準．より引用）

転翼航空機一機および救急隊員2名以上をもって編成しなければならない」を加え，ヘリコプターによる救急搬送も消防法上救急業務であることが明記され，救急業務実施基準において，救急業務に使用する回転翼航空機の要件が定められている（**表7**）。

4）救急隊員の行う応急処置

救急隊員の行う応急処置の範囲については「救急隊員の行う応急処置等の基準（告示）」により，「傷病者を医療機関その他の場所に収容し，又は救急現場に医師が到着し，傷病者が医師の管理下に置かれるまでの間において，傷病者の状態その他の条件から応急処置を施さなければその生命が危険であり，又はその症状が悪化する恐れがあると認められる場合に応急処置を行うものとする」と規定されている。この規定によって，救急救命士資格をもたない救急隊員も，一定の範囲内で処置を実施することが法的に可能となっている。

3 搬送・受け入れの基準

救急患者用病床の減少や医師の偏在化によって救急搬送患者の受け入れ困難事例が頻発する事態を受け，傷病者の搬送および受け入れが円滑に行えることを目指して，消防法が一部改正された（2009年5月1日公布）。

具体的には，都道府県において医療機関，地域医師会，消防機関などが参画する協議会を設けて，それぞれの地域の搬送・受け入れルールをあらかじめ決めて，そのルールに従って消防機関は搬送し，医療機関は受け入れに努めようというものである。各地域で搬送・受け入れルールの策定が行われている。

1）救急搬送，受け入れに関する協議会の設置

前述の法改正により，都道府県に，傷病者の搬送・受け入れの実施基準に関する基準の策定，および実施基準に基づく救急搬送や受け入れ実施にかかわる連絡調整を行う協議会（都道府県，消防機関，医療機関などで構成）を設置することとされた。また，この協議会は都道府県知事に実施基準や救急搬送および受け入れの実施に関して意見を述べることができるとされている。

2）傷病者の搬送および受け入れの実施基準

都道府県は，傷病者の搬送・受け入れの実施基準を策定し公表するものとされた（**表8**）。

表8　傷病者の搬送および受け入れの実施基準

1号基準（分類基準）

傷病者の心身等の状況に応じた適切な医療の提供が行われることを確保するために医療機関を分類する基準

2号基準（医療機関リスト）

分類基準に基づき分類された医療機関の区分および当該区分に該当する医療機関の名称

3号基準（観察基準）

消防機関が傷病者の状況を確認するための基準

4号基準（選定基準）

消防機関が傷病者の搬送を行おうとする医療機関を選定するための基準

5号基準（伝達基準）

消防機関が傷病者の搬送を行おうとする医療機関に対し傷病者の状況を伝達するための基準

6号基準（受け入れ医療機関確保基準）

前2号に掲げるもののほか，傷病者の受け入れに関する消防機関と医療機関との間の合意を形成するための基準その他傷病者の受け入れを行う医療機関確保に資する事項

7号基準（その他の基準）

前各号に掲げるもののほか，傷病者の搬送および傷病者の受け入れの実施に関し都道府県が必要と認める事項

F その他の法令

1 医療法

医療法とは医療の提供体制を定める法律で，病院，診療所などを定める基本的な法規である（p.27「1医療法」参照）。

2 死亡者に関する法令

死者や死産の届出，検視などについてそれぞれ法律や規則で定められている（**表9**）。なお，救急業務実施基準では，傷病者が明らかに死亡している場合または医師が死亡していると診断した場合は搬送しないとしている。

3 精神障害者に関する法令

「精神保健及び精神障害者福祉に関する法律」（精神保健福祉法，**表10**）は，その目的として，精神障害者の医療および保護を行い，「障害者総合支援法」と相まってその社会復帰の促進および自立と社会経済活動への参加の促進のために必要な援助を行い，その発生の予防そのほか国民の精神健康の保持および増進に努めることによって，精神障害者の福祉の増進および国民の精神保健の向上を図ることを目的としている。国および地方公共団体

表9　死亡者に関する法令

法令等名	関係条文	内　容		
		届出義務者	受報者	備　考
医師法	第21条 （異状死体の届出義務）	医師	所轄警察署	死体または妊娠4カ月以上の死産児を検案して異状があると認めたとき，24時間以内に届け出る
保健師助産師 看護師法	第41条 （異常死産児の届出義務）	助産師	所轄警察署	妊娠4カ月以上の死産児を検案して異常があるとき，24時間以内に届け出る
死産の届出に 関する規程	第2条（死産）			死産とは妊娠4カ月以後における死児の出産をいう
	第3条 （届出義務）			すべての死産は，この規程の定めるところにより届け出なければならない
	第4条 （届出の方法）		届出人の所在地または死産のあった場所の市町村長	医師または助産師の死産証明書または死胎検案書を添えて，死産後7日以内に届け出る
	第7条 （届出義務者）	父		やむを得ない事由のため父が届出をすることができないときは，母が届け出なければならない。父母ともにやむを得ない事由のため届出をすることができない場合は，①同居人，②死産に立ち会った医師，③死産に立ち会った助産師，④その他の立会者の順序によって届出をなさなければならない
検視規則	第1条 （目的）			警察官が変死者または変死の疑いのある死体（以下「変死体」）を発見し，またはこれがある旨の届出を受けたときの検視に関する手続き，方法その他必要な事項を定めたもの
	第2条 （報告）	警察官	所轄警察署長	変死体を発見し，またはこれがある旨の届出を受けたときは直ちに，その変死体の所在地を管轄する警察署長にその旨を報告しなければならない
	第3条 （検察官への通知）	警察署長	警視総監または道府県警察本部長ならびに検察官	第2条の報告を受けたときは，速やかにその旨を報告するとともに，刑事訴訟法第229条第1項の規定による検視が行われるよう，所轄地方検察庁または区検察庁の検察官に通知しなければならない
	第4条 （現場の保存）			警察官は，検視が行われるまでは，変死体およびその現場の状況を保存するとともに，事後の捜査または身元調査に支障をきたさないようにしなければならない

参考：軽犯罪法第1条第19号に，正当な理由なく変死体または死胎の現場を変えた者の処罰が定められている

表10　精神障害者に関する法令

法令名	関係条文	内　容
精神保健及び 精神障害者福祉 に関する法律	第5条 （定義）	「精神障害者」とは，統合失調症，精神作用物質による急性中毒またはその依存症，知的障害，精神病質その他精神疾患を有する者をいう
	第23条 （警察官の通報）	警察官は，職務を執行するにあたり，異常な挙動その他周囲の事情から判断して，精神障害のために自身を傷つけまたは他人に害を及ぼすおそれがあると認められる者を発見したときは，直ちにその旨を，最寄りの保健所長を経て都道府県知事に通報しなければならない
地域保健法	第6条第10号（事業）	保健所は精神保健につき，企画，調整，指導およびこれに必要な事業を行う
警察官職務執行法	第3条第1項 （保護）	警察官は，異常な挙動その他周囲の事情から合理的に判断して，精神錯乱または泥酔のため，自己または他人の生命，身体または財産に危害を加えるおそれのある者に該当することが明らかであり，かつ，応急の救護を要すると信じるに足りる相当な理由のある者を発見したときには，とりあえず警察署，病院，救護施設等の適当な場所において，これを保護しなければならない

の義務，精神保健福祉センター，知事による入院措置，医療保護入院，応急入院などが定められている。

4　酩酊者に関する法令

酩酊者に関する法令として**表11**がある。酩酊者に対応するときは，本人の意識状態がはっきりしないことなど

から，重要な外傷や疾病の存在を見過ごす危険性がある。さらに，救急隊員の安全管理など周囲の環境にも配慮が必要な場合があり，必要に応じて警察官との連携を行う。

表11　酩酊者に関する法令

法令名	関係条文	内容
酒に酔つて公衆に迷惑をかける行為の防止等に関する法律	第1条（酩酊者）	酒に酔っている者（酩酊者）とは，アルコールの影響により正常な行為ができないおそれのある状態にある者をいう
	第3条第1項*（保護）	警察官は，酩酊者が公共の場所または乗物において，粗野または乱暴な言動をしている場合において，当該酩酊者の言動，その酔い程度および周囲の状況などに照らして，本人のため，応急の救護を要すると信じるに足りる相当の理由があると認められるときは，とりあえず，救護施設，警察署等の保護をするのに適当な場所に，これを保護しなければならない
	第5条第1項（制止）	警察官は，酩酊者が公共の場所または乗物において，公衆に迷惑をかけるような著しく粗野または乱暴な言動をしているのを発見したときは，その者の言動を制止しなければならない
	第7条（通報）	警察官は，第3条第1項または警察官職務執行法第3条第1項の規定により酩酊者を保護した場合において，当該酩酊者がアルコールの慢性中毒者（精神障害者を除く）または，その疑いのある者であると認めたときは，速やかに，最寄りの保健所長に通報しなければならない
警察官職務執行法	第3条第1項（保護）	「精神障害者に関する法令」を参照

* 本条は，警察官職務執行法第3条の規定と同じ目的と性格をもつものであり，規定の内容も，それと類似する事項が多い

表12　行旅病人，生活保護法適用傷病者に関する法令

法令名	関係条文	内容
行旅病人及行旅死亡人取扱法	第1条（行旅病人，行旅死亡人）	行旅病人とは，歩くことができない旅行中の病人で，治療し養生するすべがなく，救護する者のない者をいい，行旅死亡人とは，旅行中死亡し引き取る者のない者をいう　住所，居所もしくは氏名が不明で，引き取る者のない死亡者は行旅死亡人とみなす
	第2条（市町村長の救護義務）	行旅病人は，その所在地の市町村長が救護する
生活保護法	第11条第1項第4号（保護の種類）	保護の種類の中に，医療扶助が含められている
	第15条（医療扶助）	医療扶助は，困窮のために最低限度生活を維持することのできない者に対して，①診察，②薬剤または治療材料，③医学的処置，手術およびその他の治療ならびに施術，④居宅における療養上の管理およびその療養に伴う世話その他の看護，⑤病院または診療所への入院およびその療養に伴う世話その他の看護，⑥移送，の範囲内において行われる
	第19条第1項（実施機関）	都道府県知事，市長および社会福祉法に規定する福祉に関する事務所（福祉事務所）を管理する町村長は，①その管理に属する福祉事務所の所管区域内に居住地を有する要保護者，②居住地がないか，または明らかでない要保護者であって，その管理に属する福祉事務所の所管区域内に現在地を有する者に対して保護を決定，実施しなければならない
	第19条第2項（実施機関）	居住地が明らかである要保護者であっても，その者が急迫した状況にあるときは，その者の現在地を所管する福祉事務所を管理する都道府県知事または市町村長が保護を行う

5 行旅病人，生活保護法適用傷病者に関する法令

表12に「行旅病人及行旅死亡人取扱法」「生活保護法」適用傷病者に関する法令を示す。救急業務実施基準では，生活保護法に定める被保護者または要保護者と認められる傷病者を搬送した場合においては，同法の定める関係機関に通知するものとしている。

6 麻薬，覚醒剤に関する法令

麻薬や覚醒剤の使用者は，酩酊者同様に傷病者本人の意識障害などの特異症状に加え，興奮状態などから二次災害に巻き込まれる可能性もあるため，活動には十分注意が必要である（表13）。

7 児童虐待と高齢者虐待に関する法令

虐待を受けたと思われる児童を発見した場合，救急医療関係者を含むすべての国民に通告する義務が課せられており，福祉事務所または児童相談所に通告する（表14）。

高齢者の福祉に職務上関係のある者は高齢者虐待の早期発見に努めるとし，虐待を受けたと思われる高齢者を発見した者は，これを市町村に通報する。

これらの通告や通報は，守秘義務違反や秘密漏示には当たらないとされている。いずれも届出は医療機関からなされるケースが多いが，実際に救急隊員が行う場合には，それぞれの法令に基づいた対応が必要とされる。

表13 麻薬，覚醒剤に関する法令

法令名	関係条文	内 容
麻薬及び向精神薬取締法	第2条第24号（麻薬中毒）	麻薬中毒とは，麻薬，大麻またはあへんの慢性中毒をいう
	第2条第25号（麻薬中毒者）	麻薬中毒者とは，麻薬中毒状態にある者をいう
	第12条（禁止行為）	何人もジアセチルモルヒネ等の輸入，輸出，製造，製剤，譲り渡し，譲り受け，所持など，あへん末の輸入，輸出，麻薬原料植物の栽培を行ってはならない（ただし，厚生労働大臣の許可を受けた麻薬研究者が研究のために行うジアセチルモルヒネの製造，製剤，小分け，施用，所持，麻薬原料植物の栽培，および麻薬研究施設の設置者によるジアセチルモルヒネの譲渡，譲り受け，廃棄についてはこの限りではない）
	第58条の2（医師の届出等）	医師は診断の結果，受診者が麻薬中毒者であると診断したときは，速やかに所定の事項をその居住地の都道府県知事に届け出なければならない
覚醒剤取締法	第19条（使用の禁止）	次に掲げる場合のほかは，何人も，覚醒剤を使用してはならない①覚醒剤製造業者が製造のために使用する場合②覚醒剤施用機関において診療に従事する医師または覚醒剤研究者が施用する場合③覚醒剤研究者が研究のために使用する場合④覚醒剤施用機関において診療に従事する医師または覚醒剤研究者から施用のために交付を受けた者が施用する場合⑤法令に基づいてする行為につき使用する場合
	第30条の11（使用の禁止）	次に掲げる場合のほかは，何人も，覚醒剤原料を使用してはならない①厚生労働大臣の指定を受けた覚醒剤原料製造業者または輸出業者などがその業務または研究のために使用する場合②往診医師等が医薬品である覚醒剤原料を施用し，または調剤のために使用する場合③病院もしくは診療所において診療に従事する医師もしくは歯科医師，往診医師または飼育動物の診療に従事する獣医師から施用のため医薬品である覚醒剤原料を薬局開設者または病院もしくは診療所の開設者から譲り受けて施用する場合および医師，歯科医師または獣医師の処方せんの交付を受けた者が当該処方せんにより薬剤師が調剤した医薬品である覚醒剤原料を薬局開設者から譲り受けて施用する場合④法令に基づいてする行為につき使用する場合

表14 児童虐待と高齢者虐待に関する法令

法令名	関係条文	内 容
児童福祉法	第25条（要保護児童発見者の通告義務）	要保護児童を発見した者は，これを市町村，都道府県の設置する福祉事務所もしくは児童相談所または児童委員を介して市町村，都道府県の設置する福祉事務所もしくは児童相談所に通告しなければならない
児童虐待の防止等に関する法律	第6条（児童虐待に係る通告）	児童虐待を受けたと思われる児童を発見した者は，速やかに，これを市町村，都道府県の設置する福祉事務所もしくは児童相談所または児童委員を介して市町村，都道府県の設置する福祉事務所もしくは児童相談所に通告しなければならない
高齢者虐待の防止，高齢者の養護者に対する支援等に関する法律	第7条	養護者による虐待を受けたと思われる高齢者を発見した者は，高齢者の生命または身体に重大な危険が生じている場合は，これを市町村に通報しなければならない

8 脳卒中，心臓病，その他の循環器病に関する法令

脳卒中，心臓病，その他の循環器病の予防，早期発見と治療，患者の社会復帰の支援などの対策を総合的かつ計画的に推進することを目的として，2019年12月1日に「健康寿命の延伸等を図るための脳卒中，心臓病その他の循環器病に係る対策に関する基本法」が施行された。

脳卒中や心臓病その他の循環器病に対して早期発見と治療を実現するには，医療機関の受け入れ体制と迅速な搬送の体制の整備が必要であり，救急救命士の役割は非常に重要である。そのため，これらの疾患の症状を正確に認識し，適切な対応を取るための研修や教育体制を強化するとともに，一般市民に対して，これらの疾患の予防や早期発見の重要性についての啓発活動にも関与することが期待されている。

06 救急救命士の生涯教育

A 救急救命士の生涯教育の目的

救急救命士は医療専門職の一つである。医療専門職はProfessional Autonomy（職業的自律）の精神の下に業務を遂行することが求められる。Professional Autonomyは，自身の資質の維持・向上のために自己研鑽を行い，自律していることを意味する。これは国民の生命や身体を守る立場である救急救命士にとって当然の責務である。

救急救命士の資格を有する救急隊員は2年間で128時間以上の再教育を行うことが推奨されており（消防庁：平成13年救急業務高度化推進委員会報告書），所属機関においても病院実習を含めさまざまな取り組みが行われている。ただし，これらはあくまでも補助的なものにすぎず，これら再教育の実施は自己研鑽の上に成り立つものである。消防庁は「救急業務に携わる職員の生涯教育の指針」を示し，救急救命士を含めた救急隊員の生涯教育の体系的な推進が図られている（図1）。

B 救急救命士の自己研鑽

1 指導救命士

医療機関で行われている医師や看護師などの教育体制のように，救急業務においても，指導救命士による教育体制の構築が求められている。経験豊富な救急救命士が救急業務の質の向上と消防本部や医療機関の教育負担軽減に資するという考えから，消防庁より指導救命士の役割や要件が示された（消防庁：平成25年度救急業務のあり方に関する検討会報告書）。

指導救命士は，救急隊員教育の企画・運営・指導の中心的役割を担う者として位置づけられ，救急救命士の生涯教育や事後検証を通じた教育など，メディカルコント

ロールによる教育指導体制と相まった効果的な教育につながることが期待されている。指導救命士の要件と役割の例を表1，2に示す。

2 職場で行う自己研鑽

職場で行う教育は，救急現場や救急業務の合間に行う訓練（on-the-job training；OJT）やe-ラーニング，救急ワークステーションでの研修などがある。

3 職場以外での自己研鑽

職場以外で行う教育はoff-the-job training（Off-JT）といい，病院実習やメディカルコントロール協議会の事後検証会議，学術集会・研究会・セミナーなどへの参加や発表，研究や論文執筆，外傷や意識障害，多数傷病者対応などの標準コースへの参加がある。

C 病院実習

1 病院実習の目的と心構え

傷病者の予後を改善するには，病院前医療の質の向上が不可欠である。病院実習は，救急救命士や救急隊員に必要な医学的知識や技術を向上させるために行われる。

病院実習では，養成課程の講義・実習や救急現場，職場で修得できない知識や技術を修得する。また，消防機関と救急医療機関の円滑な連携と，良好な人間関係を構築するための機会でもある。病院実習での具体的な目的と心構えを表3に示す。

2 病院実習の種類

救急救命士の病院実習には，養成課程中や資格取得後の就業前実習，生涯教育としての実習，気管挿管実習などがある。

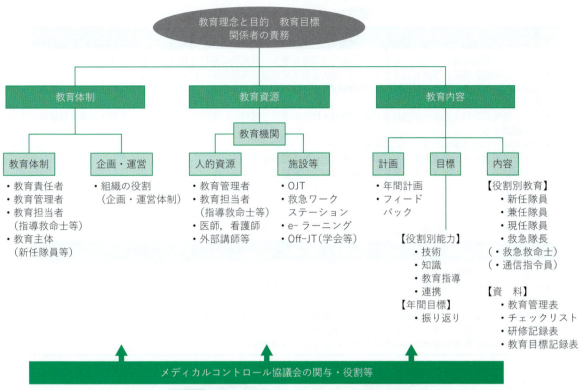

図1　救急業務に携わる職員の生涯教育の指針

(消防庁：救急業務に携わる職員の生涯教育の指針 Ver.1. 2014. より引用・改変)

表1　指導救命士の要件

1. 救急救命士として，通算5年以上の実務経験を有する者
2. 救急隊長として，通算5年以上の実務経験を有する者
3. 特定行為について，一定の施行経験を有する者
4. 医療機関において，一定の期間の病院実習を受けている者
5. 消防署内の現任教育，講習会などでの教育指導，学会での発表など，教育指導や研究発表について豊富な経験を有する者
6. 必要な養成教育を受けている者，もしくは一定の指導経験を有する者
7. 所属する消防本部の消防長が推薦し，都道府県メディカルコントロール協議会が認める者

(消防庁：平成26年度全国メディカルコントロール協議会連絡会資料. より引用・改変)

表2　指導救命士の役割の例

消防本部等での役割例	対外的(対MC)役割例
・救急隊員生涯教育に関する企画・運営 　(年間教育計画の策定，研修会の開催など) ・救急救命士への指導 　(主にOJTにおける救急救命士再教育の指導) ・救急隊員への指導，評価 ・教育担当者への助言 ・事後検証(一時検証など)の実施，フィードバック ・救急ワークステーションでの研修，指導 ・通信指令員への救急に関する指導　　　　　　など	・メディカルコントロール協議会への参画(会議等への参加) ・メディカルコントロール協議会との連絡・調整(都道府県MC・地域MC) ・事後検証委員会への参画，フィードバック ・病院実習での指導，院内研修の補助等 　〔救急救命士再教育(院内)の計画策定，補助など〕 ・消防学校での講師，指導等 ・メディカルコントロール圏域などでの他消防本部での講師，指導等 ・国での各種検討会(救急関連)等への参画 ・本部全体で共有すべき事柄の伝達・指導　　　　　　など

(消防庁：救急業務に携わる職員の生涯教育の指針 Ver.1. 2014. より引用・改変)

1)　養成課程での病院実習

　救急救命士学校養成所指定規則によって定められているもので，病院実習を受ける者は救急救命士の国家試験の受験前であり，医療資格をもたない。民間の救急救命士養成校の学生は救急現場での活動経験はなく(海上保安庁から派遣されている学生は除く)，消防機関の養成

校の学生は5年ないし2,000時間の救急隊員としての実務経験があり，地方公務員としての身分を有している。

2)　就業前教育における病院実習

　救急救命士の資格を取得した後，消防機関において救急救命士として救急業務を開始する前に行う病院実習である。救急活動現場において，救急救命処置を迅速かつ

表3　病院実習の目的と心構え

目　的
・救急患者の病院収容から病棟入室までの一連の過程を見学し，病院内における患者管理を理解する
・救急隊が初診医師に行う申し送りを見学し，傷病者情報の伝達の重要性について理解する
・病院のICU・病棟，検査室（画像検査，検体検査，生理検査など），手術室，分娩室などの各部門を見学し，病院の機能について理解する
・チーム医療における医師や看護師などの医療関連職種の業務を理解し，医師や看護師などの医療従事者と信頼関係を醸成する
・医療現場における救急患者への対応を理解する
・救急室に搬入された救急患者への処置・診断の全体像を理解する
・救急室に搬入された救急患者の緊急度・重症度および病態を理解する
・救急医療現場でのインフォームドコンセントの重要性を理解し，救急患者や家族などに対するいたわりの心を身につける
・メディカルコントロール体制下における救急救命士の役割やプロトコールを理解する
・救急救命処置について理解し，必要とされる手技を身につける

心構え
・患者や家族など関係者のプライバシーにかかわることを含め，病院実習中の情報は他に漏らしてはならない
・実習中の言動には十分注意し，患者や家族などの関係者に不利益のないよう常にいたわりの態度で接する
・実習先病院で定められた注意事項を遵守する
・不明なことや疑問が生じた場合などは，医師や看護師などの医療従事者に確認する
・病院が定める感染防止策を実施し，とくに清潔区域に対しては万全の注意を払う
・病院内の医療従事者の業務に支障をきたすことがないよう注意する

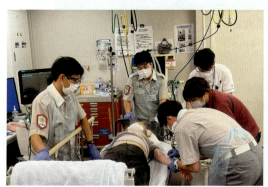 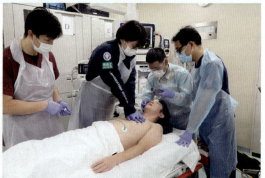

図2　救急外来で実習を行う救急救命士

的確に実践できる能力の向上を図ることを目的に行われる。また，①傷病者の受け入れ後の処置を含めた救急医療の現状の理解，②救命救急センターなどでの医師の指導下での救急救命処置の修練などを通して，医師，看護師などのメディカルスタッフとの信頼関係を築くことなども目標となる。

3）　生涯教育（再教育）としての病院実習

　救急救命士免許の取得後に知識や技能を維持，向上させるために行われ，気管挿管認定のための病院実習や気管挿管認定者や薬剤投与認定者の再認定のための病院実習も含まれる場合がある。消防機関の救急救命士は，2014年の「救急救命士の資格を有する救急隊員の再教育について」（消防庁）の改正により，2年で128時間以上の生涯教育のうち48時間程度を病院実習にあてることとされている。

③ 病院実習が行われる場所

1）　救急処置室

　救急搬送された患者や直接救急外来に来院した患者などに対して，緊急度・重症度が判断され，緊急検査や処置・治療が行われる（図2）。

2）　X線撮影室・CT検査室・血管造影室

　さまざまな手段を用いて画像検査が行われる現場を見学するとともに，画像として平面上に描出された人体の一部を目にすることができる。

3）　手術室

　あらかじめ，担当医師や看護師から手術室入室までの手順や注意点などの指導を受けたうえで入室する（図3）。手術室の構造や手術までの流れ，入室後の麻酔管理や気管挿管などの術前処置や術中の人工呼吸管理など，医療従事者の連携についても学ぶ。人体内部の構造を観察できるよい機会でもある。

　手術室は「清潔区域」として厳重な管理がなされている

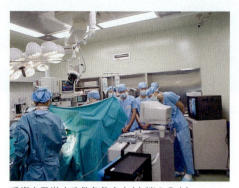

図3 手術室での見学

手術を見学する救急救命士（右端の3人）

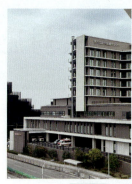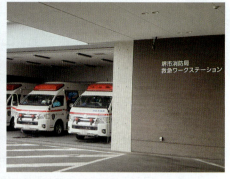

図4 施設設置型救急ワークステーション

ため，特段の注意を払う。

4） 病　棟

患者管理やベッドサイドでの看護を重点に実習する。担当医師や看護師の指導を得ながら，患者の各種所見を観察する。搬送後の患者の状態を知るよい機会にもなる。

5） カンファレンスルーム

カンファレンスでは，搬入された，また入院中の患者の検査，治療内容，経過，治療方針などがチームで議論される。救急隊からの情報や観察・処置内容を含め，搬入後，患者のさまざまな情報が医師や看護師などに共有されている。

 病院実習の記録

病院実習で行った処置や観察事項，行われた検査や処置・治療などは，実習記録簿に正確に記載し，後日プレゼンテーションを行うなどして実習後の知識を共有する。

D 救急ワークステーション

近年，救急ワークステーションを活用した生涯教育が行われるようになった。救急ワークステーションでは，病院実習を行いながら必要に応じて通常の救急対応として出動し，場合によっては医師や看護師が同乗してドクターカーとして運用され，救急現場で医師から直接，救急救命処置などの指示や助言を受ける。救急ワークステーションには，「施設設置型」や「病院派遣型」がある。

1 施設設置型救急ワークステーション

医療機関内や敷地内に救急隊を配置する施設を設置し，通常の救急事案に対応するほか，重症事案に医師や看護師が同乗し，現場出動する。消防機関と医療機関が同一の自治体に多い（図4）。

2 病院派遣型救急ワークステーション

救急隊と救急車を医療機関に派遣し，病院実習を行いながら，通常の救急事案や重症事案に医師や看護師が同乗し，現場出動する。施設設置の経費がかからないため運用しやすく，消防機関と医療機関が異なる自治体に多い。

E 医療機関に勤務する救急救命士の生涯教育

医療機関に勤務する救急救命士は，医療機関で救急救命処置を行う際に，あらかじめチーム医療，医療安全，感染対策に関する研修を受講する必要がある。さらに，医療機関内での救急救命処置を適切に実施し救急救命士に求められる役割を理解するために，改正された救急救命士法，医療機関での救急救命処置の実施における留意点，診療報酬制度，診療録やオーダリングシステムの理解を含めた研修を実施することが望ましい。

また，生涯教育として，最新の医学的知見を常に学び，医療従事者として自己研鑽を続けることが求められる。とくに救急救命処置については，医師の具体的指示の下で適切に実践する必要があるため，講習会や勉強会，症例検討会，学術集会への継続的な参加が重要である。実施機会が少ない処置については，一定の実習や研修を受けることも推奨される。さらに，院内外での研修や症例共有を通じて医療従事者間の連携を深めることで，医療機関における救急救命士の専門性を維持・向上させるとともに，救急現場における医療の質を向上させる取り組みが必要である。

07 安全管理と事故対応

▶到達目標

1. 安全管理の概念と目的について説明できる。
2. リスクマネジメントについて説明できる。
3. ヒューマンエラーとシステムエラーについて説明できる。
4. インシデントとアクシデントの概念を用いてハインリッヒの法則を説明できる。
5. 救急活動で傷病者に発生する事故をあげ，予防と対応について説明できる。
6. 救急活動で救急救命士に発生する事故をあげ，予防と対応について説明できる。
7. 救急活動で生じた事故に対する，訴訟や報道機関への対応について説明できる。
8. 医療事故と医療過誤の違いについて説明できる。
9. 事故の報告とその検証について説明できる。

A 安全管理の目的

　安全管理は，医療に限らずあらゆる分野における最重要の問題の一つであり，常に改善を続けるべき大きな課題である。「医療安全管理」と「リスクマネジメント」は，2002年4月に厚生労働省がまとめた「医療安全推進総合対策」において同義語と定義され，医療に内在するリスクを管理し，患者および医療者の安全を確保することを目的としている。また，リスクマネジメントは「セーフティマネジメント」ともいう。救急活動における安全管理の対象は，傷病者と救急隊員が主となる。

B リスクマネジメント

　一般的にリスクとは，損失や害をもたらす可能性のある要素を意味する。リスクマネジメントは，危害の発生確率およびその危害の重大さの組み合わせで評価され，発生頻度が低くとも重大な危害を生じるリスクや，結果として生じる危害は小さくとも，多くの人に何らかの害を与えるリスクは大きなリスクと判断される。
　リスクマネジメントとは，安全管理を具体的に実践する手法であり，医療現場では，偶発的または人為的な事故を発生させない予防対策と，不幸にして事故が発生した場合の緊急時対応および再発防止体制が含まれる。リスクマネジメントはPDCAサイクル(Plan：計画を立てる，Do：実行する，Check：評価する，Action：是正・改善する)の繰り返しで，以下の手順を踏む。
①情報収集・分析：現場において発生する種々のエラーについての情報収集，分析を行うこと

②対策立案：分析結果に基づいて改善のための対策を立てること
③フィードバック：立案した対策を救急隊員に伝達・周知し実施すること
④評　価：実施後に評価を行い，評価に基づいた改善・再発防止につなげること
　また，傷病者や救急隊員に何らかの事故が発生した場合について組織での対応方針を明確にし，迅速かつ的確に対処する必要がある。情報収集・分析では，ヒヤリハット事例と事故報告制度を確立することが必要とされ，事故要因を可視化し対策を講じるために，事例研究やSHELモデル(**表1**)による分析が行われる。

C ヒューマンエラーとシステムエラー

1 ヒューマンエラー

　人間の行動や判断が原因となって生じるミスや誤りを指す。人間の個々人の認知や心理特性，技能レベル，注意力不足，疲労，コミュニケーション不足などの要因が複合的に作用して発生する。

2 システムエラー

　組織構造や運営方法に起因する系統的なミスや誤りを指す。確認手順の不備や情報の正確性を確かめる仕組みの欠如，緊急時の対応体制の欠如，業務分担のあいまいさなどが原因となる。システムエラーは個人の能力とは無関係に発生し，対策がないかぎり同種の問題が繰り返される。

表1　SHEL モデル

	項　目	対　象	事故要因
S	Software （ソフトウエア）	活動基準，マニュアル，プロトコールなど	例：職場の習慣，読みにくい活動基準やマニュアル，プロトコールの有無など
H	Hardware （ハードウエア）	観察器具，処置資器材，設備，施設の構造など	例：原因器具・資器材，服装，個人防護具など
E	Environment （環境）	温度・湿度・照明などの物理的環境，業務（活動）に影響を与えるすべての環境	例：保管場所，業務範囲，活動条件，職場での発言しやすい雰囲気など
L	Liveware （個人的要素）	当事者以外の事故にかかわった隊員，傷病者や家族など	例：心身状態，経験，知識，技術・心理的問題など

SHEL はもともと，航空業界などで多く利用されたモデルで，事故を減少させる要因分析方法の一つである

表2　インシデント，アクシデントの影響度による分類

レベル		影響度	事故の種類	報告様式
0		事故に前もって気づいた事例（実施される前に気づいた事例）	インシデント	インシデント報告
1		間違ったことが実施されたが，患者には変化がなかった事例		
2		間違ったことが実施され，一時的・持続的な観察や検査が必要になった事例		
3	3a	事故のため簡単な処置や治療が必要となった事例 （消毒，湿布，皮膚の縫合，鎮痛薬の投与など）		
	3b	事故のため濃厚な治療を要した事例 （人工呼吸器の装着，手術，入院日数の延長，外来患者の入院，骨折治療など）	アクシデント	アクシデント報告
4	4a	事故により永続的な障害や後遺症が残ったが，機能障害などの問題は伴わない事例		
	4b	事故により永続的な障害や後遺症が残り，機能障害や美容上の問題を伴う事例		
5		事故が死因となった事例		

影響度3a 以上をアクシデントとする分類もある
（地域医療機能推進機構：医療安全管理指針. 2017. より引用・改変）

3 エラーの防止

　エラーは，観察，処置，搬送など，救急救命士の業務全般で起こり得る。「人はエラーを犯すもの」との認識のもと，個々人が慎重な業務遂行に努める必要がある。同時に，完全な排除は不可能との前提に立ち，個人の注意力や努力に依存せず，エラーを防ぐ仕組みづくりとバックアップ体制の構築も重要である。判断・行動基準の統一化やエラー事例の共有など，具体的対策の実施とともに，PDCA サイクルを活用した継続的な改善活動が求められる。

D インシデントとアクシデントへの対応

1 インシデントとアクシデント

　インシデントとは，何らかのミスや予期せぬ事態が発生することにより傷病者に対して害を及ぼす可能性があったが，実際には損害やけがに至らなかった事象をさす。インシデントは「ヒヤリ」としたり「ハッ」とすることから「ヒヤリハット」ともいい，わが国では，ヒヤリハットとイ

ンシデントはほぼ同じ意味を表す用語として用いられる。

　アクシデントとは，医療過誤や処置中の事故などにより，実際に傷病者に対して健康被害やけがをもたらした事象をさす。アクシデントは患者の予後に悪影響を与える可能性があるため，非常に深刻な問題である。

　いずれも医療安全の観点から非常に重要であり，インシデントやアクシデントが発生した際には，それらを詳細に記録し原因を分析することで再発防止策を講じることができ，その結果，医療の質を高めることが可能になる。報告の際，発生したエラーを影響度の大きさによって分類し（**表2**），それぞれインシデント報告，アクシデント報告と「報告様式」を変えるのが普通である。医療安全管理者はこれらの報告を同一に取り扱うのではなく，影響度の大きいものについてはその事例について個別に原因究明，再発防止の検討を行う必要がある。アクシデントが発生した際には，その前に多くのインシデントが潜んでいる可能性があり，インシデントの事例を集めて分析することで，アクシデントの予防に役立つ。医療現場では，インシデントの情報を共有することでアクシデント防止対策に役立てられている。救急活動中のアクシデントやインシデントは消防庁の「消防ヒヤリハット

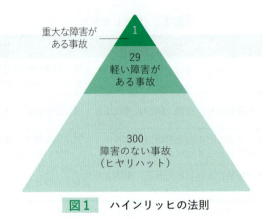

重大な障害が
ある事故

1

29
軽い障害が
ある事故

300
障害のない事故
（ヒヤリハット）

図1 ハインリッヒの法則

データベース」に集約され，危険要因の学習，危険予知
訓練の教材など，安全管理・確保のための事例集として
活用されている。また，インシデントやアクシデントを
共有して事故防止を図っている消防本部やメディカルコ
ントロール協議会もある。

2 ハインリッヒの法則

米国の損害保険会社で技術・調査部の副部長であった
ハーバート・ウィリアム・ハインリッヒは，ある工場で
発生した労働災害 5,000件余を統計学的に調べた結果，
1件の重大な障害がある事故の裏には，29件の軽い障害
がある事故，そして300件の障害のない事故（インシデン
ト）があると報告した。これを「ハインリッヒの法則」と
いう（図1）。アクシデント防止のためには，事故の発生
以前のインシデントの段階でよく分析し対処していくこ
とが必要である。

E 救急活動で生じた事故への対応

1 傷病者の事故と対応

傷病者を搬送する際には適切な観察や処置が必要であ
るが，それとともに救急隊が注意を払うべきは搬送中の
安全管理上の問題である。これは，搬送そのものに関す
ることや救急隊が行う処置に関連することなどさまざま
である。救急活動で生じた事故については，救急隊員は
すぐに上司に報告し，報告を受けた上司は消防本部の関
連部署に報告し，必要な対応を講じる。また，プロトコー
ル上の問題や医療に関連する事故であれば，地域メディ
カルコントロール協議会が適切な対応策を指導・助言す
ることも必要である。

救急活動で，頻度の高い事故や注意を払うべき事項に
は次のようなものがある。

1）転倒・転落

傷病者を搬送する際には常に転倒・転落事故の危険性

がある。自己防御機能が失われていると転倒・転落で大
きな損傷をもたらす。高齢者は転倒・転落により骨折を
起こす危険性が高い。また，年齢にかかわらず，転倒時
の頭部打撲により脳挫傷，急性硬膜下血腫などの重大な
合併症を起こし得る。自己歩行可能な場合には現場から
救急車までの通路を確認し，通路上の障害物の有無，段
差の有無などに注意を払う。

傷病者自身の転倒・転落の危険性を高める予測因子と
して次のようなものがある。

①年齢：高齢，幼少児
②性別：高齢者では女性のほうが危険性が高い
③既往歴：過去の転倒・転落の既往
④感覚：視覚障害あるいは聴覚障害
⑤機能障害：身体のどこかに運動麻痺あるいは感覚障
　害（しびれ感）がある
⑥活動能力：足腰の弱り，筋力低下。日常における杖，
　歩行器，車椅子など介助器具の使用。ふらつき
⑦認知能力：見当識障害，意識障害，混乱，認知症，
　判断力・理解力低下，不穏行動，記憶力・記銘力の
　低下
⑧アルコール・薬物使用：アルコール，鎮痛薬，麻薬，
　睡眠薬，抗パーキンソン薬，降圧薬，利尿薬，緩下
　薬（下剤），化学療法薬など

もっとも危険度の高い因子は，⑦認知能力の異常であ
り，⑤機能障害，⑥活動能力の障害のある場合，①年齢
因子の危険性がこれに次ぐ。

転落は，上述のような危険因子のある傷病者を移送す
る際，ベッドからストレッチャーなどに移動させる場合
に起こりやすい事故である。転倒・転落がもし起こって
しまった場合には，意識レベル，気道，呼吸，循環の異
常の有無を確認するとともに，打撲部位および留置され
ているチューブ・カテーテル類の状況についての確認を
行うことが必要である。

2）チューブ・カテーテル類の事故

搬送する傷病者には，各種のチューブ・カテーテル類

表3 チューブ・カテーテルの抜去事故と対処法

チューブ・カテーテルの種類	引き起こされる症状	対処法
末梢静脈路	出血	圧迫止血
中心静脈路	出血, 空気塞栓	圧迫止血
動脈路	出血	圧迫止血
気管内チューブ	換気困難	必要な場合, バッグ・バルブ・マスク換気
気管カニューレ(気管切開)	換気困難	必要な場合, 切開孔を塞いだうえで バッグ・バルブ・マスク換気
胃管	胃膨満, 嘔吐	嘔吐があれば吸引, 側臥位など
尿道カテーテル	出血	医療機関に報告する

が治療の目的で留置されていることがあり, 搬送の際にこれらが抜去されてしまう事故が起こることがある。

これらの抜去事故は, 場合によっては傷病者の生命に直接影響を及ぼす場合もあり, 厳重な注意が必要である。通常は, これらのチューブ・カテーテル類は挿入されている部位あるいはその近傍で固定されているので, 傷病者を移動させる際にはこれらの固定の状況を確認する。また, 傷病者自身がこれを抜去してしまう事故も多く発生している。万一, 抜去事故が発生した際には, 多くの場合, 直ちに何らかの処置を行うことが必要となる。

搬送中に起こり得るチューブ・カテーテル類の抜去事故と対応について**表3**にまとめる。

3) 誤嚥

誤嚥はとくに, 急性薬物中毒, 脳血管障害, 腸閉塞などで腹部膨満のあるもの, 食後, 高齢者, 各種ショック, 意識障害などの病態下で起こりやすい。また, バッグ・バルブ・マスクなどを使って人工呼吸を行う際に気道確保が不十分であると, 胃内に空気が押し込まれ, 胃内容物の逆流による誤嚥の危険性が高くなる。

誤嚥を防止するには, 意識障害のある傷病者は側臥位にすることが望ましい。意識レベルが比較的良好でショック状態でなければ, 坐位や半坐位などの体位をとることも有効である。ただし, これらの体位は, 各種の病態を考慮して決定する必要がある。

もし嘔吐が生じた場合には, 誤嚥を防ぐために直ちに顔を横に向けて吐物を口外に出すようにする。また口腔咽頭内に溜まった食物残渣などは吸引が必要となる。

4) 感染

救急活動中に生じ得る感染には, 傷病者から医療者への感染と, 医療者の処置手技を介する傷病者への感染の2つがある。これらの感染予防策には大きく分けて, 標準予防策(スタンダードプリコーション)と感染経路別予防策がある。

標準予防策は, 感染症の有無にかかわらず, すべての活動において行われる感染予防策である。感染症の傷病者を搬送するときには, 感染経路を考慮した対応をとる。救急隊員は自身の健康管理に留意するとともに, インフルエンザなどに感染している場合は傷病者を含む他者への感染防止のため, 出勤停止などの対応をとる。救急隊員から傷病者への感染を生じるのは, 主に手技を行う際の手指を介する感染である。傷病者やほかの救急隊員などに潜在的に存在する感染の媒介者にならないような注意が必要である。ほかの傷病者に処置を行った手袋やその他の標準予防策用の物品は, 常に新しいものに交換することは当然であるが, 手袋着脱時に手指衛生を行うことも重要である。また, 手袋を着けた後に自己の顔面より頭側には触れないように注意し, 不潔な湿性物品に触れないようにする。気道確保器具や静脈路確保器具などの清潔操作にも最大限の注意を払う。

2 救急救命士等の事故と対応

1) 救急活動中の事故

救急現場活動では, 活動環境(場所, 天候や時間帯)によって, 傷病者搬送や救急車への搬入搬出時の転倒, 傷病者や関係者からの暴力, 血液などの汚染物による感染, 静脈路確保時の針刺し事故など, さまざまな事故が発生する。また, 救急車での交通事故や傷病者宅での器物破損などの事故も発生する。

救急現場で生じた事故やヒヤリハットを記録・共有し事故防止を図り, 事故が生じた場合は速やかに報告する。

2) 薬剤の誤投与に関する事故

医療機関では医療事故を防ぐため, 薬剤を処方したり, 検査を実施したりする際に医師がオーダリングシステムに入力し, その内容を看護師などのメディカルスタッフがダブルチェックを行い, 間違いがないか確認することが一般的である。

救急救命士が特定行為を実施する際, 医師から口頭により指示を受ける。そのため, 指示を受けた薬剤と異な

表4 与薬の6R

Right patient （正しい傷病者）	薬剤を投与する対象が正しいか確認する
Right drug （正しい薬物）	投与する薬剤が間違っていないか確認する
Right purpose （正しい目的）	指示を受けた内容・目的を確認する
Right dose （正しい用量）	指示を受けた薬物の量・単位を確認する
Right route （正しい方法）	投与方法を確認する
Right time （正しい時間）	指示を受けた投与の時間・間隔を確認する

る薬剤を投与する，誤った投与方法で薬剤を投与するというミスを防ぐ工夫が必要である。そのためには指示を受けた内容，使用する薬剤などに間違いがないかダブルチェックをすることが大切である。ダブルチェックは2人で同じ内容をチェックし合う方法と，1人で確認方法を変えて2回チェックする方法がある。とくに薬剤の誤投与には十分に注意する必要がある。薬剤を投与する際には6R（**表4**）を意識してダブルチェックするとよい。

3）血液・体液等の曝露事故と対応

血液・体液などへの曝露事故とは，針刺し事故をはじめとした各種感染経路を介して，感染またはその疑いが発生した場合をいう。

以下に示すような血液・体液などによる曝露があった場合は，感染の可能性があると考えて対応する。

- 針刺し事故
- 鋭利物による受傷
- 粘膜（眼球，鼻腔，口腔）および損傷している皮膚への曝露

個人防護具を適切に装着しても，救急現場活動の特性から，針刺し事故をはじめとする血液・体液への曝露事故を完全に回避することは不可能である。万一，感染事故が発生した場合に適切な対応をとることが必要である。

（1）健康診断とワクチン接種

市町村では「労働安全衛生法」などに基づき，安全衛生管理体制の整備や健康診断などが実施されている。救急隊員などの消防職員は業務上，傷病者の体液や血液に触れることが多いため，肝炎ウイルス検査などを加えた健康診断を受けている。

B型肝炎に対する感染防止対策の一環として，HBs抗原免疫を形成するためのワクチン接種も実施されている。麻疹，風疹，流行性耳下腺炎，水痘，インフルエンザ，破傷風（トキソイド），新型コロナウイルス感染症などの予防接種も免疫状態や職場環境によっては受けておくことが望ましい。「平成30年度 救急業務のあり方に関する検討会 報告書」では，消防本部に総括感染管理者を設置し，感染対策マニュアルの整備や研修，職員の職業感染防止対策としてワクチン接種のいっそうの充実を図るよう提言している。

（2）針刺し事故の予防

薬剤投与や輸液などの処置に際して，針刺し事故が発生しやすい。救急救命士の処置範囲の拡大に伴い，救急現場活動での静脈路確保の実施数が増加しており，針刺し事故の危険性が高まっている。静脈留置針の針刺し事故は，傷病者の血液が皮膚を貫いて直接曝露するため，感染リスクがきわめて高い。針刺し事故の防止策を以下に示す。

- 安全装置の付いた静脈留置針を使用する
- 専用容器は静脈路確保後，手の届く場所に置く
- 静脈留置針は穿刺した救急救命士が責任をもって専用容器に捨てる
- 手渡ししたり，一時的にストレッチャーの上や床に置いたりしない
- リキャップはしない，もしくはリキャップ不要の注射器を使用する

（3）針刺し事故後の対応

針刺し事故で感染の危険がある病原性微生物は，主にB型肝炎ウイルス（HBV），C型肝炎ウイルス（HCV），ヒト免疫不全ウイルス（HIV）である。事故による感染率は，傷病者のウイルス量（感染力），事故者の抗体価，体調など（免疫抵抗力），事故後の対応内容によって大きく変わる。鋭利な物体による創傷，粘膜（眼，鼻腔，口腔），損傷部皮膚が血液や体液に曝露された場合も，針刺し事故に準じて対応する。

針刺し事故を起こしてしまったときは，直ちに大量の流水と石けんで穿刺部を洗浄する（粘膜へ付着時は流水のみ）。血液を絞り出す必要はない。また，口で吸い出

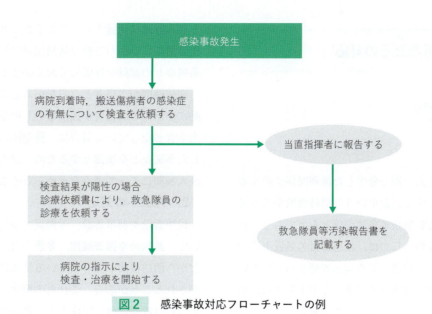

図2 感染事故対応フローチャートの例

表5 医療機関内における暴力レベルの分類

レベルⅠ	暴言・ハラスメント
レベルⅡ	脅迫・暴力行為および器物の破損
レベルⅢ	治療を要する傷害
レベルⅣ	重大な後遺症が残る傷害
レベルⅤ	生死にかかわる傷害

してはならない。その後は搬送先医療機関の医師に針刺し事故があった旨を申し出，具体的な対応はその指示に従うことになる。対応の内容は，傷病者の感染の有無と，針刺し事故を起こした救急救命士がその病原体に対する有効な抗体をもっているか（免疫状態）によって変わるため，原則として事故直後に採血検査が行われ，場合によっては交代要員が必要となる。帰署後には担当者に事故の内容を報告し，消防本部の感染事故対応マニュアルに従って処理を進める。地域メディカルコントロール協議会でマニュアルを定めている場合もある（図2）。

①B型肝炎ウイルス（HBV）

針刺し事故後に無処置であったときのHBVの感染率は，平均で30％程度といわれている。環境表面で乾燥した血液も長期間感染力を保持する。傷病者のHBs抗原が陽性で，針刺し事故を起こした救急隊員のHBs抗原とHBs抗体がともに陰性であれば，できるだけ早く（遅くとも48時間以内に）免疫グロブリン（HBIG）が投与され，続いてワクチンの接種が行われることが望ましい。

②C型肝炎ウイルス（HCV）

無処置の場合のHCVの感染率は，平均で2～3％といわれる。傷病者のHCV抗体が陽性で救急隊員のHCV抗体が陰性または不明の場合には感染する可能性があるが，有効な予防薬やワクチンがないため，定期的な血液検査による経過観察が行われる。

③ヒト免疫不全ウイルス（HIV）

針刺し事故後の感染率は無処置で0.3％程度と低く，針刺し事故による医療者のHIV感染例はきわめて少ない。しかし，感染してそれを放置した場合には生体への影響が大きいため，確実な対応が必要である。HIV抗体が陽性の，または陽性が強く疑われる傷病者に使用した針で事故を起こした場合，HIVに感染するリスクを低下させるための予防策として，72時間以内（効果を上げるために可能であれば2時間以内）に抗HIV薬を服用することが望ましい。事故を起こした救急隊員のプライバシー保護も重要となる。

4）暴言・暴力

救急活動中に傷病者あるいはその関係者などから暴力行為を受けることがあり，安全管理上の問題点の一つとなっている。暴力には，身体的暴力（傷害，暴行），精神的暴力（暴言，いやがらせ，脅迫，名誉毀損，ハラスメントなど），および器物の破損の3種がある。

医療機関内における暴力のレベルは表5のように分類されており，救急隊の受ける暴力も同様である。救急隊員に危険が生じたまたは危険が予測される場合には，警察官の応援を要請し，警察官により安全が確保された後に救急活動を行う。

F 訴訟とその対応

1 法務事案の概要

1) 訴訟関係

(1) 民事訴訟

民事訴訟とは，私人の間で発生した権利関係に関する紛争の解決を目的とする訴訟をいう。消防機関が当事者となる訴訟は，損害賠償請求事件がほとんどであり，救急活動にかかわるものとしては，救急隊員の処置不適切または搬送遅延などを理由とする傷病者側からの損害賠償請求訴訟，救急車の交通事故に基づく相手方または消防機関側からの損害賠償請求訴訟などがある。

(2) 行政訴訟

行政訴訟とは，行政権の行使（命令等）の適法性をめぐる紛争の解決を目的とする訴訟など，行政権の行使その他の公法上の利害関係に関する訴訟をいい，行政事件訴訟法の適用を受ける点で，民事訴訟と区別される。

具体的には，救急活動記録にかかわる条例に基づく保有個人情報の開示請求に対する消防長の一部開示決定や，非開示決定の取り消しを求める取消訴訟などがある。

(3) 刑事訴訟

刑事訴訟とは，犯罪に対する国家の刑罰権の存否を争う訴訟をいい，広義では公判手続に加え先行する捜査手続および刑の執行手続を含めて刑事訴訟と呼び，刑事手続と同じ意味になる。

具体的には，救急車の交通事故で死傷者を発生させた場合に刑事責任を問われたり，救急隊の活動が妨害された場合に告訴・告発をしたりすることがあげられる。

2) 裁判外の和解・示談関係

救急業務に際して民事上の責任が発生する事案が発生した場合に，訴訟手続によらず，処理，解決を図るものである。公務員が職務上，故意または過失により違法に他人に損害を加えたときは，国家賠償法に基づき国または公共団体がその賠償責任を負うものとされている。

具体的には，救急車の交通事故やストレッチャーの接触によって壁体を損壊させた事故に伴う損害賠償が考えられる。また，救急車の交通事故や救急隊に対する妨害事案について，相手方に損害賠償責任が認められる場合に，相手方に損害賠償請求をすることがある。

2 救急業務における主な法務事案の対応

1) 訴訟への対応

救急活動において救急隊員の不適切な処置ないし搬送の遅延などの事案が確認された場合，消防機関が当事者となる訴訟に発展することが予想されることから，当該救急活動にかかわる救急活動記録に加え，事実関係や時系列などの記録を作成しておく必要がある。

消防機関が当事者とならない訴訟であっても，救急活動にかかわる関係者が民事ないし刑事事件において訴訟当事者となっている場合に，救急隊員が救急現場で経験した事実などを証拠とするため，証人として出頭させ，証人尋問によって証言を求められることがある。

2) 照会への対応

民事訴訟や刑事訴訟，労働災害事故に関する調査について，裁判所や捜査機関，弁護士会，労働基準監督署などから消防機関が保有している情報に対して各種の照会がされることがある。これらの照会に対して，消防機関を含む行政機関は，国法上の一般的な義務として回答する義務があるとされている。

3) 捜査機関からの協力依頼への対応

被疑者の指紋や靴型，DNA型を絞り込むため，捜査機関から犯罪現場で活動に従事した隊員の指紋などを提供するよう求められることがある。また，犯罪が疑われる現場においては，凶器などの存置された物品への接触を避けることが望ましい。

4) 報道機関への対応

消防機関は，その業務について公開する責務を負っており，組織の緊急事態，つまり救急活動時における重大な過失などが発生した場合は，報道機関への対応が求められることとなる。緊急事態における報道機関への対応では，トップ（組織体）の方針の下，明確な広報目的に基づく統一した対応，リスクマネジメントを行うことが重要である。

このように，報道機関への対応は消防職員が個人として対応することなく，組織として対応する必要がある。そのためにも，発生した事案の真実を正確に把握し，「事実の公表」「謝罪」または「反論」「善後策」「今後の組織の方針」「原状回復までの取り組み」について，社会に対する影響や信頼回復のためになすべきことを的確にとらえながら迅速に対応する必要がある。救急活動で生じた事故について報道機関への対応が求められる場合は，**表6**にあげる点に留意する。

G 医療事故と医療過誤

1 医療事故

医療事故とは，医療が関連して何らかの人的被害が生じた場合をいう。医療を行った医療者の過失の有無を問わず，医療にかかわるすべての場所で，医療の全過程に

表6　危機管理における報道機関への対応時の留意事項

- 発生した事実を早期に確認する
- 嘘をつかない
- 取材への対応窓口を明確にする
- 取材に対して"逃げない"で対応する。「担当者不在」や「確認中」を理由に回答時間をむやみに延ばさない
- 取材が殺到する場合，殺到すると予測される場合は，「記者会見」を開くことも検討する
- 捜査情報，個人情報，プライバシー，家族の心情などに十分配慮する
- 今後の対策，方針についてコメントを早期に用意する

おいて発生するすべての人身事故をいう。したがって，廊下での転倒など，医療行為とは直接関連しない医療機関内で生じた事故も含めている。対象も患者および医療者の両方を含める。

2 医療過誤

医療事故のうち，医療者の過失によって生じた患者に不利益をもたらした事故を医療過誤と呼ぶことが多い。医師や看護師などの医療関係者が，誤診や薬剤の誤投与，衛生管理の不徹底による感染など治療を行うにあたって当然必要とされる注意を怠ったため，患者に損害を与えることをいい，民法・刑法・行政法上の責任を問われることがある。

H　救急活動における事故の報告と対応

1 事故の報告

救急活動中に起こった事故は，軽微なものでも上司に速やかに報告する。報告を受けた上司はさらに所属の責任者に報告する。報告を受けた所属の責任者は，その事故に対して所属やメディカルコントロール協議会に報告し必要な対応をとる。消防組織や医療機関，メディカルコントロール協議会は，事前に事故対応についてマニュアル化するなど，迅速に対応できる体制を構築しておく必要がある。事故への対応は遅れるほど問題が大きくな

ることがある。事故報告は速やかに行い，事故を起こした救急救命士自身や救急隊の自己判断で報告を怠ることがあってはならない。

組織の中で自身の考えや気持ちを安心して発言できる状態を心理的安全性という。日常から報告・連絡・相談，いわゆる「報連相（ほうれんそう）」が行いやすい組織環境を構築しておくことが重要である。

2 事故の検証

事故が発生した場合には，事故発生状況やその防止策について検証を行う。救急資器材などの機械的な事故については，メーカーや関係省庁にも報告する。同様の事故再発を防止するために，事故内容は組織や地域メディカルコントロール協議会など全体で共有する。

また，エラーを起こした者が「報告」をためらわないように，WHO（世界保健機関）は「良好な報告システム」として，①報告を罰則の対象としないこと，②そのためには可能であれば第三者に対する匿名化が望ましいこと，③原因究明，再発防止を目的とした報告システムは司法から分離すること，④報告は専門家によって遅滞なく分析・査定されること，⑤再発防止策は遅滞なく出され，⑥それを必要としている部署に通達（フィードバック）されること，⑦原因究明・再発防止策は個人の行為よりも医療機関・組織全体のシステムの問題に焦点を当てることをあげている。

08 感染対策

A 感染予防策と感染防御

1 感染予防策の変遷

救急現場では，傷病者の血液や体液に触れることが多く，さらに傷病者の多くは感染症の有無が不明なため，感染予防策は重要な課題である。1980年代に医療従事者のB型肝炎ウイルス感染による劇症肝炎の死亡が多発したことから，消防庁の通知により，救急現場活動における感染予防策の徹底と，救急隊員に対するB型肝炎ワクチンの接種や救急用資器材・救急車の消毒方法，感染防止に必要な教育に努めることが示された（「救急業務等の実施に当たってのB型肝炎感染防止対策の徹底について」1987年9月4日）。

米国では，1946年に設立された米国疾病予防管理センター（CDC）が感染予防策のガイドラインを示してきた（図1）。ヒト免疫不全ウイルス（HIV）の流行によって多くの医師・看護師・救急隊員が離職を余儀なくされ，1985年に急遽，「普遍的予防策」（ユニバーサルプリコーション）が示された。普遍的予防策はHIVや肝炎から医療従事者を守るうえで大きな効果をもたらしたが，感染防止に対するコストが激増し医療経済を圧迫した。さらに，「隔離予防策のガイドライン1983」との関係があいまいであるなどの問題があった。

このような背景から，CDCは感染予防策を見直し，1996年に「標準予防策」（スタンダードプリコーション）と「感染経路別予防策」（トランスミッションベースドプリコーション）からなる「病院における隔離予防策のガイドライン」を示した。

その後，2001年の炭疽菌テロ事件や2003年の重症急性呼吸器症候群（SARS）の流行などの問題が生じた。2006年にはバンコマイシン耐性黄色ブドウ球菌（VRSA）感染症やバンコマイシン耐性腸球菌（VRE）などが院内伝播したことから「多剤耐性菌対策ガイドライン」が示された。

2007年にこれらの対策を加え，病院内にとどまらず，クリニックや在宅医療も含めた医療関連感染予防策として，「医療現場における隔離予防策のガイドライン」として改訂された。救急隊の感染防止対策の推進のため，2019年3月には消防庁より「救急隊の感染防止対策マニュアル（Ver.1.0）」が発出された。

2020年には新型コロナウイルス感染症が世界的に流行し，新型インフルエンザ等対策特別措置法に基づく緊急事態宣言が発出され，新型インフルエンザ等感染症（いわゆる2類相当）に位置づけられるなど，さまざまな対応がなされた。その間，新型コロナウイルス感染症に対応すべく，2022年に「救急隊の感染防止対策マニュアル（Ver.2.1）」が改訂された。その後，2023年5月8日に新型コロナウイルス感染症は「新型インフルエンザ等感染症」から5類感染症に移行した。

わが国では制定から100年あまりが経過した「伝染病予防法」に代わり，1999年4月に「感染症の予防及び感染症の患者に対する医療に関する法律」が施行された。この法律の制定に伴い，搬送にあたっての実務の参考とする

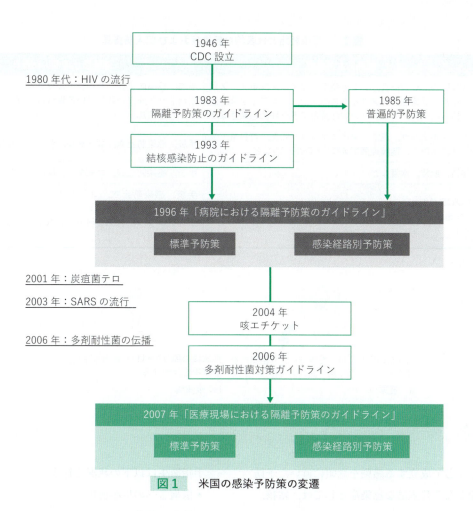

図1　米国の感染予防策の変遷

よう厚生省（現：厚生労働省）から「感染症の患者の搬送に関する手引き（現：感染症の患者の移送の手引き）」が隔離予防策のガイドラインに基づき作成された。その後，この手引きを基に，医療機関では院内感染対策委員会や感染対策部門などが設置され，院内感染予防策のマニュアル作成や教育・研修の開催など感染予防策が組織的に行われている。

2　標準予防策（スタンダードプリコーション）

　標準予防策はすべての傷病者に対して行うことが推奨されており，感染症の有無にかかわらず，汗を除く分泌物（唾液・鼻汁・喀痰など），血液，排泄物（尿・便など），体液（腹水・胸水など），粘膜（口腔・鼻腔・陰部など），傷がある皮膚などは感染性があるものとして取り扱う。感染症が疑われる場合は，空気・飛沫・接触伝播といった感染経路別予防策を標準予防策に追加し行う。

3　感染経路と代表的な感染症および予防策

　感染経路（p.169）を念頭に置いて，予防策を考慮することが重要である。予防策は，主に「接触感染予防策」「飛沫感染予防策」「空気感染予防策」「エアロゾル感染予防策」からなり，標準予防策と併せて実施する感染予防策である。

代表的な感染症と，感染防止用個人防護具を**表1**に示す。

1）接触感染予防策

　病原微生物や，それに汚染されたものに皮膚や粘膜が触れることで成立する感染を念頭に置いた予防策である。対象となる代表的な感染症としては，ロタウイルスやノロウイルス（感染性胃腸炎），薬剤耐性菌，ヒゼンダニ（疥癬），アデノウイルス（流行性角結膜炎）などがある。

　具体的には，適切に手指衛生を行うこと，患者ごとに手袋などを交換すること，病原体に汚染された医療機器・器具などの滅菌・消毒を行うことなどがあげられる。

2）飛沫感染予防策

　咳，くしゃみなどに際して飛び散る飛沫（**図2a**）に含まれる病原微生物が，他人の口や鼻の粘膜などに付着することで成立する感染を念頭に置いた予防策である。対象となる代表的な感染症としては，インフルエンザ，COVID-19，風疹，流行性耳下腺炎，百日咳，マイコプラズマ肺炎などがある。

　具体的には，感染者のいる場所に入る際のサージカルマスクの着用などがあげられる。傷病者（感染者）には，可能なかぎり早期にサージカルマスクを着用してもらう。

3）空気感染予防策

　空気中を漂うきわめて微細な病原体である飛沫核（図

表1　感染経路と代表的な感染症および個人防護具

感染経路	代表的な感染症	感染防止用個人防護具
接触感染	B型肝炎，C型肝炎，ヒト免疫不全ウイルス感染症，ノロウイルス感染症，ロタウイルス感染症，サルモネラ菌，流行性角結膜炎，メチシリン耐性黄色ブドウ球菌感染症など	手袋，感染防止衣，サージカルマスク ※血液や体液が飛散している場合は，ゴーグル，シューズカバーを追加
飛沫感染	インフルエンザ，風疹，マイコプラズマ肺炎，百日咳，流行性耳下腺炎，髄膜炎菌感染症，COVID-19など	手袋，感染防止衣，ゴーグル，サージカルマスク
空気感染	結核，麻疹，水痘など	手袋，感染防止衣，ゴーグル，N95マスク
エアロゾル感染	COVID-19 （飛沫感染が多いとされているが，エアロゾル感染も生じる）	手袋，感染防止衣，ゴーグル，サージカルマスクまたはN95マスク ※エアロゾルが発生し得る手技などを行うときは，N95マスクを使用

飛沫核の周りに付いた水分により空気中を浮遊することなく床や面に落ちる（1～2m）
a：飛沫

飛沫核の周りに付いた水分が蒸発し，空気中を浮遊する
b：飛沫核

図2　飛沫と飛沫核の違い

2b）が付着することで成立する感染を念頭に置いた予防策である。対象となる代表的な感染症としては，結核，麻疹，水痘などがある。

　具体的には，N95マスク，またはそれ以上の高レベル呼吸器防護具を着用する。傷病者（感染者）には，可能なかぎり早期にサージカルマスクを着用してもらう。

4）エアロゾル感染予防策

　空気中を浮遊しているエアロゾルを吸い込んだりして粘膜に付着することで成立する感染を念頭に置いた予防策である。

　具体的には，通常の活動のなかではサージカルマスクを着用し，エアロゾルが発生し得る手技などを行うときにはN95マスクを着用する。エアロゾルが発生し得る手技としては，気管挿管，気道吸引，CPRなどがあげられる。

B　救急活動での感染防御

1　手指衛生

　手指衛生（図3）は感染予防策でもっとも基本となる手技である。一傷病者ごとの手袋交換と手指衛生の実施を原則とし，可能なかぎり一処置ごとの手袋交換と手指衛生を行うことが推奨される。濃度70％以上90％以下のエタノールを含有する速乾性手指消毒薬による手指消毒を第一選択とする。

手指衛生は以下の状況で行う。

- 傷病者への接触前後
- 手袋の装着前後
- 血液や体液などに曝露（ばくろ）した可能性のある作業の後
- 傷病者周辺の物品に触れた後
- 傷病者を医師に引き継いだ後
- 車両や資器材を整備した後

1）手指の汚染が認められない場合

①速乾性手指消毒薬による手指消毒を第一選択とする

②速乾性手指消毒薬を手に取り，「手掌」「手背」「爪・指先」「指の間」「第1指」「手首」に消毒薬が乾くまで十分に擦り込む

※速乾性手指消毒薬による手指消毒に代えて，流水と石けんで手洗いを行ってもよい。また，手指に視認できる汚染がない場合でも，エタノール抵抗性があるノロウイルスやロタウイルスなどに触れた可能性がある（嘔吐，下痢などの対応を行ったなど）ときは，汚染があるものとして流水と石けんで手洗いを行う

2）手指に汚染が認められる場合（血液・体液等に直接触れた場合など）

①指輪や時計を外す

②流水で手指の表面を洗い流す

③液体石けん（市販のものでよい）をつける

④「手掌」「手背」「爪・指先」「指の間」「第1指」「手首」を洗う

⑤流水で石けんを洗い流す（石けんで10秒もみ洗いし，

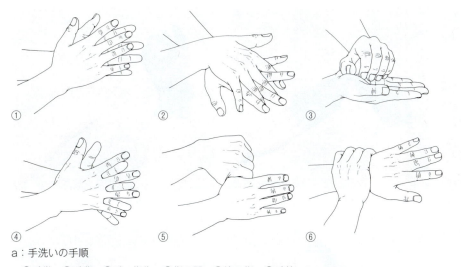

a：手洗いの手順
　①手掌，②手背，③爪・指先，④指の間，⑤第1指，⑥手首

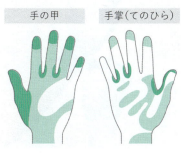

手の甲　　手掌（てのひら）

□洗い残しの頻度が低い部位
　洗い残しの頻度が高い部位
　洗い残しをもっとも生じやすい部位

b：洗い残しを起こしやすい部位

図3　手洗い（速乾性手指消毒薬の擦り込み）の方法

流水で15秒すすぐと手指に付着したウイルスを1万分の1に減らすことができる）

⑥ペーパータオルや手指乾燥器で乾燥させる。共有のタオルは使用しない

⑦水道の蛇口は手を拭いたペーパータオルで閉める

⑧手洗い後，手が乾燥した状態でエタノール含有の速乾性手指消毒薬を手に取り，消毒薬が乾くまで十分に擦り込む

2 感染防止用個人防護具

感染防止でもっとも有効とされている感染経路の遮断のため，医療従事者が身に付ける資器材を個人防護具（PPE）という。救急現場活動で傷病者の血液や湿性生体物質から救急隊員を守るために，個人防護具の着用を徹底する。

救急現場活動での感染防止用個人防護具には，手袋，マスク，感染防止衣，ゴーグル，シューズカバーなどがある（図4）。

1）手 袋

感染防止用手袋は，傷病者の処置や血液・体液などの汚染物を扱うときや，救急車内の清掃や消毒，資器材の洗浄時に着用する。救急救助現場活動では，消防隊や救助隊も着用する。

ラテックス（天然ゴムの成分）によるアレルギーや，手袋を装着しやすいように手袋の内側に塗布された粉（パウダー）による炎症を起こすことがあるため，現在ではラテックス手袋，パウダー付き手袋は使用されていない。手袋は以下の状況で着脱，交換する。

- 着用：活動開始前，車内にて着用
- 交換：血液・体液などで汚染した，または血液・体液などに触れる可能性のある処置を行った後

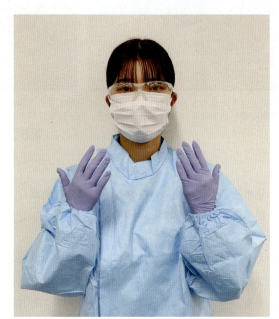

図4　救急現場活動での感染防止用個人防護具装着の例
手袋，マスク，感染防止衣，ゴーグル

手袋着脱時の注意点を以下に列挙する。

①自分の手にフィットするサイズを選ぶ

②長時間着用して手に汗をかいた場合は交換する

③傷病者間の交差感染を防止するために，傷病者ごとに手袋の交換と手指衛生を行う

④交通事故などで傷病者を救出するときには，手の損傷を防ぐため手袋を二重にするか，皮やケブラー®製の手袋を着用する

⑤汚染された手袋をしたままドアノブなどには触れない。触れた場合は，搬送終了後，拭き取り消毒する

⑥手袋を外すときは，汚染の可能性がある外側に触れないように手袋の表裏を逆にし，汚染面を内側に巻き込んで外す（図5）

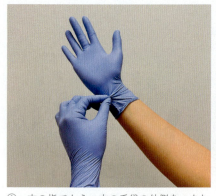
①一方の指でもう一方の手袋の外側をつまむ

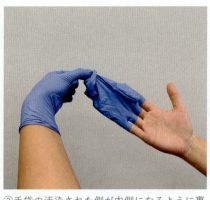
②手袋の汚染された側が内側になるように裏返しに外す

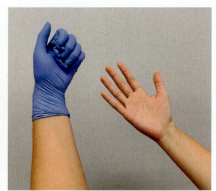
③外した手袋を丸めて握る

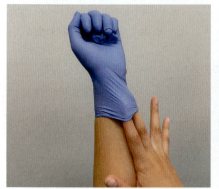
④手袋を外した指をもう一方の手袋の袖口の内側に滑り込ませる

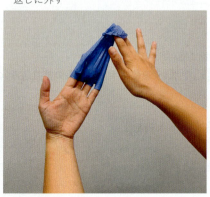
⑤手袋の汚染された面が内側になるように裏返しに外す

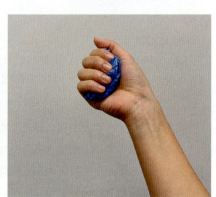
⑥汚染面をくるむように丸めて感染性廃棄物専用容器に廃棄し，手指衛生を行う

図5　手袋の外し方の手順

⑦使用後の手袋は感染性廃棄物専用容器に廃棄し，手指衛生する

2）マスク

マスクは咳，吐血や喀血，嘔吐，出血を伴う傷病者に対応するときなど，血液や体液が飛散するような場合に着用する。マスクの種類にはサージカルマスクとN95マスクがある。

マスクを長時間使用すると湿気を含みフィルター性を損なうので，適宜交換する。

(1) サージカルマスク

サージカルマスクは外科用（surgical）のマスクで，出血や嘔吐，吐血（喀血）が認められた場合などに着用する。サージカルマスクは不織布製のディスポーザブル（使い捨て）である。装着手順を**図6**に示す。

(2) N95マスク

N95マスクは米国国立労働安全衛生研究所（NIOSH）が定めた規格で，$0.3\,\mu$mの粒子を95％以上遮断できる微粒子用マスクである。空気感染を引き起こす結核・水痘・麻疹が疑われる傷病者や，エアロゾルによって感染する疾患に罹患している傷病者，または疑われる傷病者に対してエアロゾルが発生しやすい状況に接する場合に対して着用する。定められた方法であらかじめフィットテストを行い，各自に合ったN95マスクを選んでおく。

装着手順を**図7**に示す。

3）感染防止衣

感染防止衣は，吐血や喀血，嘔吐，出血を伴う外傷傷病者など血液や体液が飛散するような場合に着用する。また，汚染物が衣類へ直接飛散することを防ぐために救急車内の清掃や救急資器材の洗浄時にも着用する。

感染防止衣には上衣とズボンがあり，不織布製（ディスポーザブルタイプ）とフッ素樹脂で加工されたナイロン系（再使用タイプ）がある（**図8**）。

4）ゴーグル，フェイスシールド

ゴーグル，フェイスシールドは，出血を伴う外傷傷病者や，吐血や喀血，嘔吐など血液や体液が飛散するような場合，空気感染および飛沫感染する疾患に罹患しているまたは疑われる傷病者に対応する場合，エアロゾルが発生する処置を行う場合，呼吸器疾患，心停止傷病者の活動時に装着する。

5）シューズカバー

シューズカバーは，吐血や喀血，嘔吐，出血など汚染された住宅内で靴の上から，また住宅内に上がった後に汚染が認められた場合に装着する。

シューズカバーには不織布製やビニール製がある。

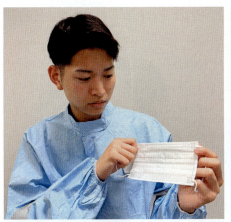
①マスクの表裏を確認する

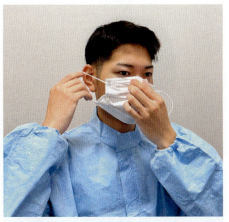
②マスクの正中を鼻に合わせてゴムひもを耳に
　かける

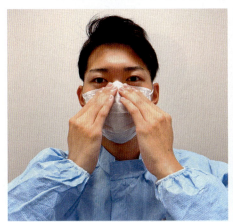
③ノーズピースを鼻の形に合わせて密着させる

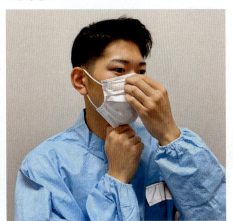
④マスクを十分に開いて鼻と口を覆う

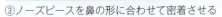
図6　サージカルマスクの装着手順

C　洗浄と消毒

1 清潔と不潔

　医療での清潔と不潔の定義は，日常生活におけるものとは異なる。清潔とは滅菌処理されている状態をいい，不潔とは滅菌処理されていない状態をいう。

　病院内での清潔・不潔の区別は厳密であり，清潔区域に滅菌処理されていないガウンや手袋などが触れただけでその区域内の医療資器材はすべて不潔とみなされ，新たに滅菌処理された資器材に取り替えられる。

2 洗浄・消毒・滅菌

　救急資器材の使用後は，「洗浄」「消毒」「滅菌」に分けて処理を行う。

1） 洗浄・消毒・滅菌の定義

　洗浄：対象物からあらゆる異物（汚物，有機物など）を除去すること。

　消毒：人体に有害な微生物の感染性をなくすか，数を少なくすること。

　滅菌：すべての微生物を殺滅させる，または完全に除去すること。

2） 洗浄・消毒・滅菌と対象資器材

　救急資器材の滅菌や消毒方法は使用する資器材によって決定され，表2に示す基準をもとに行う。

3 資器材の洗浄

　資器材を洗浄するときは，直接流水で洗うと水が飛び散り汚染物が飛散するので，バケツなどに水を溜め流水で洗浄する。また，汚染物の飛散による二次汚染を防止するために，ビニール手袋（家庭用ゴム手袋でもよい），感染防止衣（ビニール製エプロンでもよい），ゴーグルを着用する。

　資器材洗浄の手順を以下に示す。

①手袋，感染防止衣，ゴーグルを着用する

②バケツなどに水を溜め，流水で洗浄する

③資器材や汚染状態に応じて，ブラシやスポンジを使用し洗浄する

4 消毒区分と消毒の手順

　資器材の消毒はスポルティングの分類によって行う

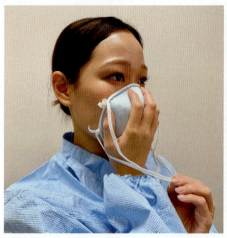

①マスクを鼻と下顎を覆うようにかぶせて密着させる

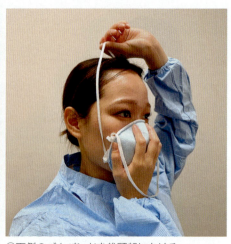

②下側のゴムバンドを後頸部にかける

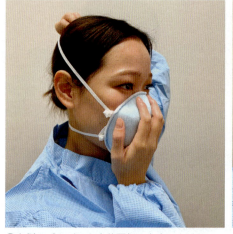

③上側のゴムバンドを後頭部の上方にかける

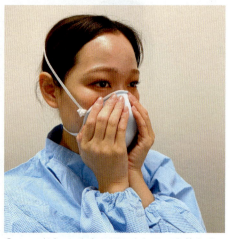

④ノーズピースを鼻の形に合わせて密着させ，両手でマスクを覆って息を強く吐いたり吸ったりして，空気漏れがないかを確認する（ユーザーシールチェック）

図7　N95マスクの装着手順

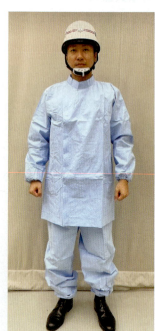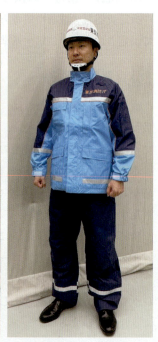

a：ディスポーザブルタイプ　　b：再使用タイプ

図8　感染防止衣

（表2）。滅菌が必要な静脈留置針や気管内チューブは単回使用（ディスポーザブル）のため，滅菌後に再使用することはない。経口・経鼻エアウエイや喉頭鏡ブレードなどの資器材は中水準消毒が必要となるため，洗浄後に次亜塩素酸ナトリウムや消毒用エタノールなどで消毒する。聴診器や体温計などは低水準消毒が必要となるため，洗浄後にグルコン酸クロルヘキシジンなどで消毒する。副子やバックボードなどは流水で洗浄し乾燥させる。資器材の消毒区分や消毒方法については添付文書に従う。

5 消毒薬の特性と注意点

消毒薬にはそれぞれ特性があり，対象となる微生物や救急資器材に対しての効果が異なるので，適応に注意する（表3）。

消毒液を使用する際の注意点を以下に示す。

①消毒液同士の混合は消毒液の効果を低くするため行ってはならない

②血液や体液，排泄物などを除去してから消毒する

表2　滅菌，消毒，洗浄の対象資器材

分　類	対　象
滅　菌	通常無菌の組織や血管に挿入されるもの • 静脈留置針 • 気管内チューブ • 食道閉鎖式エアウエイ
高水準消毒 中水準消毒	損傷のない粘膜や創のある皮膚に接触するもの • 喉頭鏡ブレード • マギール鉗子 • 経口エアウエイ • 経鼻エアウエイ • 酸素マスク • バッグ・バルブ・マスク　など
低水準消毒 洗　浄	損傷のない皮膚に接触するもの • 聴診器 • 血圧計のカフ • パルスオキシメータプローブ • 体温計 • 頸椎カラー • 副子 • ターポリン担架 • バックボード　など

スポルティングの分類（CDC が公表している医療機器の消毒や滅菌方法の
目安として用いられる判断基準）より改変して引用した
単回使用の資器材もあるため添付文書に従う

表3　消毒区分および消毒液の適応と注意点

区　分	消毒液	微生物				使用目的		注意点
		一般細菌	結核菌	芽胞	ウイルス	手指消毒	金属金具	
高水準	グルタラール	◎	◎	◎	◎	×	◎	刺激が強く，気道や眼の粘膜に害あり
中水準	消毒用エタノール	◎	◎	×	○	◎	◎	引火性あり
	次亜塩素酸ナトリウム	◎	○	○	◎	×	×	金属腐食性あり
低水準	グルコン酸クロルヘキシジン	◎	×	×	×	◎	◎	粘膜使用は禁忌
	塩酸アルキルポリアミノエチルグリシン	◎	○	×	×	×	◎	皮膚・粘膜への付着や吸入に注意

③定められた用法や量を守る

④消毒薬の噴霧は効果が不十分であり，吸入毒性があるため行わない

1）グルタラール

⑴ 特　性

芽胞[*1]をもつ微生物も含め，すべての微生物に対する殺菌力がもっとも高い消毒薬の一つである。

⑵ 注意点

刺激が強く揮発性があることから，皮膚だけではなく，気道（とくに鼻や喉）や眼の粘膜などにも害を及ぼす。必ず感染防止衣や手袋，ゴーグル，マスクを着用する。

2）消毒用エタノール

⑴ 特　性

エタノールはアルコールの一種で，揮発性の無色液体である。微生物の蛋白を変性凝固させることにより殺菌するが毒性は低い。多くの細菌，ウイルスに効果があるが芽胞には作用しない。

⑵ 注意点

大量使用時のエタノール蒸気による，眼や呼吸器系粘膜への刺激やエタノールの引火性に注意する。

汚染物を洗浄せずにエタノールを使用すると，蛋白が凝固し汚れが落ちにくくなるため，必ず汚染物を洗浄または湿式清掃後に使用する。プラスチック類やレンズ接

[*1] 芽胞は，一部の細菌が増殖環境の悪化に対して生き延びるために形成する，きわめて耐久性の高い細胞構造である。通常の細菌と比べて高温に強く，100℃の煮沸によっても完全に不活化させることができない。芽胞を形成する代表的な菌は，炭疽菌や破傷風菌，ボツリヌス菌などがある。

着面に用いると材質の劣化を生じることがある。

3) 次亜塩素酸ナトリウム

(1) 特 性

塩素系の薬剤で強い殺菌性があり，とくにウイルス汚染の消毒に適している。

(2) 注意点

塩素特有の不快臭と蒸気(塩素ガス)は眼や呼吸器系の粘膜を刺激するため，大量使用時は同時に換気を行う。また，金属の腐食性が強いため金属部の使用には適さない。直射日光で急速に分解されるため遮光し，低温で保管する。必ず希釈して使用する。蛋白質により失活するため，必ず洗浄や湿式清拭後に使用する。清拭と浸漬は0.02％で，血液・体液などの処理は0.1％で使用する。

4) グルコン酸クロルヘキシジン

(1) 特 性

無臭で毒性が低く，低濃度で広範囲な病原微生物に効果があるが，芽胞やウイルスに効果が低い。

(2) 注意点

細菌汚染を受けやすいため，長時間にわたる分割使用や継ぎ足しをしない。資器材の消毒は，0.1〜0.5％溶液で30分〜1時間浸漬させる。

5) 塩酸アルキルポリアミノエチルグリシン

(1) 特 性

菌体蛋白質をアルキル化することによって効力を発現する。抗菌スペクトル(適応菌種と作用強度)が広く，有機物による効力低下も少ないため，血液などにより高度に汚染された資器材の消毒に適している。

(2) 注意点

原液では皮膚刺激性が強いため，皮膚や粘膜に付着しないように注意する。また，刺激臭があるため，吸入しないようにマスクの着用が必要である。資器材の消毒は，0.2％溶液に10〜15分間浸漬させる。

6 救急車内の清拭と消毒

通常の救急搬送では，救急車内が血液や体液，嘔吐物などで汚染されていない場合は，感染リスクは決して高くない。そのため，直接皮膚が触れる場所以外(床など)は，湿式清掃(通常の水拭き)が行われることが多い。

消毒液の噴霧は，消毒液の吸入による人体への害があるため行ってはならない。

1) 床，壁面の清掃と消毒

目に見える汚染がない場合は，湿式清掃し乾燥させる。血液や体液，嘔吐物などで汚染された場合は，汚染物をペーパータオルで拭き取り，消毒液で消毒し乾燥させる。

2) 清拭と消毒の手順

①目に見える汚染が確認できない場合は，救急車専用のモップや布で湿式清掃し乾燥させる

②血液や体液，嘔吐物などで汚染された場合は，汚染物を除去し，その後0.1〜1％次亜塩素酸ナトリウム溶液で消毒清掃し乾燥させる

③高度な汚染(大量の血液や嘔吐物など)がある場合は，汚染物を除去し，流水で流した後に消毒し乾燥させる

7 感染性リネン類の取り扱い

血液や体液，嘔吐物，排泄物などが付着している，または湿っていると判断されるすべてのリネンを感染性リネンとして取り扱う。とくに空気感染を生じる開放性結核[*2]の傷病者を搬送したときのリネンや，疥癬[*3]などの害虫が付着したリネンには注意を要する。

感染性リネンの取り扱いの手順を以下に示す。

①個人防護具を着用する

②リネン類をビニール袋に密閉し，感染性リネンであることを明記する

③業者へクリーニングに出す際は，ビニール袋が破れない程度の量にする。クリーニングの業者に出さない場合は，80℃の熱水消毒を10分間行う。熱水消毒の設備がない場合は，0.02〜0.05％次亜塩素酸ナトリウム溶液中に30分間浸漬した後に通常の洗濯を行う。

④救急現場での消毒は行わない

⑤汚染が著しいなどの理由により廃棄する場合は，感染性廃棄物として処理する

8 感染性廃棄物の処理

血液・体液などが付着したガーゼ，手袋，感染防止衣などの感染性廃棄物は一般ゴミとは区別し，感染性廃棄物専用箱に廃棄する。

D 各種感染症への対応

1 結核への対応

結核罹患率は減少傾向で，近隣アジア諸国に比べ低い水準にあるが，米国などほかの先進国の水準と比較するとその率はまだ高い。結核は空気感染を起こすため，搬送中は救急車内の結核菌数を減らすことが重要となる。

[*2] 開放性結核：結核菌が喀痰などの排出物の中に認められる結核。

[*3] 疥癬：ヒゼンダニ(ダニの一種)の寄生による皮膚感染症で，皮疹や瘙痒が認められる。近年，病院や老人ホーム，養護施設などで集団発生の事例が増加している。

1）結核傷病者への対応

結核傷病者の搬送時には次のような注意が必要である。

①傷病者にはサージカルマスクを装着してもらう。酸素投与時のフェイスマスクでもよい

②換気扇を回すなど，救急車内の換気を良好にする対策をとる

③救急隊員はN95マスクを装着する（同乗する関係者にも装着してもらう）

④搬送後は救急車内の空気の入れ替えを行う

⑤資器材については適切な方法で洗浄と消毒を実施する

2）結核傷病者搬送後の対応例

⑴　傷病者の排菌情報を収集する

①傷病者の排菌情報は事前に確認する。事前に確認できない場合は事後に確認する

②空気感染予防策をとっていた場合は通常の健康診断を，空気感染予防策をとらずに接触した場合は，2カ月後にツベルクリン反応検査および胸部X線撮影，専門医受診を行い，必要に応じて予防内服を行う

③ツベルクリン反応陰性の者であって搬送後に陽転した場合には，専門医を受診し必要に応じて予防内服を行う

⑵　職員の健康管理を徹底する

①とくに2週間以上の長引く咳をしている職員は早期に受診する

②必要に応じて接触者検診（保健所で実施）を受診する（接触2カ月後）

2 新型インフルエンザへの対応

近年，世界各地で発生した鳥インフルエンザがヒトに感染し，新型インフルエンザに変異したことから，感染の拡大を防止するさまざまな対応が国際的な連携の下に行われている。わが国においても関係省庁で，「新型インフルエンザ対策行動計画」や「新型インフルエンザ対策ガイドライン」が策定され，消防庁も「消防機関における新型インフルエンザ対策検討会」によりその対応を示している。救急現場活動においては，基本的には標準予防策に基づいた対応を行う。以下に要点を示す。

1）感染防護具

①感染防止衣（上着・ズボン。つなぎタイプでなくてもよい。**図9**）

②手袋（感染防止衣の袖を手袋で覆う）

③サージカルマスク（エアロゾルが発生し得る手技などを行うときにはN95マスク）

④ゴーグル（顔面に密着するタイプ）

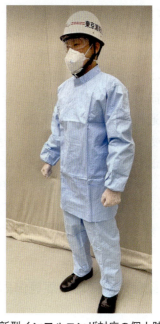

図9　新型インフルエンザ対応の個人防護具の例

⑤帽子またはヘルメット

2）消毒方法

①80℃の熱水に10分間浸漬する

②0.05〜0.5％次亜塩素酸ナトリウムで清拭または30分浸漬する

③消毒用エタノールで清拭または浸漬する

3）搬送上の注意点

①傷病者にはサージカルマスク（酸素マスク）を着用してもらう

②家族・関係者は同乗させない

③換気扇を回すなど，救急車内の換気を良好にする対策をとる

④周囲の環境汚染に留意し，手袋は汚染したらすぐに交換する

⑤手袋交換時は手指消毒を行う

⑥搬送先医療機関へ，新型インフルエンザ感染疑いであることを連絡する

⑦搬送後に新型インフルエンザであると判明した場合には，速やかに保健所などへ連絡し，「新型インフルエンザ積極的疫学調査ガイドライン　パンデミックフェーズ4〜6」（厚生労働省，2007年）に沿った対応を行う

4）資器材の取り扱いと救急車内の対応の注意点

①使用したマスクや手袋，感染防止衣などの防護具は汚染面を内側にして，ほかに触れないように注意しながら感染性廃棄物として処理する

②運転席と傷病者収容部分をビニールなどで仕切る。仕切りができない場合は，換気扇の使用や窓の開放により換気を良好にする

③消毒を行う前に十分に換気する

④ストレッチャーを外に出し，目にみえる汚染や手が頻繁に触れた部分を次亜塩素酸ナトリウムまたは消毒用アルコールで清拭・消毒する

⑤清拭・消毒は感染防護具を着用して行う

5）119番通報受信の対応の注意点

119番通報受信時には，症状に応じて新型インフルエンザ対策を念頭に置いた聴取が必要となる（図10）。複数の項目にチェックがついた場合，とくに渡航歴と症状のいずれの項目にもチェックがついた場合には，新型インフルエンザを疑って，感染防護具の対応を行う必要がある。

<渡航歴など>

□ 渡航歴（過去1週間）
　・渡航した国，渡航した場所
　・鳥インフルエンザ（or 新型インフルエンザ）の流行地域へ滞在，または立ち寄ったか否か

□ 鳥インフルエンザ（or 新型インフルエンザ）疑いの患者との接触の有無

<症　状>

□ 発熱の有無（　　　　　度）

□ 咳，呼吸困難の有無

□ 全身症状（頭痛，関節痛，筋肉痛）の有無

図10　119番通報受信時の聴取内容

（消防庁救急企画室：消防機関における新型インフルエンザ対策検討会報告書．より引用）

3　1類感染症，2類感染症等傷病者への対応

「感染症の予防及び感染症の患者に対する医療に関する法律」（感染症法）において，都道府県知事が入院勧告等を実施した患者に関する移送については，法第21条に基づき，都道府県知事の義務として規定されている。

感染症法における感染力や重篤さによる主な感染症の分類は，第Ⅲ編第5章「11　感染症」（p.634）を参照のこと。

1）都道府県知事が搬送する場合

感染症法に基づき都道府県知事による入院勧告などが出された患者や，確定診断前で一般の医療機関に入院中の患者，在宅療養を続けていた患者が，病原体診断などにより1類感染症または2類感染症に該当するとされた場合，感染症指定医療機関に搬送するのは原則として都道府県知事が行う業務とされている。この場合，都道府県の患者搬送車や市町村・民間救急に委託して実施される場合など，さまざまな状況が想定されるが，各地域の実状に合わせもっとも適切な運用を行う。

2）消防機関の救急搬送の場合

都道府県知事から入院勧告などが出されていない場合で，感染症か否かも不明な場合が含まれる。搬送後に患者が1類感染症や2類感染症であることが判明した場合には，必要な情報を，都道府県知事や診断医療機関から救急搬送担当者に速やかに連絡する。

4　新型コロナウイルス感染症への対応

重症急性呼吸器症候群コロナウイルス-2（SARS-CoV-2）が原因ウイルスである新型コロナウイルス感染症（COVID-19）は，2019年12月に中国・湖北省武漢市で初めて確認され，全世界に感染拡大した。わが国では，武漢市に滞在歴がある肺炎の患者が2020年1月15日に国内初症例として報告された。その後，「感染症の予防及び感染症の患者に対する医療に関する法律」に基づき指定感染症（2類感染症相当）に指定されていたが，2023年5月8日から5類感染症に位置づけが変更された。

COVID-19の感染経路は飛沫感染，エアロゾル感染，接触感染とされている。その感染が疑われる傷病者に対応する際は，以下の感染防止対策を行う。

①手指衛生の実施や，個人防護具（手袋，サージカルマスク，感染防止衣，ゴーグルなど）を着用し，標準予防策を講じる。個人防護具を外す際には，自分自身や周囲を汚染しないよう十分に注意する。

②エアロゾルが発生し得る状況ではN95マスクを着用する。

③傷病者および救急車に同乗する者に対しては，症状の有無にかかわらず可能なかぎりサージカルマスクを着用させる。サージカルマスクを着用させることが難しい場合は，飛沫から眼球を防護するためにゴーグルやフェイスシールドを装着する。

09 ストレスに対するマネジメント

A 救急救命士とストレス

人間は外的要因により身体的な傷を負うのと同様に，精神的にもさまざまな傷を負う可能性がある。救急救命士は職務上の特殊性から多層的なストレスにさらされる。災害や犯罪現場などの悲惨な状況下での活動では，被災者と同様の心理的ダメージを受ける可能性がある。救急現場で最初に被害者と接する立場であり，虐待や暴力の発見者として通報の役割も負う。この過程で救急救命士自身も強いストレスを体験する。職業的責任の重さもその負担を増大させる要因となる。

災害や犯罪現場での活動でなくても，日常業務において多様なストレス要因が存在する。職場内での人間関係や業務で生じる葛藤，傷病者や関係者による不当な要求への対応，さらにはほかの組織，例えば医療機関や医師をはじめとする医療従事者との連携構築においても，ストレスが蓄積し得る。このようなストレスは，身体的な疾病の発症や精神衛生の悪化につながる可能性がある。ストレスへの適切な対応を知ることは，自身や同僚のストレス対処に役立つ。

1 ストレスの概念

ストレスとは，本来は物理学で物体に生じるひずみを表現する用語であるが，1935年ごろから，それが生命に生じたひずみの状態を表現する言葉として使われるようになった。すなわちストレスとは，外部または内部から加えられた圧力や負担などの要因・刺激（ストレッサー）に応じて体内に生じたストレス反応の総和と考えられている。ストレス反応によって引き起こされる心身の障害がストレス障害である。

惨事ストレス（CIS）とは，火災などの大きな災害現場や戦場などで，悲惨な体験や恐怖などの体験をしたことによって受ける強い精神的ショック，ストレスをいい，非常事態ストレス，心傷性災害ストレスとも呼ばれる。災害救援者である消防職員をはじめ，警察官，自衛官，海上保安官，医師や看護師なども体験すると考えられている。しかし，消防職員などは「訓練されていて強く，冷静である」「使命感が強い」といった職業意識があるということで，惨事ストレスは長い間，見過ごされてきた経緯があり，「隠れた被災者」ともいわれる（図1）。

惨事ストレスは震災などの災害時のみならず，以下のような状況でも生じる。

①悲惨な傷病者（損傷の激しい身体や遺体，自殺者など）への対応
②子どもの遺体への対応（とくに自分の子どもと同じ年齢の場合など）
③被害者が肉親や知り合いである場合
④活動中にけがをした，あるいは同僚が負傷，殉職した場合
⑤強い緊張状態での活動
⑥トリアージの必要な現場
⑦救出した人の死
⑧救出できなかった活動
⑨衆人環視のなかやマスコミが注目する状況での活動
⑩活動に対して批判，非難を受けた場合

一方，職場生活でのストレスも増加してきている。厚生労働省の「労働安全衛生調査」によると，仕事の量・質の問題がもっとも多く，次いで対人関係（セクシャルハラスメント，パワーハラスメントを含む），役割・地位の変化などの問題があげられている。また，ストレスに伴う精神障害などの労災補償状況は年々増加傾向にある。

2 ストレス反応（ストレス障害）

惨事ストレスによってもたらされる反応は，特別あるいは異常な反応ではなく，誰にでも起こり得る一般的な

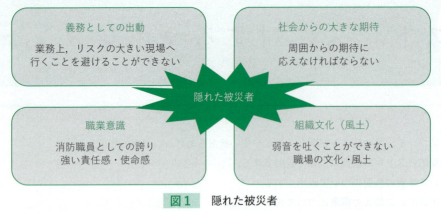

図1　隠れた被災者

人を助ける側であるがゆえに惨事ストレスが見過ごされてしまう可能性がある

表1　ストレス耐性を決定する要素

感知能力	ストレスを引き起こす原因があるときに，それに気づくか気づかないか
回避能力	ストレスを感じにくい(または作りにくい)性格かどうか
処理能力	ストレスを引き起こす原因そのものをなくしたり，弱めたりすることができるか
転換能力	ストレス状態に陥ったとき，そのストレスをよい方向に転換することができるか
経　験	過去に受けたストレスを引き起こす原因に，どの程度対応した経験があるか
容　量	ストレスをどれくらい溜めていられるか

反応であり「異常な状況における正常な反応」と理解されている。反応としてみられる症状は次のようなものであり，日常生活に支障をきたすようなストレス障害は，専門家による治療やサポートが必要になる。

1）解離症状

呆然とし，記憶が途切れている。感情が湧かない。

2）再体験症状

当時の場面が何かのきっかけで蘇り，いやな気分になる。出来事に関連する悪夢をみる。

3）回避症状

出来事を思い出させるような人・場所・状況を避ける。これまで楽しんでいたことを避ける。

4）覚醒症状

いらいらする。眠れない。過敏，過剰に用心深くなる。

5）自責感・生き残り罪責感(サバイバーズ・ギルト)

できなかったことやしなかったことを必要以上に後悔する。自分が無事であったことを責める。

6）組織や仲間に対する怒りや不満

これだけのことをしたのに組織は守ってくれない，こんな思いをしているのに誰もわかってくれないという気持ちになる。

7）仕事に対する意欲の低下

しばしば仕事を辞めたいと思う。こんなことになるのであれば，必死に頑張らずに適当にしておけばよかった

と思う。

8）その他

アルコール：極端に増え，量のコントロールが自分でできない。

うつ状態：気分の落ち込みや活力・意欲の低下，思考力・集中力の低下，自信喪失，睡眠障害，食思不振，自殺念慮・自殺企図。

3 ストレス耐性

ストレス耐性とは，ストレスを引き起こす原因を受けたときに，どの程度適切に対処・対応できるか(耐えられるか)という強さのことをいう。個々のストレス耐性には差があり，同じ環境下でもストレスを強く感じる人とそれほど感じにくい人がいる。ストレス耐性の高い人ほど大きなストレスを受けても乗り越えられ，耐性の低い人はちょっとしたことでも精神的に落ち込んでしまうという傾向がある。しかし，日ごろはストレス耐性の高い人でも，思わぬ失敗をした後に自信を喪失してストレス耐性が低くなり，小さなストレスでも影響を受けやすくなることがある。ただし，それぞれに個人差があるため他者と容易に比較はできない。

ストレス耐性を決定する要素には，ストレスに対する感知能力や回避能力，処理能力，転換能力，経験，容量(**表1**)のほか，同僚や上司，友人や家族などからの社会的サポート，健康的な生活習慣があり，これらがストレ

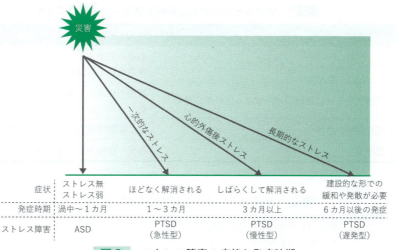

図2 ストレス障害の症状と発症時期

ス耐性を高める可能性がある。また，自身で意識した行動をとることなどでストレス耐性を高めることができるとされている。

4 心的外傷後のストレス障害

ストレス障害には，悲惨な状況や恐怖の状況での活動体験（心的外傷）後に，ストレス反応が1カ月未満に改善する急性ストレス障害（ASD）と，1カ月以上持続する心的外傷後ストレス障害（PTSD）がある（**図2**）。

1）急性ストレス障害（ASD）

追体験（フラッシュバック）や，心的外傷に関する出来事や関連する事象を避けようとする回避状態，神経が高ぶった状態が続き不眠や不安などが強く表れる過覚醒などが症状として現れる。これらの症状が心的外傷後から4週間以内に発症し，長い場合には4週間程度持続する。

2）心的外傷後ストレス障害（PTSD）

悲惨な状況や恐怖の状況での活動を体験した後，ストレス反応が1カ月以上持続するもので，持続期間や発症時期により，急性型（持続期間が3カ月未満），慢性型（3カ月以上），遅発型（6カ月経過後に発症）に分類される。

▶ **参考：燃え尽き症候群（バーンアウトシンドローム）**

燃え尽き症候群とは，意欲的に物事に取り組んでいた人が，いわゆる「燃え尽きた」（バーンアウトした）状態となり，無気力や自己嫌悪に陥る症状をさす。一般的に，熱心に取り組んできた物事から十分な満足感や達成感が得られず，心身が極度に消耗することで発症する。この状態は，大きな目標を達成した後に一時的に感じる虚脱感とは異なる，ストレス障害の一種である。

主な症状としては，無気力，強い精神的疲労感，無感動により表情が乏しくなるといった脱人格化があげられる。さらに，いらいら感，徒労感，自己嫌悪，達成感の低下，周囲への不信感や敵意などの否定的感情が現れる場合もある。身体面では，頭痛，肩こり，腹痛といった

症状が伴うことがあり，重症化するとうつ病を発症する可能性がある。これらの心身の不調により，休職や離職に至るケースも少なくない。

B ストレスへの対応

1 惨事ストレスへの個人での対応

惨事ストレスへの対策として，惨事ストレスの存在を認識し，心身の反応を理解し対策を立てることが重要である。

1）心理反応の理解

惨事ストレスは「誰もが影響を受ける可能性がある」ものであり，その影響は「異常な状況における正常な反応」であると認識することが大切である。

2）日常への復帰

約9割の人は専門家の助けがなくても自然に回復するといわれている。その回復を促すためには，十分な休息をとった後，速やかに日常的な生活や仕事の習慣を再開する。

3）気分のリフレッシュ

辛い気持ちを一時的にでも紛らわせることは有効である。そのために趣味や適度な運動を行う。

4）家族や友人の支援

家族や友人，同僚に話を聞いてもらうことでも，心理的な負担が軽減される場合がある。一緒に過ごすだけで気持ちが軽くなることもある。

5）専門家の助けを活用する

眠れない，食べられない状態が続く場合には，精神科や心療内科の受診を考える。信頼でき，率直に話ができれば，かかりつけ医でも十分な支援が得られることがある。

表2　デフュージングと心理的デブリーフィングの比較

	デフュージング	心理的デブリーフィング
目　的	自由な会話によるストレスの発散	心理の知識をもった人を主導に，出動した災害現場の活動を討論し，ストレスを緩和する
実施時期	災害から8〜12時間以内，できるだけ早い時期	事態が終息した後，自分自身の考えを少し整理できたころ
対　象	同じ部隊の隊員	同じ災害現場で，同程度の心的外傷を受けた隊員
実施者	部隊長	心理・精神保健の専門家

表3　惨事ストレスによるPTSD予防チェックリスト

- □ 1. 胃がつかえたような感じがした
- □ 2. 吐き気をもよおした
- □ 3. 強い動悸がした
- □ 4. 身震いやけいれんを起こした
- □ 5. 活動中，一時的に頭痛がした
- □ 6. 隊長や同僚の指示が聞こえづらくなったり，音がよく聞こえなくなった
- □ 7. 寒い日なのにおびただしい汗をかいた
- □ 8. 自分や同僚の身にとても危険を感じ，その恐怖に耐えられるか心配になった
- □ 9. 活動中，見た情景が現実のものと思えなかった
- □ 10. とてもいらいらしたり，ちょっとしたことでも気にさわった
- □ 11. わけもなく怒りがこみあげてきた
- □ 12. 現場が混乱し，圧倒されるような威圧感を受けた
- □ 13. 活動するうえで，重要なものとそれほどでもないものとの判断が難しくなった
- □ 14. 資器材をどこに置いたかまったく忘れてしまい，思い出せなかった
- □ 15. 活動中に受けた衝撃が，数時間しても目の前から消えなかった
- □ 16. 活動が実を結ばない結果に終わり，絶望や落胆を味わった
- □ 17. とても混乱したり，興奮していて合理的な判断ができなかった
- □ 18. 一時的に時間の感覚が麻痺した
- □ 19. 目の前の問題にしか，考えを集中することができなかった

- 自覚した症状が3つ以下であった場合：心理的影響は少ないと考えられる
- 自覚した症状が4つ以上であった場合：その後の経過に配慮することが望まれる
- 自覚した症状が8つ以上であった場合：心理的影響が強く，何らかの対応が必要

（消防職員の現場活動に係るストレス対策研究会：消防職員の惨事ストレスの実態と対策の在り方について．より引用）

2 惨事ストレスへの組織での対応

　惨事ストレスは，同じ災害に対応した隊員同士でデフュージングを行うなど，組織的な対応によって軽減することもできる（表2）。消防庁は，緊急時にメンタルサポートチームを派遣する体制をもっている。救急現場に居合わせ，応急手当などを行った市民に対するストレス対応への支援も重要である。

　惨事ストレスによる心理的影響の目安と，PTSDの予防・早期発見に役立つチェックリストの例を表3に示す。

1）デフュージング（一次ミーティング）

　デフュージング（図3）は，自由な会話によって短時間にストレスの発散や軽減を図ることを目的とし，災害現場からの帰署途上や帰署後，または発生から短時間のうちに，少人数（少人数の部隊ごと）で実施する。部隊の隊長が司会者となり，会話内容をほかに漏らさないことを確認したうえで災害現場活動の事実確認を行い，その内容を全員で共有し，ねぎらいや励まし，助言を行う。この際，隊員の発言に対する批判や責任の追及をしてはならない。

2）心理的デブリーフィング（二次ミーティング）

　心理的デブリーフィング（図4）は，同じ災害現場に出動し同程度の心的衝撃を受けた隊員のほかに，ファシリテーターとしての心理・精神保健の専門家を交えて行う。時間をかけてお互いの感情を吐露することで，「あのとき，こう感じたのは自分だけではなかった」と感情を共有し，ストレスの発散，孤独感の軽減，部隊の絆を深めることによって参加者の心理的負担を軽減できる可能性があるといわれている。

　しかし，デブリーフィングに関して近年では，PTSDの発症予防に効果がない，あるいは悪化させるという報告もある。行う場合には，専門家の介入を依頼する，参加を強制しない，単回で終わらせず継続的な支援を行うなどの配慮が必要である。

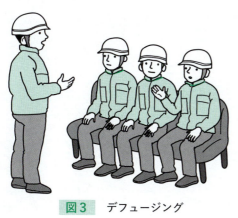

図3　デフュージング

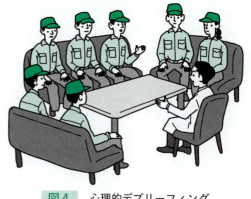

図4　心理的デブリーフィング

3）　消防庁緊急時メンタルサポートチーム

　2003年，消防庁に惨事ストレスが危惧される大規模災害や特殊災害などの発生に際し，現地の消防本部へ精神科医や臨床心理士などを派遣する「緊急時メンタルサポートチーム」が創設された。緊急時メンタルサポートチームは，派遣対象とする災害などの性格，規模などに応じて，消防庁があらかじめ登録した精神科医，大学教授，臨床心理士などに要請して編成される。消防職員を対象とした惨事ストレスの緩和ならびに ASD や PTSD の発生予防・軽減などを目的とするグループミーティングの進行や結果などに基づき，消防本部に配意すべき事項の助言および情報の提供を行う。

4）　バイスタンダーサポート

　救急活動時にストレスを受けるのは救急隊員を含む消防職員だけではない。救急現場に居合わせた者（一般の方，医療従事者の別なく）は，予期せぬ救急現場でできるかぎりの応急手当などの協力をしてくれた方であり，自分の行った行為に対して，それが適切であったのかといった自問などで心的ストレスが生じる可能性が報告されている。救急現場においては，救急隊とバイスタンダーで十分なデフュージングを行う時間をとることは難しいため，感謝の言葉とともに，感謝カードを活用したサポート（相談窓口）を行う。

第 2 章

救急医学概論/救急救命処置概論

01 観察総論

A 観察の目的と意義

傷病者への対応に必要な情報を, 主に傷病者の身体から収集することを観察という。傷病者を取り巻く環境なども観察の対象に含む場合もある。ここでは, 問診などによる情報収集も観察の一つとして取り扱う。

観察は, 救急救命士自らの視覚・聴覚・触覚・嗅覚などの感覚と, 資器材(観察資器材)を用いて行う。観察によって得られた情報は, 救急救命士が傷病者の病態, 緊急度・重症度, 処置の必要性などの重要な判断に用いる。そのため観察は慎重に行う必要があるが, 一方で観察に時間をかけると処置までの時間が遅れることになる。観察に要する時間を勘案し, 実施する観察を取捨選択したうえで, 迅速に行うように心がける。傷病者の容態や取り巻く環境は大きく変化し得るため, 観察は医師らに引き継ぐまで継続的に行う。

観察の質の向上には, 正常な状態を多く知ることが重要である。何が正常な状態かを知ることが異常の存在の認識につながる。

B バイタルサイン

バイタルサインとは, 生命徴候, つまり「生きている状態」を示す徴候を意味する。傷病者の病態を評価する基本的な情報であり, 救急医療に限らず臨床医療では欠かすことのできない重要な指標となっている。具体的には, 呼吸(数), 脈拍(数), 血圧, 体温の4つがバイタルサインに該当するが, 専門分野によって若干の違いがある。救急医療においては, バイタルサインに意識(レベル)を加えた5つとすることが多い。バイタルサインの異常の程度は, 呼吸や循環など生命の維持に必要な人体の生理的機能がどの程度障害されているかを反映する。

「バイタルサインの測定」とは, バイタルサインを数値で測定することをいう。ただし, とくに救急医療の現場では, 時間をかけて正確な数値を測定するよりも, 正常との差異のみを迅速に評価することを優先し, 例えば, 「呼吸は速い」とか, 「脈拍は弱い」と表現する場合がある。また, バイタルサインの測定は, 気道などの評価も含めたABCDE評価などとして行われる場合も多い。バイタルサインの測定方法と主な測定器具を表1に示す。

表1 バイタルサインの測定方法と主な測定器具

バイタルサイン	測定方法	測定器具
呼 吸	視診(回数, 様式, 左右差, 胸郭の動きなど) 聴診(気道狭窄音, 呼吸音の左右差など) 経皮的動脈血酸素飽和度(SpO_2)	聴診器 パルスオキシメータ
脈 拍	触診(回数, 脈の強さ, 不整脈など) 心電図(心拍数, 不整脈)	パルスオキシメータ 心電図モニター
血 圧	聴診(収縮期血圧, 拡張期血圧) 触診(収縮期血圧)	血圧計
意 識	JCS, GCS での評価	
体 温	視診(皮膚の色) 触診(身体の熱感, 冷感)	体温計(腋窩, 鼓膜, 非接触型など)

表2　救急現場活動で聴取する情報の覚え方

SAMPLE（サンプル）	
Symptoms	（主訴/症状）
Allergies	（アレルギー）
Medication	（服用薬）
Past medical history / Pregnancy	（既往歴/妊娠の有無）
Last oral intake	（最終食事摂取時刻）
Events leading to the injury or illness	（発症状況，受傷機転）

GUMBA（グンバ）		
G	原因	（発症状況，受傷機転）
U	訴え	（主訴）
M	めし	（最終食事摂取時刻）
B	病歴	（現病歴/既往歴）
A	アレルギー	（アレルギー）

BAGMASK（バッグマスク）		
B	病気・病歴	（現病歴/既往歴）
A	アレルギー	（アレルギー）
G	時間	（発症時刻/グルコース）
M	めし	（最終食事摂取時刻）
A	ADL	（日常生活動作）
S	主訴	（主訴）
K	薬	（服用薬）

観察の方法

1 問 診

1）問診とは

　問診とは，病態などの把握のために，傷病者自身や家族などの関係者から，主訴，現病歴，既往歴などを聞き取ることをいう。従来，問診は医師が診断や治療のために行うものをさしていたが，救急救命士が傷病者の状態の評価，救急救命処置の実施，適切な搬送先の選定のためなどに行う聞き取りも問診と呼んでいる。

　問診のみで医師による診断の多くが可能であるという調査もあり，問診による情報収集の重要性は高い。問診を行うには一定の時間と人手を要する一方で，救急の現場や搬送途上での時間的・人員的な余裕には限りがある。効率よく的確に問診するためには，十分な医学知識とコミュニケーション能力などの高度な技術と経験が求められる。

2）聴取事項

　問診で聴取する主な事項は次のとおりである。聴取事項についてよく知られている覚え方を**表2**に示す。

⑴ 主　訴

　主訴とは，傷病者が訴える身体の不調や苦痛のなかで中心的なものをいう。救急要請に至った直接の動機になったものなどが該当する。問診の最初に聴取するのが一般的であり，「どうなさいましたか」「なぜ119番通報を

されたのですか」という問いかけに対する最初の返答が主訴となることが多い。

　本人の訴えを確認できない場合，例えば意識障害などにより他者によって救急要請された場合は，主訴を「意識障害」とする場合などがある。訴えが複数ある場合は，傷病者にとってもっともつらい訴え，あるいは救急車を要請した理由としてもっとも大きいものを1つ選ぶのが原則になるが，それぞれが独立している場合などは主訴が複数となる場合もある。

　主訴は，「頭が痛い」などは「頭痛」とするなど，傷病者の表現を適切な症状名に表現しなおして記録する。

⑵ 現病歴

　現病歴とは，傷病者の訴える症状や病態が，いつから，どのように発生し，現在までどのような経過をたどってきたかをいう。現病歴を漏れなく聴取するための系統立ったアプローチとして用いられる OPQRST（**表3**）が知られている。

　①発症日時と発症様式

　いつから（発症日時），どのように（発症様式）症状が起こったかを聞き出す。発症様式は，「突然」「急に」「徐々に」などと表現される。「突然」は「トイレで立ち上がったとき」など，ある一瞬を境に症状が出現する状況で使われることが多いが，「突然」「急に」「徐々に」などの意味するところは人によりさまざまであるため，何をしているときに発症したのか，数秒単位で症状が出現したのか，数分か，数時間あるいは数日前からかなどを丁寧に確認する。とくに，何をしているときに発症したかを明らかに

表3　病歴聴取における OPQRST

Onset（発症様式）
　例：突然，1週間前から　など
Provocative/Palliative factors（増悪/緩和因子）
　例：動かすと痛い，目をつぶるとよくなる　など
Quality（性質）
　例：ズキズキする，締めつけられる　など
Radiation/location（放散/部位）
　例：こめかみ，みぞおち　など
Severity（程度）
　例：これまでで最強の痛み，眠れないくらい　など
Timing/duration（タイミング/持続時間）
　例：いつも食後30分，発症から1時間程度　など

答えられるような場合は，傷病の鑑別に有用な情報となる。

②症状を増悪させる状況（増悪因子），軽快させる状況（緩和因子）は何か

仰向けになると増悪する，膝を曲げると楽になるなど，症状が変化する要因を聞く。例えば十二指腸潰瘍では，空腹時に腹痛が起こり，食後に痛みが和らぐ傾向がある。

③どのような症状か

痛みについての症状を聴取するときは，「刺すような」「締めつけられるような」「焼けつくような」「うずくような」などを具体的に尋ねる。また，「脂物を食べた後」「階段を昇った後」「めまいが起きた後」など，症状が起こる誘因や前駆症状なども聴取する。

④どの部位か

症状が現れている場所および範囲について聞く。左右どちらかに偏っているのか，左右対称なのかを聴取する。急性冠症候群では歯への放散痛も知られている。

⑤どの程度か

程度の感じ方は傷病者によってさまざまである。痛みや悪心などを客観的に評価することは困難であるが，数字や言葉で表現して程度を推測したり，時間経過での変化を観察することは有用である。「これまでで最悪か」「眠れないほどか」など，聞き方の工夫も必要となる。

⑥どのような経過で起こったか

症状が現れてから徐々に増悪しているのか，不変なのかを聞く。症状が間欠的である場合は，持続時間や周期性の有無などを確認する。

⑦随伴症状は何か

何らかの症状に関連して起こる症状を随伴症状という。腰痛に下肢の痛みやしびれを伴えば腰部脊柱管の疾患が示唆されたり，マムシ咬傷で物が二重に見える（複視）ことがあれば重症と判断できることもある。診断に結びついたり，疾患の重症度判定にかかわることがあるため随伴症状の有無の聴取は有用である。

⑧その症状で医療機関を受診したことがあるか

医療機関を受診したことがあれば，その際の診断名などは重要な情報となる。

⑨処方されている薬

薬は，それまでの病歴を示す重要な情報である（詳しくは p.190，第Ⅱ編第3章「1　医薬品の基礎」を参照）。可能なかぎり薬剤情報をとって医療機関へ提供することが望ましい。

（3）基礎疾患

現在治療中の疾患を基礎疾患という。高血圧症や脂質異常症，糖尿病が基礎疾患にあると，虚血性心疾患や脳血管障害の危険性が高まることが知られている。

（4）既往歴

既往歴とは，傷病者の出生時から現在までの健康状態および病歴をいう。これにはこれまでにかかった傷病で現在は治癒しているものや外傷歴，手術歴，食事や薬剤のアレルギー歴，妊娠・出産歴が含まれる。

（5）社会的背景

発症要因として傷病者の生活環境や習慣の影響が考えられることがある。職業や家族状況，飲酒・喫煙歴，旅行・海外渡航歴など，必要性に応じて聴取するが，言葉の使い方などには十分な注意を払う。

①職　業

仕事内容が事務的なものか，肉体労働か，特定の肢位をとるものか，手指を酷使するものかなどは，ある種の疾患の要因となり得る。

②生活状況

家族背景，同居者の有無などを確認する。小児では主に養育にあたる人，高齢者では介護認定の程度や日常生活動作についても確認する。

③飲酒歴・喫煙歴

飲酒と喫煙の有無，その期間・量について確認する。

3）質問の方法

問診で情報を得るために医療面接で用いられるいくつかの方法がある。

(1) 自由質問法

傷病者に自由に答えさせる質問法で，比較的バイタルサインが安定している傷病者に対して行われる。「どうしましたか？」「どのような症状ですか？」など。

(2) 重点的質問法

得られた情報の詳細を確認するための質問法。「痛いのはどこですか？」「いつからの痛みですか？」など。

(3) 直接的質問法

「はい」「いいえ」の選択をさせる質問で，呼吸困難や強い痛みなどで会話が困難な傷病者に対して有用である。

(4) 多項目質問法

具体的な複数の項目をあげ選択させる質問で，不定愁訴や要領を得ない高齢者などに対して有用である。「痛いところは右ですか，左ですか，真ん中ですか？」など。質問と観察を組み合わせ，直接身体を触りながら確認してもよい。

(5) 中立的質問法

聴く側（救急隊員）の意見や考えを入れずに傷病者の話を促す質問法。不定愁訴やコミュニケーションのとりにくい傷病者に対して有用である。「それからどうされましたか」「それをどのように感じましたか」など。

2 視 診

視診とは，目で見て，身体の形態や機能の異常，疾患の徴候を観察することをいう。必要に応じて毛髪をよけたり，衣服をはだけ，隠れている部分の観察を行う。皮膚の色・発疹・変形・打撲・創傷などの大きさや形，位置などから身体の内部の異常を推測する。左右の対称性に留意することも重要である。

3 聴 診

聴診とは，病態などの把握のために，傷病者の身体から生じる音を聴き取ることをいう。聴診器を使用して行うことが多く，呼吸音，心音，腸雑音などを聴取する。周囲の環境によって，聴診の質は大きく影響を受ける。静かなときには聞こえる音も騒音があればかき消される。強い音を聞いた直後には，それに続く弱い音が聞きにくくなる。

呼吸音は，呼吸に伴い生じる音をいう。聴診器がなくても聴取可能であるが，聴診器を用いることでより詳細な観察が可能となる。呼吸音は，気管，気管支，肺胞でそれぞれ異なり，気管呼吸音，気管支呼吸音，肺胞呼吸音として区別される。呼吸音の減弱や消失，左右差，呼気の延長などを異常としてとらえる。呼吸運動に伴って聴取できる異常呼吸音を肺雑音という。とくに気道狭窄音と左右差に留意する。

心音は，心臓の動きによって生じる音をいう。通常，聴診器を用いて評価する。心音は，不整脈の有無の評価や，とくに新生児の心拍数の測定などで有用に活用できる。心タンポナーデによる心音の減弱などは，心音を経時的に聴取することで観察できる場合がある。心音のⅠ音，Ⅱ音などの評価を，救急現場活動に活用する場面は限られている。

腸蠕動音は，消化管内を内容物やガスが移動するときに生じる音をいう。慣習的にグル音，腸雑音などと呼ばれることがある。空洞のパイプ内を動く水の音に似ている。救急現場での聴診は困難な場合も多いが，腹膜刺激症候を伴う腹痛などで腸雑音の亢進や減弱を確認できれば，腸管の状態を推察するのに有用である。

そのほか，救急現場では主に血圧を測定する際に脈拍に同期して聴こえるコロトコフ音，血液透析を受けている傷病者のシャント音が観察項目となる。

4 触 診

1) 触診とは

触診とは，傷病者の身体を手指で触れて，各部の状態を観察・評価することをいう。皮膚や皮下組織，内部臓器，筋肉，骨，関節などが触診の対象となる。指先，手掌などを用いて，局所の形状，固さ，温度などの性状や，圧痛の有無などを調べる。片手で行う場合もあれば，両手で双方を重ねたり，両手で対象を挟み込むようにして行う場合がある（p.315，図7とp.316，図10参照）。

皮膚の触診では，局所の熱感や冷感，湿潤，腫脹や浮腫，腫瘤や硬結，圧痛や皮膚感覚の異常，皮下気腫の有無などを評価できる。関節，骨の触診では，拘縮や麻痺，動揺や轢音，圧痛などの有無を評価できる。

2) 留意点

- 手袋の着用に関係なく，指先や手掌は清潔に保ち，爪は傷病者を傷つけないように整えておく。
- 手指は適切な温度に保つ。とくに冬季は，冷たい手で触診をして傷病者に不快感を与えないよう注意する。
- 傷病者の身体に触れることをあらかじめ伝える。
- 触診で力を加える際は，力を徐々に加えていく。ただし，評価のために強い力や急な力を必要とする場合は，事前にその旨を説明してから行う。
- 痛みのある部位は最後に触診する。例えば腹部の診察で，最初に痛みのある部位に触れると，腹壁の筋肉が緊張し，以後の触診が困難になることがある。

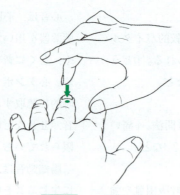

図1 打診の方法

5 打 診

1) 打診とは

　傷病者の身体を，指や器具を用いて叩き，その際に発生する音や振動の性質を聴き分けて，その部位や深部の性状を判断することをいう。肺や腸管など内部に空気が存在する臓器と，心臓や肝臓など血液が充満している臓器が隣接している部位では，打診音の変化を比較的容易にとらえることができるために有用性が高い。

2) 方 法

　打診のもっとも一般的な方法は，左手中指の中節を傷病者の体表にぴったりと密着させ，その指の背面を右手中指の指頭で叩く方法である（**図1**）。右手は，手関節のみをスナップを効かせるようにして勢いよく動かして叩く。叩いたのちは，すぐに左指背面から離す。この瞬間に発生する音の音量，音質，音調，振動などを評価する。胸部などは左右両側で行い比較することで異常をとらえやすくなる。

02 全身状態の観察

A 外見の観察

救急現場に到着したら，傷病者に近づきながら体位，顔色・表情，皮膚の状況，嘔吐，外出血，四肢の変形などの有無を大まかに観察し，傷病者の緊急度・重症度を推測する。

1 体 位

人は，自ずと苦痛を最小限に抑え，楽な姿勢をとろうとするため，症状・病態と体位には密接な関連がある。したがって，接触時の傷病者の体位の観察は，病態を把握するうえで重要な情報源となる。

立位がとれる傷病者は比較的，呼吸や循環が安定していると考えられる。仰臥位は，通常，呼吸を抑制する体位であるため，傷病者が自発的にこの体位をとることはまれである。自分で体位を変えることができない意識障害，麻痺，心停止などの状況で生じることが多い。坐位は，重力の影響で横隔膜が下降し，胸腔が広がることで呼吸が楽になる体位である。そのため，呼吸困難を訴える傷病者や呼吸障害のある傷病者に多くみられる。腹痛は，腹壁の緊張をとることで改善することがあり，座っている状態では前かがみになったり，仰臥位や側臥位で膝屈曲位をとることが多い。胆石症や尿管結石では，激しい疝痛発作のため，身の置き所がなく次々に姿勢を変えたりうずくまってじっとしていることがある。

2 顔色・表情

顔色や表情の大まかな観察によって，傷病者の病態を評価するうえで重要な情報が得られる。血の気のない顔色は「顔面蒼白」と表現され，皮膚の循環不全や血色素量（血液中に含まれるヘモグロビン量）の減少によって生じ，ショックや高度の貧血の際などにみられる。顔面のチアノーゼは低酸素血症を示唆する。顔面紅潮は，精神的興奮や発熱でみられ，皮膚血流の増大を意味する。無表情や虚脱状の顔貌は，ショックや発熱などさまざまな原因による意識障害で生じる。

目の開閉状態や表情の変化から，おおよその意識レベルを推測することができ，苦悶様顔貌では痛みや呼吸障害の程度を推し量ることができる。

3 皮 膚

色調，温度，湿潤度，皮疹，外傷の有無などを大まかに観察する。色調は，蒼白，紅潮，黄疸などの有無を確認する。温度は，冷感や熱感の有無を，湿潤度は発汗の有無や程度を確認する。ビニール手袋をした状態では正確性が劣ることに留意する。

皮膚の色調の変化から示唆される緊急度の高い疾患としては，チアノーゼでは低酸素血症，蒼白ではショック，紅潮ではアナフィラキシー，一酸化炭素中毒などがある。

4 悪心・嘔吐

悪心・嘔吐はさまざまな原因で嘔吐反射中枢が刺激されることによって起こり，頭蓋内の疾患だけでなく，前庭機能の異常や消化管の疾患で多くみられる。胆石症，心筋梗塞，片頭痛，つわりでも嘔吐することがある。出場した現場に嘔吐痕があったら，食物残渣様であるのか，血性であるのか，薬物などの臭いはないかなど，その性状についても確認する。意識障害がある場合は嘔吐による気道閉塞に留意し，口腔内吸引などの準備をしておく。

5 喀血・吐血

喀血は主に気道からの出血で，咳嗽とともに喀出され，鮮紅色であることが多い。比較的少量でも気道閉塞をきたすことがあるため注意する。吐血は主に上部消化管からの出血によるもので，胃酸の働きを受けて褐色〜黒色となることが多い。鼻出血や口腔内からの出血，多量の喀血を嚥下して嘔吐することもあるため，「口から血が出た」との訴えがある場合，これらも想定して鑑別する。また，現場で推定された出血量についても記載し，報告する。

6 四肢の変形

一見して明らかな変形があれば，外傷による骨折や脱臼を疑う。

7 外出血

活動性の外出血とは，静脈性，動脈性を問わず出血が持続している状態をさす。必要に応じて着衣を裁断し，出血の部位や状態を直接確認して，直ちに直接圧迫止血を行う。

8 失禁

会陰部，殿部を観察し，尿や便の失禁があるかどうかをみる。失禁があれば，一時的にでも意識消失をきたした可能性がある。

9 けいれん

けいれんとは，自分の意志と関係なく全身や身体の一部の筋肉が収縮することで，全身性のけいれんは大きく強直性けいれんと間代性けいれんに分けられる。強直性けいれんでは四肢や体幹の筋が持続性に収縮し，緊張して強張った状態になるため，四肢は強く突っ張ったまま，あるいは屈曲したままとなる。間代性けいれんでは筋肉が収縮と弛緩を繰り返す（病態の詳細は，p.496「3 けいれん」を参照）。けいれんしている傷病者で強直・間代

などの用語に特定することが困難であれば，筋肉の収縮と四肢の様子を把握し報告する。可能であれば，動画として記録する。けいれん中は転落の予防，けいれん後の意識障害には気道確保に留意する。けいれんの持続時間，発症したときの様子，初めてのけいれんか否か，服用中の薬，脳血管障害や頭部外傷の既往などの把握が重要である。

10 栄養状態

眼球が陥凹して頬がこけたり，筋肉が落ちて肋間や鎖骨上窩が陥凹している傷病者では低栄養状態を考える。不十分な栄養摂取，下痢などによる吸収不良，悪性腫瘍などを想定し，数週間〜数カ月での体重変化や食思の有無，日常的なアルコール摂取の有無などを聴取する。明らかな過体重は，糖尿病，高血圧，心疾患など多くの疾患の危険因子となる。

11 会話・態度

傷病者との会話から病態が示唆されることがある。会話の内容が現実に即しているか，態度が協力的であるか，幻覚や妄想がないか，不安・抑うつ，多幸的でないか，大げさすぎないかを観察する。肌や衣服の汚れから，入浴などの衛生的な活動がおろそかになっている可能性が考えられる傷病者では，うつ病，認知症，アルコール依存症，薬物乱用，近親者によるネグレクトなどの可能性も考える。

12 行　動

錯乱，凶暴，あるいは意味不明の行動がみられる場合には，アルコールや覚醒剤，麻薬，危険ドラッグによる中毒，精神疾患の既往，人格異常などの可能性を考える。このような場合には自傷や他害の危険性があるため，警察など関係機関との連携を含め，細心の注意を払う。

B 気道に関する観察

1 気道の観察

気道の開通性，気道内の異物・分泌物の有無，喉頭・気管の位置，形態などを観察する。

傷病者に意識があり，正常に発声できれば気道は開通していると評価できる。舌根沈下，喉頭浮腫，気道異物などにより上気道に狭窄をきたすと，吸気時の狭窄音として喘鳴が聴取される。完全閉塞では喘鳴も聞こえなくなる。意識障害がある傷病者でいびきを伴う呼吸がみられれば，舌根沈下による気道狭窄を考える。上気道の狭

窄や閉塞では，シーソー呼吸を呈する。また，吸気時に甲状軟骨が下方に動き(気管牽引)，同時に胸骨上窩，鎖骨上窩や肋間の陥凹が生じる(陥没呼吸)。嗄声や発声困難も気道狭窄の重要なサインとなる。

異物は口腔や咽頭を直接観察して確認する。分泌物などが多ければ，いわゆる「ガラガラ音」が生じる。口腔内，咽頭内の吸引によっても異物や分泌物を確認できる。喉頭・気管の位置，形態は，甲状軟骨の位置や動きを観察したり，気管を触診・視診することで評価する。外部からだけでなく，口腔内や咽頭部を直接観察し，解剖学的異常や腫脹の有無，出血などを確認する。

2 留意点

口腔や咽頭内は，適切な照明と喉頭鏡などの器具を用いて観察することが重要である。気道の観察の際には，呼気や分泌物による感染リスクに留意するなど，適切な手技と衛生管理が求められる。気道閉塞が疑われる場合は，速やかに気道確保の処置に移る。

C 呼吸に関する観察

呼吸の観察は気道が確保されていることが前提となる。

1 呼吸の有無

一見して呼吸しているかどうかわからない場合は，傷病者の胸と腹部の動きに注目して呼吸の有無を評価する。10秒以上の呼吸運動を認めなければ呼吸停止(無呼吸)，あるいは心停止と判断する(p.418「8　救急蘇生法」参照)。

なお，心停止の直後にみられる異常な呼吸様運動を死戦期呼吸と呼ぶ。動きは不規則で浅く，まばらなことが多く，有効な換気は得られない。下顎が引き下げられて口をパクパクさせるようにみえる動き(下顎呼吸)や，しゃくり上げるような動き，あえぐような動きなどがある。死戦期呼吸を認めたら心停止と判断し，心肺蘇生(CPR)を開始する。

2 呼吸の性状

自覚症状としての呼吸困難や，他覚症状として苦しそうな呼吸がみられるときには，呼吸に何らかの異常があると考えて呼吸の性状を見極める。すなわち，呼吸様式，胸郭の動き，呼吸補助筋の使用の有無，呼吸数と呼吸の深さ，呼吸の周期(時相)について観察する(表1)。

1) 呼吸様式

傷病者の胸と腹部の動きから，胸式・腹式・胸腹式のいずれの様式であるかを把握する。胸式呼吸は主に肋間筋による呼吸，腹式呼吸は横隔膜による呼吸である。通常は，肋間筋と横隔膜の双方で呼吸がなされる胸腹式呼吸である。ただし，年齢によって偏りがあり，新生児や乳児は肋骨の走行が水平に近く，かつ肋間筋が発達していないので腹式呼吸が優勢となり，高齢になると肋軟骨が骨化して胸郭が拡張しにくくなるため腹式呼吸が目立つようになる。胸壁と腹壁の運動は協調しており，吸気時に胸郭が広がるとともに，腹部も膨らむ。呼気時には，胸郭も腹部も縮む。

下部頸髄損傷では肋間筋が麻痺する一方で，横隔膜の運動は残るため腹式呼吸のみとなる。腸管ガスの増加や多量の腹水貯留などによって横隔膜の動きが制限されると胸式呼吸が優勢となる。舌根沈下，喉頭浮腫，気道異物などによる上気道の狭窄や閉塞では，胸部・腹部の運動が協調せず，吸気時に胸部が下がって腹部が膨らみ，呼気時に胸部が上って腹部が下がるシーソー呼吸(図1)が生じる。

口すぼめ呼吸は慢性閉塞性肺疾患(COPD)や気管支喘息の傷病者に特徴的であり，末梢気道の狭窄を少しでも軽減するために，口笛を吹くようにして，少しずつ息を吐き出す呼吸である。

2) 胸郭の動き

胸郭の動きの深さ，左右差，奇異呼吸の有無をみる。深さが浅い場合を浅表性呼吸という。普通，頻呼吸も同時に生じる。深くて速い呼吸は過換気などと表現され，過換気症候群などで生じる。さまざまな病態で生じるが，肺炎や肺水腫による肺コンプライアンスの低下や，気胸などによる肺の拡張障害によって換気が制限されたり，肋骨骨折や胸部外傷などによる疼痛で呼吸の深さが制限され生じる。クスマウル呼吸は，中断のない持続的，規則的な深呼吸であり，中程度までの頻呼吸を伴う。糖尿病ケトアシドーシスなど高度な代謝性アシドーシスや尿毒症などの際にみられる。

正常では，両側胸郭は左右同時に均等に動くが，気管支の閉塞，無気肺，気胸，血胸，胸水の貯留，横隔神経麻痺，胸膜癒着，重篤な肺炎や肺腫瘍などでは，患側胸郭の動きは健側より小さくなる。

胸壁の一部が周囲との連続性を失うと，その部分が吸気時に陥凹し，呼気時に突出する奇異呼吸を呈する。肋骨1本の骨折や肋軟骨の連結解離でも生じ得るが，多発肋骨骨折などで胸郭の支持性が失われるほどの状態であればフレイルチェストと呼ぶ。なお，「奇異呼吸」は，①左右が対称的な動きでない，②胸部と腹部の動きが同調していない，③胸郭の一部が他と逆の動きをするものを広く含めて使用されている。

表1 呼吸の性状

変化	名称や状態	呼吸様式	考え得る原因
正常			
呼吸数の変化	頻呼吸		酸素需要が増大する病態（肺炎, 心不全, ショック, 発熱など）や精神的要因など
	徐呼吸		麻薬中毒, 頭蓋内圧亢進, 睡眠薬の服用などによる呼吸抑制
深さの変化	深い呼吸（1回換気量の増大）		甲状腺機能亢進症, 貧血
	浅い呼吸（1回換気量の低下）		呼吸筋の筋力低下, 睡眠
呼吸数と深さの変化	浅表性呼吸		1回換気量が低下する血胸, 気胸, 多発肋骨骨折, 無気肺など
	呼吸数と深さの増大（過換気）		過換気症候群, 橋出血などによる中枢性過換気
	クスマウル呼吸		代謝性アシドーシス, 尿毒症
周期の変化	チェーン・ストークス呼吸		呼吸中枢の異常, 重度の心不全, 脳の低酸素状態
	失調性呼吸		脳幹障害による呼吸中枢の高度な障害

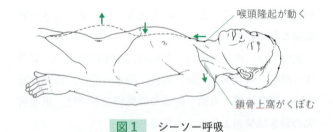

喉頭隆起が動く

鎖骨上窩がくぼむ

図1 シーソー呼吸

吸気時：胸部が陥没し, 腹部が膨らむ
呼気時：その逆となる

3) 呼吸補助筋の使用

　健常者の安静時呼吸は, 主に横隔膜や外肋間筋の収縮と弛緩によってのみ行われる。これに対し努力呼吸とは, 安静時には使用しない呼吸補助筋を用い, 吸気時には胸鎖乳突筋, 呼気時には内肋間筋や腹筋などを動員する呼吸をいう。安静時呼吸では, 胸腔内圧は呼気終末を除いて陰圧であるが, 努力呼吸では, 呼気時全体で陽圧となる。この呼吸様式は低酸素血症や喘息などで認められる。胸鎖乳突筋が発達している傷病者では, 慢性的な呼吸器疾患の存在を疑う（図2）。

4) 回数の異常

　正常では, 安静時の呼吸は12〜20/分, 新生児では40〜60/分であるが個人差がある。正常より呼吸数が減少した状態を徐呼吸, 増加した状態を頻呼吸という。傷病者にとって呼吸数が正常なのか異常なのかは, 前述し

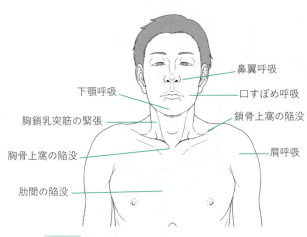

図2　呼吸補助筋を使用した努力呼吸の例

骨のない，「軟らかい」場所に注目する

ラベル: 鼻翼呼吸／口すぼめ呼吸／鎖骨上窩の陥没／肩呼吸／下顎呼吸／胸鎖乳突筋の緊張／胸骨上窩の陥没／肋間の陥没

た努力呼吸の有無などと併せて総合的に評価する。

5）時相の異常

安静時の自発呼吸では4つの時相が認識できる。吸気相では吸息と吸気ポーズ（吸気が完了した直後の静止状態）があり，呼気相では呼息と休止期がある。一般に呼吸回数が増えるにつれて休止期の時間が短くなる。ただし上気道狭窄では，気道抵抗がとくに吸気時で強くなるため，吸気時間も延長することが多く，呼吸回数が増えないこともある。一方，COPDの増悪や気管支喘息の発作など下気道の狭窄では，気道抵抗がとくに呼気時に強くなるため，呼息時間も長くなり，呼吸数が増えないこともある。呼吸回数だけで判断せず，時相の異常を認識する必要がある。

6）リズムの異常

リズムの異常としてはチェーン・ストークス呼吸，失調性呼吸（ビオー呼吸），クスマウル呼吸などが知られている。チェーン・ストークス呼吸は，初めに小さい呼吸が起こり，しだいに深く大きな呼吸となり，そしてまた徐々に小さな呼吸となって数十秒程度の無呼吸となるもので，周期性呼吸の一つである。呼吸中枢の異常や重度の心不全，脳の低酸素状態などで生じる。失調性呼吸でも無呼吸と深呼吸を繰り返すが，チェーン・ストークス呼吸と異なり一過性である。脳腫瘍や外傷，髄膜炎による頭蓋内圧亢進など，脳幹部の障害を示唆する。

D　循環に関する観察

1　脈拍の有無

心臓の拍動を心拍というが，これにより身体の表面近くを走る動脈を拍動として触れるものを脈拍という。脈拍は身体のいろいろな部位で触知できる（**図3**）。通常は

傷病者の手掌を上に向けて軽く伸展し，手関節近くの橈骨動脈上に観察者の2指（示指，中指）または3指（示指，中指，環指）の指腹を当てて観察する。脈がなかったり，弱いときには観察者自身の脈と誤ることがあるので注意する。まず脈拍の有無をみて，その強さから収縮期血圧を大まかに推定する。橈骨動脈が触知されなければ，大腿動脈や頸動脈が触知できるかどうかをみる。脈拍を触知できる動脈の部位によって，推定される収縮期血圧を**表2**に示す。次に回数とリズム（整か不整か）をみる。さらに脈拍の大きさ（拍動の振幅のこと，後述）と同じ部位での左右差をみる。大動脈疾患や末梢の血管疾患，麻痺がある場合には脈拍の触れ方に左右差が生じることがある。

2　脈拍の性状と様式

1）脈拍数

1分間の脈拍の数であり，通常，10秒間脈拍数を数えそれを6倍したり，15秒間脈拍数を数えそれを4倍したりして脈拍数を求める。不整脈がある場合には30秒間数えて2倍する。心電図モニターが付いている場合，脈拍がモニター波形と同期していることを確認すれば，心電図モニターの数値でより正確に脈拍数を評価できる。

脈拍数の正常値は健康成人で60〜80/分であり，小児ではより多く，高齢者ではより少なくなる。**表3**に脈拍数および呼吸数，血圧の年齢別の変化を示す。精神的興奮時など交感神経が興奮しているときには脈拍数が多くなり，副交感神経が興奮すると脈拍数は少なくなる。心室期外収縮，心房細動などの不整脈で心臓の1回拍出量に不均一性があると，末梢で脈が触れなくなり，心拍数と脈拍数に差が出ることがある。心電図モニター波形と実際に触知した脈拍との同期を観察することで脈拍欠損や不整脈を認知する。なお，頻脈・徐脈は脈拍数からの用語であり，頻拍・徐拍は心電図上の心拍数からの用語である。アダムス・ストークス症候群は不整脈が原因で心臓から脳への血流量が急激に減少して起こるめまい，失神発作のことで，著しい徐脈性不整脈，頻脈性不整脈で起こり得る。

⑴　頻　脈

成人で100/分以上の脈拍数のものを頻脈という。発熱時には脈拍数は増加し，体温が1℃上昇するごとに6〜10/分程度多くなるといわれる。これらは洞頻脈であり，規則正しい脈として触れる。動悸だけでなく呼吸困難，胸痛，めまいなどの症状があり，血圧低下を伴う頻脈の場合は緊急で処置を行う必要がある。一般に，時間の経過とともに脈拍数が増加しているのは危険な徴候である。腹腔内出血など出血性病変を疑う傷病者で活動中に

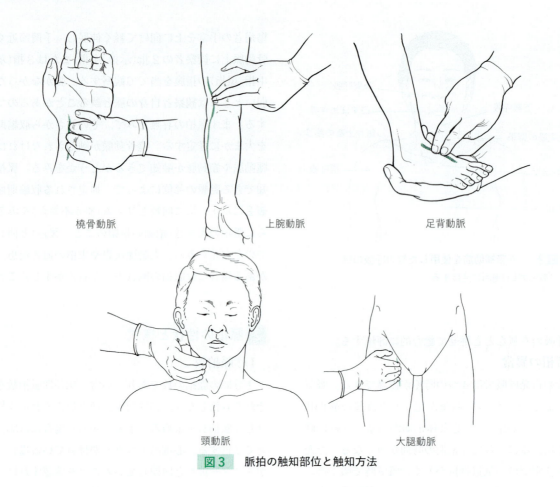

橈骨動脈　　　　　　　　上腕動脈　　　　　　　　足背動脈

頸動脈　　　　　　　　　大腿動脈

図3 脈拍の触知部位と触知方法

表2 脈の触知部位と収縮期血圧の目安

脈の触知部位	収縮期血圧最低値
橈骨動脈	80mmHg
大腿動脈	70mmHg
総頸動脈	60mmHg

例えば橈骨動脈を触知するときには収縮期血圧が80mmHg程度以上あることを意味する

表3 年齢による脈拍数，呼吸数，血圧の変化

年　齢	脈拍数（／分）	呼吸数（／分）	血圧（mmHg）
新生児	120〜160	40〜60	80/40
1歳	80〜140	30〜40	82/44
3歳	80〜120	25〜30	86/50
5歳	70〜115	20〜25	90/52
7歳	70〜115	20〜25	94/54
10歳	70〜115	15〜20	100/60
15歳	70〜90	15〜20	110/64
成　人	60〜80	12〜20	120/80

脈拍数が増加してきたら，出血量が増加し循環血液量減少の増悪が疑われる。

（2）徐　脈

脈拍数が60/分未満のものを徐脈という。胸痛，めまい，呼吸困難など，徐脈によると考えられる症状があれば症候性徐脈と呼び，緊急ペーシングや薬剤などの迅速な治療を要することがある。また，右冠動脈に起因する急性冠症候群では徐脈性の不整脈をきたすことがある。

2）リズム

正常では，脈拍は規則正しいリズムで触知され，これを整脈という。これに反して脈拍の間隔が一定ではないものを不整脈という。上室期外収縮または心室期外収縮では，規則正しい脈拍の中に突然脈が入る。心房細動では，まったく不規則な脈拍が持続的に観察され，これを絶対性不整脈と呼ぶ。

3）脈の大きさ

（1）大　脈

脈拍の振幅が大きいもの。触知している指が高く持ち上がるように感じられ，反跳脈（bounding pulse）ともいわれる。大動脈弁閉鎖不全症，動脈管開存，動脈硬化症，敗血症など脈圧の大きい疾患でみられる。

（2）小　脈

脈拍の振幅の小さいもの。大動脈弁狭窄症や心不全でみられる。

（3）交互脈

リズムは規則正しいが大小の脈が交互にみられるもの。重症左心不全でみられる。

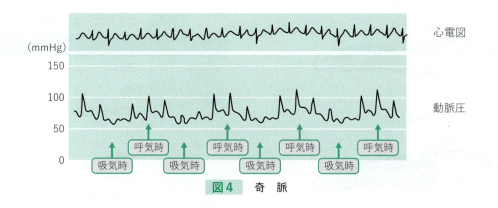

図4 奇　脈

⑷ 奇　脈

平静呼吸時の吸気時に脈拍が小さくなるもの。収縮期血圧も吸気により10mmHg以上下がる（**図4**）。代表的な疾患は心タンポナーデ，慢性収縮性心膜炎，拘束型心筋症で，静脈圧は上昇しているため外頸静脈の怒張を伴う。そのほか，右室梗塞や肺疾患（気管支喘息，閉塞性肺疾患，肺塞栓）でもみられる。

4）脈の緊張度

傷病者の中枢側に置かれた指（薬指と中指）に力を加え，橈骨動脈の拍動が示指に伝わらなくなるまで圧を加える。これによって脈の大小，弾力性などを推測する。

3　血　圧

血圧とは動脈の内圧を意味し，全身の細胞，組織にどの程度の血液が供給されているかの指標となる。血圧を規定する因子は心拍出量と末梢血管抵抗であり，血圧は両者の積で表される。例えば，末梢血管抵抗は正常であるが心筋梗塞などによって心拍出量が低下した場合には血圧は低下する。逆に，心拍出量は正常であるが，動脈硬化などによって末梢血管抵抗が高くなった場合には血圧は上昇する。通常はマンシェットを用いる方法により測定する。

正常血圧は家庭血圧115/75mmHg以下，診察室血圧120/80mmHg以下とされている。女性は男性よりも5〜10mmHgくらい低いが，高齢になるにつれて男女差はなくなる傾向にある。

血圧が正常よりも高いものを高血圧という。一般には，収縮期血圧が140mmHg以上，拡張期血圧が90mmHg以上を高血圧と呼ぶ。急激な血圧上昇は中枢神経系や循環系に異常をきたし，脳出血，くも膜下出血，高血圧性脳症，急性大動脈解離などを引き起こす可能性がある。

収縮期血圧が100mmHg以下の場合を一般に低血圧と呼ぶが，普段の血圧や観察中の変化，循環血液量減少や虚血性心疾患など急に血圧が下がる病態がないか，随伴症状がないかを鑑みて緊急性のある低血圧（ショック）であるのかどうかを判断する（p.463「3　ショック」参照）。

表4　ジャパンコーマスケール：JCS（3-3-9度方式）

Ⅰ．刺激しないでも覚醒している状態（1桁で表現）

1．だいたい意識清明だが，今ひとつはっきりしない
2．見当識障害がある（現在の時刻や場所，周囲の人を正しく認識できない）
3．自分の名前，生年月日がいえない

Ⅱ．刺激すると覚醒する状態−刺激をやめると眠り込む（2桁で表現）

10．普通の呼びかけで容易に開眼する
〔合目的的な運動（例えば，右手を握れ離せ）をするし，言葉も出るが間違いが多い〕*
20．大きな声または身体をゆさぶることにより開眼する
〔簡単な命令に応じる，例えば離握手〕*
30．圧迫（痛み）刺激を加えつつ呼びかけを繰り返すとかろうじて開眼する

Ⅲ．刺激をしても覚醒しない状態（3桁で表現）

100．圧迫（痛み）刺激に対し，払いのけるような動作をする
200．圧迫（痛み）刺激で少し手足を動かしたり，顔をしかめる
300．圧迫（痛み）刺激に反応しない

R：不穏，I：失禁，A：自発性喪失
例）100−I，20RI

* 何らかの理由で開眼できない場合

E　意識状態に関する観察

意識障害の評価法としては，ジャパンコーマスケール（JCS，3-3-9度方式ともいわれている）とグラスゴーコーマスケール（GCS）がよく用いられている。

1　ジャパンコーマスケール（JCS）

JCS（**表4**）は意識清明を"0"と表現する。

意識障害があっても開眼している場合にⅠ桁の意識障害と呼ぶ。Ⅰ桁の意識障害を，見当識の有無・程度によって"1"，"2"，"3"の3段階に細分類する。見当識とは日付や現在の時刻，場所や周囲の状況，人物の把握などを総合的に判断し，自身が現在置かれている状況を把握し理解する能力のことで，自身の名前や生年月日が答えられないものを"3"，今どこにいるのか，何時頃かなどがわからないものを"2"，すべて答えられるが今ひとつ

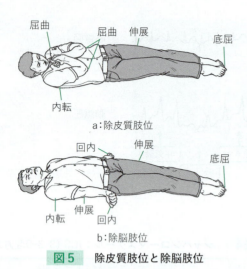

a：除皮質肢位

b：除脳肢位

図5　除皮質肢位と除脳肢位

はっきりしないものを"1"と表現する。

　閉眼しているが、呼びかけや圧迫(痛み)刺激で覚醒する状態をⅡ桁の意識障害と呼ぶ。圧迫(痛み)刺激は爪床、僧帽筋、眼窩上切痕を圧迫して行う。普通の声で呼びかけると開眼するものは"10"、大きな声で呼びかけると開眼するものは"20"、圧迫(痛み)刺激を加えながら呼びかけるとかろうじて開眼するものは"30"と表現する。

　圧迫(痛み)刺激で開眼しない傷病者はⅢ桁の意識障害と呼ぶ。圧迫(痛み)刺激の加えられた部分に上肢や下肢をもってきて払いのけようとしたり、引っ込める動作がみられるものは"100"、圧迫(痛み)刺激を加えると少し四肢を動かすか、除皮質肢位あるいは除脳肢位の姿勢(図5)をとるものは"200"、圧迫(痛み)刺激を加えてもまったく動きのみられないものは"300"とする。

　いずれの群に属するものでも、不穏状態(restlessness)であれば"R"、尿失禁(incontinence)があれば"I"、無動性無言症(akinetic mutism)や失外套症候群(apallic syndrome)のように自発性喪失状態であれば"A"を付加する(例：30-RI)。なお、自発的に開眼があっても失語や永久気管孔などにより、言語による応答ができない場合には、"I-3"と判断する。

表5　グラスゴーコーマスケール(GCS)

大分類	小分類	スコア
開眼(E)	自発的に	4
	言葉により	3
	圧迫(痛み)刺激により	2
	開眼しない	1
言語による応答(V)	見当識あり	5
	錯乱状態	4
	不適当な言葉	3
	理解できない声	2
	発音がみられない	1
最良の運動による応答(M)	命令に従う	6
	圧迫(痛み)刺激部位に手足をもってくる	5
	四肢を屈曲する(逃避屈曲)	4
	四肢を屈曲する(異常屈曲)	3
	四肢伸展	2
	まったく動かさない	1

2　グラスゴーコーマスケール(GCS)

　グラスゴーコーマスケール(表5)は、意識レベルを開眼(E)、言語による応答(V)、最良の運動による応答(M)の3要素で表現する方法である。それぞれの要素についてスコア(点数)をつけ、各要素のスコアの合計点で評価する。最低(深昏睡)は3点、最高(意識清明)は15点であり、計13段階の意識レベルが区分される。客観性があり経時的な変化を観察できるため、外国では意識障害の評価法として一般的に用いられている。気管挿管や気管切開がなされていて言葉による応答が得られないときには言語による応答を「NT＝Not testable」と記録するが、代替法として、気管挿管や気管切開があればT＝1点と計算し、GCSの合計点8以下は重症の意識障害とする考え方がわが国では広く受け入れられている。

　JCS 0はGCS合計点15に相当し、JCS300はGCS合計点3に相当する。

　除皮質肢位はJCSでは200、GCSでは運動による応答(M)3点、除脳肢位はJCSでは200、GCSでは運動による応答(M)2点に相当する。

03 局所の観察

▶ 到達目標

1. 皮膚に関する観察項目をあげ，主な所見と推測される病態または疾患について説明できる。
2. 頭部・顔面・頸部に関する観察項目をあげ，主な所見と推測される病態または疾患について説明できる。
3. 胸部・背部に関する観察項目をあげ，主な所見と推測される病態または疾患について説明できる。
4. 腹部に関する観察項目と観察方法をあげ，主な所見と推測される病態または疾患について説明できる。
5. 鼠径部・会陰部・骨盤に関する観察項目をあげ，主な所見と推測される病態または疾患について説明できる。
6. 四肢に関する観察項目と観察方法をあげ，主な所見と推測される病態または疾患について説明できる。
7. 手指・足趾・爪に関する観察項目をあげ，主な所見と推測される病態または疾患について説明できる。

A 観察結果の表現

　視診の観察結果(所見)は，腫脹，変形，色調異常，創や出血の状態などを見たままに表現する。触診も同様に，軋轢音(あつれき)や握雪感(あくせつ)といった特徴的な所見は適切な用語で表現する。聴診所見のうち，呼吸音では断続性(湿性)ラ音や連続性(乾性)ラ音，心音では心雑音の有無，腸蠕動音(ぜんどう)では亢進または減弱を観察する。局所所見はその部位を明らかにする。

B 皮膚

　色調，温度，張り(ツルゴール)，湿潤度，皮疹，外傷の有無などを観察する。皮膚の観察は，適切な照明下で，局所だけでなくなるべく全身を，経時的に観察する。

1 色調，温度，張り(ツルゴール)

　色調の変化は，生体内で生じた異常の存在を示唆する(表1)。

　蒼白は，皮膚表面の毛細血管を流れる赤血球が減少し，赤みが減ることで生じる。顔面や四肢の指先などで観察しやすい。ショック，貧血，低体温などが原因となる。

　皮膚・粘膜の青紫色の変化をチアノーゼといい，口唇，口腔粘膜，鼻尖(びせん)，耳朶(じだ)，指先・爪床(そうしょう)など，メラニン色素が少なく，薄い表皮，毛細血管が豊富で毛細血管血液の色をよく反映する部位で観察しやすい。チアノーゼには，中枢の動脈血中のデオキシヘモグロビン量が増加している中枢性チアノーゼと，末梢組織における酸素利用が相対的に亢進した末梢性チアノーゼがある。中枢性では全身の皮膚粘膜に一様にチアノーゼが出現し，また皮膚温の低下は強くない。末梢性では，口唇，指先・爪床など

表1 皮膚の色調から考えられる疾患

色調	考えられる疾患
蒼白	ショック
チアノーゼ	低酸素血症，低温環境
黄疸	肝・胆道疾患
発赤	急性炎症，感染
紅潮	熱中症，アナフィラキシー，一酸化炭素中毒，発熱

に生じるが，舌や口腔粘膜には出現せず，また末梢の皮膚温は低下する。中枢性チアノーゼは，低酸素血症などを示唆する。末梢性チアノーゼは，寒冷刺激，心拍出量低下によるショック，末梢血管の閉塞による循環障害などを考える。

　皮膚，粘膜が黄染することを黄疸といい，ビリルビンが血中に増加して皮膚や粘膜に沈着することで生じる。体液なども黄色になる。正常では白色である眼球結膜でもっとも観察しやすい。黄疸は，肝機能障害や胆道閉塞によるビリルビンの排出障害の存在を示唆する。

　発赤(ほっせき)・紅潮は，発熱，アルコール摂取，アナフィラキシー，一酸化炭素中毒，熱中症などで，皮膚を流れる赤血球の増加や色調変化による赤みの増強によって生じる。局所の皮膚の発赤は，紅斑という。皮膚組織内の出血によって赤くみえるものを紫斑といい，時間とともに紫色に変化していく。紅斑と初期の紫斑は一目で鑑別が困難なことがあるが，ガラス板などで圧迫すると赤みが減少するのが紅斑，変化しないのが紫斑である。

　皮膚に触れたときに冷感があるか，熱感があるかも観察する。ビニール手袋をした状態では評価の正確性が劣ることに留意する。冷感はショック，低体温，末梢循環不全などを，熱感は発熱，炎症，熱中症などを示唆する。

皮膚の張り（ツルゴール）は，手の甲や前胸部の皮膚を軽くつまみ，戻る時間を観察する。2秒以上であればツルゴールが低下していると判断し，脱水状態を疑う。

2 湿潤（発汗）と乾燥

皮膚に触れたときのじっとりとした感触は多量の発汗による。高温環境下や運動に伴うもの，精神的ストレスによるものは病的ではないが，皮膚が冷たく（冷感），発汗している（湿潤）場合には，ショックなど，交感神経が亢進した状態が示唆される。著しく乾燥した状態は，脱水，熱中症などを示唆する。

3 皮　疹

目で見てわかる，または手で触れてわかる皮膚の変化を皮疹（または発疹）という。複数の種類の皮疹が観察されることもあり，確定は難しいことも多いため，皮膚の盛り上がりがあるか，癒合傾向があるか，中に滲出液がたまっているかなどのポイントを観察する。

皮疹のなかでも蕁麻疹は瘙痒が強く，一過性の紅斑を伴う膨疹である。円形・楕円形，線状，地図状といった種々の形態をとり，掻破などの刺激により癒合・拡大する。通常は数十分で軽快消失することが多い。発症前の機械刺激，寒冷，運動，食物，薬剤，基礎疾患について問診する。

クインケ浮腫（血管性浮腫，図1）は皮膚・粘膜の深部を中心とした限局性浮腫で蕁麻疹の一種である。口唇や眼瞼に好発し，皮膚色から淡紅色で，瘙痒感はほとんど伴わない。咽頭や喉頭の粘膜に生じれば呼吸困難を生じることがある。

4 浮　腫

組織間隙に過剰な水分が貯留した状態を浮腫と呼び，膠質浸透圧の低下と静水圧の上昇，血管透過性の亢進が関与する。全身性の浮腫や下腿の浮腫では脛骨前面を指で圧迫し，圧痕性か非圧痕性かを評価する。圧痕性浮腫は皮膚の間質に水分が貯留しており，低蛋白血症をきたす疾患や心不全などでみられる。非圧痕性浮腫は間質の蛋白濃度が増加するリンパ浮腫や甲状腺機能低下症でみられる。

 ## C 頭部・顔面・頸部

まず視診で毛髪，顔面の左右差，顔貌を観察する。頭痛がある場合は頭皮の皮疹の有無，圧痛の有無を確認する。頭部外傷の傷病者では皮下血腫の有無や陥没骨折の有無を確認する。

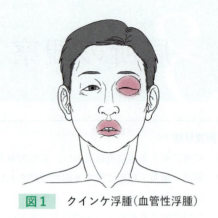

図1　クインケ浮腫（血管性浮腫）

1 顔　貌

末期がんや重度の栄養不良を伴う傷病者では，眼球が陥没して表情が乏しく，頰がくぼんだヒポクラテス顔貌を呈する。口を開けにくく（開口障害），顔面筋がけいれんして笑ったような顔（痙笑）を呈する傷病者では，破傷風の可能性などを考える。顔面，とくに眼瞼の浮腫があれば心疾患や腎疾患の可能性を考える。

2 顔面の左右差

傷病者に歯をみせるように指示し，鼻唇溝や口角のゆがみの状態を確認する。大きく目を開けるように指示して額のしわ寄せの状態を，目を閉じさせて閉眼の可否と左右差を評価する。顔面の左右差がみられればまずは脳血管障害を疑ってその他の神経学的所見を観察する。眼瞼下垂は動眼神経麻痺，ホルネル症候群，重症筋無力症などで認められる。末梢性顔面神経麻痺では麻痺側の閉眼障害が生じて眼球結膜が充血し，兎眼となる。

3 瞳孔と対光反射

瞳孔は，瞳孔径，形状，左右差の有無，時間経過による変化を観察する。瞳孔径3～4mm，正円形で，左右対称が正常である。

対光反射は，瞳孔に光を入れ，反応の有無，速さを観察する。収縮欠如，遅鈍な反応，不十分な収縮は異常である。

瞳孔と対光反射の観察についての詳細は，第Ⅲ編第2章「4　神経所見の観察」（p.320）を参照されたい。

4 眼位と眼球運動

自然な状態での目の位置，上下左右への眼球運動を観察し，斜視，眼球運動制限，眼振，共同偏視，複視（物が二重に見える）の有無を観察する。

斜視とは，外見的に眼の位置（眼位）がずれており，両眼の視線が注視点に合致していない状態をいう。視線が

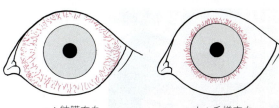

a：結膜充血　　　　　b：毛様充血
図2　結膜充血と毛様充血

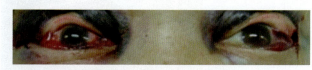

図3　外傷性窒息の結膜出血

内側にずれる内斜視，外側にずれる外斜視がある。先天性斜視では複視を認めないことが多い。両側眼球が同側に偏位し一方向を注視する状態を共同偏視という（詳しくは，p.321「C　眼位と共同偏視の観察」参照）。

眼位と眼球運動の異常は，大脳，間脳，脳幹，脳神経（動眼・滑車・外転），外眼筋，眼窩など眼球周囲の障害で生じる。脳血管疾患（脳梗塞，脳動脈瘤），外傷（眼窩吹き抜け骨折など），中毒（蛇毒などによる神経・筋接合部障害）などが原因となる。

5　眼球・眼瞼結膜

眼球が突出していれば甲状腺機能亢進症（バセドウ病）が，陥凹していればホルネル症候群が疑われる。

眼瞼結膜は下眼瞼を指で軽く引き下げて貧血や充血，点状出血の有無を観察する。また，眼球結膜の観察で黄疸の有無や程度を判断する。

眼の充血には結膜充血と毛様充血がある（図2）。結膜充血は結膜炎やまれには頸動脈海綿静脈洞瘻でみられる。眼球結膜と眼瞼結膜の両方が充血し，角膜より遠くなるほど強い。一方，毛様充血は急性緑内障や強膜，ぶどう膜の炎症でみられるもので，角膜に近くなるほど強く，眼瞼結膜には充血がない。高齢者で水晶体の混濁があれば白内障が考えられる。

胸部が大きな外力で一定時間圧迫された後，顔面や頸部，とくに結膜の点状出血がみられれば，上大静脈領域の還流障害による外傷性窒息（図3）が疑われる。

頭部外傷の傷病者で眼瞼周囲にパンダの眼徴候（ブラックアイ）があれば，頭蓋底骨折を疑う。

6　呼気臭

呼気の臭いが傷病者の状態を反映することがある。アルコール臭，アセトン臭，アンモニア臭（肝性口臭），その他の薬品臭などに注意する。糖尿病ケトアシドーシスでは呼気にアセトン臭（甘酸っぱい臭い）がする。重篤な肝機能不全，すなわち劇症肝炎や肝硬変に伴う肝性昏睡の患者の呼気は特有な臭気を帯びている。「腐った卵とニンニクの混ざった臭い」「カビが生えたような臭い」などと形容され，肝性口臭と呼ばれる。薬品臭があれば農

薬中毒を含めた中毒を疑って周囲を検索する。アーモンド臭はシアン中毒に特徴的である。

7　項部硬直

髄膜炎やくも膜下出血などにより髄膜が刺激された際に項部が硬くなる症状である。くも膜下出血では，血液が異物として髄膜を直接刺激するため，同時に激しい頭痛や嘔吐を伴うことが多い（観察方法の詳細についてはp.327「K　項部硬直の観察」参照）。

8　頸静脈

頸部では外頸静脈と内頸静脈の血管のふくらみが観察の対象となる。これらの静脈は，中心静脈圧の変化を反映し，ふくらんだり虚脱したりする。中心静脈圧やそれによる頸静脈のふくらみは，病的にも，呼吸やいきみ，姿勢など生理的にも変化する。中心静脈圧をより鋭敏に反映するのは内頸静脈であるが，観察が容易なのは外頸静脈である。

外頸静脈は，坐位や半坐位では体表面のふくらみとして確認できないのが正常（図4a）であるが，仰臥位では多くの場合確認できる（図4b）。太く緊満した状態を外頸静脈の怒張という。どの程度の緊満を"怒張"と判断するかは人によって幅がある。

坐位や半坐位でも外頸静脈のふくらみを観察できる場合は，中心静脈圧や胸腔内圧の上昇を示す。心不全などがその代表である。逆に仰臥位でも観察できない場合は，正常のこともあるが，脱水などによる中心静脈圧低下の可能性がある。

とくにショックにおいて，半坐位で外頸静脈の怒張が確認できる場合は，心原性ショック，心外閉塞・拘束性ショックを考える。逆に，仰臥位でも外頸静脈が観察できない場合は，出血や脱水による循環血液量減少性ショック，血液分布異常性ショックを考える。外傷によるショックで，仰臥位で怒張を確認できる場合は，心タンポナーデや緊張性気胸などを示唆する。

内頸静脈は，胸鎖乳突筋の背側にあり観察が難しいが，坐位・半坐位において内頸静脈の拍動の位置（高さ）を観察することができれば，中心静脈圧の上昇をより正確に把握することができる。

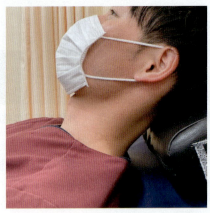
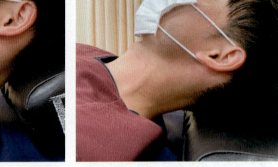

a：半坐位　　　　　　　　　　　b：仰臥位

図4　正常時の外頸静脈のみえ方

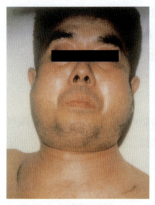
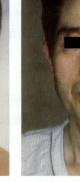

a：受傷直後　　　　　　b：軽快時

図5　顔面や頸部にみられる皮下気腫

9 気管偏位

通常，気管は頸部の正中に位置しているが，頸部の左右どちらかに寄っている状態を気管偏位という。胸部外傷の傷病者でショックや皮下気腫などの所見とともに気管偏位がみられれば，患側の肺の損傷により胸腔内圧が異常に上昇して緊張性気胸となり，縦隔の偏位から気管偏位をきたした状況であるため一刻を争う。その他の原因には腫瘍による気管の圧排，慢性炎症（結核など）による癒着，肺切除術の術後などがある。

10 皮下気腫

空気やガスが皮下に貯留した状態である（図5）。ある程度の空気が溜まれば患部を手掌で軽く圧迫したときに，握雪感や捻髪音が観察される。気胸による胸腔内の空気が侵入する場合，気管・気管支損傷や食道破裂などに伴う縦隔からの空気が侵入する場合，胸骨や肋骨骨折などにより外部からの空気が侵入する場合，ガス壊疽などガス産生菌による感染で発生する場合がある。皮下気腫を認めたら，その範囲が短時間で拡大しないかどうかを継続的に観察する。

11 腫 脹

炎症（軟部組織感染症など），外傷（打撲による腫脹ならびに皮下血腫など），腫瘍，内分泌異常（バセドウ病など）や皮下気腫に伴ってみられる。急性発症なのか慢性的にあるのかを聴取し，熱感や圧痛などほかの所見にも注意する。頬が膨らみ，顔全体が丸くなる状態を満月様顔貌といい，クッシング病やクッシング症候群に特徴的である。

12 変 形

骨折や脱臼によるもののほか，腫瘍性疾患（原発性腫瘍，転移性腫瘍など）や変性疾患（変形性頸椎症など）によっても起こる。急性発症なのか慢性的にあるのかを聴取し，外傷であれば受傷機転を確認する。熱感や圧痛などほかの所見にも注意する。

13 髄液漏

髄液漏は，頭蓋底骨折や副鼻腔損傷などに伴って，髄液が鼻腔や後咽頭，または耳孔から流出するものをいい，前者を髄液鼻漏，後者を髄液耳漏と呼ぶ。頭蓋内と外界が交通しているため，髄膜炎をはじめとする頭蓋内感染を起こしやすい（髄液漏の見方は「5　頭部外傷」p.717参照）。

14 視覚障害

視力，視野，眼球運動のいずれに問題が生じているのかを評価する。急速に進行する視力障害では指数弁や光覚弁も確認する。視野の異常では視野が狭くなる狭窄，右半分や左半分が見えなくなる半盲，視野の中にみえない部分がある暗点について評価する。動眼神経（および滑車神経，外転神経）に障害があれば眼球運動に制限が生じて斜視となり，複視を訴える。急激な視野の狭窄と

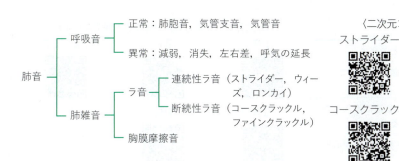

〈二次元コードより音声を聞くことができます〉

ストライダー　　ウィーズ　　ロンカイ

コースクラックル　ファインクラックル　胸膜摩擦音

図6　肺音の分類

視力低下に眼痛や頭痛，虹視症（電灯の周囲に虹のような輪がみえる），悪心・嘔吐があり，角膜混濁，瞳孔散大，結膜充血・毛様充血がみられる場合には急性緑内障発作の可能性が高い。半盲があれば頭蓋内の占拠性病変（脳出血や脳腫瘍など）が考えられ，暗点があれば網膜・脈絡膜や視神経の異常が疑われる。

15 聴覚障害

外耳，中耳，内耳，聴神経のいずれかの障害のために耳が聞こえない，または聞こえにくい状態をいう。急速に進行したのか，慢性的にあるのかを確認する。外耳から中耳に障害がある伝音性難聴と，内耳から聴神経にかけて障害がある感音性難聴がある。混合性難聴は伝音性と感音性の2つが合わさったものである。急性発症する聴覚障害の原因には頭部外傷や脳血管障害による直接の損傷のほかに音響性難聴や突発性難聴，薬剤性などがあり，慢性的な難聴には先天性風疹症候群をはじめとした先天性疾患，加齢などがある。

D 胸部・背部

1 視　診

胸骨部分が前方に突出した形の胸郭を鳩胸といい，逆に胸骨部が身体内方に陥没したように凹んでいるものを漏斗胸という。胸郭の前後径が増加して水平断面が楕円形から円形に変わったものをビール樽状胸郭と呼び，慢性閉塞性肺疾患（COPD）でみられる。

脊柱が後方に突出している状態を後彎といい，その高度なものを亀背と呼ぶ。亀背は高齢者や胸腰椎の圧迫骨折傷病者でみられ，胸部背面が突出して常に前傾した姿勢となる。脊柱が側方に彎曲したものを側彎という。

胸郭の動きの左右差はないか，頸部の所見と併せて呼吸補助筋を使用した努力呼吸がないか，呼気が延長していないかを観察する。呼吸困難に伴って片側の胸郭の動きが悪ければ気胸や無気肺，胸水などが疑われる。陳旧

性肺結核や胸郭形成術後などでも左右差が生じる。また，皮疹や打撲痕がないかも観察する。胸部や頸部の皮膚にみられるクモ状血管腫は肝硬変を示唆する。

心尖拍動は心臓が収縮する際に心尖部が胸壁に当たって生じる。左乳頭付近の前胸部で視診または触診する。健康人でも45°程度の左側臥位にすればみられるが，右室が病的に拡大した傷病者では心尖拍動に加えて胸壁拍動がみられる。

2 呼吸音の聴診

肺音は呼吸音と肺雑音に分けられる（図6）。呼吸音は生理的な音で，肺雑音にはラ音と胸膜摩擦音がある。聴診器を用いた聴診は左右交互に行うのが原則である。呼吸困難のために前屈みになっている傷病者では背部を聴診してもよい。

呼吸に伴ってヒーヒー，ゼーゼーと聞こえる音は喘鳴と呼ばれ，聴診器を使用しなくとも聞こえることがある。喉頭など上気道の狭窄では吸気時の比較的低調な音の喘鳴（ストライダー）を伴った吸気性呼吸困難を呈し，気管支喘息など下気道の狭窄では呼気時の比較的高調な音の喘鳴（ウィーズ）を伴った呼気性呼吸困難を呈する。

1）正常呼吸音の変化

① 呼吸音の減弱

片側の呼吸音が減弱している場合は胸腔内に液体が貯留する血胸や胸水，空気が貯留する気胸，肺の一部が虚脱する無気肺を考える。胸郭の動きがあるものの両側の呼吸音が低下している場合は，基礎疾患としてのCOPDの可能性や，気管支喘息の重積発作で換気ができなくなって呼吸停止が切迫している可能性がある。

② 呼気の延長

気管支喘息発作やCOPDの増悪時には，気管・気管支の攣縮や分泌物による内腔の狭小化が生じている。また，エアトラッピングにより胸腔内圧も亢進しているため，通過する空気の量は同じでも通過する経路が狭くなって呼気の延長が生じる。

表2 心音の種類

Ⅰ音	僧帽弁と三尖弁が閉鎖することで発生
Ⅱ音	大動脈弁および肺動脈弁が閉鎖することで発生
Ⅲ音	急速充満期に心房から心室に急速に流入した血液が心室壁に当たって生じる
Ⅳ音	心房収縮により心室へ駆出された血流が心室壁に当たって生じる

〈二次元コードより音声を聞くことができます〉

Ⅰ音   Ⅱ音   Ⅰ音とⅡ音

Ⅲ音   Ⅳ音

表3 心雑音の種類

種　類		主な原因
収縮期雑音	駆出性雑音	大動脈弁狭窄症など
	逆流性雑音	僧帽弁閉鎖不全症など
拡張期雑音	房室弁雑音	僧帽弁狭窄症など
	逆流性雑音	大動脈弁閉鎖不全症など

収縮期雑音   拡張期雑音

2) 肺雑音

(1) ラ音（ラッセル音）

連続性ラ音（乾性ラ音）：笛声音（ウィーズ）といびき音（ロンカイ）がある。笛声音は気管支の狭窄により生じるヒューという高調な音でいびき音はグーという低調な音である。いずれも気管支喘息など下気道の狭窄で聴取される。

断続性ラ音（湿性ラ音）：バリバリとした水泡音（コースクラックル）とパチパチとした捻髪音（ファインクラックル）がある。持続性の短い不連続な音であり，閉じていた気道や肺胞が急激に開放するときに起こる。水泡音は肺水腫，肺炎などで聞かれ，捻髪音は間質性肺炎などで聴かれる。

(2) 胸膜摩擦音

胸膜炎で胸膜面が粗くなった場合，呼吸とともに靴底のきしむような音（キュッキュッ）や雪を握るような音（ギュッギュッ）が聴取される。この音を胸膜摩擦音といい，胸膜炎により胸水が増加してくると聴こえなくなる。

3 心音の聴診

心音は心臓の拍動に伴って発生する音である。これは主として心臓の弁の開閉および血液の心臓内通過時に生じる振動によって発生するものであり，体表から聴診器を用いて聴取することが可能である。救急救命士による心音聴診は基本的な処置として位置づけられてきたが，その聴診から得られる情報が処置の実施，搬送先選定，医療機関への受け入れ要請に直接的な影響を及ぼす機会は限定的である。

1) 心　音

正常では僧帽弁と三尖弁が閉鎖することで発生する低くやや長いⅠ音，大動脈弁と肺動脈弁が閉鎖することで発生するやや高く短いⅡ音が聴かれる。追加の音であるⅢ音やⅣ音が異常音として聴こえることがある（表2）。

2) 心雑音

心臓において，心房から心室，心室から全身への血液の流れは一方通行である。この流れを作っているのが心臓の4つの弁であるが，何らかの原因により弁の閉鎖不全があると逆流が心雑音となり，弁の狭窄があると狭窄部を血流が通る音が心雑音となる。収縮期（Ⅰ音とⅡ音の間），拡張期（Ⅱ音とⅠ音の間）のいずれかで聴取される（表3）。

4 触　診

胸部外傷や気胸が疑われる傷病者では，胸部の触診は重要である（図7）。

手掌を広く使って胸部全体を触診し，胸郭の動揺や圧痛，皮下気腫の有無を確認する。異常があればその部位を重点的に詳細観察し，骨折の部位などを特定する。

5 打　診

観察者の利き手の反対側の中指を体表面に当て，利き手中指の指頭で断音的に叩打し，左右の音を比較する。鼓音があれば気胸やCOPDが疑われ，濁音があれば胸腔内の液体貯留や無気肺，肺炎が疑われる。

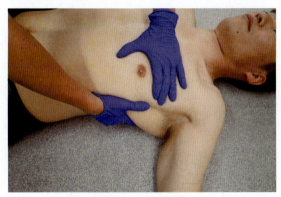

図7　胸部の触診

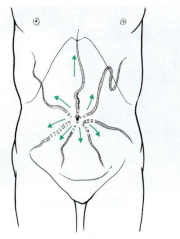

図8　肝硬変でみられる腹壁静脈の怒張（メズサの頭）

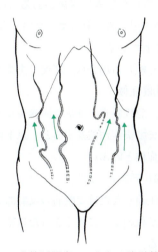

図9　下大静脈閉塞でみられる腹壁静脈の怒張

E　腹　部

1 視　診

1）腹部膨隆

腹部の輪郭は平坦，陥凹，膨隆などと表現される。腹部膨隆の原因として，肥満，腹水，消化管内のガス，悪性腫瘍，妊娠などがあげられる。大量の腹水貯留では，仰臥位では前面が平らで側腹部への膨隆が目立ち，蛙腹と呼ばれる。これに対して，卵巣腫瘍や妊娠による腹部膨隆は腹壁前面が突出する。腹腔内出血が疑われる傷病者では経時的に腹部膨隆の変化を観察する。腸閉塞などで，腸管の蠕動が亢進し，腸管運動が腹壁を通して肉眼的に認められる状態を蠕動不穏という。また，痩せた人では腹部大動脈の拍動がみえることがある。腸管などが腹腔外へ脱出すると腹壁の一部が膨隆する。鼠径ヘルニア，腹壁瘢痕ヘルニア，臍ヘルニアなどがある。

2）皮　膚

進行した肝硬変では臍周囲から放射状に腹壁静脈怒張がみられ，「メズサの頭」と呼ぶ（図8）（メズサとはギリシャ神話に出てくる頭髪がヘビの女性）。また，下大静脈が閉塞すると下腹部から上腹部にかけて怒張した静脈がみられる（図9）。さらに，妊娠中や妊娠を経験した女性のほか，クッシング症候群の傷病者では下腹部に皮膚線条がみられることがある。

2 聴　診

聴診器を腹壁に当て，腸蠕動音の有無および程度を観察する。腸蠕動音は腸内容物と空気が腸内を動いている音で，健康人では必ず聴こえるものであるが，確認には30秒間程度の聴診が必要である。汎発性腹膜炎などの傷病者では，腸蠕動音が減弱ないし消失する。逆に，腸閉塞など腸管に通過障害があると当初は腸管蠕動が亢進し，「カラン，コロン」と表現される高調の金属音が聴取される。腹部大動脈瘤があると血管性雑音を聴取することがある。

3 触　診

腹部は，4分画または9分画に分けられる（p.64，図11参照）。

傷病者の膝関節を屈曲させ，腹壁の緊張をとった状態で，手掌全体を使って優しく腹部全体を順に観察する（図10）。腹部腫瘤の有無と性状，腹部の圧痛および腹膜刺激症候〔筋性防御（デファンス）や反跳痛（ブルンベルグ徴候）の有無など〕，波動の有無について調べる。腹部を圧迫する場合には，はじめは浅く腹壁の緊張や腹膜刺激症候を把握し，しだいに圧迫を強くして局在を調べるようにするとよい。腹痛を訴える傷病者では疼痛のない部位

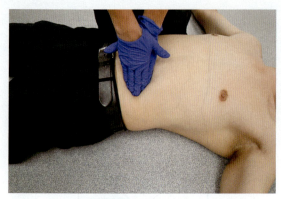

図10　腹部の触診

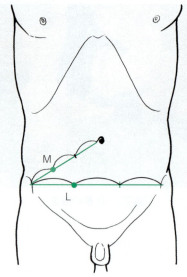

図11　急性虫垂炎の圧痛点

急性虫垂炎では●の付近でもっとも強い圧痛が観察される
M：マックバーネー圧痛点（臍と右上前腸骨棘を結んだ線の外側1/3の点）
L：ランツ点（左右の上前腸骨棘を結んだ線の右側1/3の点）

から触診を開始し，疼痛部位を最後に観察する。

　限局的に圧迫したときに疼痛があるものを圧痛といい，急性虫垂炎の際にみられるマックバーネー圧痛点（図11）はよく知られている。

　触診で肝臓を触れる場合は，肝疾患を強く疑う。

1)　腹膜刺激症候

　消化管穿孔，急性膵炎，壊疽性胆嚢炎などにより，とくに壁側腹膜まで炎症が波及すると，以下の徴候がみられ，腹膜刺激症候と呼ぶ。

(1)　筋性防御（デファンス）

　腹壁を軽く圧迫しただけで腹筋の反射的な緊張が起こり，腹壁全体が板のように硬くなった状態になる。板状硬ともいわれる。

(2)　反跳痛（ブルンベルグ徴候）

　腹壁をゆっくりと圧迫して，急に手を離したときに痛みが増強する徴候をいう。腹壁に指で軽く振動を加えて誘発される痛みも反跳痛と同様の意義を有する。

2)　腹部腫瘤

　腹部に腫瘤を触知したら，部位，大きさ，形状，硬さ，表面の状態，可動性や拍動の有無などについて観察する。女性の下腹部腫瘤では妊娠の可能性についても考慮する。鼠径ヘルニアでは，鼠径靱帯の上から男性では陰嚢に，女性では会陰に向かって膨隆する腫瘤を認める。小児で不機嫌，啼泣，嘔吐などがみられたときには，鼠径ヘルニアの嵌頓を見落とさないように注意する。大腿ヘルニアは高齢女性に多く発生し，鼠径靱帯の下に突出する腫瘤が特徴的である（図12）。鼠径部まで十分に露出して観察する。

3)　腹部動脈の拍動

　大動脈瘤がもっとも起こりやすいのは腹部である。仰臥位の傷病者の膝を曲げ，腹部の力を抜かせた状態で臍上部を深く触診すると，腹部大動脈の拍動を触知できることがある。腹痛または腰痛を訴えてショック状態を呈し，触診で拍動性の腹部腫瘤を触知した場合には，腹部大動脈瘤の破裂を疑う。

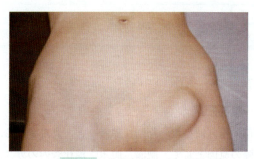

図12　大腿ヘルニアの例

4　打　診

　腹部打診では，腹腔内の液体または空気の貯留状態ならびに腸管内ガスの量を観察する。健康人では胃内および結腸内にガスが存在するため，この部分では鼓音を呈し，肝臓，脾臓，腎臓など実質臓器がある部分では濁音を呈する。腸閉塞などで消化管内のガスの量が異常に増加すると，腹部膨隆とともに腹部全体で鼓音が観察される。消化管穿孔により腹膜腔内に大量の遊離ガスが貯留した場合にも腹部の鼓音が観察される。一方，大量の腹水貯留や腹腔内出血では腸管内ガスを示唆する鼓音は腹部中央，臍周囲に限局し，両側腹部から下腹部にかけては濁音を呈する。

F　鼠径部・会陰部・骨盤

　視診では出血，皮疹や発赤，膨隆，変形の有無を確認する。尿失禁や便失禁があれば一時的にでも完全に意識を失った可能性や，脊髄の損傷などが示唆される。

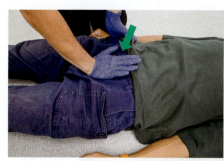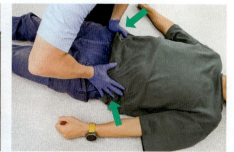

図13 骨盤骨折における可動性の観察

陰茎の持続勃起は脊髄損傷を示唆する所見である。前述したように，悪心・嘔吐，腹痛があればヘルニア嵌頓の可能性も考慮し，鼠径部から会陰部にかけての観察を行う。

女性性器（子宮，腟，外陰）からの出血で，月経以外に起こる病的なものを不正性器出血という。出血量にかかわらず，月経歴や妊娠の有無を聴取する。

外傷の傷病者で，受傷機転や視診から骨盤骨折の可能性が低いと考えられる場合には，骨盤の触診を行ってもよい。まず恥骨結合部を手掌で軽く圧迫し，圧痛や異常な可動性がないかを観察する（図13）。恥骨の触診で異常がなければ両手を腸骨翼に当て，穏やかに内方へ圧迫して，痛みや異常な可動性の有無を観察する。

 四 肢

1 変 形

外傷の傷病者では，四肢の変形について注意深く観察する。変形があれば，疼痛，腫脹，皮下出血，異常可動性，轢音（変形に伴って骨折端が互いに触れてコツコツと音がする）の有無をみる。脱臼では関節を形成している骨の位置がずれており，関節部の疼痛，運動制限，他動運動の際の弾力性固定，異常位置で骨頭が触知されるなどの所見がある。

2 短 縮

四肢長の短縮は，股関節・肩関節・肘関節・膝関節の脱臼，長管骨（上腕骨，前腕骨，大腿骨，下腿骨）の骨折などでみられ，多くは四肢の変形を伴う。

下肢長差は骨盤骨折や股関節・膝関節脱臼，下肢長管骨骨折でみられる。骨盤骨折や両大腿骨骨折では出血性ショックをきたす危険性が高い。また，膝関節脱臼や長管骨骨折では動脈や神経損傷の有無で緊急性が高まるため，末梢側の運動・感覚機能や脈拍の確認を行う。

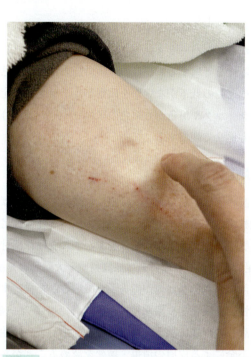

図14 下腿脛骨前面の指圧痕による浮腫の確認

3 浮 腫

主に下肢の脛骨前面や足背で観察する。手指で皮膚を10秒圧迫し，指圧痕が残れば浮腫ありと判断する（図14）。両側の下腿浮腫では心不全や腎不全が疑われ，左右差があれば深部静脈血栓症が疑われる。急な経過で起こる片側性の下腿浮腫では深部静脈血栓から血栓が遊離し，肺血栓塞栓症をきたす可能性を念頭に置いて，不用意に患肢を動かさないよう留意する。

4 腫 脹

局所の腫脹があれば熱感や発赤，皮疹の有無，圧痛や把握痛の有無を観察する。乳がん術後の女性で患側上肢の浮腫があったり，直腸がんや子宮がん術後の傷病者で下肢の浮腫がある場合にはリンパ浮腫が疑われる。

倒壊した建物の下敷きになり，四肢が長時間圧挫された傷病者では筋組織の壊死をきたしたクラッシュ（圧挫）症候群を考慮する。また，筋組織の腫脹や内出血が著明

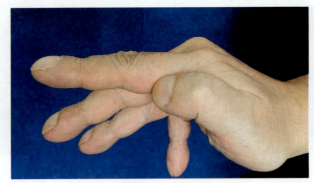

図15　ばち指

な傷病者では，筋膜内圧の著明な上昇をきたして，循環障害からコンパートメント(筋区画)症候群をきたしている可能性を考慮する。患肢の腫脹に加えて水疱，患肢の知覚や運動の低下がないかを観察し，クラッシュ症候群ではショックや黒色から褐色の尿(ポートワイン尿)がないかも併せて観察する。

5 動脈拍動

四肢の疼痛，しびれ感，冷感，色調異常があれば脈拍を観察する。通常，上肢では橈骨動脈，下肢では足背動脈の脈拍を観察するが，橈骨動脈が触れなければ肘動脈を，足背動脈が触れなければ膝窩動脈や大腿動脈を触れ，どの部位から動脈血流が障害されているかを推定する。閉塞性動脈硬化症や閉塞性血栓血管炎(バージャー病)では，患肢の疼痛に加え，末梢動脈の脈拍消失，慢性的な血流不全による皮膚の潰瘍・壊死を認めることがある。

6 関節可動域

関節可動域とは，関節が，傷害などを起こさずに生理的に動くことができる範囲(角度)である。靱帯，腱，筋肉，関節包などが柔軟であれば可動域は広がり，強固であれば狭くなる。可動域は，周辺組織の腫脹，筋肉のけいれん，痛みなどによって制限される。長期にわたる関節周囲組織の器質的変化により，関節可動域が制限された状態を拘縮という。これは，傷病者の日頃の日常生活動作を推測する所見の一つである。拘縮には，結合組織，筋肉などの関節構成体や，皮膚，神経などが複雑に関与する。

7 下肢伸展挙上テスト

下肢伸展挙上テスト(SLRテスト)は，一般的には腰痛・下肢痛を訴える傷病者で痛みの原因が股関節にあるのか，坐骨神経などの神経根にあるのかを鑑別するための検査法である。傷病者を仰臥位とし，被験側の膝をしっかり伸ばし，対側の膝関節は浮かせずに下肢を他動的に少しずつ上げていく。この動きで第5腰椎と仙骨付近の

表4　指趾，爪の異常と疑われる疾患

指趾，爪の異常	疑われる疾患
指節間関節変形	関節リウマチ
ばち指	肺がんや気管支拡張症などの肺疾患，先天性心疾患，慢性心疾患
スプーン状爪	鉄欠乏性貧血
爪周囲炎	細菌または真菌による軟部組織感染
爪剝離症	乾癬，皮膚炎，真菌感染症
テリー爪*	肝硬変

* 爪の白色のすりガラス様の混濁で，爪の先端には正常のピンクの帯がある

神経根が動き，神経痕の圧迫があれば放散痛が生じる。70°以上上げられない場合は陽性と判断する。

ハムストリングの柔軟性低下によっても痛みが生じることがあり，膝の後面の鈍い痛みであればハムストリングによる痛みを考える。

H　手指・足趾・爪

手指や足趾の観察では，腫脹，熱感，変形，圧痛，色調異常，皮膚潰瘍や壊死の有無に注意する。

1 変形，腫脹，色調，潰瘍

指節間関節が変形している傷病者では関節リウマチが，ばち指(図15)を呈する傷病者では肺がんや気管支拡張症などの肺疾患や先天性心疾患が，スプーン状の爪をしている傷病者では鉄欠乏性貧血が疑われる(表4)。足関節内顆部の皮膚潰瘍は下肢静脈瘤に，また足趾の壊疽と足背動脈・後脛骨動脈の拍動消失は閉塞性動脈硬化症やバージャー病にしばしば合併する。母趾のつけ根に有痛性で発赤・腫脹を伴う結節が観察された場合には，痛風を疑う。

2 爪床圧迫テスト

爪床圧迫テスト(ブランチテスト)は末梢循環の観察に

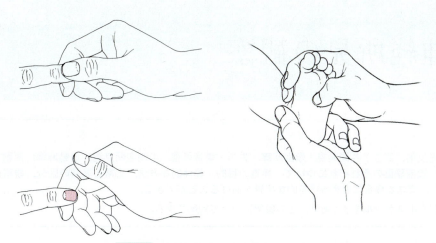

図16 爪床圧迫テスト（ブランチテスト）
検者の母指頭で被検者の爪床部を圧迫した後，素早く離す。爪床の赤みが戻るまでの時間を観察する。乳幼児・小児では足底で行ってもよい

有用である（図16）。爪を軽く圧迫し，これを解除後，爪床がピンク色に戻る時間（毛細血管再充満時間）を測定する。2秒以内なら正常，超える場合は末梢循環不全を疑う。乳幼児・小児では足底で行ってもよい。

再充満時間は，外気温や年齢に左右されるため，他症状と併せて総合的に判断する。高齢者は動脈硬化で2秒以上となることがある。

J 各種病態の観察アルゴリズム

外傷や意識障害などでは，迅速かつ的確な観察が行われるように全身状態と局所の観察を系統立てた観察アルゴリズムが作成されている（表5）。

表5 観察アルゴリズムの例

対象となる病態	観察アルゴリズム
外　傷	JPTEC（Japan Prehospital Trauma Evaluation and Care）
疾　病	PEMEC（Prehospital Emergency Medical Evaluation and Care）
意識障害	PCEC（Prehospital Coma Evaluation and Care）
脳卒中	PSLS（Prehospital Stroke Life Support）
循環器疾患	PACC（Prehospital Acute Cardiac Care）

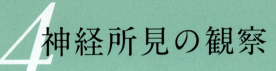

04 神経所見の観察

A 瞳孔の観察

1 検査の目的

瞳孔径は瞳孔散大筋によって拡大し，瞳孔括約筋によって縮小する。それぞれ交感神経，副交感神経が支配しており，副交感神経は動眼神経に含まれる。瞳孔観察で，これらの神経，筋の機能評価が可能となる。眼科的疾患の把握もできる。

2 具体的な方法

瞳孔径，形状，左右差の有無，経時的変化を観察する。閉眼している場合，用手的に開眼し観察する。

3 正常と異常の区分

周囲の明るさにより変化するが，瞳孔径3～4mmが正常である。瞳孔径は，新生児期・乳児期は小さく，思春期にかけて最大となり，加齢で縮小する。

5mm以上を散瞳，2mm以下を縮瞳とする。正円形で左右の大きさは同じである。1mm以上の差を瞳孔不同とする。

4 観察における注意点

観察可能な明るさのある環境で行う。瞳孔に光が入ると縮瞳するため，明るさの不足する環境では，ペンライトなどの光を間接的に当てる。

5 異常な場合に考える代表的な疾患（表1）

左右対称の散瞳は，脳血管疾患や重症頭部外傷による脳ヘルニア，心停止，薬物中毒（覚醒など）で生じる。左右対称の縮瞳は，橋出血，薬物中毒（モルヒネなど）で生じる。瞳孔不同と一側の散瞳では，脳血管疾患や重症頭部外傷による脳ヘルニアに伴う動眼神経麻痺が重要である。脳動脈瘤による動眼神経の圧迫で生じることもある。

表1 瞳孔異常と考えられる疾患・病態

瞳孔	原因疾患・病態
左右対称・散瞳	脳血管疾患・重症頭部外傷による脳ヘルニア，低酸素脳症，心停止，中毒（覚醒剤，アルコール，一酸化炭素），甲状腺機能亢進症，散瞳点眼薬
左右対称・縮瞳	橋出血，中毒（モルヒネ，有機リン，ヘロイン，サリン，VX，タブンなど）
左右非対称（左右不同）	脳血管疾患や重症頭部外傷による脳ヘルニア，脳動脈瘤，眼外傷，頸部交感神経の障害（ホルネル症候群）

瞳孔不同と一側の縮瞳は，頸部交感神経の障害（ホルネル症候群）で生じる。

B 対光反射の観察

一側の眼に光を入れると同側の瞳孔が収縮し，光を取り除くと拡大する現象を対光反射という。右眼へ光を入れると右眼の瞳孔が収縮する（直接対光反射）とともに，左眼でも同様の反応が生じる（間接対光反射）。左眼に光を入れても同様の反応が起こる。

1 検査の目的

反射弓に含まれる視神経，脳幹（主に中脳），動眼神経，瞳孔括約筋などが正常に機能しているか評価できる。

2 具体的な方法

開眼した状態で，ペンライトを用い瞳孔に光を入れ，反応の有無・速さを観察する。閉眼している場合，用手的に開眼し観察する。

3 正常と異常の区分

光を入れた同側，対側ともに迅速かつ十分な縮瞳が観察される。収縮欠如，遅鈍な反応，不十分な収縮は異常である。

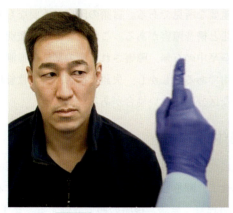

図1　共同偏視の確認

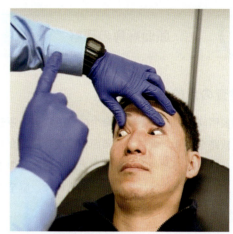

図2　共同偏視の確認（意識障害があり閉眼している場合）

4 観察における注意点

　緊張している傷病者に急に強い光を当てると，驚くことで交感神経が刺激され瞳孔が拡大し，反射が確認できない場合がある。

5 異常な場合に考える代表的な疾患

　瞳孔径の異常と同様に，反射弓を形成する視神経，脳幹，動眼神経の障害によって生じる。光が網膜に届かない重度の視力障害などでも対光反射は障害される。

　頭部外傷や脳卒中が疑われる状態で，一側の瞳孔が散大（左右不同）して対光反射が消失していれば，多くは同じ側の大脳に血腫などが生じ，テント切痕（鉤）ヘルニアなどにより動眼神経が圧迫されている可能性がある。意識障害があり，両側瞳孔が散大し，対光反射が消失していれば，脳ヘルニアの進行によって中脳が圧迫され，死が差し迫っていることが示唆される。

　片側性の対光反射の障害：脳血管疾患や重症頭部外傷による脳ヘルニア，眼外傷（虹彩外傷）など

　両側性の対光反射の障害：脳血管疾患や重症頭部外傷による脳ヘルニア，低酸素脳症，心停止，脳幹損傷など

C　眼位と共同偏視の観察

1 検査の目的

　眼位や眼球運動には，大脳，脳幹，脳神経（動眼・滑車・外転），外眼筋が関与する。眼窩など眼球周囲の構造も影響を与える。眼位や眼球運動の観察により，それらの障害を推定できる。共同偏視の有無は，脳卒中の重要な観察項目の一つである。

2 具体的な方法

　自然な状態での目の位置，上下左右への眼球運動を観察し，斜視・眼球運動制限・眼振・共同偏視，複視（物が二重に見える）の有無を観察する。

　脳卒中を念頭に置いた観察では，眼前約50cmの正中の位置に指をみせて，目で追うように指示した後，左右に動かして両眼の追視を観察する（図1）。意識障害がある場合などで閉眼している場合は，他動的に眼瞼を挙上し観察する（図2）。

3 正常と異常の区分

　自然な状態では両眼とも正中位にあり，左右に追視することが可能である。両眼が左右のいずれかの一方向を向いて動かない場合，正中までは追視できるが正中を越えない場合，追視することは可能だが声をかけていないときに左右のいずれかを向いている場合は，共同偏視があると判断する。

4 観察における注意点

　頭位を正中位に保った状態で観察する。とくに臥位の傷病者では，指をみせる位置が眼前から短くなりがちである。十分に距離をとるよう留意する。

5 異常な場合に考える代表的な疾患

　前頭葉に脳出血などを生じた場合は，障害側への共同偏視がみられる。被殻出血では病側への共同偏視，視床出血では内下方への共同偏視を認める。橋や中脳における病変では，対側への共同偏視がみられる。外眼筋を支配する脳神経の障害では，外眼筋麻痺によって拮抗する筋の作用する側への偏位を生じる。

顔面麻痺の観察

1 検査の目的

顔面表情筋への随意運動の命令は大脳皮質の運動野から皮質核路を通り，橋にある顔面神経運動核を介して，前頭筋，眼輪筋などの上顔面筋と，口輪筋などの下顔面筋に伝えられる。急速に生じた顔面麻痺は，脳卒中を評価するための重要な所見である。

2 具体的な方法

口角の高さや鼻唇溝の深さに注目し，顔の左右が対称的であるか観察する。口頭指示に応じることができる場合は，眉を上にあげ，額に皺を寄せるように指示して前頭筋の動きを観察し，眼を強く閉じる指示，歯をむき出しにしてみせるようにする指示によって，それぞれ眼輪筋，口輪筋の動きを観察する。

3 正常と異常の区分

額に寄せた皺，閉眼時に隠れずにみえるまつげの長さ，口角の動きなどに左右差があれば，顔面麻痺があると判断する。意識障害がある場合は口角や鼻唇溝の左右差があれば，顔面麻痺があると判断する。

4 観察における注意点

額の筋を支配する神経線維は両側に分布するが，その他の顔面筋は反対側にだけ分布する神経線維に支配されている。そのため，末梢性顔面神経麻痺では麻痺側の額に皺を寄せることができないが，大脳皮質や皮質核路の障害では皺を寄せることができる。脳卒中などの場合は，額の皺だけでなく，下顔面筋である口輪筋の動きを観察することが重要である。

5 異常な場合に考える代表的な疾患

大脳皮質，皮質核路，橋，顔面神経のいずれかの障害により顔面麻痺が生じる。脳出血，脳梗塞などの脳卒中がその代表的な疾患である。また，側頭骨骨折や耳介前方部の外傷など，走行している顔面神経の直接的な損傷によっても生じる。

失語，構音障害の観察

1 検査の目的

急速に生じた言語の障害は，脳卒中の可能性を強く疑わせる重要な所見である。言語の障害で重要なものとして，失語と構音障害がある。これらを評価，鑑別することは，脳卒中の有無，障害された脳の部位を推測するうえで有用である。しかし，失語と構音障害の救急現場での正確な区分は難しい場合がある。

2 具体的な方法

失語については，時計や眼鏡など日常的に使用するものをみせて，呼称してもらう。より丁寧に観察する場合は，言語理解，発語，復唱の順で評価する。まず「右手で左の耳を触ってください」などと口頭でジェスチャーを加えずに指示し，行ってもらう。発語については，時計や眼鏡など日常的に使用するものをみせて，呼称してもらう。最後に「今日の天気は晴れです」などの単文を復唱してもらう。口頭指示に正確に応じることができるか，正しく呼称，復唱できるかを観察する。

構音障害は，口唇音「パピプペポ」，口蓋音「ガギグゲゴ」，舌音「ラリルレロ」，あるいはそれらをまとめた「パタカ・パタカ・パタカ」などの言葉を言わせて，障害の有無を確認する。

3 正常と異常の区分

口頭指示に従うこと，呼称，復唱ができなければ，失語があると判断する。口頭指示に従うことができるが，思うように発語，発音ができない状態は構音障害があると判断する。

4 観察における注意点

意識障害また重度の難聴が存在する場合は正確な評価が困難であり，歯の脱落や適合していない義歯を装着している場合には言語が不明瞭となる。

5 異常な場合に考える代表的な疾患

優位半球の前頭葉（中心前回とその前方領域）や側頭葉（上側頭回後半部），頭頂葉に障害を生じた場合に失語症が生じる。脳塞栓や脳出血など脳卒中がその代表的な疾患である。

構音障害は，出血や梗塞などの脳卒中や腫瘍，外傷などの多岐にわたる疾患で生じる。

半側空間無視の観察

1 検査の目的

非優位半球の頭頂葉の障害によって対側の視空間が認識できず，無視する状態になることがある。右利きの人

の95％以上，左利きの人の70〜80％は右側が非優位半球であるため，半側空間無視は左に多い。重症になると視線を病側に向け，反対側をみようとしない現象もみられる。急速に生じた半側空間無視は脳卒中を疑わせる重要な所見である。

2 具体的な方法

傷病者の目の前30〜50cmの位置で，手背を向けて，母指以外の指4本をみせ，指の本数を答えさせる（4本指法，**図3**）。聴診器を両手で伸ばして水平にもって，傷病者に中央を持たせる方法もある。

3 正常と異常の区分

目の前にみせた指の本数を正確に答えなければ半側空間無視があると判断する。半側空間無視があれば，中央を持たずに，片側に偏る（多くは右側）。

4 観察における注意点

意識障害が存在する場合は正確な評価が困難であり，また視野障害が存在する場合も正しく評価できない。

5 異常な場合に考える代表的な疾患

脳塞栓症や脳出血など脳卒中，外傷性脳損傷によって，非優位半球の頭頂葉に障害を生じた場合に，半側空間無視を認める。

G 運動麻痺の観察

1 検査の目的

運動麻痺とは，運動中枢から骨格筋までのいずれかの部位に障害があって，随意的な運動ができない状態である。大脳皮質から内包，脳幹，脊髄を経て脊髄前角細胞に至るまでの上位運動ニューロン障害を中枢性麻痺といい，脊髄前角細胞から筋に至るまでの下位運動ニューロン障害による末梢性麻痺と区別される（**表2**）。麻痺は，その程度によって完全麻痺と不全麻痺に分けられ，また，部位によって単麻痺，片麻痺，対麻痺，四肢麻痺などと表現される（**図4**）。

運動麻痺の分布は病変の局在を考えるうえで重要であり，とくに急速に生じた片側の運動麻痺は脳卒中を疑わせる重要な所見である。

2 具体的な方法

傷病者が指示に従える状態であれば，「手を動かしてください」「膝を立ててください」などと伝え，四肢の動

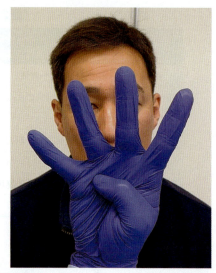

図3　4本指法による半側空間無視の観察

きを観察し明らかな麻痺がないか確認する。明らかな麻痺が確認できないか，あっても軽度であれば，バレー徴候などを確認する。意識障害のため指示に応じることができない状態であれば，ドロッピングテストなどを行う。

上肢でのバレー徴候は，手掌を上にして，坐位の場合は両腕を90°まで，臥位の場合は斜め45°まで挙上させ，そのままの位置に保たせるように指示して，閉眼させ，両上肢の動きを観察する（**図5**）。下肢でのミンガッツィーニ徴候は，仰臥位で股関節・膝関節を90°に屈曲させ，両下肢を空中で保持させ，両下肢の動きを観察する（**図6**）。

ドロッピングテスト（**図7**）は，上肢では仰臥位の状態で上肢を垂直に持ち上げ，急に手を離し，両上肢の落下の状況を観察する。下肢では膝の下に手を入れ，下肢を伸展位で支えて持ち上げた後，下腿を支える手を離し，落下させるか，または仰臥位で両膝を立たせて手を離し，両下肢の落下の状況を観察する。

3 正常と異常の区分

上肢では，麻痺側は垂れ下がるか回内しながら徐々に下に落ちる。下肢では，麻痺側が落下する。ドロッピングテストでは，明らかな左右差をもって落下すれば麻痺ありと判断する。

4 観察における注意点

上下肢の落下によって身体が負傷しないように注意する。意識障害のため指示に応じることができない傷病者であっても，体動時に半側の上下肢を動かさない傾向が観察できれば，麻痺の存在を疑わせる所見となるが，重度の意識障害では，運動障害の判定が困難なことも多い。

表2 中枢性麻痺と末梢性麻痺

	中枢性麻痺 （上位運動ニューロン障害）	末梢性麻痺 （下位運動ニューロン障害）
原　因	中枢神経（脳〜脊髄）	末梢神経（神経根〜神経筋接合部）または筋
麻痺の範囲	片麻痺や対麻痺のように系統的	支配神経の筋肉，関連する筋のみ
麻痺の性質	痙性	弛緩性
腱反射	急性期消失，慢性期亢進	低下〜消失
病的反射	陽性	陰性
筋の萎縮	急性期なし，その後廃用性萎縮	軽度〜著しい萎縮
線維束性収縮	みられない	伴うことが多い

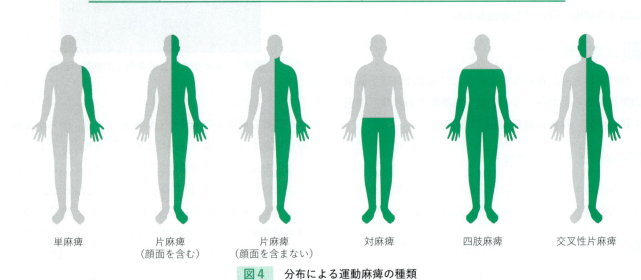

単麻痺　　片麻痺
（顔面を含む）　　片麻痺
（顔面を含まない）　　対麻痺　　四肢麻痺　　交叉性片麻痺

図4 分布による運動麻痺の種類

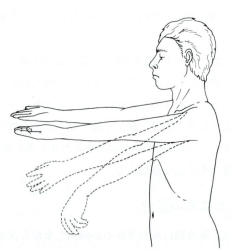

図5 上肢のバレー徴候

手掌面を上方に向け，腕をまっすぐ前方に伸ばし，指を揃えて，閉眼させたうえで，両上肢を20〜30秒間保たせる。陽性であれば，前腕が垂れ下がったり，手が回内したりする

5 異常な場合に考える代表的な疾患

1）単麻痺

　上下肢のうち一肢だけが麻痺している状態をいう。外傷による腕神経叢の引き抜き損傷では，片側上肢の弛緩性麻痺としてみられることが多い。四肢の急性阻血や，てんかん発作後のトッド麻痺などでも生じる。

2）片麻痺

　片側の上下肢にみられる麻痺である。脳出血や脳梗塞など脳内病変でみられることが多く，その障害部位としては内包付近がもっとも多い。

3）対麻痺

　両側下肢の麻痺をいい，脊髄の障害（胸髄損傷，腰髄損傷，横断性脊髄炎など）によるものが多い。ギラン・バレー症候群の早期でも生じることがある。

4）四肢麻痺

　上下肢が両側性に麻痺した状態をいう。脳幹や頸髄の障害で認められることが多いが，大脳，末梢神経，神経

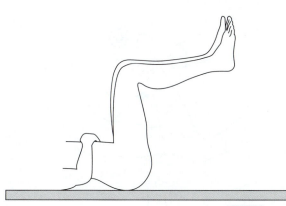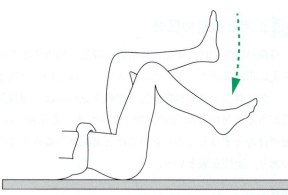

図6　下肢のミンガッツィーニ徴候

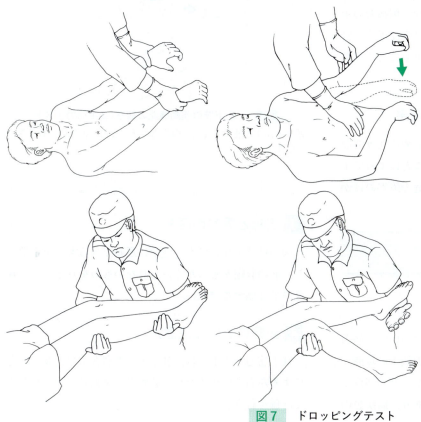

a：上肢のドロッピングテスト
両側上肢を引っ張り上げ，離すと麻痺側の(左)
上肢は健側よりも速やかに落下する

b：下肢のドロッピングテスト
膝の下に検者の腕を入れて支え，下腿をそれぞ
れ持ち上げて落下させる。麻痺側(右)のほうが
健側より速く落ちる

図7　ドロッピングテスト

筋接合部の病変でも起こることがある。

5）交叉性片麻痺

顔面と四肢の麻痺側が違うときには交叉性片麻痺と呼
ばれ，脳幹の病変でまれに生じる。交代性片麻痺と呼ば
れることもある。

 ## 運動失調の観察

1 検査の目的

運動失調とは，目的とする運動に関連するさまざまな
動きの協調性が悪くなるため，その運動を円滑にできな
くなる状態であり，協調運動障害の一つの徴候である。
運動失調の原因となる主な障害部位には小脳と脊髄後索

がある。

小脳性の運動失調は，小脳虫部が障害されると平衡機
能，起立，歩行が障害され，体幹運動失調を伴うように
なる。一方，小脳半球が障害されると，同側の上下肢の
運動失調がみられる。

脊髄後索による運動失調は，関節の位置覚や振動覚な
どの深部感覚の障害による感覚性の運動失調であり，閉
眼によって明瞭となる特徴がある。

2 具体的な方法

四肢の運動失調の評価は，傷病者に示指で自分の鼻先
を触らせ，その位置から検査する者の示指の指先と，傷
病者の鼻先を交互に触らせて，指の動きを観察する（鼻
指鼻試験）。

3 正常と異常の区分

鼻指鼻試験では，示指が傷病者の鼻先や検査する者の指先に正確に達するか，指に振戦の出現はないかを観察し，測定異常や協調運動障害，振戦を認めれば，運動失調があると判断する。脳の障害によって生じる振戦では，指が目的とするところに近づくほど著明となるのが特徴であり，企図振戦という。

4 観察における注意点

鼻指鼻試験において，検査をする者は傷病者が示指を往復させる1回ごとに指の位置を移動させ，傷病者の示指の先端が肘を伸ばしてちょうど届くところに置く。肘が伸びない，傷病者の近いところでは，小脳による運動失調を正確に評価できないので注意する。

5 異常な場合に考える代表的な疾患

小脳出血や小脳梗塞などは運動失調を認める代表的な疾患である。脊髄後索障害は脊髄の外傷などによって生じることがある。運動失調は，大脳や前庭の障害のほか末梢神経の障害でも生じる場合がある。

I 筋力の観察

1 検査の目的

上肢，下肢の個々の筋，あるいは筋群について，筋力の低下の有無，その程度を評価する。筋力低下の範囲，分布は，中枢神経および末梢神経について，どの部位で障害を受けているかを知るために重要であり，筋疾患の存在を疑う場合にも有用となる。

2 具体的な方法

両上肢や両下肢の挙上，握力，足関節の伸展・屈曲などにより，簡単に筋力低下を評価する。徒手筋力テスト（MMT）は，個々の筋，筋群について6段階で評価する標準的な評価法であり，観察者が手で力を加え，傷病者がこれに抵抗して力を入れるようにさせる（図8）。屈筋の場合は，傷病者に関節を屈曲させた位置で保持させて，観察者が関節を伸展させる負荷をかけ，伸筋の場合は傷病者に関節を伸展させた位置で保持させて，観察者が関節を屈曲させる負荷をかけて評価する。

立ち上がりや歩行の様子を観察することで，筋力の障害を疑うことも可能である。

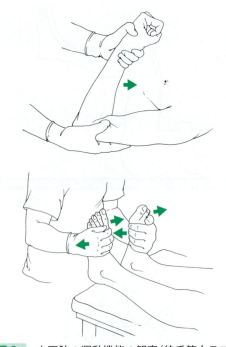

図8　上下肢の運動機能の観察（徒手筋力テスト）
観察者が手で圧力を加え，傷病者のその圧力への抵抗を6段階で評価する

3 正常と異常の区分

強い抵抗を与えても，完全に運動できるものを正常とし，筋の収縮がまったくみられないものを0として，6段階で評価する（表3）。

4 観察における注意点

徒手筋力テストでは，利き手，非利き手で上肢の筋力による左右差が出るため，観察者は傷病者に合わせた手で評価を行う。

5 異常な場合に考える代表的な疾患

大脳皮質の運動野および錐体路，脊髄前角細胞から筋に至るまでの脊髄神経根，末梢神経，神経筋接合部，筋のいずれかの障害によって筋力低下を認め，甲状腺機能低下症や電解質異常（低カリウム血症，低マグネシウム血症など）によっても筋力低下を生じる。

J 感覚障害の観察

1 検査の目的

神経学的異常を早期に発見し，脳卒中や脊髄損傷といった緊急性の高い病態を迅速に識別することを目的とする。

表3　徒手筋力テストの評価

5	正常	強い抵抗を与えても，完全に運動できる
4	良好	ある程度の抵抗を加えても，可動域いっぱいに運動できる
3	やや良好	抵抗を加えなければ，重力に抗して可動域いっぱいに運動できる
2	不良	重力を除外すれば，可動域いっぱいに運動できる
1	痕跡	筋のわずかな収縮は起こるが，関節は動かない
0		筋の収縮がまったくみられない

2 具体的な方法

搬送途上など時間的余裕がある場合などには，より詳細な観察として以下のようなものがある。

1）痛覚の観察

傷病者を閉眼させ，加えた刺激をみせないようにし，先端がとがったもので，左右の上下肢を「チクチク」する程度の強さで皮膚を刺激し，感覚の左右差を観察する。

2）触覚の観察

傷病者を閉眼させ，刺激を加えるところをみせないようにし，脱脂綿やティッシュペーパーなどで左右の上下肢をできるだけ軽く触れて，感覚の左右差を観察する。

3）深部感覚の観察

傷病者を閉眼させ，手指や足趾をつまんで，どの指（趾）をつまんでいるかを尋ね，さらに動かして指趾がどちらを向いているかを尋ねて観察する。

3 正常と異常の区分

異常は，大まかに「右手の感覚が低下」などと表現する。より詳細な観察では，痛覚，触覚，深部感覚ごとに，感覚鈍麻，感覚過敏，感覚脱失などと表現する場合がある。その程度について，健常な部位の感覚を10点とし，その感覚との比較で10段階中の何点かを傷病者に申告させる場合もある。

4 観察における注意点

傷病者の協力がなければ評価は困難であり，意識障害がある場合にも正確に判断できない。感覚障害は，主観によって表現されるため，評価は困難な場合がある。

5 異常な場合に考える代表的な疾患

四肢の痛覚と温度覚は脊髄視床路によって伝達され，末梢にある感覚受容器から大脳皮質の感覚野までの経路のいずれかに損傷があれば，障害される。一方，深部覚は，後索-内側毛帯経路を走行するため，脊髄の後方からの圧迫などで深部感覚が障害されるが触覚は残る。

感覚障害の代表的な例は以下のとおりである。

1）大脳障害

障害された部位と反対側の半身において，感覚障害が生じる。原因として外傷や脳血管障害などがあげられる。

2）視床障害

障害された部位と反対側の半身において，すべての体性感覚の障害が認められる。一定の期間を経た後，障害された部位の反対側に激しいしびれや疼痛を感じることがある（視床痛）。片側の視床において梗塞や出血が起こることにより，視床痛や反対側の不随意運動，片麻痺，全部の感覚障害を生じることがある（視床症候群）。原因としては，外傷や脳血管障害などがあげられる。

3）脳幹障害

脳幹部では障害が起こった部位によってさまざまなパターンの感覚障害が生じるのが特徴的である。ほかの症状として患側の球麻痺，めまい，眼振，小脳失調，ホルネル症候群，顔面の温痛覚障害，患側と反対側の頸から下にかけての温痛覚障害などがある。

4）脊髄障害

脊髄の障害がどこで起こったかによって，さまざまなパターンの感覚障害が生じる。

5）末梢神経障害

末梢神経の異常が原因となる感覚，運動あるいは自律神経障害の総称を末梢神経障害（ニューロパチー）といい，障害の部位は限局されている。感覚と運動ともに障害される運動感覚性ニューロパチーが代表的であり，主な症状として，筋力低下，筋萎縮，感覚鈍麻，手足のしびれ，腱反射の消失・低下，起立性低血圧，膀胱直腸障害などがある。

K 項部硬直の観察

1 検査の目的

髄膜刺激症候の有無の評価を目的とする。項部硬直は，髄膜炎やくも膜下出血などで髄膜が刺激された際に出現する症候である。病歴や発熱，頭痛，意識障害などの所見から，これらの疾患を疑う場合には評価する必要のある重要な検査である。

2 具体的な方法

傷病者を仰臥位にして枕を外し，観察者の手を傷病者の後頭部の下に入れ，頭位を前屈させた際の抵抗で判断する。

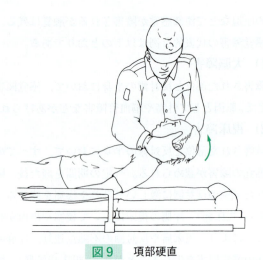

図9　項部硬直

項部に手を当て，頭部を挙上した際に，頸部が硬く伸展し下顎が前胸部に着かない

3　正常と異常の区分

　正常者では下顎の先端が胸に接触するまで前屈させることができ，著しい抵抗もないが，頭部を持ち上げるときに抵抗や疼痛の訴えがあり，屈曲が不十分であるときや頭部と胸部が一緒に持ち上がるときは，項部硬直があると判断する（図9）。

4　観察における注意点

　くも膜下出血の出血初期では，項部硬直を認めないこともある。項部硬直を認めないことをもって，くも膜下出血を除外する根拠にはならない。項部硬直の評価は痛み刺激となるため，くも膜下出血を疑う場合は慎重に実施する必要がある。

　乳児では髄膜炎があっても項部硬直がみられないことがある。また，頸椎疾患やパーキンソン症候群で筋固縮がみられる場合は，頭部のどの方向にも抵抗がある。

5　異常な場合に考える代表的な疾患

　髄膜炎や脳動脈瘤破裂によるくも膜下出血は，項部硬直の原因となる代表的な疾患である。

L　脳卒中スケール

　脳卒中スケールは，脳卒中の可能性がある傷病者を迅速かつ効率的に評価するために開発された標準化評価ツールである。救急救命士が，救急医療の現場で，傷病者の神経学的状態を体系的かつ客観的に評価し，脳卒中の同定や重症度を定量化するのに役立つ。これにより，搬送先医療機関の選定や傷病者の予後改善につながる。脳卒中スケールは通常，意識レベル，言語機能，運動機能などの神経学的要素を評価項目として含む。

　脳卒中スケールは，一般的な脳卒中の症状を評価するように設計されているが，非典型的な症状を呈する傷病者では適切に評価できない場合がある。そのため，傷病者の全体的な臨床像やほかの検査結果と併せて総合的な判断が必要となる場合がある。

1　FAST（ファスト）

　FAST は，脳卒中を疑った場合に行う簡易評価法であり，Face（顔），Arm（上肢），Speech（言葉）の3つのテストと，Time（発症時刻）を組み合わせたものである。3項目のテストのうち1つでも該当する場合，脳卒中の可能性が高いと考えられる。

　FAST は，救急救命士が現場で使用するためというよりも，主に市民向けの啓発ツールとして普及が進められている。脳卒中を疑った場合に，市民がすぐに119番通報したり救急医療機関を受診したりするための判断基準として活用されることを目的としている。

2　シンシナティ病院前脳卒中スケール（CPSS）

　シンシナティ病院前脳卒中スケール（CPSS）は，顔のゆがみ，上肢の麻痺，構音障害の3つで脳卒中であるかどうかを簡易的に判断する方法で，1項目でも該当すれば，脳卒中の可能性は約70％となる（表4）。CPSS の項目がすべて陰性であった場合でも，突然の激しい頭痛を認めるなどといったときには，脳卒中の可能性を否定できないことに留意する。

3　救急業務における脳主幹動脈閉塞による脳卒中観察基準

　日本脳卒中学会より，機械的血栓回収療法の適応となる主幹動脈閉塞（LVO）に伴う脳卒中を予測する観察項目として提案されたものである。ELVO（エルボ）スクリーンと呼ばれることがある（図10）。

　FAST や CPSS などで脳卒中が疑われる場合に，脈不整，共同偏視，半側空間無視（指4本法），失語（眼鏡／時計の呼称），顔面麻痺，上肢麻痺の6つの観察項目を評価する。そのうち，2項目または3項目以上を満たす場合は，主幹動脈閉塞に対する機械的血栓回収療法の適応となる可能性が高く，それが常時実施できる医療機関への直接搬送を考慮することが推奨されている。

　2項目か3項目かについては，都道府県メディカルコントロール協議会，地域メディカルコントロール協議会単位で，プロトコールにおいて設定することが推奨される。その判断は，医療資源や医療機関の受け入れ体制が豊富な地域・期間では，2項目に該当時点で，血栓回収

表4　CPSS（シンシナティ病院前脳卒中スケール）

顔のゆがみ	歯をみせるように，あるいは笑顔を指示
正 常	両側が等しく動く
異 常	片側がもう一側のように動かない
上肢の麻痺	目を閉じさせ，10秒間上肢をまっすぐに伸ばすよう指示
正 常	左右とも同じように挙がる，または左右ともまったく挙がらない
異 常	片方が挙がらないか，もう一方と比べてふらふらと下がる
構音障害	話をするように指示
正 常	正しい言葉を明瞭に話す
異 常	不明瞭な言葉，間違った言葉，またはまったく話せない

どれか1つでも異常を認めた場合には，脳卒中を強く疑う
（Kothari RU, et al：Cincinnati Prehospital Stroke Scale：Reproducibility and validity. Ann Emerg Med 33：373-378, 1999. を参考に作成）

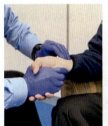
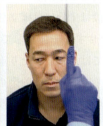
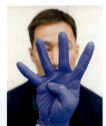
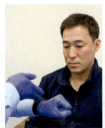
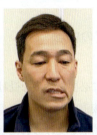
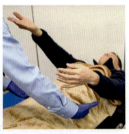

①脈不整　　②共同偏視　　③半側空間無視　　④失語　　⑤顔面麻痺　　⑥上肢麻痺
（橈骨動脈触知）（追視）　（4本指法）　（時計の呼称）（顔面のゆがみ）（バレー徴候）

図10　救急業務における脳主幹動脈閉塞による脳卒中観察基準（ELVOスクリーン）

上記6項目のうち，2ないし3項目を満たす場合は，主幹動脈閉塞に対する機械的血栓回収療法が可能な医療機関への搬送を考慮する

医療機関への直接搬送を考慮に入れるといった運用が想定されている。逆に，医療資源や医療機関の受け入れ体制が相対的に不十分な地域・期間は，3項目に該当したら，直接搬送を考慮に入れるといった運用が想定されている。

▶ 参考：バビンスキー反射

　錐体路に障害を生じるすべての神経系の異常で認める。傷病者を仰臥位にして，両下肢を伸ばさせ，緊張を解かせた状態で，打腱器の柄などを用いて，足底の外側部で，ゆっくりと踵から指先に向かって弧を描くようにこする（右図）。正常であれば，母趾は足底のほうに屈曲する（足底反射）。錐体路障害を生じている場合は母趾が強直性に，緩徐に背屈・伸展し，また母趾以外の足趾は開き，開扇現象を認める。客観的で信頼性の高い重要な病的反射であるが，病院前で救急救命士が実施することの有用性は必ずしも明らかではない。

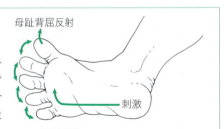

母趾背屈反射

刺激

開扇現象

足底の小趾側を強く刺激したときに，母趾の背屈と2～5趾の開扇現象が出現する

緊急度・重症度

A 重症度と緊急度

1 重症度と緊急度の概念

1) 概　念

　重症度とは，速やかに必要な治療を受けたとして想定される死亡率や重度の後遺症を残す確率の高低をいう。発症後速やかに必要な治療を受けられたとしても死亡率などが高いと想定される状態を「重症度が高い」といい，反対に，速やかに必要な治療を受ければ，死亡率などは低いと想定される状態を「重症度が低い」という。

　緊急度とは，治療を受けるまでの時間の長短が死亡率や重度の後遺症を残す確率に与える影響の程度をいう。速やかに治療を受けることができなければ，短時間で死亡率などが上昇していく状態を「緊急度が高い」という。治療を受けるまでの時間が数日延びても，死亡率などに与える影響がわずかであれば，「緊急度が低い」という。

　くも膜下出血などは，速やかに必要な治療を受けたとしても死亡率などは高く，治療を受けるまでの時間が長くなれば，さらに死亡率などは高くなる。重症度，緊急度はともに高いといえる。外傷などによる出血性ショック，急性心筋梗塞なども同様である。アナフィラキシーは，速やかにアドレナリンの筋肉内投与を受ければ死亡率などはそれほど高くないが，投与までの時間が遅くなれば，死亡率などは上昇する。重症度はそれほど高いとはいえないが緊急度は高いといえる。進行した膵臓がんなどはすぐに必要な治療を受けたとしても死亡率は高いが，治療を受けるまでの時間が数日延びたとととしても死亡率に与える影響は低く，重症度は高いが緊急度は低いといえる。膝の擦過傷などは，治療が遅れたとしてもそれによって死亡することなどは通常想定されず，重症度，緊急度はともに低いといえる。

2) 現　状

　救急医療においては，重症度も緊急度もともに重要な指標となるが，重症度より緊急度のほうがより重要視されるために，「緊急度・重症度」と表記されることが多い。ただし，実際の傷病者を，重症度と緊急度を区分して客観的に評価する指標は十分には確立されておらず，重症度と緊急度を区分せずに一体として使用することも多い。緊急度については，死亡したり重度の後遺症を残すまでに残された持ち時間，時間的余裕という考え方もあり，重症度や緊急度のとらえ方には救急医療従事者間でも幅がある。

2 緊急度・重症度の活用

　緊急度・重症度，とくに緊急度は，傷病者にどのような処置を，どこで，いつ実施するかの判断において重要な指標となる。時間や人員，資器材などが限られる救急の現場では，緊急度・重症度に基づいて優先順位を設定することが不可欠である。また，緊急度・重症度の判定は，搬送先医療機関の選定にも活用される。さらに，救急隊が傷病者の緊急度・重症度を医療機関に的確に伝達することで，医療機関は傷病者の状態に応じた適切な受け入れ体制を整えることができる。この円滑な情報共有により，傷病者の搬送から治療開始までの時間を短縮することが可能となる。これらの点から，救急救命士は，現場で速やかかつ的確に緊急度・重症度を判定する能力が求められる。この判定能力は，傷病者の生命予後に強い影響を与え得る。

3 緊急度・重症度と現場トリアージ

　救急現場において，緊急度・重症度に基づいて必要な処置を取捨選択したり，搬送先医療機関を選定したりすることを現場トリアージ（field triage）と呼ぶ。救急救命士には，前述のとおり，現場において速やかに緊急度・重症度を的確に判定する能力が求められるとはいうものの，病院前において実施できる観察，検査に限りがあるなかで，その判定は必ずしも容易ではない。時に緊急度・重症度の過大評価や過小評価が生じ得る。

表1　「消防庁：緊急度判定プロトコル」における緊急度の分類

緊急度	定　義	サブカテゴリー
赤 （緊急）	・すでに生理学的に生命危機に瀕している病態 ・増悪傾向あるいは急変する可能性がある病態 ※気道・呼吸・循環・意識の異常，ひどい痛み，増悪傾向，急変の可能性から総合的に判断する	【赤1】きわめて緊急性が高い病態であるため，緊急に搬送する必要がある病態
		【赤2】緊急性が高い病態であるため，緊急に搬送する必要がある病態
黄 （準緊急）	・時間経過が生命予後・機能予後に影響を及ぼす病態 ※痛みの程度，訴えや症状の強さについても考慮する	赤ほど緊急性は高くないが，医療機関への早期受診が必要な病態
緑 （低緊急）	・上記には該当しないが，受診が必要な病態	
白 （非緊急）	・上記に該当せず，医療を必要としない状態	

（消防庁：緊急度判定プロトコル Ver.3；救急現場. 2020. より引用・改変）

4 オーバートリアージとアンダートリアージ

　オーバートリアージとは，緊急度・重症度を過大評価した結果，例えば，必要でない処置を実施したり，二次救急医療機関へ搬送すべき傷病者を三次救急医療機関に搬送したりすることをいう。オーバートリアージでは，地域の限られた人的資源，医療物資の効率的な活用が妨げられる可能性がある。アンダートリアージとは，緊急度・重症度を過小評価した結果，例えば，現場で必要な処置を実施しなかったり，三次救急医療機関に搬送すべき傷病者を一次・二次救急医療機関に搬送したりすることをいう。アンダートリアージでは，処置の遅れなどが生じ傷病者に悪影響を及ぼす可能性がある。

　地域におけるオーバートリアージとアンダートリアージの発生頻度は，病院前医療体制の評価指標の一つとなる。オーバートリアージとアンダートリアージの発生をどちらも抑える必要があるが，現場トリアージにおいてはアンダートリアージの回避により重点が置かれている。これは，アンダートリアージによる傷病者への悪影響が，オーバートリアージによる資源の非効率的な活用よりも深刻であると考えられているためである。緊急度・重症度の高い例のアンダートリアージ率を低く抑えつつ，それによって高くなりがちなオーバートリアージ率を低く抑える取り組みが重要となる。

B　緊急度・重症度の評価基準

　緊急度・重症度の評価基準には，さまざまなものがある。想定される使用者，場面，対象とする傷病などによってそれぞれ基準が作られている。重症度と緊急度を区分して客観的に評価する指標は十分には確立されておらず，両者を区分せずに評価する基準が多い。また，緊急度や重症度に関する尺度やその分類，定義（「緊急」「準緊急」「赤」「黄」「重症」「重篤」など）は，基準ごとにさまざまなものがある。

　国によって示されている評価基準の代表的なものには以下の消防庁や厚生労働省によるものなどがあるが，そのほかにも，地域のメディカルコントロール協議会や消防機関，関連学会などが示す種々の基準が存在する。

1 消防庁の緊急度判定体系

　消防庁は，住民，救急相談員，通信指令員，救急隊員（救急救命士を含む）の四者向けに，それぞれ「緊急度判定プロトコル」を作成し公表している。

　救急隊員（救急救命士を含む）用の「救急現場プロトコル」では，緊急度を緊急（赤），準緊急（黄），低緊急（緑），非緊急（白）の4つに類型化し，その定義を定めている（表1）。赤については，緊急性の高さにより2つのサブカテゴリーを設定している。

1）救急現場プロトコルの概要

　救急現場において，緊急性の高いと想定される症候および日常で遭遇する頻度の高い症候について，緊急度を評価するための標準的な観察や判断の手順を示している。現場で繰り返し用いることにより，適切な搬送先選定・搬送方法につなげていくことを目的としている。

2）救急現場プロトコルの構造・手順

　緊急度評価のための観察の順位は，「重症感」→「現着時主訴の選定」→「バイタルサイン」→「非生理学的な指標」→「現着時主訴による緊急度判定」の順となっている。外傷については，バイタルサインの観察と同じ段階で疼痛の観察を行う。救急現場プロトコルの緊急度判定のアルゴリズムを図1に示す。

3）救急現場プロトコルの手順の概要

(1) 重症感の評価

　傷病者への接触時に，迅速に気道，呼吸，循環，意識をチェックし，10秒程度で「第一印象の重症感」の有無を

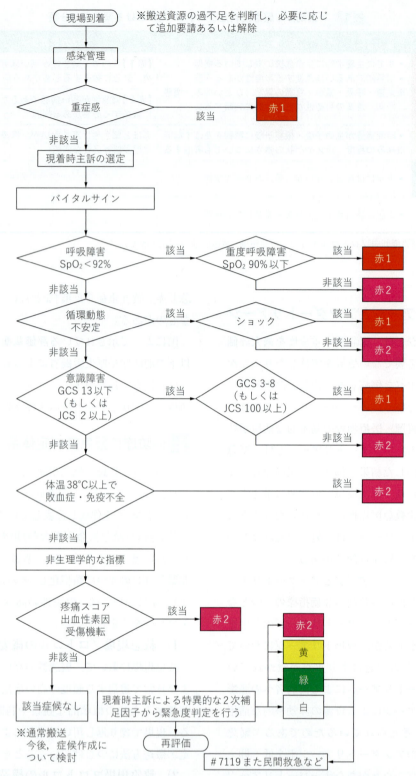

図1 「救急現場プロトコル」のアルゴリズム

（消防庁：緊急度判定プロトコル Ver. 3；救急現場，2020. より引用）

評価する。重症感があり，直ちに処置を開始する必要があると判断された場合には，すぐさま必要な処置を実施する。詳細観察は病態の安定化を図った後でよい。

　心停止，呼吸停止，けいれん持続，重症外傷（ショックを伴う），重度の呼吸障害（過度の呼吸努力のために疲労した状態），重度の意識障害などが該当する。

(2) 主訴の選定

　訴え，外傷，他覚所見などから，もっとも緊急度に影響を及ぼしていると考えられる主訴（症候）を選択する。

(3) バイタルサインの測定

　バイタルサインの測定およびバイタルサインにかかわる観察と評価を実施する（**表2**）。バイタルサインの異常により緊急度「赤」と判断した場合は，その安定化を図る

表2　バイタルサインにおける緊急度の目安（成人）

呼吸	
赤1	SpO₂ 90％未満 呼吸回数10回/分未満または30回/分以上
赤2	SpO₂ 90％以上92％未満
黄	SpO₂ 92％以上94％未満

循環	
赤1	収縮期血圧90mmHg 以下または200mmHg 以上 心拍数120回/分以上または50回/分未満

意識	
赤1	GCS 3〜8，JCS 100〜300
赤2	GCS 9〜13，JCS 2〜30
黄	新たに出現した軽度の意識障害（GCS 14・JCS 1）
緑	慢性的な軽度の意識障害（GCS 14・JCS 1）

（消防庁：緊急度判定プロトコル Ver.3；救急現場．2020．より引用・改変）

表3　消防庁の示す傷病程度分類と定義

傷病程度	定義
死亡	初診時において死亡が確認されたもの
重症（長期入院）	傷病程度が3週間以上の入院加療を必要とするもの
中等症（入院診察）	傷病程度が重症または軽症以外のもの
軽症（外来診療）	傷病程度が入院加療を必要としないもの
その他	医師の診断がないものおよび傷病程度が判明しないもの，ならびにその他の場所に搬送したもの

処置を実施する．呼吸数，脈拍数，血圧，意識レベルなどの定量化された指標のみで緊急度を決定するのではなく，それぞれに関連した観察項目も同時に観察し，総合的に緊急度を決定する．

①意識レベル

JCS100〜300またはGCS 3〜8は，「緊急（赤1）」の一つの目安である．

②呼吸

呼吸数，呼吸音，呼吸様式などが指標である．一般に30/分以上の頻呼吸，また10/分未満の呼吸数減少はさらに重篤な病態を示唆する．呼吸数の異常を認めた場合には，チアノーゼ，呼吸補助筋を使用した努力様呼吸，胸郭運動の左右差，呼吸音の左右差，SpO₂値など，呼吸の異常を示すほかの所見も併せて総合的に緊急度を評価する．現場に携行可能なパルスオキシメータも普及しており，SpO₂値 90％未満は「緊急（赤1）」の一つの目安である．

③脈拍

120/分以上または50/分未満は，「緊急（赤1）」の一つの目安になる．脈拍数の増加は拍出量の低下を示唆する場合が多い．しかし，年齢や痛み，常用している薬剤などによって修飾されるため，皮膚の所見や定量的な血圧の所見も併せて総合的に判断する．

④血圧

循環動態の把握において重要な指標の一つである．代償機転によって血圧を維持している場合があり，ほかの所見と併せて評価する必要がある．収縮期血圧90mmHg以下または収縮期血圧200mmHg以上は「緊急（赤1）」の一つの目安である．

⑤皮膚所見

脈拍，血圧からのみならず，皮膚所見からも循環の状態を早期に認知する．循環血液量減少性ショックの早期では末梢血管収縮と心拍数増加によって収縮期血圧が維持されるが，皮膚の蒼白・湿潤・冷感，頻脈を認め，拡張期血圧の上昇，脈圧の狭小が起こる．

⑷ 非生理学的指標

バイタルサインの異常に該当しない場合は，非生理学的指標（疼痛，出血性素因，受傷機転など）を評価する．

①疼痛

疼痛の強さの評価を行う．これまでに経験したことがないような最悪の痛みを10として，疼痛の強さ，部位，持続期間により評価する．

②出血性素因

出血性素因とは，先天性出血性疾患患者や凝固因子欠乏症患者，抗凝固薬服用患者など，易出血状態の背景を有していることをいう．重度または中等度の出血を認める出血性素因のある傷病者へは，迅速に凝固因子の補充を必要とすることが多く，これらの背景をもつ傷病者は大量出血の危険性が高い．

③受傷機転

外傷に関連した創傷，症状，主訴のある傷病者に対して確認する．受傷機転により，安定している状態の傷病者であっても，緊急度が高くなる場合がある．

⑸ 現着時主訴による緊急度判定

現着時主訴により，それぞれに特異的な緊急度判定を行う．

2 消防庁「傷病程度分類」

「救急現場プロトコル」を含む，消防庁「緊急度判定体系」やその評価基準は，現状では全国の消防本部や搬送先の救急医療機関に普及している状況ではない．現在，傷病者の傷病の程度を簡便に分類する方法として広く用いられているのが，消防庁が提示する「傷病程度分類」（表3）である．この分類は，傷病者の入院の必要性や入院

表4 重篤救急患者の基準

番　号	疾病名	基　準
1	病院外心停止	病院への搬送中に自己心拍が再開した患者および外来で死亡を確認した患者を含む
2	重症急性冠症候群	切迫心筋梗塞または急性心筋梗塞と診断された患者，もしくは緊急冠動脈カテーテルによる検査または治療を行った患者
3	重症大動脈疾患	急性大動脈解離または大動脈瘤破裂と診断された患者
4	重症脳血管障害	来院時 JCS100以上であった患者，開頭術，血管内手術を施行された患者または t-PA 療法を施行された患者
5	重症外傷	最大 AIS*が3以上であった患者または緊急手術が行われた患者
6	重症熱傷	Artz の基準により重症とされた患者
7	重症急性中毒	来院時 JCS100以上であった患者または血液浄化法を施行された患者
8	重症消化管出血	緊急内視鏡による止血術を行った患者
9	重症敗血症	感染性 SIRS で臓器不全，組織低灌流または低血圧を呈した患者
10	重症体温異常	熱中症または偶発性低体温症で臓器不全を呈した患者
11	特殊感染症	ガス壊疽，壊死性筋膜炎，破傷風などと診断された患者
12	重症呼吸不全	呼吸不全により，人工呼吸器を使用した患者
13	重症急性心不全	急性心不全により，人工呼吸器を使用した患者または Swan-Ganz カテーテル，PCPS もしくは IABP を使用した患者
14	重症出血性ショック	24時間以内に10単位以上の輸血が必要であった患者
15	重症意識障害	来院時 JCS100以上の状態が24時間以上持続した患者
16	重篤な肝不全	肝不全により，血漿交換または血液浄化療法を施行された患者
17	重篤な急性腎不全	急性腎不全により，血液浄化療法を施行された患者
18	その他の重症病態	重症膵炎，内分泌クリーゼ，溶血性尿毒症症候群などに対して持続動注療法，血漿交換または手術療法を施行された患者

* AIS：解剖学的重症度を点数化する手法の一つで，損傷部位ごとに，その重症度を1（軽症）から6（救命不能）の6段階に分類する。外傷傷病者の予測生存率を算出するための要素の一つである
（厚生労働省：救命救急センターの新しい充実段階評価について．2018. より引用・改変）

期間などに基づいて4段階に分けるもので，受け入れ医療機関の医師の判断により決定される。入院を要しない場合は「軽症（外来診療）」，3週間以上の入院治療が必要な場合は「重症（長期入院）」などと分類される。

この分類は基準が明瞭であり，比較的使用しやすいため，全国的な統計として長期間活用されている。しかしながら，この基準では，緊急治療を必要とした傷病者でも，結果的に入院に至らなかった場合は「軽症（外来診療）」と分類されてしまうため，救急車の適正利用などの議論の際に，「軽症（外来診療）」と分類された傷病者は救急搬送が不要であると誤解されるなどの課題がある。

3 救命救急センターの重篤救急患者の基準

厚生労働省の示す「救命救急センターの新しい充実段階評価について」で提示されている重篤救急患者の基準を表4に示す。この基準は，救急医療機関搬送後の観察や画像検査などを含む各種の検査を経て判断されるものであり，病院前において使用できる基準ではない。

06 資器材による観察

救急活動では，呼吸系や循環系のほか，体温，糖代謝の指標である血糖値などについて，観察資器材を使用する（**表1**）。

A パルスオキシメータ

1 目 的

末梢動脈血の経皮的酸素飽和度を測定し，傷病者の呼吸状態（とくに肺による酸素化の状態）や酸素投与・人工呼吸を行った際の効果の確認を目的とする。

2 適 応

傷病者の呼吸状態，酸素投与・人工呼吸の効果の確認，末梢動脈血流の評価が必要なときに使用する。

3 構造と原理（図1）

血漿中に溶解した酸素の量は少量であるのに対して，赤血球中でヘモグロビンと結びついて運搬される酸素量は大量であり，これが血液中の酸素量のほとんどを占める。血液ガス分析装置で測定した動脈血酸素飽和度をSaO_2と呼ぶが，パルスオキシメータで測定した場合を経皮的動脈血酸素飽和度（SpO_2）と呼ぶ。血液中のヘモグロビンは酸素との結合の有無により赤色光と赤外光の吸光度が異なる。この性質を利用して指先や耳朶にプローブを取り付け，組織を透過した光の波長を分析することによって，SpO_2値を非侵襲的に測定する。末梢の小動脈の波動を検出し脈拍数も測定できることから，末梢循環動態の評価にも適している。

表1 救急活動で使用する観察資器材の分類

分 類	主な観察資器材
呼吸系	パルスオキシメータ，カプノメータ，聴診器
循環系	血圧計，心電図モニター，聴診器
その他	体温計，血糖測定器

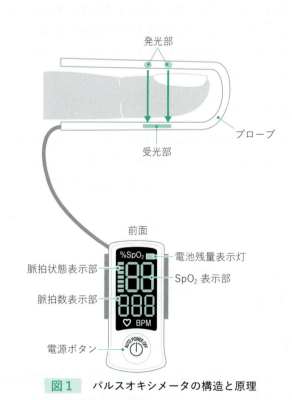

図1 パルスオキシメータの構造と原理

4 方 法

傷病者の指先を挟むようにプローブを装着する。光を

表2	パルスオキシメータの測定が困難な場合

- 低灌流部位での測定
  （寒冷やショック状態などでの末梢循環不全，心停止，血圧測定でのマンシェットの圧迫時）
- 体動によるプローブの揺れ
- 血液透析用内シャント側での測定
- ヘモグロビン誘導体異常症（一酸化炭素中毒，メトヘモグロビン血症）
- 皮膚の色素沈着
- マニキュア（遮光性）や絆創膏など吸光に影響するもの
- 受光部への外光進入

遮断するマニキュアや絆創膏などがある場合や手の指が小さい乳児では，プローブを挟む位置を変えるか，耳朶にセンサーを取り付ける。

5 評　価

　SpO₂値から傷病者の呼吸状態（肺による酸素化の状態）を客観的な数値として知ることにより，酸素投与の必要性を判断することができる。

　動脈血中の酸素量はSaO₂値（SpO₂値として示される）にほぼ比例するので，酸素解離曲線（p.97，図17参照）で示されるように，SaO₂値が90％（PaO₂値では60mmHg）を下回ると，PaO₂値のわずかな低下がSaO₂値の大きな低下と動脈血中の酸素量の大幅な減少を招く。

　体位変換や移動に際してSpO₂値が急激に低下した場合は，気道の開通，胸郭の動きや呼吸音の左右差，肺雑音の有無，人工呼吸時はバッグ・バルブ・マスクの抵抗の変化などを確認する。

6 注意点

　SpO₂値は血液の酸素化の指標であり，換気量の指標とはならない。とくに高流量酸素を投与している状態では，換気量が不十分でもSpO₂値が維持されるため注意が必要である。

　SpO₂値は，表2に示すようなときには正確に測定できない。

B カプノメータ

1 目　的

　カプノメータは，呼気中の二酸化炭素分圧を連続的に測定するものである。呼気二酸化炭素分圧は，傷病者の気道・呼吸状態だけではなく，循環動態にも敏感に反応するため，CPR時の気道確保や換気，胸骨圧迫の評価としても活用できる。

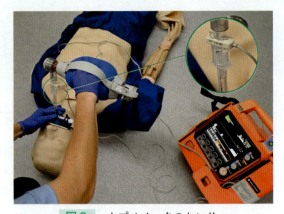

図2　カプノメータのセンサー

カプノメータ機能が組み込まれた半自動式除細動器が多い

2 適　応

　傷病者の換気状態の評価，気管内チューブの位置確認，胸骨圧迫の評価などに使用する。

3 構造と原理

　カプノメータは，センサーを配置する位置によってメインストリーム方式とサイドストリーム方式がある。

　メインストリーム方式では，エアウエイアダプターのチャンバー部分に流れる呼気ガスを直接センサーで測定する。

　サイドストリーム方式は，接続された回路から，呼気ガスの一部をサンプリングチューブを用いて一定速度で持続的に吸引し，カプノメータ本体のセンサー部分で測定する方式である。

　二酸化炭素は特定の波長の赤外線を吸収するため，二酸化炭素を含む気体に特定波長の赤外線を照射し，その吸光度を測定することによって，気体中の二酸化炭素分圧（濃度）を測定できる。

　肺胞では肺胞気と肺毛細血管血の二酸化炭素分圧がほぼ平衡に達し，肺毛細血管血はそのまま動脈血となる。したがって，呼気の終わりに出る肺胞気の二酸化炭素分圧（呼気終末二酸化炭素分圧，ETCO₂）を測定することによって，動脈血の二酸化炭素分圧を推定することができる。循環が安定し，換気量が正常な場合の基準値は35～45mmHgである。

4 方　法

　カプノメータの電源をオンにすると，ほとんどの機種で大気との較正が自動的に行われる。次にエアウエイアダプターを傷病者の気管内チューブなどに接続すると，ETCO₂値，カプノグラム（二酸化炭素分圧曲線：縦軸を二酸化炭素分圧，横軸を時間経過とする）が表示される（図2）。カプノグラムが表示されず，ETCO₂値のみが

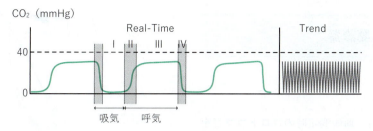

Ⅰ相：吸気基線相　二酸化炭素はほぼゼロ
Ⅱ相：呼気上昇相　肺胞気から呼出された二酸化炭素が急激に増加
Ⅲ相：呼気平坦相　肺胞気からの呼出が続き二酸化炭素は少し右上がりになる
　　　　　　　　　最終の一番高い数値が呼気終末二酸化炭素分圧となる
Ⅳ相：吸気下降相　吸気開始相，吸気開始で二酸化炭素は急激にゼロに近づく

図3　呼気二酸化炭素分圧曲線（カプノグラム）

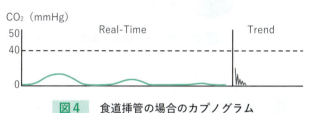

図4　食道挿管の場合のカプノグラム

胃内の二酸化炭素が一時的に少量検出されることがある

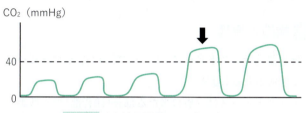

図5　心拍再開時のカプノグラム

心拍再開（↓）とともに突然高値を示す

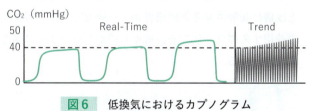

図6　低換気におけるカプノグラム

CO_2分圧の波形は徐々に高くなる

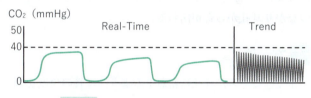

図7　過換気におけるカプノグラム

CO_2分圧の波形は徐々に低くなる

表示される機種もある。

5 評　価

　正常なカプノグラムを**図3**に示す。

　$ETCO_2$の連続測定は，循環が安定した状態における分時換気量や肺の換気血流状態のモニタリングに用いられるほか，心拍出量のモニタリングや，気管内チューブのトラブル検出などにも利用できる。救急現場においては，主に以下の評価に用いる。

1) 気管内チューブの位置確認

　チューブが誤って食道に挿管されたときは二酸化炭素が検出されない。胃膨満などにより胃内に貯留した空気中の二酸化炭素が一時的に検出される場合があるが，換気を繰り返すにつれて急速に消失する（**図4**）。

2) 胸骨圧迫の質の評価

　$ETCO_2$は肺血流量に相関し，肺血流量は心拍出量に等しい。したがって，CPR中の$ETCO_2$値は胸骨圧迫の効率を反映する。標準的な換気量で少なくとも10mmHg以上の$ETCO_2$値が得られる胸骨圧迫が必要とされる。

3) 心拍再開の検知

　心拍再開後は，急激に$ETCO_2$値が上昇することから，心拍再開を早期に知ることができる（**図5**）。

4) 換気量の評価

　循環動態が安定している場合には換気量の評価が可能となる。$ETCO_2$値は低換気のとき上昇傾向を，過換気では低下傾向を示す（**図6，7**）。

6 注意点

①メインストリーム方式では，エアウエイアダプターの内面が曇ったり汚れたりすると，測定が不正確になる。

　サイドストリーム方式の場合は，アダプターと本体をつなぐチューブが屈曲したり，内腔に水滴が溜まると測定できなくなる。

②通常，$ETCO_2$は$PaCO_2$よりも$2 \sim 5$mmHg低い値を示す。しかし，心停止，肺血栓塞栓症，慢性閉塞性肺疾患（COPD），気管支喘息などでは$ETCO_2$値と$PaCO_2$値が大きく乖離することがある。

聴診器

1 目 的

呼吸音や心音，腸雑音，血圧測定時のコロトコフ音を聴診する。

2 適 応

呼吸音や心音，腸雑音の聴診が必要な傷病者，および血圧測定時に使用する。

3 構造と原理

聴診器はチェストピース，チューブ，耳管，イヤーピースで構成される（図8）。

チェストピースは皮膚に当たる部分（採音部）で，低調音を聴くのに適するベル型（ベル面）と高調音を聴くのに適する膜型（ダイヤフラム面）がある。ここから聴取された音はチューブ，左右の耳管を経て，イヤーピースへとつながり耳孔から音が伝わる。

4 方 法

イヤーピースが耳孔に密着するよう，耳管の角度を調節する。外耳道はやや後方に開口するため，聴診器のイヤーピースはやや前方を向くように調整するとよい。

ダブルヘッド型のチェストピースでは，ベル面とダイヤフラム面の2種類を切り替えて使用するようになっている。全体がプラスチックの膜で覆われたダイヤフラム面は，呼吸音など高調音の聴取に適している。周囲をゴムで覆われたベル面は，心音など低調音の聴取に適している。通常はダイヤフラム面を用いる。

5 評 価

下気道狭窄音や肺雑音の有無を胸壁の数カ所で聴診する。呼吸音の左右差を観察する場合は，両腋窩部の音を比較するのがよい。上気道の狭窄を疑う場合は，前頸部に採音部を当てると狭窄音を聴取しやすい。どの部位にどのような異常があるか判断できるように，日頃からの訓練が必要である。

また，気管挿管時の気管内チューブの位置確認においては，心窩部で送気音が聴こえないこと，および両腋窩部で呼吸音が聴取できることが，チューブの適切な位置に留置されていることを示唆する判断の一つとなる。

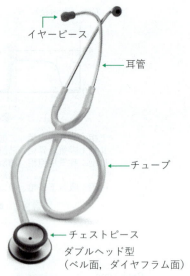

図8 聴診器の構造と各名称

（イヤーピース，耳管，チューブ，チェストピース，ダブルヘッド型（ベル面，ダイヤフラム面））

6 注意点

イヤーピースは，自分の耳にフィットするものを選択する。チェストピースのダイヤフラム面全体をしっかりと皮膚に接触させると呼吸音がよく聴取できる。ベル面を使用する際は，周囲を皮膚から浮かさないように適度に密着させる。

血圧計

1 目 的

循環動態を把握するために，動脈圧を非侵襲的に測定する。

2 適 応

循環動態の把握が必要なすべての傷病者に使用する。

3 種類と原理

血圧計としては，アネロイド型血圧計か自動血圧計を使用することが多い。

アネロイド型血圧計は，マンシェットの圧力を機械式の圧力計で表示する。携帯性と耐久性に優れ，救急現場で多く使われる。

自動血圧計には，オシロメトリック法（振動測定法）とコロトコフ法がある。オシロメトリック法は，カフの加圧後，減圧していく段階で，心臓の拍動に同調した血管壁の振動を反映したマンシェットの圧変動（圧脈波）をコンピュータ処理して，圧脈波が急激に大きくなったときを収縮期血圧，急激に小さくなったときを拡張期血圧としている。コロトコフ法は，マンシェットに組み込まれ

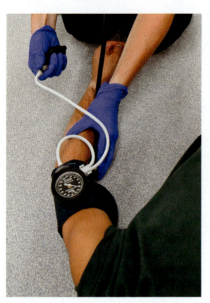

図9　アネロイド型血圧計を用いた聴診法による血圧測定

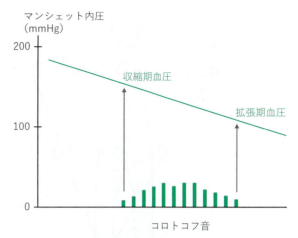

図10　マンシェットの減圧に伴うコロトコフ音の発生と，収縮期血圧，拡張期血圧の関係

マンシェットの内圧を下げ，コロトコフ音が聴こえ始めたときの圧力を収縮期血圧とする。マンシェット内圧をさらに下げていき，コロトコフ音が聴こえなくなったときの圧力を拡張期血圧とする

Ⅲ 2 救急医学概論／救急救命処置概論

たマイクロホンで乱流発生音を検知する方法で，コロトコフ音発生開始時を収縮期血圧，消失時を拡張期血圧としている。

4 方　法

1)　アネロイド型血圧計（図9）

①排気バルブを開放し，マンシェット内の空気を抜いた後，圧力ゲージの目盛を確認し，排気バルブを閉める。

②マンシェットは，素肌か薄手の肌着の上に隙間ができないように巻く。厚手の服は腕まくりせず可能なかぎり脱がせ，傷病者の上腕を露出させる。マンシェットは上腕長の2/3程度の幅（成人で通常14cm）のものを用いる。

③傷病者の測定部位の上腕を心臓の高さにする。

④上腕動脈の位置を触診で確認する。

⑤肘窩部位で，上腕動脈に聴診器を当てる（聴診法）。

⑥送気球を握り，圧力ゲージの針をみながらマンシェットを加圧する。傷病者の通常の収縮期血圧より30mmHg程度高い圧まで加圧する。

⑦聴診法では，聴診をしながら圧力を下げ，コロトコフ音が聴こえ始めた時点を収縮期血圧，消失した時点を拡張期血圧とする（図10）。減圧はゆっくり行い，血圧測定点付近では2mmHg/秒程度とする。

触診法では，橈骨動脈の拍動を触知しながらマンシェットに加圧し，拍動がなくなったらさらに30mmHg程度加圧する。その後，徐々に減圧し，最初に拍動を感じたところを収縮期血圧とする。触診法では拡張期血圧は測定できない。

2)　自動血圧計

①マンシェットは，素肌か薄手の肌着の上に隙間ができないように巻く。厚手の服は腕まくりせず可能なかぎり脱がせ，傷病者の上腕を露出させる。マンシェットは上腕長の2/3程度の幅のものを用いる。手首タイプではセンサー部位に橈骨動脈が向くように装着する。

②傷病者の測定部位の上腕（手首）を心臓の高さにする。

③上腕とマンシェットの間に隙間ができないように巻き付ける（手首タイプではマンシェットは不要）。

④自動血圧計の測定スイッチを入れ測定する。機種によっては指定した時間間隔で自動的に測定を反復することもできる。

5 評　価

標準的な血圧は収縮期120mmHg程度，拡張期80mmHg程度である。測定値が標準的な値であっても，普段の血圧が高い傷病者にとっては低血圧である場合があり，普段の値と比較して評価する。

ショックの初期では，心拍数および全末梢血管抵抗を上昇させて血圧を保とうとする代償機序が働く。この時期には，頻脈や皮膚の冷感・蒼白を認めるものの，血圧の低下は明らかではない。代償性ショックを見逃さないためには，血圧の値にとらわれることなく，その早期徴候，すなわち頻脈や皮膚の性状に注意する必要がある。

急性大動脈解離などの大動脈疾患では，血圧や脈圧に左右差が認められる場合があることから，これを疑った場合には，左右の上肢による血圧測定や触診による脈圧の観察が有効である。

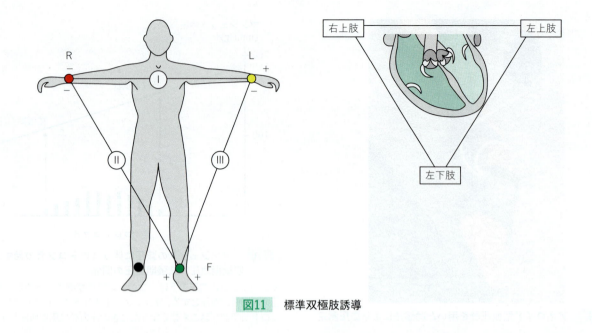

図11 標準双極肢誘導

6 注意点

1）透析用シャントがある傷病者

シャント側の上腕で測定すると，シャント部に血栓を形成する可能性があるので，反対側の上肢で測定する。

2）麻痺がある傷病者

原則として，麻痺側での血圧測定は避ける。麻痺側は末梢の循環が悪く静脈血・間質液がうっ滞しやすい状態にあり，血管の狭窄はなくても循環血液量の低下がみられることで，健側よりも血圧が低く測定される可能性がある。

3）傷や皮膚の疾患がある傷病者

マンシェットを巻く部分やその中枢側に傷や皮膚の疾患がある場合は，反対側上肢で測定することが望ましい。

4）触診法

傷病者の状態が不安定なときや，騒音の影響により聴診法が困難な場合は触診法を行う。

触診法による収縮期血圧は，聴診法よりも低く測定されることが多い。

5）自動血圧計

救急車の走行時の振動や傷病者の体動などによって測定結果が不正確になる場合や，マンシェットに自動で不要な圧が加わり，傷病者が痛みを訴える場合があることから，測定のタイミングについては十分注意する。走行時の測定ではマンシェット加圧時から橈骨動脈の拍動を触知し，拍動のなくなった値と再度拍動を感じた値を参考としてとらえておく必要がある。不自然な測定値や症状と乖離した値が表示された場合には再測定を行う。

E 心電図モニター

1 目 的

心拍数の確認や，心電図の継続的なモニタリングにより不整脈や虚血性心疾患の判別を行う。病態によっては特有の心電図波形が現れることもあり，傷病者の病態判断の補助としても有効である。

2 適 応

胸痛を訴える，意識障害がある，脈拍観察時に不整がある，ショックを呈する，また心疾患を疑う傷病者に対して行う。

3 原理と種類

心電図モニターは，心臓を構成する個々の筋細胞の活動電位を，体表面に貼付した電極により計測して得られる心電図波形を連続してモニター画面に表示する。

標準的な心電図誘導法は，双極誘導としては標準双極肢誘導（Ⅰ，Ⅱ，Ⅲ誘導，図11），単極誘導としては標準単極肢誘導（aV_R，aV_L，aV_F誘導，図12）および標準単極胸部誘導（V₁₋₆誘導，図13）が用いられる。これらの6個の肢誘導および6個の胸部誘導を記録する心電図誘導法は標準12誘導法と呼ばれている。標準12誘導は各誘導の電極装着が一定部位に決められており，心筋虚血とその部位を高い精度で評価することができる。

救急活動では通常，胸部に3つの電極を貼付して心電図のモニターを行う（図14）。この方法を用いると標準肢誘導に近い波形が得られるため，近似肢誘導と呼ばれている。Ⅰ誘導，Ⅱ誘導，Ⅲ誘導とも波形が陽性（上向き）

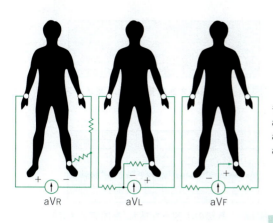

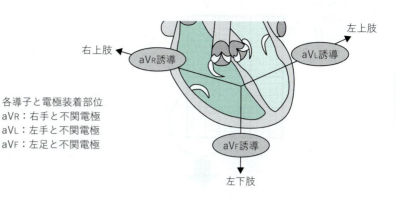

各導子と電極装着部位
aVR：右手と不関電極
aVL：左手と不関電極
aVF：左足と不関電極

図12　標準単極肢誘導

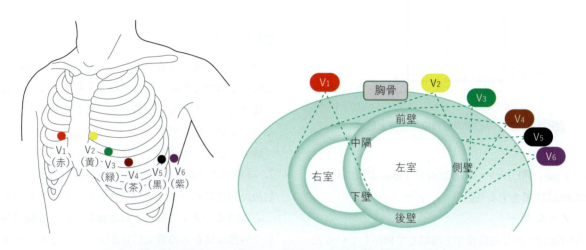

導　子	装着部位	導　子	装着部位
V1	第4肋間胸骨右縁	V4	第5肋間左鎖骨中線
V2	第4肋間胸骨左縁	V5	V4と同じ高さで左前腋窩線
V3	V2とV4の中間	V6	V4と同じ高さで左中腋窩線

図13　標準単極胸部誘導

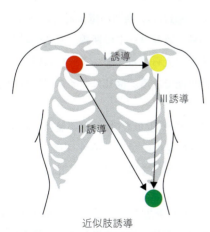

図14　心電図電極の貼付位置

に表示される。Ⅱ誘導は刺激伝導系の方向とほぼ平行するため，P波やR波が大きく現れ，P波の有無やR-R間隔の不整など，不整脈をみつけやすくなる。通常はⅡ誘導を用いるが，誘導を切り替えることや電極の貼付位置を変えることにより，不整脈や虚血性心疾患の心電図変化をとらえられることもある。

　標準12誘導心電図は，心筋梗塞を判断するために有用であり，病院前に記録して伝送し，病院における心臓カテーテル室の準備とカテーテルチームの早期召集に役立てることができる。

4 心電図の基礎

1）電　極

　心電図モニターでは簡便性を重視して，2点または3点の電極を用いる。

2）心電図記録紙

　出力される心電図は，縦軸が電位，横軸が時間を表し，

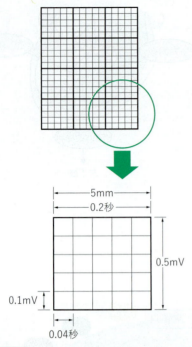

図15　通常の心電図記録紙の速度と感度

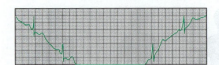

図16　基線の大きな揺れ(低周波ノイズ)

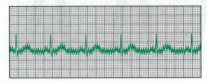

図17　基線の小刻みな揺れ(高周波ノイズ)

前者は1mmが0.1mV，後者は通常1mmが0.04秒(1秒が25mm)に相当する(図15)。

3) フィルター

心電図はわずかな電位変化を増幅して検出しているため，電気製品の交流雑音，筋電図，静電気，呼吸などによる体動の影響によりアーチファクト(ノイズ)が混入することがある。ノイズの種類によって対応は異なるものの，機種によっては設定を変更することで種々のノイズを軽減させるフィルター機能が内蔵されているものもあることから，取り扱う機器に習熟しておく必要がある。

5 方　法

①電源を入れる。
②3点の電極を体表に貼付する。脱衣が困難なときは，標準肢誘導に準じて四肢に装着してもよい。傷病者の体位によっては背部に電極を貼付することも可能である。
③モニター画面で観察するほか，必要により心電図記録を印刷する。

6 評　価

心電図波形が正常か異常かを判断する。致死性不整脈に移行しやすい心電図波形が認められたら，除細動パッドを準備する。心電図伝送装置がある場合は，心電図を伝送し医師の助言を求める。心電図に波形や基線の異常，ノイズなどが認められたら，まず傷病者の状態を観察し，その後，必要な処置を行う。心電図波形のみで傷病者の状態を判断してはならない。

7 注意点

モニター画面上に表示される心拍数は，直前の10秒間程度の平均値である。期外収縮発生時やノイズが混入した場合には，実際の心拍数とかけ離れた数値が表示されるので注意が必要である。

誘導や感度の切り替え方法，およびフィルター，アラーム，時刻の設定方法など，機器の取り扱い方法について，取扱説明書に基づいて十分に理解しておく必要がある。

心電図モニターに表示される波形には，心臓以外の臓器や外部環境からの電気信号がノイズとして混入することがある。このうち基線の大きな揺れ(低周波ノイズ；図16)は電気抵抗(インピーダンス)が高くなった際に生じやすい。この原因として，電極の貼付が不完全であったり，電極やコネクターの接触不良，傷病者の汗や皮膚の乾燥がある。生理的原因として呼吸性の変動もみられる。モニターの低周波フィルターを使用すると基線の動揺を小さくすることができる。基線の小刻みな揺れ(高周波ノイズ；図17)は，周囲の電気器具の影響，モニターアースの不備，誘導コードの断線，寒さや緊張による筋電図の混入が考えられる。モニターの高周波フィルターにより軽減可能である。図18にノイズ出現時の原因と対処方法を示す。

心電図モニター(近似肢誘導)は不整脈の観察には有効であるが，ST変化に対する感度は高くない。ST変化を伴う急性冠症候群を疑う場合は，12誘導心電図が推奨される。

AEDの使用が予想される場合は，電極パッドの貼付部位から離れた部位に電極を貼付する。通常は電極を胸部に貼付して近似肢誘導とするが，熱傷や衣服などで胸部に電極を貼りづらいときは，標準肢誘導と同様に四肢に電極を貼付してもよい。

8 心電図伝送

心電図モニターで観察できる心電図を，専用の送信装

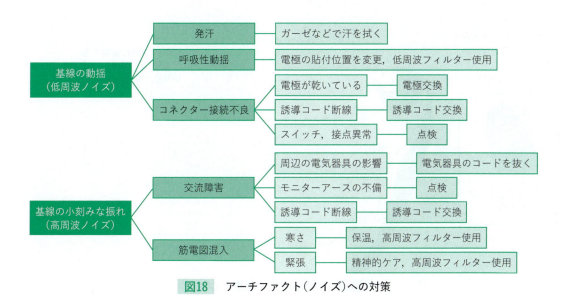

図18　アーチファクト（ノイズ）への対策

置もしくは携帯電話の撮影機能などを用いて医療機関へ伝送している地域がある。救急隊が医療機関に心電図を伝送することによって，医師にとっては傷病者の受け入れや治療準備の判断材料になるほか，救急隊は医師から必要な指示や助言を受けることができる。

　急性心筋梗塞の患者が病院に到着してから経皮的冠動脈インターベンション（PCI）により冠動脈の血流が再開するまでの時間をdoor-to-balloon time（DTBT）という。ST上昇型急性心筋梗塞（STEMI）ではDTBTは短いほど予後がよいとされており，DTBTを短縮するために12誘導心電図の伝送が期待されている。

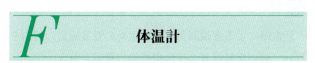

F　体温計

1　目　的

　傷病者の体温管理と保温・冷却の指標とするのが目的である。

2　適　応

　皮膚に熱感や冷感が認められる，感染症の疑いがある，また傷病者周辺の環境温度が高温や低温であった場合に行う。

3　種類と原理

　体温を測定するための方法としては，直腸検温法，口内検温法，腋窩検温法，鼓膜検温法，皮膚赤外線検温法などがあるが，救急活動では腋窩検温法（腋窩体温計）と鼓膜検温法（鼓膜体温計）が用いられる。

　腋窩体温計は実測式（サーミスタ式）と予測式とがあり，いずれも電子回路により体温を測定する。実測式はセンサー部分の温度をそのまま表示するもので，セン

サーの温度が体温と等しくなった時点で計測完了となる。3分前後の時間を要するが，正確な体温が表示される。予測式は，計測開始からのセンサー部分の温度上昇のカーブから体温を予測するタイプで，数秒で計測できる。予測値であるため正確性に欠けることもある。

　すべての物体はその表面から赤外線を放射しており，この赤外線量を赤外線センサーで検知し，温度に換算することができる。鼓膜体温計は，この原理を応用し鼓膜から放射される赤外線量を赤外線センサーで検知して温度に換算し，体温を測定する。鼓膜体温計の構造と名称を図19に示す。

4　方　法

1）　腋窩体温計

　腋窩が汗などで湿潤しているようであれば拭き取る。電源を入れ（ケースから取り出すと自動的に電源が入るタイプもある），測定が可能な表示を確認する。腋窩中央に体温計の先端を当てて腋窩線に対して約45°の角度で気密性をしっかりと保てるように挟み，体温計が皮膚に密着するように腋窩をしっかり閉じさせる。検温終了音が鳴ったら測定終了である。

2）　鼓膜体温計

　電源を入れ，測定が可能な表示を確認する。プローブ（測定部）にカバーを装着する。傷病者の耳介を引っ張り，外耳道にまっすぐにプローブを挿入し，測定ボタンを押す。検温終了音が鳴る，または検温終了のランプが点灯したら測定終了である。

3）　非接触型体温計

　電源を入れ，測定が可能な表示を確認する。額に向け3〜5cmの距離から測定ボタンを押す。検温終了音が鳴れば測定終了である。

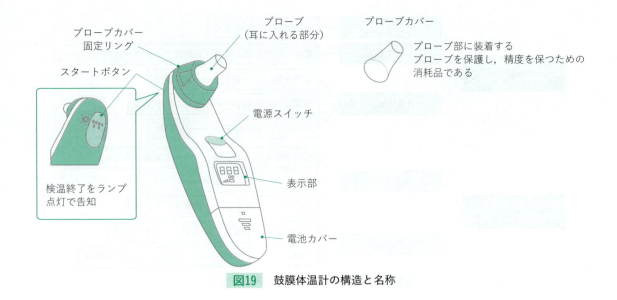

プローブカバー
固定リング

プローブ
（耳に入れる部分）

プローブカバー

プローブ部に装着する
プローブを保護し，精度を保つための
消耗品である

スタートボタン

電源スイッチ

検温終了をランプ
点灯で告知

表示部

電池カバー

図19 鼓膜体温計の構造と名称

5 評　価

部位別の体温では，直腸温や鼓膜温がもっとも高く，腋窩温はもっとも低く測定されるが，その差は通常1℃以内である。正常体温は個人差が大きいが，成人の目安としては37.0℃を超えると異常（発熱）とみなす。小児の正常体温は，電子体温計による腋窩温でおよそ36.5～37.5℃である。

一般に37.0～37.9℃を微熱，38.0～38.9℃を中等度発熱，39.0℃以上を高熱と呼ぶ。多くの場合は，その日の最高の体温で発熱の程度を評価する。発熱が起こっても最高の体温はほぼ40.0～40.5℃で，41.0℃以上になることはほとんどない。熱中症では発熱との判別が必要であり，体温だけでなく周囲環境などの観察と併せて判断する。35.0℃以下は低体温症として注意が必要である。

6 注意点

腋窩温は発汗などの影響を受けやすく，身体の中心部体温に比べ，0.6～0.9℃程度低い。麻痺のある傷病者では健側で測定する。

鼓膜体温計は挿入する向きや深さ，外耳道の汚れ，使用時の環境温度（暖房器具の温風が耳に直接当たっていたなど），保管場所の温度（使用までの間寒い場所に保管されていたなど）といった条件により正確な体温が測定できないことがある。外耳炎，中耳炎などの傷病者には使用しない。

非接触型体温計は，傷病者の額に外傷がある場合，汗などで額が濡れている場合，エアコンの近くで風が当たる場所，直射日光が額に当たっている場合，ファンデーションなど測定の妨げになるものが額とセンサーの間にある場合などは，正しい温度を表示できないことがあるので注意が必要である。

腋窩体温計，鼓膜体温計，非接触型体温計とも測定範囲は通常32.0～42.0℃前後である。測定不能と表示されたならば，測定範囲外の体温の可能性もあるので，ほかの観察結果を加えた判断が必要である。機種によってはより広い範囲の体温を測定できるものもある。保管および使用環境温度の範囲は機種により異なるため，使用する体温計を確認しておく。

G 血糖測定器

1 目　的

低血糖による意識障害とそれ以外の意識障害の判別を行い，適切な処置および医療機関の選定を行う。

2 適　応

消防庁および厚生労働省が通知した標準プロトコールでは，次の2つをともに満たす傷病者（心肺機能停止前の重度傷病者に対する血糖測定および低血糖発作症例へのブドウ糖溶液の投与の標準プロトコールによる）が適応となる。

- 意識障害（JCS ≧10を目安とする）を認める場合。
- 血糖測定を行うことによって意識障害の判別や搬送先選定などに利益があると判断される場合。

血糖測定を行うことによって利益があると判断される具体的対象は，地域ごとにあらかじめ明確に決めることが望ましい。例えば，「インスリンの皮下注射，経口血糖降下薬の内服など血糖を低下させる薬剤を使用している場合」「片麻痺などの症状から脳卒中を疑うが，血糖を低下させる薬剤を使用しており，低血糖もその原因として否定できない場合」などがある。ただし，次のような例は適応がないか，適応に慎重になる必要がある。

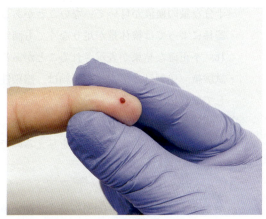

穿刺した部分のみを圧迫した悪い例
指先だけをしぼり出している

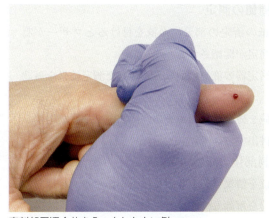

穿刺部周辺全体をうっ血したよい例
指の付け根から指先に向けて全体をしぼり出している

図20 うっ血のコツ

- 突然発症した激しい頭痛の後に意識障害を呈した場合など, 脳動脈瘤破裂によるくも膜下出血が疑われる例(採血のための穿刺で生じる痛み刺激によって, 脳動脈瘤の再破裂を生じる危険がある)。
- 血糖を低下させる薬剤を使用している傷病者であっても, 高リスク受傷機転の事故などの現病歴があり, 頭部外傷を伴っている例など。

低血糖に対しブドウ糖を投与しても意識レベルが改善しない場合や, いったん意識レベルが回復しても再度意識レベルが低下した場合などには, 医師の指示に従い, 再度, 血糖値を測定することがある。

3 構造と原理

1) 構 造

器種によって構造はそれぞれ異なる。

(1) 本 体

小型化, 軽量化が進み, 携帯性に富んでいる。電池により動力を供給する器種が多い。

(2) 画 面

測定値の単位は mg/dL で画面に表記される。測定値が視認しやすいように液晶表示が大きく, 起動時に操作要領がわかるような図や文字を表示する器種が多い。

(3) 試験紙

血糖測定を実施する際に事前に測定チップ(試験紙)を装着する。

(4) 試験紙の排出

試験紙に直接触れずに廃棄できる器種がある。

2) 原 理

(1) 酵素比色法

試薬の付いた試験紙(器種によって「チップ」「センサー」などと呼ばれる)の所定の部分に血液を付けると, 試薬に含まれる酵素と血液が化学反応を起こし, 色素が生じる。その色素に特定の波長の可視光線を当て, 反射光の減少を測定して, 血糖値に換算する。リトマス試験紙のように, 色の変化で値を求める方法である。

(2) 酵素電極法

試薬にはグルコース酸化酵素と電子伝達体が塗布されており, 試験紙に血液を付けると, 血中グルコースが酵素と反応して電流を生じる。その電流値から血糖値を求める方法である。

4 方 法

穿刺を行う前に血糖測定器の電源を入れ, 測定が可能な表示を確認する。

1) 手指の穿刺

① 穿刺時の痛みや出血などについて, 本人もしくは関係者に十分な説明を行う。
② 穿刺部位(通常は指尖部)をアルコール綿(アレルギーが確認された場合はクロルヘキシジン綿)で消毒する。
③ 穿刺器具の先端にある安全キャップを取り外し, 必要に応じて針の深さを調整する。
④ アルコールが乾いているのを確認後, 穿刺器具の先端を穿刺部の皮膚にしっかりと密着させて穿刺する。穿刺部位を机や台の上に乗せて固定し, 安定した状態で穿刺するのもよい。穿刺後, 測定に必要な出血が得られない場合には, 穿刺部の周囲をうっ血させる(図20)。指尖部を穿刺後は, 指の付け根から指先に向けて全体をしぼり出す。
⑤ 穿刺後は, 速やかに穿刺針などを廃棄用ボトルに廃棄する。
⑥ 再穿刺する場合は, そのつど, 新しい穿刺針を使用する。

2) 血糖値の測定

①試験紙の所定の部分に血液を付けるとブザーが鳴り，測定が開始される。

②血糖測定器の液晶画面に表示された測定結果を確認する。

③血糖値を確認後，電源を切り，試験紙を廃棄用ボトルに排出する。

3) 穿刺部位の止血

穿刺部位を清潔ガーゼなどで圧迫止血する。しばらくしたら圧迫を解除し，止血したことを確認する。

5 評　価

血糖値の測定結果が50mg/dL 未満であった場合，静脈路確保とブドウ糖投与のプロトコールに基づき，医師からの指示を求める。

血糖値の測定結果が50mg/dL 以上であれば，通常の意識障害の傷病者に対するプロトコールに従う。オンライン MC 医師もしくは搬送先医療機関の医師などに，血糖測定の実施とその結果などを報告する。

6 注意点

1) 手技上の注意点

- 指尖部で穿刺する場合，指腹より爪脇のほうが間質液の混入がないため，正確な値が得られやすい。
- 指先が冷たい場合は手掌，耳朶などを触って確認し，一番温かい部位を穿刺部としてもよい。
- アルコール消毒後は十分に乾燥させる。
- 穿刺の際には，声かけをしながら実施する。穿刺時の腕の逃避反応には十分注意する。
- 血液を必要以上に強くしぼり出すと，間質液など血液以外の液体が混ざることがある。
- 穿刺でしぼり出した血液量は十分でも，センサーに

十分な量の血液が付いていないことがある。なお，器種によっては検体量が足りなくても測定が開始され，不正確な結果が表示されることがある。

- 試験紙，穿刺針，アルコール綿は，感染性廃棄物として取り扱う。

2) 測定値に影響を与える因子

以下については，測定値に影響を与えるので注意が必要である。

(1) ヘマトクリット値

ヘマトクリット値が20～60％の場合，測定値に誤差は生じない。しかし，ヘマトクリット値が20％未満の極度の貧血になると血糖値が高めに測定される。

(2) 透析や輸液の影響

マルトースを含む輸液，イコデキストリンを含む透析液を使用中の傷病者では，測定法によっては，実際より血糖値が高くなることがある。

(3) 環境温度

環境温度が適正範囲を超えると，測定値に誤差が生じる（実際の値より低くなる）ことがある。保管および使用環境の温度範囲外で使用した場合，器種によってはエラーが表示され，適温の場所に移動後，エラー表示が消えてから20分後に測定し直すよう取扱説明書に記載されているものもある。保管および使用環境温度の範囲は測定器や試薬の種類により異なるため，使用する器種を確認しておく。一般に以下のような注意が必要である。

- 低温環境下にあった測定器は，測定不可の温度マークが消えても，結露などの影響を考慮しすぐには使用しない。
- 測定器と試薬は同じ条件下で保存したものを使用する。
- 保管環境温度によって，血糖測定器の保管場所を考慮する。

07 救急救命士が行う処置

A 処置の目的と意義

救急救命士が行う救急救命処置とは，症状が著しく悪化するおそれがある，もしくは生命が危険な状態にある重度傷病者に対して，医療機関に搬送されるまでの間および医療機関に到着し入院するまでの間に，症状の著しい悪化を防止し，生命の危険を回避するために緊急に必要なものをいう。

救急救命処置の適応を判断する際は，期待される効果，合併症，成功率，所要時間，必要な人員体制などを総合的に評価する。処置の実施場所については，現場または搬送途上で行う利点・欠点を考慮して判断する。必要な処置は現場滞在時間を延長してでもその場で適宜実施する必要があるが，いたずらな滞在時間の延長は避ける。判断に迷う場合は，医師の指導・助言を仰ぐことも考慮

する。

すべての処置は，「観察‒判断‒処置‒評価」のサイクルに従い，処置実施後は評価まで忘れずに行う。救急救命士には，処置を迅速かつ確実に行えるよう日頃から知識と技量の向上に取り組むことが求められる。

B 気道確保

気道確保の目的は，気道の狭窄や閉塞を解除し，気道を開通し維持することである。狭窄や閉塞は，以下の状況で生じる。

- 心停止や高度の意識障害により筋が弛緩し，軟口蓋，舌根，喉頭蓋などが重力によって垂れ下がった場合（舌根沈下）
- 外傷や疾病により気道に腫脹や変形が生じた場合
- 血液，凝血塊，分泌物，脱落した歯牙，義歯，食物

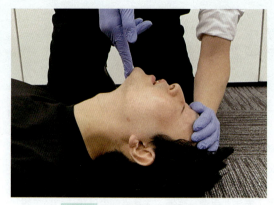

図1 頭部後屈あご先挙上法

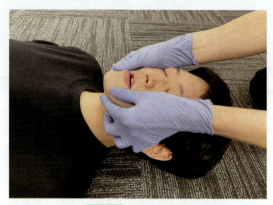

図2 下顎挙上法

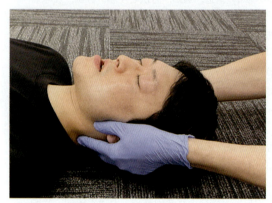

図3 修正下顎挙上法

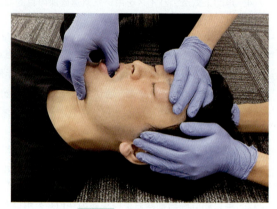

図4 下顎引き上げ法

などの異物が気道内に存在する場合

1 用手的気道確保

器具を用いない気道確保である。

1) 方法と手順

(1) 頭部後屈あご先挙上法(図1)

救助者の片方の手掌を傷病者の前頭部に置き，頭部を後屈させながら他方の手の指を下顎骨の先〔オトガイ部(頤部)〕に当て，引き上げることで気道の開通を図る。もっとも一般的な用手的気道確保法であるが，頸椎を彎曲させる力が生じるため，頸椎の外傷や疾患が疑われる場合は，やむを得ない状況でないかぎり避ける。

(2) 下顎挙上法(図2)

頸椎(髄)損傷が疑われる傷病者に適用される第一選択の気道確保法である。

傷病者の下顎全体を前方へ持ち上げることで，気道の開通を図る。救助者は傷病者の頭頂側に位置し，母指を上顎に当て，その他の指で下顎を前方に持ち上げる。下顎をわずかに尾側に移動させて，下顎の歯列が上顎の歯列より前に出るくらいにするのがよい。救助者の両肘を傷病者と同じ平面(ストレッチャー上など)に固定すると，揺れる車内でも安定した気道確保を継続できる。

(3) 修正下顎挙上法(図3)

下顎挙上法と同様に，頸椎(髄)損傷が疑われる傷病者に適用される。頭部を保持した状態で，母指または示指で下顎角を押し上げる。

(4) 下顎引き上げ法(図4)

下顎骨粉砕骨折などのためにほかの用手的気道確保法で気道が確保できないときに適用される。前頭部に手を当て，もう片方の母指を直接口腔内に入れ，下顎の歯列を把持し，下顎を前方へ引き出す。

(5) トリプルエアウエイマニューバー(図5)

開口，下顎挙上，頭部後屈の3つを併用し，気道の開通を図る方法である。救助者は傷病者の頭側に位置し，両手で下顎挙上と開口を行い，頭部後屈を併用する。

通常は，頭部後屈あご先挙上法や下顎挙上法で気道確保が可能であるが，大きな体格の傷病者で気道の開通が不十分なときなどに，本法を実施する場合がある。

(6) 乳児の気道確保

乳児は成人とは異なり，体幹に比して頭部が大きいため，平らな面で仰臥位にすると頸部が前屈し，気道閉塞を起こしやすい(図6a)。乳児の気道確保時は背部に折りたたんだシーツやタオルを敷くとよい(図6b)。

2) 評 価

胸部の挙上が円滑であるか，シーソー呼吸，気管牽引，

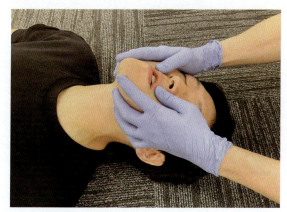

図5　トリプルエアウエイマニューバー

陥没呼吸，気道閉塞音が生じていないかなどを評価する。気道確保が不十分な場合は，ほかの方法で再度気道確保を行うか，器具を用いた気道確保を行う。

3）注意点

気道確保時に口腔底軟部組織を圧迫すると，気道開通の妨げとなる。

小児は成人に比べて相対的に舌が大きく，頭部後屈あご先挙上法では不十分なことがあるため，下顎挙上法を併用する。

2 エアウエイを用いた気道確保

エアウエイは，上顎から頸部にかけての筋肉の緊張低下によって沈下した軟口蓋や舌根を持ち上げることによって，気道の確保を補助する器材である。ただし，頭部後屈あご先挙上法や下顎挙上法などの用手的気道確保の併用が必要となる場合が多い。

1）経口（口咽頭）エアウエイ（図7）

⑴ 適応

意識障害（JCS 200以上を目安）があり，咽頭反射が消失しており，舌根沈下による気道狭窄症状がみられるときに用いる。用手的気道確保に併用することもある。

⑵ 禁忌

咽頭反射が残っているときは使用しない。

⑶ 構造

透明または半透明のプラスチック製で，断面が楕円形のゲデル型と2枚の板をH型に合わせたバーマン型がある。口から口腔・咽頭（舌根部）までの気道の生理的な形状に似たカーブ（彎曲）がつけられている。

大・中・小や成人用・小児用・乳児用など，メーカーにより各種のサイズ設定がある。

⑷ 方法と手順（図8）

①口唇から下顎角までの長さを目安に適正サイズを選択する。

②救助者は傷病者の頭側に位置し，開口させる。

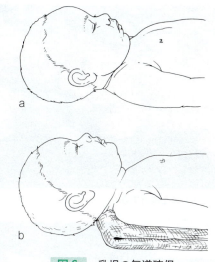

図6　乳児の気道確保

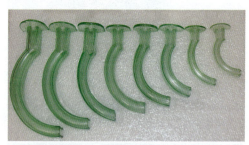

図7　経口エアウエイ（ゲデル型）

③エアウエイの先端部分に潤滑剤を塗布することで，挿入が容易になる場合が多い（舌の押し込み防止に一定の効果が期待できる）。

④エアウエイの先端を舌と反対の硬口蓋に向けて挿入する。

⑤舌を押し込まないよう注意しながらエアウエイを2/3程度挿入したら，エアウエイを180°回転させ，舌を持ち上げながら先端を舌根部に向けて挿入する。

⑥挿入後，一度下顎を挙上することでよりフィットする。

舌圧子や喉頭鏡で舌を避けることで，最初からエアウエイの先端を舌根部に向けて挿入しやすくなる。

⑸ 評価

エアウエイ挿入後に呼吸や人工呼吸の換気状態を確認する。呼吸や人工呼吸の換気が不十分な場合は，ほかの気道確保法を行う。

⑹ 注意点

不適切な挿入により舌を押し込み，気道閉塞を助長しない。

嘔吐に備えて受水盆，吸引の準備をしておく。

2）経鼻（鼻咽頭）エアウエイ（図9）

⑴ 適応

意識障害による舌根沈下などで，気道が狭窄または閉

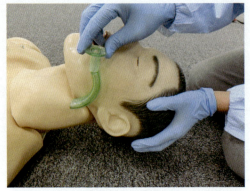

①適正サイズを選択する

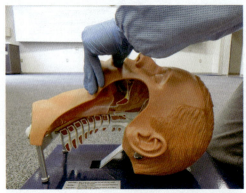

④開口後エアウエイ先端を硬口蓋に向けて挿入する

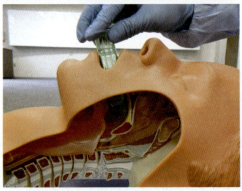

⑤エアウエイを2/3程度挿入したら，エアウエイを
180°回転させ，先端を舌根部に向けて挿入する

図8 経口エアウエイ挿入の手順

塞した傷病者に用いる。咽頭反射がある傷病者でも使用
可能である。

(2) 禁 忌

- 鼻出血がある場合は，出血を助長する可能性がある
  ことから使用しない。
- 顔面骨折，頭蓋底骨折が疑われる場合は破壊された
  篩板（しばん）を介して経鼻エアウエイが頭蓋円蓋へ挿入され
  た例が報告されていることから使用しない。
- 抗血栓薬服用時や出血傾向の疑われる傷病者は出血
  させると止血困難となるので，挿入時に抵抗があれ
  ば挿入を中止する。
- 挿入時の刺激により血圧が上昇することがあるの
  で，血圧上昇による二次的障害（例：くも膜下出血

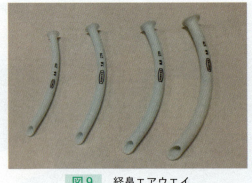

図9 経鼻エアウエイ

の再破裂など）の危険性がある場合には使用しない。

(3) 構 造

ポリ塩化ビニールまたはゴム製のチューブで，内径は
6.0～9.0mmで1mmごとにサイズがある。

(4) 方法と手順（図10）

①鼻孔を無理なく通過できる太さを目安に適正サイズ
  を選択する。
②エアウエイの外面に潤滑剤を塗布する。
③傷病者の鼻尖を頭側に引き，顔面に対して垂直に，
  適切な深さまで挿入する。
④挿入時，抵抗がある場合は，挿入方向を調節したり，
  チューブを回転させたりする。
⑤エアウエイの先端部は斜めにカットされていること
  から，鼻中隔との抵抗を減らすために右側の鼻孔を
  第一選択とする。右側鼻孔からの挿入時に抵抗を感
  じた場合は左側の鼻孔からの挿入を試みる。この場
  合，先端が鼻中隔を通過するまで逆向き（留置中の
  方向から180°回転させた状態）で垂直に挿入し，鼻
  中隔を通過した段階から反転させつつ挿入していく。
⑥挿入後，エアウエイを通じて空気の流出を確認する。

(5) 評 価

エアウエイ挿入後，気道の開通状況が不十分な場合は，
開口可能であれば，喉頭鏡などによりエアウエイの先端
位置を確認し，必要であれば適正サイズに変更して再挿
入する。

(6) 注意点

鼻出血に備え，吸引の準備をしておく。

 気道異物除去

気管分岐部より上部での気道の完全閉塞は，窒息をき
たし換気が不可能となる。緊急の気道異物除去が必要と
なる。

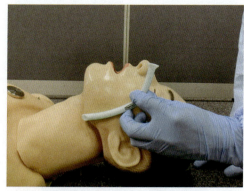

①適正サイズを選択する

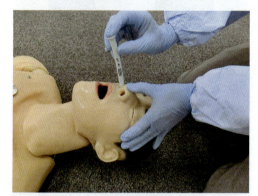

②③エアウエイ先端外面に潤滑剤を塗布後，鼻尖を母指で引き垂直に挿入する

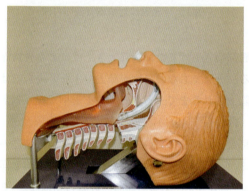

④抵抗がある場合は，挿入方向を調節したり，チューブを回転させ，適切な深さまで挿入する

図10　経鼻エアウエイ挿入の手順

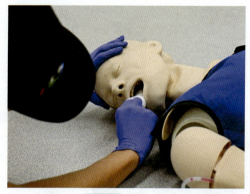

図11　指拭法

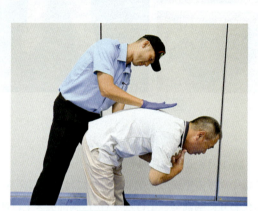

図12　背部叩打法

1 用手的気道異物除去

1）適　応

意識がある成人や小児には，まず背部叩打を試みる。背部叩打を数回以上試みても異物が除去できない場合には，傷病者の状態に合わせて腹部突き上げまたは胸部突き上げによる気道確保を試みる。

意識がない場合で，口腔内に異物が視認できる場合は指拭法による異物除去を行う。心停止の場合は，直ちに心肺蘇生（CPR）を開始しながら器具による気道異物除去の準備を行う。

2）禁　忌

乳児，妊婦，極度の肥満者に腹部突き上げ法は禁忌である。

3）方法と手順

⑴　指拭法（図11）

意識がない傷病者で，人工呼吸の際に気道を確保するたびに口の中を覗き，固形の異物が視認できる場合に用いる。傷病者の顔を横に向け，示指にガーゼを巻き，口蓋から口角に向けて異物をかき出す。

⑵　背部叩打法（図12）

傷病者の後方から，左右の肩甲骨の中間のあたりを救助者の手掌基部で連続して強く叩き，気道異物を除去する方法である。比較的手技が容易であり，合併症が少なく，あらゆる年齢層において実施できるが，排出力が弱く効果が不十分なことがある。

⑶　腹部突き上げ法（図13）

上腹部を圧迫し横隔膜を挙上させることで，胸腔内圧の上昇を図り，上気道の異物を除去する方法である。

処置を行うことを説明しながら，救助者は傷病者の背後に立ち，腰に手を回す。一方の手で臍の位置を確認し，もう一方の手で握り拳を作り母指側を傷病者の臍よりやや上方で，剣状突起から十分離れた下方の腹部正中に当てる。臍を確認した手で握り拳を握り，素早く手前上方に向かって突き上げる。異物が除去されるか，反応がなくなるまで，異なる方法を数回ずつ繰り返してもよい。

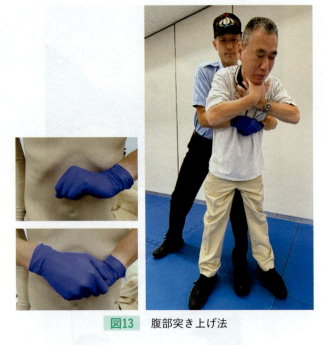

図13　腹部突き上げ法

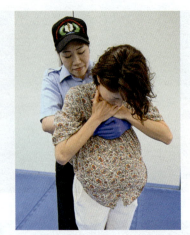

図14　胸部突き上げ法

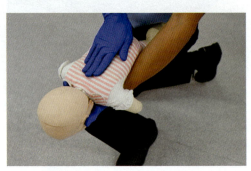

図15　乳児に対する背部叩打法

⑷　胸部突き上げ法（図14）

　妊婦や高度の肥満の傷病者に対しては，腹部突き上げ法の代わりに胸部突き上げ法を行う。胸部突き上げ法は，腹部突き上げ法より高い気道内圧が得られるとの報告がある。

　救助者は傷病者の背後に位置し，両方の手を傷病者の両脇の下を通して胸部に手を回す。腹部突き上げ法と同様に握り拳を作り，胸骨圧迫を行う位置で胸骨を手前に突き上げる。この手技を連続して実施する。このとき，剣状突起や肋骨を圧迫しないよう注意する。

⑸　乳児に対する異物除去（図15）

　乳児の気道異物は，液体であることが多い。乳児が強い咳をしている場合には，原因となった異物をはき出しやすいように側臥位にして咳を介助する。

　有効な強い咳ができず，まだ反応のある場合には，背部叩打法と胸部突き上げ法を組み合わせて行う。胸部突き上げ法は胸骨圧迫と同じ要領で，救助者の指を用いて胸の真ん中を強く繰り返し圧迫する。これらの異物除去は異物が吐き出されやすいよう頭部を下げて行う。なお，乳児では腹部臓器損傷の危険性が高いため，腹部突き上げ法を行ってはならない。

4）　評　価

　異物除去後に用手的気道確保を行い，呼吸状態を確認する。自発呼吸がある場合は酸素投与などの処置を行い，自発呼吸がない場合は人工呼吸を行うとともに，異物が残っていないか調べる。

5）　注意点

　異物を除去する場合は，まず背部叩打法を試みる。それでも異物が除去できない場合は，傷病者の状況に応じ

て，腹部突き上げまたは胸部突き上げによる異物除去を試みる。それでもなお異物が除去できない場合には，異物が除去されるまで，一連の手技を素早く繰り返す。

6）　合併症

　腹部突き上げ法においては腹部臓器や胸部臓器の損傷が，また，胸部突き上げ法においては胸骨圧迫と同様の合併症（肋骨骨折，気胸，血胸，肝臓の損傷など）を生じる場合がある。

2　器具による気道異物除去

1）　適　応

　意識がない傷病者で用手による気道異物除去が不成功に終わった場合，あるいは咽頭より下方の異物が推定される場合には，喉頭鏡およびマギール鉗子を使用した異物除去を試みる。喉頭鏡とマギール鉗子により除去できるのは，咽頭から声門までの異物である。

2）　方法と手順（図16）

①喉頭鏡による喉頭展開で異物を発見したら，異物から目を離さないように注意しながらマギール鉗子を手にとる。

②マギール鉗子のリングハンドルに母指と環指を入れ把持する。

③視線を遮らないように口角横からマギール鉗子を挿入する。

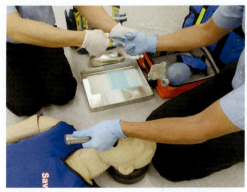

①②異物から目を離さないようにマギール鉗子のリングハンドルに母指と環指を入れ把持する

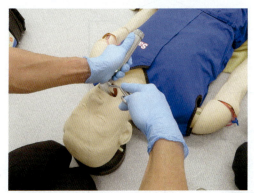

③④口角横からマギール鉗子を挿入し，先端で異物を把持して除去する

図16 喉頭鏡とマギール鉗子による異物除去

④リング状の先端で異物を把持して除去する。

3）評　価

声門を視認して異物が残っていないかを確認する。その後，用手的気道確保を行い，呼吸状態を再度確認する。自発呼吸がある場合は酸素投与を行い，自発呼吸がない場合は直ちに人工呼吸を行う。

4）注意点

喉頭鏡とマギール鉗子の準備が整うまでは用手的異物除去を行う。

5）合併症

喉頭鏡やマギール鉗子の使用により，歯牙や口腔内粘膜などの損傷を生じることがある。とくに3歳以下の小児に対して使用するときには留意する。

 口腔内の吸引

1 目　的

口腔内に貯留した唾液などの分泌物，血液，吐物などを吸引により除去することで，それらによる誤嚥を予防するとともに，気道を確保する。

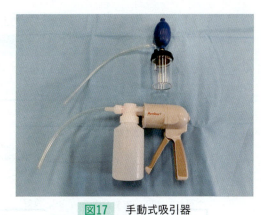

図17 手動式吸引器
ゴム球式（上）と引き金式（下）

2 適　応

口腔内に唾液などの分泌物，血液，吐物などがあることが視認された場合や，気道閉塞音でそれらが確認された場合が適応となる。

3 方法と手順

1）手動式吸引器（図17）

①ゴム球を握り（または引き金を引き），陰圧になっているかをチェックする。

②カテーテル内に水を通す。

③カテーテル先端を口腔内に挿入する。

④ゴム球を握り（引き金を引き），吸引する。

2）電動式吸引器

吸引に使用するカテーテルには，ネラトン型やヤンカー型がある。

①電源を入れる。

②カテーテル内が陰圧になっているかをチェックする。

③カテーテル内に水を通す。

④カテーテル先端が陰圧とならないようにカテーテルを曲げる（ヤンカー型は手元側のスイッチをオフにする）。

⑤カテーテル先端を口腔内に挿入する。

⑥カテーテルの屈曲をほどき（ヤンカー型は手元側のスイッチをオンにし），カテーテルをゆっくり引き抜きながら吸引する。

4 評　価

吸引後に用手的気道確保を行い，呼吸状態を確認する。

5 注意点

食物残渣などを吸引するときには，強い吸引力と太いカテーテルをもつ電動式吸引器を用いる。

カテーテルを深く挿入しすぎると，咽頭粘膜を刺激し嘔吐を誘発することがある。

表1 声門上気道デバイスのタイプと種類

タイプ	種類
喉頭周囲にカフを当てるタイプ	ラリンゲアルマスク，i-gel®（アイジェル）
食道を閉鎖するタイプ	ラリンゲルチューブ®

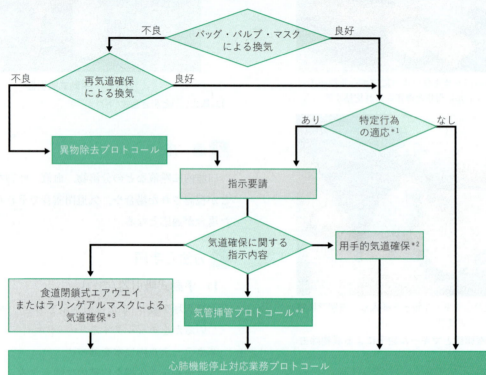

*¹ 心肺停止の原因，傷病者の状態，医療機関までの距離などの状況に応じて判断
*² 経口・経鼻エアウエイの使用を含む
*³ 気道確保困難な場合は，気管挿管を考慮して再度指示要請する
*⁴ 気管挿管資格者に限る

図18 器具を用いた気道確保プロトコールの例

E 声門上気道デバイスを用いた気道確保

　人工呼吸を前提として気道を確保するために用いる器具のうち，換気孔が声門の手前（声門上）に開口するタイプの器具を総称して声門上気道デバイスと呼ぶ。

　声門上気道デバイスには，喉頭周囲にカフを当て気管へ空気を流入させるタイプと，食道と咽頭をカフで閉鎖し，食道から胃への空気の流入を遮断して気管へ送気するタイプ（食道閉鎖式エアウエイ）とがある（表1）。

　適切な換気が可能であれば非同期で人工呼吸を行ってもよいが，非同期のCPRを行う際の人工呼吸は回数が過剰になりがちなので注意が必要である。

1 目　的

　用手的方法やエアウエイでは十分な気道確保ができないとき，とくにCPR時に確実な人工呼吸を行うための気道確保を目的とする。

2 適　応

　呼吸機能停止または心臓機能停止の傷病者に対して行う。

3 器具を用いた気道確保プロトコール

　気道確保やマスクフィットなどを工夫してもバッグ・バルブ・マスクによる換気が不十分であれば，地域の器具を用いた気道確保プロトコール（図18）に従い，医師の具体的指示を受ける。

4 各種の声門上気道デバイス

1）ラリンゲアルマスク

　空気を注入したカフで喉頭周囲を覆い，換気を行うための器材である（図19）。カフ，エアウエイチューブ，コネクター，インフレーションライン，パイロットバルー

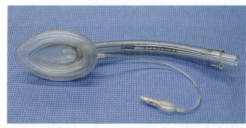

図19　ラリンゲアルマスクの例

表2　ラリンゲアルマスクのサイズと適応体重の目安

サイズ	適応体重の目安
1	5 kg 未満の新生児/乳幼児
1.5	5〜10kg の乳幼児/小児
2	10〜20kg の小児
2.5	20〜30kg の小児
3	30〜50kg の小児/成人
4	50〜70kg の成人
5	70〜100kg の成人

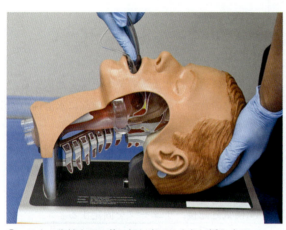

⑤マスクの先端を硬口蓋に押し当てるように挿入する

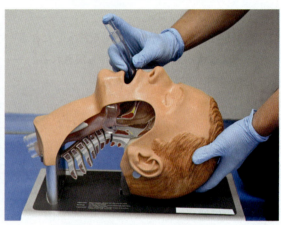

⑤正中線に沿って指が届くところまで挿入し，チューブを持ち替え，抵抗を感じるところまで挿入する

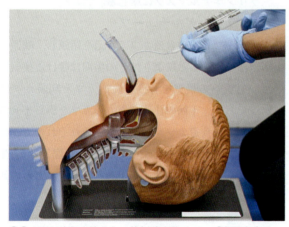

⑥⑦カフに空気を注入し，換気確認後チューブを固定する

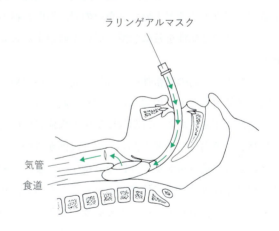

図20　ラリンゲアルマスク挿入の例

ンなどから構成される。リユーザブルタイプからディスポーザブルタイプまでさまざまな種類があり，傷病者の体重に応じたサイズがある（**表2**）。

(1) 適　応

新生児から成人まで使用できる。小児に対するラリンゲアルマスクの使用については，十分な訓練と経験を前提として合併症の発生を考慮したうえで選択する。

(2) 禁　忌

咽頭や喉頭に変形（外傷，腫瘍，膿瘍など）のある場合，胃内容物が逆流するおそれがある場合には使わない。

(3) 方法と手順（図20）

①体格に適したサイズのチューブを選択する。

②カフに空気を注入し空気漏れがないことを確認する。

③カフを平らなところに押しつけるようにして脱気し，カフの背面に水溶性の潤滑剤を塗布する。

④傷病者の頭側に位置し，ラリンゲアルマスクを把持する。

⑤マスクの先端を硬口蓋に押し当てるようにして，正

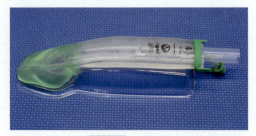

図21 i-gel®

サイズ	適応体重の目安	
1	新生児	2〜5kg
1.5	新生児・幼児	5〜12kg
2	小児	10〜25kg
2.5	小児・成人(小)	25〜35kg
3	成人(小)	30〜60kg
4	成人(中)	50〜90kg
5	成人(大)	90kg 以上

表3 i-gel®のサイズと適応体重の目安

中線に沿って指が届くところまで挿入し，チューブを持ち替えてさらに抵抗を感じるところまで挿入する。

⑥カフに空気を注入する。カフに空気を注入したときに，チューブがゆっくりと数mm押し戻される。

⑦換気確認後，チューブを正中で固定する。

(4) 評 価

チューブにバッグ・バルブを接続し，送気によって胸部の挙上および聴診による呼吸音を観察する。可能なかぎり，カプノグラムによる確認を加える。頸部の聴診により，カフ周囲からの漏れがないかを併せて確認する。

(5) 注意点・合併症

挿入操作において，舌を押し込むと，逆に気道閉塞を助長する可能性がある。また，食道を閉鎖する機能は食道閉鎖式エアウエイほど十分ではないので，胃内容物の逆流や，誤嚥の可能性を常に念頭に置いて観察する必要がある。

カフと粘膜との間の気密性はそれほど高くないため，高い圧で送気するとカフ周辺からの漏れが起こる。気管支喘息発作や肥満，あるいは胸骨圧迫中の傷病者では送気時に高い気道内圧が必要なため，カフ周囲からのエアリークによって換気量が不十分になりやすい。また，搬送時の振動や体動によって位置がずれることがあり，体位変換のたびに換気状態を確認する必要がある。挿入時にマスク先端がめくれると空気漏れが起こる。

人工呼吸器を接続して使用する場合は，蛇管を使用してもよいが，呼吸回路の重みが直接加わらないように注意する。

2) i-gel®(アイジェル)

原理的にはラリンゲアルマスクと同様であるが，喉頭周囲を覆う非膨張性マスクはゴム様ゲル素材でできており，カフを空気で膨らませる必要がない。非膨張性マスク，換気チューブ，ドレーンチューブおよびバイトブロックなどから構成される(**図21**)。新生児用から成人用まで7種類のサイズがある(**表3**)。

(1) 適 応

体格や年齢にかかわらず使用できる。

(2) 禁 忌

ラリンゲアルマスクに準じる。

(3) 方法と手順(**図22**)

①体格に適したサイズのチューブを選択する。

②カフの背面，両側面および前部に水溶性の潤滑剤を塗布する。

③バイトブロックの部分を把持し，硬口蓋に沿って挿入する。抵抗があれば用手的気道確保を行う，または先端を少し回転させながら挿入する。

④換気確認後，チューブを固定する。

(4) 評価，注意点・合併症

ラリンゲアルマスクに準じる。

3) ラリンゲルチューブ®

チューブ先端の食道カフで食道を閉鎖し，咽頭カフで咽頭部を塞ぐことにより，その中間に設けた換気口を通して気管への換気を行う。食道カフと咽頭カフはつながっており，1回の注入で両方のカフを膨らませることができる。食道カフ，咽頭カフ，それぞれのカフに空気を送るコネクターなどから構成される(**図23**)。新生児から成人まで7種類のサイズがある。サイズごとの適応体重と身長の目安を**表4**に示す。

(1) 適 応

体格や年齢にかかわらず使用できる。

(2) 禁 忌

上気道が完全に閉塞している傷病者には使用しない。

(3) 方法と手順(**図24**)

①体格に適したサイズのチューブを選択する。

②挿入前にカフに空気を注入して異常がないことを確認し，両方のカフを完全に脱気する。

③チューブ先端，食道カフ・咽頭カフの背面などに水溶性の潤滑剤を塗布する。

④傷病者をスニッフィングポジションもしくは中間位にする。

⑤ティースマーク(門歯位置の目安となる黒ライン)付近をペンを握るように把持し，もう一方の手で下顎

III

2

救急医学概論／救急救命処置概論

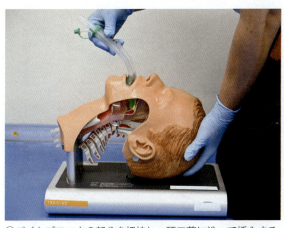

③バイトブロックの部分を把持し，硬口蓋に沿って挿入する

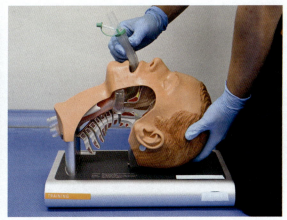

③抵抗があれば用手的気道確保を加えながら，またはカフ先端を少し回転させながら挿入する

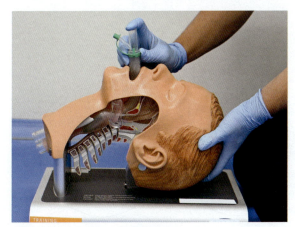

④換気確認後，チューブを固定する

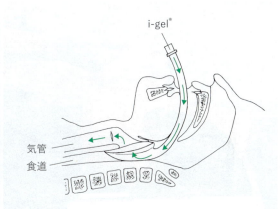

図22 i-gel®挿入の例

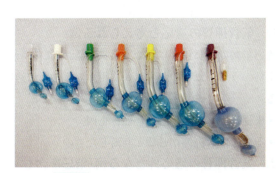

図23 ラリンゲルチューブ®の例

表4 ラリンゲルチューブ®のサイズと適応体重・身長の目安

サイズ	適応体重と身長		カラー
0	新生児	5 kg まで	透明
1	幼児	5～12kg	白
2	小児	12～25kg	緑
2.5	小児	125～150cm	オレンジ
3	成人（小）	155cm 未満	黄
4	成人（中）	155～180cm	赤
5	成人（大）	180cm 以上	紫

と舌を持ち上げる。

⑥チューブ先端の背側面を傷病者の硬口蓋に押し当てつつ，チューブの正中をずらさないように口蓋に沿ってチューブを下咽頭に進める。

⑦門歯がティースマーク付近にくる位置まで挿入する。

⑧チューブから手を離し専用のシリンジで設定されたカフ容量の空気を注入する。

⑨換気確認後，チューブを固定する。

⑷ 評　価

チューブにバッグ・バルブを接続し，送気によって胸部の挙上および聴診による呼吸音を観察する。可能なかぎり，カプノグラムによる確認を加える。十分に換気さ

れていない場合は，傷病者の体型に応じてティースマークの範囲で，チューブを進めたり少し引き戻すなどしてチューブ位置を調整する。

⑸ 注意点・合併症

気管挿管と異なり，胃内容物の逆流・誤嚥から気道を完全には保護できない。

人工呼吸器を接続して使用する場合は，蛇管を使用し，呼吸回路の重みが直接加わらないように注意する。

チューブの先端が咽頭後壁粘膜に垂直に近い角度で接触した状態で無理に挿入したことで，咽頭後壁を損傷し

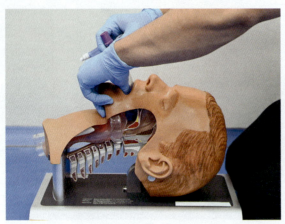

⑤⑥下顎と舌を持ち上げ，硬口蓋に押し当て挿入する

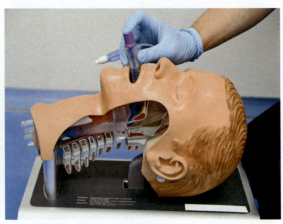

⑥⑦口蓋に沿ってチューブを下咽頭に進め，門歯がティースマークに位置するまで挿入する

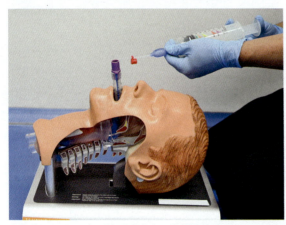

⑧⑨専用シリンジで空気を注入し，換気確認後，チューブを固定する

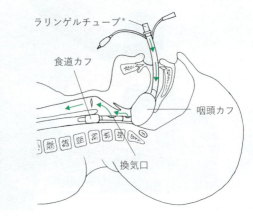

図24 ラリンゲルチューブ®挿入の例

たという報告もある。挿入角度に留意するとともに，抵抗が強い場合は無理な押し込みを避ける。

 気管挿管

1 目 的

気管挿管は声門上気道デバイスよりもさらに確実な気道の確保が可能であり，人工呼吸のみならずチューブを介した気管吸引にも使用できる。CPR においては，気管挿管により人工呼吸のために胸骨圧迫を中断する必要がなくなり，移動中も救助者は胸骨圧迫に専念できる。

2 適応と禁忌

救急救命士が行う気管挿管の適応は，心臓機能停止状態かつ呼吸機能停止状態の傷病者である。とくにラリンゲアルマスク，食道閉鎖式エアウエイなどで気道確保が困難なものが対象であり，具体例として異物による窒息があげられている。そのほかに，傷病者の状況から医師が必要と判断した場合も適応とされている。

1) 気管挿管の適応と考えられる例

適応年齢は概ね15歳以上で，心臓機能および呼吸機能停止例のうち，以下のいずれかに相当するときに適応となる。

- 異物による窒息の心肺機能停止例
- そのほか，医師が必要と判断したもの

2) 気管挿管の適応外となる例（禁忌を含む）

- 状況から頸髄損傷が強く疑われる例※
- 頭部後屈困難例※
- 開口困難と考えられる例
- 喉頭鏡挿入困難例
- 喉頭鏡挿入後の喉頭展開困難例※
- その他の理由による声帯確認困難例
- 時間を要した，もしくは要すると考えられる例
- そのほか，担当の救急救命士が気管挿管不適と考えた例

  ※ビデオ硬性挿管用喉頭鏡を用いる場合は適応となる例

3 気管挿管プロトコール

気管挿管プロトコールの例を**図25**に示す。

III
2
救急医学概論／救急救命処置概論

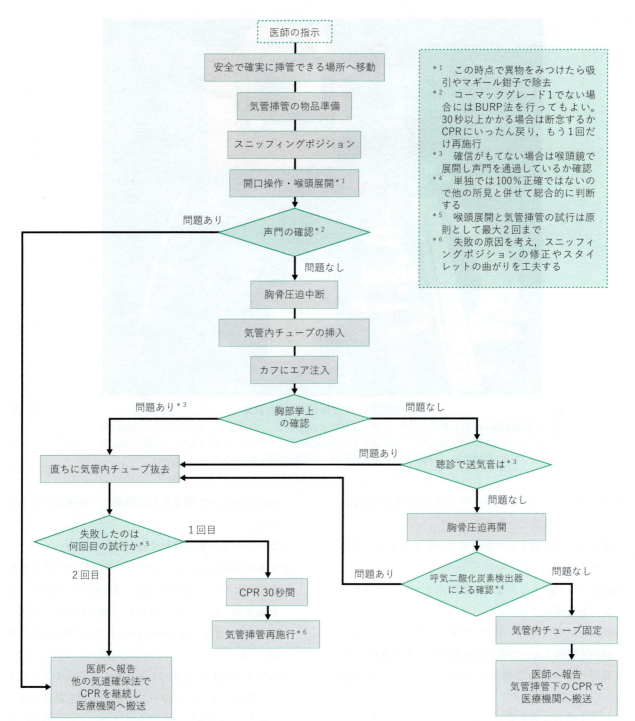

図25 気管挿管プロトコールの例

フローチャート内テキスト:

医師の指示

安全で確実に挿管できる場所へ移動

気管挿管の物品準備

スニッフィングポジション

開口操作・喉頭展開*1

声門の確認*2
- 問題あり
- 問題なし

胸骨圧迫中断

気管内チューブの挿入

カフにエア注入

胸部挙上の確認
- 問題あり*3
- 問題なし

直ちに気管内チューブ抜去

失敗したのは何回目の試行か*5
- 1回目
- 2回目

CPR 30秒間
気管挿管再施行*6

聴診で送気音は*3
- 問題あり
- 問題なし

胸骨圧迫再開

呼気二酸化炭素検出器による確認*4
- 問題あり
- 問題なし

気管内チューブ固定

医師へ報告 他の気道確保法でCPRを継続し医療機関へ搬送

医師へ報告 気管挿管下のCPRで医療機関へ搬送

注釈:
*1 この時点で異物をみつけたら吸引やマギール鉗子で除去
*2 コーマックグレード1でない場合にはBURP法を行ってもよい。30秒以上かかる場合は断念するかCPRにいったん戻り，もう1回だけ再施行
*3 確信がもてない場合は喉頭鏡で展開し声門を通過しているか確認
*4 単独では100％正確ではないので他の所見と併せて総合的に判断する
*5 喉頭展開と気管挿管の試行は原則として最大2回まで
*6 失敗の原因を考え，スニッフィングポジションの修正やスタイレットの曲がりを工夫する

4 資器材の準備

　マッキントッシュ型喉頭鏡を用いた気管挿管に必要な器具を**図26**に示す。

　準備は以下の手順で行う。

①喉頭鏡のハンドルに適切なサイズのブレードを装着し，ライトが明るく点灯することを確認する。

②気管内チューブのサイズを選択する。男性は7.5mmまたは8.0mm，女性は7.0mmが標準的サイズである。

③気管内チューブを点検する。チューブのカフ付近には直接触れないようにする。

④カフに空気を注入し，変形と空気漏れがないかを確認する。

⑤パイロットバルーンをつまみ，空気漏れがないかを確認する。

⑥直接触れないよう滅菌パックの上などからカフを押さえ，変形や空気漏れがないことを確認し，空気を完全に脱気する。

⑦専用固定器具のベルトの長さなどを調整，点検する。

⑧カプノメータを点検する。カプノメータを使用しない場合は，呼気二酸化炭素検出器の色調が紫色であることを確認する。

⑨シリンジのエアを10mLに設定する。

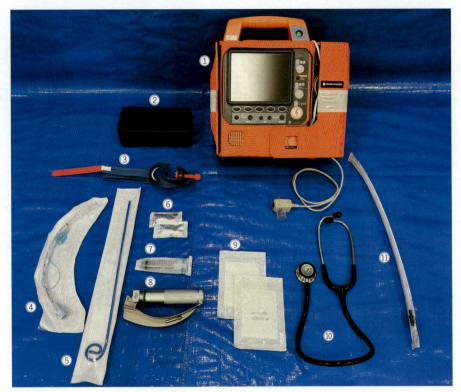

図26　気管挿管に必要な器具

①除細動器一体型カプノメータ，②枕，③専用固定器具（トーマス®チューブホルダー），④気管内チューブ（滅菌パック入り），⑤スタイレット（滅菌パック入り），⑥潤滑ゼリー，⑦シリンジ（10mL），⑧喉頭鏡，⑨滅菌ガーゼ，⑩聴診器，⑪気管内吸引カテーテル

⑩スタイレットを滅菌パックに入れたまま気管内チューブの形状に合わせる。

⑪滅菌ガーゼに滴下した潤滑ゼリーをスタイレットに塗布する。

⑫滅菌パックに入ったままの気管内チューブにスタイレットを挿入する。

⑬喉頭や気管の損傷を避けるため，スタイレットの先端が気管内チューブの先から出ないように調整する。

⑭潤滑ゼリーをカフ部分に塗布し，チューブを滅菌パックに戻す。

以上の手順の概要を図27に示す。

5　方法と手順

マッキントッシュ型喉頭鏡を用いた気管挿管は以下の方法と手順で行う。

①傷病者の頭に高さ8～10cmの枕を敷きスニッフィングポジション（鼻先を突き出して匂いを嗅ぐ姿勢に似ていることからこう呼ばれる）をとる。これにより口腔軸・咽頭軸・喉頭軸が互いに平行に近づくため，声門を直視しやすくなる（図28）。

②右手で指交差法またはオトガイ下方圧迫法で開口する。

③左手に持った喉頭鏡のブレードを右口角から挿入し，舌を左に圧排しながら奥へ進め，ブレードの先

端が喉頭蓋谷に到達したら慎重に，喉頭蓋を持ち上げる。

④コーマック分類を確認する（表5，図29）。

⑤喉頭展開時にコーマックグレード1に相当する視野が得られなかった場合には，"BURP法"（図30，31）を試みる。右手で甲状軟骨を，Backwards（背側），Upwards（頭側），Rightwards（右方）にPressure（圧迫）する。

⑥声門を目視したまま，介助者から気管内チューブを受け取る。気管内チューブは中央付近を把持する。

⑦直視している声門の視野を妨げないように右の口角からチューブを正中に対し約45°の角度で挿入する（垂直方向から挿入すると視野を塞ぐ）。右口角を介助者に引っ張ってもらうと視野が広がる。

⑧気管内チューブ先端を声門入口まで進め，胸骨圧迫を中断する。

⑨気管内チューブの先端が確実に声門を通過後，スタイレットを抜去する。このとき実施者は，気管内チューブが同時に引き抜かれないようにしっかりと把持し，介助者も片手で気管内チューブを把持しながら反対の手でスタイレットを抜去する。

⑩目視でカフ近位端が声門を1～2cm越えるまで気管内チューブを進める（声門マーカーを目安にする）。

⑪胸骨圧迫を再開するとともに，気管内チューブを把

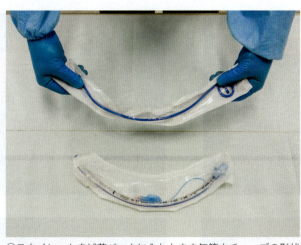

⑩スタイレットを滅菌パックに入れたまま気管内チューブの形状に合わせる

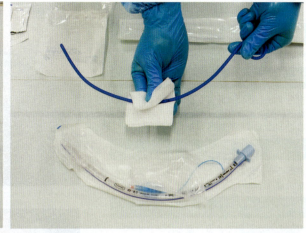

⑪滅菌ガーゼに滴下した潤滑ゼリーをスタイレットに塗布する

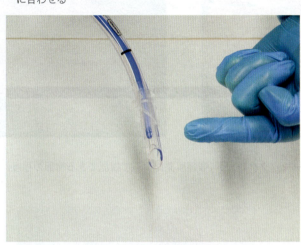

⑬スタイレットの先端がチューブより出ていないことを確認する

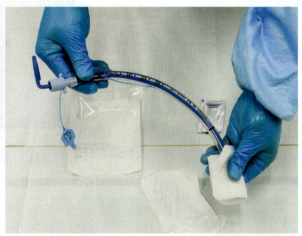

⑭潤滑ゼリーをカフ部分に塗布し，チューブを滅菌パックに戻す

図27　気管挿管準備の手順の概要

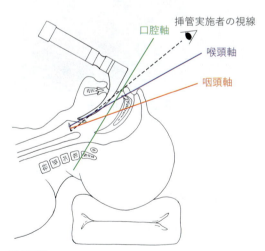

図28　スニッフィングポジション（喉頭展開時）

持したまま喉頭鏡を抜去する。

⑫気管内チューブの深さを門歯の位置にあるチューブの目盛りで確認する（男性：約20〜24cm，女性：約19〜22cm）。

⑬カフに空気を注入する。空気の注入量は陽圧換気時にカフの周囲から送気が漏れない量とする。パイ

ロットバルーンの硬さを参考にし，カフ圧が必要以上に高くならないようにする。

⑭バッグ・バルブ，カプノメータまたは呼気二酸化炭素検出器を装着する。

⑮胸骨圧迫を中断し，胸部の挙上を視覚的に確認するとともに，聴診にて心窩部のゴボゴボ音の有無，および両肺野での肺胞音を確認する。

⑯モニターにカプノグラフまたはETCO$_2$値が表示されていること，または呼気二酸化炭素検出器の色調が紫色から黄色に変化するのを確認する。

⑰直ちに胸骨圧迫を実施する。

⑱人工呼吸を継続しながらチューブ内の結露，バッグ・バルブのリザーバが膨らんでいることを確認する。

⑲気管内チューブを専用固定具で固定する。

⑳枕を取りスニッフィングポジションを解除し，再度専用固定具のベルトを締め直す。

㉑両肺野を再度聴診する。

以上の概要を**図32**に示す。

表5 コーマック分類

グレード1

声門のすべてが視認できる。挿管は容易

グレード2

声帯の後部と後部軟骨群が視認できる。熟練した医師であればスタイレットの角度を調整することによりほぼ確実に挿管できる

グレード3

喉頭蓋のみが視認できる。通常の方法ではかなり困難

グレード4

舌根部のみが視認できる。直ちにファイバースコープなどを用いた挿管方法に切り替える

喉頭展開時の喉頭の見え方による分類である。救急救命士の気管挿管の適応はグレード1に限られているが，BURP法を用いてグレード1になった場合も適応となる

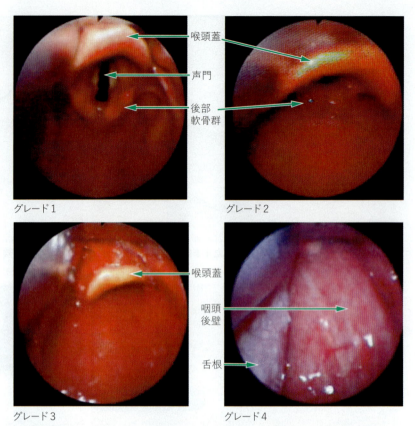

喉頭蓋
声門
後部軟骨群
グレード1　　グレード2

喉頭蓋
咽頭後壁
舌根
グレード3　　グレード4

図29 コーマックグレード（喉頭展開によって視認できる範囲の程度）

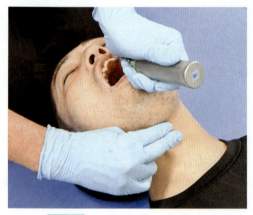

図30 喉頭展開時のBURP法

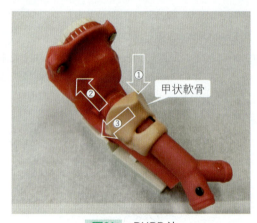

甲状軟骨

図31 BURP法
①背側へ，②頭側へ，③右方へ

6 注意点

- 気管挿管後は胸骨圧迫と人工呼吸を非同期とし，連続した胸骨圧迫を行う。気管挿管後の人工呼吸では1回換気量と回数が過剰とならないように注意する。
- 胃内容物の逆流があるときは，吸引・清拭を行う。
- 頭部が動揺すると気管内チューブの位置がずれたり，逸脱して食道挿管になったりすることがあるので，頻回に門歯位置でチューブの深さやカプノメータを確認する。
- 気管内チューブの専用固定具についているスライドスティックを取り外さずに傷病者の搬送を行うと，

スティックが支点となりベルトが外れることがあるので，確実に外す。

7 気管挿管困難症例への対応

熟練した医師が挿管できない場合は気管挿管困難症例と呼ばれており，その頻度は3～4％と報告されている。緊急気管挿管では，気管挿管困難症例に遭遇する頻度がより高くなる。また，繰り返し挿管を試みることにより喉頭浮腫や出血を引き起こし，ますます気道確保を困難にする。このため可能なかぎり事前に挿管困難を予測し，対策を立てておくことが必要である。こういった気管挿管困難症例のもっとも多い原因は，顎関節機能障害によ

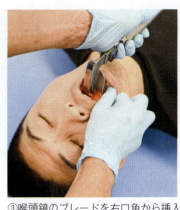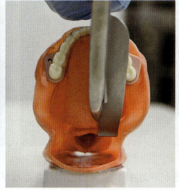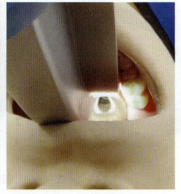

③喉頭鏡のブレードを右口角から挿入し，舌を圧排しながら奥へ進め，喉頭
　蓋を確認したらブレードの先端を喉頭蓋谷に置き，喉頭蓋を持ち上げる

④コーマック分類を確認する

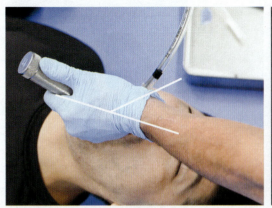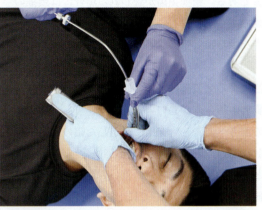

⑦右の口角からチューブを正中に対し約45°の角度で挿
　入する

⑨気管内チューブの先端が声門を通過後，スタイレット
　を抜去する

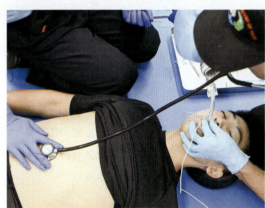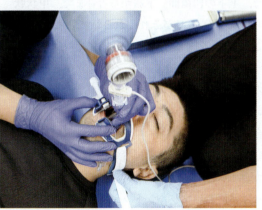

⑮バッグ・バルブを装着し，心窩部と肺野を聴診する

⑳スニッフィングポジションを解除し，再度専用固定具
　のベルトを締め直す

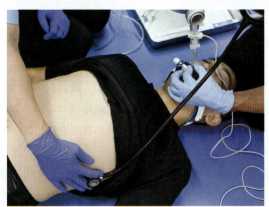

㉑肺野を再度聴診する

図32　気管挿管の方法と手順の概要

※一部パーツが付属していないバッグ・バルブ・マスクを使用している

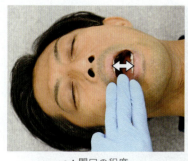
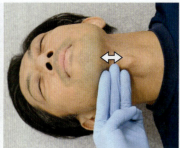
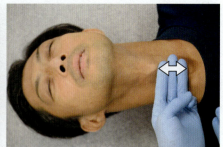

a：開口の程度　　　　　　　　　b：下顎-舌骨間距離　　　　　　　c：甲状軟骨-胸骨上窩の距離

図33　挿管困難が予測される「3の法則」（各距離が3横指より狭い）

る開口障害である。頸椎損傷が疑われる場合には頸椎の固定が必要であり，挿管しにくくなる。

　次のような場合に気管挿管困難症例であることが予測される。

- 用手法による気道確保と換気にもかかわらず，通常より胸郭の膨らみが悪い場合。
- 上顎の前方への著しい突出，後退した幅の狭い下顎（極端な小顔），咽頭・喉頭部の形態異常，垂れ下がった頬と三重・四重の顎，短い首（猪首，短頸），極端に外側に突出した歯列（とくに上顎の前歯の前突），口蓋の形態異常などがみられる場合。
- 開口時，上下の門歯間，下顎から舌骨まで，甲状軟骨から胸骨上窩までがそれぞれ3横指より狭い場合。これを挿管困難予測の「3の法則」という（図33）。
- 頸椎の可動性が悪くスニッフィングポジションがとれない，下顎の動きが悪く前下方へ押し下げられない場合。

　救急救命士が救急現場で気管挿管を行う場合，十分な喉頭展開が難しくBURP法を試みても声門部が確認できない場合は，直ちにマッキントッシュ型喉頭鏡を用いた気管挿管を断念する。ビデオ硬性喉頭鏡を用いた気管挿管や経口・経鼻エアウエイ，食道閉鎖式エアウエイ，ラリンゲアルマスクなどの使用に切り替え，可能なかぎり換気の改善を図りながら早期に搬送する。

8　ビデオ硬性喉頭鏡による気管挿管

　ビデオ硬性喉頭鏡は声門部の視認をより容易に行えるよう特殊な形状のブレードや光ファイバーを組み合わせた喉頭鏡である（図34）。ビデオ硬性喉頭鏡による気管挿管には従来のマッキントッシュ型喉頭鏡を使った方法とは異なった操作手技が求められる（図35）。口・咽頭内に体液（唾液や血液）や吐物が存在するとビデオ硬性喉頭鏡は使用しにくい。

　ビデオ硬性喉頭鏡にはさまざまな種類のものが市販されている。それぞれに特徴を有するが，その特色や使用

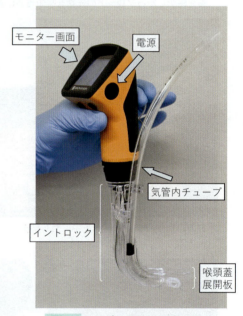

図34　ビデオ硬性喉頭鏡の例

法を正しく理解することによって，これまで技能習得とその維持が困難とされてきた気管挿管をより容易に，かつ確実に実施することができる。

1）適　応

　マッキントッシュ型喉頭鏡を用いた気管挿管の適応（p.358）に準じる。

2）禁　忌

　マッキントッシュ型喉頭鏡を用いた気管挿管の禁忌（p.358）のうち，※を除いたもの。

3）資器材の準備

　準備は以下の手順で行う。エアウェイスコープ®の準備の概要を図36に示す。

① バッテリー警告表示が出ていないことを確認する。
② スコープ先端の照明の点灯を確認する。
③ イントロックを取り付ける（スコープ先端部に潤滑ゼリーが付着した場合は拭き取る）。
④ 気管内チューブに潤滑ゼリーを塗布する。
⑤ 気管内チューブに潤滑ゼリーを塗布してから，ガイド溝に沿って滑らせるように気管内チューブを差し

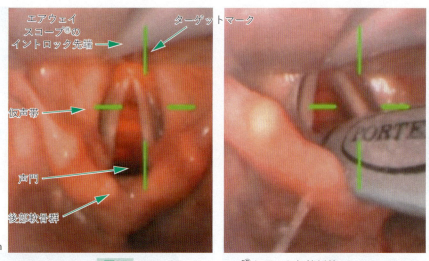

図35　エアウェイスコープ®を用いた気管挿管

a：マッキントッシュ型喉頭鏡と異なり，イントロック先端は喉頭蓋の背側に位置するようになる
b：気管内チューブが挿入されたところ

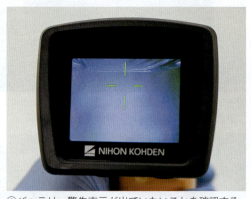

①バッテリー警告表示が出ていないことを確認する

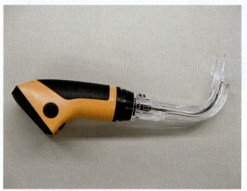

③イントロックを取り付ける

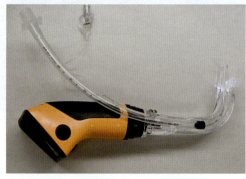

⑥先端を適切な位置にセットし，気管内チューブを
　フックに固定する

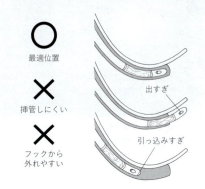

気管内チューブ先端の位置

図36　ビデオ硬性喉頭鏡の準備

込み，チューブガイド溝内で気管内チューブを動か
し，スムーズに動くことを確認する。
⑥先端を適切な位置にセットし，気管内チューブを
　フックに固定する。

4）　方法と手順

ビデオ硬性喉頭鏡による気管挿管は以下の方法と手順
で行う。概要を**図37**に示す。
①電源を入れ，モニター画面と照明部を確認し，本体
　中央部を保持する（イントロックを握らないように

する）。
②傷病者の口をできるかぎり大きく開き，イントロッ
　クの喉頭蓋展開板を直接目視し，口腔正中からイン
　トロックの彎曲に沿って挿入する。
③挿入状態を確認しながら，本体が正中に位置するよ
　う調整する。
④モニター画面で挿入状態を確認し，イントロックを
　喉頭蓋の下側（背側）へ滑り込ませ，ゆっくりと喉頭
　蓋を持ち上げる。

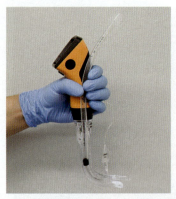

①モニター画面と照明部を確認し，本体中央部を保持する

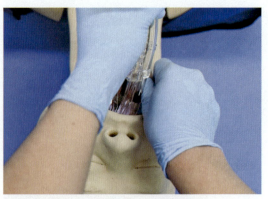

②イントロックの喉頭展開板を直接目視し，口腔正中からイントロックの彎曲に沿って挿入する

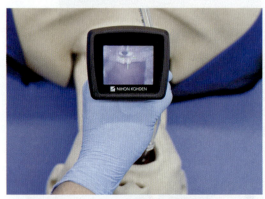

③挿入状態を確認しながら，本体が正中に位置するよう調整する

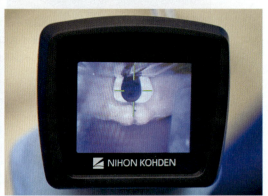

④モニター画面で挿入状態を確認し，イントロックを喉頭蓋の下側へ滑り込ませ，喉頭蓋を持ち上げる

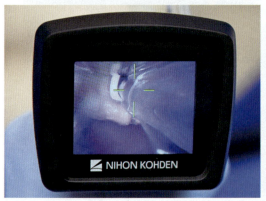

⑥ターゲットマークに声門を合わせたまま，気管内チューブ先端を気管に挿入する

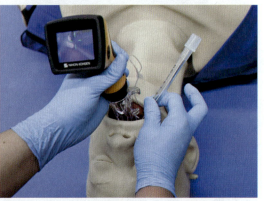

⑧チューブガイドから気管内チューブを外し，右口角で気管内チューブを確実に保持し，イントロックを抜去する

図37　ビデオ硬性喉頭鏡による気管挿管の方法と手順

⑤モニター画面のターゲットマークが声門に位置するようにイントロックの角度・深さを調節する。

⑥ターゲットマークに声門を合わせたまま，気管内チューブのみを滑らせて進め，その先端を気管に挿入する。

⑦モニター画面で気管内チューブが声門マーカーまで挿入されたことを確認後，カフに空気を注入し，バッグ・バルブで送気し，胸部の挙上を視覚的に確認するとともに，聴診にて心窩部のゴボゴボ音の有無，および両肺野での肺胞音を確認する。

⑧チューブガイドから気管内チューブを外し，右口角で気管内チューブを確実に保持し，イントロックを抜去する。

⑨専用固定具でチューブを固定する。

⑩CPR を再開する。

⑨ 評　価

気管内チューブが間違いなく気管内に留置されていることがきわめて重要である。その判断の基本は視診や聴診という身体所見の観察にあるが，それだけでは判断を誤ることがあるという事実が繰り返し指摘されている。したがって，気管内チューブが正しい位置に留置され，適切な換気が行われているか否かは，胸郭や腹部の動き，左右の呼吸音，バッグを加圧する手の感触，カプノメー

タに表示される波形もしくは数値などを継続的に観察し，総合的に評価する必要がある。

10 合併症

1) 食道挿管

食道に気管内チューブを誤挿管することは，もっとも重大な合併症である。気づかなければ致死的な結果を生じる。最初は的確に気管挿管されていても，搬送，処置中などに気管内チューブが逸脱，あるいは食道内に挿入されることもある。

聴診および喉頭展開を行っても気管内チューブが気管内にあることが確認できない場合には直ちに抜管し，バッグ・バルブ・マスクによる換気を継続し，再挿管，またはほかの気道確保器具の使用を考慮する。

2) 片肺挿管

気管内チューブの挿入が深すぎて，一方の主気管支(多くの場合は右の主気管支)に留置された状態をいう。胸郭の動きや呼吸音の左右差(片側の減弱)が認められる。

片肺挿管と判断した場合には，拙速に気管内チューブを引き抜くことなく，カフの空気を抜いて適切な深さまで慎重に気管内チューブを引き戻した後，カフに空気を注入後，改めて胸部の視診，聴診に加えカプノメータによる位置確認を行う。

3) その他の合併症

(1) 歯牙損傷

もっとも起こりやすい合併症の一つは門歯(切歯)などの損傷である。喉頭展開の際に門歯を支点として喉頭鏡をてこのように使う操作によって発生する。折れた歯牙が気管または食道内に落下することもある。

(2) 咽頭以下の機械的損傷

口腔内，咽頭，喉頭は繊細な組織であり，粗暴な喉頭展開や気管内チューブの挿入は咽頭粘膜の裂傷，披裂軟骨の脱臼，梨状窩の損傷などを招きやすい。スタイレットを入れたまま強引に挿管すると，スタイレットの先端で組織を損傷することがある。カフの空気圧が高すぎる場合には，反回神経麻痺や気管粘膜の障害をきたす可能性がある。カフを膨張させたまま抜管すると，声帯や披裂軟骨を損傷することがある。これらの機械的損傷は抜管後に気道狭窄や嗄声(させい)の原因となる。

11 注意点

1) 気管挿管プロトコールで注意すべき点

気管挿管は必ずしも気道確保の第一選択ではない。声門上気道デバイスは挿入から換気開始までの時間が短縮できるなどのメリットもあり，気管挿管困難な場合のバックアップとして用いることができることから，これ

らのことを考慮したうえで気管挿管を判断する必要がある。

2) 長時間の胸骨圧迫中断，現場滞在時間の延長

喉頭展開，もしくは気管挿管や気管内チューブの位置確認に時間を要すれば，それだけ長時間の胸骨圧迫中断が生じることとなり，同時に現場滞在時間も延長する。現場滞在時間についてはチーム全体で注意を払い，無用な搬送遅延を避ける。

3) 気管挿管の適応

気管挿管の適応は定められたプロトコールを遵守して判断する。バッグ・バルブ・マスクで的確な換気ができている場合や声門上気道デバイスで気道確保が可能な場合に，合理的な理由なく気管挿管を選択することは搬送遅延のリスクを高める。

G　気管吸引

1 目　的

気管内の分泌物や異物を除去することを目的とする。

2 適　応

気管挿管されている傷病者で，気管内に分泌物や出血，溺水・肺水腫による滲出液などが貯留している場合に行う。

3 方法と手順

1) 吸引準備

①吸引器を作動し，陰圧がかかることを確認する。
②吸引カテーテル，アルコール綿(滅菌したガーゼ，手袋，ピンセットでも可)，必要に応じて潤滑ゼリーを用意する。

2) 吸引操作(図38)

①清潔を保ちながら，アルコール綿を用いて吸引カテーテルを把持する。滑りをよくするために潤滑ゼリーを薄く塗布してもよい。
②吸引チューブの先端が気管内チューブの内壁以外に触れないように挿入する。先端が突き当たれば気管分岐部なので気管内チューブ内へ引き戻す。
③吸引器をオンにしてゆっくりと吸引しながら引き戻す。途中，分泌物の多いところで吸引量が増えればそこでわずかにとどめてもよい。吸引圧は，概ね100mmHg前後が推奨されるが，粘稠度(ねんちゅう)の高い分泌物であればより高い圧(150mmHg程度)を要する場合もある。

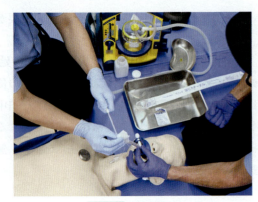

図38 気管吸引

④吸引操作を終え，吸引チューブを気管内チューブから引き離す際には吸引チューブの先端が実施者や介助者，ほかの器具などに触れないよう注意する。

4 評価

吸引後にバッグ・バルブにより送気し，視診による胸部の挙上および送気抵抗の有無を確認する。

5 注意点

- 吸引前に十分な酸素化を行う。
- 吸引時間が長いと低酸素血症や無気肺を生じることがあるため，吸引操作は短時間に行う。
- 吸引しながら吸引チューブを挿入するのは避ける。
- 吸引チューブの外径は気管内チューブの内径の50%を超えないようにする。

H 酸素投与

1 目的

傷病者が吸入する酸素濃度を上げることで，肺胞からの酸素の取り込みを増加させることを目的とする。

2 適応

低酸素血症のほか，気道閉塞，呼吸不全，循環不全，意識障害など生命維持にかかわる病態で適応となる。一酸化炭素中毒や減圧障害などの特殊な病態でも重要な処置である。

従来，急性心筋梗塞や脳卒中では，組織障害の軽減を期待し，低酸素血症がなくても積極的な酸素投与が行われてきた。しかし近年，低酸素血症を伴わない場合には，ルーチンに投与する必要性は低いと報告されている。その理由として，酸素投与による高酸素血症が活性酸素を増加させ，組織障害を助長する危険が指摘されている。

ただし，低酸素血症は高酸素血症より有害である。病院前医療では，正確で継続的な病態把握が困難であることに加え，嘔吐や誤嚥などへの迅速な対応にも限界があり，急な低酸素血症に進展するリスクが高い。つまり病院前では，病院内よりも酸素投与の必要性が高い。

したがって，急性心筋梗塞や脳卒中などが疑われる状況において，慢性閉塞性肺疾患（COPD）など高二酸化炭素血症のリスクが低ければ，SpO_2値90%未満の低酸素血症を避けることを優先したうえで，著しい高酸素血症をもできるだけ回避するように酸素投与量を調整する。地域のプロトコールに定めや疾患ごとのガイドラインなどがあればそれに従う。

3 禁忌

絶対的禁忌はない。慢性呼吸不全患者への高流量酸素投与は CO_2 ナルコーシスを引き起こす可能性がある。ただし，生命維持には低酸素血症の改善は不可欠で，CO_2 ナルコーシスを懸念し酸素投与を躊躇する必要はない。換気量低下や呼吸停止時は直ちに人工呼吸を実施する。

新生児，パラコート中毒例では必要最低限の酸素投与にとどめる。

4 注意点

酸素は支燃性ガスで，ほかの物質の燃焼を著しく促進する。高流量酸素投与中は，可燃物が容易に着火し，爆発的な燃焼を引き起こす危険性がある。

実際に，高流量酸素の漏洩に気づかずに実施した電気ショックの火花による着火事例や，酸素ボンベのバルブ急操作時の摩擦熱によって着火した爆発事例が報告されている。また，在宅酸素療法において，タバコやライターの火が鼻カニューレからの酸素に引火し，急速に延焼した事例もある。酸素投与時には周囲の安全確認を徹底し，酸素ボンベの取り扱いには細心の注意が必要である。

- 容器および一連の資器材は，使用上の注意事項に従って取り扱い，適正に保守管理する。
- 酸素ボンベ，バルブおよび減圧弁など，酸素ガスと直接接触する部分に，油脂類，塵埃および金属粉などの可燃性物質が付着しないようにする。
- 酸素漏れを防ぐため，各接続部のパッキングの有無や消耗を確認する。
- バルブの急激な操作は高熱発生の原因となるため，バルブはゆっくりと開閉する。
- ボンベの充填圧力を確認し，残量不足に注意する。
- 酸素使用中は火気厳禁とする。
- 電気ショック実施時には酸素吹き出し部分を電極パッドから遠ざける。

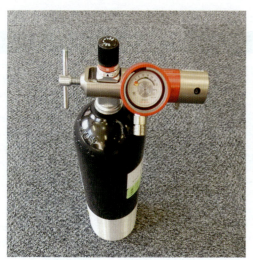

図39 酸素ボンベと減圧弁

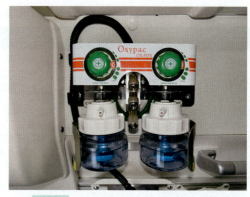

図40 流量計付き加湿酸素吸入装置

表6 酸素の使用時間の例（容器のサイズ 10.5L）

使用流量	使用時間
1 L／分	25時間
2 L／分	12.5時間
3 L／分	8.3時間
4 L／分	6.3時間
5 L／分	5.0時間

5 資器材の準備

1) 酸素ボンベ（耐圧金属製密封容器, 図39）

酸素ボンベは高圧で酸素ガスが充填されている酸素供給源である。用途によって大きさの選択ができ，電源がなくても供給ができるため搬送用に広く使用されている。

充填するガスの種類により，容器の塗色が「高圧ガス保安法」で定められている。酸素ガスの容器は表面積の1/2以上が黒く塗られ，「医療用酸素」と表示されている。一般の医療用ガスボンベの最高充填圧力は，35℃で14.7MPa（150kg/cm^2）〜19.6MPa（200kg/cm^2）という高圧である。ボンベが損傷を受けた場合に爆発などの危険性があるため，取り扱いには十分に注意が必要である。酸素ボンベには容器やバルブに所有者の登録記号，充填ガスの種類・記号，容器記号・番号，内容積，最高充填圧力，質量，検査合格年月日および耐圧試験圧力などが刻印されており，その種類によって3年または5年ごとの再検査が義務づけられている。

酸素ボンベには，減圧弁（レギュレータ）を取り付けて使用する。減圧弁の多くは，酸素流量計と酸素残圧を示す圧ゲージが付いている。

2) 流量計付き加湿酸素吸入装置（図40）

大気中の通常呼吸では，気道の加温・加湿作用で吸入気は肺胞到達時に37℃，湿度100％となる。一方，酸素ボンベ内の湿度は0％で，無加温・無加湿の酸素投与では，気管支や肺胞に十分に加温・加湿されていない吸入気が直接流入する。それが長時間続くと，気道粘膜傷害や分泌物の粘稠化による喀出困難が起こる。そのため，医療機関での長期投与では基本的に加湿を行う。短時間の救急搬送では必須ではないが，救急車には気泡型の加湿器付き酸素吸入装置が備わっており，使用したほうが

よい。ただし，加湿装置による細菌汚染で気道感染を起こす可能性があり，使用時は水槽内の水交換を頻回に行い，清潔を保つ必要がある。

3) 酸素の使用時間

容器の大きさおよび使用流量によって投与可能な時間が異なる。残量が少なくなるとボンベ内の圧力も低下するため，最後まで使い切ることは困難であり，使用時間は計算よりも短くなる（表6）。

使用時間の計算式の例を以下に示す。

例）容器のサイズ 10.5L

充填圧力 約14.7Mpa

充填量 1,500L（1.5m^3）

充填量÷使用流量＝使用時間（分）

1,500L ÷5L／分＝300分（5時間）

6 方法と手順

最初に気道の開通を確認後，酸素を投与することを傷病者に説明し，了承を得る。

酸素投与には表7に示すような器具を用いる。ただし，ベンチュリーマスクやバッグ・バルブ・マスク以外は，傷病者の呼吸状態によって吸入酸素濃度が変化することに注意する。

1) 鼻カニューレ（図41, 42）

短いカニューレを通して経鼻的に酸素吸入を行うための低流量酸素投与器具である。もっとも簡便で傷病者に苦痛や負担が少ない方法であるが，十分な吸入酸素濃度

表7　酸素投与器具の種類と吸入酸素濃度

	鼻カニューレ	フェイスマスク	リザーバ付きフェイスマスク	ベンチュリーマスク
適　応	軽症の低酸素血症	状態の落ち着いた軽症から中等度の低酸素血症	重症の低酸素血症	慢性閉塞性肺疾患(COPD)など比較的正確な吸入酸素濃度が必要な場合
長　所	傷病者にとってもっとも違和感の少ない酸素投与器具である	鼻カニューレより高い吸入酸素濃度が得られる。簡便であり，使用しやすい	リザーバに酸素が貯留するため，吸気流速や1回換気量が多い場合にも高い吸入酸素濃度を提供できる	低換気量の傷病者でも，正確な吸入酸素濃度を確保できる
短　所	吸入酸素濃度は低い。高流量では効果がないだけでなく，傷病者にとって不快となる。また，口呼吸を行っている場合は効果が期待できない	マスクが鼻と口の両方を覆うため，密閉感や胸苦感を訴える場合がある。吸気流速や1回換気量によって流量が少ないと吸気流量不足となり，多い場合には，吸入酸素濃度が低下する	非再呼吸型では流量が少ないと吸気流量不足となり，吸入酸素濃度を維持できない。また，強い胸苦感を訴える場合がある	高い吸入酸素濃度は投与できない。また，大きな騒音が出る
投与酸素流量と期待される吸入酸素濃度	1L/分→24% 2L/分→28% 4L/分→36%	4L/分→40% 6L/分→50% 8L/分→60%	6L/分→60% 8L/分→80% 10L/分→99%	あらかじめ決められた酸素流量(4～8L/分)を流す。吸入酸素濃度は約24～40%で調節できる

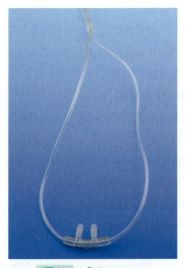

図41　鼻カニューレ

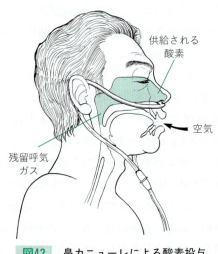

供給される酸素

空気

残留呼気ガス

図42　鼻カニューレによる酸素投与

が得られないこと，高流量にすると鼻が乾燥すること，鼻閉や口呼吸をしている場合には期待した吸入酸素濃度が得られないことなどが難点である。

　医療機関では全身状態の安定した患者や在宅酸素療法などを行う慢性呼吸器疾患患者に用いられることが多い。病院前医療においては，酸素化障害の程度が軽い傷病者やフェイスマスクの使用に不快を訴える傷病者が適応となる。

2）フェイスマスク（図43，44）

　傷病者の鼻と口を覆うビニール製のマスクをゴムベルトで顔面に装着するもので，酸素流量を調節することによりある程度は吸入酸素濃度を調節できる。マスクの両側には小孔が設けられ，吸気時には流入した酸素だけで

なく，小孔および顔面との隙間から大気を吸い込むことになる。その構造上，呼気の一部がマスク内に残存する場合もあり，低流量ではそれを再呼吸することになる。高流量で酸素投与しても隙間からマスク外に漏洩してしまい，高い吸入酸素濃度が得られないため，比較的軽症から中等症程度の低酸素血症に使用することが推奨される。

　適切なサイズを選択し，酸素の流量を確認した後，傷病者の顔面に酸素マスクを当てる。ノーズクリップおよび固定バンドを調節して，マスクを傷病者の顔面にできるかぎり密着させる。

　単純な構造で，口呼吸の場合でも酸素供給できる反面，密閉感があるために不快になる傷病者もいる。そのよう

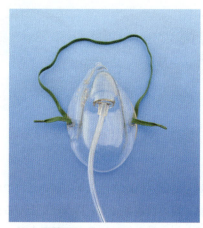

図43　フェイスマスク

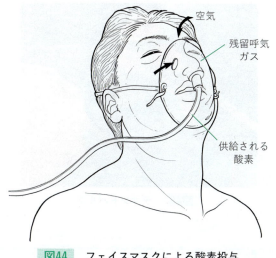

図44　フェイスマスクによる酸素投与

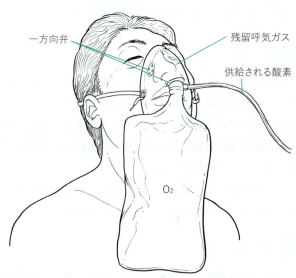

図45　リザーバ付きフェイスマスク（非再呼吸型）による酸素投与

な場合には，口元から少し浮かせた状態で投与する工夫も必要である。

3）リザーバ付きフェイスマスク

フェイスマスクにリザーバとなるビニール製の袋を装着したもので，前二者と比べると圧倒的に高い吸入酸素濃度が得られる。マスクを装着する前にリザーバ内を酸素で満たしておく。

（1）非再呼吸型（図45）

リザーバとマスクの間およびマスク両側の小孔の計3カ所に，逆流防止を目的とした一方向弁が組み込まれたもので，リザーバ内には供給された酸素のみが蓄積される。その構造上，呼気の一部がマスク内に残存する場合もあるが，その量はわずかである。また，マスクが密着していれば大気中の空気が顔面とマスクの隙間以外から混入することはない。より高濃度の酸素供給が可能であり，自発呼吸の安定した重症傷病者では第一に選択される。吸気時にリザーバが虚脱しないだけの酸素流量が必要である。

（2）部分再呼吸型

リザーバとマスクとの間に一方向弁が存在せず，リザーバ内には供給された酸素だけでなく傷病者の呼気の一部が流入する。二酸化炭素の再吸入を防ぐために比較的高流量で酸素を供給する必要がある。非再呼吸型に比べて吸入酸素濃度が低くなる。

4）ベンチュリーマスク

筒（ベンチュリー管）の内部をジェット流（100%酸素ガス）が流れる際に陰圧が生じて周囲の大気を取り込み（ベンチュリー効果），任意の酸素濃度を吸入できるように設計された酸素マスクである。ただし吸入酸素濃度を50%以上に上げることは難しい。

一定濃度の酸素を投与することを目的として，COPDや慢性呼吸不全の患者などに対して，主に医療機関内で使用される。

メーカーによって所定の吸入酸素濃度を得るための酸素流量が異なるので注意する。

5）デマンドバルブ（図46）

デマンドとは「要求する」「需要」，バルブは「弁」という意味である。デマンドバルブを取り付けたマスクを傷病者の顔面に密着させた状態で使用する。傷病者が吸気努力を行うと，マスク内の圧力が低下する。デマンドバルブはこの圧力の低下を検知して（デマンド機能），バルブ（弁）を開き，酸素を供給する。吸気酸素濃度は100%であるため，フェイスマスクによる酸素投与よりも高濃度の酸素が投与できる。

7　評　価

酸素投与前に顔色不良，チアノーゼ，意識障害，頻呼吸，頻脈，血圧の上昇または低下，SpO_2値低下などの所見があった場合，酸素投与後の改善の有無と程度について観察し，総合的に効果を判断する。

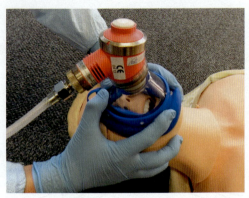

図46 デマンドバルブ

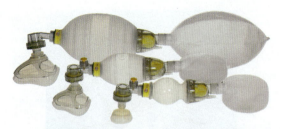

図47 バッグ・バルブ・マスクの例

I 人工呼吸

1 目 的

人工呼吸は，人為的に肺に空気や酸素を送り，肺から空気や二酸化炭素を排出する一連の処置である。自発呼吸が停止している場合または不十分な場合に実施し，肺胞への酸素供給と肺胞からの二酸化炭素の排出を適切に維持することを目的とする。

自発呼吸停止時の処置を「人工呼吸」，不十分な場合の呼吸補助を「補助換気」と区分することがある。

2 適 応

呼吸中枢や呼吸に関与する神経，筋肉，胸郭，気道，肺胞などの障害により，自発呼吸が停止しているか，自発呼吸だけでは十分なガス交換ができない場合を適応とする。人工呼吸の実施には，事前の気道確保が前提となる。

3 資器材の準備

- バッグ・バルブ・マスク，自動式人工呼吸器，手動引き金式人工呼吸器など
- 各種の気道確保器具，酸素ボンベなどの酸素供給装置，吸引器，パルスオキシメータ，カプノメータなど

4 方法と手順

1）呼気吹き込み人工呼吸

頭部後屈あご先挙上法で気道を確保したまま，口を大きく開いて傷病者の口を覆い密着させる。額を押さえている手の母指と示指で傷病者の鼻をつまみ，約1秒間かけて胸の上がりが確認できる程度の量を吹き込む。その後，口を離して呼気が自然に出るのを待つ。これを口対口人工呼吸という。通常，2回連続して行う。

乳児に対しては，救助者は大きく開いた口で乳児の口と鼻を一緒に覆い密着させて，胸が軽く上がる程度まで息を吹き込む。これを口対口鼻人工呼吸と呼ぶ。

傷病者は救助者の呼気を吸入することになるが，適切な換気量が維持されれば吸入酸素濃度は許容範囲に保たれる。感染リスクは低いが，感染防護具（シートタイプやマスクタイプ）が利用可能な場合は必ず使用する。バッグ・バルブ・マスクがあれば，呼気吹き込み人工呼吸を行う必要性は乏しい。

2）バッグ・バルブ・マスク人工呼吸

バッグ・バルブ・マスクは自己膨張式の人工呼吸用バッグと呼気逆流を防ぐ一方向弁（バルブ），口と鼻を覆うマスクで構成される（図47）。人工呼吸を行う際には，リザーバが虚脱しない酸素流量で吸気酸素濃度をできるだけ高くするのが原則である。バッグ・バルブ・マスク人工呼吸は，用手的気道確保，マスクの保持と密着，バッグの加圧そして胸部挙上の確認という一連の手技で構成されている。

①用手による気道確保を行う。

②用手のみでは気道確保が困難な場合は，経鼻エアウエイや経口エアウエイを併用する。

③EC法または母指球法によりマスクを密着させる。

④バッグを加圧するときには，必ず換気抵抗と胸部の膨らみを確認する。

⑴ 片手によるEC法（図48）

①片手の小指を傷病者の下顎角に当て，中指・環指とともに下顎骨を上方に引き上げて下顎挙上を行う。

②母指と示指をCの字にして，マスクを傷病者の顔に密着させる。このとき，下顎全体をマスクに引き付けるようにする。マスクを保持する指（Cの字）および下顎を保持する指（E）の形から，EC法と呼ばれている。

⑵ 両手によるEC法（図49）

2人で人工呼吸を行うときに用いられるマスク保持および気道確保の方法である。片手によるEC法で換気が困難な場合に行う。片手によるEC法の要領で，両手を使って行う。片手によるEC法に比べ，よりマスクが密着する。

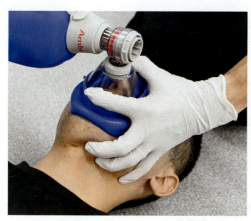

図48 片手によるEC法

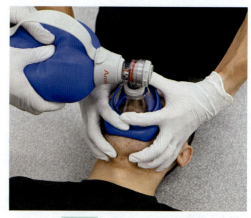

図49 両手によるEC法

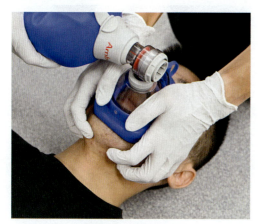

図50 母指球法

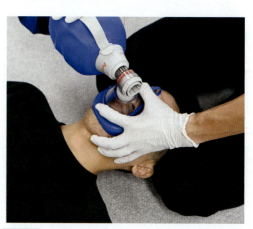

図51 頸椎損傷が疑われる傷病者への人工呼吸

(3) 母指球法（図50）

2人で人工呼吸を行うときに用いられるマスク保持および気道確保の方法である。

①救助者の両手示指・中指・環指・小指で下顎挙上を行う。

②両手の母指と母指球でマスクを顔面に密着させる。

③示指・中指・環指・小指で下顎を引き上げ，マスクに密着させる。

(4) 頸椎損傷が疑われる傷病者への人工呼吸（図51）

頸椎損傷が疑われる外傷傷病者では，下顎挙上した状態で傷病者の頭部を両膝で固定し，頸椎軸を安定させて人工呼吸を行う。また補助換気時で傷病者の体動が激しい場合は，頸椎軸の安定にとくに注意が必要である。

(5) 気管切開孔からの人工呼吸

気管切開孔（図52）は，長期の人工呼吸管理のため気管に開けられた孔で，気管カニューレが挿入されている場合と挿入されていない場合がある（図53，54）。気管カニューレには人工呼吸用のカフのあるタイプとカフのないタイプがある。

カフがあるタイプでは，人工呼吸用バッグをカニューレのコネクターに直接接続して換気する。

カフのないタイプでは，吸気が傷病者の口や鼻から漏

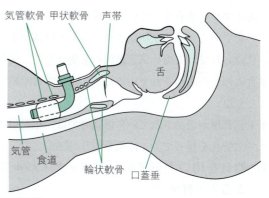

図52 気管切開孔（カフ付きカニューレ挿入の例）

れ出ないように傷病者の口や鼻を塞いだうえで，同様に換気する。

気管切開孔に気管カニューレが挿入されていない場合には，小児用のマスクで気管切開孔を覆って人工呼吸を行う。口や鼻から吸気が漏れる場合には，口や鼻を塞ぐ。気管切開孔よりも口側に狭窄や異物がないことが明らかな場合は，気管切開孔を指で閉じ，マスクで傷病者の口と鼻を覆って人工呼吸を実施する方法もある。

(6) 永久気管瘻からの人工呼吸

永久気管瘻（図55）とは，咽頭がんや喉頭がんなどの治療により，喉頭が取り除かれた場合，呼吸するために気

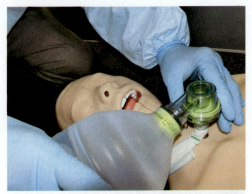

図53　気管カニューレが挿入されている気管切開孔からの人工呼吸

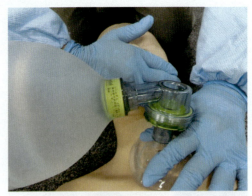

図54　気管カニューレが挿入されていない気管切開孔からの人工呼吸

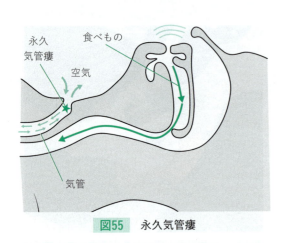

図55　永久気管瘻

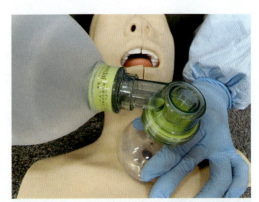

図56　永久気管瘻（気管孔）からの人工呼吸

管を直接前頸部の皮膚に縫い付けた孔をいう。気管切開部保護エプロンを着用している傷病者もいることから注意が必要である。喉頭が切除され，気管入口部が皮膚に縫い付けられているため気道確保の必要はなく，気管と咽頭食道部とが隔離されているため，送気で胃が膨満することもない。

　永久気管瘻が造設されている傷病者では，小児用のマスクで気管孔を覆って人工呼吸を行う（図56）。

3）器具を用いた気道確保とバッグ・バルブによる人工呼吸（図57）

　声門上気道デバイスや気管内チューブなどの器具を用いて気道確保を行う場合，とりわけ救急搬送中や移動中では，バッグ・バルブにより効果的な換気が可能となる。また，CPRを実施している場合は，胸骨圧迫に同期させることなく換気が可能である。ただし，気管挿管以外の方法では，咽頭・喉頭部への密着が不十分なところからリークが生じる場合がある。リークが著しい場合は，30：2で胸骨圧迫と同期させるようにする。

4）自動式人工呼吸器を用いた人工呼吸

　自動式人工呼吸器とは，ガスや電気などの駆動源により酸素や空気を自動的に送気し人工呼吸を行う機器である。呼吸回数，1回換気量，気道内圧を設定できるものが多い。

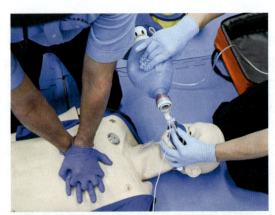

図57　気管内チューブとバッグ・バルブによる人工呼吸

　自動式人工呼吸器を用いた人工呼吸は，救急救命処置としては位置づけられていないものの，救急隊員は「救急隊員の行う応急処置等の基準」に基づき実施することができる。

　基本的に自発呼吸のない傷病者が対象となる。自発呼吸のある傷病者への使用は，現行の教育体制等の下では，得られる効果よりも重篤な合併症が生じるリスクが高いと考えられている。自発呼吸のある傷病者には，バッグ・バルブ・マスク（手動式人工呼吸器）を用いて補助換気を行う。

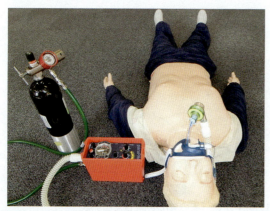

図58　搬送用自動式人工呼吸器（気管内チューブへの装着）

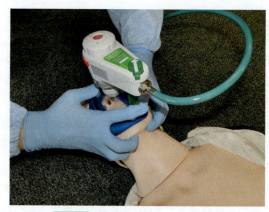

図59　手動引き金式人工呼吸器

⑴　自動式人工呼吸器（図58）

多くの救急車に搬送用の自動式人工呼吸器が積載されている。小型・軽量で携帯性に優れているのが特徴で，どの機種も１回換気量および呼吸回数の設定が必要である。機種によっては吸入酸素濃度の切り替えや気道内圧設定機能，複数の換気モードを有しているものもある。換気量・換気回数・気道内圧を一定に保ちながら高濃度の酸素を投与することができ，自動で換気するためバッグを加圧する必要もなく，ストレッチャーなどでの移動中にも換気を維持しやすい。ただし，人工呼吸器使用中は呼吸系合併症に気づきにくいため，胸郭の膨らみ，呼吸音，気道内圧，異常音など傷病者の呼吸状態に細心の注意が必要である。人工呼吸器のトラブルに備えて，バッグ・バルブをバックアップ用に準備しておくことが必要である。

⑵　手動引き金式人工呼吸器（図59）

手動引き金式人工呼吸器は酸素供給時に引き金（トリガー）を操作し，減圧弁を通して酸素を傷病者に供給する人工呼吸器である。CPR 時に必要に応じて用いられる。両手で用手的気道確保とマスク保持が行えること，100％吸入酸素濃度を供給できることなどの利点がある。酸素供給量が常に一定であり，バッグ・バルブ・マスクによる人工呼吸と比較して胃膨満の発生率が低いといわれているが，気道確保が不十分な場合は胃膨満を起こす。

傷病者にある程度の吸気努力がある場合には，デマンド機能が働いて酸素吸入ができるようになっている。

手動引き金式人工呼吸器を使用する場合には，気道確保を確実に行うこと，マスクをしっかりと密着させること，胸郭の膨らみを注意深く観察することなどが重要である。

5　評　価

適宜，胸部の挙上や呼吸音を確認し，肺への換気が適切に行われているか否かを確認する。換気が不十分な場

合には再度，気道確保を行う。

6　注意点・合併症

呼吸機能停止のみの場合，または心肺機能停止で気管挿管や声門上気道デバイスで気道が確保されている場合は，６秒に１回の割合で人工呼吸を行う。

確実に気道が確保されていない場合や，送気量や送気速度が過剰な場合には，胃膨満やそれに伴う胃内容物の逆流などを起こす。また，過剰な送気量は胸腔内圧を上昇させ，静脈還流量を減少させて循環動態を悪化させるおそれがある。気胸のある傷病者では，人工呼吸により気胸の増大や緊張性気胸への進展を招くことがあるため，どうしても人工呼吸が必要な場合にのみ，気道内圧の上昇を可能なかぎり抑えながら実施する。

小児の場合，呼吸数10/分未満の徐呼吸は呼吸停止を待たずに人工呼吸を開始する。無呼吸であっても脈拍を確実に60/分以上で触れるときは12〜20/分（ほぼ３〜５秒に１回の割合）で人工呼吸のみを行う。

自動式人工呼吸器の送気用蛇管の先端に取り付けられているバルブは，直接，気道確保器具に接続するのが原則である。バルブと気道確保器具の間に余分な蛇管を介在させると，機械的死腔となる。送気効率の低下や，不要な胸腔内圧の上昇につながるため，メーカー指定の蛇管以外のものを追加してはならない。

J　胸骨圧迫

1　目　的

胸骨圧迫とは，胸骨を圧迫することで人工的に血液循環を生み出す処置である。心機能が停止した状態において，生命維持に必要な最低限の循環，とくに脳と冠動脈への血流を維持することを目的とする。

2 適 応

傷病者が心停止である場合，または心停止が明らかに切迫している場合は胸骨圧迫の適応である。反応のない傷病者で呼吸機能が停止（死戦期呼吸含む）しており，総頸動脈（小児では総頸動脈または大腿動脈，乳児の場合は上腕動脈）の脈拍が触知できない場合は心停止と判断する。

小児では成人よりも胸骨圧迫の適応がやや広い。すなわち脈拍が確信できても60/分未満の徐脈で，かつ循環が悪い（皮膚の蒼白，チアノーゼなど）場合は，心停止が切迫した状態であり，まず気道確保と人工呼吸を行い，それでも60/分未満の脈拍で循環不全を認めれば，心停止になって脈拍が触れなくなるのを待たずに胸骨圧迫を開始する。

3 方法と手順

1) 準 備

救助者は，傷病者の胸骨を垂直に圧迫できる場所に位置する。

傷病者がベッドや布団に寝ているときは，背板（バックボードでもよい）を使用したり，ベッドの上から床面に降ろすなどの措置をとってもよいが，それらによる胸骨圧迫の開始や中断時間は最小となるよう配慮が必要である。傷病者をベッドの上から降ろすときは，あらかじめ降ろす位置にストレッチャーや搬送器具を準備しておく。メインストレッチャー上ではマットレスにより胸骨圧迫の効果が低下するため，背板（バックボードでもよい）を使用する。また，救急車内で胸骨圧迫を実施する際は，防振架台にCPRロックをかける。

2) 圧迫の部位

胸骨圧迫の部位は，すべての傷病者において「胸骨の下半分」である（図60）。ただし，圧迫開始にあたっては一時的に「胸の真ん中」を目安としてよい。剣状突起を圧迫してはならない。位置が左右どちらにずれても胸骨ではなく肋軟骨を圧迫することになり，容易に骨折を引き起こす。

3) 成人の胸骨圧迫

片方の手掌基部（図61）を胸骨に置き，その上にもう片方の手を重ねる。その際には，手掌全体で圧迫することを防ぐため，上に置いた手指で下の手掌を持ち上げるようにしてもよい（図62）。

救助者は，両肘を伸ばし，胸骨を垂直方向に圧迫する（図63）。圧迫する強さは胸壁が約5cm沈むまでとし，6cmを超える過剰な圧迫は避ける。圧迫のテンポは1分間に100〜120回とする。正確なテンポを得るために，

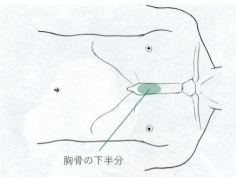

図60　圧迫点の目安
胸骨の下半分で，「胸の真ん中」を目安とする

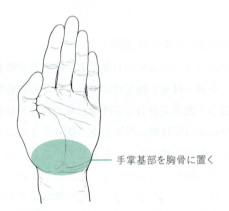

図61　圧迫時に傷病者と接触する部分

手掌基部を胸骨に置く

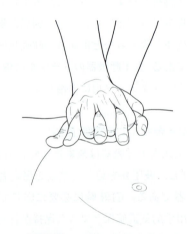

図62　胸骨圧迫の要領（1）
上の手指で下の手掌を持ち上げるようにすると手掌基部に力を集中させやすい

メトロノームを使用してもよい。胸腔内により多くの血液を還流させるため，毎回の胸骨圧迫の後は，胸壁が完全に元の位置に戻るように圧迫を解除する。なお，圧迫と解除の時間比は1：1を目標とし，胸骨圧迫と人工呼吸の回数比は30：2とする。

その間，疲労による胸骨圧迫の質の低下（圧迫が浅くなる，テンポが遅くなるなど）を防ぐために，1〜2分ごとを目安に胸骨圧迫を交代するとよいが，交代のための胸骨圧迫の中断は最小限にする。

気管挿管が実施された場合は，胸骨圧迫と人工呼吸を

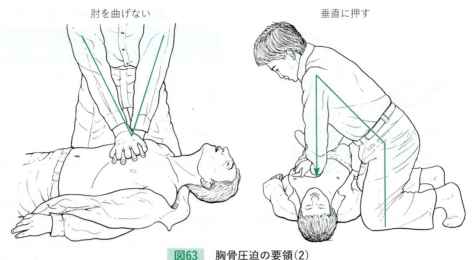

肘を曲げない

垂直に押す

図63　胸骨圧迫の要領(2)

テンポ：100〜120回 / 分，深さ：約5cm

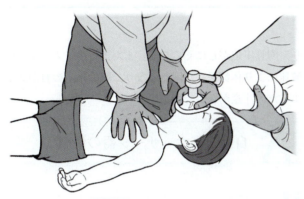

図64　小児の胸骨圧迫

体格の小さな小児では片手で胸骨圧迫を行ってもよい

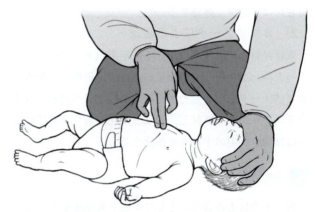

図65　乳児の胸骨圧迫（2本指圧迫法）

頭部を後屈し，気道を確保しながら乳頭を結ぶ線の中点の尾側を2本の指で圧迫する

非同期とし，連続した胸骨圧迫を行う。声門上気道デバイスを用いて気道が確保されている場合も，適切な換気が可能な場合に限り胸骨圧迫と人工呼吸を非同期とし，連続した胸骨圧迫を行う。

4)　小児・乳児の胸骨圧迫

小児（1歳以上〜思春期以前）および乳児（1歳未満）の胸骨圧迫は，成人と同様，1分間に100〜120回のテンポで行うが，深さは胸の厚さの約1/3が沈むまでとする。

小児では，胸骨の下半分を圧迫する。十分な圧迫の深さが得られるように基本的に両腕で行うが，体格の小さな小児の場合は片手で圧迫してもよい（図64）。

乳児についても胸骨の下半分を圧迫するが，乳児の「胸骨の下半分」は，両乳頭を結ぶ線より少し足側（尾側）を目安とし，剣状突起や肋骨，腹部を圧迫しないよう留意する。乳児に対して1人でCPRを行う場合，胸骨圧迫は2本の指で行う（「2本指圧迫法」，図65）。2人以上の場合は，「胸郭包み込み両母指圧迫法」（図66）とし，圧迫する両母指以外の8本の指と両手掌とで胸郭を包み込みつつ，両母指で強く胸骨を圧迫する。その際，胸郭を絞り込むような動作を加え，両方向からの圧を加えてもよ

い。胸郭包み込み両母指圧迫法は，2本指圧迫法よりも適切な胸骨圧迫の深さが安定して得られる。

胸骨圧迫と人工呼吸の回数比は，救助者が1人の場合は30：2とし，2人の場合は15：2とする。

成人，小児・乳児における胸骨圧迫の手技の要点を表8に，また，胸骨圧迫における注意点を表9に示す。

5)　妊婦の胸骨圧迫

妊娠後期の妊婦では，子宮による下大静脈の圧迫を避けるために子宮を用手的に左方に圧排（用手的子宮左方移動）してCPRを行う方法もある。ただし，用手的子宮左方移動にさらなる人員を必要とすることから，胸骨圧迫の中断・遅延につながらない場合のみに行う。

4 評　価

1)　胸骨圧迫の手技の確認

救助者の数に余裕があるときは第三者が圧迫部位，テンポ，深さ，さらには圧迫解除時の除圧が適切に維持されているかどうかを確認する。とくに胸骨圧迫の開始時や交代直後，1人の救助者が2分を超えて実施している

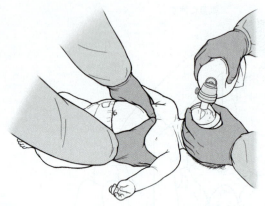

図66 ２人法における乳児の胸骨圧迫（胸郭包み込み両母指圧迫法）
両手で両胸郭を包み込み保持しながら，両母指で胸骨の下半分を圧迫する

表8	年齢区分による胸骨圧迫の手技		
手 技	成 人	小児 （1歳〜思春期以前）	乳児 （1歳未満）
圧迫の部位	胸骨の下半分		
圧迫に用いる 手・指	両手	両手もしくは片手	2本指
圧迫の深さ	約5cm	胸の厚さの約1/3	
圧迫のテンポ	1分間当たり100〜120回		

表9	胸骨圧迫の注意点
・硬いものの上で行う ・胸壁が完全に元の位置に戻るように圧迫を解除する ・圧迫部位，深さ，テンポについては複数の救助者で確認する ・複数の救助者がいる場合は，1〜2分を目安に交代する ・圧迫時間と解除時間の比は1：1を目標とする ・胸骨圧迫の中断は最小にする	

場合には注意深く確認する。

2）カプノメータによる確認

　気管挿管の位置確認に用いる波形表示タイプのカプノメータは，CPR中の心拍出量の非侵襲的指標にもなる。カプノメータを装着した場合は，医療機関へ到着するまでモニタリングを継続し，呼気二酸化炭素分圧が低い場合には胸骨圧迫の手技を再確認する。

5 合併症

　胸骨圧迫による合併症としてもっとも頻度が高いものは，肋軟骨離解と肋骨骨折といわれている。とくに高齢者では加齢的変化により肋軟骨が骨化しているため，わずかな外力でも胸骨と接する肋軟骨部分の離解をきたす。このような合併症の発生を減らすためには，適切な部位を圧迫すること，手掌基部に力を集中すること，圧迫点を真上から垂直に押すことが重要となる。胸骨圧迫の合併症としては，そのほかにも剣状突起，肝臓，胃，大動脈，気管・気管支，食道，肺などの損傷が報告されている。

6 注意点

　胸骨圧迫の最大の留意点は，胸骨圧迫の中断時間を可能なかぎり短くすることにある。わが国のガイドラインでは，院外心停止の社会復帰率を改善させるためには胸骨圧迫比率（CCF）80％以上を目指すことが示されている。したがって，器具を用いた気道確保などの救急救命処置の実施に注意をとられて中断時間が延長することは避ける。

　胸骨圧迫が的確に行われるかぎり，重篤な合併症の発生頻度は低い。合併症を恐れることなく，適切な深さで胸骨圧迫を行う。

　救急車までの移動中や車内では，胸骨の位置が高くな

り，胸骨圧迫がしにくくなる。また走行中，カーブや加減速により体勢保持が困難となり，胸骨圧迫の質が低下するため注意が必要である。

K 自動式心マッサージ器の使用

1 適 応

　心臓機能が停止した傷病者の移動時，長時間搬送時，揺れる救急車内，さらには特定行為などを実施する際に使用を考慮する。

2 合併症

　合併症は用手的胸骨圧迫と同様である。

3 注意点

　「JRC蘇生ガイドライン」では，安易に用手胸骨圧迫の代替手段としないことを提案しているが，質の高い用手胸骨圧迫が継続して行えない状況などでは使用を推奨している。

　機械的CPR装置を使用する際には，胸骨圧迫の中断時間を延長させないため，速やかに着脱できるよう取り扱いに習熟しておくことが重要である。また，装置によって傷病者の適応体型などがあるので，事前に取扱説明書などで確認しておく。

4 評 価

　用手的胸骨圧迫と同様である。

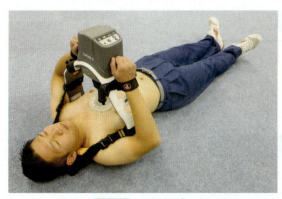

図67　LUCAS®3

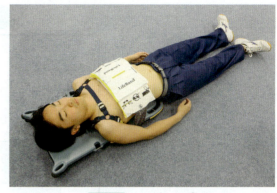

図68　AutoPulse®

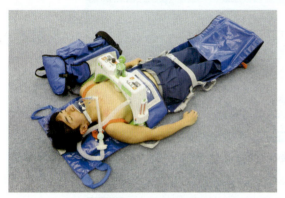

図69　Clover3000®

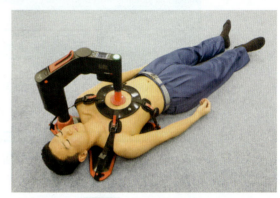

図70　コーパルス cpr

5　種類と特徴

1）LUCAS®（図67）

バッテリーの電気駆動によるピストン式の自動式心マッサージ器である。ピストン先端の直径10cm 大の吸着カップ（ACD）により静脈還流の増加を図り，胸骨圧迫の効果を高める。

2）AutoPulse®（図68）

バッテリーの電気駆動により本体に装着されたベルトが収縮することで，胸郭を全周性に圧迫し，胸腔内圧を高めて心拍出量を得る。

3）Clover3000®（図69）

酸素駆動で，ピストン式の自動式心マッサージ器と人工呼吸器機能を有する。専用のターポリン担架を使用することで，移送中にも胸骨圧迫と人工呼吸の継続が可能である。

4）コーパルス cpr（図70）

バッテリー駆動式，シングルアームのソフトウエアで制御するスタンプ式自動心臓マッサージ器である。ボードはX線透過型で，心臓マッサージ器を装着したまま，X線撮影が可能である。

5）ARM XR（図71）

バッテリーの電気駆動であり，取り外し可能な圧迫モジュールを有するピストン式の自動式心マッサージ器で

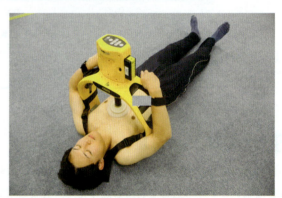

図71　ARM XR

ある。ピストン先端の ACD により静脈還流の増加を図り，胸骨圧迫の効果を高める。

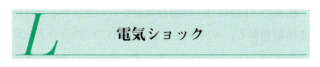

L　電気ショック

1　除細動と電気ショック

心室細動（VF）は，心臓が不規則に細かく動いている状態であり，この細動を止めることを除細動という。除細動を達成するために心臓に電流を流す処置が電気ショックである。電気ショックは，無脈性心室頻拍にも有効である。

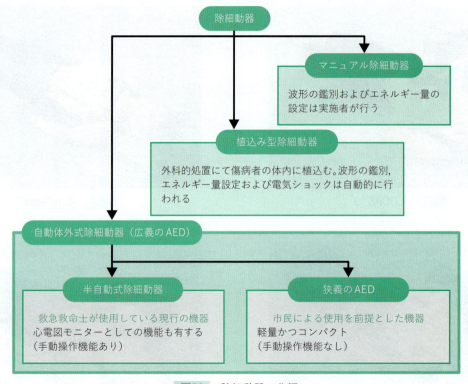

```
                                        除細動器
                                           │
                          ┌────────────────┼────────────────┐
                          │                │         マニュアル除細動器
                          │                │       ┌─────────────────────┐
                          │                │       │ 波形の鑑別およびエネルギー量の │
                          │                │       │ 設定は実施者が行う        │
                          │                │       └─────────────────────┘
                          │           植込み型除細動器
                          │         ┌────────────────────────────┐
                          │         │ 外科的処置にて傷病者の体内に植込む。波形の鑑別, │
                          │         │ エネルギー量設定および電気ショックは自動的に行 │
                          │         │ われる                   │
                          │         └────────────────────────────┘
                   自動体外式除細動器（広義のAED）
                 ┌──────────────────────────────────────────┐
                 │         ┌──────────────────┐   ┌──────────────────┐ │
                 │     半自動式除細動器              狭義のAED          │
                 │  ┌────────────────────┐ ┌────────────────────┐ │
                 │  │ 救急救命士が使用している現行の機器 │ │ 市民による使用を前提とした機器 │ │
                 │  │ 心電図モニターとしての機能も有する │ │ 軽量かつコンパクト       │ │
                 │  │ （手動操作機能あり）       │ │ （手動操作機能なし）      │ │
                 │  └────────────────────┘ └────────────────────┘ │
                 └──────────────────────────────────────────┘
```

図72 除細動器の分類

表10 狭義のAEDと半自動式除細動器の違い（傾向）

	狭義のAED	半自動式除細動器
モニター画面	ないものがほとんど	あり
解析開始のタイミング	自動設定（2分ごと）	自動設定または手動設定
心室頻拍の検出	特異度が高い	感度が高い
マニュアルモード	なし	設定可能

2 除細動器とその分類

　自動体外式除細動器（AED）は，心電図を自動的に解析し電気ショックの適応を判断したうえで，必要な電気エネルギーを自動的に充電し，実施者がショックボタンを押すことで電気ショックを行う機器である。電極パッドにより体外から電気ショックを行う。放電波形は主に二相性波形が用いられる。

　広義のAEDには，救急救命士などが使用する半自動式除細動器と，非医療従事者用のAED（狭義のAED）がある（図72）。これらは，モニター画面の有無，心電図解析の開始タイミング，心室頻拍（VT）検出の感度・特異度などの点で異なる特徴をもつ（表10）。

1）半自動式除細動器（図73）

　電気ショックの適応波形の判断は機器が行うが，心電図解析の開始タイミングは実施者が決定できる。電気ショックが必要と判断された場合，あらかじめ設定されたエネルギー値で自動充電が開始される。エネルギー値の選択が可能なマニュアルモードについては，救急救命

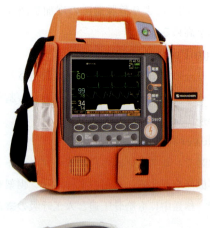

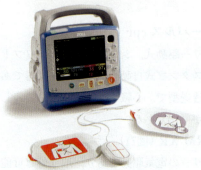

図73 半自動式除細動器の例

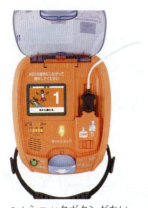

a：ショックボタンがない

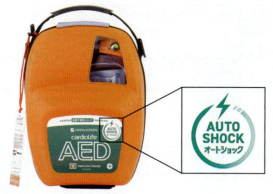

b：オートショック AED を示すロゴマークが入っている

図74　オートショック AED

士は使用できない。

機種によって，心電図波形の印刷，胸骨圧迫の質のモニタリング，12誘導心電図の測定などが可能となっている。

2）狭義の AED

非医療従事者の使用を前提に開発された機器であり，駅などの公共施設や商業施設に広く普及している。蓋を開けるか電源を入れると，機器の操作や CPR の方法について音声による案内が始まる。機器が電気ショックの必要性を判断すると自動充電が開始される。従来型の AED では救助者がボタンを押して電気ショックを実施するが，自動的に電気ショックを行うオートショック AED も普及しつつある。オートショック AED には識別用の共通表示が定められている（図74）。

3 適　応

救急救命士による電気ショックは，心停止状態で，心室細動または無脈性心室頻拍を示す場合に適応となる。心静止と無脈性電気活動は適応外である。心室頻拍の場合，機器が適応と判断しても，救急救命士は頸動脈で脈拍を確認し，心停止を確認する必要がある。

4 方法と手順

包括的指示下での電気ショックのプロトコールの一例を図75に示す。

1）半自動式除細動器の場合

⑴ 除細動器の準備

傷病者が心停止状態であれば直ちに胸骨圧迫を開始し，除細動器の電源を入れる。

⑵ 電極パッドの貼付

電極パッドの貼付部位を確認し，しっかり皮膚に密着させる。電極パッドを除細動器に接続する（接続されているタイプの場合は，接続状態を確認する）。

電極パッドの貼付部位としては，右上前胸部（鎖骨下）

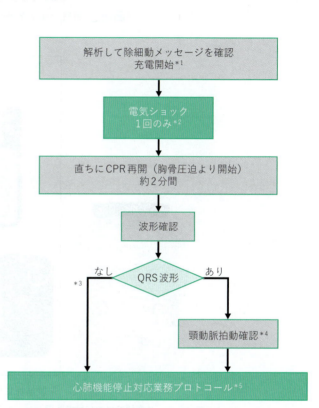

*1 充電中に周囲の安全を確認する
*2 ショックボタンが点滅したら，直ちに押す
*3 胸骨圧迫より CPR を再開する
*4 頸動脈拍動の確認は 10 秒以内で行う
　頸動脈の拍動が確認できなければ胸骨圧迫より CPR を再開する
*5 VF/無脈性 VT であれば本プロトコールを繰り返す

図75　包括的指示下での電気ショックのプロトコールの一例

と左下側胸部（左乳頭部外側下方）を原則とするが，状況によっては，前胸部-背面，心尖部-背面，側胸部-側胸部など，心臓を挟むような部位を選択してもよい。

⑶ 心電図解析

モニター上で電気ショック適応波形と判断すれば解析ボタンを押す。

解析中は胸骨圧迫を中断し，傷病者から離れる。傷病者に触れていると，振動などの影響で心電図にアーチファクトが混入し，正しい解析ができない可能性がある。

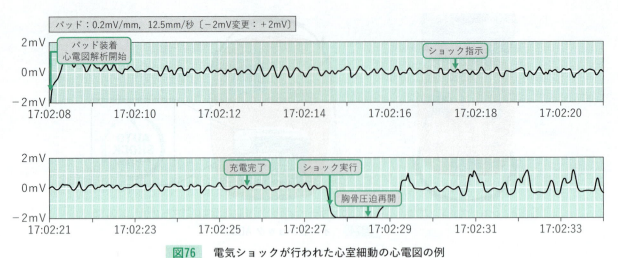

図76　電気ショックが行われた心室細動の心電図の例

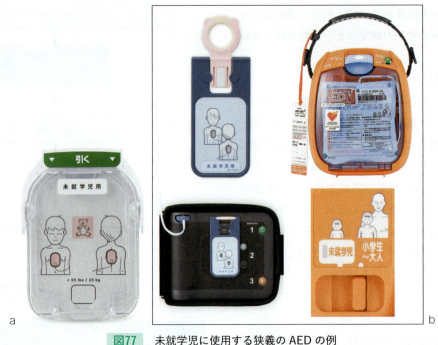

図77　未就学児に使用する狭義の AED の例

a：エネルギー減衰機能付き未就学児用パッドの例，b：未就学児用モード切り替え機能付き AED の例

電気ショック適応波形でなければ，速やかに胸骨圧迫を再開し，胸骨圧迫の中断時間をできるかぎり短くする。

⑷　電気ショック

電気ショックメッセージが出た場合，実施者は充電完了と同時にショックボタンを押せるよう，充電中に安全確認などの準備をすませておく。

電気ショック実施後は速やかに胸骨圧迫を再開し，以後約2分おきに心電図波形のチェック（QRS 様波形の場合，脈拍確認）を行い，必要に応じて解析・電気ショックを行う（図76）。

2)　狭義の AED の場合

心電図モニターが付いていないタイプがほとんどであり，電源を入れた後は音声メッセージに従い操作する。心電図の自動解析が2分おきに始まるので，音声メッセージに従い胸骨圧迫を中断し，傷病者から離れる。電

気ショックメッセージがあれば，電気ショックを行う。

3)　未就学児に対する電気ショック

未就学児へ AED を用いる場合は，未就学児用パッドを使用するか，未就学児モードに切り替えて使用する（図77）。未就学児用パッドは，AED 本体から放電されるエネルギー量がパッドによって1/3～1/4程度に減衰される仕組みとなっている。未就学児用パッドやモードが使用できない場合は，小学生～大人用パッドを用い，小学生～大人用モードで実施する。

小学生以上には，未就学児用の電極パッドではエネルギー量が不足し除細動の成功率が低くなるため，未就学児用パッドや未就学児モードを使用しない。

未就学児に対し，小学生～大人用パッドを貼る際には，パッド同士が接触しないようとくに注意する。未就学児では心電図自動解析の信頼性が低下するため，救急救命

士による脈拍や心電図波形の確認がより重要となる。

5 評　価

電気ショック実施後もショック適応波形が継続する，あるいはいったん消失後に再びショック適応波形に戻る場合，実施者側の要因としては，電極パッドの貼付状態やその位置の不適切さ，ショック前後の胸骨圧迫中断時間の延長，不適切な胸骨圧迫などが考えられる。

6 合併症

電気ショックによって重篤な合併症が発生する可能性は低い。頻度の高い合併症の一つは電極パッド貼付部位の熱傷であり，パッドと皮膚との密着が不十分な場合や貼付薬が介在した場合などに発生する。二相性波形を使用した電気ショックでは，心筋傷害はほとんど発生しない。

7 注意点

1）電極パッドの貼付

胸が濡れていると電気が体表を流れて心臓を通過しないため，ショック効果が低下する。乾いたタオルで拭いてから貼付する。背面や床は濡れたままで支障はない。

電極パッドが肌に密着しないと電気抵抗が上昇し，ショック効果は低下し，皮膚の熱傷のリスクは増大する。パッドの貼り付け位置に，植込み型除細動器やペースメーカーによる皮膚の盛り上がり，濃い胸毛があれば少しずらして貼る。貼付薬は剝がす。

2）心電図解析

機器による自動解析は，心停止でなくても，幅広いQRSの連続波形を心室頻拍として電気ショック適応と広く判断する。このため，救急救命士自身による心停止状態と心電図波形の判断が必要となる。また，除細動器の種類によっては，電気ショックの適応となる最低心拍数が設定されている機種もあり，使用する除細動器の特性をあらかじめ確認しておく。

救急車走行中では，振動によるアーチファクトで心電図の正確な解析が困難となるため，車両の停止後に実施する。

3）電気ショック

高濃度酸素下で電気ショックを行うと，パッドと皮膚の間で発生するスパークにより衣服や体毛が発火することがある。そのため，高流量酸素が傷病者の胸部に直接当たらないよう注意する。電気ショックは，植込み型除細動器やペースメーカーに影響を与えるため，実施後は搬送先医療機関の医師へ報告する。

難治性の心室細動への電気ショックの実施回数は，地域プロトコールに従い，必要に応じてオンラインMC医師の指示を得る。

M　静脈路確保と輸液

1 目　的

乳酸リンゲル液を用いた静脈路確保のための輸液は，心停止時のアドレナリン静脈内投与，または低血糖時のブドウ糖溶液静脈内投与のための静脈への経路を確保する目的で行われる処置である。

乳酸リンゲル液を用いた静脈路確保および輸液は，増悪するショックやクラッシュ症候群に至る可能性が高い傷病者に対して，静脈から輸液を投与する目的で行われる処置である。

2 適　応

厚生労働省が通知で示した厚生労働科学研究などによる標準プロトコールでの適応を以下に示す。

① 心臓機能停止，呼吸機能停止のいずれかまたは両方に該当する場合：静脈路を確保し，静脈路を開存させておくために乳酸リンゲル液を滴下しておく。

② 心臓機能停止例〔8歳以上（推定も含む）〕：静脈路を確保してアドレナリンを静脈内投与する。

③ 増悪するショックである可能性が高い場合，またはクラッシュ（圧挫）症候群を疑うか，それに至る可能性が高い場合〔15歳以上（推定も含む）〕：静脈路を確保して乳酸リンゲル液を静脈内投与する。ただし，心原性ショックが強く疑われる場合は対象外とする。

④ 低血糖症例〔15歳以上（推定も含む）〕：静脈路を確保してブドウ糖溶液を静脈内投与する。

対象の年齢が定められているのは，病院実習において小児に対して静脈路を確保する機会がほとんどないことが理由である。救急救命士法には年齢の定めがないため，地域の実状に応じて地域メディカルコントロール協議会が定めたプロトコールに従う。

3 静脈路確保および輸液プロトコール

ショックまたはクラッシュ（圧挫）症候群が疑われる傷病者に対する心肺機能停止前の静脈路確保および輸液の標準プロトコールを図78に示す。

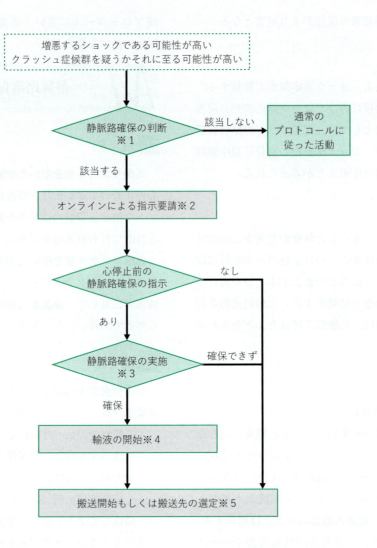

1．基本的な事項
- 各地域のショックなどに対する活動プロトコールに組み込んで活用する
- 状況によって，処置の実施よりも迅速な搬送を優先する

2．対象者
次の2つをともに満たす傷病者（※1）
- 増悪するショックである可能性が高い
  もしくは，クラッシュ症候群を疑うか，それに至る可能性が高い
- 15歳以上である（推定も含む）
- ＊ただし，心原性ショックが強く疑われる場合は処置の対象から除外する

3．留意点
- ショックの増悪因子としては，出血の持続，意識障害の進行，アナフィラキシー，熱中症などによる脱水などがあげられる（※1）
- 挟圧（重量物，器械，土砂等に身体が挟まれ圧迫されている状況）などによるクラッシュ症候群を疑うかそれに至る可能性の高い場合も処置の対象となる（※1）

- 「心肺機能停止前の重度傷病者に対する静脈路確保及び輸液」は特定行為であり，医師の具体的な指示を必要とする（※2）
- 救急救命士は，可能性の高いショックの病態，傷病者の観察所見，状況等を医師に報告する（※2）
- 医師は適応を確認し，具体的な指示（輸液量，滴下速度等）を救急救命士に与える
  静脈路確保にいたずらに時間を費やさないように留意し，静脈路確保が困難であると判断された場合などは，搬送を優先してよい（※3）
- 穿刺針の太さ（ゲージ）は傷病者の状態等により選択する（※3）
- 急速輸液（救急車内の最も高い位置に輸液バッグをぶら下げ，クレンメを全開して得られる輸液速度）を原則とするが，医師の指示によって維持輸液（1秒1滴程度）を行う（※4）
- 傷病者の状況，観察所見，実施した処置，その結果等をオンラインMCの医師，もしくは搬送先医療機関の医師等に報告する（※5）

図78 「心肺機能停止前の重度傷病者に対する静脈路確保及び輸液」標準プロトコール

（消防庁救急企画室長，厚生労働省医政局指導課長通知．平成26年1月31日より引用）

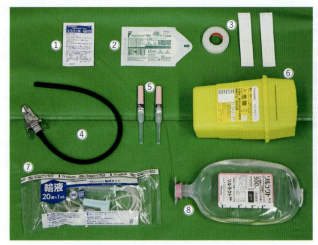

図79　静脈路確保に必要な資器材

①アルコール綿，②ドレッシングテープ，③固定用テープ，④駆血帯，⑤静
脈留置針，⑥静脈留置針廃棄容器，⑦輸液回路，⑧輸液バッグ

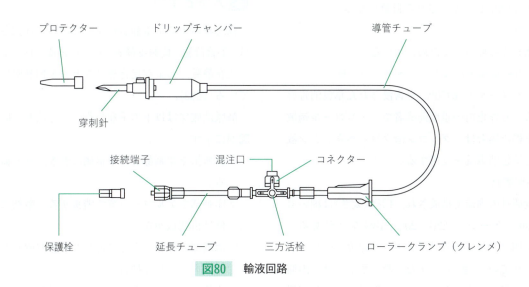

図80　輸液回路

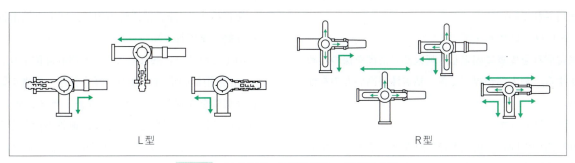

図81　三方活栓の種類と開放・閉鎖の操作

4　資器材の準備

1)　資器材（図79）

(1)　輸液製剤（乳酸リンゲル液）

輸液製剤はプラスチックボトルとソフトバッグの容器
があり，プラスチックボトルはハードボトルであるため
空気針（通気針）の挿入が必要となる。

(2)　輸液回路

輸液回路は輸液製剤の容器に挿入する穿刺針と輸液の
滴下を確認するドリップチャンバー，輸液速度を調節す
るローラークランプ（クレンメとも呼ばれる），薬剤を側
管から投与する三方活栓，静脈留置針までの延長チュー
ブで構成される（図80）。救急現場では，これらがあらか
じめセットになった輸液回路が使用されている。三方活
栓にはL型とR型がある（図81）。

表11　静脈留置針のゲージ数と
　　　カラーコード

24G	黄色
22G	濃紺
20G	ピンク
18G	深緑
17G	白
16G	灰色
14G	オレンジ

　輸液回路の1mL当たりの滴数は，成人用回路で20滴，小児用回路で60滴と決められている．1mLを20滴で滴下する場合，1滴/秒の速度で滴下すると1分間に3mL，1時間に180mLが輸注される計算になる．

(3) 駆血帯

　穿刺静脈をうっ血させるために用いる．

(4) アルコール綿またはクロルヘキシジン綿

　消毒用エタノール液（約70%）を含浸された単包消毒綿を使用する．心停止前の重度傷病者で，アルコール過敏症の情報を得た場合は，グルコン酸クロルヘキシジン液を含浸した単包消毒綿を使用する．

(5) 静脈留置針

　外筒と金属針の内筒で構成され，口径（太さ）は細いものから，24G（ゲージ），22G，20G，18Gなどがある．各ゲージが梱包されているプラスチックはカラーコードで色分けされている（表11）．また，救急現場では，内筒による針刺し事故防止のため，安全装置付きの静脈留置針が使用されている．

(6) ドレッシングテープ

　静脈留置針を皮膚に固定し，刺入部の清潔を保つために貼布する．刺入部が視認でき，粘着性が高いものを使用する．

(7) 固定用テープ

　輸液回路の仮固定や傷病者の体動などによる静脈留置針の抜去を防止するためのループ固定に使用する．

(8) 静脈留置針廃棄容器（シャープスコンテナ）

　耐穿刺性のある硬い専用容器で，使用後は感染性廃棄物として処理する．

2) 穿刺前の準備

　穿刺前の準備は以下の手順で行う．手順の概要を図82に示す．

①輸液回路の使用期限，密封状態を確認する．
②輸液回路の入った袋の封を切り，輸液回路を横にスライドさせ取り出す．
③輸液回路のよじれを確認する．

④三方活栓を開放して作動状態を確認し，ローラークランプをチャンバーの5〜10cm下で閉鎖する．
⑤輸液製剤の品名，使用期限，色調，密封状態を確認する．
⑥輸液バッグを点滴スタンドにかけ，輸液回路針刺入部のシールを剝がす．針刺入部のシールを剝がした後は刺入部に触れない．
⑦輸液回路針刺入部から針を挿入する．
⑧チャンバーを圧縮し，チャンバー内に1/3〜1/2程度輸液を充填させる．
⑨ローラークランプを開放し，輸液回路内の空気を抜き，清潔を保つために輸液回路先端を輸液回路の袋に収める．

5 方法と手順

　救急救命士による静脈路確保において選択される静脈は，手背静脈，橈側皮静脈，尺側皮静脈，肘正中皮静脈，大伏在静脈，および足背静脈などの末梢静脈に限定されている（図83）．

　静脈路確保は以下の手順で行う．方法と手順の概要を図84に示す．

①駆血帯を穿刺部より中枢側に巻き，うっ血を確認する．
②穿刺部をアルコール綿で消毒する．最初に拭いた部位は再度拭かない．
③穿刺部の静脈の太さに応じた静脈留置針を選択し，刃面を上にして把持する．
④心停止前の傷病者では，ほかの隊員が穿刺側の上肢を保持する（静脈留置針の固定，ブドウ糖溶液の投与終了まで行う）．
⑤消毒した部位に触れることなく穿刺部位より3〜5cm末梢側の皮膚を母指で軽く引き，皮膚を緊張させ血管を固定させる（カウンタートラクション）．
⑥静脈留置針の刃面を上にして，血管の深さを考慮したうえで，針と皮膚の角度が5〜20°（表在性の血管の場合は5〜15°）となるように穿刺する．
⑦さらに刺入して，針先で血管壁を貫きバックフローを確認する．
⑧針を寝かせて外筒の先端が血管内に入るよう数mm進める（図85）．
⑨皮膚の緊張を解き，内筒を片手で保持したまま外筒のみを血管内へ進める．
⑩駆血帯を外す．
⑪血液が逆流して流れ出さないよう穿刺した静脈留置針の針先中枢側の血管および針基を押さえながら，内筒を抜く．

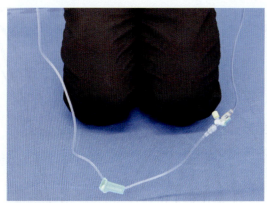
③輸液回路のよじれを確認する

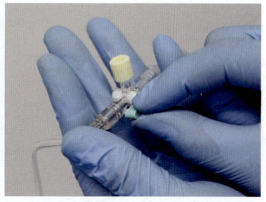
④三方活栓を開放して作動状態を確認し，ローラークランプをチャンバーの5～10cm下で閉鎖する

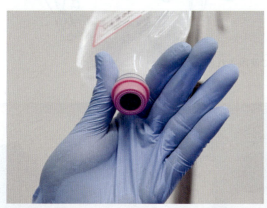
⑥輸液バッグを点滴スタンドにかけ，輸液回路針刺入部のシールを剥がす

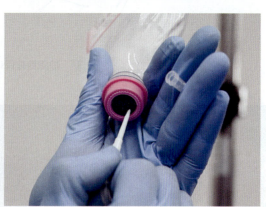
⑦輸液回路針刺入部から針を挿入する

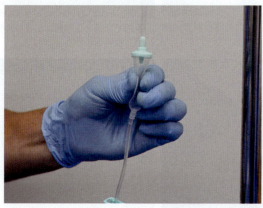
⑧チャンバーを圧縮し，チャンバー内に1/3～1/2程度　輸液を充填させる

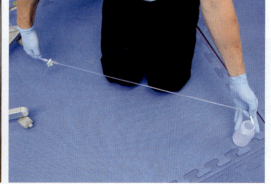
⑨ローラークランプを開放し，輸液回路内の空気を抜く

図82　穿刺前準備の手順の概要

静脈路確保のための時間はできるかぎり短縮する必要がある。そのためには，各資器材や輸液製剤，薬液などの点検は始業前にすませておく。静脈路確保の必要性が予測される場合には，現場出動中の救急車内で輸液回路などの準備を行う

⑫内筒を廃棄容器に捨てる。

⑬輸液回路と静脈留置針を両手で確実に接続する。テープで固定するまでは静脈留置針から手を離さない。

⑭ローラークランプをゆっくりと開き，滴下が良好なこと，穿刺部の輸液漏れや皮下の腫れがないことを確認する。異常を認めるときは静脈留置針を抜去し，穿刺部を圧迫する。

⑮穿刺部および輸液回路と静脈留置針の接合部を含め

てドレッシングテープで固定する。ドレッシングテープによる固定の前に静脈留置針の接合部を固定テープで仮固定してもよい。

⑯輸液回路が外れないように，ループ固定を行う。

6 評　価

　静脈路が適切に確保されているかの評価項目を以下に示す。

・ローラークランプを開放した際，ドリップチャン

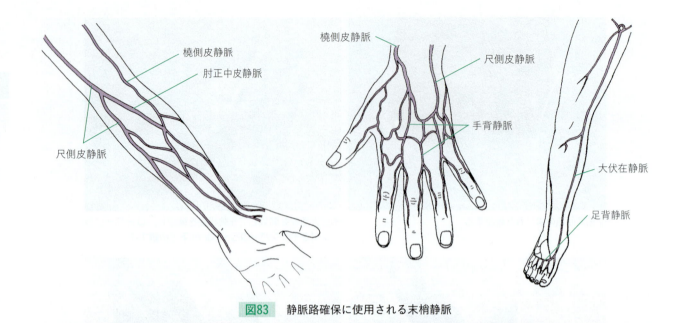

図83 静脈路確保に使用される末梢静脈

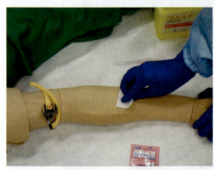

②穿刺部をアルコール綿で消毒する。最初に拭いた部位は再度拭かない

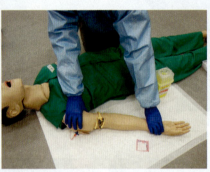

④心停止前の傷病者では，他の隊員が穿刺側上肢を保持する

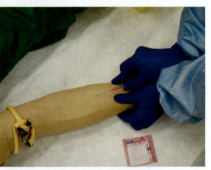

⑤手指で皮膚を末梢側に引き，緊張させる（カウンタートラクション）

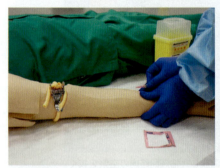

⑥静脈留置針の刃面を上にして，皮膚面に対して約5〜20°の角度で皮膚を穿刺する

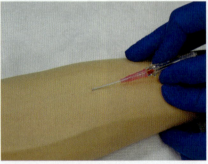

⑦⑧針先で血管壁を貫きバックフローを確認したら，針を寝かせて数mm進める

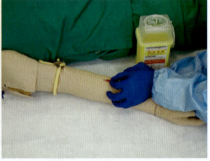

⑨⑩カウンタートラクションを解き，内筒を保持したまま外筒のみを慎重に進めた後，駆血帯を外す

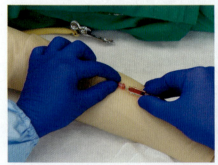

⑪⑫針先の中枢側の血管を押さえながら外筒を把持し，内筒を抜き廃棄容器に廃棄する

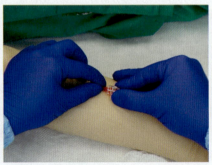

⑬輸液回路と静脈留置針を両手で確実に接続する

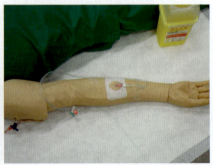

⑭⑮ローラークランプをゆっくりと開放し，穿刺部に薬液の漏れがないことを確認後テープで固定する

図84 静脈路確保の方法と手順の概要

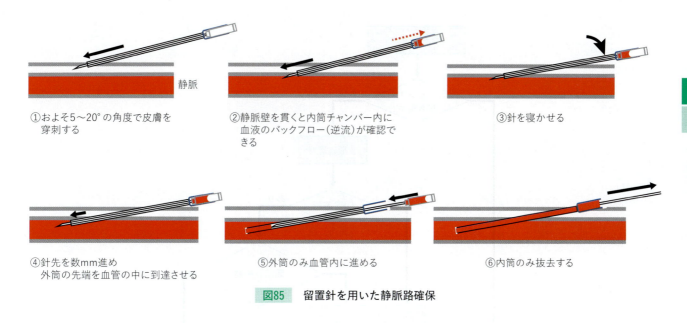

①およそ5〜20°の角度で皮膚を
　穿刺する

②静脈壁を貫くと内筒チャンバー内に
　血液のバックフロー(逆流)が確認で
　きる

③針を寝かせる

④針先を数mm進め
　外筒の先端を血管の中に到達させる

⑤外筒のみ血管内に進める

⑥内筒のみ抜去する

図85　留置針を用いた静脈路確保

バーで一定速度の良好な滴下を認める。

- 滴下確認後，刺入部の皮膚周囲が腫脹しない。
- 心停止傷病者の場合，輸液バッグを傷病者の心臓の高さより低い位置に保持すると，延長チューブ内に血液の逆流を認める。

7 合併症

　外筒が血管外に留置された場合，または留置中に静脈損傷をきたした場合は，滴下不良になるとともに，輸液製剤が皮下に注入されて局所に腫脹をきたす。

　肘窩の尺側皮静脈の近くには上腕動脈や正中神経が走行しているため，穿刺時にそれらを損傷する可能性がある。肘窩付近の静脈穿刺をする場合には深く刺入しないように注意する。また手関節に近い部分の橈側皮静脈を穿刺するときには橈骨神経の損傷をきたすことがある。

　輸液バッグを落としたり寝かせたりするとドリップチャンバー内の空気が回路の下流に流れ込み，体内に気泡が流入して塞栓をきたす可能性がある。

8 注意点

- 穿刺の開始から，輸液回路に接続して穿刺部を確認するまで90秒以内を目安に迅速に行う。
- プロトコールで定められた穿刺回数の上限を遵守する。上限が定められていない場合でもいたずらに穿刺回数，処置時間が増えないように留意する。
- 同じ静脈で再度の穿刺を行うときは，初回の穿刺部位よりも近位(中枢側)で行うことを原則とする。それによって，静脈から輸液などが漏出するリスクが軽減できる。
- 原則として，挫滅，骨折，熱傷，蜂窩織炎などの感染，麻痺，透析シャントなどのある四肢への穿刺は

避ける。

- 穿刺部位が関節部の場合，搬送時に関節が屈曲することにより外筒が折れ曲がるため，十分な流量が得られなくなる場合や抜去されることがある。この場合は必要に応じて，関節を伸展位に固定する。
- 妊娠後期の妊婦に対する静脈路確保は，増大した子宮により下大静脈や骨盤静脈が圧排され，部分的な静脈圧の亢進がみられることから，横隔膜より頭側の血管で実施する。

Ⅳ　アドレナリン投与

1 心臓機能停止傷病者に対するアドレナリンの静脈内投与

1) 目 的

　アドレナリンは心臓機能停止傷病者に対する第一選択薬である。アドレナリンを末梢静脈路から静脈内に投与することで，生存退院率を改善することが期待できる。神経学的転帰を改善するという根拠は乏しいが，自己心拍再開率と短期間の生存率を改善するというエビデンスがある。

2) 適 応

　8歳以上の心臓機能停止傷病者で対象となる。「JRC蘇生ガイドライン2020」などに基づく消防庁通知では，初期心電図がショック非適応波形の場合，目撃がない心静止を含め，可能なかぎり現場で早期投与することが望ましいとしている。ショック適応波形の場合は，電気ショック不成功時に，できるだけ早いアドレナリン投与を考慮するとしている。これらを踏まえ，メディカルコントロール協議会で定められた適応に従う。

Ⅲ
2
救急医学概論／救急救命処置概論

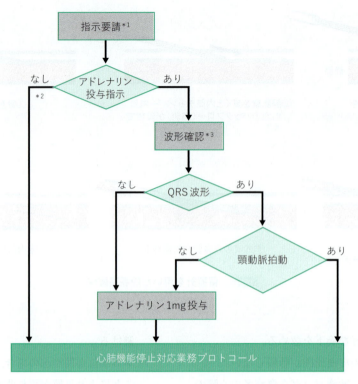

*1 アドレナリン投与の適応ありと判断した場合には，直ちに医師に指示要請をする。この際，迅速な投与を可能にするため並行して資器材の準備を進める

*2 医師が指示しなかった場合には，CPRを継続しつつ救急車内に収容し，速やかに医療機関の選定と搬送を行う。以後は，心肺機能停止対応業務プロトコールに従う

*3 医師が指示した場合には，心電図モニターの波形を確認しプロトコールに従ってアドレナリンを投与する

図86　アドレナリン静脈内投与プロトコールの例

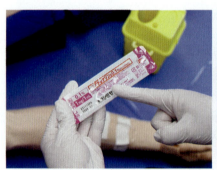

②アドレナリンの使用期限，プレフィルドシリンジの変形・損傷，色調の変化を確認する

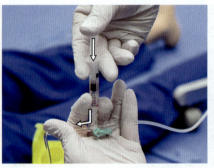

③④プレフィルドシリンジを三方活栓に接続し，心電図モニターの波形と頸動脈の脈拍が触知できないことを確認後，アドレナリンを投与する

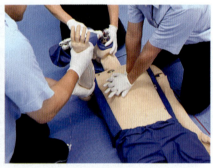

⑤上肢を10〜20秒程度挙上させる

図87　アドレナリン投与の方法と手順の概要

8歳以上とするのは，一般的に8歳未満では静脈路確保が困難であり，体重による投与量の考慮も必要となるためである。

アドレナリンの静脈内投与は，心臓機能停止傷病者に限られる。アナフィラキシー傷病者に静脈内投与してはならない。

3）資器材の準備

静脈路が確保されていることが前提となる。アドレナリン1 mg（1 mL）プレフィルドシリンジ製剤を使用する。

4）方法と手順

アドレナリン静脈内投与プロトコールの例を図86に，手順の概要を図87に示す。

①医師から静脈路確保およびアドレナリン投与の具体的指示を受ける。

②アドレナリンの使用期限，およびプレフィルドシリンジの変形・損傷，色調の変化がないかを確認する。

③三方活栓のキャップを外し，プレフィルドシリンジを三方活栓に接続する。

④心電図モニターの波形と頸動脈の脈拍が触知できな

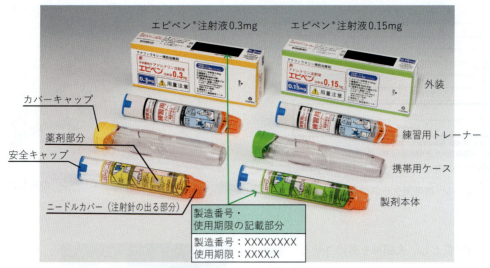

図88 エピペン®注射用キット

いことを確認後，アドレナリン1mgを静脈内に急速投与する。

⑤ローラークランプで輸液量を全開滴下し，上肢を10〜20秒程度挙上させる（またはシリンジで20mL輸液を後押しする）。

⑥穿刺部位の薬剤の漏れや皮下の腫れを確認する。

⑦アドレナリン1mgの静脈内投与は，オンラインMC医師の指示の下，3〜5分ごとに繰り返す。

5）評価

アドレナリンの有効性は，心室細動波形の振幅増大，QRS幅の狭小化，心拍数の増加，呼気二酸化炭素分圧の上昇などによって示唆される。自己心拍再開時には，呼気二酸化炭素分圧の急激な上昇がみられる。

6）合併症

自己心拍再開後の血圧上昇と心拍数増加により心筋酸素需要が増大し，心筋虚血，狭心症，急性心筋梗塞などの要因となる。陽性変時作用により頻脈性不整脈が生じる。薬液の血管外漏出により局所の壊死を引き起こす。

7）注意点

アドレナリンの薬理効果は，質の高いCPRを適切に継続することで十分に発揮される。

QRS波形（心室頻拍を含む）が確認された場合は，アドレナリン投与前に頸動脈での脈拍確認が必要である。

アドレナリンの全身への早期の循環を促すため，投与後，直ちに上肢を挙上するかシリンジを用いた後押しを行う。

2 エピペン®によるアドレナリンの筋肉内注射

エピペン®とは，アナフィラキシーに対して用いるアドレナリンの自己注射製剤である。エピペン®には，ア

ドレナリンの薬液と注射針が内蔵されている。医師は，アナフィラキシーを生じる可能性の高い患者に対し，使用方法を説明したうえでエピペン®を処方する。アナフィラキシー発現時には，傷病者は医師の事前の指示に従い，エピペン®を用いてアドレナリンの筋肉内注射（筋注）を行う。家族や学校の教職員などによる代替使用も可能であるが，救急救命士も傷病者などに代わってエピペン®による筋注が可能である。

1）目的

アナフィラキシーによる気道・呼吸障害，循環障害，皮膚・粘膜症状に対し，アドレナリンの筋注により次の作用が期待できる。

- 上気道・下気道閉塞の軽減
- 低血圧やショックの改善
- 蕁麻疹や血管性浮腫の軽減

2）適応

アナフィラキシーであると疑われる傷病者が，あらかじめ自己注射が可能なアドレナリン製剤（エピペン®）を交付されている（処方を受け，現に所持している）場合において，救急救命士は同製剤を用いてアドレナリンを筋注することができる。エピペン®の交付がない傷病者には実施できない。

3）資器材の準備

傷病者に交付されたエピペン®を使用する。通常，体重30kg以上の傷病者には，「エピペン®注射液0.3mg」が，15kg以上30kg未満では，「エピペン®注射液0.15mg」が交付されている（図88）。

4）方法と手順

①エピペン®の有効期限，薬液の変色や沈殿物の有無を確認する。携帯用ケースの連絡先シールで傷病者本人のものか確認する（図89）。

患者氏名：
生年月日：　　　　　年　　月　　日　年齢：　　歳　体重：　　kg
住　所：
電話番号：
アレルギー原因抗原：
緊急連絡先　氏名：
　　　　　　続柄：　　　　電話番号：
病院名：
医師名：　　　　　　　電話番号：
次のような状況が発生した時は，直ちに医師にご連絡ください。
・自己注射した時 ・本剤の不具合，誤作動があった時 ・使用期限切れで返却した時
ヴィアトリス製薬合同会社 エピペンカスタマーサポートセンター　0120-■■■■　V002

図89　エピペン®携帯用ケースの連絡先シール

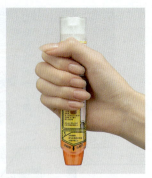

図90　エピペン®の持ち方

②原則として仰臥位とし，大腿部を露出させる。生命の危機が切迫している場合，服の上から穿刺してもよい。その場合，ポケットの携帯電話など穿刺を妨げるものがないか確認する。心電図，SpO_2モニターを確認する。

③大腿骨大転子と膝蓋骨中央部を結んだ線の中央を穿刺部位とする。補助者がいれば，大腿を保持してもらう。

④穿刺部周辺をアルコール綿などで消毒する。切迫している場合は省略できる。

⑤エピペン®のオレンジ色のニードルカバーを下に向け，エピペンの中央を利き手で持ち，もう一方の手で青色の安全キャップをまっすぐ上に外す。キャップ抜去後は，誤注射を防ぐためエピペンの上下先端のどちらにも指をかけない（**図90**）。

⑥反対の手で，大腿穿刺部の裏面対側を押さえる。傷病者に説明後，前外側から先端を皮膚に垂直に強く押し付ける。「カチッ」と音がすることを確認し，5秒間先端が動かないように保持後（**図91**），抜去する。振り降ろして穿刺しない。穿刺部をもむ必要はない。止血を確認する。

⑦ニードルカバーの伸展を確認し，携帯用ケースに保管して医療機関に持参する。

5）評　価

気道，呼吸，循環状態を確認する。喘鳴や呼吸困難の軽減，血圧上昇，皮膚・粘膜症状の消退などを評価する。心電図モニターを継続観察する。

6）合併症

過量投与時：心室性不整脈，高血圧，肺水腫など
通常量投与時：蒼白，振戦，不安，動悸，浮動性めまい，頭痛など

7）注意点

針の出る先端に指を当てると，指を誤穿刺し，薬液注入されるおそれがある。使用後も薬液は筒内に残っているが，ニードルカバーが伸びていれば一定量のアドレナ

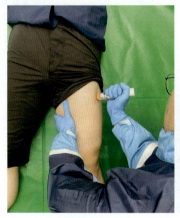
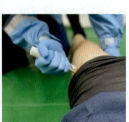

図91　エピペン®による筋肉内注射

リンが投与されている。一度使用したエピペン®は再使用できない。症状が改善しても医療機関に搬送する。

8）学校との情報共有

消防機関と学校が連携して児童生徒のアナフィラキシーについて迅速な対応を図るために，「自己注射が可能なエピネフリン（別名アドレナリン）製剤を交付されている児童生徒への対応について」（平成21年7月30日付消防救第160号消防庁救急企画室長通知）が示された。

ある自治体では，消防が教育委員会と連携し，アレルギーの原因物質，保護者の緊急連絡先，かかりつけ医，エピペン®所有の有無などに関する児童生徒の情報を消防機関の情報システムに登録し，小中学校と情報を共有している。救急要請に際しては，教員によるエピペン®使用の口頭指導を行うとともに，出動中の救急隊に情報が提供される。

O　ブドウ糖溶液の投与

1　目　的

低血糖状態では，脳へのエネルギー供給が低下し，中枢神経の働きが障害され意識障害が生じる。ブドウ糖溶液の投与によりエネルギー供給を回復し，意識状態の改

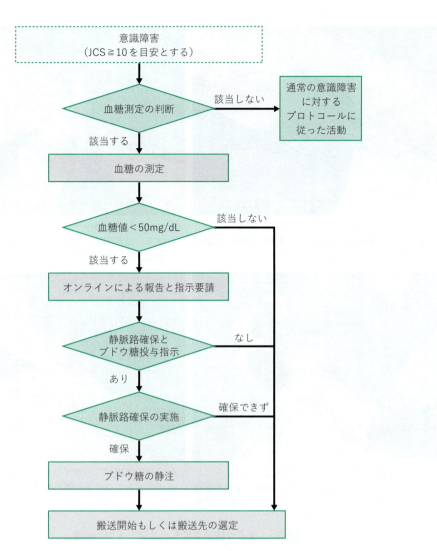

図92 「心肺機能停止前の重度傷病者に対する血糖測定及び低血糖発作症例へのブドウ糖溶液の投与」標準プロトコール
（消防庁救急企画室長，厚生労働省医政局指導課長通知．平成26年1月31日より引用・改変）

善を図ることが目的である。

2 適　応

厚生労働省が通知で示した厚生労働科学研究等による標準プロトコールでの適応を以下に示す。

- 血糖値が50mg/dL 未満である。
- 15歳以上である（推定も含む）。

3 血糖測定とブトウ糖溶液投与のプロトコール

厚生労働省が通知で示した厚生労働科学研究等による標準プロトコールを**図92**に示す。

プロトコールは，各地域のメディカルコントロール協議会であらかじめ定められている意識障害に対する活動プロトコールに組み込んで活用することが望ましい。

1）　血糖測定の適応

血糖値の測定は包括的指示に基づいて実施される。血糖値の異常が原因となっている可能性がある，または原因が不明の意識障害（JCS ≧10）があり，血糖値の測定によって判断，処置，搬送のうえで利益があると考えられる例や医師から再測定を指示された場合が適応となる。対象年齢に制限はない。脳血管障害や頭部外傷など，ほかに明らかな意識障害の原因が考えられる場合や血糖測定のための皮膚の穿刺による痛み刺激が傷病者にとって不適切と考えられる場合は適応外である。

2）　ブドウ糖溶液投与の対象

JCS ≧10かつ測定した血糖値が50mg/dL 未満で15歳以上の傷病者が対象となる。

対象を15歳以上とする理由として，15歳未満は15歳以上に比べ傷病者数が著しく少ないこと，救急救命士が小児の静脈路確保を行う経験が少ないことなどがあげられる。傷病者の年齢を正確に特定できないときには，推定年齢でその適応を判断してよい。15歳未満の傷病者に対する血糖の測定では，血糖値が50mg/dL 未満であってもブドウ糖の投与ができないことを考慮する。

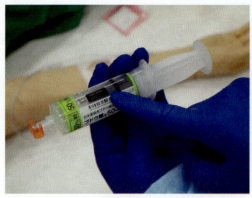
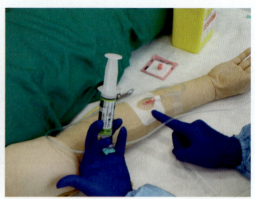

①ケースの密封状態を確認後，シリンジをケースから取り出し，薬剤名，使用期限，変形・損傷，色調の変化がないか確認する

②③シリンジの保護キャップを外し，三方活栓に接続する。投与直前に刺入部の薬液漏れや皮下の腫れがないことを確認する

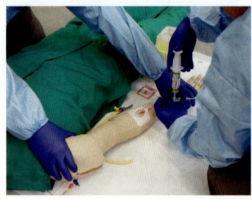
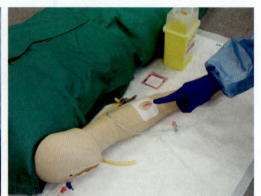

④⑤投与中は意識レベルの変化に注意するとともに，ほかの隊員に上肢を保持させ，体動により静脈留置針が抜けないよう注意する。1本当たり90秒以上かけて2本投与する

⑦投与後医療機関に到着するまで，静脈留置針の刺入部の薬液漏れや皮下の腫れを継続的に観察する

図93　ブドウ糖溶液投与の方法と手順の概要

3) プロトコールの流れ

血糖測定が必要であると判断されれば血糖測定を行う。血糖測定を試みた場合は，血糖値の如何にかかわらず，医師に血糖測定の実施とその結果などを報告する。

血糖値が50mg/dL未満の場合には，医師にその血糖値を伝え，静脈路確保とブドウ糖溶液投与の指示を受ける。指示が得られれば，静脈路確保を試み，確保できればブドウ糖溶液投与を行う。投与終了後，輸液の滴下速度を1秒1滴に調節し，一定時間の後に意識レベル，バイタルサインを確認し，その状況に応じて傷病者の搬送もしくは搬送先医療機関を選定する。医療機関選定の際には，傷病者の状況，観察所見と合わせて血糖測定，静脈路確保，ブドウ糖溶液投与の結果を医師に報告する。

4) プロトコールの留意点

- 静脈路確保は，搬送先医療機関までの距離，時間およびブドウ糖溶液の投与完遂までの処置時間を考慮し，状況によっては早期の搬送を考慮する。現場で処置を行う場合はいたずらに時間を費やさないように留意し，困難と判断された場合は搬送を優先する。
- 静脈路確保のための穿刺針の太さ（ゲージ，G）は，

地域のプロトコールで定められたものがあれば，その範囲内で実施する。太い穿刺針を用いる必要はなく，一般的には，22〜20Gの穿刺針であれば問題はない。

- 原則として静脈路確保とブドウ糖溶液の投与はセットであり，ブドウ糖溶液を投与しない前提で静脈路確保のみの指示を医師が出す，あるいは救急救命士がその指示を受けるのは適切でない。
- 標準プロトコールでは，ブドウ糖溶液は50% 20mLのプレフィルドシリンジ2本を用いる。ただし地域のプロトコールによっては，20%ブドウ糖溶液を用いる地域もある。

4 資器材の準備および方法と手順

静脈路確保後のブドウ糖溶液の投与は以下の手順で行う。方法と手順の概要を**図93**に示す。

①プレフィルドシリンジを取り出し，使用期限，シリンジの変形・損傷，薬液の色調変化がないかを確認する。

②シリンジの保護キャップを外し，三方活栓に接続す

る。

③穿刺部位の皮下の腫れがないことを確認する。

④ほかの隊員に静脈路確保側の上肢，または頭部・肩を保持させる。

⑤三方活栓で輸液側を閉鎖し，１本当たり90秒以上をかけて２本を投与する。投与中は意識レベルの変化に注意する。全量(合計40mL)投与を原則とするが，医師の指示により減量してもよい。

⑥使用したシリンジを廃棄専用容器に廃棄する。

⑦投与前と投与後の穿刺部位の薬剤の漏れや皮下の腫れを確認する。

5 評　価

投与が完了したら傷病者の意識レベル，バイタルサインを確認し，医師に報告する。

6 合併症

50%ブドウ糖注射液は，生理食塩液の約12倍の浸透圧を有している。そのため，血管内投与時に強い血管痛を伴うことがある。血管外漏出時は組織障害性を示し，まれに高齢者や乳児の細い血管への投与で，静脈炎や皮膚潰瘍が報告されている。

7 注意点

1）投与前

- 清潔操作を心がける。
- 寒冷期では体温程度に温めて使用するのが望ましい。
- 薬液の投与によってシリンジが三方活栓から抜けないよう確実に接続する。
- 開封後の使用は１回限りとし，残液がある場合は廃棄する。

2）投与中

- 留置針の刺入部に薬液の漏れや皮下の腫れがある場合，または押子の注入抵抗が増した場合はすぐに薬液の投与を中止し，静脈路を抜去する。
- 血管痛が強く出現した場合は，局所をよく観察し，必要に応じて医師の指示を受ける。

3）投与後

- バイタルサインを継続観察し医師へ報告する。
- 意識が回復した際に不穏状態となり体動が激しくなる場合があるので，静脈留置針が抜けないように注意する。
- ブドウ糖溶液の投与によって意識レベルがJCS Ⅰ桁まで改善したとしても，搬送中などに再び意識レベルが低下する場合がある。この場合は再度血糖値を測定し，低血糖であれば，ブドウ糖溶液の再投与

について医師の指示を受ける。

- 使用後の残液は，容器とともに廃棄する。

P 体位管理

1 目　的

傷病者の苦痛の軽減，病態の安定を目的とする。誤った体位をとると苦痛を増強させ，病態が悪化することがある。

体位管理の具体的な目的には次のようなものがある。

1）呼吸・循環機能の改善

- 相対的に胸部を高くすることで心臓の前負荷を減らし，うっ血性心不全，肺水腫などにおける呼吸困難を軽減する。
- 相対的に胸部を低くすることで心臓の前負荷を増やし，静脈還流量を増加させ，ショックを改善する。
- 健側を下にすることにより，換気良好な健側肺への血流を増加させ，換気血流比を改善する。
- 上体を前かがみにした起坐位では，呼吸補助筋が使いやすくなる。
- 仰臥位の妊婦では妊娠子宮が下大静脈を圧迫して静脈還流量の低下(仰臥位低血圧症候群)が起こることがあるが，左側臥位とすることにより，状態が改善する。

2）気道の開通

顔を横向きにしてあご先を突き出すことにより，気道を開通させる。上気道の狭窄をきたす疾患では，起坐位で気道が保たれることがある。

3）誤嚥の予防

顔を横向きにすることにより，嘔吐がある場合に吐物を外に出しやすくし，誤嚥の危険性を減らせる。

4）頭蓋内圧亢進の緩和

相対的に頭部を高くすることで頭部からの静脈還流を促し，頭蓋内圧の亢進を緩和する。

5）毒物・薬物の小腸内への移動阻止

左側臥位で胃を十二指腸より低い位置にすることにより，毒物・薬物の胃から十二指腸への移行を少しでも減少させる。

6）出血量の軽減

出血部位を心臓より高くすることにより，出血量を減少させる。

7）疼痛の軽減

腹痛を訴える傷病者では腹筋を弛緩させる体位をとる。胸部外傷時に患側を下にすることにより，呼吸に伴う胸郭運動を制限し，疼痛を軽減する。心膜炎では前傾

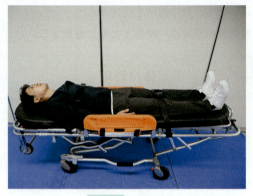

図94 仰臥位

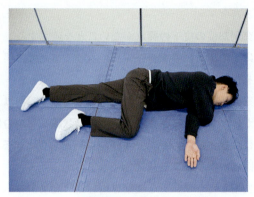

図95 回復体位

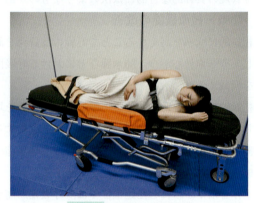

図96 妊婦の左側臥位

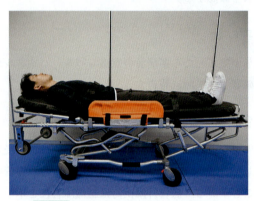

図97 頭部高位（セミファウラー位）

した起坐位で疼痛が緩和される。

2 適応と手順

1）仰臥位（図94）

背中を床につけた仰向けの基本的な体位である。

⑴ 適 応

傷病者の安定がもっともよく，胸骨圧迫や人工呼吸，酸素投与，電気ショックなどの呼吸・循環管理が行いやすい。

⑵ 注意点

舌根沈下や嘔吐による気道閉塞に対する観察が必要である。

2）側臥位

⑴ 回復体位（図95）

身体の片側を下にした横向きの体位である。左右どちらでもよい。

①適 応

・意識障害があり，仰臥位では舌根沈下による気道閉塞の可能性がある傷病者

・嘔吐による誤嚥の可能性がある傷病者

②手 順

うつ伏せに近い横向きの体位とする。下になった上肢を前下方に伸ばす。上になった上肢を曲げて，その手の甲を下顎部に当てがうと頭頸部の過度な側屈を防ぐこと

ができる。下になった下肢は伸ばし，上側の下肢の膝を曲げて前方に置く。単純な側臥位と異なり，傷病者自身の上肢・下肢で安定性が得られる体位である。

⑵ 左側臥位（図96）

①適 応

・毒物・薬物を服用した傷病者

・妊娠中期以降の妊婦や下腹部に腫瘤のある傷病者

②手 順

上肢および下肢で身体を支える回復体位と異なり，体位が不安定なため，毛布などを利用して安定させる。

⑶ 注意点

救急車内では，傷病者の顔が壁面を向くため，表情や呼吸，嘔吐などの観察がしにくくなる。

3）頭部高位（セミファウラー位）（図97）

傷病者の上半身を心臓より少し高くした体位である。これにより頭部からの静脈還流を促し，頭蓋内圧の亢進を緩和する。

⑴ 適 応

・頭蓋内病変による頭蓋内圧亢進の傷病者

・高血圧の傷病者

⑵ 手 順

ストレッチャーの背板を15〜30°挙上させる。もしくは，毛布などを入れ上半身を挙上させる。

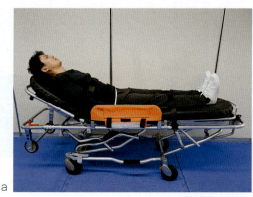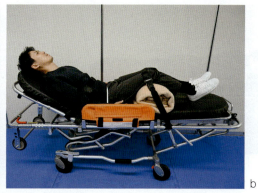

図98　半坐位（ファウラー位）

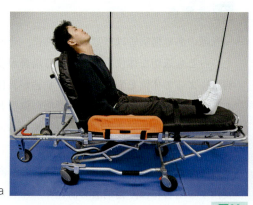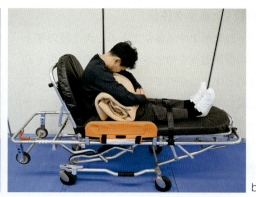

図99　起坐位

⑶　注意点

　頭部だけを挙上すると，頸部動静脈の血流不全や気道閉塞をきたすことがあるので，上半身を挙上させる。

4）半坐位（ファウラー位）（図98）

　頭部高位（セミファウラー位）と起坐位の中間の坐位である。

⑴　適　応

- 急性腹症の傷病者
- 出血性ショックのない腹部外傷など腹痛を強く訴える傷病者

⑵　手　順

　ストレッチャーの背板を40〜60°挙上させる。必要に応じて膝を屈曲させる。

5）起坐位（図99）

　上半身を挙上した体位である。背板に背中をもたれかける場合と，上半身を前屈みにする場合とがある。

⑴　適　応

- 心不全や肺水腫などで呼吸困難を強く訴える傷病者
- 極度の肥満で仰臥位では呼吸困難をきたす傷病者
- 気管支喘息の傷病者

⑵　手　順

　ストレッチャー上では，頭部側の背板を起こして傷病者の背中をもたれかけさせる。静脈還流を減らすことによって，肺のうっ血を減少させ，呼吸困難が軽減する。

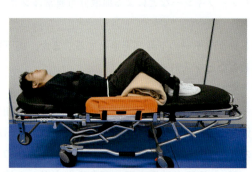

図100　膝屈曲位

仰臥位の肥満傷病者では，腹部臓器が横隔膜を圧迫するため呼吸困難をきたすことがあるが，起坐位にすることによってこの影響を軽減できる。

　気管支喘息の大発作時には，傷病者自身が上体を前屈みにした起坐位，すなわち喘息体位をとる場合が多い。この体位では，努力性呼気に必要な呼吸補助筋，内肋間筋，もしくは腹筋を有効に活用することができるので，できるだけそのままの体位を維持するのがよい。

6）膝屈曲位（図100）

　膝を曲げることによって，腹壁の緊張が緩和する。

⑴　適　応

　腹部外傷や腹痛の傷病者。

⑵　手　順

　ストレッチャーで膝を屈曲させた体位をとる。また，

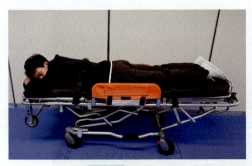

図101　腹臥位

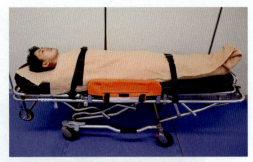

図102　毛布による保温
毛布を上からかけるのではなく，背面から覆うようにする

毛布を丸めて膝の下に入れ膝を屈曲させる。

7）足側高位（ショック体位）

仰臥位で両下肢を挙上する体位である。両下肢の挙上により体幹への静脈還流を増加させ，心臓の前負荷を高めることを目的とする。かつてはショック体位として広くショック全般に対して用いられていた。現在は，アナフィラキシーによるショックなどガイドラインで推奨される一部を除き，出血性ショックや外傷性ショックを含むほかの病態での有効性は確立されておらず，あまり用いられなくなっている。

(1) 適　応

アナフィラキシーなどによる血液分布異常性ショック。

(2) 手　順

ストレッチャーの下肢部を挙上する。また，両下肢の下に毛布などを入れる。

(3) 注意点

うっ血性心不全が疑われる傷病者（静脈還流増加による心負荷の上昇），頭蓋内圧亢進が疑われる傷病者（脳圧上昇のリスク），呼吸不全の傷病者（呼吸状態悪化のリスク），下肢や骨盤の外傷の疑いがある傷病者への適応は避ける。

8）腹臥位（図101）

支持面が広く安定した体位である。

(1) 適　応

背部に損傷があり仰臥位にできない傷病者。

(2) 注意点

胸部が圧迫されることによる呼吸抑制に注意が必要である。

3　評　価

体位変換の前後にはバイタルサインや症状を観察し，その変化によって効果を評価する。また，器具による気道確保，酸素投与，静脈路確保，創傷処置などを行っている場合には，その状態に変化がないかを確認する。

4　注意点

意識のある傷病者は無意識のうちに，その病態に応じたもっとも適切な体位をとっている場合が多い。安易な判断によって体位を変換すると，病態が悪化することもあるので注意する。とくに起坐呼吸の傷病者を仰臥位にすることは避ける。また，体位を変換すると一時的に循環動態の乱れが生じるため，予備能の低下した傷病者では血圧や意識レベルの低下をきたすこともある。体位を変換する場合には，傷病者の訴えやバイタルサインを慎重に観察しながらゆっくり行う。

 体温管理

1　保　温

1）目　的

保温の主な目的は，体温低下の防止である。体温は体内の中心部から体表面に向かって温度勾配があり，体表ならびに呼気から熱が失われている。保温とは，体表面からの放熱を防ぐ処置であり，外部から積極的に熱を与えて体温低下を防ぐ，あるいは体温を上昇させる加温とは異なる。

2）適　応

寒冷環境，薬物中毒，幼小児，高齢者などで体温が低下している，もしくは低下する可能性がある傷病者。

3）方法と手順

毛布やアルミシートで背面を含めて全身を覆う（図102）。

4）評　価

傷病者のふるえや体表面の冷感の消失を確認する。

5）注意点

低体温状態の傷病者では刺激により致死性不整脈が引き起こされるため，できるだけ愛護的に対応する。乱暴な処置は，致死性不整脈を引き起こすことがあるためである。

ほかの処置を優先する場合には，傷病者の容態によっては救急車内収容後に保温を開始してもよい。

衣服が濡れている場合には気化熱によって体温が奪われるので，濡れた衣服を脱がせ，タオル，ガーゼなどで体表を拭いてから保温する。

2 冷 却

1) 目 的

体温上昇による身体への負担を軽減し，臓器障害を防止または軽減するために体温を物理的に低下させることを目的とする。

2) 適 応

熱中症や悪性症候群など，高体温で細胞機能が障害される可能性がある傷病者。

3) 方法と手順

時間的余裕があれば体温を測定する。衣服を脱がせ，傷病者を冷房下の救急車内に収容する。

Ⅲ度熱中症（熱射病）などによる高度の高体温には，できるだけ強力な冷却法を直ちに行う。傷病者の体表面を水で濡らしてから扇風機などで送風し，気化熱を利用して冷却する。体表面を薄いガーゼなどで覆ってから水で濡らして送風してもよい。アルコールや厚い布は用いない。この方法がとれない場合であっても，冷却剤を広い範囲に当てるなどして，なるべく強力な冷却手段を用いる。傷病者の状態から，緩徐な冷却で十分と判断されるときは，必要に応じて側頸部，腋窩部，鼠径部などに冷却剤を当てる。感染症などによる高熱に対して冷却を行う場合には，悪寒・戦慄が消失し，皮膚が紅潮し，体温が上がりきってから，緩徐に冷却する。いずれの場合も搬送時間が長い場合には冷却しすぎないように注意する。

4) 注意点

熱中症や悪性症候群などで異常な高体温をきたした場合には，多臓器不全にならないように迅速に体温を下げる必要がある。低体温に対する加温とは異なり，高体温に対する冷却は循環への悪影響が少ない。

> ▶ **参考：熱中症に対する体表冷却**
>
> 熱中症の対処法は，まずは暑熱環境からの脱出であることから，エアコンが効いた室内や救急車内へ移動する。併せて保冷材などをガーゼやタオルなどでくるみ，前頸部，腋窩，鼠径部など，太い静脈が体表近くを走行する場所に当て，皮膚を通して静脈血を冷やし体温を下げる。
>
> また，ウォームエアスプレー法（体表に霧吹きで常温の水をかける），もしくは蒸泄法（濡れタオルを体に当て，救急車内のエアコンやうちわ等で風を当てる）などにより，気化熱を利用して体表面から冷却する方法もある。

Ｒ 止 血

1 目 的

血管が損傷すると出血する。止血法により出血を最小限にすることができる。損傷した血管が太いほど，またそれが動脈であれば静脈や毛細血管の場合よりも出血量は増える。動脈性（拍動性・噴出性）の大量の出血は生命の危機に直結し，その止血は気道確保と並んで優先度が高い。

2 止血法の種類

止血法でもっとも基本的なものが直接圧迫止血法である。四肢からの大量の出血に対しては，止血点圧迫止血法，止血帯止血法が重要である。

3 方 法

血液に曝露されるため，手袋やゴーグルを用いる。

1) 直接圧迫止血法

出血部位を上から圧迫し，損傷血管を圧迫閉塞させ止血させる方法である。

(1) 適 応

すべての外出血に対する第一選択の止血法である。頭部，顔面，腰背部，四肢など深部に骨などの支持組織が存在する部位では効果が大きい。

(2) 必要な資器材

滅菌ガーゼ，タオル，固定テープ，包帯，弾性包帯，三角巾など。

(3) 手 順

出血点をできるだけ正確に特定し，その部位にガーゼを当て，指先で強く押さえる。ガーゼの用意に時間がかかる場合は，手袋をはめた指で直接圧迫する。出血点が不明確な場合や複数箇所に広がっている場合は，手掌などを使って広く圧迫する。圧迫中は出血の状態を確認しながら圧迫の強さを調整する。骨が折れているなど圧迫できない場合は，出血している皮膚をつまむことで効果が期待できる。

出血が止まらない場合，圧迫位置が出血点からずれているか，圧迫の力が弱い可能性がある。いったんガーゼを取り，出血部位を確実に圧迫できているか確認し，新しいガーゼに交換して再度圧迫止血を試みる。太い血管からの出血で指先では制御できない場合は，手掌基部などを使って強く圧迫する。四肢の遠位からの出血であれば，圧迫を加えながら出血肢を挙上するとよい。

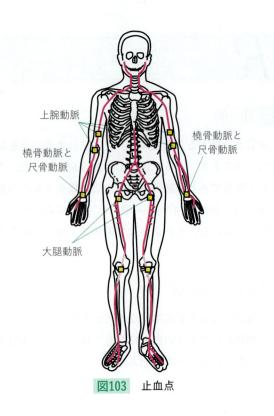

上腕動脈

橈骨動脈と
尺骨動脈

橈骨動脈と
尺骨動脈

大腿動脈

図103　止血点

(4)　注意点

確実な止血には用手による一定時間の圧迫が重要である。止血が不十分なまま包帯やテープ固定に移行すると、再出血から大量出血につながる危険がある。搬送時は、ガーゼへの血液の広がりを継続観察する。毛髪に隠れる頭皮、背面、衣服に覆われた場所、頸椎カラーやバックボードで覆われる部位の出血は過小評価されやすいことに留意する。

2)　止血点圧迫止血法

出血血管の中枢側において、動脈を体表から圧迫しやすい止血点で強く押さえ、損傷血管への血流を減少させ出血を抑える方法である。

(1)　適　応

四肢からの動脈性(拍動性・噴出性)出血などに対して、直接圧迫止血法では止血困難と想定される場合に、止血帯止血法を行うまでの一時的な方法として、直接圧迫と併せて実施する。

(2)　手　順

図103に示す四肢の動脈などに対し実施できる。

・上腕動脈(上腕内側)の圧迫方法

上腕より末梢側の出血では、上腕内側を走行する上腕動脈を圧迫する。止血点に母指を当て、他の指と母指とで上腕を挟み込むように圧迫する。

・上腕動脈(肘窩内側)の圧迫方法

前腕および手の出血では、肘窩内側を走行する上腕動脈を圧迫する。肘窩内側の圧迫点に母指を当て、ほかの指と母指とで肘関節部を挟み込むように圧迫する。

・橈骨動脈と尺骨動脈の圧迫方法

手の出血では、手関節部の橈骨動脈と尺骨動脈をともに圧迫する。橈骨および尺骨の遠位端付近に、それぞれ左右の手の母指を当て、ほかの指と母指とで挟み込むようにして動脈を圧迫する。

・大腿動脈の圧迫方法

大腿部からの出血では、鼠径中央部を走行する大腿動脈を圧迫する。止血点に手掌基部を当て、肘を伸ばし恥骨に向け圧迫する。

3)　止血帯止血法

出血部位の中枢側に、専用の止血帯などを巻き付けて締め上げ、血流を遮断することによって止血する方法である。

(1)　適　応

四肢からの動脈性(拍動性・噴出性)出血などに対して、直接圧迫止血法などでは止血困難と想定される場合に適応となる。直接圧迫などで止血困難を確認してからでは間に合わない場合がある。大量出血では、直接圧迫などと同時に、躊躇することなく止血帯止血法を開始する。

また、動脈性出血に対して直接圧迫や止血点圧迫で一定の効果を示した場合でも、それのみで長時間の止血管理が困難な場合には、止血帯止血法の適応となる。

爆発テロなどでの多数傷病者発生では、四肢切断による大量出血が多く発生し得る。迅速な止血帯止血法の実施が重要となる。

(2)　準　備

・止血用ターニケット(専用止血帯)
・代用品として、三角巾と丈夫な棒、エスマルヒ駆血帯、血圧測定用マンシェットなど

(3)　止血用ターニケット(専用止血帯)を用いた止血の方法と手順(**図104, 105**)

四肢の出血に対し、その中枢側を強く緊縛することによって止血する。ほかの救助者が直接圧迫などによって出血をできるだけ抑えながら、止血帯止血法を実施するのがよい。

①出血部から5〜8 cm中枢側(およそ手掌の幅)にバンドを巻く。離断している場合は離断面からの距離とする。ただし、効果が不十分となるため、関節(肘、膝、手首、足首)にはかからないようにする。皮膚に直接巻くのが原則であるが、困難な場合には中に緊縛を妨げるものがないか確認する。

②バンドを十分に引き、ベルクロ®(マジックテープ®)で固定する。バンドと皮膚の間に指3本が入らない程度にしっかり締める。緩い場合にはもう一度締め直す。

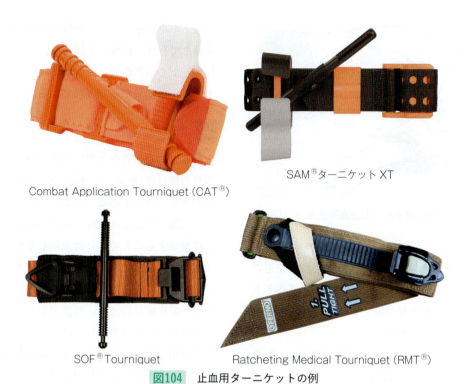

Combat Application Tourniquet (CAT®)

SAM®ターニケット XT

SOF® Tourniquet

Ratcheting Medical Tourniquet (RMT®)

図104 止血用ターニケットの例

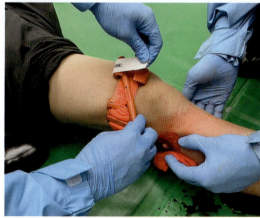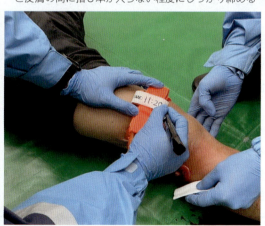

①出血部から5～8cm中枢側にバンドを巻く。膝関節上は避ける

②バンドを十分に引き，ベルクロ®で固定する。バンドと皮膚の間に指3本が入らない程度にしっかり締める

③巻き上げに応じて直接圧迫の手を緩め，出血状況を見ながら止血するまで巻き上げる。ロッドクリップなどでロッドを確実に固定する

④装着時刻を記録し，創部は被覆する

図105 ターニケット（CAT®）による止血の手順

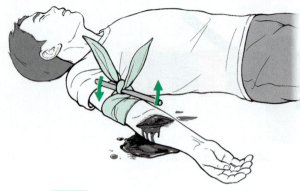

図106　三角巾と棒を用いた止血帯止血法

③ロッドを回し始める。巻き上げに応じて直接圧迫の手を緩め，出血状況を見ながら止血するまで巻き上げる（巻き上げても出血が続く場合，2本目の止血帯を1本目の中枢側に装着する）。

④ロッドクリップなどでロッドを確実に固定し，装着時刻を記録する。創部は被覆する。

(4) 三角巾などを用いた止血の方法と手順（図106）

専用止血帯がない場合に，三角巾など，少なくとも3cm以上の幅の布や帯状の物を巻きつけ，丈夫な棒などを利用して締め上げる方法である。紐など幅の狭いものは神経などの損傷をきたしやすいので避ける。

①まず手を使って帯をしっかりと締め，結び目に固い棒などを差し込む。結び目の上に固い棒を置き，その上でさらに結んでもよい。巻く位置は止血用ターニケットと同じである。

②棒をねじって止血帯を徐々に締め上げる。締め上げに応じて直接圧迫の手を解除し，出血状況を見ながら止血するまでねじる。

③棒が緩まないように確実に固定し，装着時刻を記録する。

(5) 評価・合併症

止血状況と橈骨・足背動脈の触知状況を経時的に確認する。止血帯の緩みにより再出血やうっ血が生じることがある。

装着中の合併症として，圧迫などによる疼痛（ターニケットペイン）や末梢部位の阻血がある。装着を拒むほどの強いターニケットペインが生じる場合がある。解除後には，血圧低下，ショック，再灌流による不整脈や心停止，神経障害，血栓症，筋力低下などが起こり得る。横紋筋融解症，腎不全，コンパートメント（筋区画）症候群の可能性も知られている。

(6) 注意点

生命の危機が切迫する出血に使用した場合は，2時間までは解除不要である。緩めたり解除したりすることは，出血量を増加させ生命予後を悪化させる。解除には，血

圧低下や不整脈のリスクを伴うため，原則として医師の管理下で行う。前腕・下腿では，2本の骨間を動脈が走行するため効果が期待できないとされていたが，現在は十分な止血効果が確認されている。小児には使用しない。

4 注意点

抗血栓薬服用者などでは止血に難渋する場合がある。四肢の接合部（腋窩・鼠径部）など出血部位によっては止血が困難な場合がある。出血点の正確な同定が重要であり，衣服を外したり頭髪をかきわけたりして，出血点を直接視認することでより効果的な止血が可能となる。動脈性の大量出血では，複数の止血法を組み合わせて総出血量を減らす。組織障害の軽減のため，圧迫と阻血の範囲は，最小限に抑える。外頸静脈損傷は軽微な出血でも空気塞栓症の危険があり，確実な圧迫を続ける。

処置中は傷病者の全身状態を継続観察し，ショックなどに備える。傷病者の移動や救急車内の振動などの影響を受けるため，止血後も定期確認し，再出血の有無を把握する。

S 創傷処置

1 目　的

創傷処置の目的は，創部の汚染・乾燥の防止，観察処置や搬送中の二次損傷予防，疼痛の軽減，止血などである。

2 適　応

創部の汚染・乾燥の防止，観察処置や搬送中の二次損傷予防などが必要と考えられる場合が適応となるが，生命危機が切迫した状況では，気道確保，呼吸・循環管理を優先する。

3 必要な器具と準備（表12）

ガーゼ，包帯（救急包帯，ネット包帯，タオル包帯），三角巾，アルミシート，固定用テープなど。

4 方法と手順

1) 異物の除去と洗浄

創部の粗大な異物は，つまんで除去する。ただし，刺入異物は，出血の危険があるため医療機関到着まで抜去しない。泥や砂は，組織への押し込みや組織損傷が生じない範囲で，ガーゼで拭う。汚染が強いときは，創面を水道水で洗い流す。滅菌精製水や生理食塩液でもよい。化学薬品による汚染は，大量の水道水による洗浄によっ

表12　創傷処置に必要な器具の種類と用途

器具	画像	用途
ガーゼ		創傷部の保護や止血などに用いる
救急包帯		• 包帯にガーゼ（パッド）を組み合わせたもので，各種の大きさがある • 創傷部の保護や止血などに用いる
ネット包帯		筒型の網状伸縮包帯をネット包帯と呼ぶ。伸縮性があり被覆材の固定に用いる
タオル包帯		• 綿100％のタオル地で，蛇腹折にしてあり，使用時に簡単に広げることができる • 熱傷などの広範囲な創傷の被覆や新生児，乳児などの保温に用いる
三角巾		• 長さ50cm〜1mの正方形の綿やポリエステル製の布を対角線上で二等分したもの • 頭部，胸部，肩，手，足の被覆や首と前腕にかけて上肢の支持に用いる • 副子固定や圧迫止血，傷病者の固定など使用用途はさまざまである
アルミシート		• アルミ蒸着ポリエステル製のシートで圧縮し梱包されている • 熱傷などの広範囲な創傷の被覆や新生児，乳児などの保温，脱出腸管の被覆，三辺テーピングなどに用いられる
固定用テープ		• 材質は紙やプラスチック製，弾性繊維で，テープの幅は使用用途に応じ各種ある • ガーゼなどの固定に用いる ※高齢者など皮膚が弱い場合は，剝がす際に皮膚が剝離することがあるので注意する

て組織破壊や腐食を軽減できる。

処置後は，異物の減少効果，出血や痛みの状況を評価する。

2）被　覆

⑴　挫創，裂創，擦過傷など

創傷縁から1〜3cm以上離れた健常皮膚までをガーゼで覆い，テープなどで固定する。ガーゼは創傷部に固着し，除去する際に出血や疼痛の原因となるという課題があるものの，広く使われている。創傷面積が大きい場合は，創傷部に大きめのガーゼやタオルを当て，さらに包帯，三角巾，アルミシートなどで覆う。創傷部にテープや三角巾の結び目が直接当たらないようにする。

包帯を使用する場合は，静脈うっ滞を防ぐため末梢から中枢方向に巻き上げる。弾性包帯はきつく巻くと血流障害を起こすので，適度な強さで巻く。

処置後は，出血や滲出液のガーゼへの広がり，被覆のずれ，テープ外れ，末梢の血流障害などに留意する。

⑵　熱　傷

熱傷創面の保護のため被覆を行う。熱によって固着した衣服などは無理に剝がさず，周囲をハサミなどで切り取る程度でよい。創面を清潔なガーゼなどで覆い，テープ・三角巾で固定する。広範囲の場合はタオルやアルミ

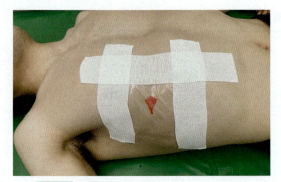

図107　胸壁損傷の処置（三辺テーピング）

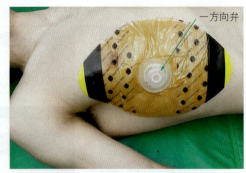

一方向弁

図108　胸壁損傷の処置（チェストシール）

シートでもよい。熱傷による水疱はできるかぎり破らないようにする。テープを全周に巻いて手足などを締めつけることがないようにする。

処置後は，水疱のやぶれ，出血や滲出液のガーゼへの広がり，被覆のずれ，テープ外れなどに留意する。

(3) 開放性胸壁損傷

胸壁の開放性損傷は，放置すると気胸が進行する危険があるので，胸腔内への空気流入を防止しつつ内部に貯留した空気の排出を促すために，三辺テーピングかチェストシールを貼付する。三辺テーピングには，処置に時間を要すること，血液や汗などによりはがれやすく効果が得られにくい場合があることなどについて指摘がある。

処置後は，創部からの空気の流出入，胸壁の動き，呼吸困難の改善，呼吸音の変化などによって効果を発揮しているか評価する。

- 三辺テーピング（図107）
①ガーゼやタオルで，テープを貼る場所の血液や汗を拭き取る。
②清潔なアルミシートやビニールを切って創部を十分に覆う大きさのシートを用意する。シートは吸気時に創部に密着する柔軟なものがよい。
③開放部一辺が下方向になるように残りの三辺をテープで固定する。創部からの出血などではがれないようにテープは幅広いものがよい。
- チェストシール（図108）

シールの中央に，一方向弁（空気は排出されるが，吸入はしない）が付いている。
①ガーゼやタオルでシールを貼る場所の血液や汗を拭きとる。
②開放創の中央に合わせて貼付する。

(4) 腹壁損傷と脱出腸管

腸管脱出など腹壁開放創から腹腔内の臓器が脱出している場合は，臓器保護，乾燥防止，追加脱出の抑制のため被覆を行う。
①臓器の脱出の状況，創縁による腸管の絞扼がないか

観察する。脱出した腸管は原則として腹腔内への還納を試みない。
②清潔なアルミシートまたはビニールシートを切って，臓器を十分に覆える大きさのシートを用意する。直接ガーゼで覆うと臓器が乾燥したり，ガーゼと固着しその除去時に臓器が損傷したりして出血の原因となる。
③シートで脱出臓器を覆う。
④シートより大きなガーゼまたはタオルで覆い，テープで固定する。シートの固定，滲出液の吸収，臓器の脱出防止と保護が目的である。三角巾による幅広い固定も有効である（図109）。

処置後は，脱出臓器の状況，出血や滲出液の広がり，被覆のずれ，テープ外れなどに留意する。

3) 切断指趾の取り扱い

指趾が切断されても，断端が比較的鋭利で，早期であれば再接着が可能な場合がある。許容時間は，常温下で約6時間，0〜4℃の冷却で約12時間とされる。

切断指趾は，氷水に直接入れると組織が障害されるため，湿ったガーゼに包みビニール袋に入れ，水が入らないように密封してから氷水に浸す（図110）。凍結を避けるため氷には水を加え，ドライアイスなど保冷材は使用しない。氷水がない場合はガーゼで被覆し搬送する。

耳介や鼻先，四肢などの切断も，可能なかぎり同様に取り扱う。処置後は，冷却の維持などに留意する。

4) 成傷器の固定

刺創などで，成傷器（ナイフや包丁など）が体内に刺入したままの場合，先端が大血管に接している状態で成傷器を抜去すると，大量出血の危険がある。原則として抜去せず，そのまま搬送する。移動による動揺で成傷器が動いたりする危険があれば固定が必要となる。刺入部周囲に厚く束ねた三角巾またはタオルを配置し，幅広のテープで確実に固定する（図111）。テープは2方向から固定するとよい。処置後は，成傷器の移動，出血の状況，被覆のずれ，テープ外れなどに留意する。

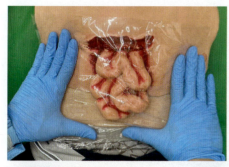

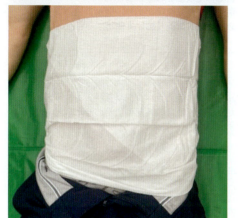

図109　脱出腸管の処置

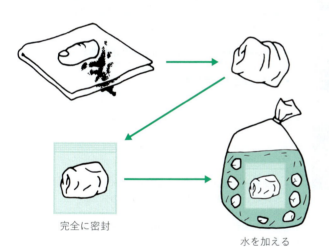

完全に密封

水を加える

図110　切断指趾の取り扱い

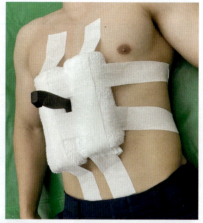

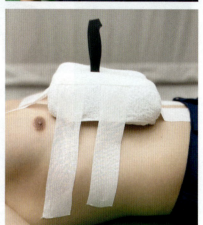

図111　穿通性異物の固定

T　固　定

1　種　類

四肢（骨折および脱臼）の固定，骨盤の固定，頸椎の固定，全身固定，異物の固定，フレイルチェストの固定などがある。

2　目　的

固定の目的は骨折・脱臼の二次損傷（出血や神経損傷）および傷病者の苦痛を軽減することである。骨折や脱臼では，受傷部位の変形によって血管や神経が圧迫されて二次損傷をきたすことがある。さらに，搬送中に受傷部位が動揺すると，二次損傷が激しくなるだけでなく，傷病者の苦痛も強くなる。

3　適　応

ストレッチャーへの移乗時や医療機関へ搬送するまでの間などに，受傷部位が動揺することによって症状の悪化や痛みを生じる場合が適応となる。

4　必要な器具

表13に示した各種副子（シーネ），陰圧式固定具，ショックパンツのほか，バックボード，スクープストレッチャー，ヘッドイモビライザー，KED®，頸椎カラー，三角巾，骨盤固定具（サムスリング，ペルビックバインダー）などがある。

5　方法と手順

1）四肢の骨折・脱臼

骨折・脱臼部の状況を確認し，損傷部より末梢の動脈の拍動と感覚・運動機能を観察する。

四肢の骨折では，そのままの位置で副子固定するのが原則である。骨折による変形が高度で搬送が困難な場合

表13　固定に必要な器具の種類と用途（次頁に続く）

アルフェンスシーネ		• 長細いアルミ板の片側にフェルトやスポンジを貼ったもの • 手指に用いられる小型のものから，上肢や小児の下肢に使用できる幅のものまであり，はさみで受傷部位に合わせた長さに切って使用する
クレンメルシーネ （梯子状副子）		• 針金を梯子状にハンダ付けしスポンジなどの緩衝材で被覆されている • 幅や長さには種類があり，受傷部位によって必要な長さに折り曲げて使用する
万能副子		アルミ合金の面にウレタンフォームを貼り合わせた副子で，身体の各部位に合わせて成形し使用する
陰圧式固定具		• 付属のポンプで固定具内の空気を減圧させ，内部の細かいビーズが固まる固定器具 • 四肢用や全身用など各種の大きさがある • 四肢や全身の固定に用いる
ショックパンツ		• ズボン状の特大のカフに空気を送り込むことによって，下肢・骨盤部を圧迫固定する • 下肢・骨盤の固定に用いる
バックボード		• 木製やポリエステル製で，両側にはベルトをかけるピンと搬送時に持つグリップの穴がある • 全身用のロング型と上半身用のショート型がある • 全身固定などに用いる
スクープストレッチャー		• アルミ合金やポリマー樹脂製で，本体を二分割し傷病者をすくうようにして収容する • 全身固定などに用いる
ヘッドイモビライザー		• バックボードやスクープストレッチャーの頭部固定具 • フォームラバーやプラスチック製などがある • 頭部両側にタオルを丸め，テープ固定で代用することもある

表13　固定に必要な器具の種類と用途(続き)

KED® (Kendrick Extrication Device)	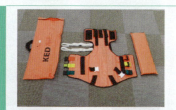	• フォーミュラカーの座席上方へ救出するために考案された救出固定具 • 頭部,頸部,腰椎を固定できる • 装着の向きを変えることにより,骨盤下肢の固定も可能
頸椎カラー	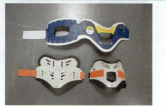	• 頸椎保護(固定)専用器具 • サイズが調節できるものや傷病者に合わせてサイズを選ぶもの,一体型,分割型などさまざまなタイプがある
骨盤固定具	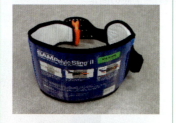 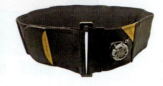	• 骨盤骨折が疑われる場合に使用する骨盤保護(固定)専用器具 • 骨盤の固定は,マジックテープやダイヤルを締め付けるものなど,さまざまなタイプがある

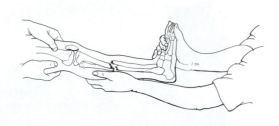

図112　骨折部の牽引

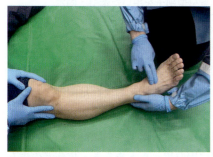 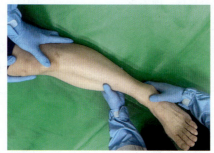 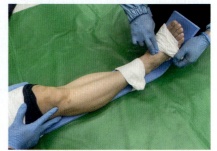

①骨折の状況を確認し,骨折部より末梢の脈拍,感覚・運動機能を観察する　②徐々に牽引する　③固定後,再度脈拍,感覚・運動機能を観察する

図113　下腿骨の固定

には損傷部より近位の関節を保持し,傷病者の痛みがもっとも軽減される肢位となるように徐々に牽引したのち固定する(図112,113)。牽引することにより激しい痛みを生じたり,抵抗を感じる場合は,そのままの状態で固定する。

固定は骨折部の近位と遠位の2関節を含めるのが原則である。ただし,大腿骨骨折では股関節,膝関節および足関節を含めて固定する。上肢の骨折では図114のような固定方法をとる。

脱臼では,傷病者の苦痛がもっとも少ない肢位を保持

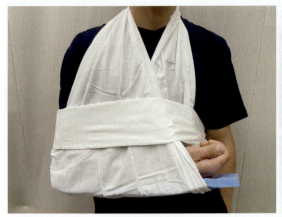
前腕骨骨折の固定

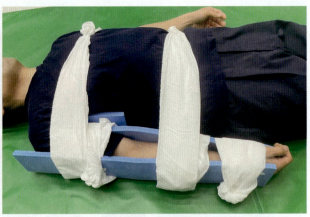
上腕骨骨折の固定

図114　上肢の固定

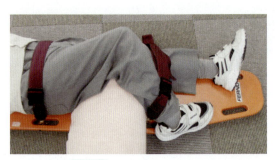

図115　股関節脱臼の固定

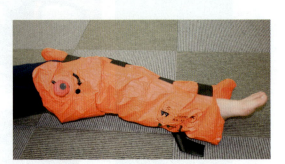

図116　陰圧式固定具による固定

できるよう介助し，必要があれば，その肢位での固定を考慮する。股関節脱臼では激しい痛みのために股関節を伸展できない。無理に伸展すると，動脈や神経の二次損傷をきたすおそれがある。そのままの肢位を維持するため，毛布などを利用して股関節周辺の動揺を防ぐ（図115）。

開放骨折では外界に突出した骨折端が再び皮下に戻ると組織が細菌に汚染されるため，骨折端が出たままの肢位で固定する。創部に副子が接触する場合には，副子を2本用いて両側から固定する。固定後には動脈の拍動と感覚・運動機能を継続的に観察する。

(1) 副　子

アルフェンスシーネやクレンメルシーネなどを，長さや形を受傷部位に調整して使用する。

(2) 陰圧式固定具（図116）

付属のポンプで内部の空気を抜くと，内部の細かいビーズが固まって受傷部を固定する器具である。

受傷部を傷病者の痛みが少ない肢位としたうえで，陰圧式固定具を装着する。

(3) ショックパンツ

ショックパンツは，血圧の保持に加え骨盤や下肢骨折の固定にも役立つ。装着中は循環動態に注意し，不用意な減圧は避ける。また，空気式固定具と同様に空気を入れることで陽圧となり，変形した四肢では痛みを生じる

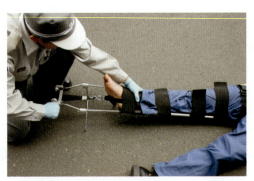

図117　牽引型副子を用いた牽引・固定

ので使用してはならない。

2）大腿骨骨折

大腿骨骨折では股関節，膝関節および足関節を含めて固定する。

牽引型副子を用いる場合には，牽引固定具のサイズを合わせ，足関節部に固定用ベルトを巻き，傷病者の痛みや骨折部位を確認しながら徐々に牽引する（図117）。

バックボードやスクープストレッチャーを利用する場合には，用手的に牽引後，牽引を保った状態で足関節部に三角巾を巻き，三角巾の末端をバックボードやスクープストレッチャーに結着する（図118）。

3）骨盤骨折

骨盤骨折はロード＆ゴーの適応であり，全身固定を行うことが原則である。この処置によって骨盤も固定され

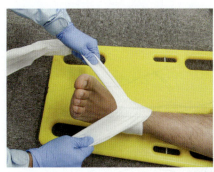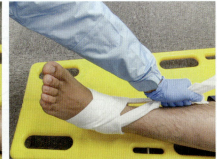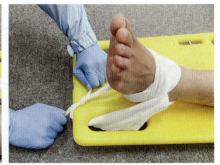

図118　三角巾による足関節のバックボードへの固定

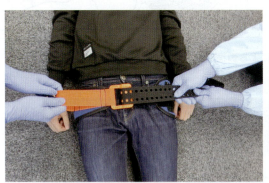

a：サムスリングによる固定

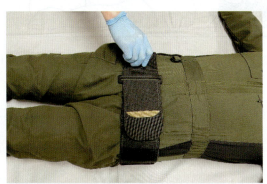

b：ペルビックバインダーによる固定

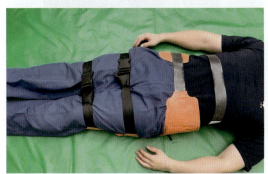

c：陰圧式固定具による固定

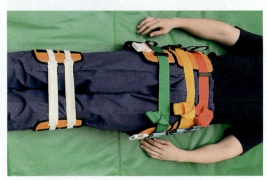

d：KED®による固定

図119　骨盤骨折の固定

る。バックボードまたはスクープストレッチャー上に傷病者を移動させる場合は，骨盤付近の動揺が最小となるようログリフトやフラットリフトで愛護的に行う。さらに，ショックパンツや陰圧式固定具，KED®，骨盤固定具（サムスリング，ペルビックバインダー）を使用し骨盤部の動揺を防ぐ（図119）。

4）　脊椎運動制限（SMR）

脊椎運動制限（SMR）には用手頸椎保護，頸椎カラーによる固定，全身固定，KED®による固定などが含まれる。これらは，明らかな鈍的外傷や意識障害で所見が不明の場合，脊椎や脊髄の損傷を疑わせる所見のいずれかを認める場合に行うものであり，すべての外傷傷病者に無差別に実施するものではない。

⑴　中間位（図120）

中間位とは，頸椎が生理的に彎曲した状態（直立してまっすぐ先をみている状態）をいう。成人の仰臥位では

頸椎が過伸展した状態になりやすいので，中間位にするには頭部に2～3cmのパッドを敷く。小児では頭部が相対的に大きいので，仰臥位では頸椎が前屈した状態になりやすい。背中に毛布やタオルなどを敷いて中間位とする。

⑵　用手による頸椎保護（固定）

頸椎を中間位とし，頭部を両手でしっかりと包むように保持する。中間位にするときに痛みを訴えた場合や抵抗を感じた場合には，無理に中間位にすることなく，そのままの状態を保つ。

⑶　頸椎カラーによる頸椎保護（固定）（図121）

頸椎を中間位に固定した状態で，傷病者の肩と下顎の延長線との距離を指で測り，頸椎カラーのサイズを調節して装着する。頸椎カラー単独では頸椎の固定は不十分であるため，頸椎カラーの装着後も全身固定が完了するまでは用手による固定を併用する。頸椎を中間位にでき

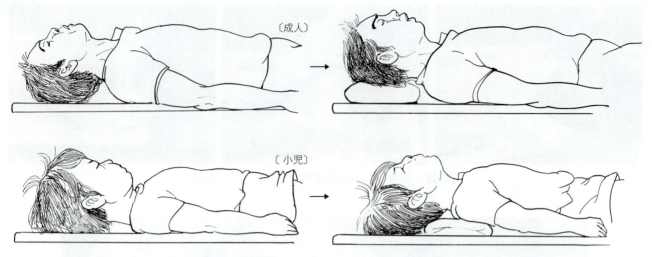

〔成人〕

〔小児〕

図120 中間位による頸椎保護

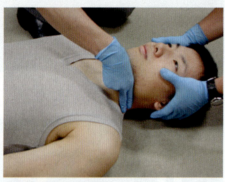

①頸椎を中間位に固定した状態で，指を傷病者
の肩と下顎の延長線上に置き，頸椎カラーの
サイズを測る

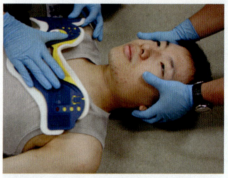

②指と同じ高さに頸椎カラーのサイズを合わせ，
傷病者の前胸壁を沿わせ下顎をのせる

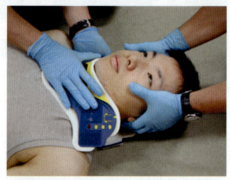

③下顎をのせる部分が正中線上にくるように頸
椎カラーの形状を作成する

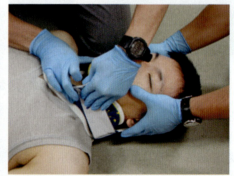

④固定用のベルクロ®（マジックテープ®）を後頸
部から通し，頸椎カラーに緩みがないように
固定する

図121 頸椎カラーの装着

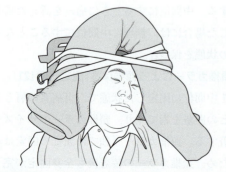

図122 頸椎カラーが装着できないときの固定

ない傷病者では頸椎カラーは使用できないので，毛布を
利用するなどして，そのままの状態で固定する（**図122**）。

(4) 全身固定

　全身固定の目的は，搬送中の動揺や体動による脊髄や
大血管など重要臓器の損傷悪化を防ぐことである。バッ
クボード上などに傷病者を移動する際にも，用手によっ
て脊柱の動揺を最小限にする必要がある。この方法とし
てログロールとログリフト，フラットリフトがある。

　①ログロール

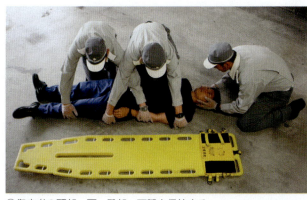

①傷病者の頭部，肩，殿部，下腿を保持する

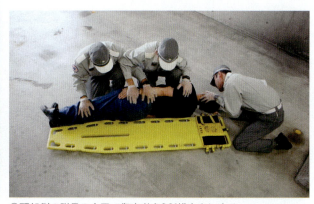

②頭部側の隊員の合図で傷病者を90°横向きにする

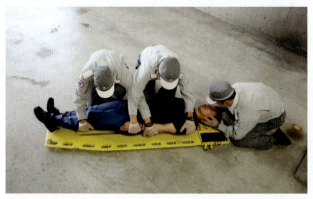

③バックボードを傷病者側へ引き寄せ，頭部保持者の合図でボード上に下ろす

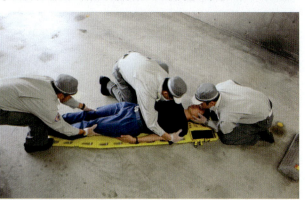

④傷病者の体幹と下肢を保持し，頭部保持者の隊員の合図で長軸方向にスライドさせボード中央に移す

図123　仰臥位傷病者のログロール

ログロール（log roll）とは，傷病者の身体を1本の丸太（log）に見立て，脊柱に回旋や屈曲を加えずに転がす（roll）動作をいう。

仰臥位の傷病者では，頭頸部を中間位にした状態で，頭部，肩，殿部，下腿を保持し，脊柱が回旋・屈曲しないように注意しながら傷病者の身体を回転させる。

腹臥位の傷病者では，頭頸部をそのままの状態に維持したまま注意深くログロールを行って仰臥位にする。その後，頭頸部を中間位にする。頭部を保持する際，実施者の母指が傷病者の鼻の方向に向くようにする（図123，124）。

②ログリフト，フラットリフト

骨盤骨折を疑うときや体幹に穿通性異物があるときにログロールを行うと，出血を助長したり，損傷を悪化させることがある。このため傷病者をバックボード上へ収容する際には，原則としてログロールを避け，ログリフトまたはフラットリフトを用いる。

ログリフトでは，1名が頭部を保持し，3名が傷病者をまたいで肩・腰・下肢を保持する。次に頭部保持者の合図で，脊柱の動揺を最小限にしつつ，4名が協調して傷病者を持ち上げる（図125）。

フラットリフトでは，傷病者の左右に位置した隊員が胸部・腰部・下肢に手を差し入れ，頭部保持者の合図で傷病者を持ち上げる（図126）。

③バックボードによる全身固定

仰臥位の傷病者では，ログロール，ログリフトまたはフラットリフトで傷病者をバックボード上に下ろす。傷病者を下ろした位置がバックボードの中央からずれている場合は，傷病者の頭部，体幹，下肢を保持し，頭部保持者の合図で脊柱が回旋・屈曲しないように注意しながら足側にいったんスライドさせ，さらに頭側にスライドさせながら傷病者をバックボード中央に移す。その後，まず下肢，腰部，胸部をベルトで固定し，さらに頭部をヘッドイモビライザーで固定する（図127）。

腹臥位の傷病者では，傷病者の横にバックボードを置き，ログロールで傷病者をバックボード上に移す。傷病者を緊急に仰臥位にする必要があるときには，直ちにログロールを行い，必要な観察・処置をすませたのちに，改めてログロール，ログリフトあるいはフラットリフトで傷病者をバックボードに移してもよい。

【固定に際する注意点】

・傷病者を固定する際は，呼吸を抑制しないように胸部ベルトは腋窩近くにかける。

・創傷部に直接ベルトを当てないようにする。やむを得ない場合は創傷部をタオルなどで保護する。

・傷病者が妊婦の場合は，腹部を締めつけないように

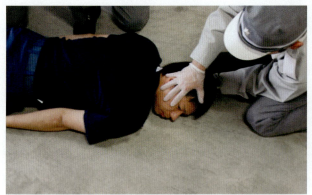

①頭部保持者は母指を傷病者の鼻に向け，頭部を保持する

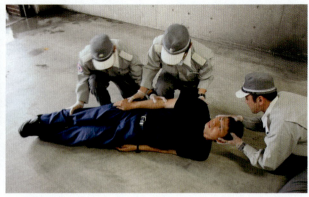

②頭部保持者の合図で傷病者の脊椎軸を一定に保ち，90°横向きにする

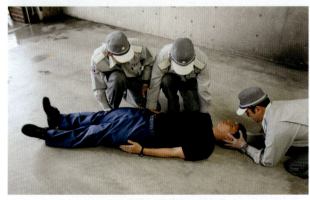

③仰臥位にした後に，頭頸部を中間位に戻す

図124　腹臥位傷病者のログロール

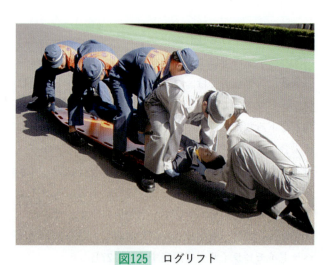

図125　ログリフト
５人目の隊員が足側からバックボードを挿入している

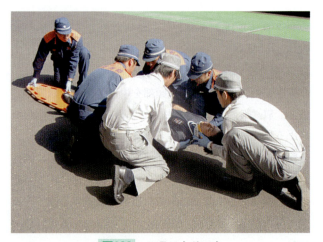

図126　フラットリフト

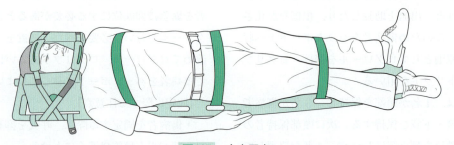

図127　全身固定

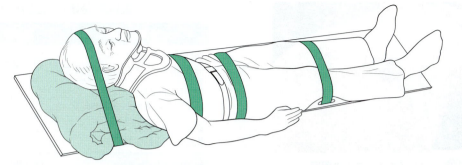

図128 脊柱の後彎が強い傷病者の全身固定

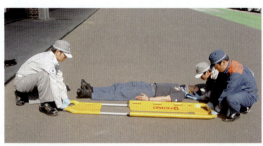

①傷病者の身長にサイズを合わせ，ロックピンを外して二分割にする

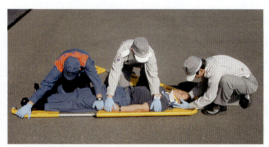

②すくい羽根を傷病者の下に滑り込ませ，傷病者をスクープストレッチャー上に乗せる

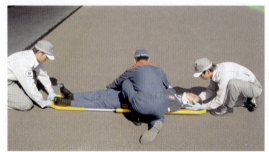

③頭と足側のピンをロックする

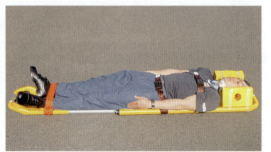

④胸部，腰部，下腿をベルトで固定し，ヘッドイモビライザーで頭頸部を固定する

図129 スクープストレッチャーによる全身固定

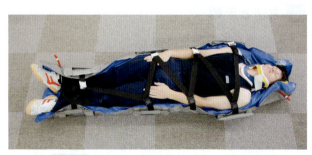

図130 全身陰圧式固定具による全身固定

ベルトの位置を工夫する。

• 高齢者など，脊柱の後彎が強い傷病者の場合は，毛布などを利用して背部にかかる圧迫が分散するよう配慮する（図128）。

• ヘッドイモビライザーによる頭頸部の保護（固定）は，体幹部をベルトで固定した後に行う。頭頸部を先に固定した状態で傷病者の体幹が動くと（スネーキング），頸椎の安静が保てない。

• 頭部保持者は全身固定が終了するまで，用手による頭頸部保護（固定）を継続する。

④スクープストレッチャーによる全身固定（図129）

バックボードと同様に全身固定に用いる。バックボードのように側臥位まで動かさなくても傷病者を乗せることができるため，骨盤骨折の疑いや体幹に穿通性異物があるときに用いる。

⑤全身陰圧式固定具による全身固定（図130）

ログリフトやフラットリフトで傷病者を全身陰圧式固定具に収容し，専用のポンプで陰圧をかけ固定する。

⑥ KED®による固定

KED®（ケンドリック式救出器具）は，自動車内などから傷病者を救出する際に用いられる器具である。

また，小児の全身固定や下肢骨折，骨盤骨折の固定にも使用される。

5）フレイルチェストの固定（図131）

フレイルチェストは多発肋骨骨折にみられ，呼吸運動

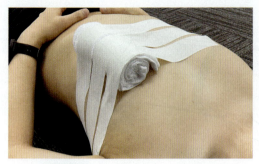

図131 フレイルチェストの固定

表14 分娩の経過と持続時間

分娩の経過	初産婦	経産婦
開口期（第1期）： 分娩開始から子宮口全開大まで	10〜12時間	4〜5時間
娩出期（第2期）： 子宮口全開大から児娩出まで	2〜3時間	1〜1.5時間
後産期（第3期）： 児娩出から胎盤娩出まで	15〜30分	10〜20分
計	12〜16時間	6〜8時間

に伴う痛みや合併する肺挫傷によって呼吸不全をきたす。

ロール状に固く巻いた厚手のガーゼかタオルを肋骨骨折部分に当て，手で軽く押さえる程度の圧力で体幹の半周の長さでテープ固定する。半周以上の長さのテープ固定は呼吸抑制をきたすので行わない。

簡便な方法として，動揺している胸壁を側壁に押しつけたり，患側下の側臥位にすると動揺を軽減できることがある。

6 評　価

骨折や脱臼を固定した後は，痛みなど傷病者の自覚症状の変化や，動脈の拍動と感覚・運動機能を観察する。陰圧式固定具や陽圧式固定具，ショックパンツを使用している場合には，陰圧や陽圧の状態が維持されていることなどに注意が必要である。

頸椎保護（固定）では頸椎カラーの緩み，全身固定では固定ベルトの緩みや呼吸抑制，創傷部への接触，フレイルチェスト，穿通性異物の固定では確実に異物が固定されているかを確認する。

7 合併症

骨折や脱臼では骨折端や関節面による周囲組織や血管，神経の二次損傷，また受傷部位の変形による血管の屈曲や腫脹による末梢部位の循環不全をきたす。不確実な頸椎保護（固定）や全身固定では処置・搬送時の脊髄の二次損傷やベルト固定による呼吸抑制をきたす。

8 注意点

四肢の骨折や脱臼に対する固定処置は，気道・呼吸・循環に対する処置に比べて優先度が低い。とくに高リスク受傷機転が疑われる外傷傷病者では，気道・呼吸・循環の管理および全身固定を最優先とし，四肢に対する固定処置の必要性は傷病者の病態が安定している場合に走行中の救急車内で判断する。

U　産婦人科領域の処置

1 目　的

産婦人科領域の処置の主なものは，分娩介助である。分娩介助の目的は，胎児が良好な状態で娩出されることと母体の安全を確保することである。また，救急車内で胎児が娩出されることがあるため，新生児の保温，蘇生が必要になることがある。

2 適　応

分娩予定の医療機関到着までに児が娩出すると考えられる場合，また破水が起こり発露状態になれば，分娩介助の準備をする。分娩の経過と持続時間を表14に示す。

3 資器材の準備

分娩介助に必要な資器材を図132に示す。

4 方法と手順

1）分娩介助と臍帯処置

分娩介助の手順の概要を図133に示す。

(1) 第1期（開口期：分娩開始から子宮口全開大まで）

産婦を楽な姿勢にさせて，陣痛発作時には腹圧をかけないように，「ハッ，ハッ，ハッ」と口を開いて速く短い呼吸（短促呼吸），または深呼吸を繰り返させる。排尿，排便があれば介助する。

破水が起こり発露状態になれば，分娩介助の準備をする。

(2) 第2期（娩出期：子宮口全開大から児娩出まで）

①分娩時には大量の羊水が血液とともに出るので，防水シーツや大型のタオルを準備し，産婦の背中に毛布を敷き，上半身を15〜30°挙上させ，膝を立てて両下肢を開かせる。

②脱肛の予防のため，陣痛発作時にはガーゼを肛門に当て，右手の第2〜4指の指を揃えて発作時に軽く

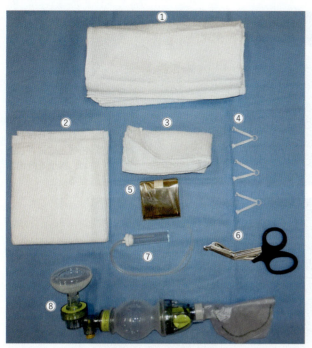

図132　分娩介助に必要な資器材の例
①救急タオル，②防水シーツ，③ガーゼ，④臍帯クリップ，⑤救急アルミシート，⑥救急はさみ，⑦羊水吸引器，⑧新生児用バッグ・バルブ・マスク

圧迫する。

③会陰保護を行う。会陰保護は胎児の両肩が娩出されるまで継続する。娩出時には児頭や肩甲が会陰を急激に広げて会陰裂傷を起こすことがあるため，片手にガーゼを重ねて，会陰から肛門にかけて均等に圧迫する。このとき，母指と示指は会陰に密着させ，肛門側は便が排出できるように空間をあけておく。

④児頭が見えたら片手で押さえ，保護する手が娩出しようとする児頭を抑え込まないよう注意しつつ，児頭の急激な娩出を防止する。

⑤児頭の後頭部が出てきたならば，手で児頭の後頭部を下方向に押し，後頭隆起部を娩出させる。

⑥後頭隆起部が娩出されたならば，児頭を持ち上げるように前額部から頭頂部付近を，両眼を圧迫しないよう注意しながら上方に押し上げ，下顎部を娩出させることで児頭を完全に娩出させる。

⑦臍帯巻絡(さいたいけんらく)（臍帯が胎児に巻きついている状態，**図134**）の有無を確認し，児頭を娩出させる。臍帯の巻絡があっても一重の場合やきつくない場合は，そのまま児を娩出できることが多いが，二重以上の場合やきつく巻絡している場合は，臍帯の2カ所を臍帯クリップで挟み，その間を切断して巻絡をとく。臍帯を切断するときは，児の指などを一緒に切らないよう細心の注意を払う。

⑧娩出された児の顔面を拭き降ろし，鼻口周辺の羊水や分泌物を拭う。

⑨児頭が完全に娩出された後，胎児は自然に横向きになる。その後，上側の側頭部に手を置き，下方向に力を加え，上側の肩を娩出させる。

⑩続いて下側の児頭の側頭部を下から持ち上げるように，上方に向かって力を加え，下側の肩を娩出させる。

⑪両方の肩が娩出されたら，会陰保護の手を解除し，胎児の両脇に両母指を入れ，上腕部をしっかりと握るように保持し，骨盤誘導線に沿って半円を描き，妊婦と新生児の顔が向かい合うように娩出させる。

⑫新生児の体表面には滑りやすい羊水が全身に付着しているため，高く持ち上げず素早く清潔なタオルなどの上に仰臥位にする。

⑬口腔内，鼻腔内の順で羊水や分泌物を吸引する。

(3) 第3期（後産期：児娩出から胎盤娩出まで）

①第1臍帯クリップを新生児の臍輪から5～10cm離し挟圧する。

②第2臍帯クリップを第1臍帯クリップから母体側へ2～3cm離し挟圧する。

③第1臍帯クリップと第2臍帯クリップ間の臍帯を切断する。このとき，はさみを持たない手で新生児を保護し刃先を新生児に向けない。

④急速な体温の低下を防ぐためにも，救急車内の暖房などで温めたタオルを使用し，可能なかぎり早急に新生児の体表面に付着した水分を拭き取る。その後は暖かく乾いたタオルに替えて覆う。

⑤口腔内に羊水などの分泌物があり，気道確保の必要があれば，口腔内，鼻腔内の順で羊水や分泌物を吸引する。

⑥救急アルミシートで保温する。

2)　胎盤娩出

胎児娩出の10～30分後に，胎盤が自然に娩出されてくることが多い。胎盤に続いて大量の性器出血を起こすことがあるので，胎盤を無理に出そうとはしない。

3)　胎盤娩出後の褥婦の観察と処置

胎盤娩出後は，とくに出血に注意する。出産直後は子宮の収縮が悪く弛緩出血を起こすことがある。大量の性器出血を認める場合は，上腹部に手掌を当て，小さく円を描くようにマッサージしながら，臍下までマッサージの位置をずらす（子宮輪状マッサージ，**図135**）。性器出血が治まったらマッサージを中止する。再び子宮が弛緩して出血することがあるので，医師へ引き継ぐまで出血状態を確認する。

輪状マッサージを行っても大量出血がある場合は，経管裂傷などほかの産道損傷の可能性もあるため，腟口にガーゼを当て止血する（産婦に当ててもらう）。

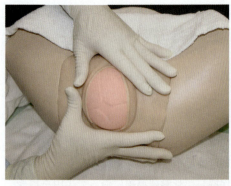

(2)④⑤
児頭が見えたら片手で保持し，児頭の急激な娩出を防止し，児頭の後頭部が出てきたならば，児頭を下方へ圧し，後頭隆起部を娩出させる

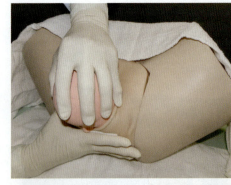

(2)⑥
後頭隆起部が娩出されたならば，頭部を上方に押し上げ，顔面を娩出させる

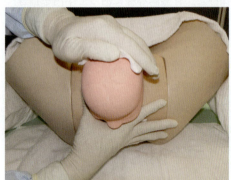

(2)⑦⑧
臍帯の巻絡の有無を確認し，児頭を娩出させ，顔面を拭き降ろし鼻腔周辺の羊水や分泌物を拭う

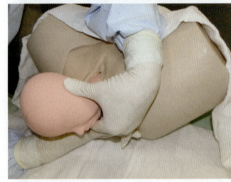

(2)⑨⑩
示指から小指で児頭を母体の下方へ下げ，上側の肩を娩出させ，母体の下方から上方に向かって児頭を抱くようにして下側の肩を娩出させる

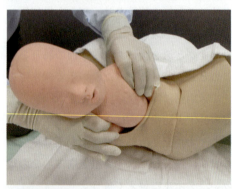

(2)⑪
示指から小指を新生児の腋窩に入れ，母体の下方から上方に向かってさらに娩出させる

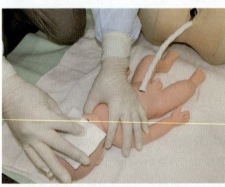

(2)⑫⑬
新生児の鼻を軽く挟んで羊水を拭き取る。さらにタオルで身体全体の羊水を拭き取る。必要に応じて，口腔内，鼻腔内の順で羊水を吸引する

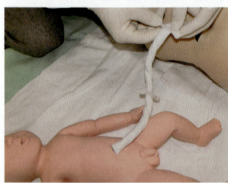

(3)①②
第1臍帯クリップを新生児の臍輪から5〜10cm離し挟圧し，第2臍帯クリップを第1臍帯クリップから母体側へ2〜3cm離し挟圧する

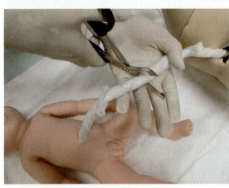

(3)③
第1臍帯クリップと第2クリップ間の臍帯を切断する

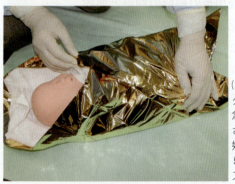

(3)④⑥
タオルで覆い，救急アルミシートでさらに保温する
娩出1分後および5分後にアプガースコアを採点する

図133　分娩介助の手順

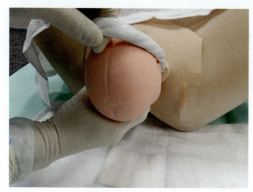

図134　臍帯の巻絡

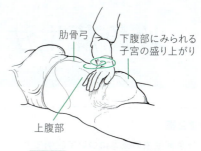

図135　子宮輪状マッサージ

子宮収縮を促すため，分娩直後より子宮底をマッサージする。左手を恥骨結合上に置き，右手を子宮底周囲にかぶせて円を描くようにマッサージする

4）新生児への対応

　新生児は外気温による体温低下をきたしやすいため，羊水をしっかり拭き取り，タオルで覆い，救急アルミシートで包んで体温低下を防ぐ。

　また，鼻腔や口腔内に羊水が溜まり気道確保が十分でない場合は，ガーゼで鼻を挟むようにして羊水を取り除く。口腔内の羊水は羊水吸引器で吸引する（図136）。電動式吸引器を使用する場合は吸引圧を下げて使用する。

5　評　価

　新生児の評価として，娩出1分後および5分後にアプガースコア（p.672，表1）を採点する。1分後のアプガースコアが3点以下の場合は新生児重症仮死であり，直ちにCPRを開始する。また，5分後のアプガースコアは新生児の予後や医療機関での治療の指標とされることもある。

　母体では，胎盤娩出後の出血に注意する。

6　注意点

　感染症のリスクを考慮し手袋は感染防止衣を覆うように装着する。

　救急車内で分娩介助を行う場合は，エアコンを活用し可能なかぎり高温に保つ。

　分娩後の新生児が外気温の影響により低体温に陥る危

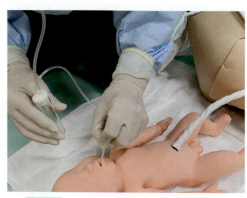

図136　羊水吸引器による口腔内の吸引

険があることから，季節によっては新生児の低体温を防ぐことを目的に，母親に抱かせて搬送する方法もある。しかし，揺れる救急車の中で新生児が母親の胸の上でうつ伏せとなることから，呼吸の観察が難しくなり，容態の変化に気づきにくいなどの危険もあるので，病院前医療の場で行う際には慎重に判断する必要がある。

> ▶ **参考：幸帽児について**
>
> 　被膜児とも呼ばれ，破水せず卵膜に包まれたまま娩出された新生児である。卵膜に包まれたまま新生児を娩出した場合，へその緒を通じて母体から新生児へ血液が供給されなくなることから，口腔内吸引や換気を行うために，用手ですぐに卵膜を破り新生児を取り出す必要がある。

08 救急蘇生法

A 救急蘇生法の概要

1 救急蘇生法とは

救急蘇生法とは，急性の疾病や外傷により生命の危機に瀕している，もしくはその可能性がある傷病者に対して緊急に行われる応急手当，応急処置，救急治療などを意味する。主として，応急手当は市民が行うもの，応急処置は救急隊員を含む医療従事者が行うもの，救急治療は医師が中心となって行うものとして大まかに区分される。

医療従事者が行う救急蘇生法は，「一次救命処置」(BLS)と，資器材を用いた比較的高度な処置である「二次救命処置」(ALS)，および生命の危機にある「急性病態への応急処置と救急治療」で構成される(図1)。

一次救命処置には，心肺蘇生(CPR)，除細動器による電気ショック，窒息に対する気道異物除去が含まれる。CPRとは，胸骨圧迫と人工呼吸の組み合わせをいう。二次救命処置には，心停止へのより高度な対応のほか，自己心拍再開(ROSC)後の集中治療などが含まれる。救急救命士は，一次救命処置と二次救命処置を中心に，法的に実施可能なものを行う。

2 救急蘇生法の歴史

救急蘇生法の発展は，1961年にピーター・サーファー医師が，心停止に対する呼気吹き込み人工呼吸と胸骨圧迫の組み合わせの有効性を示し，これを基に1968年，"Cardio-Pulmonary Resuscitation (CPR)"(心肺蘇生)として小冊子を発表したことにはじまる。

1974年には，米国心臓協会(AHA)などが救急蘇生法のガイドラインを発表し，以後6年ごとに改訂を繰り返した。2000年からは，AHAと国際蘇生連絡委員会(ILCOR)が共同で世界共通のガイドラインを発表することとなり，以後5年ごとに改訂されている。2005年からは，ILCORが「心肺蘇生と救急心血管治療の科学についての国際コンセンサスと治療推奨(International Consensus on Cardiopulmonary Resuscitation and Emergency Cardiovascular Care Science with Treatment Recommendations；CoSTR)」を発表し，それに基づいて，ILCORに加盟する各国が，それぞれの地域の状況を踏まえて修正したガイドラインが発表されることになっている。2015年からはCoSTRに，急な病気やけがを対象にした「ファーストエイド」の章が加わった。

CoSTRは，救急蘇生法にかかわる研究成果を収集・吟味して得られた知見の集大成である。各国の救急蘇生法に関するガイドラインは，基本的にCoSTRを根拠として作成されている。

わが国では近年，CoSTRに基づき，わが国の実状を反映して作成された「JRC蘇生ガイドライン」が，米国や欧州のガイドラインの発表と同時期に発表されている。「JRC蘇生ガイドライン」は，これをより実用的にわかりやすく記した「救急蘇生法の指針(市民用・医療従事者用)」とともに，わが国で救急蘇生法を実施するうえでの基本的なよりどころとなっている。「JRC蘇生ガイドライン」と「救急蘇生法の指針」は，CoSTRの改訂に合わせて5年ごとに更新されている。

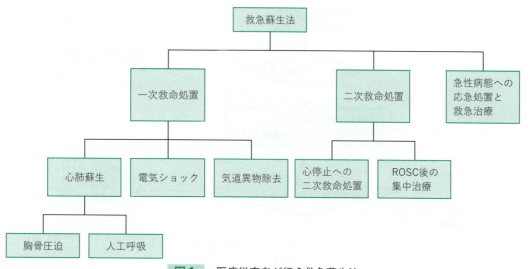

図1 医療従事者が行う救急蘇生法

（日本救急医療財団心肺蘇生法委員会監：改訂6版　救急蘇生法の指針2020, 医療従事者用. へるす出版, 2022. より引用）

B 救急蘇生法の実際

　救急救命士は，メディカルコントロール協議会や消防本部などによって定められた地域の活動プロトコールに沿ってその業務を行う。救急蘇生法の実践においても同様である。そのため，救急蘇生法として行われる処置の適応や手順は地域によって多少の違いがある。

　地域の活動プロトコールは，国（厚生労働省・消防庁）が発出した救急蘇生法に関する通知で示されたものなどを参考に，地域の実状を加味して作成される。基となる国の通知は，「JRC 蘇生ガイドライン」や「救急蘇生法の指針」，わが国の法制度や医療制度などを踏まえて作成されている。

　ここでは，救急現場での一次・二次救命処置について，「JRC 蘇生ガイドライン」「救急蘇生法の指針（医療従事者用）」や，国の通知などで示された標準的な活動について説明する。処置の詳細については，第Ⅲ編第2章「7 救急救命士が行う処置」（p.347）を参照されたい。

1 成人に対する救急蘇生法

1）医療用一次救命処置アルゴリズム

　日常業務として救急救命士や医師が蘇生を行う場合は，まずBLSを開始し，準備ができ次第，比較的高度なALSを加える。「JRC 蘇生ガイドライン」が示す心停止に対する「医療用BLSアルゴリズム」（図2）は，救急隊員などによる病院前での対応だけでなく，医療機関内での対応も含めて策定されたものであり，成人と小児にほぼ共通したものとなっている。

2）救急現場での一次救命処置

（1）反応の確認

　現場が安全であることを確認した後，まず傷病者の反応を確認する。肩をやさしく叩きつつ大声で呼びかける。開眼，何らかの返答，または目的のある仕草などが認められない場合は「反応なし」と判断する。心停止直後には，全身のけいれんや手足の動きがみられることがあるが，手を払いのけるなどの目的のある仕草ではない場合は，反応なしと判断する。バイスタンダーによって胸骨圧迫を実施されている場合には，その様子を観察することで「反応の確認」が可能である。

（2）心停止の判断

　反応がなければ，呼吸と頸動脈の拍動の有無を観察する。気道確保は必須ではないが，必要に応じて行ってもよい。呼吸の有無は，胸腹部の動きをみて判断する。呼吸停止もしくは死戦期呼吸で，頸動脈の拍動が確認できなければ心停止と判断する。

　心停止の判断は10秒以内に行う。呼吸の有無の判断に迷った場合には呼吸停止と判断し，拍動の有無の判断に迷った場合には呼吸停止もしくは死戦期呼吸をもって心停止と判断する。

（3）CPRの開始

　心停止と判断したら直ちに胸骨圧迫を開始し，バッグ・バルブ・マスクの準備ができ次第，用手的気道確保を行いながら人工呼吸を加える。胸骨圧迫と人工呼吸の回数比は30：2とし，胸骨圧迫30回が終わったら，人工呼吸を2回行う組み合わせ（1サイクル）を繰り返す。CPRは心停止確認直後から開始し，以後，心拍が再開するまでの間は，基本的に絶え間なく継続する。

　呼吸はないが頸動脈の拍動を認める場合，気道を確保

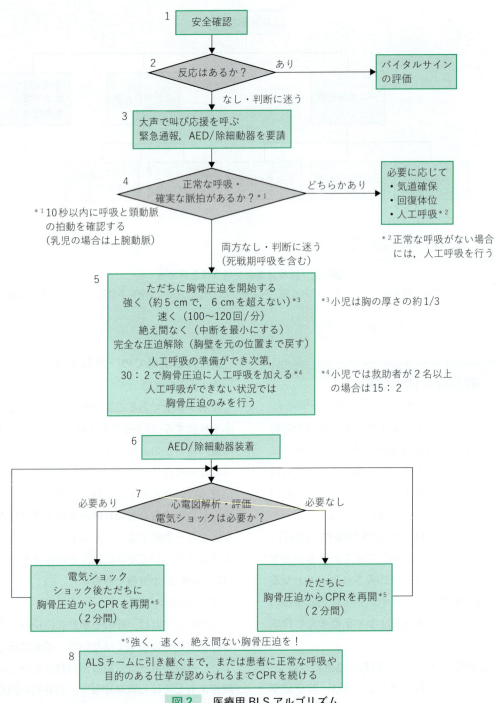

図2　医療用 BLS アルゴリズム

ALS：二次救命処置，CPR：心肺蘇生，AED：自動体外式除細動器
（日本蘇生協議会監：JRC 蘇生ガイドライン2020．p.51，医学書院，2021．より引用）

して人工呼吸（約10回/分）のみを行う。1回に送気する量は「胸が上がることが確認できる程度」でよい。この場合，人工呼吸中は，少なくとも2分おきに頸動脈の拍動を確認し，心停止への気づきや胸骨圧迫の開始が遅れないようにする。

(4) 胸骨圧迫

胸骨圧迫の質は予後を大きく左右するため，圧迫の部位，テンポ，深さ，解除などをほかの救助者が頻回にチェックしフィードバックする。胸骨圧迫比率〔CCF（胸骨圧迫施行時間/全 CPR 時間）〕80％以上を目標とする。

救急車収容後は，胸骨圧迫中断時間を抑え CCF を高くするのは比較的容易であるが，車内収容までは二次救命処置の実施や移動などのため中断時間が長くなり，CCF は低下しやすい。

疲労による質の低下を避けるため，約2分で胸骨圧迫の実施者を交代するのがよい。交代による中断は5秒以内とする。圧迫の継続や質の維持は，二次救命処置より優先される。

⑸　人工呼吸

人工呼吸は，バッグ・バルブ・マスクによる換気を基本とし，送気（吸気）1回につき約1秒をかける。1回換気量は胸が上がることが確認できる程度とし，酸素投与の有無や気道確保の種類にかかわらず同様である。過剰な1回換気量は胸腔内圧を上昇させ，静脈還流を阻害し，胸骨圧迫による心拍出量を低下させる。1回目の送気の後に胸が下がる時間をおいて，2回目の送気を行い，送気後に直ちに胸骨圧迫を再開する。送気によって胸の上がりが確認できなかった場合でも，3回目を試みることなく直ちに胸骨圧迫に切り替える。

⑹　半自動式除細動器による電気ショック

CPRを続けながら，電極パッドや心電図の電極を貼付する。除細動器を準備し，心電図解析と救急救命士による波形などの評価により電気ショックの要否を判断し，適応があれば直ちに電気ショックを行う（p.381，図75参照）。電気ショックの際には，強い電流が流れることで傷病者の体が一瞬ビクッと緊張する。パッドなどの貼付，心電図の解析，電気ショックの実施をとおして，胸骨圧迫の中断時間は最小限にする必要がある。

電気ショックにより除細動に成功したとしても，その直後は心静止または無脈性電気活動（PEA）であることがほとんどであるため，電気ショック後は直ちに胸骨圧迫を再開する。

⑺　心電図と脈拍の観察

通常，約2分おきに胸骨圧迫を中断し，心電図波形を観察する。自発呼吸や刺激に対する体動などの出現時も同様である。心電図波形が心静止の場合やQRS波形を認めるが頸動脈で拍動を触知しない場合は，直ちにCPRを再開する。心室細動の場合や心室頻拍を認めるが拍動を触知しない場合は，電気ショックを行う。胸骨圧迫を中断して心電図波形を観察し，必要に応じて頸動脈の拍動を触知することを「リズムチェック」あるいは「効果の確認」などと呼ぶ。心電図波形の観察を「リズムチェック」，拍動の触知を「パルスチェック」と区分する場合もある。

⑻　胸骨圧迫中の脈拍触知とカプノメータ

胸骨圧迫に伴い，頸部や鼠径部などにおいて血管の拍動を触知できるが，多くの場合，静脈の拍動を触知しているにすぎないので，血管の拍動の有無や強弱をもって胸骨圧迫の質を評価することはできない。

カプノメータ上の呼気終末二酸化炭素分圧（$ETCO_2$）は胸骨圧迫の質の評価に利用することもできる。$ETCO_2>20mmHg$が持続する場合にはROSCの可能性が比較的高く，逆に$<10mmHg$が持続する場合にはROSCの可能性が低いとの報告がある。$ETCO_2$の急激な上昇はROSCの目安ともなる（p.336「B　カプノメータ」を参照）。

⑼　CPRの中止の判断

心電図の観察でQRS波形を認め，頸動脈の拍動の観察で自己心拍を確認できれば，胸骨圧迫を中止して，脈拍の強さや脈拍数を観察する。呼吸の有無を確認して，呼吸がなければ人工呼吸を継続する。呼吸が出現していれば，回数などを評価し，十分な自発呼吸が確認できれば人工呼吸を中止する。続いて，血圧の測定，酸素飽和度の測定などを試みる。

3）　二次救命処置と心停止アルゴリズム

「JRC蘇生ガイドライン」における「心停止アルゴリズム」（図3）は，心停止の認識から電気ショックまでのBLS，BLSのみでROSCが得られないときのALS，ROSC後のモニタリングと管理の3つの部分を含んでおり，基本的に成人と小児で共通となっている。

心停止アルゴリズムの実践には，資格や資器材などにさまざまな制限があり，アルゴリズムは臨機応変に活用する必要がある。心停止対応業務プロトコールの例を図4に示す。

⑴　アドレナリン投与

初期心電図波形がショック非適応の場合，傷病者接触後，CPRを行いつつ速やかにアドレナリンを投与する活動が基本となる。可能なかぎり現場で早期投与することが望ましい。

電気ショック適応の場合，アドレナリン投与よりも電気ショックを優先する。電気ショック後もVF/無脈性VTが持続していればアドレナリン投与の対象となる。投与タイミングは2回目以降の電気ショックの直前または直後のどちらでもよいが，電気ショックや胸骨圧迫を妨げないようにする。電気ショック直後には，除細動に成功した場合でも心静止もしくはPEAとなる可能性が高く，直前のリズムチェックでVF/無脈性VTと判断していれば，電気ショック直後に再度，リズムチェックのために胸骨圧迫を中断することなくアドレナリンを投与してよい。必要に応じて3〜5分ごとに追加投与する。

アドレナリン投与が必要と判断した場合，「乳酸リンゲル液を用いた静脈路確保のための輸液」と「アドレナリンの投与」について，オンラインMC医師からの指示を得て処置を実施する（p.383「M　静脈路確保と輸液」およびp.389「N　アドレナリン投与」を参照）。アドレナリンは1回1mgを用いる。処置中も質の高い胸骨圧迫を維持する。

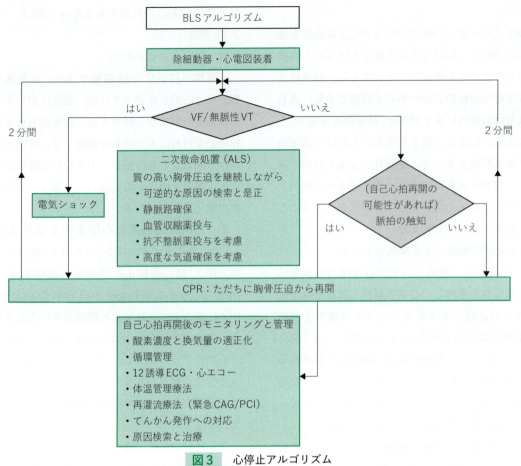

図3 心停止アルゴリズム

BLS：一次救命処置，VF：心室細動，VT：心室頻拍，CPR：心肺蘇生，ECG：心電図，CAG：冠動脈造影，
PCI：経皮的冠動脈インターベンション
（日本蘇生協議会監：JRC 蘇生ガイドライン2020．p.50，医学書院，2021．より引用）

(2) 器具を用いた気道確保

用手的気道確保とバッグ・バルブ・マスク換気によって換気が良好に維持できない場合，器具を用いた気道確保の適応となる。換気が良好に維持できている場合でも，低酸素血症による心停止が疑われ，器具による気道確保で酸素化の改善が期待できる場合はその必要性が高い。また，器具を用いた気道確保を行って人工呼吸器に接続することで，救助者の手が空き，胸骨圧迫を含めた活動の質向上が期待できる場合もその必要性は高い。

声門上気道デバイスは，気管内チューブによる気道確保と同等の有効性が示唆されている。一つの器具にこだわることなく，状況と実施者の経験や技術習熟度に応じて器具を選択する。

実施時期については，器具挿入の利点と欠点を考慮し判断する。VF/無脈性 VT に対しては電気ショックを優先し，少なくとも初回電気ショックまではバッグ・バルブ・マスクによる換気を行う。

器具を用いた気道確保の適応があると判断した場合，オンライン MC 医師の指示を得て処置を実施する（p.354，図18と p.359，図25を参照）。処置中も質の高い胸骨圧迫を維持し，中断時間は10秒以内とする。

気管挿管後は胸骨圧迫と人工呼吸を非同期とし，それぞれ100〜120回/分，約10回/分とする。声門上気道デバイスでも，適切な換気が可能と判断できれば非同期で行う。非同期でのバッグを加圧する強さと時間は，同期CPR で「胸が上がる程度」を目安とした場合と同程度にする。器具を用いた気道確保後は，呼吸回数と換気量が過剰になる傾向があることに留意する。

(3) VF/無脈性 VT への対応

VF/無脈性 VT は救命の可能性がもっとも高い。対応の原則は，早期電気ショックと良質な CPR の継続であり，アドレナリン投与や器具を用いた気道確保よりも優先する。初期心電図波形が VF/無脈性 VT であれば電気ショックを1回行い，直ちに胸骨圧迫を再開し，次のリズムチェックを約2分後に行う。以後，約2分ごとにリズムチェックを繰り返し，必要に応じ電気ショックを行う。初回電気ショック後のリズムチェックで心拍が再開しない場合，アドレナリン投与や器具を用いた気道確保を考慮する。実施する場合も可能なかぎり電気ショックと CPR を妨げないようにする。

電気ショックによっても VF/無脈性 VT が持続・反復する場合のショック回数の上限は明らかでない。数回

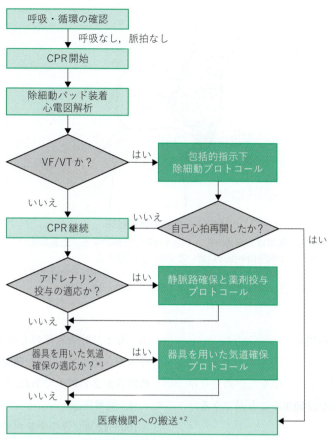

図4　心停止対応業務プロトコールの例

*1　アドレナリン投与の適応の判断の前に，器具を用いた気道確保の適応を判断してよい
*2　自己心拍再開例では，頸動脈の拍動，呼吸，モニターの観察を行いながら搬送。非再開
例では，CPR，リズムチェックを継続しながら搬送

のショック後は，医療機関での体外循環補助を用いた CPR（extracorporeal CPR；ECPR）を優先し，早期搬送に移行する地域もある。ショック回数は地域プロトコールに従い，必要に応じてオンライン MC 医師の指示を得る。

(4) 無脈性電気活動（PEA）/心静止への対応

PEA と心静止への対応の原則は，良質な CPR を継続しつつ，その間に電気ショック適応リズムへの変化を見逃さないことと，心停止を引き起こした可逆的な原因を検索して可能であれば是正することである。

当初は PEA や心静止であっても，CPR 中に VF/無脈性 VT に変化し，電気ショックの適応となる場合があるため，約2分ごとにリズムチェックを行う。

低酸素血症は現場で是正できる可能性がある。換気と酸素化をより高めるため，器具を用いた気道確保と高流量酸素による換気を試みる価値がある。また，PEA と心静止はアドレナリン投与で ROSC の可能性を高めることができる。アドレナリンを投与する場合は，可能なかぎり速やかに行う。

2 小児に対する救急蘇生法

ここでいう小児とは，乳児（1歳未満，新生児を除く）から思春期までをいう。新生児の救急蘇生法については第Ⅲ編第5章「14　妊娠・分娩と救急疾患」（p.661）を参照のこと。

「JRC 蘇生ガイドライン」「救急蘇生法の指針」が示す「医療用 BLS アルゴリズム」（図2），「心停止アルゴリズム」（図3）は，概ね成人と小児で共通となっており，若干の小児・乳児の特性が加味されている。小児・乳児における，心停止や救急救命士が行う BLS・ALS についての特性は次のとおりである。

1) 小児の心停止

解剖学的に，後頭部が大きいため仰臥位にすると気道が狭くなり，舌が大きく舌根沈下しやすい。喉頭や喉頭蓋の軟骨が未成熟であり，軟らかいため損傷をきたしやすい。気道が狭く，粘膜浮腫による気道狭窄が生じやすい。体重当たりの酸素消費量は成人の2倍以上と多く，機能的残気量も少ないため容易に低酸素に陥る。呼吸停止は，心停止に至る前に治療が開始されればかなりの救命率が期待できる。

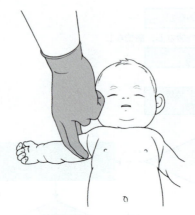

図5 乳児の脈拍触知

脈拍の確認は上腕動脈もしくは大腿動脈を触知する。上腕動脈の場合，上腕内側中央部に置いた2本の指で触れる

（日本救急医療財団心肺蘇生法委員会監：改訂6版　救急蘇生法の指針2020，医療従事者用．へるす出版，2022．より引用）

2) 救急現場での一次救命処置

① 反応の確認

乳児に対しては，足底刺激によって顔をしかめたり泣いたりするかの確認で，反応を評価することができる。

② 心停止の確認

心停止の判断は，脈拍と呼吸の有無を同時に観察して行う。

小児で死戦期呼吸がみられることは少ない。窮迫呼吸（浅く速い呼吸）や呻吟呼吸（うめくような呼吸）をみることは多いが，これらは死戦期呼吸とは異なり，呼吸停止と判断しない。呼吸の有無の判断に自信がもてない場合は呼吸停止とみなす。

脈拍の確認は，乳児では上腕動脈（図5），小児では頸動脈もしくは大腿動脈で行う。脈拍の確認のためにCPRの開始が遅れないように留意する。脈拍の判断に迷った場合には呼吸停止をもって心停止と判断する。

脈拍を確認した場合でも，小児は正常脈拍が成人よりも速く，予備力も乏しいため，脈拍数60/分未満は心停止が切迫した状態であり，きわめて短時間に心停止に至る可能性が高い。そのため，まず気道確保と人工呼吸を行い，それでも脈拍数60/分未満が継続し，循環が悪い（皮膚の蒼白，チアノーゼなど）場合には，胸骨圧迫を開始する。脈拍が触れなくなるのを待つ必要はない。

十分な速さの脈拍が確実に触知できた場合には胸骨圧迫は不要である。呼吸がない場合は，人工呼吸のみを12〜20回/分で行う。その場合，少なくとも2分おきに，確実で十分な速さの脈拍が維持できていることを繰り返し確認する。呼吸数が10/分未満であれば，呼吸停止と同様に人工呼吸を考慮する。

③ CPRの開始

CPRは胸骨圧迫から開始することが原則であるが，溺水など，呼吸原性の心停止が明らかな場合には，人工呼吸から始めてもよい。胸骨圧迫と人工呼吸の回数比は，救助者が2名以上であれば，15：2とする。

④ 胸骨圧迫

100〜120回/分のテンポで，深さは胸の厚さの約1/3が沈むまでとする。小児にも基本的に両腕で行うが，体格の小さな小児には片手で圧迫してもよい。乳児には2本指圧迫法，もしくは胸郭包み込み両母指圧迫法を用いる。胸骨圧迫と人工呼吸の回数比は，救助者1人の場合は30：2とし，2人の場合は15：2とする（p.377「4）小児・乳児の胸骨圧迫」参照）。

胸骨圧迫を繰り返すにつれ，救助者の疲労により圧迫の深さ・テンポが不十分になる。10サイクル程度（あるいは約2分）ごとに，胸骨圧迫の実施者を交代するのがよい。交代による中断は5秒以内にとどめる。

⑤ 人工呼吸

バッグ・バルブ・マスクの準備が整い次第，用手的に気道を確保し，人工呼吸を2回行う。気道確保は，とくに頸椎損傷の疑いがある場合には下顎挙上法で行うが，下顎挙上法で気道確保が困難な場合はさらに頭部後屈あご先挙上法を加える。小児，とくに乳児では頭部が相対的に大きいため，肩の下にタオルなどを置くと気道を確保しやすいが，頸部の過伸展が逆に気道閉塞を招くこともあるので注意する（p.349，図6参照）。年齢相当の大きさのマスクを用いる。送気する量（1回換気量）の目安は，胸が上がることが確認できる程度でよく，それ以上の送気は必要ない。

⑥ AEDによる電気ショック

AEDの使用手順は成人と同様である。1歳未満を含め未就学児では，未就学児用パッド（モード）を用いる。未就学児用パッドの貼付位置はイラストに合わせる

（p.382「3）未就学児に対する電気ショック」参照）。

⑺ リズムチェック

小児の心停止では，呼吸不全やショックが先行する PEA/心静止が多い。そのため，効果的な CPR の実施と，心停止に至った原因の検索と是正がより重要になる。VF/無脈性 VT は院外心停止の 8～19％にみられ，それらに対しては迅速な電気ショックが原則となる。リズムチェックは，基本的に約 2 分ごと（15：2 として約10 サイクル）に行う。

3）　二次救命処置

⑴　アドレナリン投与

小児の心停止へのアドレナリン投与の適応はおよそ 8 歳以上とし，成人と同量の 1 mg を使用する。小児は血管が細く，また多くの救急救命士は病院実習などでも小児への静脈路確保の経験はほとんど得られない。そのため，小児に対する静脈路確保の成功率は成人に比べ低い。静脈路確保にいたずらに時間をかけず，迅速に医療機関へ搬送することを優先する。

⑵　器具を用いた気道確保

バッグ・バルブ・マスク換気でも，多くの場合で器具を用いた気道確保と同等の効果が期待できる。バッグ・バルブ・マスクにより換気が可能で，搬送時間が短い場合は，器具を用いた気道確保よりバッグ・バルブ・マスク換気が安全であり推奨される。バッグ・バルブ・マスク換気が奏効しないときには器具を用いた気道確保の実施が考慮される。

声門上気道デバイスについては，小児の体格に適した器具のサイズを選ぶことが難しく，また，不適切な位置に移動しやすいなどの管理上の難しさもある。傷病者の年齢や体格が小さくなるにつれて合併症の発生率が増加することも知られている。気管挿管についても，年齢が低くなるにつれて難易度が上がり，搬送中にチューブの位置のずれが生じやすい。また，それらを病院実習で経験する機会はほとんどないのが現実である。そのため，器具を用いた気道確保の適応は，基本的に思春期以降（およそ15歳以上）を対象とする。ただし，長距離搬送が多い地域で，小児に対する器具を用いた気道確保の教育実習体制や事後検証体制の十分に整備された地域においては，およそ 8 歳以上にまで適応を広げることも許容される。

気管挿管された場合は，胸骨圧迫と人工呼吸を非同期で行い，人工呼吸のための胸骨圧迫の中断は行わない。この場合の人工呼吸回数は10回/分とする。声門上気道デバイスを用いる場合は，適切な換気が可能と判断すれば，非同期で CPR を行う。

3 医療機関での治療

医療機関では，BLS・ALS と ROSC 後の集中治療が行われる。病院前で救急救命士が行う処置と異なるものを中心に述べる。

1）　一次救命処置・二次救命処置

⑴　電気ショック

医療機関では，電気ショックの際にマニュアル除細動器を用いる場合がある。心停止に対するマニュアル除細動器も二相性が推奨され，初回エネルギー量は二相性の波形の形により，120～150J 以上で行われる。初回の電気ショックが成功しなかった場合，より高いエネルギー量を用いることができる除細動器であれば，2 回目以降はエネルギー量を上げて用いる。

⑵　可逆的な原因の検索と是正

PEA は，低酸素血症や循環血液量の減少が原因であることが多く，十分な換気と酸素化，止血と輸液による循環血液量の回復などが根本的な治療となる。薬物中毒や電解質異常によって VF/無脈性 VT となった場合は，原因の是正を電気ショックと並行して行う。

⑶　静脈路/骨髄路確保

まず末梢静脈路を確保するのが基本であるが，静脈の虚脱などにより確保できない場合，骨髄路を確保することもある。すでに中心静脈路が確保されていれば，その経路を用いる。

⑷　心停止に用いる薬剤

心停止に対して使用する薬剤の第一選択は，医療機関においてもアドレナリンであるが，VF/無脈性 VT が持続，もしくは反復する場合は，アミオダロン，ニフェカラントまたはリドカインなど抗不整脈薬の投与も選択肢となる。

⑸　気管挿管・声門上気道デバイス

医療機関においては，心停止に対する基本的な気道確保の方法として気管挿管が多く選択されている。声門上気道デバイスによる気道確保は，挿管の代替として医療機関内でも活用される。

⑹　体外循環補助を用いた CPR（ECPR）

院外心停止に対して，体外循環補助を用いた CPR である ECPR を実施する場合がある。65歳以下の傷病者で，目撃がありかつバイスタンダーによる CPR がなされた症例で，心停止の原因を解除できることが見込まれる場合〔低体温，薬物中毒，ST 上昇型心筋梗塞（STEMI）など〕を適応とすることが多い。

ECPR は経皮的心肺補助装置である ECMO（体外式膜型人工肺）を用いて行われる。大腿静脈から右心房付近に挿入したカテーテル（脱血管）から血液を取り出し，遠

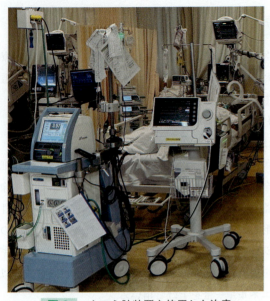

図6 人工心肺装置を使用した治療

遠心ポンプと膜型肺などが一体となった経皮的心肺補助装置など，多数の医療機器を用いて集中治療が行われる

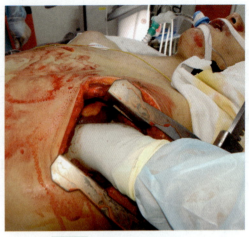

図7 開胸式心マッサージ

左前胸部から側胸部にかけて開胸し，開創器をかけて肋間を広げ，その間から右手を胸腔内に入れ直接心臓に圧迫を加えている

心ポンプと膜型人工肺を通じて動脈血化した血液を大腿動脈に送血する（**図6**）。ROSC後に循環動態が安定しない患者にも用いられる。ECPRは医療資源を多く必要とするため，実施可能な施設は限られる。

(7) 緊急開胸術

外傷性心停止に対しての左第4または第5肋間などからの緊急開胸術（**図7**）は，効果的な心臓マッサージ，穿通性心外傷や心タンポナーデの治療，下行大動脈遮断術などを目的に行われる。

穿通性心外傷は緊急開胸術のもっともよい適応である。救急現場で生命徴候や心電図波形が残存する穿通性心外傷に対しては，緊急開胸術が積極的に実施される。

鈍的外傷では，病院到着後の心停止であれば緊急開胸術が考慮される。現場ですでに心停止であった場合，緊急開胸術により救命できる可能性はきわめて低い。

2) 自己心拍再開後の集中治療

心停止中の低酸素，低灌流による障害とROSC後の再灌流によって，脳など臓器の障害が進む。ROSC後の治療は，呼吸，循環，体温などを安定させて，臓器・組織に必要十分な酸素と血流を供給し，臓器障害の進行を防ぐことが重要となる。また，心停止の原因を探して是正し，再び心停止となることを防ぐことも求められる。

(1) 12誘導心電図・心エコー

STEMIでは早期に再灌流療法を行う必要がある。そのため，ROSC後できるだけ早期に12誘導心電図を測定する。また，心エコーは心タンポナーデ，肺血栓塞栓症，急性冠症候群の診断に有用である。

(2) 呼吸管理

心拍が再開しても，意識障害や呼吸障害があれば気管挿管による人工呼吸管理が必要となる。低酸素症を避けるとともに，高酸素症も回避することが望ましい。そのため，SpO_2またはPaO_2が確実に測定されるまで100%酸素を使用し，SpO_2値が100%であれば，吸入酸素濃度や酸素流量を下げていく。

過換気では，心拍出量低下と低二酸化炭素血症による脳血管の収縮による脳血流の減少が生じるため，$PaCO_2$値は，正常範囲（35〜45mmHg）に保つように呼吸管理を行う。

(3) 循環管理

ROSC後は，不整脈や心機能低下により循環動態は不安定になりやすい。輸液，カテコラミン，大動脈内バルーンパンピング（IABP），冠動脈再灌流療法などにより循環動態の安定化と組織低酸素血症の是正を図る。ROSCに抗不整脈薬が有効であった場合は，その抗不整脈薬の継続投与を考慮する。

(4) 体温管理

高体温は中枢神経の虚血再灌流障害を助長し，予後を悪化させる。そのため，ROSC後の傷病者の体温管理は，医療機関における重要な治療の一つとなる。

体温管理療法（TTM）は，32〜36℃の間のいずれかの目標温度に体温を一定期間維持するものであり，低体温療法（32〜34℃）と積極的な常温療法（36℃付近）を含む。

体温管理は，冷却輸液の投与，血管内に留置したカテーテルを用いた直接冷却，体表冷却などを併用（**図8**）して行う。

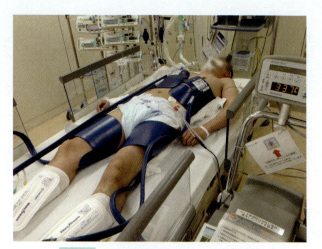

図8　体温管理療法における体表冷却
体表に貼付したパッドに冷水を循環させ，皮膚を冷却する

⑸　再灌流療法

ROSC 後に12誘導心電図で ST 上昇または新たな左脚ブロックを呈する患者には，昏睡状態であっても早期の冠動脈造影(CAG)と経皮的冠動脈インターベンション(PCI)が推奨されている。

⑹　原因の検索と治療

心停止の原因となった疾患を診断して治療することは，同じ原因により再び心停止となるのを防ぐために重要となる。

09 在宅療法継続中の傷病者の処置

A 在宅医療(療養)とは

近年の高齢者人口の増加と，住み慣れた地域で自分らしい暮らしを人生の最期まで続けることを目的とした地域包括ケアシステムの推進(p.44「④高齢者福祉」参照)により，在宅医療・介護を受ける傷病者の数が増加している。

在宅医療とは，自宅などの住み慣れた環境において提供される医療をいい，医師のほか，さまざまな医療職種によって提供されている(表1)。

在宅療養とは，住まいにおいて，医療や介護を受けながら療養生活を送ることをいう。

在宅医療の普及とともに，原疾患の悪化，合併症の発生，さらには医療器具の不具合などを原因とする救急要請が増加している。

B 在宅療法への対応

在宅医療を受けている傷病者にも，まずバイタルサインを確認し，気道・呼吸・循環の確保，安定化を図る。施行されている在宅医療について，かかりつけ医だけでなく，日頃から傷病者をケアしている家族や訪問看護師，ホームヘルパーなどからも状況を聴取し，在宅医療に関する処置が必要と判断される場合には協力を求める。医師による訪問診療が行われている場合には，訪問医に連絡をとったかを確認する。医療機関への搬送が必要と判断された場合は，必要に応じてかかりつけ医やオンライン・メディカルコントロール医師に連絡し，搬送先医療機関の選定について助言を得る。救急救命士は，在宅療法として行われている処置や機器に関する基本的な知識を備えておく必要がある。

1 呼吸補助療法

1) 在宅酸素療法(HOT)

慢性呼吸不全で比較的病状の安定している患者が在宅酸素療法(HOT)の適応になる。原因疾患は，成人では慢性閉塞性肺疾患(COPD)や肺結核後遺症が多く，小児では，新生児慢性肺疾患または慢性新生児関連肺疾患，肺高血圧症や心不全を伴う心疾患，一部のチアノーゼ性心疾患，呼吸器疾患，神経筋疾患，脳性麻痺，先天奇形症候群など多岐にわたる。

(1) 酸素供給装置

膜型酸素濃縮器(図1)，または液体酸素ボンベから，加湿器を通って鼻カニューレやマスクで傷病者へ持続的にあるいは間欠的に酸素が供給される。酸素供給装置に不具合が生じたときは，通常は担当業者が対応する。

(2) 観察の注意点

在宅酸素療法の患者は，低流量の酸素によってSpO_2値を90%程度にコントロールされていることが多い。機器の不具合により酸素供給が減少したために状態が悪化しているのか，原疾患自体の増悪(ぞうあく)によるものなのかを判別する必要がある。酸素が正常に供給されているかを確認した後にバイタルサインを確認し，まずは傷病者の状態の把握に努める。

傷病者の意識があれば呼吸に関する訴えを聞き，呼吸数，発熱，痰の性状，呼吸音の聴診，SpO_2値を確認する。家族にいつもの状態との違いを聞き，それがいつから起

表1　在宅医療にかかわる医療職種と在宅医療の内容

在宅医療の名称	医療職種	在宅医療の内容
訪問診療または往診	医師	定期的・計画的に，在宅患者の病状を診療する。容態悪化時には往診する
訪問看護	看護師	定期的・計画的に，患者の医療的な処置やケアを行う
訪問介護	介護師	患者の身体介助・生活介助を行う
訪問歯科診療	歯科医師	訪問診療車で，歯科診療を行う
訪問歯科衛生指導	歯科衛生士	歯磨きなどの歯科衛生指導や食事摂取継続の助言・指導を行う
訪問リハビリテーション	理学療法士 作業療法士 言語聴覚士	在宅生活を維持しQOLを向上させるために必要なリハビリテーションを提供する
訪問薬剤管理指導	薬剤師	調剤や医材の供給や処方されている薬剤についての服薬法などについて助言・指導を行う。また残薬整理や副作用状況，在宅患者個々の状況に合わせての服薬支援方法の提案や医師や他職種へのフィードバックを行う
訪問栄養食事指導	管理栄養士	療養上必要な栄養・食事について助言・指導を行う
ケアプラン	ケアマネジャー	患者の医療・看護・介護などの計画を作成する

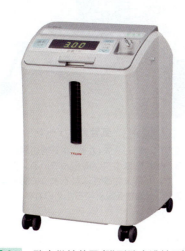

図1　酸素供給装置（膜型酸素濃縮器）の例

家庭用電源で大気中より膜を通して空気を取り込み，最大90％濃度の酸素を供給できる

こっていたか，悪化しつつあるかどうかを確認する。かかりつけの訪問医と連絡がとれる場合には，状態を話して救急救命処置と搬送先の助言を得る。

⑶　救急現場での対応

①酸素チューブや鼻カニューレのトラブルの有無を確認する。酸素チューブの折れ曲がりや水溜まり，接合部・加湿器の蓋の外れなどがないか確認する。

②酸素供給装置が正常に稼働しているかどうか確認できない場合には，準備した酸素ボンベに変更し，平常時定められている流量で酸素投与を開始する。

③排痰困難が認められる場合は，喀痰の吸引，体位排痰，呼吸介助などを行い，必要に応じて気道確保を行う。

④SpO_2値90％を目標に酸素流量を調節し，CO_2ナルコーシスによる呼吸抑制（停止）に備えバッグ・バルブ・マスク換気の準備をしておく。

⑤気管カニューレから吸引する際は，吸引カテーテルの根元を指先で曲げて吸引圧をかけていない状態で，ゆっくり気管カニューレ内に挿入し，十分な深さに挿入したら，カテーテル先端を回しながら，カテーテルを引き抜きつつ吸引する。なお，吸引カテーテルの先は清潔に保つ。

2）在宅人工呼吸療法

⑴　在宅人工呼吸療法とは

在宅人工呼吸療法が行われる原因疾患としては，筋萎縮性側索硬化症，筋ジストロフィーなどの神経筋疾患，COPDや肺結核後遺症などの呼吸器疾患などがある。使用される人工呼吸器は電力駆動であり，短時間であれば内蔵または外部バッテリーからの電力供給も可能である。スイッチやモニター画面が少なくコンパクトで，シンプルな構造になっている。在宅人工呼吸には大きく分けて，気管切開カニューレ（気管カニューレ）を介して行われる気管切開下陽圧換気（TPPV）と，マスクを使用する非侵襲的陽圧換気（NPPV）がある（図2）。器種によって設定や操作方法が異なる。通常は，かかりつけ医や業者がメンテナンスをサポートしている。

患者には気管切開がすでに施行されている場合が多い。長期にわたり気管切開による気道の確保を必要とする患者には，①脳血管障害や頭部外傷に伴う脳障害により，重度の意識障害が遷延し，痰の喀出が自力でできない場合，②咽頭や喉頭の腫瘍で上気道が閉塞しているか，その危険がある場合，③肺障害・上位頸髄損傷・神経筋疾患・呼吸中枢などの障害で人工呼吸器を用いた呼吸補助が常時または長期間必要な場合などがある。

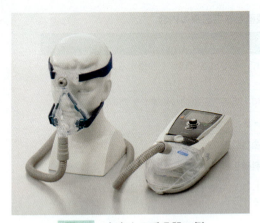

図2　在宅人工呼吸器の例

マスクでの人工呼吸管理が在宅でも行われている

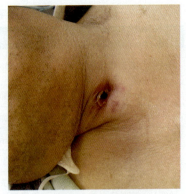

図3　気管切開の孔

場所は前頸部正中で輪状軟骨より尾側にある。そのままカニューレを入れずに放置してもしばらくは自然閉鎖しない

（2）観察の注意点

　人工呼吸器の換気モードが自発呼吸をサポートするものか，完全な強制換気を行うものかを直ちに確認することは器械の操作に慣れないと難しい。バッテリー切れや回路トラブルの場合もある。傷病者本人や家族からいつもの状態との違いを聞いて，必要ならば人工呼吸器を外して直ちにバッグ・バルブ・マスクを用いた補助換気に変更する。

　気管切開され，気管カニューレの挿入が長期に及んでいる場合，皮膚と気管の間に瘻孔ができている（**図3**）。気管カニューレにはプラスチック製でカフのあるもの（**図4**），金属製などでカフのないものなどがある。永久気管瘻の場合には，カニューレを必要とせず加湿用のガーゼが入口部にかぶさっているだけのものもある。

（3）救急現場での対応

①酸素供給装置が正常に稼働しているかどうか確認できない場合には準備した酸素ボンベに変更し，平常時定められている流量で酸素投与を開始する

②SpO₂値の急速な低下を認める場合には，喀痰の吸引や気道確保を行う。

③SpO₂値の急速な低下が気管カニューレまたは人工呼吸器のトラブルによるものと推測される場合は，かかりつけ医または看護師に連絡し，その指示に従う。連絡がつかないか，指示を待つ間に急変が予想される場合には，乳児用マスクを気管切開孔に密着させ，バッグ・バルブ・マスク，または携帯式自動式人工呼吸器により換気する。

④在宅人工呼吸器を傷病者に接続したまま移動させることが可能であれば，電源（バッテリー駆動）を確保し，在宅人工呼吸器の設定を保つ。

⑤自発呼吸で十分な換気が得られない状態で，全身倦怠感，息苦しさ，頭痛などを訴えている場合は，かかりつけ医または看護師に連絡し適切な換気補助の

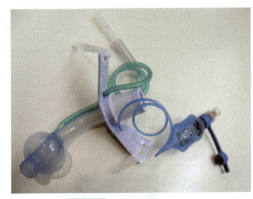

図4　気管カニューレ

両側に広げた固定用の羽から先（左側）が気管切開口を通って気管内に留置される。先端にはカフが膨らんでいる。青のチューブから空気を入れ，カフが耳朶の硬さになるように膨らませる。緑のチューブはカフ上の分泌物を吸引するためのもの

指示を得る。

⑥気管カニューレの事故抜去では，乳児用マスクを用いたバッグ・バルブ・マスク換気が困難な場合は，傷病者の予備の気管カニューレを使って，まず家族らによる再挿入を試みる。家族らにより再挿入ができない場合は，かかりつけ医または看護師の到着を待つ。

② 栄養補助療法

1）在宅中心静脈栄養療法

（1）在宅中心静脈栄養療法とは

　長期にわたって食物を口から食べられず消化管からの栄養の吸収ができない場合，毎日必要な糖分，アミノ酸，脂肪，水分，電解質，微量元素やビタミン類などを経静脈的に投与する必要がある。消化管の悪性腫瘍や虚血などで，とくに小腸の大量切除を施行され永続的に栄養の吸収が不可能な場合や，炎症性腸疾患などで腸管を一定期間休める必要がある場合などが適応になる。

　経静脈栄養剤は高浸透圧であり，血管壁が傷まないよ

うに鎖骨下静脈，内頸静脈，大腿静脈などから，内径が太く血流の豊富な静脈内に留置されたカテーテルを介して投与されている。12〜24時間ごとに中心静脈栄養用製剤の入ったバッグを清潔操作で付け替えて，持続的にカテーテルを通して血管内に栄養成分と水分が供給されていることが多い（**図5**）。

⑵ 観察の注意点

血管内にカテーテルを長期留置することで生じるトラブルは，カテーテル感染や閉塞，事故抜去，カテーテル切断が主なものである。感染時にはカテーテル刺入部の発赤や熱感，悪感や発熱が生じる。カテーテル感染が疑われれば，医療機関において抜去と再挿入が必要になる。閉塞の場合には，点滴が落ちなくなるだけでなく感染源となるため，カテーテルの入れ替えの適応である。体動で引っかかったり，固定用の糸やテープが緩んで偶発的に抜けてしまうトラブルもある。輸液ポンプを使用していない場合，輸液バッグが心臓より低い位置にあるときにはカテーテル内に血液が逆流することがある。

⑶ 救急現場での対応

①中心静脈栄養療法（点滴）中であれば，点滴の中止を家族に依頼し，傷病者搬送の準備をする。

②中心静脈栄養療法（点滴）を中止しない場合には，点滴を継続しながら搬送する。継続する場合には，輸液ポンプ，点滴回路，カテーテルの異常がないか確認する。異常が見つかった場合には，一時的に点滴を中止する。

③輸液ポンプの異常が認められる場合には，電源を含め輸液ポンプの作動状態を確認する。

④点滴回路の接続部が外れた場合は，接続部の両側を一時的にクランプする。

⑤点滴回路の接続部に緩みがある場合は，しっかりと接合する。

⑥カテーテル挿入部から出血した場合は，挿入部を清潔なガーゼで押さえて圧迫止血する。

⑦カテーテルが抜けた場合，または抜けそうになっている場合には，点滴回路をクランプする。

⑧カテーテルの閉塞がある場合には，抜去せずそのままの状態を保つ。

⑨留置カテーテルの固定が不完全な場合は，カテーテルが抜去しないようにテープなどで固定する。

2）成分栄養経管栄養法

⑴ 成分栄養経管栄養法とは

長期にわたって経口的に食事を自力で摂取できない場合に，チューブを使って直接消化管（胃または小腸）へ人工栄養剤や水分などを投与することをいう。胃管を片方の鼻孔から通し，食道を通じて胃に留置する方法（経鼻

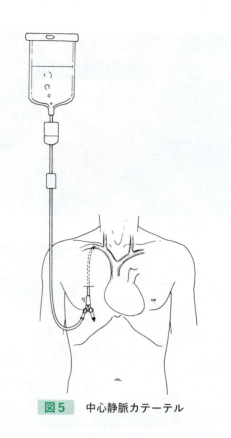

図5　中心静脈カテーテル

胃管，**図6a**）と，腹壁を貫通した胃瘻を介してチューブを胃や小腸内へ直接留置する方法（**図6b**）があり，腸瘻や小児患者では，経腸栄養ポンプが使用されていることもある。脳血管障害や頭部外傷で意識障害が遷延し食事を自力摂取できない場合，脳梗塞後遺症やパーキンソン病などさまざまな原因で嚥下障害を生じ，経口的な摂取では誤嚥・窒息の危険がある場合などに適応となる。

⑵ 観察の注意点

経鼻胃管の場合には，まずしっかり固定されているか，鼻翼に固定している皮膚の性状（皮膚潰瘍や発赤の有無），チューブが抜けそうになっていないかを確認する。扱いに慣れた家族がいれば，平常時との違いを聞く。胃瘻または腸瘻では，上腹部にある刺入部周囲の皮膚の発赤や熱感に注意する。チューブの抜去や閉塞の場合には交換が必要なため，かかりつけ医に連絡をとりその後の指示を受ける。チューブの交換は通常，訪問看護師などが行っている。

⑶ 救急現場での対応

①在宅経腸栄養療法（注入）中であれば，注入の中止を家族に依頼する。

②在宅経腸栄養療法（注入）を中止しない場合には，注入を継続しながら搬送する。

③経鼻胃管からの注入で，胃の中に大量に停留している場合には，頭部を30°以上高位にするか，それができない場合には胃管を開放し，胃内容物を袋に回収するように家族に依頼する。

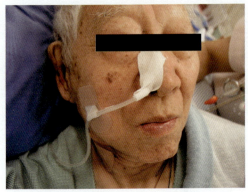

a：経鼻栄養チューブ

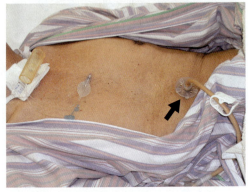

b：胃瘻を介する栄養チューブ

図6 経管栄養チューブとその固定方法，固定位置

3 排泄補助療法

1） 在宅自己導尿療法・持続導尿

(1) 在宅自己導尿療法・持続導尿とは

脳血管障害を含む長期意識障害，脊髄損傷，骨盤内腫瘍術後など，尿意を感じたり，随意的に排尿することができなくなっている患者では，外尿道口から膀胱内へカテーテルを挿入し，膀胱に溜まっている尿を体外へ排出する（導尿）。カテーテル（多くは膀胱内で膨らませたバルーン付きカテーテル）を膀胱内に持続的に留置することもある（持続導尿）。カテーテルは大腿部や下腹部にテープなどで固定されている。

(2) 観察の注意点

起こり得るトラブルとしては，カテーテルの抜去，閉塞，乏尿，血尿，尿混濁などがある。発熱や脱水など全身症状を伴う場合もある。患者本人や家族から症状を詳しく聞き，カテーテルが通常の長さと同じか，カテーテルの周りから尿漏，尿混濁，血尿がないかを確認し，訴えと併せて判断する。かかりつけ医に助言を求めることも必要である。

(3) 救急現場での対応

尿道留置カテーテルや恥骨上カテーテルが抜去しないように注意し，採尿バッグを膀胱より低い位置に固定する。尿の色調（混濁・血性）を観察する。

2） 人工肛門

(1) 人工肛門とは

直腸がんの切除手術などにおいて，切除部口側の腸管（腸を切除した際の口側に残った腸の断端）を腹部（左側が多い）の皮膚上に出して固定したものを人工肛門という。人工肛門の周囲には，排泄物を収集するためのビニール製パウチが腹壁上に密着するように貼り付けられている。人工肛門には本来の肛門にある括約筋が存在しないため，便とガスはパウチ内に断続的に排泄される（図7，図8）。

(2) 観察の注意点

人工肛門の観察においては，透明パウチを通して露出している腸粘膜の色調や周囲皮膚の炎症状態を確認する。パウチ内に排泄された便の性状や排ガスの有無については，本人や家族からの聴取により把握する。

(3) 救急現場での対応

搬送時には排便による周囲の汚染を防ぐため，本人や家族にパウチの装着状態を確認してもらう。

4 在宅注射療法

1） 在宅注射療法とは

在宅自己注射は，糖尿病に対するインスリン製剤や成長ホルモン分泌不全性低身長症に対するヒト成長ホルモン製剤，血友病に対する凝固因子製剤などさまざまな薬剤が自宅で投与可能となっている。近年とくに増加している糖尿病患者に対して（1型糖尿病は絶対適応），インスリン注射が行われている（p.606，図4参照）。また，がん末期患者が自宅で最期の時間を過ごすために，がん性疼痛に対する鎮痛薬や麻薬の使用も行われている。

2） 観察の注意点

インスリン注射で効果が予想以上に発現した場合，低血糖を発症することがある。

鎮痛薬や麻薬の使用で，便秘，悪心・嘔吐，眠気，混乱・せん妄，呼吸抑制，口渇，排尿障害などを生じることがある。

3） 救急現場での対応

①在宅持続注入療法の場合には，薬剤名と投与ルートを確認し，傷病者の移動中にルート抜去や接続部の開放が起こらないように注意する。

②インスリン注射による低血糖症では，血糖測定を行い，必要に応じてブドウ糖溶液の投与の指示を受ける。

③鎮痛薬による呼吸抑制をきたした場合には，酸素投与や状況によって補助換気を行う。

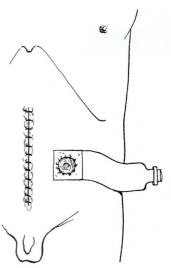

図7　人工肛門に用いられるパウチと皮膚保護剤

皮膚保護剤ディスクを人工肛門の形に合わせて腹壁にしっかり密着させて貼り付けることが管理上もっとも大事である

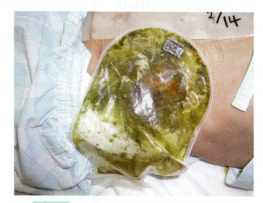

図8　実際の人工肛門の例（右が頭側）

透明のパウチが，皮膚保護剤ディスク上に密着して貼り付けられている。パウチの中にあるのは便とガスである

5　在宅補助腎臓療法

1）　在宅血液透析療法

⑴　在宅血液透析療法とは

腎機能が低下し腎不全にまで至った場合には，一般的に病院や診療所で血液透析が行われるが，患者にとって週3回の通院は身体的，精神的，時間的な負担が大きい。自宅に透析装置を設置し，患者自身（家族などの介助）で血液透析を行うといったライフスタイルに合わせた対応が可能となっている。

⑵　観察の注意点

慢性腎不全患者では前腕の皮下などに動脈と静脈をつないだ血液透析用内シャント（内シャント）が造設されている（図9，10）。この内シャントに穿刺した針から血液を透析装置へ送り，体内の余分な水分と老廃物を除去し，再度体内へ戻す。シャントが正常な状態ならば，拡張して蛇行している静脈内に拍動する血流を皮膚の上から触れることができる。

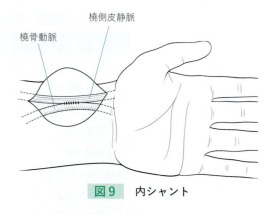

橈骨動脈　橈側皮静脈

図9　内シャント

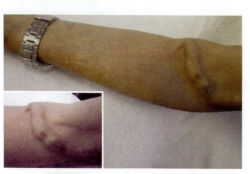

図10　血液透析用内シャント

動脈とつなぐことによって拡張・怒張した静脈

内シャントの位置を確認して血液の拍動が感じられない場合には，閉塞の可能性が考えられ，再手術による再建が必要になる。低血圧（何らかのショック）が原因でシャント内の血流が低下している場合には，早期の治療によりシャント閉塞を回避できる可能性がある。

⑶　救急現場での対応

①うっ血性心不全や肺水腫，高カリウム血症による重症不整脈など緊急度が高い場合は，酸素投与を行い，心電図モニターを装着する。

②シャントのある上肢でマンシェットを巻いて血圧測定をしたり静脈路確保をしたりすることは避ける。

③シャント部からの出血に対しては圧迫止血に時間を要することが多いことに留意する。

2）　在宅腹膜透析療法（腹膜透析）

⑴　在宅腹膜透析療法とは

腹膜を利用した透析を腹膜透析という。腹膜透析では腹壁を通して留置されたチューブから腹膜腔内に透析液を注入し，一定の時間を置いて体外へ回収する。これを1日数回，または24時間連続で行うことで，一定の透析効率を得ることが可能になる。夜間睡眠中だけ機器を用いて連続して行い，昼間は行わない方法もある。患者にとって負担が少なく，移動に制限がある人や在宅での仕事が中心の人にとっては，社会生活の制限が比較的軽い方法である。表2に血液透析と腹膜透析の違いを示す。

表2	血液透析と腹膜透析の主な違い	
項　目	血液透析	腹膜透析
透析をする場所	医療施設や自宅	自宅や会社など
透析に必要な時間	1回当たり4〜5時間	24時間連続
透析を行う人	主として医療スタッフ	本人や家族
通院回数	週に2〜3回	月に1〜2回
抗凝固薬	必要	不要
血液，体液の変動	大きい	小さい
血糖，脂質値	影響なし	上昇しやすい
透析中の活動	拘束される	活動できる

⑵　観察の注意点

　透析チューブ挿入部の発赤や熱感，固定の状況（抜けそうになっていないか，刺入部周囲から漏れや滲出液がないか）を観察する。全身的には体温を含めたバイタルサインとともに，腹膜炎の症状の有無を観察する。

⑶　救急現場での対応

①カテーテルの挿入部位を観察し，チューブトラブル（閉塞や抜去，感染）はかかりつけ医に連絡する。
②チューブが抜けた場合には，刺入部に清潔なガーゼを当てて搬送する。
③うっ血性心不全や肺水腫，高カリウム血症による重症不整脈など緊急度が高い場合は，酸素投与し，心電図モニターを装着する。

10 救急搬送

A 救急搬送総論

1 救急搬送と現場で業務を行う者の役割

傷病者を医療機関，その他の場所に緊急に搬送することを，救急搬送という。救急救命士は救急現場において比較的高度な処置の実施が可能である。しかし，現場で対応可能な範囲には限りがある。傷病者を速やかに医療機関に救急搬送し，医師の診療に委ねることもまた，救急現場で業務を行う者の重要な役割である。

救急搬送においては，傷病者の容態悪化を防ぎつつ，できるだけ苦痛を与えずに，迅速かつ安全に適切な医療機関などへ搬送することが求められる。円滑な救急搬送の実施には，傷病者の状況，搬送を担う救急隊員，搬送経路，搬送方法などさまざまな要因についての十分な理解が必要である。

2 救急搬送の概要

1) 搬送方法と搬送経路の選択

最適な搬送方法と搬送経路を決定する際には，以下の要因を考慮する必要がある。

- 傷病者の重量・大きさ，病態，実施されている処置，搬送中に必要な観察・処置，搬送中に求められる体位
- 資器材の重量・大きさ
- 救急現場の状況（二次災害の可能性など）
- 救急車の停車位置までの経路の状況（道幅，昇降，路面性状，障害の有無など）
- 救急隊などの搬送能力

これらの情報を収集し，総合的に判断することが重要である。とくに，傷病者のもとに向かう往路での経路の状況把握は，適切な搬送方法と搬送経路の選択に大きく影響する。

決定した搬送方法と搬送経路は隊員間で共有し，全員が同じ認識の下で活動できるようにする。搬送途中で方法を変更する必要がある場合は，隊員間の十分なコミュニケーションが欠かせない。また，搬送経路上の障害物は，可能なかぎり事前に排除しておく。

適切な隊員配置と連携，状況に応じた柔軟な対応により，傷病者を安全かつ効率的に搬送することが可能となる。傷病者の安全への配慮が最優先であるが，快適性への配慮も必要となる。

2) 救急搬送の手順

傷病者の搬送は概ね次の順で行われる。

①現場からメインストレッチャーまでの搬送
②メインストレッチャーへの収容
③メインストレッチャーでの曳行
④救急車への搬入
⑤救急車による搬送
⑥救急車からの搬出
⑦医療機関の診療台への収容

3) 効率的で安全な搬送のための留意点

(1) 搬送重量の確認

傷病者，ストレッチャー，搬送資器材などの総重量を推測する。そのうえで各隊員の体力を踏まえた総搬送可能重量と比較する。対応できない場合は応援隊を要請する。119番受信時でも，搬送重量と比較し隊員の体力が劣勢と予想される際には，消防隊との連携（PA連携）な

どで人員を補強するなどの対応が可能な場合がある。

⑵ 隊員の役割・配置の工夫

隊員の役割や配置は，傷病者の体格や状態，搬送経路の特性，隊員の体力や経験などを総合的に考慮して決定する。

⑶ 合図とコミュニケーション

搬送中は隊員間の連携を密にし，傷病者を持ち上げるときや移動を開始するときなどは合図をかけ，タイミングを合わせる。合図などのコミュニケーション不足は，傷病者の転落や隊員の負傷につながる。傷病者の不安軽減と隊員間の連携のため，積極的にコミュニケーションをとる。

⑷ 持ち上げ，搬送技術

ボディメカニクスに基づいて持ち上げ，搬送を行う。背すじを伸ばし，膝を深く曲げ，傷病者を持ち上げる。階段や狭隘な場所での搬送では，無理な姿勢にならないように留意する。

3 傷病者の安全確保

搬送中には，傷病者の転落などの事故が多発する。これらの事故には，転落による頭部損傷で死亡に至るケースもある。安全配慮を欠いた活動により生じた事故の責任は重い。救急救命士は，事故の生じやすい状況とその予防策について理解しておく必要がある。

1) 転落事故のリスクとその予防

これまで報告されている転落事故の要因には次のようなものがある。

- 固定ベルトを装着しなかった
- ストレッチャーの転落防止用のサイドレールを上げ忘れていた
- ストレッチャーの方向変換をしたところ，地面の傾斜などによりストレッチャーが大きく傾いた
- ストレッチャーで持ち上げようとした際に，バランスを崩し大きく傾いた
- 傾斜地でストレッチャーのストッパーを掛け忘れた
- 安全確保ができる人数に満たない隊員でストレッチャーを操作した

転落事故を防ぐためには，これらの要因を理解し，適切な予防策を講じることが重要である。ストレッチャー上では固定ベルトやサイドレールを上げて，確実に傷病者を固定し，転落などを防止する。傷病者は，不穏やけいれんなどにより不意に大きな体動を生じる可能性があることを念頭に置いて活動する。

ストレッチャーは高さが低いほど重心が下がり，安定性が増す。また，転落した際の傷病者の負傷は軽減され安全性が高まる。傷病者の観察・処置が可能な最低限の

高さになるように下げ，できるだけ安定性と安全性を確保する。けがの原因になるものを遠ざけておくなどの対処も大切である。

2) 身体の抑制

不穏などによって，搬送中の転落，自傷・他害，留置針の抜去といった危険性が高い場合，傷病者などの安全が確保できないと判断される場合には，身体の抑制を選択せざるを得ない状況も想定される。やむを得ず身体を抑制する場合には次の点に留意する。

- 抑制の必要性は複数人で判断する
- 家族などの関係者に必要性を説明し同意を得る
- 安全確保に必要な最小限の部位や時間にとどめる
- 呼吸抑制，循環抑制，局所の強い圧迫が生じないように抑制箇所，抑制程度を工夫する
- 抑制中には常に1人はそばに付き添い観察を継続する
- 何らかの異常が認められた場合には抑制の解除を考慮する
- 抑制を要した理由と同意した者の情報も含め，救急活動記録に記載する

4 ボディメカニクスと傷病者の持ち上げ

1) ボディメカニクス

ボディメカニクスとは，人体の運動機能を担う骨・関節・筋などの相互関係，あるいはそれらを力学的原理に基づいて効率よく動かす技術をいう。搬送実施者自身のけがを防ぎつつ，最小限の力で安全に傷病者や医療資器材などを持ち上げたり搬送したりするうえで，ボディメカニクスへの理解が欠かせない。ボディメカニクスに基づいた動作の基本を以下に示す。

⑴ 基底面積を広くとる

両足を囲んだ床面を基底面積という。足を肩幅以上に開き，基底面積を広くとることで動作が安定する（図1）。この面が狭すぎると腰などに負担がかかりやすい。

⑵ 重心を低くする

重心を低くすることでバランスが安定する。膝を曲げ重心を下げる（図2）。中腰や膝が伸びた状態ではバランスが悪く不安定となる。

⑶ 重心を近づける

搬送実施者と傷病者の重心を近づけるために，傷病者のできるだけ近くに自身の身体を配置する（図3）。重心を近づけることで傷病者に力が伝わりやすく，安定感が増す。

⑷ 傷病者の身体を小さくまとめる

傷病者の腕を胸の上に乗せる，膝を曲げる，両手・両足を組ませるなどして，傷病者を小さくまとめる（図4）。身体を小さくまとめることで力が分散しなくなり，傷病

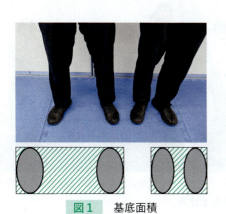

図1　基底面積

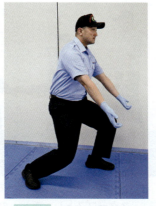

図2　重心を低くする

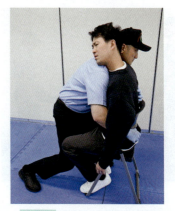

図3　身体を密着させる

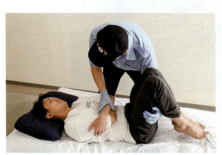

図4　傷病者を小さくまとめる

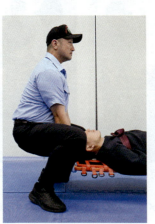

図5　大きな筋肉を使う

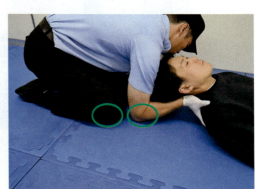

図6　てこの原理を使う（肘や膝を支点にする）

者を動かしやすくなる。また，周囲の障害物の回避も容易になる。

⑤　大きな筋肉を使う

腕の筋力だけに頼らず，身体全体の筋肉，とくに大腿筋などの大きな筋肉を用いるようにする（図5）。

⑥　てこの原理を使う

支点（支えとなる部分）・力点（力を加える部分）・作用点（加えた力が働く部分）の作用を考え，てこの原理を応用すると少ない力で大きな効果が得られる。肘や膝を床やベッドにつけて支点にすると，少ない力で傷病者を起こすことができる（図6）。

▶ **参考：救急搬送と腰痛症**

　救急搬送で生じる負傷のうち，もっとも多いのが腰痛症である。

　上体を前屈させた姿勢で，メインストレッチャーなどの重量物を持ち上げようとすると，脊椎後方に負荷がかかり，脊椎後方の靱帯の過伸展や損傷が生じる。背すじを伸ばした姿勢では脊椎に均等に力が加わり，靱帯損傷が生じにくい。

　腰部などの筋肉の局所に過度な力が加わると，筋繊維の断裂などが生じる。腰部のみならず殿部や下肢の大きな筋肉群を効果的に使うことで，局所の損傷を防止できる。トレーニングによる筋肉強化も効果的である。

　そのほか，狭い搬送経路での身体の前屈やひねり，傷病者の容態悪化などに伴う急な動作，筋肉が緊張しやすい寒冷環境での業務などが腰痛症のリスク要因としてあげられる。

　オーストラリアなどでは，「緊急時や命にかかわる状況以外では人を手動で持ち上げてはならない」という考え方（No Lifting Policy）の下に，電動ストレッチャーなどの自動化・省力化資器材を積極的に導入し，傷病者の持ち上げなどの機会を減らしている。これにより，腰痛などの負傷，それに伴う労災補償費，離職率の減少効果があったとされている。近年，日本においても電動ストレッチャーなどの導入が始まっている。

2)　傷病者の持ち上げ

⑴　隊員の配置

　一般的に仰臥位での体重分布は，頭部8％，胸部33％，腰部44％，脚部15％とされ，上半身に偏っている。この体重分布を考慮し，バックボードなどで傷病者を持ち上げたり搬送したりする際には適切に隊員を配置する必要がある。

　バックボード，スクープストレッチャーなどを2人で持ち上げる場合は，頭側と足側に配置する。もう1人加わる場合は体幹部に配置するか，2人の隊員を頭側に配置して3人で持ち上げる（図7）。仰臥位での体重分布や

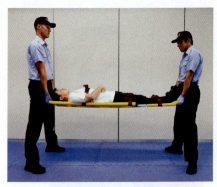 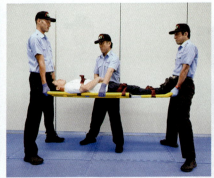 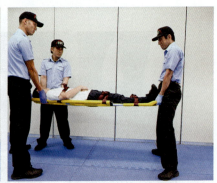

a：2人での持ち上げ b：体幹部に隊員を配置した持ち上げ c：頭側に2人の隊員を配置した持ち上げ

図7　スクープストレッチャーの持ち上げ方

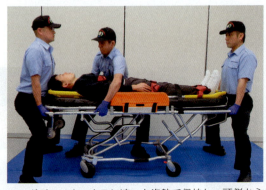 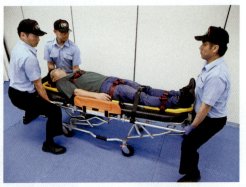

a：ボディメカニクスに適った姿勢で保持し，頭側から　b：体重の重い傷病者では，頭側に2人の隊員を配
　　持ち上げる　　　　　　　　　　　　　　　　　　　　置し持ち上げる

図8　メインストレッチャーの持ち上げ方

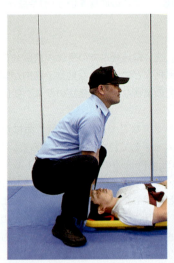 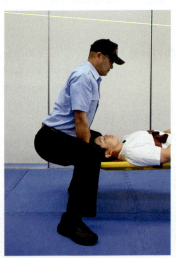 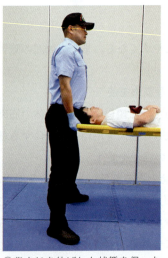

①背すじを伸ばし，脚を広げ，膝　②背すじを伸ばしたまま，大きな筋　③背すじを伸ばした状態を保った
　を深く曲げ，搬送資器材を把持　　肉群を使ってゆっくり持ち上げる　　まま搬送を行う
　する

図9　傷病者の持ち上げ方

隊員間の体格差，体力差に応じて3人の配置を工夫する。メインストレッチャーを持ち上げる場合も同様である（図8）。

(2) 持ち上げの手順（図9）

　落下防止のためのベルトがあれば，それを使用する。適宜，傷病者や隊員に声をかける。傷病者を持ち上げる際は，ボディメカニクスに基づき，足をしっかり開き，ストレッチャーにできるかぎり近づき，背すじをまっすぐ上に伸ばし，膝をしっかりと曲げ，腰は使わずに足を使って持ち上げる。膝をしっかりと曲げることで腰を使わずに安定した姿勢で持ち上げることができる。

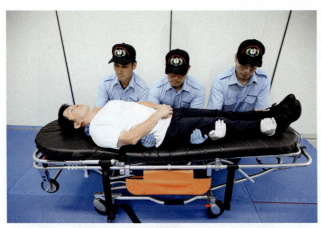
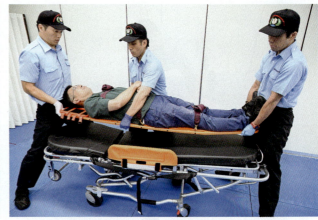

a：用手による収容（注：撮影のためにサイドレールを下げている）　　b：バックボードによる収容

図10　メインストレッチャーへの収容

B　救急搬送各論

1　現場からメインストレッチャーまでの搬送

メインストレッチャーを傷病者の近くに配置できない場合は，メインストレッチャーまで傷病者を搬送する必要がある。

搬送に先立って，必要に応じて傷病者の病態にもっとも適した体位に変換し，適切な搬送体位を確保する。メインストレッチャーまでの搬送には搬送資器材を用いることが多いが，搬送資器材を使用できない場合，使用する余裕がない場合などでは徒手搬送を行う（図10）。

いずれの搬送であっても，基本的に傷病者は足側から搬送する（図11）。階段や傾斜地を昇る場合は頭側が低くなるので，水平を保つため頭側を高くする。それが困難な場合は，頭側から搬送してもよい。搬送距離が長い，経路に搬送障害が多い場合などは，全員が進行方向を向いて搬送するのがよい。携行した救急資器材が搬送に支障をきたす場合は，それらを一緒に運ばずに分けて搬送する。

1）体位変換

傷病者は仰臥位にして搬送するのが一般的であり，腹臥位であった場合には仰臥位へ体位変換する。ただし，病態や既往歴（麻痺や拘縮，亀背など）などの傷病者の状況に応じて側臥位や坐位などで搬送する場合もある。外傷傷病者に対しては，ログロールなどによる体位変換が用いられる。

(1) 仰臥位への体位変換

傷病者を腹臥位から仰臥位へ体位変換する方法として，1人法，2人法などが知られる。

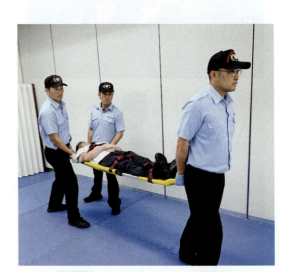

図11　救急隊員の配置と搬送方向

1人法では，傷病者の後頸部と伸ばした手の反対側の上腕部を保持して，側臥位にし，ゆっくりと仰臥位にする（図12）。2人法では，傷病者の片方の手を伸ばした状態で一方の隊員が頭部を保持する。もう一方の隊員は後頸部と上腕部を保持する。頭部と後頸部を保持したまま側臥位にし，次いでゆっくりと仰臥位にする（図13）。

(2) 側臥位への体位変換

ターポリン担架の挿入時などでは側臥位をとる。傷病者の両手を組み，両膝を立て，両膝と肩を軽く押さえて膝から先に倒し，その後，肩を手前に倒す（図14）。

(3) 坐位への体位変換

車椅子や坐位状態にしたサブストレッチャーへ収容する際には坐位をとる。傷病者の肩と膝を保持し，下肢をベッド上から降ろす。傷病者の肩から後頸部に手を差し入れ，腰部を支点に傷病者を起こす（図15）。

2）徒手搬送

徒手搬送とは，搬送資器材を使用せずに傷病者を運ぶ方法をいう。以下のような状況において，徒手搬送が選

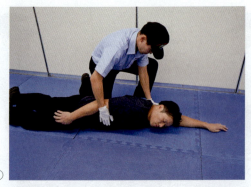

①

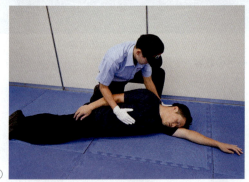

②

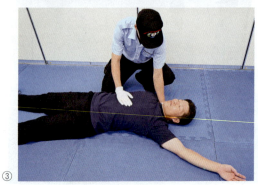

③

図12 体位変換（仰臥位，1人法）

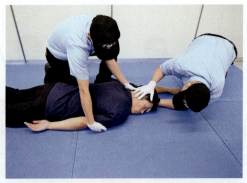

①

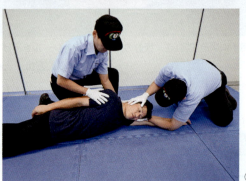

②

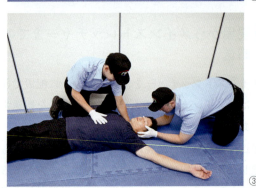

③

図13 体位変換（仰臥位，2人法）

択される。搬送法によっては，胸部や頸部の圧迫により傷病者に苦痛を与える場合がある。

- 狭隘（きょうあい）な場所や階段など，各種搬送資器材が使用できない場合
- 二次災害の危険性が高く，早急に搬送しなければならず，搬送資器材を用いる余裕がない場合

(1) 支持搬送

意識障害がなく，下肢の負傷などにより自身のみでは起立歩行の困難な傷病者に用いられる（**図16**）。

① 1人で行う場合

傷病者の負傷側の片方の手を隊員の頸部に回して保持し，さらに傷病者の腰部（ベルトなど）を保持しながら搬送する。

② 2人で行う場合

傷病者の両手を隊員の頸部に回し，それぞれの隊員が傷病者の手首を保持し，さらに傷病者の腰部（ベルトなど）を保持しながら搬送する。

(2) 組手搬送

組手搬送は，意識障害がなく歩行不可能な傷病者に用いられる。傷病者の大腿部を隊員の組手に乗せ，傷病者の両上肢を両側の隊員の肩に回して搬送する（**図17**）。

(3) 左右からの抱え搬送

左右からの抱え搬送は，意識障害の有無に限らず，歩行不可能な傷病者に用いられる。隊員2人が一方の腕で相互に肩を組み，傷病者の背中を支える。もう片方の手は，傷病者の大腿の下でお互いの手首を握り合う。傷病者の両腕は搬送者の肩に回し，隊員2人が同時に持ち上げて搬送する（**図18**）。

(4) 前後からの抱え搬送

前後からの抱え搬送は，二次災害の危険性が切迫し，より早急に搬送する必要がある場合に用いられる。1人が，傷病者の背部から腋窩に手を入れ，傷病者の前腕と手首を把持し，もう1人が傷病者の両下肢を抱きかかえ搬送する。傷病者の両足を組むようにして抱えると保持しやすい（**図19**）。

III
2
救急医学概論／救急救命処置概論

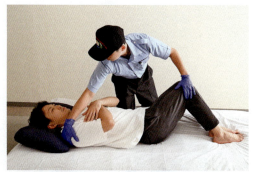

①傷病者の両手を組ませ，両膝を立て，両膝と肩を
　押さえて膝から先に倒す

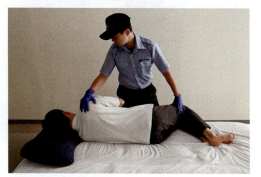

②膝を倒した後に肩を手前に倒す

図14 体位変換（側臥位）

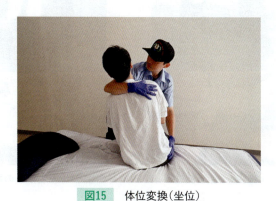

図15 体位変換（坐位）

傷病者の肩から後頸部，腰部を保持し，腰部を支点に傷病者を起
こす

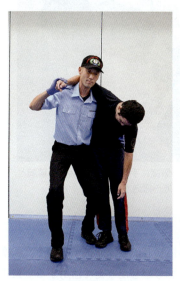

a：支持搬送1人法

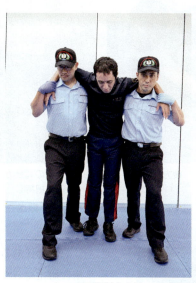

b：支持搬送2人法

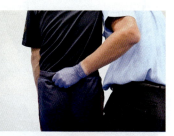

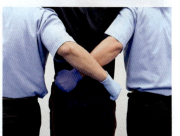

c：傷病者腰部の把持

図16 支持搬送

⑸ 引きずり搬送

　引きずり搬送は，二次災害の危険性が切迫し，より早急に搬送する必要がある場合や，天井が低い場所での搬送で用いられる。傷病者の身体を持ち上げず，下肢など身体の一部を引きずりながら搬送する。

　①背部からの引きずり搬送

　傷病者の衣類の奥襟部分を把持し，前腕部で頭部を挟み頭頸部を保持しながら，後方の安全を確認し衣類ごと引っ張り搬送する。または，傷病者の背部から腋窩に手を入れ，傷病者の前腕と手首を把持し搬送する（図20）。

　②毛布などによる引きずり搬送

　傷病者を毛布やシーツに包んで頭部部分を丸めて把持し，後方の安全を確認しながら両肩を浮かせ気味にして毛布ごと引っ張り搬送する（図21）。緊急の場合のほか，傷病者の自宅内で傷病者が寝ていた敷布団を活用して居室から玄関まで搬送する場合などにも用いられる。

3） 搬送資器材による搬送

　搬送経路や途中の障害の状況，傷病者や搬送を担う隊員の状況，資器材の最大荷重，特性などを勘案し選定する。搬送資器材は，救急隊の用意したもののみならず，

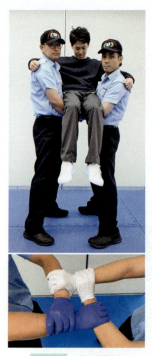

図17　組手搬送

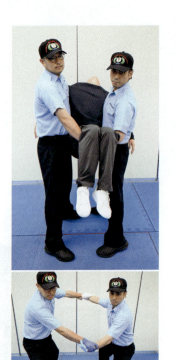

図18　左右からの抱え搬送

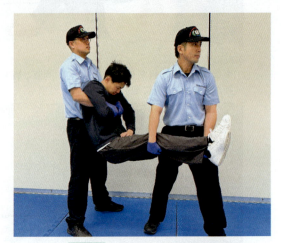

図19　前後からの抱え搬送

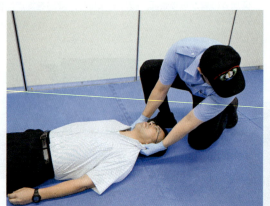

a：傷病者の衣類の奥襟部分を把持し，後方へ搬送する

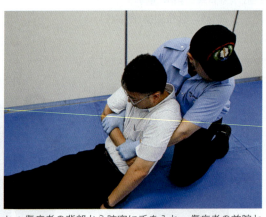

b：傷病者の背部から腋窩に手を入れ，傷病者の前腕と
　手首を把持し，後方へ搬送する

図20　背部からの引きずり搬送

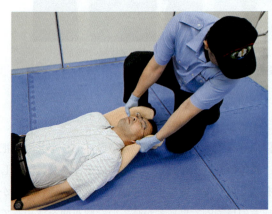

図21　毛布などによる引きずり搬送
毛布やシーツに包み，両肩を浮かせ気味に後方へ搬送する

救急現場にある傷病者の布団や椅子などを，強度など使用に耐え得るかを考慮したうえで活用する。搬送資器材に固定ベルトやサイドレールで確実に傷病者を固定する。

（1）サブストレッチャー

サブストレッチャー（図22）は，メインストレッチャーに比べ軽量で幅が狭いため，狭隘な場所で用いられる。多くは折り曲げて椅子型に変形でき，坐位での搬送も可能であり，階段などの昇降やメインストレッチャーを収容できないエレベーターでの昇降の際にも用いられる（図23）。

収容する際は，坐位にした傷病者の手を隊員の背中に回し，腰を深く落としてから傷病者の身体を引き寄せて一緒に立ち上がり，傷病者と一体的に身体を回転させ椅子に座らせる（図24）。あらかじめサブストレッチャー（車椅子）を収容しやすい位置に配置し，動かないように固

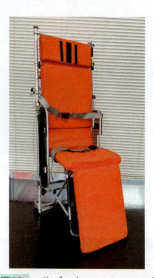

図22 サブストレッチャーの例

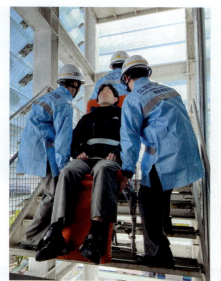

a：昇り搬送

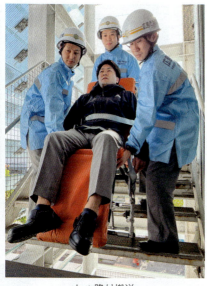

b：降り搬送

図23 サブストレッチャーによる階段搬送

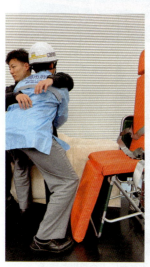
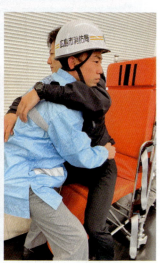

図24 サブストレッチャーへの収容

傷病者の手を隊員の背中に回し，隊員は腰を落として傷病者に密着し，自らと一緒に傷病者の身体を回転させサブストレッチャーに座らせる

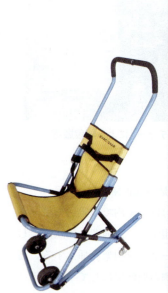
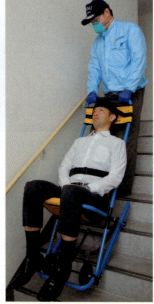

図25 階段搬送用ストレッチャーの例

定する。

　サブストレッチャーに収容した後は，頭側の隊員は後部の握り手を，両側の隊員は胸部または肩部と足部の持ち手を握り，持ち上げて搬送する。

⑵ 階段搬送用ストレッチャー

　階段搬送用ストレッチャーは，階段を降ろす際に使用する（図25）。ゴムローラーベルトの摩擦により抵抗を与えて階段滑降させる。隊員1人で降ろすことができるタイプもある。

⑶ レスキューシート

　レスキューシート（図26）は，階段搬送や狭隘な場所からメインストレッチャーまでの搬送に使用する。4カ所の持ち手を持ち，椅子状にして搬送する。

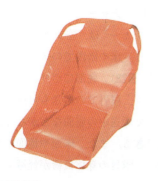

図26 レスキューシートの例

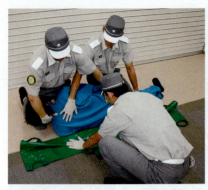 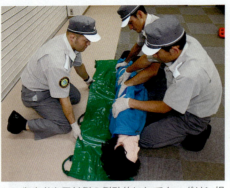 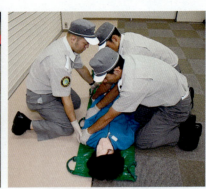

a：傷病者を側臥位にして半分に折った　b：傷病者を反対側の側臥位にしてターポリン担　c：傷病者をターポリン担架の中央へ乗せ
　ターポリン担架を挿入する　　　　　　　架を引き出す　　　　　　　　　　　　　る

図27　ターポリン担架への収容法

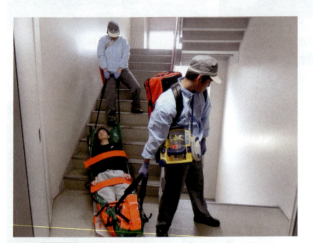

図28　エアストレッチャー®による階段搬送

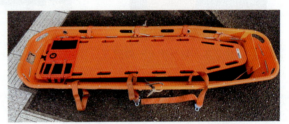

a：バスケット型ストレッチャーの例

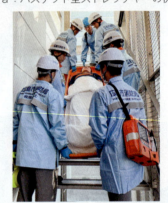

b：バスケット型ストレッチャーによる救出と搬送

図29　バスケット型ストレッチャー

(4)　ターポリン担架（または布式担架）

　ターポリン担架（布式担架）は，屋内での搬送や階段，狭隘な場所からの搬送に使用する。傷病者を側臥位にして，背面に半分に折ったターポリン担架を挿入する。傷病者を仰臥位に戻し，反対側の側臥位にして半分に折ったターポリン担架を引き出し，ターポリン担架の中央へ乗せる（図27）。落下防止のため傷病者をベルトで固定し搬送する。

(5)　エアストレッチャー®

　エアストレッチャー®は，空気が注入されたマットがクッションとなり，床や階段でのスライド搬送が可能な搬送器具である（図28）。底部にポリエチレン製の板を装着することにより，屋外での搬送も可能となる。ターポリン担架に比べて搬送中の屈曲などがなく，傷病者を安定させて搬送できる。また，床面や地面をスライドさせて搬送するため，隊員の身体負荷が軽減できる。

(6)　バックボード

　バックボードは，両側にはストラップをかけるピンと搬送時に持つグリップの穴がある木製やポリエステル製の固定具で，主に外傷傷病者の脊椎運動制限に用いる。全身を固定するバックボードと上半身を固定するショー

トバックボードがある。いずれもヘッドイモビライザーとベルトを使用して脊柱を固定する。収納スペースをとらない二つ折りタイプのバックボードもある。また，小児の体格に合わせた小児用もある。

(7)　スクープストレッチャー

　スクープストレッチャーは，ポリマー樹脂製やアルミニウム製で，すくい羽根を2つに割り，傷病者をすくって収容できるのが特徴である。傷病者の身長に合わせて全長の調整もできる。種類によっては脊椎運動制限も可能である。骨盤骨折や腸管脱出，異物の刺さった傷病者の搬送に使用する。

(8)　バスケット型ストレッチャー

　バスケット型ストレッチャー（図29）は，搬送と救出用のストレッチャーで舟の形をしていることから舟型担架とも呼ばれる。ポリエチレン製やアルミ製，ステンレス

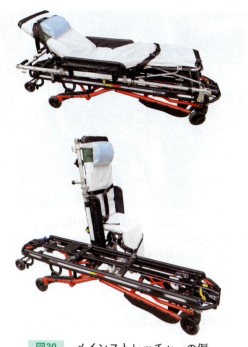

図30　メインストレッチャーの例

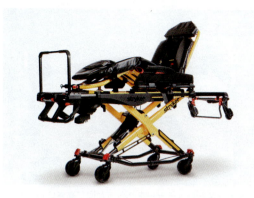

図31　電動ストレッチャーの例

製などがある。吊り上げなどの救出や長距離搬送では
バックボード，スクープストレッチャーに全身固定して，
バスケット型ストレッチャーに乗せ，救出搬送する。

⑼　メインストレッチャー

メインストレッチャーとは，傷病者を乗せたまま救急
車内へ収容し，医療機関に搬送するためのストレッ
チャーである（図30）。医療機関到着後は，救急車から降
ろし，そのまま医療機関の救急外来や初療室に搬入する
まで使用する。

①手動ストレッチャー

手動ストレッチャーは，救急車への収容時に，ストレッ
チャーの脚が折りたたまれて収納される構造となってい
る。搬送部分から傷病者収容部を分離して，サブストレッ
チャーとして使用できるタイプもある。高さを数段階に
調整でき，傷病者の病態に応じた体位をとることもでき
る。

②電動ストレッチャー

電動ストレッチャー（図31）は，電動モーターにより，
ストレッチャーの脚が自動昇降する機能を有し，傷病者
の救急車への収容や救急車からの搬出を電動で行える。

電動ストレッチャーは車軸幅が広いため，低位や中間
位の高さでの搬送では安定しているが，高位ではモー
ターやバッテリーにより重心位置が高くなり転倒しやす
くなるので注意が必要である。

2 メインストレッチャーへの収容

収容に際しては，あらかじめメインストレッチャーを
傷病者の移動方向に合わせて配置して車輪をロックし，

固定ベルトなどが邪魔にならないように準備しておく。

ベッドなどからメインストレッチャーに傷病者を移動
させる際には，双方の高さを合わせることで，より安全
に移動できる。移動時は，傷病者の頭側と両側に隊員を
配置し，頭側の隊員は前腕に傷病者の頭頸部を乗せ保持
し，両側の隊員は傷病者の背面に手を差し入れて移動さ
せる。傷病者の下に敷いた毛布やシーツを使って移動さ
せる場合は，毛布やシーツを傷病者のできるだけ近い位
置で把持しやすい大きさに丸め，引っ張りながら移動さ
せ，メインストレッチャーに収容する（図32）。バックボー
ドやスクープストレッチャーごと傷病者をメインスト
レッチャーに乗せることができる場合はそのようにする
（図10b）。

3 メインストレッチャーでの曳行（えいこう）

傷病者をメインストレッチャーに収容した後，傷病者
の状況を確認し，必要な観察と処置を継続する。毛布で
保温することを考慮する。また傷病者の状態に応じて，
上体を起こすために背上げの角度を調整する。

曳行は，できるかぎり低い位置で行うことが望ましい。
高い位置での曳行は，重心位置や脚荷重分布の観点から
転倒の危険性が高くなるためである。ただし，曳行中の
観察や処置（例：バッグ・バルブ・マスク換気）が継続で
きる高さを選択する。

曳行中，傷病者が身を乗り出すような体位をとると，
脚にかかる荷重分布が不均一になり，小さな段差や路面
の凹凸でもストレッチャーが転倒する危険性がある。固
定ベルトをしっかりと締め，傷病者の動きに注意を払う
ことが重要である。段差や路面が悪い場所など，曳行が
不安定な場所ではストレッチャーを持ち上げ，車輪を浮
かして搬送することも考慮する。

ストレッチャーの方向変換時は，バランスを崩しやす
いため，進む方向を確認し，ゆっくりと旋回し，内輪差
に伴う壁などとの接触についても注意する。旋回時や振

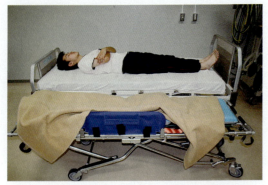

①メインストレッチャーをベッドと同じ高さにし,ストッパーで固定する

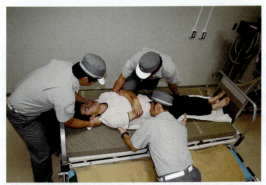

②シーツの両端を把持しやすい大きさに丸める

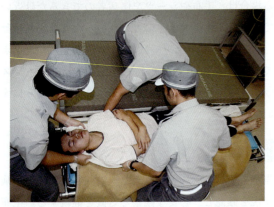

③シーツを引っ張りながらストレッチャーへ収容する

図32 シーツを利用した収容

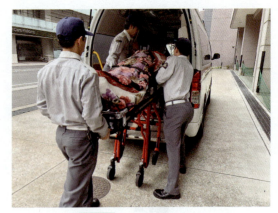

図33 救急車への搬入

両側に隊員を配置し,メインストレッチャー前輪をストレッチャー架台に乗せ,搬入体勢が整った後,メインストレッチャー脚を収納し搬入する

ながら収容する(図33)。防振架台への固定を忘れずに行う。

5 救急車による搬送

1) 運行

道路状況を踏まえ,渋滞や工事,狭隘などを考慮しながら,搬送先医療機関へもっとも近いルートを選択する。交通ルールを順守したうえで迅速な搬送に努める。

サイレンや音声による警告を用いて周囲に注意を喚起する。助手席側の同乗者は補助サイドミラーを活用して左後方の安全確認を徹底するなど車両の死角,歩行者などの飛び出しに十分注意し,防衛運転に努める。急発進や急ブレーキ,急ハンドルをできるだけ避け,路面状況に応じた速度調整を行う。やむを得ず揺れなどが生じる場合には,同乗者へ適切に周知する。傷病者や同乗者の安全を確保するために,固定ベルトやシートベルトを装着することが不可欠である。傷病者の病態や処置の実施状況などに合わせた運転調整も必要となる。

2) 観察と処置

搬送中は,傷病者の状態を継続的に観察し,容態変化に備え,揺れによる症状の悪化や痛みの増悪に注意を払う。侵襲的な処置を実施する場合には,運転手(機関員)などと情報を共有する。処置のため,やむを得ず安全ベルトを外す場合は,その旨を機関員に周知する。

車両の振動が心電図モニターに混入し,心室細動と誤判断する可能性がある。走行中に心室細動を疑う波形を認めた場合は,車両を停車させ,心室細動であるか否かを確認する。

搬送中に静脈路の穿刺を行う場合は,路面状況,手技の熟練度なども踏まえて,安全性,迅速性,確実性などの点から停車の要否を判断する。安全な場所に停車して実施するほうが安全性と確実性は高まる一方で,医療機関への迅速搬送といった点では劣る。気管挿管や異物除

動が強いときは「右に回ります」「揺れます」など,具体的に声をかけることで,隊員間のコミュニケーションをとることに加えて,傷病者の不安を和らげることができる。

4 救急車への搬入

傾斜や段差の少ない場所を選び,メインストレッチャーを搬入しやすい位置に方向を変えて駐車させる。メインストレッチャーが近づいたら後部ドアを開ける。メインストレッチャーの頭側を救急車に向けるように方向変換し,メインストレッチャー前方の車輪をストレッチャー架台に乗せる。両側の隊員がメインストレッチャーを保持し,搬入体勢を整えたら,足側の隊員がメインストレッチャー脚収納のレバーを引き,脚を収納し

去などのための喉頭鏡の使用も，救急車の急な制動により傷病者を傷つける可能性がある。穿刺と同様に停車の要否を判断する。

3）その他

傷病者や家族などの同乗者とのコミュニケーションを図り，必要な情報を収集する。傷病者の状態が変化した場合などは，必要に応じて搬送先医療機関と情報を共有する。

6　救急車からの搬出

医療機関到着後，救急車の後方の安全を確認した後，後部ドアを開け，防振架台への固定金具を解除する。傷病者頭側付近に位置する隊員は，ストレッチャーの移動を傷病者に伝える。両側の隊員がメインストレッチャーを搬出する準備ができたことを確認し，傷病者の足側に位置する隊員は，再度目視にて後方の安全を確認した後にメインストレッチャー脚収納のレバーを引き，前方の車輪を防振架台の最後部まで引き出す。メインストレッチャー脚が完全に伸長したことを確認し，搬出する（図34）。

7　医療機関の診療台への収容

傷病者の管理責任が搬送側から受け入れ側に移行する場面であり，責任があいまいになりやすく，事故が生じやすい。医療機関のスタッフとのコミュニケーションを十分にとり慎重に対応する。

①医療機関の初療室などに入る際は，人や医療機器などへの接触に留意する。置かれている診療台の向きに合わせてストレッチャーを曳行する。

②ストレッチャーを診療台の横につけ位置を合わせた後，傷病者へ声かけをして，診療台側のストレッチャーのサイドレールを下げる。頭部側の隊員の合図によりストレッチャーの高さを操作し，診療台と同じ高さに調整して車輪をロックする。ストレッチャー操作のみで同じ高さにすることが困難な場合，診療台の高さを調整することを考慮する。

③酸素投与や点滴，静脈路，気管挿管などの処置が施されている場合は，医療機関のスタッフと処置の確認を行う。移動の際に，傷病者に装着された医療器具が引っ張られたりしないか確認する。

④ストレッチャーの固定ベルトを外した後，医療機関スタッフとコミュニケーションをとりながら，傷病者の頭側に位置する者の合図で診療台に移動する。移動の際に，気管内チューブや上気道エアウエイなどの位置のずれ，抜去などが生じ得ることにとくに留意する。

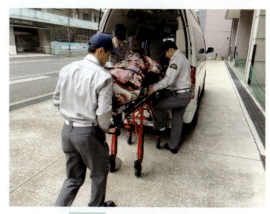

図34　救急車からの搬出

両側に隊員を配置後，メインストレッチャー脚収納のレバーを引き，前方の車輪を防振架台の最後部まで引き出し，メインストレッチャー脚が完全に伸長したことを確認し，搬出する

⑤傷病者が診療台に完全に移乗したら転落しないように確認を行った後，傷病者に声かけをしてストレッチャーを離脱させ，腕の巻き込みに注意しながら診療台のサイドレールを上げる。

C　特別な対応

1　ヘリコプターとの連携

ドクターヘリの全国的な配備により，ヘリコプターまで傷病者を搬送する機会が増加している。さらに大規模災害時には，ドクターヘリのみならず，消防防災ヘリや自衛隊ヘリなどとの救急搬送に関する連携が求められる。円滑な連携を図るためにも，ヘリコプターとそれによる救急搬送に関する基本的な知識は必要不可欠である。

1）ヘリコプターの主要な構造と特性

⑴　メインローターとテールローター

メインローターは，機体上部で回転する翼のことで，機体を浮上させるための揚力を生み出す。回転面を傾けることにより，前後左右の飛行が可能となる。テールローターは，機体尾部にある小さな回転翼である（図35）。メインローターが回転することで，機体は反作用によって反対方向に回転しようとする。テールローターはそれを打ち消すように働き，機首方向の安定を図る。また，機首方向を変化させるのにも用いられる。

⑵　ホバリング

ホバリングとは，メインローターが生み出す上向きの揚力と機体の重量が釣り合うことにより，空中の一点に静止した飛行状態をいう。停止飛行ともいう。

⑶　ダウンウォッシュ

メインローターが上向きの揚力を得るため，下方に風を作り出しており，これにより地面に吹き付けられる風

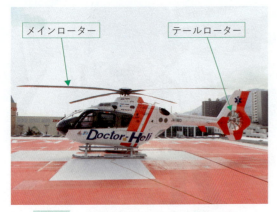

図35　メインローターとテールローター

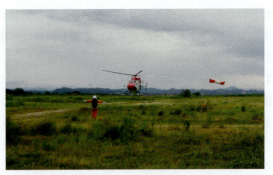

図36　場外離着陸場の警戒員と吹き流し

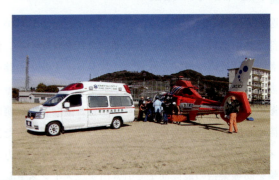

図37　ヘリコプター搬送における傷病者の搬入と搬出

をダウンウォッシュという。ヘリコプターの高度が低いと，ヘリコプターの真下や風下に位置する場合はダウンウォッシュの影響を強く受けるため，小石や砂などが飛散する。未舗装の路面では飛散が激しくなるため，その防止に消防隊による散水が行われる。

2）ヘリコプターの離着陸

ヘリコプターは飛行場（空港，ヘリポート）で離着陸するのが原則であるが，飛行場以外の場所に離着陸する場合は国土交通大臣の許可を受ける必要があり，これを場外離着陸場という。ドクターヘリと救急車が合流する場所としてあらかじめ規定された場所は，ランデブーポイントと呼ばれる。それ以外にも，消防防災ヘリやドクターヘリなどの現場活動では国土交通大臣の許可を受けなくても離着陸することができ，この離着陸場を緊急離着陸場という。

（1）場外離着陸場

学校のグラウンドや駐車場などで，安全な離着陸について一定の基準を満たしていることがあらかじめ確認されており，比較的安全度が高い。

ヘリコプターは通常，風上に向かって離着陸するため，防災航空隊の地上部隊や消防隊などにより，風向が確認できる吹き流しが設置されている（図36）。

（2）緊急離着陸場

火災などの緊急時に消防活動や人命救助を行うために，高層ビルの屋上に設置されたヘリコプターが離着陸できる場所をいう。

3）ヘリコプターへの傷病者の搬入と搬出

場外離着陸場に待機する救急車や消防車は，ダウンウォッシュの影響を避けるため，ヘリコプターを視認しやすい場外離着陸場の隅で赤色灯を回転させ，ドアを閉め待機する。吹き流しや発煙筒により風向を示し，警戒員を配置し周囲の安全管理を行う。

ヘリコプターが到着したら，防災航空隊の地上部隊や運航スタッフの指示に従う。救急車の駐車および救急隊

員の活動は必ず操縦士が視認できる範囲とし，ヘリコプターのローターが完全に停止するまで機体に近づかない。とくに，テールローターの周辺には絶対に近づいてはならない。通常，防災航空隊員やドクターヘリのスタッフによって搬入や搬出が行われる（図37）。ただし，点滴や医療資器材の搬送補助を行う場合は，ドクターヘリのスタッフの指示に従う。

ヘリコプターの機種による構造などの違いによって搬入や搬出方法が異なるため，所属の活動基準を確認しておくことが必要である。

2 救出法

1）事故車両からの救出

（1）救出の原則

脊椎損傷の可能性が高い場合，脊椎軸を一定に保ち救出することを基本とする。例えば，高リスク受傷機転である場合や，頭部を打ちつけた際のフロントガラスのクモの巣状のひび割れ，手足のしびれ，鎖骨より上部の損傷などが認められる場合には，脊椎損傷の可能性が大きいと判断できる。しかし，傷病者や現場の状況によっては，脊椎の保護よりも傷病者の迅速な救出や救助者の安全確保を優先する必要がある。

傷病者の状況として，以下の場合は脊椎の保護よりも迅速な救出を優先する。

- 心停止
- 気道，呼吸，循環の重度の障害

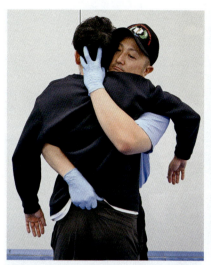
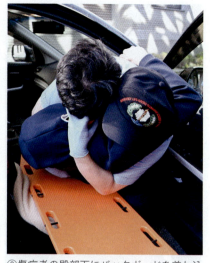

①傷病者の顎を隊員の肩に乗せ，後頸部に
手を当て頸部を固定し，傷病者に密着す
る

②傷病者の殿部下にバックボードを差し込
み，身体を傷病者に密着させたまま，バッ
クボード上に降ろす

図38 救助者1人で行う救出法

- 止血できない大出血

現場の状況として，以下の場合は脊椎の保護よりも救助者の安全確保と傷病者の迅速な救出を優先する。

- 火災またはその危険性がある場合
- 水没の危険性がある場合
- その他，傷病者や救助者の安全が確保できない状況

⑵ 救出の手順

できるだけ脊椎軸を保って救出する。さまざまな方法が考えられるが，代表的な方法を以下に示す。あらかじめ傷病者には頸椎カラーを装着し，ストレッチャーとバックボードを救出側に配置しておくとよい。

①救助者1人で行う場合

脊椎の傷病者の顎を救助者の肩に乗せ，傷病者の後頸部に救助者の手を当て頸部を固定する。もう片方の手で腰部のベルトや衣類をしっかりと体幹に引き寄せ，脊椎軸を安定させる。傷病者の殿部下にバックボードを差し込み，傷病者に密着したままの状態で脊椎軸を一定に保ち，バックボード上に乗せる（**図38**）。

迅速な救出を優先する場合は，頸椎カラーを装着し，救助者が後方から傷病者の前方に手を回し，支持しながら後方へ移動する（**図39**）。

②複数の救助者で行う場合

2人の隊員が頭部と体幹をそれぞれ保持し，頭部保持者の合図で，頸椎軸を一定にし，救出方向へ傷病者を回転させバックボード上に救出する（**図40**）。

③毛布を用いる方法

頭部を保持した状態で，毛布を後頸部から両脇を通し締め付ける。毛布が張った状態で頸椎軸を安定させ，救出方向に傷病者を回転させ，体幹，下肢を保持しバック

ボード上に乗せる（**図41**）。毛布の締め付けにより頸部が固定されるため，頸椎カラーの装着を省略してもよい。

④KED®による救出

頭頸部を用手固定し，KED®を座席と傷病者の間に挿入する。頭部2本と体幹3本のベルトで上半身を固定し，事故車両から救出する（**図42**）。股部のベルトは事故車両の屋根を開放するなどした縦方向の救出には必要であるが，横方向への救出では必ずしも必要ではない。

KED®は小児の全身固定や成人の大腿骨骨折の固定にも使用できる（**図43**）。

2）浴槽からの救出

⑴ 救出方法

傷病者の浴槽からの救出は，119番通報時の情報収集から始まる。通報内容から，傷病者の状態や浴槽内の状況を確認し，必要に応じて通報者に浴槽の水抜きを依頼する。救急隊が現場に到着した際，浴槽内の風呂水が抜かれていない場合は，傷病者の顔が水没しないように気道管理を行いながらの対応が必要となる。

救出方法は，浴槽の大きさや浴室の広さ，傷病者の状態によって異なる。狭い浴室や深い浴槽の場合，活動人数が制限されるため，基本的には2人による前後からの抱え搬送に準じた要領で救出する。傷病者の身体が濡れて滑りやすい場合は，ディスポーザブル手袋では滑って救出が難しいため，バスタオルや衣類などを傷病者の両腋窩に通して吊り上げ，持ち上げて救出する方法も考慮する。救出後は，観察や処置が可能な場所まで移動して必要な処置を行う。

⑵ 留意点

身体が水に長時間浸かっていた場合，皮膚が剝離しや

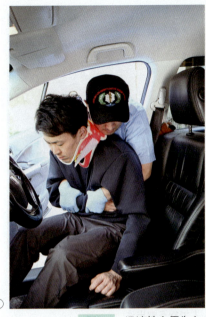 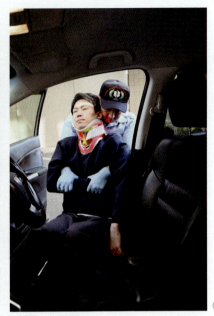

① ②

図39　迅速性を優先させた救助者1人で行う救出法

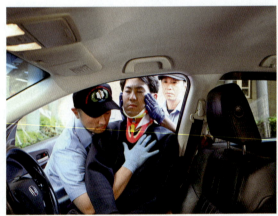 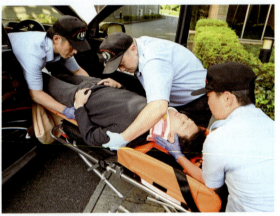

①頭部と体幹をそれぞれ保持し，頸椎軸を一定にし，
　傷病者を救出方向へ回転させる

②頭部保持者の合図で，頸椎軸を一定にしたまま，
　バックボード上に乗せる

図40　複数の救助者で行う救出法

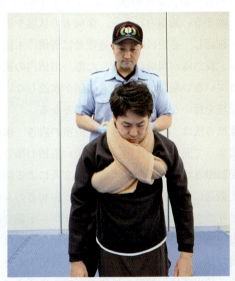 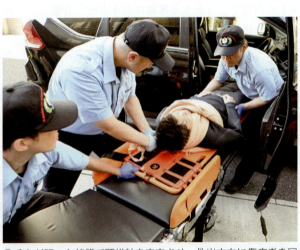

①毛布の中心を後頸部に当て，毛布の交差部と腋
　窩をしっかり締め付ける

②毛布が張った状態で頸椎軸を安定させ，救出方向に傷病者を回
　転させ，体幹，下肢を保持しバックボード上に乗せる

図41　毛布を用いた救出法

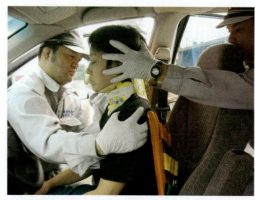

①頭頸部と体幹を保持し，頸椎軸を一定に保ち傷病者の背部と座席の隙間にKED®を差し入れる

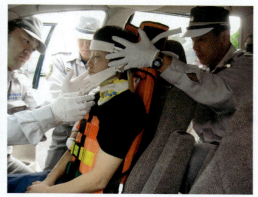

②胸ベルトを装着し（中・下・上の順），頭部を固定する

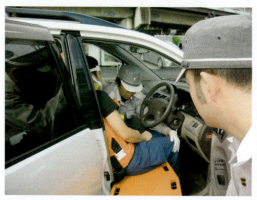

③傷病者の殿部と座席の間にバックボードを差し入れる

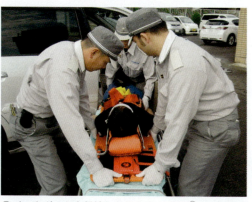

④バックボードを保持したうえで，KED®だけを引っ張ることなく傷病者を救出する

図42　KED®による脊椎固定と救出

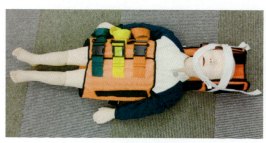

a：小児の全身固定

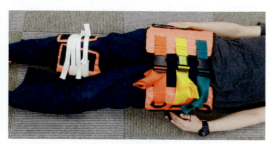

b：大腿骨骨折の固定

図43　KED®による小児の全身固定と大腿骨骨折の固定

すくなる。給水金具などへの接触による身体の損傷に注意する。浴室の床が水や洗剤で滑りやすくなっている場合があるため，転倒にも注意する。傷病者の失禁などによる汚染対策も必要であり，感染防止のためにシューズカバーやアームカバーなどの使用を検討する。傷病者の最終健常時刻や入浴開始時刻，水没の有無，湯の温度などの情報収集も重要である。

3）トイレからの救出

⑴ トイレ外への救出

トイレ内で発見された場合，限られたスペースでの救出活動が求められる。まず，トイレの外から傷病者に声をかけ，意識の確認を行う。トイレのドアが内開きの場合，傷病者が床に倒れているとドアが開けられないこと

もあるため，その際は応援部隊の要請が必要となる。

傷病者に接触できた場合は，速やかにトイレの外へ運び出す。トイレ内では，必要最低限の観察と処置を行い，できるだけ早く広い場所へ移動する。ターポリン担架などを傷病者の直近に配置し，最小限の移動で担架に乗せて廊下などに移動させる。救出先となる広い場所には担架などの準備を進めておく。その準備の間に，嘔吐物や排泄物の清拭などを実施する。

⑵ 搬出方法

歩行不能な傷病者の場合，2人で行う徒手搬送法を用いる。狭隘な現場であれば，1人で行う徒手搬送法も考慮する。そのほか，傷病者の腋窩から救助者が腕を差し込み，傷病者の手首を持ち引き寄せて便器に座らせ，も

う1人が両下肢を抱きかかえて搬送する方法がある。トイレが狭く進入できない場合は，傷病者を引きずって外へ運び出すことも必要である。

(3) 留意点

救出活動中は，傷病者の失禁などによる汚染対策も重要であり，感染防止のためにシューズカバーやアームカバーなどの使用を検討する。トイレから運び出した後は，便器内外の嘔吐や吐血，便の性状などの確認を行う。とくに，便器に下血などがある場合は，量や性状などを確認する。意識障害の有無にかかわらず傷病者の羞恥心への配慮が必要である。

第 **3** 章

救急病態生理学

救急病態生理学とは

　人間が疾患（病気）にかかると，さまざまな自覚症状，第三者によって認められる徴候，および検査上の異常がみられる。これらは，疾患の根底に存在する，生体の機能が病的に変化した状態を反映する。この機能的変化を研究するのが病態生理学である。病態生理学は正常な生理学と臨床とを結びつける医学の一分野であり，救急疾患に関係の深い病態を扱うものが救急病態生理学である。

01 呼吸不全

A 総論

1 定義と概念

呼吸不全とは，呼吸機能障害のために肺でのガス交換が障害され，生体の組織が正常な機能を営めない状態である。具体的には，安静時空気呼吸下の動脈血酸素分圧（PaO_2）が60mmHg（SpO_2値90％に相当）以下，あるいは動脈血二酸化炭素分圧（$PaCO_2$）が50mmHg以上の状態をさす。

呼吸不全には，急性，慢性ともに多くの原因疾患がある。救急搬送の対象となるのは，急性呼吸不全および慢性呼吸不全の急性増悪である。急性呼吸不全は呼吸不全が急激に発症したものをさす。肺血栓塞栓症，気胸，気管支喘息や肺炎などがその原因となる。

慢性呼吸不全は，呼吸不全が慢性的に継続する状態である。しばしば急性増悪により救急搬送されることが多い。慢性呼吸不全の急性増悪は，原疾患の進行，感染症，心不全などを契機として急激に呼吸不全が進行する状態をさす。このうち，呼吸器感染と心不全はとくに重要である。このような場合には，その時点の呼吸不全の程度だけではなく，傷病者の背景を把握することが病態の理解に役立つ。

2 低酸素の生体への影響と代償機構

PaO_2 が低い状態を低酸素血症という。一般的には PaO_2 値が60mmHg以下をさす。

低酸素血症は低換気，肺障害，酸素消費量の著しい増大が原因となる。低酸素血症により組織は低酸素症に陥る。これは呼吸不全のもたらす最大の障害である。細胞内のミトコンドリアにおける酸素不足のため，好気性代謝が障害されて細胞活動に必要なエネルギーが産生できなくなる。酸素欠乏の程度によって，臓器の一時的な機能低下から壊死まで種々の障害を生じ，最終的には呼吸不全における死因となる。

低酸素状態では組織代謝が悪化し，従来の好気性代謝が営めなくなり，嫌気性代謝の結果，乳酸アシドーシスが進行する。交感神経系の緊張により脈は頻脈となり，血圧は上昇する。

低酸素状態に対する代償機構として，①呼吸数を増やすことによる分時換気量の増加，②酸素運搬能を高めるための心拍出量の増加，③酸素解離曲線の右方移動があげられる。また，慢性的に低酸素血症が続く場合（慢性肺疾患，高地居住など）には，血中ヘモグロビンの増加などが生じる。

3 チアノーゼ

チアノーゼとは皮膚・粘膜の色が青紫色になることで，低酸素血症によるもの（中枢性チアノーゼ）と末梢循環障害によるもの（末梢性チアノーゼ）がある。後者は毛細血管の血流が低下し，組織による酸素摂取が増えるために生じる。手や足の指先や爪，口唇などで観察しやすいが，中枢性チアノーゼは舌や口腔粘膜でも認められる。

チアノーゼは毛細血管血中のデオキシヘモグロビン（酸素を離した状態のヘモグロビン）が5g/dL以上になると出現する。貧血ではチアノーゼは出現しにくい。例えば血中ヘモグロビン濃度が15g/dLの場合，毛細血管血の酸素飽和度が67％以下でチアノーゼが出現するが，10g/dLでは50％以下に低下しないと出現しない。まれに中毒でメトヘモグロビンやスルフヘモグロビンが増加したときにもチアノーゼがみられる（色素性チアノーゼ）。

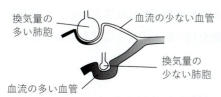

a：換気血流比不均衡

換気量と血流量のバランスが悪く，ガス交換効率が低下した状態

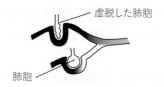

b：肺内シャント

換気されていない肺胞を灌流する血流が増加した状態

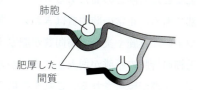

c：拡散障害

肺間質が肥厚し，肺胞と肺毛細血管の距離が増大してガスが通過しにくくなり，ガス交換が障害された状態

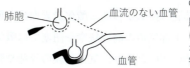

d：肺胞死腔

肺胞は換気されているにもかかわらず血流がないため，ガス交換に寄与しない領域

図1　呼吸不全の基本的病態

4 高二酸化炭素血症と CO₂ナルコーシス

PaCO₂が高い状態を高二酸化炭素血症という。一般的には PaCO₂値が46mmHg 以上をさす(35〜45mmHg は正常)。肺胞低換気，死腔換気の増加，二酸化炭素産生の増加などが原因となる。低酸素血症と異なり，それ自体が呼吸不全における死因となることは通常ない。しかし，PaCO₂の急速な上昇は，脳血管の拡張により頭蓋内圧を上昇させて頭痛や意識障害をきたす。重篤な場合はけいれん，昏睡，循環虚脱などを起こすこともある。

また，高二酸化炭素血症により意識障害をきたした状態を CO₂ナルコーシスという。主に慢性呼吸不全の経過中に感冒(かぜ症候群)などで増悪して発生するが，不用意な高流量酸素や睡眠薬の投与による医原性のものもみられる。正常では主に PaCO₂の増加が体液の pH 低下を介して呼吸中枢が刺激され換気量を増加させるが，慢性的な高二酸化炭素血症下では体液の pH が代償的に保たれており，PaCO₂の上昇ではなく PaO₂の低下によって呼吸中枢が刺激されている。この状態に対し高流量酸素を投与すると，呼吸中枢の刺激となっていた低酸素血症が改善し，自発呼吸が弱まることで換気量が減少，CO₂ナルコーシスを招くことがある。高二酸化炭素血症やCO₂ナルコーシスに対しては，補助換気が必要となる。

5 呼吸筋の疲労と生体への影響

呼吸筋は持久力に富むが，呼吸不全で呼吸仕事量が著しく増大した状態が続くと，疲労して必要な換気が保てなくなる。呼吸不全では，気道抵抗の増大，分時換気量の増加，肺コンプライアンスの低下(肺が硬くなって膨らみにくくなる)などによって呼吸仕事量が増大する結果，呼吸筋が疲労し，呼吸状態のさらなる悪化を招く。呼吸不全では浅く速い呼吸を呈することが多く，換気の効率も悪い。健康人では安静時消費エネルギーの数％が換気に用いられるにすぎないが，呼吸不全では30％を上

回ることがある。このような場合には換気運動自体が大量の酸素を消費して二酸化炭素を産生するため，呼吸筋にさらなる負担をかけて悪循環に陥る。これに対しては補助換気を実施して呼吸仕事量の軽減を図る必要がある。

6 主な原因疾患

1) 急性呼吸不全の原因疾患

急性呼吸不全の代表的な原因疾患には,肺炎,肺水腫,気管支喘息発作，気胸，肺血栓塞栓症などがある。

2) 慢性呼吸不全の原因疾患

慢性呼吸不全の代表的な原因疾患には，慢性閉塞性肺疾患(COPD)，間質性肺炎，肺がん，気管支拡張症，肺結核後遺症などがある。

B 低酸素血症の発症機序

呼吸不全の基本的病態を**図1**に示す。低酸素血症には，複数の因子が関与することが多い。

1 肺胞低換気

1) 呼吸中枢機能の低下

中枢神経抑制作用のある薬物，脳血管疾患，外傷，脳ヘルニアなどによる脳幹障害は，呼吸中枢を抑制して低換気をもたらす。

2) 呼吸筋力の低下

横隔膜を支配する横隔神経は第3〜5頸髄節から出ており，第4頸髄節の機能の有無が横隔膜機能の有無を決める。第3頸髄節よりも上位の損傷で横隔膜は麻痺する。一方，肋間筋を支配する肋間神経は第1〜11胸髄節から出ているため，頸髄損傷では損傷部位にかかわらず肋間筋は麻痺する。ギラン・バレー症候群では運動麻痺が上行性に進展し，重症例では呼吸筋麻痺に及ぶ。有機リン中毒では，呼吸筋麻痺に加えて中枢性低換気，分泌物による気道閉塞，舌根沈下など多くの因子が呼吸不全の形

成に関与する。筋ジストロフィーや多発性筋炎などの筋疾患では，呼吸筋の変性や萎縮により換気不全を生じる。

3）気道狭窄

ある程度までの急性の狭窄では，気道抵抗を乗り越えて換気運動が起こるため，換気量は確保されるが，気道抵抗の増大により呼吸仕事量は著しく増える。この代償範囲を超えると，肺胞低換気から高二酸化炭素血症と低酸素血症を生じる。上部気道の高度狭窄や閉塞では吸気努力中の気道内が強い陰圧となり，気道粘膜の浮腫や肺水腫を引き起こすことがある。気管分岐部より上での完全閉塞では数分間で心停止に至る。上気道の狭窄では吸気時に，下気道の狭窄では呼気時に，それぞれ気道の狭窄がより高度となり，呼吸困難が増悪する。

4）胸壁の異常

フレイルチェストでは，胸郭の一部が多発肋骨骨折によってほかの部分と骨性の連絡を断たれて動揺し，換気に必要な胸腔内圧の変動を打ち消す方向に動く。また，肺自体の損傷や呼吸運動時の疼痛の影響も大きい。胸郭全周性のⅢ度熱傷では，皮膚が硬く伸展性に乏しくなるため，換気が障害される。

2 換気血流の不均衡

肺におけるガス交換の効率は，個々の肺胞ごとに換気量と血流量のバランスが保たれているときにもっともよい。しかし，換気量のわりに血流量が少ない肺胞や，逆に血流量のわりに換気量の少ない肺胞の割合が増えると，たとえ肺全体としての換気量と血流量が保たれていても，ガス交換の効率が低下する。このような換気血流比の異常は低酸素血症の主な原因の一つである。この機序による低酸素血症は酸素投与に反応する。この場合，$PaCO_2$はあまり上昇しない。

3 肺内シャント

ガス交換を受けない血流をシャントといい，生理的にも少量存在する。シャントのうち肺内で生じるものを肺内シャントといい，なかでも換気されない肺胞を灌流する血流によるものが重要である。肺胞が液などで満たされる肺水腫，肺炎，溺水や，肺胞が虚脱する無気肺，気胸などで増加する。肺内シャントの増加とPaO_2の低下はほぼ比例する。

肺内シャントの増加は急性呼吸不全における低酸素血症の主な機序の一つである。$PaCO_2$は肺内シャントがかなり増加するまでは一定で，肺内シャントが著しく増えると上昇しはじめる。虚脱した肺胞を広げるには通常よりも大きな力が必要なため，肺コンプライアンスは低下し，呼吸仕事量が増大する。肺内シャントの増加による

低酸素血症は単なる酸素吸入には反応が鈍く，その改善には虚脱した肺胞を何らかの手段で広げる必要がある。

4 拡散障害

1）肺間質の浮腫または線維化

肺間質とは肺胞上皮と基底膜との間にあるスペースであり，肺胞壁の一部である。正常の肺間質はきわめて薄く，ガスが通過しやすい。浮腫や炎症で肺間質が肥厚すると，肺胞腔と肺毛細血管腔の距離が増大してガスが通過しにくくなり，ガス交換が障害される。これを拡散障害という。二酸化炭素が肺間質を拡散する能力は酸素の20倍もあり，肺間質の障害で問題となるのは酸素の移動である。また，肺胞壁の肥厚により肺コンプライアンスが低下し，呼吸仕事量が増える。

2）肺胞壁の破壊

慢性閉塞性肺疾患（COPD）では肺胞壁が破壊され，ガス交換の行われる面積が小さくなる。

3）肺循環時間の短縮

肺循環は体循環の血流量にほぼ等しく，運動時には安静時の5倍ほどに増加する。肺循環時間は4～6秒ほどかかり，血液が肺動脈から毛細血管を通過して肺静脈に戻るまでの時間内にガス交換（拡散）が終了しなければならない。この通過時間は肺－血液間のガス交換（拡散）に重要で，運動時には心拍出量の増加が肺血流速度を上昇させ，肺毛細血管通過時間を短縮させるので十分なガス拡散が行われず低酸素血症が生じる。激しい運動時にはそれが顕著となる。

5 その他

高地や密閉空間などでみられる吸入気酸素分圧の低下，高度の体温上昇や代謝亢進による混合静脈血（肺動脈血）酸素飽和度の低下，先天性心疾患や肺動静脈瘻で生じる右左シャント（静脈血が短絡して左心系に流れ込む）なども低酸素血症の原因となる。

C 高二酸化炭素血症の発症機序

1 低換気

呼吸中枢機能の低下，呼吸筋力の低下，気道狭窄，胸壁の異常が原因となり，換気量の低下をきたす。

2 死腔換気の増加

ガス交換に関与しない換気を死腔換気という。死腔は肺胞死腔と解剖学的死腔に分類される。

1) 肺胞死腔

換気はあるが血流のない肺胞は，ガス交換に関与しないため肺胞死腔といわれる。肺胞死腔が大きくなれば，ガス交換が行われないため$PaCO_2$は上昇する。ただし，死腔換気が高度にならないかぎり，PaO_2と$PaCO_2$は変わらないことが多い。それは，自発呼吸下で換気応答が保たれていれば反射性の換気量増加で代償されるからである。

2) 解剖学的死腔

鼻から肺胞に至るまでの気道にとどまる空気は，換気のうち肺胞に到達しない部分であり，ガス交換に関与しない。この気道の容積分を解剖学的死腔と呼んでおり，正常では約150mLで1回換気量の約1/3にあたる。挿管チューブが気管に挿入され，その先に呼吸回路がつながった状態になると，そうした回路分の解剖学的死腔が増大することになる。

3 二酸化炭素産生量の増加

体温が1℃上昇するごとに全身の代謝は約13％増加し，それに応じて酸素消費量と二酸化炭素産生量も増加する。これに血管拡張による全末梢血管抵抗の減少も加わって，呼吸・循環系の負担が増大する。つまり，もともと呼吸不全がある状態に体温上昇が伴うと，二酸化炭素産生量の増加と低換気により，高二酸化炭素血症を生じやすい。

D 換気障害の種類

肺換気機能の障害は以下の3つに分類される（**図2**）。いずれも低酸素血症と高二酸化炭素血症を生じる。気管支喘息の発作では急性に生じるが，主に慢性呼吸不全で問題となる。

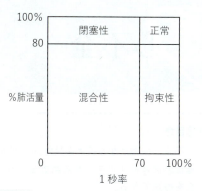

図2 閉塞性換気障害と拘束性換気障害

1秒率が70％より低いのは息を吐きにくい状態（閉塞性換気障害）を，％肺活量が80％より低いのは肺が硬いかまたは広がりにくい状態（拘束性換気障害）を表す。両者とも異常の場合を混合性換気障害と呼ぶ

1 閉塞性換気障害

1秒率（強制呼気において最初の1秒間で肺活量のうち何％が呼出されるか）が70％以下の状態を閉塞性換気障害と定義する。呼気流量が低下する病態で，息を吐きにくく，呼気が延長する。末梢気道（細い気管支）の障害によるものが重要であり，慢性閉塞性肺疾患（COPD）や気管支喘息の発作中などにみられる。

2 拘束性換気障害

％肺活量（肺活量が，性，年齢，身長から予測される数値の何％か）が80％以下の状態をさす。肺活量の減少をきたす病態で，肺，胸郭，呼吸筋のいずれかが障害されて生じる。肺炎，肺がん，肺線維症，肺の切除手術後胸郭変形（肺結核後遺症），神経筋疾患などでみられる。

3 混合性換気障害

閉塞性換気障害と拘束性換気障害の両方が存在する状態であり，COPD，肺結核後遺症，胸部手術後などにみられる。

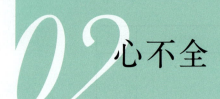

心不全

A　総論

1　定義と概念

心不全は，「なんらかの心臓機能障害，すなわち，心臓に器質的および/あるいは機能的異常が生じて心ポンプ機能の代償機転が破綻した結果，呼吸困難・倦怠感や浮腫が出現し，それに伴い運動耐容能が低下する臨床症候群」と定義される(『2021年 JCS/JHFS ガイドライン フォーカスアップデート版 急性・慢性心不全診療』)。

つまり，種々の原因によって心機能が低下し，生体に必要な量の血液を送り出せなくなった結果，それに対する生体の反応として易疲労感や呼吸困難，食欲低下などの特徴的な症状を呈する状態をいう。心原性ショックは心不全の重症型である。

2　原因疾患

心不全として救急搬送の頻度が高いものは，慢性心不全の急性増悪，虚血性心疾患，高血圧，心臓弁膜症，不整脈，心筋症などである。

1）虚血性心疾患

急性心筋梗塞では，壊死した心筋量がある程度以上になると急性心不全を呈する。心臓のポンプ機能が低下する心不全と心原性ショックは，急性心筋梗塞の入院後の死因でもっとも多い。心筋壊死の結果生じる，心室中隔穿孔や乳頭筋断裂の合併も心不全の原因となる。急性期を過ぎた後にも，心筋虚血が原因となり慢性心不全に移行する。また，明らかな急性心筋梗塞のエピソードがなくても，心筋虚血によって心機能が侵されると心不全を起こすことがある。

2）高血圧

左心室の心筋は厚く予備力に富むため，多少の高血圧では簡単に心不全に陥ることはない。しかし高度の高血圧が長期間続くと，心筋に過剰な負担が生じて慢性心不全をきたす。また，短期間であっても著しい血圧上昇があれば急性心不全を起こすことがあり，肺水腫を伴う高血圧緊急症はその一つである。一方，右心室の心筋は薄く，種々の原因による肺血管抵抗の上昇で容易に右心不全をきたす。

3）心臓弁膜症

動脈弁(大動脈弁，肺動脈弁)開口部の狭窄は血液駆出時の抵抗を増やし，収縮期の心筋の負担を増大させる(圧負荷)。動脈弁の閉鎖不全では，拡張期に動脈から心室に逆流する血液があるため，収縮期には過剰な量の血液の駆出を強いられる(容量負荷)。また，房室弁の閉鎖不全では，収縮期に動脈に駆出する血液に加えて，心房に逆流する血液の駆出という過剰な仕事が増えるため(容量負荷)，いずれの場合も心筋の疲弊から心不全をきたす。

4）不整脈

軽度の徐脈では代償的に1回拍出量が増えて心拍出量は保たれるが，高度の徐脈になると心拍出量が低下する。逆に高度の頻脈では拡張期が極端に短縮して静脈還流が障害され，やはり心拍出量は低下する。これらの不整脈が長時間にわたって持続した場合は心不全に陥る。心房は拡張期の最後に収縮して心室に流入する血液を十分な量にする。心房細動では心房の収縮が失われ，心室に送り込まれる血液量が減少する。心室の機能が正常であれば心機能に大きな影響を与えることはないが，もともと心室の機能が低下している場合には，心房細動によって心不全に陥ることがある。

表1　心不全における循環動態の変化

変　化	機　序
前負荷の増大	駆出率の低下 循環血液量の増加(内分泌反応)
後負荷の増大	全末梢血管抵抗の増大(交感神経系の緊張)
心収縮力の低下	心筋障害(虚血・炎症など)
心拍数の 増加/減少	交感神経系の緊張/副交感神経優位

5)　心筋症

心筋固有の疾患を心筋症という。肥大型心筋症ではある程度まで収縮性は保たれるが，心筋の肥厚により拡張障害が起こる。拡張型心筋症では心収縮力の低下によって心不全が起こる。アルコール，カテコラミン過剰，精神的ストレスなどによる心筋症も心不全を引き起こす。

6)　心筋炎

コクサッキーウイルスなどの感染によるものが多い。ウイルスによる心筋細胞の直接障害，炎症，免疫反応などの結果，心筋が障害されて収縮力が低下する。

7)　その他

心不全をきたす原因としては，ほかに内分泌疾患(甲状腺機能亢進症など)，腎不全(体液量増加による)，妊娠に伴うもの(周産期心筋症など)，心毒性物質(心筋障害性の抗がん剤，コカイン，アンフェタミン，アルコールなど)がある。

B　病態生理

① 心機能曲線

縦軸が心拍出量，横軸が前負荷の図上に示される曲線を心機能曲線(スターリング曲線)という(p.103，図7参照)。正常では前負荷の増大に応じて心拍出量が増加する。それに対し，心不全では前負荷が増大しても心拍出量の増加が少なく，頭打ちとなるのが早い。曲線の位置からみると下方に移動することになる。

② 神経系と内分泌系の反応

心不全では，循環系のみならず神経系と内分泌系にも種々の変化がみられる。急性心筋梗塞による急性心不全を例に概略を述べる。

1)　神経系の反応

心収縮力の低下によって生じた血圧低下は，頸動脈洞と大動脈弓の圧受容器に感知され，延髄の血管運動中枢を介して交感神経系を緊張させる。その結果，心拍数が増加し，非梗塞部心筋の収縮力が増強して減少した心拍

出量を補おうとする。これらの反応は数分以内に急速に発現する。

2)　内分泌系の反応

血圧低下に反応して下垂体後葉からのバソプレシン(抗利尿ホルモン)の分泌が増加し，腎臓における水の再吸収が促進されて体液量が増加する。一方，腎の傍糸球体装置によっても血圧低下は感知され，レニン-アンギオテンシン-アルドステロン系が賦活される結果，血管収縮と体液量の増加が生じる。これらの反応には数時間程度を要する。

③ 循環の変化

心臓の収縮によって1分間に駆出される血液の量を心拍出量といい，1回の心収縮によって駆出される血液量を1回拍出量という。1回拍出量は前負荷，心収縮力，後負荷によって決まり，心拍出量は1回拍出量と心拍数の積で求められる。生体は心拍出量の必要量に応じ，これらを至適なレベルに調整することにより恒常性を保っている。心不全では，これらすべての因子が変化する(表1)。

1)　前負荷の増大

前負荷は収縮前に心室に存在する血液量で，心拍出量を規定する大きな因子である。心筋細胞で発生する最大張力は，その静止状態での筋長に依存する。したがって，前負荷が大きくなり左室内血液量が増すほど，左室の心筋が伸び，張力が増し心室内圧は増加する。このメカニズムにより心拍出量が静脈還流量と等しくなるように調整される。すなわち，拡張期に流入する血液量に比例して，心室筋の収縮力も増加する(スターリングの法則)。

心不全では心臓から送り出される血液量が減少するため，血液が心臓でせき止められる形となり，さらに，前述の内分泌系の反応によって循環血液量が増加する。これらの結果として静脈還流量が増加して右心房圧は上昇する。すなわち，心不全では前負荷が増大する。

2)　後負荷の増大

後負荷は心室が収縮したときに受ける抵抗であり，心拍出量を規定する因子の一つである。

表2　心不全の自覚症状，身体所見

うっ血による自覚症状と身体所見		
左心不全	自覚症状	呼吸困難，息切れ，頻呼吸，起坐呼吸
	身体所見	水泡音，喘鳴，ピンク色泡沫状痰，Ⅲ音やⅣ音の聴取
右心不全	自覚症状	右季肋部痛，食欲低下，腹部膨満感，心窩部不快感
	身体所見	肝腫大，肝胆道系酵素の上昇，外頸静脈怒張，右心不全が高度なときは肺うっ血所見が乏しい
低心拍出量による自覚症状と身体所見		
自覚症状		意識障害，不穏，記銘力低下
身体所見		冷汗，四肢冷感，チアノーゼ，低血圧，乏尿，身の置き場がない様相

（日本循環器学会，日本心不全学会．急性・慢性心不全診療ガイドライン（2017年改訂版）．https://www.j-circ.or.jp/cms/wp-content/uploads/2017/06/JCS2017_tsutsui_h.pdf．2025年1月閲覧）

後負荷を決める主な因子は全末梢血管抵抗である。心不全では交感神経系の緊張によって全身の細動脈が収縮し，全末梢血管抵抗は増大する。後負荷の増大によって左心室の負担は大きくなり，心不全は増悪する。大動脈弁狭窄症では，駆出時の弁における抵抗が後負荷を増大させる。右心系における後負荷の増大は，肺血管抵抗の増大や肺動脈弁狭窄によって生じる。後負荷に関与するその他の因子としては，血液粘稠度，動脈の弾性などがある。1回拍出量への後負荷の影響は，心収縮力が低下しているほど大きくなる。

また，心不全の治療では後負荷の軽減が重要であり，血管拡張薬や大動脈内バルーンパンピングが使用される。

3）心収縮力と心拍出量

成人の1回拍出量では左心系，右心系とも約70mL程度である。体重60kgの心拍出量は約5L/分であり，全血液量が1分間に1回身体を循環する計算となる。身体の大きさによって心拍出量は変化する。

心不全では，多くの場合，心収縮力の低下がみられ1回拍出量などが減少する。前述したように，心収縮力の低下に対しては，通常交感神経系や内分泌系による代償機構が働くが，例えば，広範囲の心筋梗塞のように，これらの代償機構によっても心収縮力の低下を代償できずに心拍出量が減少すると心不全となる。ただし，心拍出量が減少するものすべてが心不全ではない。例えば大量出血では心機能が保たれていても，循環血液量の減少によって前負荷が減少して心拍出量が減少するからである。逆に，心拍出量が増加することにより生じる心不全（高拍出性心不全）もある。

4）心拍数の変化

ヒトは交感神経と副交感神経がバランスをとりながら，心拍数を増減させてコントロールしている。延髄の血管運動中枢の刺激を介して行われ，心拍数の増加は直接心拍出量の増加に結びつく。心不全では，1回拍出量の減少を代償するために頻脈となることが多い。一方で，徐脈を原因とする心不全の場合には心拍数は少ない。

4　拡張機能障害による心不全

心不全としては，従来はもっぱら心収縮力の低下が注目されてきたが，心収縮力が比較的保たれているにもかかわらず，心筋拡張機能の障害のため心不全症状をきたすものが知られるようになった。拡張期に心室が十分に拡張せず，拡張末期の心室内血液量が不十分なため，心拍出量が減少するものである。左室肥大や心筋の線維化などの組織学的変化と密接に関連しており，高血圧症，心房細動などの不整脈，冠動脈疾患，糖尿病，脂質異常症などが発症のリスクを高める。高齢女性に多いとされる。心嚢液貯留も原因となる。

C　症　候

重症度や病型によって，また軽度から重篤まで心不全の症候には幅がある。心拍出量減少によるものと，うっ血によるものに大別され，後者はさらに肺うっ血によるものと体循環系のうっ血によるものに分けられる（**表2**）。

1　低心拍出量による症候

心拍出量の減少によって全身の組織の灌流が低下し，易疲労感，運動能力の低下，尿量減少，四肢の冷感と蒼白，口唇や爪床のチアノーゼ，集中力低下，睡眠障害などを生じる。頻呼吸やチェーン・ストークス呼吸を認めることもある。

2　肺うっ血による症候

左心不全では左心房，肺静脈，肺毛細血管の圧が上昇

し，肺うっ血を生じ，進行すれば肺水腫をきたす。初期には労作時呼吸困難，動悸，易疲労感をきたす。進行すると安静時にも呼吸困難がみられ，発作性夜間呼吸困難，起坐呼吸が出現する。軽度の肺水腫では低い部位（坐位では下肺野，仰臥位では背部）にのみ水泡音を聴取する。重度の肺水腫ではチアノーゼや血性泡沫状の喀痰を伴い，両肺野全体に水泡音が著しくなる。気管支の浮腫による連続性ラ音や咳嗽を生じることがある。喘息様の呼吸困難症状から「心臓喘息」と呼ばれることがある。気管支喘息発作との相違点として，咳から始まらない，吸気・呼気の両方で呼吸困難と喘鳴がある，などの点があげられるが，判別は必ずしも容易でない。

3 体循環系のうっ血による症候

右心不全では全身のうっ血を生じる。消化器のうっ血により食欲低下，便秘，悪心・嘔吐，腹部膨満感をきたす。他覚的には外頸静脈怒張や肝腫大を認める。体表面の浮腫は脛骨前面や足背の圧痕浮腫としてみられ，悪化すれば全身に及ぶこともあり，体重は増加する。

4 循環系自体の所見

急性心不全では，血圧が高い場合と低い場合がある。慢性心不全では心拍出量の減少にもかかわらず，交感神経系の緊張により血圧は高いことが多い。心不全の多くで頻脈を呈し，交互脈や各種不整脈を生じやすい。心収縮力低下を代償するため，心筋は肥大し（心筋リモデリング），結果として心臓は大きくなる。過剰心音（III音，IV音）は心不全の重要な所見とされるが，救急現場での観察は難しい。そのほか，心不全の原因疾患に応じた心雑音が聴取されることがある。心電図所見は原因疾患を反映することがあるが，心不全に特有の所見はない。

D 分類

1 急性心不全

急性心不全とは，急速な心機能の低下によって急性に症状を生じた，または急性に症状が悪化した心不全をいう。急性非代償性心不全とも呼ばれ，急速な心原性ショックや心停止に移行する可能性のある切迫した状態である。慢性心不全の急性増悪を含める場合もある。

2 慢性心不全

慢性心不全とは，慢性の心臓障害により心機能が低下し，重要臓器の需要に見合うだけの血液を拍出できず，うっ血をきたして日常生活に障害を生じた心不全である

る。各種心疾患に共通の最終経路であり，致死性不整脈による突然死が起こることもある。一般に，生命予後は不良である。

3 左心不全

左心不全とは，左心系の機能低下による心不全であり，全身組織の低灌流に，肺うっ血による病態が加わる。左心不全では肺うっ血をきたしやすいことから，呼吸系の症状が出現する。一般的に，心原性肺水腫では肺胞の虚脱を防ぐ肺サーファクタントが薄まり，容易に肺胞虚脱を引き起こす。虚脱した肺胞は肺内シャントを生じ，ガス交換に関与できなくなり酸素化の効率が低下する。急性心原性肺水腫による低酸素では，肺血管抵抗が増大して肺胞死腔も増加する。こうした状態の傷病者には早期の陽圧換気が有効である。

4 右心不全

右心不全とは，右心系の機能低下による心不全である。肺血流量は左心房と左心室への血流量に等しいので，やはり心拍出量は減少する。急性右心不全の原因には右室梗塞，肺血栓塞栓症，急性呼吸促迫症候群（ARDS）などがある。慢性では左心不全による肺うっ血がもっとも多い。これは広範な低酸素性肺血管攣縮（肺胞気酸素分圧が低下すると，その部分を灌流する細動脈が収縮して肺内シャントを減らそうとする現象）による右室の圧負荷が原因である。ほかに各種肺疾患，心臓弁膜症なども原因となる。

5 両心不全

両心不全とは左心系と右心系の両方に心不全を生じたもので，慢性心不全はこの形をとることが多い。先行する左心不全によって肺うっ血を生じ，肺血管抵抗の増大から右心不全を合併する。

6 うっ血性心不全

うっ血性心不全とは，肺，全身のいずれかまたは両方にうっ血による所見を認める心不全である。心不全の多くはこれに含まれる。

7 高拍出性心不全

高拍出性心不全とは，心拍出量が正常よりも増加する心不全をいう。敗血症，高度の貧血，甲状腺機能亢進症，脚気，動静脈瘻などでは，心拍出量は正常以上でありながら，組織の酸素需要を満たせず心不全を呈する。通常の心不全と異なり，四肢は温かく，肺うっ血所見を認める。

慢性心不全の急性増悪

慢性的な心機能低下の経過中に，種々のきっかけで慢性心不全の代償機転が急速に破綻して急激に増悪するものをいう。超高齢社会に突入したわが国では高齢者を中心に心不全患者数が急増しており，近い将来，「心不全パンデミック」と評される状況に突入することが懸念される。

1 急性増悪のきっかけ

頻度の高い心不全の増悪因子を**表3**に示す。わが国では感染症，塩分・水分摂取制限の不徹底が多いとされる。

表3　慢性心不全の増悪因子
1．服薬コンプライアンスの欠如
2．感染症(肺炎，敗血症)
3．過労，不眠，情動的・身体的ストレス
4．塩分・水分摂取過多
5．薬物乱用，心機能抑制作用のある薬の服用
6．腎機能障害
7．アルコール多飲

2 経過と予後

慢性心不全の急性増悪には入院治療が行われるが，回復できないときは予後不良である。急性増悪を乗り切った場合も心機能は以前の水準まで回復せず，増悪のたびに心不全は悪化していく。

03 ショック

A　総　論

1　定義と概念

ショックとは，生体に対する侵襲あるいは侵襲に対する生体反応の結果，重要臓器の血流が維持できなくなり，細胞の代謝障害や臓器障害が起こり，生命の危機に至る急性の症候群である。すなわち，さまざまな原因で生じる急性かつ全身性の循環不全であり，放置すれば短時間で死亡する可能性が高い病態である。

2　種類と分類

発症機序によって，循環血液量減少性ショック，心原性ショック，心外閉塞・拘束性ショック，血液分布異常性ショックの4型に分類される。

ショックの種類と原因疾患を表1にまとめる。

3　病　態

各種のショックに共通する病態は，低灌流による組織低酸素症，すなわち組織の酸素欠乏状態と代謝障害である。

血液によって運搬される酸素，二酸化炭素，栄養素，ホルモン，老廃物などのなかで，ショックにおける組織への供給量減少が最大の問題となるのは酸素である。組織低酸素症の結果，エネルギー産生を嫌気性代謝に依存するようになるが，好気性代謝と比べて ATP ははるかに少量しか産生できず，細胞の活動や生存さえ難しくなる。その結果，細胞・臓器機能の一時的な低下から，細胞・組織の障害や壊死，個体としての死まで，ショックの持続時間によりさまざまな程度の障害をきたす。

ショック時の血流は脳と心臓に優先的に配分され，皮膚，脂肪組織，骨格筋，腹部臓器などは犠牲となる。このため血圧の低下がなくても，心拍数の増加や皮膚の蒼白・冷感はショックの初期症状として早期認知に重要な所見となり，尿量の減少も典型的なショックの所見となる。一方，平均血圧が60mmHg を下回ると，脳血流は自動調節によっても維持できなくなり，意欲の低下，認識力の低下など意識の変容が現れる。昏睡や心筋全体の虚血が出現するのは，重症ないし末期のショックにおいてである。冠動脈に狭窄があると，血圧低下による心筋虚血を起こしやすい。

組織低酸素症により嫌気的条件での解糖が亢進する結果，その代謝産物である乳酸が蓄積して体液の pH は酸性に傾く。これは乳酸アシドーシスと呼ばれ，救急対応でみられる代謝性アシドーシスの代表的なものである。乳酸アシドーシスは，ショックからの離脱に伴い急速に解消する。

ショックが続く間は酸素消費量，二酸化炭素産生量，エネルギー消費量，体温のすべてが減少ないし低下する（感染性ショックの初期は例外）。ショックからの回復後しばらくの間，これらは健常時よりも増加ないし上昇する。

ショック時には，アルドステロンとバソプレシン（抗利尿ホルモン）の分泌亢進と，腎臓における糸球体濾過圧不足の結果，尿量が減少する。尿中に排泄されるはずの水分とナトリウムを体内に再吸収して体液量を保とうとする代償反応によるものである。この体内への水分蓄

表1 ショックの種類と原因疾患

種類		原因疾患	輸液
循環血液量減少性	出血	消化管出血，体腔内出血，骨盤骨折，大腿骨骨折，外出血	○
	体液喪失	頻回の嘔吐・下痢，尿崩症，糖尿病の悪化	○
	体液分布異常	汎発性腹膜炎，急性膵炎，腸閉塞，広範囲熱傷，クラッシュ（圧挫）症候群	○
心原性	心収縮力の低下	急性心筋梗塞，心筋炎，心筋症	×
	不整脈	高度な頻脈（心室頻拍） 高度な徐脈（3度房室ブロック，洞不全症候群）	×
	心臓内の機械的障害	心臓弁膜症，心室中隔穿孔	×
心外閉塞・拘束性		緊張性気胸，心タンポナーデ，肺血栓塞栓症	△*
血液分布異常性	アナフィラキシーによるショック	アナフィラキシー	○
	感染性ショック	感染症，炎症疾患	○
	神経原性ショック	脊髄損傷，血管迷走神経反射	○

* 心外閉塞・拘束性ショックに対して急速輸液は根本的治療にはならないため，搬送を優先するほうが有益となる場合がある

積傾向（浮腫）は輸液によって加速し，ショックからの回復後には過剰水分として尿中に排泄される。このためショック離脱後には，腎不全をきたしていないかぎり尿量が大幅に増える。

B 循環血液量減少性ショック

1 発症機序

循環血液量の減少が原因である。循環血液量が減少すると，心臓に戻る血液量（静脈還流量）が減少し，次に左心室から打ち出される血液量（1回拍出量）も減少する。

平均動脈圧 ＝ 1回拍出量×心拍数×全末梢血管抵抗

すなわち1回拍出量が減少すると，平均動脈圧を保つために，心拍数と全末梢血管抵抗が反射的に増加する。身体は血圧が低下しても交感神経系が緊張して頻脈と血管収縮によって血圧を保とうとする。このため，ある程度までの循環血液量減少では，頻脈や顔面蒼白があっても血圧は低下しない（代償機能）。しかし，循環血液量の減少が限界を超えると，代償しきれなくなって血圧は低下しはじめる。

2 循環動態の変化

循環血液量減少性ショックの代表的な原因である大量出血では，状態を表す指標に出血量に応じた変化がみられる。

心拍数（回／分）を収縮期血圧（mmHg）で割った値をショック指数という。成人の正常値は0.5前後であるが，

ショックの進行に伴い値は上昇する（表2）。同じ出血量であれば，出血速度が速いほど変化も著しい。高齢者，β遮断薬服用者などでは，カテコラミンに対する反応性の低下や副交感神経系の相対的緊張のために典型的な変化がみられず，大量に出血していても頻脈をきたさないことがある。また，妊娠中は正常でも血圧の低下と頻脈がみられるので，出血による症状の判別が難しい。

ショックの原因が出血以外であっても，基本的に同じ循環動態の変化が観察されるが，大量出血時ほどの急激なショックの進展はないことが多い。

3 循環血液量減少に対する生体の反応

1）自律神経系の反応

血圧の低下は頸動脈洞と大動脈の圧受容器で感知され，延髄の血管運動中枢の働きで交感神経系が緊張する。この結果，細動脈収縮による全末梢血管抵抗の増加，細静脈収縮による静脈還流量の補充，心拍数と心収縮力の増強が起こる。ショックでみられる症候の多くは，交感神経系が緊張した結果である。

2）内分泌系の反応

血圧の低下により副腎髄質から分泌されるカテコラミンは，交感神経系の緊張と同じ効果を発揮する。血圧の低下を感知して腎臓から分泌されたレニンによって，レニン-アンギオテンシン-アルドステロン系が賦活される。アンギオテンシンは，その強力な血管収縮作用により全末梢血管抵抗を増加させて頻脈と血圧上昇をきたし，アルドステロンは尿細管からのナトリウムの再吸収を増やして体液などの維持を図る。さらに下垂体前葉からは副腎皮質刺激ホルモン（ACTH）の分泌が増加し，これがアルドステロンおよびコルチゾール分泌を促進させ

表2　出血に伴う循環の指標の変化

ショック指数	0.5	1.0	1.5	2.0
推定出血量(%循環血液量)	15%未満	15〜30%	30〜40%	40%以上
心拍数(/分)	100未満	100以上	120以上	140以上または徐脈
収縮期血圧	不変	不変	低下	低下
拡張期血圧	不変	上昇	低下	低下
脈　圧	不変または上昇	低下	低下	低下
症状・所見	なし/軽度の不安	頻脈, 蒼白, 冷汗	呼吸促拍, 乏尿	意識障害, 無尿

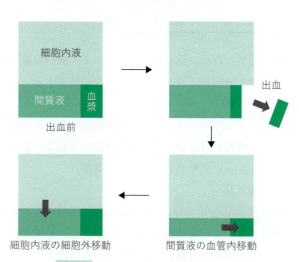

図1　出血後の体液変動(無処置)

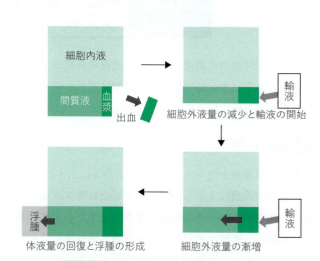

図2　出血に対する輸液後の体液変動

て血圧を上昇させる。また，血圧低下や循環血液量の減少に反応して下垂体後葉から分泌されたバソプレシン(抗利尿ホルモン)は，集合管における水の再吸収を促進して循環血液量の回復に働き，大量分泌時には血管収縮作用により血圧を上昇させる。

3)　血液凝固系の反応

大量出血において，血小板と血液凝固因子の消費や，大量輸液による血液の希釈は，出血傾向をきたす要素である。処置時の脱衣やショックが原因の代謝の低下による体温低下も血小板機能と血液凝固能をさらに低下させるため出血傾向を増悪させる。

4　大量出血後の体液変動

1)　分画間での体液の移動

急激な出血後には，毛細血管前括約筋の収縮と血管内容量の減少によって毛細血管内圧が低下する。そのため，毛細血管の静水圧が低下し，その結果，毛細血管内外での膠質浸透圧差が静水圧差を上回り，間質液(組織間液)は血管内に移動して，循環血液量の減少を補おうとする(図1)。

緩徐な出血では，この間質液による代償で循環血液量の大幅な減少は回避される。したがって，貧血は生じても必ずしもショックにはならない。出血後しばらくは細胞外液全体が欠乏した状態となるが，引き続き細胞内液がゆっくりと間質に移動して細胞外液の不足を緩衝する。

2)　輸液の効果と投与後の分布

血管内に投与された輸液の一部は血管内に残って有効な循環血液量を形成し，残りは速やかに血管外に出て機能的間質液となるか，徐々に細胞内に移動するか，または組織間に貯留し浮腫となる(図2)。

健常な状態では，血管内に投与された乳酸リンゲル液などの細胞外液補充液は理論上，容積比に従って血漿と間質液に1：3の割合で分布する。細胞内には，物質の出入りを調節する細胞膜によって制限を受けながら徐々に移動して細胞内液量の不足を補う。ショック時には血管の透過性が亢進することが多く，アルブミンを代表とする膠質が間質液に漏れ出す結果，血清と間質液との間の膠質浸透圧勾配が低下するために，投与された乳酸リンゲル液のうち血管内に残る割合はさらに少ないと考えられている。そのため医療機関においては，乳酸リンゲル液の投与量が出血量の3〜4倍必要である(病院前の対応については，p.703「B　外傷に伴うショック」を参照)。ショックをもたらした出血と同量の輸液でショックを離脱できるわけではない点に注意する。

ショックからの回復後，間質に浮腫として貯留していた水分は，リンパ管を経由して再び血管内に戻り，過剰

表3　循環血液量減少性ショックの主な原因

出血	消化管出血	食道静脈瘤破裂，消化性潰瘍の出血
	体腔内出血	大動脈瘤破裂，肝がん破裂，異所性妊娠破裂
	外傷	血胸（肺損傷，胸部血管損傷）
		腹腔内出血（肝損傷，脾損傷，腸間膜損傷）
		後腹膜出血（骨盤骨折，腎損傷，腹部血管損傷）
		長管骨骨折（大腿骨）
		外出血（開放骨折，開放性血管損傷）
体液の喪失		頻回の嘔吐・下痢，過剰な尿量（糖尿病の悪化，尿崩症），過剰な発汗
体液分布異常		汎発性腹膜炎，急性膵炎，腸閉塞，広範囲熱傷，クラッシュ（圧挫）症候群

な水分として尿中に排泄される。広範囲熱傷例のように輸液量が非常に多い場合は，この時期に著しい循環血液量過剰による肺水腫をきたすことがある。

5 原因疾患

循環血液量減少性ショックの原因を表3に示す。ショックの原因が出血によるものを，とくに出血性ショックと呼ぶ。出血性ショックは外傷に伴うショックの大部分を占めるほか，腹腔内臓器の破裂など非外傷性出血でもしばしばみられる。体液の喪失や体液分布異常は数時間ないし数日の経過で進行する。

体液の喪失（脱水）では，頻回の嘔吐・下痢などにみられるように，体外への水分喪失量増加に水分摂取量不足が加わることが多い。体液全体の量は著しく減少する。体液分布異常では，障害を受けた組織に大量の血漿成分が移行して広範囲の浮腫を形成するため，循環血液量が減少する。すなわち身体全体の体液量減少は軽度でも，体内での体液分布が変化して循環血液量が減少する。

6 症候

交感神経系の緊張によって顔面蒼白，皮膚の冷感・湿潤が出現し，不穏または無欲様顔貌，頻呼吸，速くて弱い脈，血圧低下など典型的なショックの症候がみられる。頸静脈は虚脱する。意識消失は末期的な所見である。

7 現場活動

活動性の外出血は直ちに止血する。高流量酸素を投与する。心停止前の輸液の適応については，地域メディカルコントロール協議会のプロトコールに従って，速やかに救命救急センターやそれに準ずる救急医療機関へ搬送する。

8 輸液

特定行為として静脈路確保のうえ輸液を行う。ショックは緊急性の高い病態であり，輸液以外にも各種の医療

処置が必要なため，輸液の実施によって医療機関搬入までの時間を不必要に長引かせないように留意する。

1）目的

ショックに対する輸液の目的は血圧の正常化ではなく，医療機関到着までの間，重要臓器の最低限の灌流を保ち，ショックの増悪を防ぐことにある。

2）適応

15歳以上で心原性ショックを除いた，増悪するショックが適応となる。具体的な適応については，地域メディカルコントロール協議会のプロトコールに従う。

3）使用製剤

乳酸リンゲル液を用いる。ナトリウムを多く含み，組成が細胞外液に似るため，細胞外液補充液として医療機関でも広く用いられる。

4）投与速度

オンラインで医師の指示を受ける。具体的には地域メディカルコントロール協議会のプロトコールに従う。血圧を上げすぎることで出血を助長するとも考えられており，輸液量は必要最小限がよいとされている。

5）効果の判定

輸液による循環血液量の回復に伴う循環動態の改善効果は，心拍数の減少，血圧の上昇（あるいは脈拍の触知が可能になる），各種ショック徴候の軽減として観察される。搬送中に改善の徴候が認められた場合は，医師に状態を報告のうえ，指示があれば輸液速度を再設定する。輸液速度を下げた後には，循環動態の再度の悪化を警戒して頻回にバイタルサインを観察する。

6）合併症

病院前における体腔内の出血コントロールは困難である。輸液の実施により循環が回復したぶんだけ出血量が増えるというジレンマがある。また，乳酸リンゲル液による希釈で血液凝固障害を生じ，医療機関到着後の治療に支障をきたす可能性もある。静脈路の確保に時間をとられることなく，医療機関への早期搬送が望ましい。

心原性ショック

心原性ショックとは，心臓のポンプ作用の低下によって生じるショックである。

1 原因疾患と発症機序

1）心収縮力の低下

急性心筋梗塞では冠動脈からの血流途絶により壊死に陥った心筋が収縮しなくなり，ポンプ能力が低下する。左室心筋量の40％以上の梗塞でショックを起こすといわれる。心筋炎では心筋の炎症（多くはウイルス感染）により，心筋症では種々の原因による心筋自体の障害により，それぞれ心収縮力が低下し，障害が高度になればショックを生じ得る。

2）不整脈

極端な徐脈では，1回拍出量が増加しても心拍出量が保てず，また血管収縮による末梢血管抵抗の増加でも血圧が保てない。一方，極端な頻脈では，拡張期が非常に短くなるために静脈還流量が不十分となり，心室腔に少量の血液しかない状態での収縮を強いられるため1回拍出量が激減して心拍出量が低下する。

3）心臓内の機械的障害（心臓弁膜症，心室中隔穿孔）

急性心筋梗塞後の乳頭筋断裂による僧帽弁閉鎖不全，大動脈解離の弁輪拡大による大動脈弁閉鎖不全，心臓外傷による弁損傷などで弁の障害が急激に発生したときにはショックに陥りやすい。

大動脈弁の狭窄では収縮期に大きな抵抗が発生し，心室圧に比べて大動脈圧が大きく低下する。大動脈弁の閉鎖不全では，拡張期に血液が心室に逆流する。僧帽弁の閉鎖不全では収縮期に血液が左心房に逆流する。いずれにおいても，心室の代償能力の範囲を超えれば心拍出量が減少し，やがてショックとなる。

心室中隔穿孔は，急性心筋梗塞や，まれに外傷に合併する。収縮期に左心室から駆出される血液の一部が穿孔部を通って低圧の右心室に流入する。左心室はより多くの拍出量を強いられ，右心室にも異常な圧が加わるため，急速に心不全や心原性ショックに陥る。

2 循環動態

心原性ショックでは，心拍出量の減少が基本にある。1回拍出量の低下が起これば，動脈圧を保つために心拍数と全末梢血管抵抗が反射的に増加する。このため末梢での冷感は著明となり，それらで代償しきれないことでショックに陥る。静脈圧は上昇することが多い。

3 症候

顔面蒼白，皮膚の冷感・湿潤など，一般的なショックの症候が観察される。脈拍は徐脈によるショックを除き，多くは頻脈となる。胸痛をはじめとする原因疾患由来の症候のほか，右心不全があれば外頸静脈の怒張を，左心不全があれば呼吸困難や肺野の断続性ラ音を認める。

4 現場活動

肺うっ血による低酸素血症を伴いやすく，高流量酸素投与は必須である。血圧低下がなければ肺うっ血に対して半坐位または坐位とし，血圧低下を伴う場合は慎重に仰臥位とする。心電図の持続的モニタリングは不可欠であり，急変や突然の不整脈に備えて，モニター音への注意を怠らない。明らかな心原性ショックと判断されるときは心停止前の輸液の適応はない。右室梗塞に対する容量負荷は有効な場合があるが，現場での右室梗塞の判断は容易でなく適応にならない。心原性ショックの治療は専門的治療が必要で，重症循環器疾患の治療が可能な医療機関（救命救急センターを含む）へ搬送する。

心外閉塞・拘束性ショック

心臓外の因子により血流が障害されてショックが生じる。いずれの原因でも，静脈還流量の減少による1回拍出量の減少がある。循環を保とうとして心拍数と全末梢血管抵抗の増加が起こる。体循環の静脈圧上昇は特徴的である。

1 原因疾患と発症機序

1）緊張性気胸

胸膜腔（壁側胸膜と臓側胸膜によって囲まれるスペース）に空気が侵入することを気胸という。貯留した空気によって胸腔内圧が上昇し，静脈還流が阻害されたり胸部臓器が圧迫されたりした結果，心拍出量の低下をきたしている状態を緊張性気胸（図3）という。緊張性気胸は，自然気胸，外傷性肺損傷，気管支損傷，胸部の開放創などに合併することがあり，陽圧換気によって急速に悪化する場合がある。また，通常の気胸であったものが，バッグ・バルブ・マスク換気や気管挿管後の陽圧換気によって，緊張性気胸に進展することもあるため注意する。

2）心タンポナーデ

心臓を取り巻く心囊は，伸展性に乏しい丈夫な袋状をしており，普段は潤滑のための心囊液が少量存在している。心囊内に血液や滲出液が貯留した結果，心臓を周囲から圧迫して心臓の拡張障害をきたしている状態が心タ

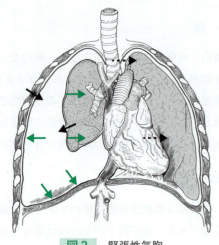

図3 緊張性気胸

⟶ 肺もしくは胸壁の損傷に伴って生じた一方向弁により，空気が胸膜腔に流入し，閉じ込められる

⟶ 患側の胸腔内圧が上昇し，胸郭は膨隆し，横隔膜は下方に圧排させる

┄┄► 気管や心臓，大血管は，健側に圧排され，健側肺は圧迫される

ンポナーデである(p.731，図2参照)。心臓の拡張が制限されると静脈還流量が減少し，拍出できる血液量が減少する。心タンポナーデをきたす心嚢液の量は貯留する速度によって異なり，急激に貯留すれば少量でもショックを生じる。外傷性心破裂，急性心筋梗塞後の心破裂，急性大動脈解離の合併症としての心タンポナーデでは急激に血液が貯留するため，少量であってもショックをきたし得る。心膜炎では液体が徐々に貯留するため，かなりの量が貯留してもショックをきたさないことがある。

3) 肺血栓塞栓症

主に下肢の深部静脈に生じた血栓が静脈壁から剝がれて流れ，右心系を経由して肺動脈に詰まったものである。肺血管床は柔軟性に富むため，多少の閉塞ではあまり症状が出ないが，ある太さ以上の肺動脈への塞栓では肺血流量が急激に減少し，それを受ける左心房，左心室への血流も減る。このため1回拍出量が減り，高度の場合はショックを呈する。右心室には過大な負担が加わる。

2 症候

顔面蒼白，皮膚の冷感・湿潤，頻脈に加えて，大量出血を伴うとき以外は静脈圧の上昇を反映して外頸静脈の怒張を認める。原因疾患の症候としては胸内苦悶，呼吸困難が共通してみられるほか，緊張性気胸では患側胸郭の膨張位固定，胸部皮下気腫，患側呼吸音の低下・消失があり，心タンポナーデでは奇脈(吸気時に収縮期血圧が10mmHg以上低下する現象)が特徴的である。また，心タンポナーデの徴候としてベックの三徴(動脈圧低下，外頸静脈怒張，心音減弱)があるが，現場では正確な心音聴取が難しいことがある。

3 現場活動

高流量酸素を投与する。緊張性気胸には高流量酸素投与を基本とし，人工呼吸は必要最小限とする。胸壁の開放創があれば三辺テーピングを行う。チェストシールを所持している場合はこれの利用を考慮する。

4 輸液

外傷性の心外閉塞・拘束性ショックで大量出血を伴うときには，外頸静脈の怒張が明らかではないことがある。この場合には，輸液が有益である可能性がある。しかし，緊張性気胸の救命には胸腔ドレナージが，また心タンポナーデには心嚢ドレナージが不可欠であり，速やかに救命救急センターやそれに準ずる救急医療機関へ搬送する。

E 血液分布異常性ショック

血管の異常な拡張によって血圧が低下すると同時に，酸素需要に応じた臓器組織への血流分布が適切に行えなくなるため，エネルギー代謝の活発な組織・臓器が低酸素状態に陥る。これを血液分布異常性ショックという。

1 種類と発症機序

1) アナフィラキシーによるショック

全身的な過敏反応で放出されたヒスタミンなどの生理活性物質によって，全身の血管が拡張し全末梢血管抵抗が低下する。それに加えて，血管透過性亢進による循環血液量減少と心機能低下も関与することがある。

2) 感染性ショック(敗血症性ショック)

重症感染症を契機とし，サイトカインストームなどの炎症反応の結果生じるショックである。炎症反応の一環として放出されたサイトカイン(生理活性物質の一種)が全身の血管を拡張させ，全末梢血管抵抗が低下する。血管透過性の亢進による循環血液量の減少や心機能障害も関与する。発症後しばらくの間は，ショックにもかかわらず心拍出量が増加するという特徴がある。感染症による発熱があり，また皮膚は血管拡張で温かいため，この時期はウォームショック(温かいショック)とも呼ばれる。病態が進行すると，やがて心拍出量の減少と全末梢血管抵抗の増加に転じる。この時期をコールドショック(冷たいショック)という。

3) 神経原性ショック

第3腰髄節よりも上での脊髄損傷は，交感神経系の機能に影響を与える可能性がある。通常は第5胸髄節付近よりも高位での脊髄損傷で，交感神経系が広範囲に遮断されて血管の緊張が保てなくなり，代償的な心拍数の増

加と心収縮力の増強も抑制され，血圧が低下する。一般に損傷部位が高位であるほど血圧低下の程度は大きい。また，脊髄の不全損傷でも血圧低下がみられる。ただし，脊髄損傷による血圧低下は中等度にとどまるため，脊髄損傷に高度の血圧低下を伴っていれば，出血の合併を疑う。

2　症　候

アナフィラキシーが原因の場合，ショック症状のほかに，全身性の蕁麻疹（じんましん），瘙痒（そうよう），紅潮，口唇・舌・口蓋垂の腫脹などの皮膚粘膜症状，呼吸困難，喘鳴（ぜんめい）などの呼吸器症状，重度の腹痛，反復性嘔吐などの消化器症状のいくつかを伴うのが一般的であるが，典型的な皮膚症状や循環性ショックを認めない場合もあることに留意する。起立時のめまいや失神で血圧低下に気づくこともある。

感染性ショックの早期では全身の皮膚が発赤して温かい点で，通常のショックとは対照的であり，発熱を伴う点も特徴的である。呼吸障害（急性呼吸促迫症候群）や意識障害を合併していることもある。

神経原性ショックでは徐脈が特徴的である。脊髄損傷では乾燥して温かい皮膚に加え，対麻痺または四肢麻痺，感覚脱失など損傷部位に応じた神経障害を呈する。

3　現場活動

高流量での酸素投与を考慮する。低酸素血症に至っていれば，酸素投与は必須である。体位は仰臥位を基本とするが，とくにアナフィラキシーなどではショック体位を考慮してよい。ショックよりも呼吸不全がより重篤であれば，坐位や半坐位なども選択肢となる。

血液分布異常性ショックは，救急救命士による静脈路確保と輸液の対象となり得る。ただし，アナフィラキシーを原因とし，傷病者がアドレナリン自己注射薬（エピペン®）を所持している場合には，これを用いて筋肉内注射を行うことを優先する。

血液分布異常性ショックの場合は，救命救急センターやそれに準ずる救急医療機関を選定する。

04 重症脳障害

▶ 到達目標

1. 頭蓋内圧を構成する要素を列挙できる。
2. 頭蓋内容積の増大と頭蓋内圧の関係について説明できる。
3. 頭蓋内圧亢進による意識障害の機序について説明できる。
4. 頭蓋内圧亢進の症候を急性と慢性に分けて，それぞれ説明できる。
5. 処置・搬送中に頭蓋内圧を上昇させる因子を列挙し，それぞれへの対応について説明できる。
6. 脳ヘルニアの種類を列挙し，それぞれの特徴的な病態と，それに伴う症候がどのような順序で現れるかを概説し，観察上の要点に結びつけることができる。
7. 脳の部位別の機能障害と，それに伴う症状・病態について簡単に説明できる。

頭蓋内腔を構成する主な要素は，脳組織（大脳，間脳，脳幹，小脳），脳脊髄液，血液に大別される。疾病や外傷などによって，これらが障害されれば機能障害をきたすことになる。頭蓋内腔は，固い頭蓋骨によって囲まれるため，脳組織，脳脊髄液，血液などの内容量の増大によって，頭蓋内圧亢進，脳ヘルニアなどの特異的な病態を生じることがある。

A 頭蓋内圧亢進

頭蓋内腔は，半閉鎖腔であり，生理的な状況下では頭蓋内圧はほぼ一定に保たれているが，何らかの原因で頭蓋内にある構成要素の容量が増大すると，頭蓋内圧は容易に上昇する。頭蓋内圧が一定値以上に上昇した状態を頭蓋内圧亢進といい，重症脳障害をきたして生命にかかわる病態となる。

1 頭蓋内圧の構成要素とその異常

頭蓋内容積のうち脳実質が約80%を，脳脊髄液と頭蓋内の血液が約10%ずつを占める。これらのいずれが増加しても頭蓋内圧は亢進する。また，占拠性病変（血腫や脳腫瘍など一定の容積を占め周囲の組織を圧迫する病変）の出現も頭蓋内圧亢進の原因となる。

1) 脳実質容積の増大

脳実質容積の増大は，血管内の水分が種々の原因で血管外に移行したものであり，脳細胞内と間質のいずれか，または両方に生じる。そのような状態は脳浮腫と呼ばれる。虚血や細胞毒によって脳細胞が障害を受けると，細胞内に流入したナトリウムを細胞膜からくみ出すことができなくなり，ナトリウムに伴って水が細胞内に入り込む（細胞障害性脳浮腫）。脳挫傷などで血管内皮細胞が傷

害されると，血管壁の透過性が亢進し，アルブミンをはじめとする血漿成分が血管壁から漏れ出して，間質液の量が増える（血管原性脳浮腫）。

実際の脳浮腫では程度に差はあるものの，両方のタイプが関与することが多い。脳浮腫は重症脳障害における頭蓋内圧亢進の重要なメカニズムである。

2) 脳脊髄液の増加

脳脊髄液の産生過剰，流路の通過障害，吸収障害のいずれもが原因となり，脳室やくも膜下腔が拡大して水頭症を呈する。救急現場から搬送途上では，脳血管障害，頭部外傷などで脳脊髄液の通過障害によって生じる急性水頭症が主に問題となる。

3) 頭蓋内血液量の増加

脳血流の自動調節能を超える著しい血圧上昇は，脳血管拡張と脳血流量増加をきたし，頭蓋内圧亢進を起こす。種々の脳障害によって自動調節能が失われると，血圧上昇で容易に頭蓋内圧が亢進する。低酸素血症と高二酸化炭素血症は，ともに脳血管を拡張させて脳血流量を増やす。頭部外傷後に脳血管が緊張を失って拡張し，頭蓋内血液量が増えて急激に重症の頭蓋内圧亢進をきたすことがある。急性脳腫脹と呼ばれ，短時間のうちに致死的となる。脳静脈洞が血栓で閉塞する脳静脈洞血栓症でも脳にうっ血を生じ，頭蓋内圧が上昇する。

4) 占拠性病変

脳出血や外傷による頭蓋内血腫，脳腫瘍，脳膿瘍などが生じると頭蓋内腔の圧が上昇する。占拠性病変がある程度以上大きくなると，頭蓋内圧亢進に至る。急性発症するものとしては頭蓋内血腫の頻度が高く，脳浮腫や水頭症を合併することもある。

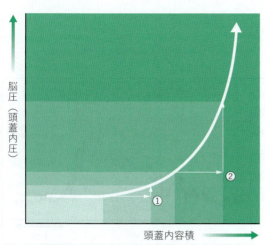

図1　頭蓋内容積と頭蓋内圧の関係

頭蓋内圧が低値の際には増加した占拠性病変に対する頭蓋内圧の上昇度は小さいが（①），頭蓋内圧が高値の際には上昇度は大きい（②）

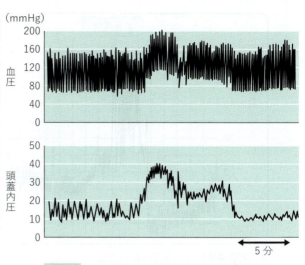

図2　頭蓋内圧の変動に伴う血圧の上昇

2　頭蓋内容積と頭蓋内圧の関係

　占拠性病変が増えはじめると，当初は脳脊髄液や頭蓋内血液量が減少することによって容積の増加分を緩衝するため，頭蓋内圧はあまり上昇しない。この代償機転の能力を超えると，占拠性病変が少し増加しただけで圧は急激に増加するようになる（**図1**）。占拠性病変の増加が急激に生じたときは，頭蓋内圧亢進がより高度となる。

3　頭蓋内圧亢進による意識障害の機序

1）　脳血流量の減少

　脳血流を生み出す脳灌流圧は，平均動脈圧と頭蓋内圧の差で規定される。健常な脳では，脳灌流圧の広い範囲にわたって脳血流量は一定に保たれる（脳血流の自動調節能，p.80，図20参照）。しかし，頭蓋内圧亢進をきたすような脳障害では自動調節能が失われ，脳血流量は脳灌流圧に依存するようになるため，脳灌流圧の低下に応じて脳血流量が減り，意識障害をきたす。

2）　脳ヘルニア

　脳浮腫や血腫などによって脳が圧排され，テント切痕や大後頭孔から脳の一部がヘルニアを起こし，脳幹などを圧迫する。これにより重度の意識障害や呼吸停止に至り致死的となることがある。

4　症　候

　頭蓋内圧亢進では，その原因疾患による症候に加えて，以下の症候がみられる。

1）　急性頭蓋内圧亢進の症候

⑴　意識障害

　脳ヘルニアによる脳幹の圧迫，脳幹の血流障害などにより生じる。

表1　頭蓋内圧を上昇させる因子

- 咳嗽
- 怒責
- 嘔吐
- けいれん
- 低酸素血症
- 高二酸化炭素血症
- 血圧上昇
- 頭部を低くした体位
- 頸部の屈曲，回旋，圧迫
- 陽圧換気

⑵　クッシング徴候

　収縮期血圧の上昇（**図2**）と徐脈が出現する。頭蓋内圧亢進による意識障害に伴って生じる血圧上昇と徐脈をクッシング徴候（現象）と呼ぶ。脳幹が圧迫されて偏位し，延髄の血流が障害されるために，脳灌流圧を保つための合目的的な反射として血圧が上昇するとされる。また，血圧上昇に対する反射として徐脈が生じると考えられている。

2）　慢性頭蓋内圧亢進の症候

　脳腫瘍などのゆっくりと進行する病変でみられ，頭痛，嘔吐，うっ血乳頭を三徴とする症候が起こる。頭痛は起床時にもっとも強く，嘔吐は食事に関係なく起こり，軽い悪心_{おしん}で噴出性である点が特徴的とされる。うっ血乳頭とは視神経乳頭のうっ血をいい，初期の症候に乏しいが，進行すれば視野欠損や視力障害をきたすことがある。

5　頭蓋内圧を上昇させる因子

　頭蓋内圧はさまざまな因子で上昇する（**表1**）。頭蓋内容量の増加に対する代償がない段階では，これらの因子が少しでも加わると頭蓋内圧亢進が一気に悪化し，脳ヘルニアに至る危険がある。

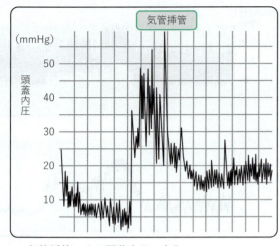

a：気管挿管による頭蓋内圧の変化

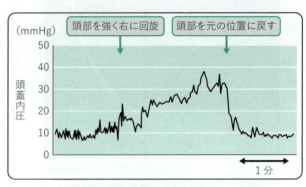

b：頭部の回旋による頭蓋内圧の変化

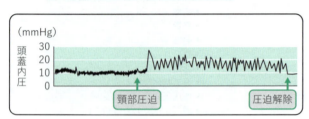

c：頸部圧迫による頭蓋内圧の変化

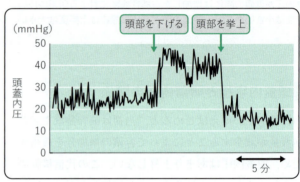

d：頭位による頭蓋内圧の変化

　各種の処置による頭蓋内圧の変化

6 頭蓋内圧亢進への対応

　頭蓋内圧亢進が疑われる場合，その因子を可能なかぎり避ける。頭部の回旋，頸部の屈曲，圧迫，ネックカラーの装着でも頭蓋内圧は上昇する（図3）。刺激の少ない手段で気道を確保し，高流量酸素を投与し十分な換気と酸素化を行う。換気量が不十分であれば，ためらわずに補助換気を行う。陽圧換気は頭蓋内圧を上昇させるが，低酸素・高二酸化炭素血症への対処がより重要である。

　搬送中の体位は仰臥位または回復体位とし，嘔吐に注意する。回復体位の場合，麻痺があれば麻痺側を上にする。著明な高血圧，あるいは脳ヘルニアの徴候がみられる場合には，頭蓋内圧を降下させるために頸部を中間位に保ち，頭部高位（頭部をやや挙上した体位，セミファウラー位，p.396，図97参照）などの体位をとったうえで，不必要な刺激を避ける。精神状態は不安感が強く，興奮して指示に応じないことも多いが，できるだけ安静にさせて血圧の上昇を避ける。極端な温度差は血圧上昇につながるので，冬季は保温にも配慮する。

B 脳ヘルニア

　組織や臓器が本来存在するところから，抵抗の弱い箇所や隙間を通ってはみ出すことをヘルニアという。身体のさまざまな部位に生じ得るが，脳でも生じ，それを脳ヘルニアという。脳ヘルニアは生命にかかわる重大な病態である。いくつかの種類があり，重要なのはテント切痕ヘルニア（鉤回ヘルニアと中心性ヘルニア）および大後頭孔ヘルニアである（図4）。脳ヘルニアは急に進行することがあるため，対応に迅速さが求められる。

1 テント切痕ヘルニア

　小脳テントは大脳の後頭葉と小脳の間にあるテントのような形に盛り上がった硬膜で，脳幹（この高さでは中脳）の通るテント切痕という楕円形の切れ込みがある。脳浮腫や頭蓋内血腫などでテント上の容積が増えると，圧迫された大脳の組織は唯一の逃げ道であるテント切痕から下に向かってはみ出そうとして，テント切痕ヘルニアを起こす。

1）鉤回ヘルニア

　もっとも重要な脳ヘルニアである。鉤回は側頭葉の内

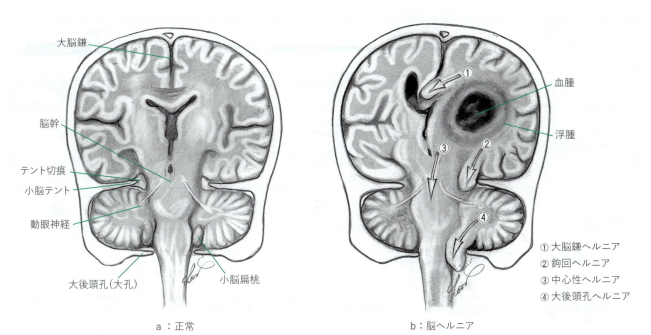

a：正常　　　　　　　　　　　b：脳ヘルニア

図4　脳ヘルニアの種類

① 大脳鎌ヘルニア
② 鉤回ヘルニア
③ 中心性ヘルニア
④ 大後頭孔ヘルニア

側下面の一部である。側頭部寄りの病変が増大すると，外側から押された鉤回がテント切痕と中脳の間に入り込む。最初に圧迫されるのは，この部を走行する動眼神経のため，患側の散瞳をきたす。進行すると鉤回は中脳の大脳脚を圧迫する。大脳脚には錐体路が通るため，圧迫により反対側の片麻痺を生じる。反対側となるのは延髄錐体で錐体路が交叉するからである。意識障害があり，一側の散瞳と反対側の片麻痺を認めたら鉤回ヘルニアを疑う。

2）中心性ヘルニア

大脳の頭頂部寄り，または両側性の病変によって間脳と中脳がテント切痕部に向かって押し込まれる。意識障害が早期にみられる。瞳孔はある程度までは両側とも縮小し，麻痺や異常肢位に関しても両側性の障害を認める。

テント切痕ヘルニアの進展に伴う所見の変化を**図5**にまとめた。

2 大後頭孔ヘルニア

大孔ヘルニア，小脳扁桃ヘルニアとも呼ばれる。テント下の容積増大に伴って小脳半球の下面にある小脳扁桃が，頭蓋腔の唯一の出口である後頭骨の大後頭孔に押し込まれる。多くはテント切痕ヘルニアの進行に伴い，圧迫がテント下まで波及して生じるが，小脳出血などのテント下病変では，テント切痕ヘルニアを経ずに起こることもある。大後頭孔には延髄が通っており延髄が圧迫され，呼吸中枢の障害で呼吸停止をきたす。通常は脳ヘルニアの終末像とされ，予後不良である。

C　部位別の脳機能障害

脳の限局した一部の損傷によって現れる症状を巣症状という。大脳には，運動・感覚・聴覚・視覚・言語など種々の中枢があり，それぞれ機能が分化している。そのため，脳のある場所に病巣があると，その場所の局所の機能が脱落し，特徴的な一定の症状が現れる。これが巣症状であり，巣症状から逆に病巣のある場所を推定することができる。

1 前頭葉

前頭葉は大脳半球の前1/2を占める。前頭葉の最後部の中心前回には，対側半身の随意運動の中枢である運動野（領）がある。この領域の破壊によって著しい運動麻痺を生じる。

前頭葉の前外側，底部，内側は高次の統合機能がある。知，情，意思さらに人格を含む精神機能を営み，運動行為の制御の役割もあり，障害によって認知機能の低下，情動異常，行為障害などの症状を生じる。

優位半球における中心前回下端部とその前方領域には運動性言語中枢（ブローカ中枢）があり，損傷によって運動性失語を生じる。

2 頭頂葉

頭頂葉最前部の中心後回には感覚野（領）があり，視床からの線維を受け，感覚刺激の強さ，局在，種類などの鑑別に関与する。中心後回の後方は頭頂連合野であり，感覚の解析，合成，統合，解釈の機能をもち，障害によっ

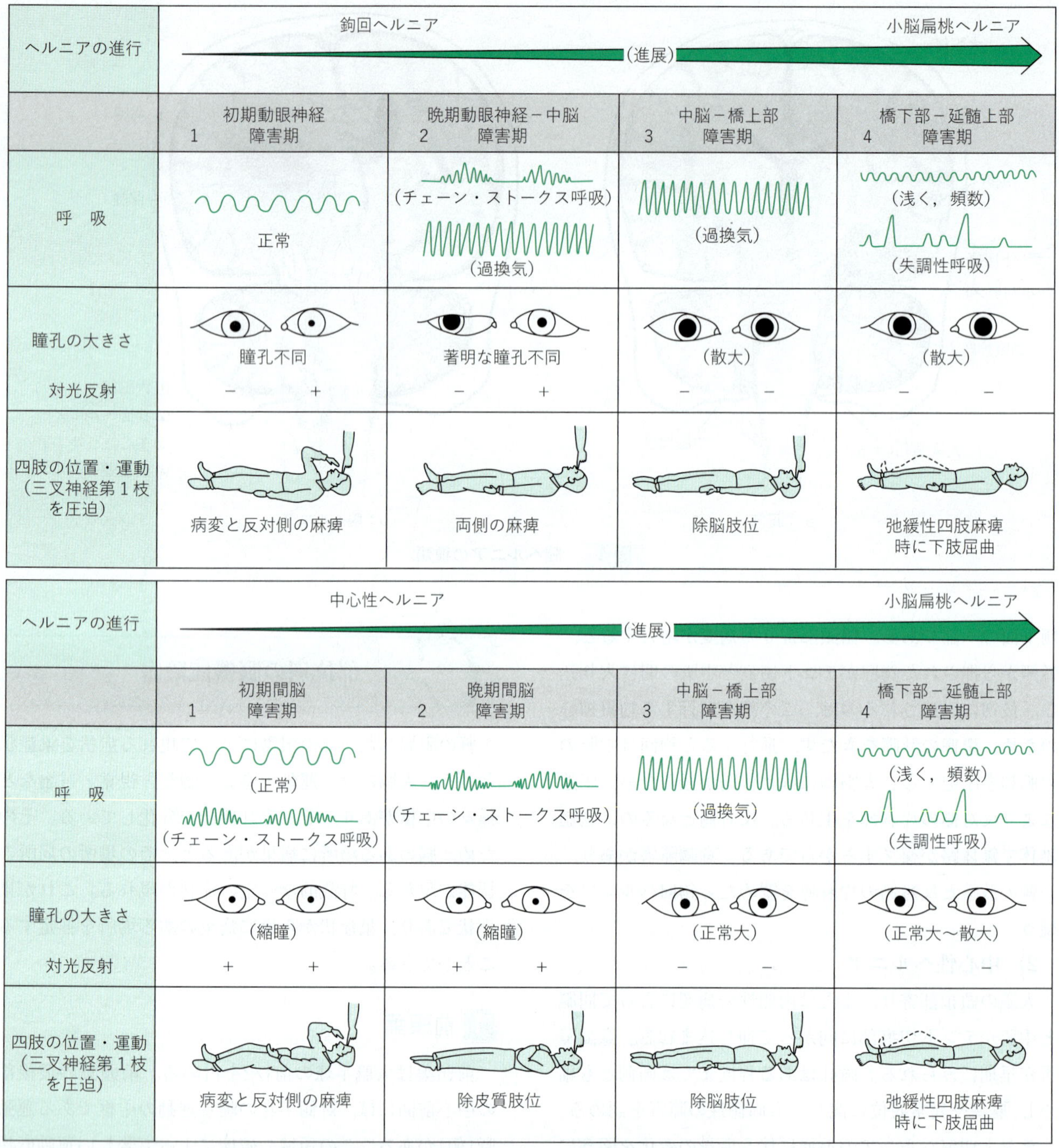

ヘルニアの進行	鉤回ヘルニア (進展)			小脳扁桃ヘルニア
	初期動眼神経 1 障害期	晩期動眼神経−中脳 2 障害期	中脳−橋上部 3 障害期	橋下部−延髄上部 4 障害期
呼 吸	正常	（チェーン・ストークス呼吸） （過換気）	（過換気）	（浅く，頻数） （失調性呼吸）
瞳孔の大きさ 対光反射	瞳孔不同 −　　＋	著明な瞳孔不同 −　　＋	（散大） −　　−	（散大） −　　−
四肢の位置・運動 （三叉神経第1枝 を圧迫）	病変と反対側の麻痺	両側の麻痺	除脳肢位	弛緩性四肢麻痺 時に下肢屈曲

ヘルニアの進行	中心性ヘルニア (進展)			小脳扁桃ヘルニア
	初期間脳 1 障害期	晩期間脳 2 障害期	中脳−橋上部 3 障害期	橋下部−延髄上部 4 障害期
呼 吸	（正常） （チェーン・ストークス呼吸）	（チェーン・ストークス呼吸）	（過換気）	（浅く，頻数） （失調性呼吸）
瞳孔の大きさ 対光反射	（縮瞳） ＋　　＋	（縮瞳） ＋　　＋	（正常大） −　　−	（正常大〜散大） −　　−
四肢の位置・運動 （三叉神経第1枝 を圧迫）	病変と反対側の麻痺	除皮質肢位	除脳肢位	弛緩性四肢麻痺 時に下肢屈曲

図5 テント切痕ヘルニアの進展に伴う所見の変化

て立体認知，二点識別など高次レベルの感覚機能の異常を生じる。

　優位半球の頭頂葉障害では，失算，失書，手指失認，左右失認，失読（文字を読むことができない），構成失行（物体の形を認識し，描出することができない。簡単な図形の模写ができない）をきたす。一方，非優位半球の頭頂葉障害では，半側空間無視や片側身体失認，着衣失行などがみられる。

③ 側頭葉

　側頭葉の上面に聴覚野（領）が存在し，優位半球の上側頭回後半1/2〜1/3には感覚性言語中枢（ウェルニッケ中

枢）があり，損傷によって感覚性失語を生じる。

　側頭葉内側部にある辺縁系の障害で生じる側頭葉てんかんでは，自動症や幻覚，既視感などの症状を伴う焦点意識減損発作がみられ，側頭葉病変を疑わせる所見である。海馬，海馬傍回，鉤回，帯状回などの大脳辺縁系は嗅脳の一部（扁桃体，内および後眼窩回など）との関係が深く，障害によって記憶，情動などに異常をきたす。

　側頭葉内には視放線の一部が走行しており，同部位の障害では対側の同名半盲を生じる。

④ 後頭葉

　後頭葉には視覚に関係する受像中枢の視覚野（領）が存

在する。視覚野が障害されると同名半盲がみられる。

視覚野の周囲にある視覚連合野は，より複雑な視覚認識に関与している。その障害によって，視力は保たれているが，みたものが何であるかを判別できないという視覚性物体失認がみられる。

5 視 床

視床は，感覚情報を統合し，直接あるいは基底核を介して大脳皮質に神経線維を投射する。

高血圧性脳出血や脳梗塞の好発部位であり，感覚路の中継となる神経核が障害されると感覚障害を生じ，視床外側にある内包に障害が及ぶと反対側の片麻痺を生じる。

6 脳 幹

脳幹の障害では，脳幹の両側にまたがって障害されることが多く，四肢麻痺が生じるが，片側に偏った障害が生じた場合には，同側の脳神経症状と延髄の錐体交叉より上方であれば対側，錐体交叉より下方であれば同側に片麻痺を認めることがある。

網様体は上行性網様体賦活系として機能し，視床を介して大脳半球皮質に広く投射する。網様体の機能には意識の維持，運動系への調節，知覚系への調節，呼吸中枢としての働き，循環中枢としての働きがある。その障害で，意識障害，呼吸停止，循環異常が生じる。

D 脳機能障害に随伴する症状と病態

1 失 語

失語は，中枢神経の障害によってもたらされる特徴的な巣症状の一つである。主に脳血管障害によって言語中枢が障害されると，いったん獲得されていた「聞く，話す，読む，書く」機能がさまざまな程度に低下する。音韻や意味など言語そのものの水準の異常であり，自発言語，言語了解，語想起，復唱，書字，読字などに障害を認める。主な原因は，大脳の優位半球にある言語中枢の障害である。言語中枢は多くの人で左脳にあり，左脳の障害で失語を生じるため，失語症には右片麻痺を伴うことが多い。

自発言語の障害を運動性失語（ブローカ失語）と呼び，前頭葉の運動性言語中枢（中心前回とその前方領域）の障害による。聞いた言葉は理解できるが，思うことが話せずにたどたどしい話し方になる。言語了解が障害されるのが感覚性失語（ウェルニッケ失語）であり，側頭葉から頭頂葉にある感覚性言語中枢の障害による。聞いた言葉の意味が理解できにくく，多弁であっても錯語が多い。運動性失語，感覚性失語，そして両方が合併した全失語がある。

一方，構音障害は，発語に関係する器官（構音器官）である口唇，口蓋，舌，咽頭，喉頭などの筋や，それらを支配する神経，声帯などの障害で生じる。呂律が回らない，あるいはうまくしゃべれないという状態である。いずれも会話が成り立ちにくいが，意識レベルは保たれており，目的に合った動作は可能である。

2 高次脳機能障害

高次脳機能障害は，脳卒中や交通事故などによる脳の部分的な損傷を原因とする認知障害全般をいう。言語，思考，記憶，行為，学習，注意などの，知的で高度な脳機能の一部に影響を及ぼし，日常生活にさまざまな支障を生じさせる。

高次脳機能障害の症状は，損傷を受けた脳の部位によって多様な形で現れる。注意障害では，集中力の持続が難しく，複数の作業を同時にこなすことが困難となる。記憶障害においては，新しい情報の記憶にとくに支障をきたし，事故以前の記憶は保持されていても，新たな出来事を記憶にとどめることができない。

各症状の現れ方や程度は個人差が大きく，脳損傷の部位や程度によって異なる特徴を示す。外見上は障害が目立たない。傷病者自身も，障害の認識が十分でないことがある。環境との関係で障害が現れやすく，社会生活（職場，学校など）で出現しやすく，医療スタッフには見過ごされやすい。

05 心停止

A 総論

1 定義と概念

心肺停止とは，心臓の動きと肺（呼吸）の動きが止まった状態であるが，近年では「心停止」と呼ばれることがほとんどである。心停止によって脳幹への血流が途絶すると呼吸中枢の機能が停止して呼吸も停止する。一方，呼吸が停止すれば肺での酸素化が途絶え，冠動脈血の酸素含量は減少して心筋虚血からやがて心停止をきたす。すなわち，どちらが先に起こっても，しばらく経てば心停止かつ呼吸停止となる。「救急救命士法」では心肺機能停止という用語が用いられ，心臓機能と呼吸機能のいずれか一方，または両方が停止した場合をさす。心臓機能停止は生存に必要なだけの心拍出量がない状態である。臨床的には医療従事者は意識，呼吸，脈がないことで診断するが，一般市民は意識，呼吸がなければ心停止と判断して胸骨圧迫を行う。

心停止は死と同義ではなく，回復の可能性がある病態である。突然の心停止が起こると，脳内のアデノシン三リン酸（ATP）が枯渇して数秒〜十数秒で意識を失う。総頸動脈の拍動を触れないなどの所見で判断され，必ずしも心臓の機械的収縮または電気的活動が完全に停止しているとは限らない。呼吸機能停止は，生存に必要なだけの換気運動がない状態をさし，有効な自発呼吸運動の停止と判断される。生存に必要な換気量が保てない極端な徐呼吸や心停止時にみられる死戦期呼吸は呼吸機能停止とみなす。予後には脳への酸素化された血液循環の維持が大きく影響する。

心停止中に死戦期呼吸，対光反射，体動が観察されることがある。これらは sign of life（直訳すれば命の徴候であるが，生命徴候＝バイタルサインとは別の概念である）と呼ばれ，比較的良好な予後を示唆すると考えられている。

2 疫学

「救急・救助の現況」によれば，2022年中に全国で救急搬送された心停止傷病者は142,728人であり，全搬送人員数の約2.3％を占める。性別では男性がやや多い。年齢では80〜89歳が最多で70〜79歳が続き，合わせて全体の過半数を占める。成人の心停止では心原性心停止が91,498人と多いのに対し，小児では心原性心停止は比較的少なく，呼吸原性心停止が多い。

①市民による目撃がある，②心原性，③救急隊到着時に心室細動または無脈性心室頻拍，の3条件を満たした場合（4,308人）でみると，1カ月後の生存率は31.8％，社会復帰率は20.8％で，引き続き前年より低下した。市民により目撃された心原性心停止例のうち，居合わせた市民（バイスタンダー）によって心肺蘇生（CPR）を受けたのは59.2％で，1994年の13.4％に比べて大幅に上昇した。市民によるCPRを受けた人の1カ月後の生存率と社会復帰率は，受けなかった人に比べ，ともに高くなっている。

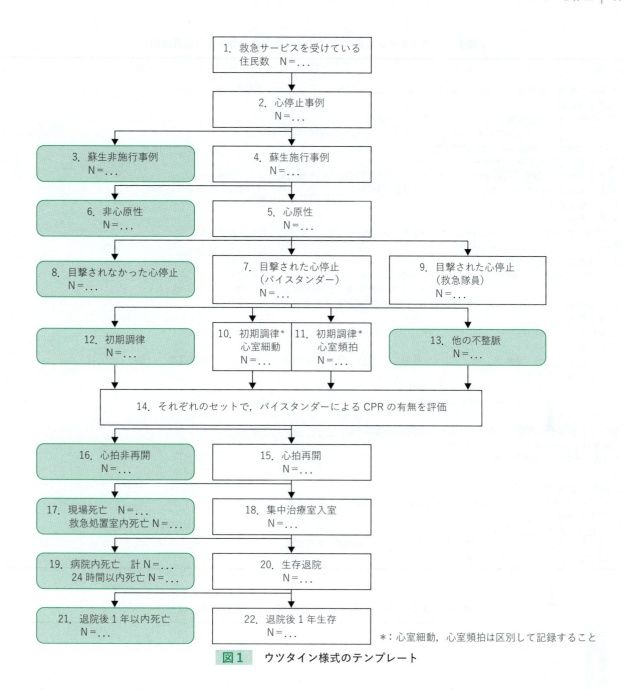

図1 ウツタイン様式のテンプレート

＊：心室細動，心室頻拍は区別して記録すること

3 ウツタイン様式に基づく記録方法

　医療機関外で発生した心停止の疫学や治療成績などを，異なる地域間や，同一地域の異なる年代間で比較するために，データを共通の用語と定義に従って一定の様式で報告することが行われる。この報告様式は国際的なガイドラインとして統一された記録方法であり，会議が開かれた修道院の名にちなんでウツタイン様式と呼ばれる。わが国では2005年1月より，消防庁が全国の心停止傷病者のデータをウツタイン様式に準じて収集している。

　ウツタイン様式では，あらゆる院外心停止例を対象として，心停止を原因別（心原性か非心原性か）に分類し，目撃の有無，バイスタンダーや救急隊員によるCPRの有無やその開始時期，電気ショックの有無などに応じて，医療機関収容後の転帰などについて詳細に記録している

（図1）。ウツタイン様式に基づく記録票の例を表1に示す。

　バイスタンダーによるCPRと電気ショック，救急隊による処置と搬送，医療機関内での診療にわたる救急医療システム全体の質を評価するために，生死のみでなくCPRが成功した傷病者の1カ月後の生活の質（QOL）を評価する。評価には，グラスゴー・ピッツバーグ脳機能・全身機能カテゴリーが使用されている（表2）。

　ウツタイン統計で，CPRにかかわるシステムを評価するためには，その良否によって転帰が左右されやすい傷病者群のみを対象として検討することが適当である。例えば，外傷性心停止や目撃者のない心静止の予後は元来悪いので，その治療成績は救急医療システムの良否を反映しにくい。この点から，目撃があること，心原性であること，初期心電図波形が心室細動または無脈性心室

表1　「ウツタイン様式」に基づく心肺機能停止傷病者記録票の例

事例No ＿＿＿＿＿＿＿　　　発生年月日　　　　年　　月　　日　　性別　□男　□女　　　　年齢 ＿＿＿＿＿

救急救命士乗車　□あり　□なし　　医師の乗車　□あり　□なし　　医師の二次救命処置　□あり　□なし

1. 心停止の目撃
　□　目撃，または音を聞いた ＿＿＿＿＿＿時＿＿＿＿＿分
　　□家族　　□その他のバイスタンダー(□友人　□同僚　□通行人　□その他)
　　□消防隊　　□救急隊(□救急救命士隊)
　□　すでに心肺機能停止(発見時)
2. バイスタンダーCPR　□あり(□心臓マッサージ　□人工呼吸　□市民などによる除細動)　□なし
　バイスタンダーCPRまたは市民などによる除細動開始時刻 ＿＿＿＿時＿＿＿分　　□確定　□推定　□不明
　□口頭指導あり
3. 初期心電図波形
　□VF(心室細動)　　　　　□Pulseless VT(無脈性心室頻拍)　　　　□PEA(無脈性電気活動)
　□心静止　　　　　□その他(　　　　　　　　　　　)
4. 救急救命処置などの内容
　除細動(□二相性　□単相性)　　　初回除細動実施時刻 ＿＿＿＿時＿＿＿分　施行回数 ＿＿＿＿＿回
　　　　　　　　　　　　　　　　実施者　□救急救命士　□救急隊員　□消防職員　□その他
　□気道確保　　特定行為器具使用(□LM　　□食道閉鎖式エアウエイ　　□気管内チューブ)
　□静脈路確保
　□薬剤投与　初回投与時刻 ＿＿＿＿＿時＿＿＿分　投与回数 ＿＿＿＿＿回
5. 時間経過
　覚知 ＿＿＿時＿＿＿分　現着 ＿＿＿時＿＿＿分　接触 ＿＿＿時＿＿＿分　CPR開始 ＿＿＿時＿＿＿分　病院収容 ＿＿＿時＿＿＿分
6. 心停止の推定原因
　□心原性：　□確定　□除外診断による心原性
　□非心原性：脳血管障害　□呼吸器系疾患　□悪性腫瘍　□外因性　□その他(　　　　　　　　　　)
7. 転帰および予後
　病院収容前の心拍再開　□あり　□なし　初回心拍再開時刻 ＿＿＿＿＿時＿＿＿分
　□1カ月予後(回答：□あり　□なし)
　□1カ月生存　□あり　□なし

○　脳機能カテゴリー(CPC)
　□　CPC1　機能良好　　　□　CPC2　中等度障害　　　□　CPC3　高度障害
　□　CPC4　昏睡　　□　CPC5　死亡，もしくは脳死
○　全身機能カテゴリー(OPC)
　□　OPC1　機能良好　　　□　OPC2　中等度障害　　　□　OPC3　高度障害
　□　OPC4　昏睡　　□　OPC5　死亡，もしくは脳死

表2　グラスゴー・ピッツバーグ脳機能・全身機能カテゴリー

脳機能カテゴリー(CPC)	(1) CPC1：機能良好 意識は清明，普通の生活ができ，労働が可能である。障害があるが軽度の構音障害，脳神経障害，不完全麻痺などの軽い神経障害あるいは精神障害まで (2) CPC2：中等度障害 意識あり。保護された状況でパートタイムの仕事ができ，介助なしに着替え，旅行，炊事などの日常生活ができる。片麻痺，けいれん発作・運動失調，構音障害，嚥下障害，記銘力障害，精神障害など (3) CPC3：高度障害 意識あり。脳の障害により，日常生活に介助を必要とする。少なくとも認識力は低下している。高度な記銘力障害や認知症，閉じ込め症候群のように目でのみ意思表示ができるなど (4) CPC4：昏睡 昏睡，植物状態。意識レベルは低下，認識力欠如，周囲との会話や精神的交流も欠如 (5) CPC5：死亡，もしくは脳死
全身機能カテゴリー(OPC)	(1) OPC1：機能良好 健康で意識清明。正常な生活を営む。CPC1であるとともに脳以外の原因による軽度の障害 (2) OPC2：中等度障害 意識あり。CPC2の状態。あるいは脳以外の原因による中等度の障害，もしくは両者の合併。介助なしに着替え，旅行，炊事などの日常生活ができる。保護された状況でパートタイムの仕事ができるが厳しい仕事はできない (3) OPC3：高度障害 意識あり。CPC3の状態。あるいは脳以外の原因による高度の障害，もしくは両者の合併。日常生活に介助が必要 (4) OPC4：昏睡 CPC4に同じ (5) OPC5：死亡，もしくは脳死 CPC5に同じ

頻拍であったことなどの条件で絞った患者群を検討対象とすることが多い。ここでいう「目撃がある」とは，居合わせた人が倒れた瞬間を直接目撃した，または倒れた物音を聞いたという意味である。心原性とは，心停止の原因として心疾患が確定診断されたという意味ではなく，原因として心疾患以外の疾患が特定された例を除いたものと定義される。

B　心停止に至る病態と原因

1　心停止に至る病態

心停止は以下の病態を原因として発生することが多い。

1）不整脈

突然の心停止は致死性不整脈によることが多い。心室細動では心筋の無秩序な興奮があるのみで，心臓のポンプとしての機能は失われ，心拍出はなくなる。無脈性心室頻拍では多少の心拍出が存在する可能性はあるが，生命維持に必要な最低限度には及ばず，放置すると通常は心室細動に移行する。その他の頻脈性不整脈でも場合によっては心室細動に移行することがある。心室期外収縮のうち，多源性，連発，R on T型などは心室細動に移行する危険性が高い。

徐脈性不整脈は不整脈死の10〜20％を占める。心室収縮の頻度が極端に低下すれば，1回拍出量があっても生命維持に必要な心拍出量が得られずに心機能停止となり，遷延すれば心筋自体の虚血から心静止に移行する。洞不全症候群でも徐脈を呈するが，全身状態の悪化が原因で生じたもの以外では心停止に至ることは少ない。心筋梗塞などに伴う高度な房室ブロックは心停止に至ることがあるので注意が必要である。

2）低心拍出量

急性心筋梗塞，心臓弁膜症，心筋症，心筋炎などの心疾患，各種ショック，低体温症などで心拍出量の大幅な低下を生じた場合には，冠血流量も減少して心筋の灌流は低下する。この状態が続くと，心筋虚血による心収縮力のさらなる低下を招く悪循環に陥り，やがては心停止に陥る。心電図上は無脈性電気活動から心静止に至ることが多い。

3）呼吸不全

呼吸不全となると低酸素血症や高二酸化炭素血症となり，酸素化不全によるエネルギー産生が阻害されたうえに呼吸性アシドーシスが進行して，最終的には死に至る。低酸素血症では交感神経系の緊張と心筋虚血による刺激伝導の異常とが相まって不整脈発生の危険性が高まる。また，PaO_2が20mmHg以下では明らかな心収縮力の低下が出現する。心電図上は心拍数の多い無脈性電気活動から心拍数の少ない無脈性電気活動を経て心静止に至ることが多いが，その経過中に心室細動や心室頻拍の発生をみることもある。

4）その他

心停止をきたすその他の原因として，脳障害，急性中毒，電解質・代謝異常，電撃傷・雷撃傷などがある。これらの多くでは，循環不全と呼吸不全の一方あるいは両者が複合して心停止の原因となる。

重症のくも膜下出血や脳出血などでは，頭蓋内圧の上昇に伴って交感神経系の緊張が高まり，致死性不整脈や心筋障害による循環不全，あるいは神経原性肺水腫と呼ばれる呼吸不全をきたし心停止に至ることがある。また，呼吸中枢の障害による呼吸停止や，意識消失に伴う筋緊張の低下で生じた気道閉塞も心停止の原因となる。

急性中毒のうち，睡眠薬，麻薬，フグ毒では舌根沈下による気道閉塞や呼吸停止が，三環系抗うつ薬や覚醒剤では主に不整脈や心筋障害が原因となって心停止をきたす。腎不全の電解質・代謝異常では，高カリウム血症による心停止が重要である。逆に低カリウム血症も心停止の原因となる。

電撃傷では，心筋自体の損傷は軽度のことが多いが，交流電流の通電で心室細動が起こりやすく，雷撃傷では直流電流で心静止が発生しやすい。ただし後者では，洞結節の活動によって自然に心拍が再開することも多い。

2　生体酸素状況

1）不整脈の場合

不整脈による心停止の多くは突然に発生する。心停止後，脳のエネルギーは約10秒で枯渇し，まず大脳の虚血により意識が消失し，続いて呼吸中枢の虚血により呼吸が停止する（ただし，突然の心停止の場合，直後に死戦期呼吸と呼ばれる特殊な呼吸がみられることがある）。不整脈による心停止の典型例が，梗塞範囲の比較的狭い急性心筋梗塞に続発する心室細動である。

心室細動発生後の組織の酸素化状態が変化する様子を図2aに示す。心筋の酸素代謝状態は心停止直後から急速に悪化する。CPRが行われない場合，約4〜5分後には心筋の低酸素により代謝状態が悪化し，除細動による心拍再開が困難な状態へ陥る。一方，肺胞気の酸素濃度は心停止前に呼吸障害がないかぎり正常であり，肺血流が途絶しているため酸素が消費されることもない。このことは，とくに突然の心原性心停止の場合，短時間であれば人工呼吸を行わずとも，胸骨圧迫を行うだけでも有効な蘇生手段となることを意味している。

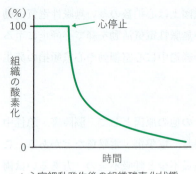

a：心室細動発生後の組織酸素化状態

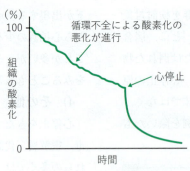

b：徐々に進行した循環不全を経た
　　心停止時の組織の酸素化状態

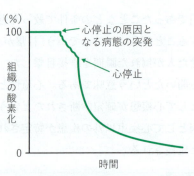

c：急激な循環不全による心停止時の組
　　織の酸素化状態

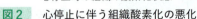

図2　心停止に伴う組織酸素化の悪化

2）低心拍出量の場合

　心筋の酸素代謝状態は，心拍出量低下が中等度で徐々に心停止に至った場合と，心拍出量が著しく低下して比較的短時間で心停止に至った場合で異なる。

　進行性の脱水などで循環不全が徐々に進行しながら長時間持続した場合は，心停止に至った段階では心筋の酸素代謝状態は相当に悪化している（図2b）。また，全身の低酸素症においては嫌気性のエネルギー代謝が亢進し，乳酸蓄積による代謝性アシドーシスや電解質異常が心停止前に進行していることが多い。これらは，心停止の発生とともに一気に悪化する。

　エネルギー代謝の障害が進んでいる場合では，心拍再開を得ることは必ずしも容易ではない。原因が解除された場合でも，長期間の循環不全によって生じた代謝異常を補正する必要があり，組織における浮腫の進行や血管内皮の傷害による血管反応性の低下などのために胸骨圧迫の効率も低下するなどの条件が重なるため，心拍再開を得るのは困難である。このような病態から，徐脈性でQRS幅の広い無脈性電気活動や心静止を呈する傷病者の予後が悪いといわれている。

　大量出血，緊張性気胸，肺血栓栓塞症などで急激な循環不全をきたした場合は，比較的短時間に心停止に至る。心停止となった直後の段階では心筋の酸素化もある程度保たれており，心停止の原因は心収縮力の低下よりは，むしろ心臓以外の影響が強い（図2c）。このため，心電図上は頻脈性でQRS幅の狭い無脈性電気活動を呈することが多い。また，代謝性アシドーシスなども心停止に至る前の段階では比較的軽度である。このような傷病者では早期に適切なCPRが施されるとともに，循環不全に至った原因が早期に解除されれば，心拍再開が得られることが多い。

3）呼吸不全の場合

　呼吸不全が進行し心停止になった場合，すでに全身の酸素代謝は相当悪化しており，高度の混合性アシドーシ

表3		代表的な心停止の原因疾患（5H5T）

5H	hypovolemia	循環血液量減少
	hypoxia	低酸素症
	hyper/hypokalemia	高/低カリウム血症
	hydrogenion	アシドーシス
	hypothermia	低体温
5T	tension pneumothorax	緊張性気胸
	tamponade, cardiac	心タンポナーデ
	tablets	薬物中毒
	thrombosis, pulmonary	肺塞栓
	thrombosis, coronary	急性心筋梗塞

スが存在する。一方，処置によって換気と酸素化が確保された場合には，心停止の根本的原因が解除されることになるため，心拍再開の可能性が出てくる。とくに，気道異物による窒息に起因する心停止が早期に対応された場合は，短時間の人工呼吸のみ，あるいは胸骨圧迫との組み合わせによって自己心拍の再開が得られることがある。これは呼吸による換気の再開によって，低心拍出量状態（心電図上は無脈性電気活動を示す）が改善されるためである。ただし，低酸素によって心停止をきたした段階で，心臓よりさらに低酸素に弱い脳はすでに大きなダメージを受けており，脳機能の回復は難しいことが多い。

3　主な原因疾患

　心停止は大きく心原性と非心原性に分類される。わが国では原因の過半数が心原性であり，その大半は心疾患と考えられる。心停止の代表的な原因を表3に示す。

1）心疾患

　虚血性心疾患，とくに急性心筋梗塞が最多である。急性心筋梗塞の発症後早期には心室細動が2〜5％にみられ，多くは発症後1時間以内に出現する。急性心筋梗塞発症後早期の完全房室ブロックは，下壁梗塞の約10％，

前壁梗塞の約3％に出現し，その一部は心停止となる。冠動脈疾患では突然の心停止が初発症状のことがある。心臓弁膜症や心筋症でも院外心停止の直接原因は不整脈のことが多い。

2）大血管疾患

急性大動脈解離では，心タンポナーデや破裂による失血で心停止を生じる。大動脈解離による死亡のうち半数以上は病院前で発生する。腹部大動脈瘤破裂では腹膜腔あるいは後腹膜腔への大量出血により心停止に至ることもある。

3）呼吸系疾患

気管支喘息は，心停止の原因としては減少傾向にあるが，依然として重要な原因である。喉頭蓋炎，肺炎，慢性閉塞性肺疾患（COPD）なども原因となる。

4）神経疾患

脳血管障害の一部（くも膜下出血など）は発症後早期に前述の機序で心停止に陥る。

5）その他の内因性疾患

透析治療を受ける慢性腎不全傷病者は心停止となる可能性が高く，高カリウム血症のほか，急性心筋梗塞や脳血管障害のリスクも大きい。乳幼児突然死症候群はわが国の乳児死亡の第5位を占める。悪性腫瘍，神経筋疾患など慢性疾患の末期で自宅療養中に急変することもある。

6）外因性疾患

頭部，脊髄，胸部，腹部，骨盤の重症外傷は医療機関到着前に心停止に陥ることがある。脳損傷，大量出血，呼吸不全，心外閉塞・拘束性ショックが関与し，救命困難なことが多い。

C 心電図分類

心停止は心電図上，以下の3群に分類される（p.575〜576，図6〜9参照）。

1 心室細動／無脈性心室頻拍

心室細動は心原性院外心停止例の約16％を占める*。虚血性心疾患，低酸素血症，低体温，中毒などで心筋が電気的に不安定となって生じる。心筋線維は無秩序ながら興奮しているので，心拍出量が生じないにもかかわらず，心筋は酸素を消費しつづける。発生直後の心室細動は心電図波形の振幅も大きく除細動の成功率は高いが，無処置では時間経過とともにしだいに波形は小さくなり除細動の成功率は低下する。

---

* 救急隊接触時の心電図に占める割合。心停止発生直後では心原性心停止の60％近くを占めるとの報告もある。

2 無脈性電気活動

心電図上，6/分以上のQRSを認めるが，頸動脈の拍動を触れない。わずかな心拍出量が存在する可能性はあるが，脳に有効な循環を生じない点で心停止と判断する。心筋の状態が比較的よいときは心拍数が多く，QRS幅が狭い。悪化すると幅広く変形したQRSの徐脈となる。

3 心静止

主に刺激伝導系の障害によるものと，他の心電図波形による心停止が時間の経過とともに高度の無酸素状態となり心筋の電気的活動が完全に停止したものとがある。後者は各種原因による心停止に共通の最終経路であり，予後はきわめて悪い。なお，心拍数が6/分未満のものはQRSがあっても心静止として扱う。

D 心肺蘇生処置時の循環

心停止傷病者に対する現場活動は，第III編第2章「8 救急蘇生法」（p.418）を参照されたい。

1 胸骨圧迫による循環

1）循環の発生

胸骨圧迫によって循環が発生する機序には，心臓ポンプ説と胸腔ポンプ説がある。

心臓ポンプ説では，胸骨と脊柱の間で心臓が圧迫され，心室内の圧が上昇することによって血液が駆出されるという。この場合，血液の逆流を防ぐのは心臓に備わっている4つの弁である。

一方，胸腔ポンプ説によれば，心臓は胸骨と脊柱とで前後に挟まれるというよりは，胸骨圧迫により胸腔内全体の圧力が上がるために四方八方から圧迫されるという。この場合，血液の逆流を防ぐのは，上昇した胸腔内圧によって圧迫された上下の大静脈である。

いずれの説についても肯定的と否定的，両者の状況証拠があり，依然として不明な点が多い。実際には，それぞれの患者において，心臓ポンプ説と胸腔ポンプ説がさまざまな割合で寄与しているのであろう。

2）胸骨圧迫による血圧

正常循環（自己心拍）とCPR中の動脈圧波形を図3に示す。収縮期（圧迫時）の血圧については両者に大きな差はない。CPR中の圧波形が痩せているのは1回拍出量が非常に小さいからである。もっとも大きく異なるのは拡張期（圧迫解除時）における血圧で，CPR中は正常循環に比べて極端に低い。このことは，CPR中の冠血流の維持にとって不利な条件となる。

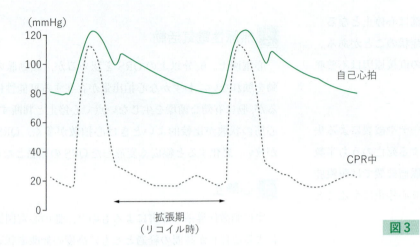

図3　自己心拍と CPR による血圧

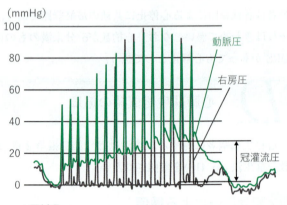

a：冠循環

冠血流量の指標である冠灌流圧は，胸骨圧迫を連続するにつれてしだいに増加する

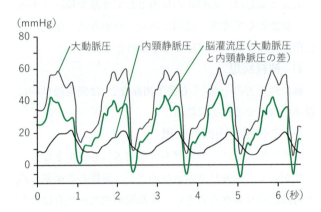

b：脳循環

内頸静脈圧は胸骨圧迫時にもほとんど上昇しないため，脳循環は冠循環に比較すれば比較的良好に維持される。それでも脳灌流圧は非常に低い

図4　胸骨圧迫中の冠循環，脳循環

2 全身の循環

　胸骨圧迫中の大動脈圧と右房圧との圧較差が，全身の循環を発生させる原動力となる（**図4a**）。胸骨圧迫で生じる心臓からの血流量は，理想的な条件下でも正常安静時の30％にすぎず（**表4**），不適切な圧迫手技，循環血液量の減少などがあれば，さらに減少する。少ない血流は脳と冠動脈に優先的に配分され，四肢や皮膚にはほとんど流れない。このためCPR中にはSpO₂値は測定できず，薬剤を筋肉内や皮下に注射しても効果がない。また，上肢に確保した静脈路から薬剤を投与する場合でも，投与後に上肢を挙上するか，あるいは引き続き輸液製剤を急速に滴下するかして，薬剤を含む血液が心臓に戻るのを促進する必要がある。

　心臓から送り出される血液量は肺血流量と等しいため，CPR中の肺血流量も正常安静時の30％程度以下であり，必要とされる肺胞換気量も自発呼吸の30〜40％程度でよい。CPRによって，全身の酸素欠乏による病態の進行は，その速度を減じることができるが，100％阻止することはできない。

表4　理想的条件下の胸骨圧迫による血圧と臓器血流

圧迫時	70mmHg 以上，時に100mmHg を超える
解除時	25mmHg，時に10mmHg 以下
平　均	約40mmHg
肺血流量*	正常安静時の約30％
冠血流量	正常安静時の5〜35％
脳血流量	正常安静時の30〜40％

＊ 心臓から送り出される血液量に等しい

3 冠循環

　冠動脈の血流発生の原動力となる冠灌流圧は，圧迫解除時の大動脈圧−右房圧で表される。前述のように，CPR中の圧迫解除時の血圧は非常に低いため，CPR中に生じる冠血流量は理想的条件下でも正常安静時の5〜35％にすぎない。図4aに示すように，圧迫解除時の血圧は胸骨圧迫を連続するにつれてしだいに高くなるので，CPR中の冠血流を増すには，胸骨圧迫の中断をできるだけ避けることが重要となる。

4 脳循環

脳循環は主に胸骨を圧迫したタイミングで生じる（図4b）。圧迫により胸腔内圧とともに各心房・心室の圧や頭蓋内圧も上昇するが，壁の薄い静脈が圧によって虚脱・閉塞するため右房圧は内頸静脈や頭蓋内に伝わりにくい。こうして生じた大動脈圧（主に圧迫時）と頭蓋内圧の差（脳灌流圧）が，脳灌流の原動力となる。

5 胸骨圧迫の効果に影響する因子

胸骨圧迫の効果は，CPR の技術に関するいくつかの因子に影響される。

1）血管収縮薬の影響

アドレナリンなどの血管収縮薬は，筋肉，皮膚，脂肪組織などの動脈に対しては強い収縮作用を示す。それに比べ脳動脈，冠動脈などに対する収縮作用が弱いため，胸骨圧迫によって得られた心拍出は，脳や心臓などに重点的に配分されることになる。また，血管収縮薬により全末梢血管抵抗が増加する結果，大動脈圧が上昇し，圧迫中には脳灌流圧を，圧迫解除時には冠灌流圧を上昇させ，CPR の効果を高めることが期待される。このように，血管収縮薬は胸骨圧迫の効率を向上させる目的で使用されるものであり，あくまでも良質な胸骨圧迫が行われていることが前提となる。

2）陽圧換気の影響

胸骨の圧迫を解除したときに胸郭が自己の弾性で形を回復し，元の位置に戻ることをリコイルという。

胸骨圧迫によって血液が拍出されるには，リコイルによって胸腔内圧が低下し，十分な量の静脈血が胸腔内へ流入することが必要である。一方，人工呼吸中の胸腔内圧はほとんど常に陽圧であり，1回換気量や換気回数が増えるほど，平均胸腔内圧が上昇する。過換気による胸腔内圧の上昇は，圧迫解除時に期待する静脈還流を妨げ，心拍出量を減少させる。この現象は，気管挿管された傷病者への人工呼吸でも問題となる。気管挿管下に胸骨圧迫を非同期で行う場合は人工呼吸の回数が推奨値の10回/分を大きく上回らないよう注意する。また，バッグ・バルブ・マスク換気中には胃膨満から胸腔内圧上昇を起こしやすいことにも留意する。

3）胸骨圧迫の質の影響

胸骨圧迫中に心臓から送り出す血液の量を保つには，圧迫の適正な深さとテンポが求められる。圧迫の深さが浅すぎると心拍出が不十分であり，深すぎると肋骨骨折などのリスクが高くなる。

圧迫のテンポは，遅すぎても速すぎても胸骨圧迫の効果が低くなるため100～120回/分を目標とする。バッグ・バルブ・マスク，AED の使用，気管挿管，薬剤投与の際にもできるだけ胸骨圧迫の中断を避ける必要がある。

圧迫を中断すると再開時の心拍出効率は中断前よりも悪くなり，中断以前の効率に回復するのに多少の時間がかかる。これらのことより，胸骨圧迫は適正な深さとテンポでリコイルを図りつつ，絶え間なく圧迫することが推奨されている。

E 心拍再開後の病態

心拍が再開しても，心臓，脳をはじめとする諸臓器の機能不全が引き続き発生し，治療上の大きな問題となる。これを心停止後症候群という。

1 虚血による臓器障害

心停止中の虚血の程度と持続時間によって，細胞は一時的な機能低下から壊死まで，種々の程度の障害を受ける。一般に，心停止が持続した時間が長ければ長いほど，壊死に陥る組織の範囲は拡大する。したがって，心停止の持続時間は，心拍再開後の機能回復の程度を決定する重要な因子となる。

虚血に対する耐性は臓器，組織によって異なる。脳は虚血にもっとも弱い臓器であり，血流が完全に停止すれば，数分程度で不可逆的な障害がはじまる。一過性の心停止によって脳全体が虚血に陥ることを全脳虚血といい，その影響は心停止傷病者の心拍再開後に最大の問題となる。全脳虚血が長引くと脳は血流の自己調節能を失い，脳血流量は血圧に依存するようになる。心停止中の虚血による神経細胞の障害は，いったん発生した後では，いかなる治療によっても回復させることは難しい。

心筋は脳に次いで虚血による影響を受けやすい臓器であり，長時間の虚血では，心拍再開後に心機能の障害が残りやすい。心拍再開に長時間を要した場合には，血管の機能も障害される。長時間の血流停滞や血管内皮細胞の傷害によって，細動脈から毛細血管にかけての領域に微小血栓が形成されて，局所の血流障害が起こる。

2 再灌流障害

虚血で障害を受けた組織に血流が再開すると，酸素そのものが原因となって組織障害がさらに進行することがある。これを再灌流障害という。活性酸素，生理活性物質，血管内皮傷害などの関与が示唆されているが詳しい機序は不明である。

脳での再灌流障害は，脳血流停止が10分間以上続いた場合に非常に高い確率で発生し，心拍再開後数日以上にわたって進行する。心筋でも再灌流障害が問題となる。

再灌流後の心筋では，虚血の残存や心筋の壊死がなくて
も一時的な収縮不全をきたすことがあり，気絶心筋と呼
ばれる。気絶心筋は心拍再開の2〜5時間後にもっとも
重症化すると考えられており，この時期は心拍再開後の
再心停止が多い時期とほぼ一致する。

3　心拍再開後の回復過程

1）循環の回復

心拍再開は突発的に起こり，頸動脈の拍動が触知され
ることによって判断される。一般に，自己心拍が再開す
ると胸骨圧迫よりも有効な循環が得られ，呼気終末二酸
化炭素分圧は一時的に一気に上昇する。虚血後の反応性
充血により皮膚に赤みが差す。心拍数と血圧は心拍再開
直後に通常以上までいったん上昇することもあるが，す
ぐに低下することも多い。これには心筋の虚血再灌流障
害，蘇生に用いたアドレナリンや電気ショックによる心
筋障害なども関与すると考えられる。

2）神経学的回復

心停止後，数分以内に心拍が再開した場合には，直後
から自発呼吸が出現しその後まもなく意識の回復をみる
ことがある。心停止が長時間続いた場合には，心拍が再
開しても自発呼吸はすぐには出現しない。全身循環が良
好に維持されれば脳の代謝状態も改善していき，脳の機
能回復は，脳幹にある原始的な機能から大脳皮質の高次
機能へと段階的に進む。まず自発呼吸，続いて対光反射
が出現し，さらに意識の回復から高次機能（感情や認知
機能）の回復の順に進行する。心停止による脳虚血の持
続時間が長いほど脳機能の回復は遅れ，重症であれば遷
延性意識障害や場合によっては脳死に陥ることもある。

4　回復に影響する因子

心拍再開後の経過に悪影響を及ぼす因子を**表5**に示す。

1）呼吸・循環

心拍再開後の脳機能回復において，呼吸・循環の安定
は不可欠である。とくに心拍再開後4〜6時間は，呼吸・
循環動態が著しく不安定な時期であり，慎重な全身管理
が必要となる。

肺は比較的，虚血に耐性がある臓器であるものの，心
拍再開後は不十分な自発呼吸や心停止前からの呼吸不全
により，呼吸状態が不安定となることが多い。

心停止の原因として急性冠症候群および致死性不整脈
が重要であるため，心拍再開後は，可及的速やかな12誘

表5	心拍再開後の経過に悪影響を及ぼす因子

- 極端な高酸素血症
- 低酸素血症
- 高二酸化炭素血症（低換気）
- 低二酸化炭素血症（過換気）
- 高体温
- 高血糖
- 低血糖
- けいれん

導心電図および心エコー検査が必要となる。心拍がいっ
たん再開しても再度心停止に陥るリスクが高いため，継
続的な観察と対応が求められる。

極端な高酸素血症・低酸素血症，高二酸化炭素血症（低
換気）・低二酸化炭素血症（過換気），低血圧・極端な血
圧上昇といった異常は，いずれも心拍再開後の重要臓器
の回復に必要な循環と代謝を妨げ，予後を悪化させる。

2）体　温

心拍再開後しばらくすると，高体温がみられることが
ある。神経学的回復の悪い例ほど体温上昇の程度が大き
い。高体温は，脳の酸素消費量増加をきたし，虚血性脳
障害を増悪させ，また不安定な呼吸と循環にさらなる負
荷を与える。体温管理療法は神経学的に転帰良好な生存
を増加させることができる。

心拍再開後の体温管理療法施行時には，目標体温を
32〜36℃の間に設定し，その温度で一定に維持すること
が推奨されている。また，とくに初期心電図波形が電気
ショック適応波形であった傷病者の心拍再開後は，体温
管理療法を行うことがより強く推奨されている。心停止
前からの低体温は，虚血による脳や心筋の障害を軽減し，
臓器が虚血に耐え得る時間を大幅に延長することが古く
から知られており，脳や心臓の手術に応用されてきた。

3）血糖値

心拍再開後の高血糖状態は，脳の組織障害を助長し，
神経機能の回復を妨げる。そのため，心肺蘇生中および
心拍再開直後においては，ブドウ糖を含む輸液の投与を
控えることが推奨される。しかし，脳細胞の主要なエネ
ルギー源はブドウ糖であり，低血糖状態も同様に避ける
必要がある。

4）その他

けいれんは，脳細胞の酸素需要を増加させ，障害を悪
化させる。

第 4 章

救急症候学

救急症候学とは

　傷病者本人が自覚する頭痛，めまい，動悸などの異常を症状または自覚症状といい，他者によって観察される顔面蒼白，瞳孔散大，項部硬直などの客観的な所見を徴候または他覚的所見という。症状と徴候を合わせたものが症候である。

　症候学とは症候を研究する臨床医学の一分野であり，救急症候学では救急医療に関係の深い症候を扱う。症候は，救急救命士が傷病者に接触したとき最初に得る情報の一つであり，その理解は現場活動を組み立てるうえで重要である。疾患単位の知識を縦の糸とすれば症候学は横の糸に相当し，両者が揃って初めて疾病傷病者に対する理論的で確実な対応が可能となる。

01 意識障害

A 定義・概念

　さまざまな脳の障害により，主に覚醒や認知機能が侵された病態が意識障害である。意識障害には，覚醒の障害，意識内容の異常，意識の狭窄の要素が含まれる。

1 覚醒の障害

　救急医療で，もっとも重視される要素である。覚醒の障害とは，正常な覚醒を維持できず，開眼を保てない状態をいう。主に，脳幹網様体（上行性網様体賦活系）の障害で生じる。軽度であれば言葉や痛みなどの刺激で覚醒するが，進行するといかなる刺激でも覚醒しない。JCSやGCSでは，意識レベルを開眼の状態，自発運動の有無，刺激に対する反応で客観的に評価する。刺激で覚醒しない状況を昏睡といい，まったく反応がない状態を深昏睡ということがある。

2 意識内容の異常

　開眼した状態であっても，自分と自分の周囲の状況を把握できていない状態をいう。主に大脳の機能障害によるもので，救急疾患では覚醒の障害とともに生じることが多い。ただし，知的障害や精神疾患では，覚醒状態でありながら意識内容に異常を認めることがある。

3 意識の狭窄

　覚醒状態でありながら，特定の対象や事象だけに注意が向けられ，周囲の状況への関心や反応が著しく低下し，状況の正しい判断ができない状態をいう。意識の狭窄を生じていた期間中の記憶は障害されていることが多い。

表1　意識障害をきたす病態と代表的な疾患

一次性脳病変：頭蓋内に原因があるもの
〈内因性〉
脳血管障害　：脳出血，くも膜下出血，脳梗塞，脳腫瘍
感染（炎症性）：髄膜炎，脳炎，脳膿瘍，てんかん
〈外因性〉
頭部外傷

二次性脳病変：頭蓋外に原因があるもの
〈内因性〉
循環障害：ショック，不整脈
呼吸障害：呼吸不全，CO_2ナルコーシス
代　謝　性：高血糖，低血糖，肝障害
〈外因性〉
中　　毒：アルコール，薬物（睡眠薬，向精神薬，麻薬，覚醒剤），農薬（有機リン），工業用品（シアン），一酸化炭素
異常体温：偶発性低体温症，熱中症
窒　　息

主に解離性障害，驚愕，不安などの心因性の病態でみられるが，てんかん発作後などにも出現する。

B 原因

　意識障害は，脳幹網様体（上行性網様体賦活系），または大脳半球が広範に障害されることで生じるが，その原因は多岐にわたり，また複数の原因が関与する。それらは一次性脳病変（一次性脳障害または原発性脳障害ともいう）と二次性脳病変（二次性脳障害または続発性脳障害ともいう）に大別される（表1）。

1 一次性脳病変（一次性脳障害）

　脳血管障害，脳炎，頭部外傷など，脳自体の器質的病変によって意識障害を発症したもので，意識障害のおお

よそ1/3〜半数を占め，長時間持続する意識障害の原因としては二次性脳病変よりも頻度が高い。

出血や梗塞，外傷などで脳幹や間脳が損傷あるいは圧迫されることによって意識障害を生じることは多い。脳ヘルニアでは，押し出された脳組織によって脳幹が圧迫されることが原因である。頭蓋内圧亢進による脳全体の血流低下も意識障害の原因となる。脳梗塞のように大脳の一部の血流途絶では意識障害を認めないことも多い。

2 二次性脳病変（二次性脳障害）

全身的な疾病，病態の影響により，脳の神経細胞の働きが障害されることで意識障害をきたすものをいう。原因は多岐にわたる。

ショック，アダムス・ストークス症候群では，脳血流が低下し，神経細胞への酸素供給が不足し，その働きが障害される。低酸素血症でも同様である。低換気による血中二酸化炭素の増加によっても神経細胞の働きは抑制される（CO_2ナルコーシス）。

神経細胞は，エネルギー源としてブドウ糖を主に利用しており，血糖値低下により働きが障害される。著しい高血糖では，糖代謝異常に加え，高血糖に起因する脱水，浸透圧上昇，電解質異常，ケトアシドーシスが複合的に関与し，神経細胞の働きが障害される。

肝不全では代謝異常によりアンモニアなど神経伝達を阻害する物質が増え，神経細胞の機能を障害する（肝性脳症）。腎不全，敗血症でも，さまざまな代謝産物の増加によって同様のことが起こる。電解質は神経細胞の興奮にかかわり，その濃度異常は神経細胞の機能障害を招く。血清ナトリウム値の異常高値や低値では，細胞内脱水または溢水を生じ，神経細胞の興奮に異常が生じる。高カルシウム血症では興奮が抑制される。

エタノール，睡眠薬，向精神薬，麻薬などは，神経伝達物質の放出や受容体への結合に影響を及ぼし神経細胞の活動を障害する。降圧薬の過量摂取など血圧低下を介し意識障害をきたす場合もある。細胞内の代謝は一連の化学反応で成り立つ。化学反応は温度の影響を強く受けるため，高度の低体温により神経細胞の代謝が障害される。悪性症候群や重症熱中症のような著しい高体温でも同様である。

二次性脳病変による意識障害は，全身的な要因が除去されれば通常は軽快するが，時に脳に器質的障害を残す。例えば，極度の高体温では細胞の蛋白質の変性が生じ，要因が除去されても回復しない。高度で遷延する低酸素血症や低血糖でも，器質的変化が生じ不可逆的な意識障害を残す。

3 一次性脳病変と二次性脳病変の判別

一次性か二次性かの意識障害の判別は容易でないことも多い。意識障害をきたす代表的な疾患と判断の手がかりを表2に示す。意識障害に特徴的なバイタルサインの異常，随伴症候，神経所見を伴えば，原因推測の参考となる（表3〜5）。

C 判別を要する病態

1 昏迷

軽度の意識レベル低下を意味することもあるが，ここでは精神医学的な用語として，解離性障害，統合失調症，うつ病などの精神障害でみられる意思発動性の障害をさす。意識は清明であり，周囲の状況を把握しているにもかかわらず，外的刺激に反応できない。横臥して閉眼している場合には一見昏睡状態に似るが，呼吸状態は安定しており，舌根沈下もなく，重篤感を欠く。呼びかけや痛み刺激に反応しないが，眼瞼を開けようとすると抵抗する。また，閉じた眼瞼の下で眼球が動くのが観察されることがある。

2 健忘

日々の出来事を記憶して貯蔵し，後に再生される機能（記憶）の障害を健忘症と呼ぶ。健忘症には，作話と記憶錯誤，見当識の障害を伴うこともある。記憶にかかわる神経機構が損傷されることで，損傷された時点よりも新しい情報を記憶できないことを前向き健忘といい，損傷される時点よりも前の情報の記憶が障害されることを逆向健忘という。

記憶については，海馬を含む内側側頭葉，視床前部，前脳基底部を含むネットワークを基盤とする，大脳辺縁系の2つの回路が関与している。これらの障害によって，行動異常と健忘を生じる。

海馬を含む内側側頭葉は脳挫傷によって損傷されやすい部位であり，単純ヘルペス脳炎，低酸素脳症によっても障害を受けやすく，健忘症をきたすことがある。

3 精神遅滞（知的障害）および認知症

精神遅滞（知的障害）は，発達期（18歳未満）に発現する知的機能の発達障害で，適応行動の制限を伴う状態である。認知症は，一度正常に発達した知的機能が，脳の障害により持続的に低下し，日常生活や社会生活に支障をきたす状態である。

両者とも，言葉に対する反応が不良である，会話が成

表2　意識障害をきたす代表的な疾患と判断の手がかり

	疾患名	判断の手がかり
頻度の高いもの	くも膜下出血	突然の激しい頭痛，嘔吐，時に片麻痺，血圧上昇
	脳出血・脳梗塞	急激な片麻痺と半身の感覚障害，頭痛，嘔吐，血圧上昇
	低酸素脳症	比較的長い心停止からの蘇生後
	てんかん	発作の目撃，てんかんの既往
	低血糖	糖尿病の治療歴，動悸，気分不快，冷汗，脱力感，血糖値低下
	医薬品中毒	精神科の通院歴，過量服用の既往，空の容器や袋
	一酸化炭素中毒	不完全燃焼(閉所での火事，暖房など)，頭痛，感冒様症状
	頭部外傷	外傷のエピソード，嘔吐，頭皮の創傷
	重症の熱中症	温熱環境，体温上昇，運動失調，けいれん
頻度の低いもの	髄膜炎	感冒症状の先行，増強する激しい頭痛，発熱，嘔吐，髄膜刺激症候
	脳炎・脳症	発熱，頭痛，嘔吐，けいれん，精神症状(幻覚，異常言動)
	CO₂ナルコーシス	慢性呼吸不全の既往，症状(咳，痰)の悪化，努力呼吸
	高血糖性昏睡	糖尿病の既往，怠薬またはストレス，呼気臭，深大性呼吸，皮膚・粘膜の乾燥
	敗血症	重症感染症の存在，悪寒・発熱，頻脈，頻呼吸
	農薬中毒	農薬の容器，嘔吐，呼気や吐物の薬品臭
	低体温	寒冷環境，体温低下，徐脈，徐呼吸，血圧低下
	悪性症候群	精神障害の治療歴，筋強剛*，体温上昇，頻脈，発汗，振戦

* 骨格筋の緊張が亢進し，他動的な関節の曲げ伸ばしで抵抗がある

表3　意識障害に随伴するバイタルサインの異常と代表的な原因

呼吸パターンの異常	チェーン・ストークス呼吸	大脳半球深部〜間脳の障害，心不全
	中枢性過換気	中脳〜橋の障害
	失調性呼吸	延髄の障害
	クスマウル呼吸	代謝性アシドーシス
	呼吸抑制	薬物中毒，低体温
脈拍の異常	頻脈	頻脈性不整脈，心不全，重症感染症，甲状腺クリーゼ，悪性症候群，中毒(覚醒剤，抗コリン薬)，アルコール離脱せん妄
	徐脈	徐脈性不整脈，頭蓋内圧亢進，中毒(有機リンなど)
	脈拍不整	心房細動に伴う脳塞栓，三環系・四環系抗うつ薬中毒
血圧の異常	血圧上昇	くも膜下出血，脳出血，脳梗塞，高血圧性脳症
	血圧低下	ショック
体温の異常	体温上昇	中枢神経系の感染症，敗血症，悪性症候群，甲状腺クリーゼ，覚醒剤中毒，アスピリン中毒，重症の熱中症
	体温低下	低体温症，粘液水腫性昏睡，向精神薬・抗精神病薬などの中毒

り立ちにくい，見当識（けんとうしき）が障害されるなどの点で軽度意識障害に似るが，覚醒レベルは正常である。

4 閉じ込め症候群

　被蓋（ひがい）を含まない腹側橋部から延髄の障害で生じる，まれな病態である。両側の錐体路障害（すいたいろ）による四肢の運動障害，両側下位皮質球路障害による無言を生じ，瞬目（しゅんもく）と垂直方向の眼球運動以外の運動機能が失われる。意識は清明であるが，通常の手段では意思疎通ができないため遷延性意識障害と間違われやすい。

D　特殊な意識障害

1 せん妄

　急性の脳機能障害であり，軽度ないし中等度の意識障害を伴う。注意障害，見当識障害，錯覚，幻覚，思考力の欠如，記憶力減退などの認知機能障害などをきたす。精神的な興奮が加わり，重症になると不穏状態となり，思考や判断が的確に行えなくなる。高齢者でみられることが多く，身体的異常や薬物の使用，アルコール多飲からの離脱などが原因となる(p.676参照)。

表4　意識障害に随伴する症候と代表的な原因疾患

頭痛	脳血管障害(くも膜下出血, 脳出血, 脳梗塞, 高血圧性脳症) 中枢神経系の感染症(髄膜炎, 脳炎) 低酸素血症, 高二酸化炭素血症, 一酸化炭素中毒, 頭部外傷	髄膜刺激症候	髄膜炎, 脳炎, くも膜下出血
めまい	失神性めまい(反射性失神, 起立性失神, 器質的心疾患, 不整脈, 大動脈解離) 椎骨脳底動脈領域の血管障害	呼気臭	エタノール中毒, 肝性脳症, 尿毒症, 糖尿病ケトアシドーシス
けいれん	脳血管障害, 中枢神経系の感染症, 全脳虚血後, 種々の原因によるけいれん後, 頭部外傷 低血糖, 高血糖性昏睡, 肝不全, 腎不全, 血清電解質異常, 中毒, 熱中症	皮膚色の異常	紅潮:一酸化炭素中毒, シアン中毒 チアノーゼ:呼吸不全 黄疸:肝不全 蒼白:ショック
頭蓋内圧亢進症候／脳ヘルニア徴候	脳血管障害, 中枢神経系の感染症, 肝不全, 低酸素脳症, 頭部外傷	全身浮腫	腎不全, 肝不全, 心不全

表5　意識障害に随伴する神経所見と代表的な原因疾患

眼と瞳孔の異常	共同偏視または内下方視:脳血管障害 眼振:椎骨脳底動脈領域の血管障害 眼球彷徨*:大脳の障害(脳幹機能は保たれる) 両側の縮瞳:橋出血, 有機リン中毒, 麻薬中毒, CO_2ナルコーシス 両側の散瞳:低酸素脳症, 進行した脳ヘルニア, 中毒(環系抗うつ薬, 覚醒剤) 瞳孔不同:鉤回ヘルニア, 視床出血
異常肢位	除皮質肢位:脳ヘルニア(大脳半球〜間脳の障害), 低酸素脳症 除脳肢位:脳ヘルニア(脳幹の障害), 低酸素脳症
運動麻痺	片麻痺:脳血管障害, 頭部外傷, 鉤回ヘルニア, 低血糖 交叉性片麻痺:脳幹の病変 四肢麻痺:脳ヘルニア進行期, 橋出血, 頸髄損傷を合併した頭部外傷
その他の神経学的異常	構音障害・運動失調:椎骨脳底動脈領域の血管障害, エタノール中毒, 睡眠薬中毒 バビンスキー反射陽性:錐体路障害(脳血管障害, 頭部外傷など)

＊ 両眼が連動して左右にゆっくり続けて動く

2 もうろう状態

　軽い意識の混濁があり, 外界を認知できているが, 全体的な判断力が不十分な状態をいう。異常行動を伴うこともある。解離性障害, 急性アルコール中毒などでみられる。意識障害の一種であるが, 覚醒水準の低下ではなく, 意識の狭窄と変容が中心となる。

3 遷延性意識障害

　種々の重篤な脳障害の救命後, 脳に広範な障害が残り, 意思の疎通が不可能となり, 全面的な介助を必要とする状態が続く場合をいう。植物状態とも呼ばれる。会話, 自力移動, 食事, 排泄のコントロールなどはできないが, 呼吸, 循環, 消化吸収などの自律神経機能は保たれる。人工呼吸を必要とせず, 管理すれば長期間生存し得る点で脳死とは明確に区別される。意識の回復は期待できないことが多い。

E　緊急度・重症度の判断

1 意識レベルからの判断

　一次性脳病変では覚醒レベルの低下の程度と重症度が原則的に相関する。頭部外傷では JCS 30以上または GCS 合計点8以下を重症とみなす。一方, 二次性脳病変では, 低血糖に代表されるように, たとえ昏睡状態であっても脳に器質的な障害が生じる前に原因が除去できれば完全な回復が期待できる。したがって, 二次性脳病変における重症度は原因病態によって決まる。一次性脳病変による意識障害で意識レベルが進行性に低下している場合は緊急度が高い。

2 随伴症候からの判断

一次性脳病変では，著しい血圧上昇，高度の徐脈，呼吸パターンの異常（チェーン・ストークス呼吸，過換気），脳ヘルニア徴候（一側の散瞳と対側の片麻痺）は，緊急度の高さを示す。経過において，異常肢位（除皮質肢位，除脳肢位）を認めるようになった場合は緊急度・重症度はともに高いと考える。高度の体温上昇，髄膜刺激症候，頭蓋内圧亢進症候（血圧上昇＋徐脈＝クッシング徴候）も，緊急度・重症度は高いことを示す。

3 原因疾患からの判断

脳血管障害，中枢神経系の感染症，頭部外傷による意識障害は，緊急度・重症度ともに高いことが多い。とくにくも膜下出血は，症状の強さに関係なく緊急性がある。二次性脳病変による場合は原因疾患の状態による。

現場活動

1 観 察

意識障害があると本人からの聴取は不可能であるため，家族や関係者から発症前後の状況を聴取するとともに飲酒や薬袋の有無といった現場観察が重要である。とくに①発症が急激であったか緩徐であったか，②ほかに症状がなかったか，③既往歴はないか，が重要である。

バイタルサインに加えて，① JCS などによる意識レベルの判定，②眼の所見（眼位，左右の瞳孔径，対光反射），③四肢と顔面の運動麻痺と異常肢位の３項目の観察が基本となる。ただし，くも膜下出血や子癇の疑いがあるときは，痛みなどの強い刺激を避けたほうがよい（項部硬

直の評価は痛み刺激となることに留意する）。発熱があれば，外傷の可能性を否定したうえで項部硬直の観察を追加する。糖尿病治療中の傷病者では低血糖の可能性を検討する。疑いがあれば血糖値を測定する。

また，医療機関の診察券や緊急時の医療情報を記したカードやブレスレット類などを探してみる。

2 処 置

体位は仰臥位が基本であり，頭蓋内圧亢進が疑われるときは頭部高位（セミファウラー位，p.396，図97参照）でもよい。頸部を曲げると頭部から胸部への静脈還流が妨げられるので，頭位は正中を基本とする。脳障害の悪化を防ぐために，呼吸と体位の細心の管理が必要である。仰臥している意識障害の傷病者は舌根沈下を起こしやすいため，用手的に十分に気道を確保し，いつ嘔吐しても対応できるように，膿盆，吸引器，ガーゼを手元に用意しておく。口腔内の吸引は，嘔吐を誘発しないよう慎重に行う。フェイスマスクによる酸素投与が原則であり，低換気にはためらわず補助換気を行う。

3 医療機関選定

意識障害の原因は多岐にわたる。一次性脳病変か，二次性脳病変かを勘案して搬送先を選定する。

①急に生じた片麻痺，瞳孔不同，突然の激しい頭痛，頭蓋内圧亢進症候，重度の頭部外傷：脳卒中の専門診療が可能な医療機関，脳神経外科の手術が可能な医療機関を選定する。

②全身状態の悪化を伴う場合：集中治療が可能な医療機関を選定する。

③現場での原因判断が容易でない場合：救命救急センターやそれに準ずる救急医療機関を選定する。

02 頭　痛

▶到達目標

1. 器質的疾患が見当たらない頭痛として，片頭痛，緊張型頭痛，群発頭痛について，その特徴を説明できる。
2. 脳の病変によって生じる頭痛について，脳血管障害，感染または炎症，外傷に分けて列挙し，判断の手がかりを概説できる。
3. 脳以外の病変によって生じる頭痛について，眼や副鼻腔などの頭蓋近傍の病態で頭痛を生じる疾患と，全身的な疾患に分けて列挙し，判断の手がかりを概説できる。
4. 頭痛の特徴的な発症状況を有する疾患について，閃輝暗点という表現が当てはまる病態も含めて列挙できる。
5. 頭痛の性状や程度，経過で特徴づけられる頭痛について，拍動性頭痛，雷鳴頭痛といった用語も含めて病態と結びつけることができる。
6. 頭痛の随伴症候として，悪心・嘔吐，めまい，眼の症候，自律神経症状，意識障害，運動麻痺，髄膜刺激症候，頭蓋内圧亢進症候，構音障害，運動失調，発熱，血圧上昇がみられる病態をそれぞれ説明できる。
7. 緊急度・重症度の高い頭痛を示唆する所見について，頭痛の性状と随伴症候に分けて列挙できる。
8. 症候をもとに頭痛の傷病者の医療機関選定ができる。

頭痛，救急搬送傷病者の訴えの3％程度を占める頻度の高い症候である。ありふれた慢性の頭痛だけでなく，生命への脅威となる緊急度の高い頭痛も多い。また，頸部の痛みを頭痛として訴えることもある。

A 発症機序

1 頭蓋内の要因

頭蓋内の組織のうち痛覚を有するのは，硬膜および硬膜に囲まれた静脈洞，脳動脈主幹部など比較的太い血管，脳神経である。これらの組織に圧迫，牽引，捻れ，炎症，拡張，攣縮などが加わると頭痛を生じる。脳実質は神経組織であるにもかかわらず痛覚を欠くため，脳実質の疾患自体は頭痛を起こさない。また，脳動脈の末梢部も痛みを感じない。

2 頭蓋外の要因

頭皮，筋膜，骨膜，血管，末梢神経（三叉神経，頸神経など）への各種刺激が痛みを発生させる。眼球や副鼻腔の病変でも病変局所の痛みとともに頭痛をきたすことがあり，後頭部筋群および側頭筋の過緊張も頭痛の原因となる。

B 分　類

頭痛はその原因によって，一次性頭痛と二次性頭痛に大別される。

1 一次性頭痛

頭痛の原因となる器質的疾患を認めないものであり，機能性頭痛ともいう。救急外来を受診する頭痛例の約40％を占め，片頭痛，緊張型頭痛，群発頭痛などを含んでいる。一次性頭痛はありふれた疾患であり，疑診例を含めた国内の患者数は片頭痛が約1,000万人，緊張型頭痛が約3,000万人，群発頭痛が約7〜50万人と推定される。一次性頭痛における頭痛発生の機序はよくわかっていない。

一次性頭痛は慢性的な経過をたどり，それ自体に生命の危険はない。ただし，片頭痛の既往は脳梗塞のリスクを増やすといわれる。①初回発作における二次性頭痛との判別，②一次性頭痛の既往のある傷病者に発症したより重大な疾患による頭痛，が問題となる。

2 二次性頭痛

症候性頭痛ともいう。頭蓋内または頭蓋外の器質的病変，あるいは全身的な疾患が原因で生じる頭痛である。くも膜下出血などが代表的であるが，原因は多様であり，生命や機能予後にかかわる重大な疾患を含むため注意を要する。

表1 一次性頭痛の代表的疾患とその特徴

頭痛の種類	好発年齢・性	経過	性状	部位	随伴症状	誘発因子
片頭痛	若年女性	発作性に発症 4〜72時間続く	拍動性，中等度〜重度	片側性 両側または交互も	前兆，羞明 悪心・嘔吐 光過敏，音過敏	ストレス 飲酒，月経 食物，空腹
緊張型頭痛	とくになし	慢性的	圧迫感 "締めつけられたような"	後頭部中心	肩凝り	ストレス
群発頭痛	20〜50歳台 男性	毎日同じ時間帯に 1時間程度の発作が 数週〜数カ月間続く	持続性激痛 "突き刺すような"	片側の眼窩部 眼窩上部，側頭部	頭痛と同側に流涙 結膜充血，鼻漏 縮瞳，眼瞼下垂	酒 ニトログリセリン

表2 急性の二次性頭痛をきたす主な頭蓋内の疾患

疾患名	判断の手がかり
くも膜下出血	突然の激しい頭痛，嘔吐，種々の程度の意識障害，重症では片麻痺
脳出血・脳梗塞	急激な片麻痺と半身の感覚障害，嘔吐，神経症状(失語，めまい，運動失調)，意識障害
髄膜炎	感冒症状の先行，増強する激しい頭痛，発熱，嘔吐，髄膜刺激症候
脳炎・脳症	発熱，けいれん，意識障害，精神症状(幻覚，異常言動)
頭部外傷	外傷のエピソード，健忘，悪心・嘔吐，頭皮の創傷

表3 急性の二次性頭痛をきたす主な頭蓋外の疾患

疾患名	判断の手がかり
頭蓋近傍の疾患	
急性緑内障発作	眼の激痛，嘔吐，視力低下，散瞳，毛様充血
副鼻腔炎	眼の奥・眉間・頬部の痛み，膿性鼻汁
全身性疾患	
低酸素血症	呼吸困難，SpO_2低値
高二酸化炭素血症	慢性肺疾患の既往，顔面紅潮，血圧上昇，意識障害
一酸化炭素中毒	不完全燃焼(閉所での火事，暖房など)，悪心・嘔吐，感冒様症状，複数傷病者の同時発生
低血糖	糖尿病治療歴，動悸，振戦，気分不良，意識障害，血糖値低下
血圧上昇	急激な血圧上昇，両側性，拍動性，身体活動で悪化，血圧下降で改善
発熱	拍動性であまり強くない，発熱の原因がある，解熱で改善

C 原因疾患

1 一次性頭痛

一次性頭痛の代表的疾患とその特徴を表1に示す。

2 二次性頭痛

二次性頭痛は原因が頭蓋内にあるもの(表2)，頭蓋近傍にあるもの，全身性のもの(表3)の3つに大別すると理解しやすい。くも膜下出血の95％以上，脳出血の約45％，脳梗塞の約25％に頭痛がみられる。

D 発症の状況

1 誘因

一次性頭痛にはストレス，飲酒，月経など多くの誘因がある。頭蓋内圧亢進による頭痛は，咳，いきみ，くしゃみ，息こらえや頸部の前屈によって増悪する。

2 前兆

片頭痛の20〜30％では，種々の視覚症状を中心に，体性感覚症状(発生部位から一側の身体および顔面や舌の領域にさまざまな広がりで波及する，チクチクとしたし

びれ感など),失語などの前兆を伴う。典型的な例では,ギザギザの輝きで縁どられた視野欠損が時間とともに拡大する。これを閃輝暗点という。多くの前兆は1時間以内に軽快し,引き続いて頭痛が始まる。

3 発症・進展の様式

疾患によって発症の仕方が異なる(**表4**)。突然発症した頭痛の場合,傷病者は発症時に何をしていたかを具体的に述べることができる。突然発症の頭痛にはとくに注意が必要である。その原因には一次性頭痛も含まれるが,二次性頭痛としてはくも膜下出血が多い。

E 性　状

1 部　位

頭痛が頭蓋骨の外にある表在性組織に由来するときは,その疾患の部位を反映することが多い。例えば神経痛では,その支配領域に沿った痛みをきたす。一方,病変が深部にあるときは頭痛の局在が不明確なことが多い。小脳テントより上の病変(テント上病変)では頭部全般性の頭痛,テント下病変では後頭部痛をきたすことが多い。病変が脳の中心線に近いときは左右対称の両側性,中心線から離れると片側性の頭痛となる。

片頭痛は典型的には片側の前頭部,側頭部に拍動性頭痛をきたすが,両側同時または交互の頭痛も約40%にみられる。眼や眼周囲(眼窩周囲,眼の奥,両眼の間)の痛みは,片頭痛,群発頭痛,くも膜下出血,急性緑内障発作,副鼻腔炎などでみられる。

2 拍動性か非拍動性か

拍動性頭痛とは脈拍と同期してズキズキと感じられる頭痛であり,頭蓋内外の太い血管に由来する痛みである。片頭痛,群発頭痛,発熱,血圧上昇などでみられる。非拍動性頭痛は,緊縛感,圧迫感,頭重感,穿刺様疼痛(針で刺されるような痛み)などさまざまな感覚を含む。"締めつけられるような"と形容される緊張型頭痛が代表例である。髄膜炎の頭痛は典型的には頭部全体の割れるような,ガンガンする持続性頭痛であるが,後頭部に限局したり,拍動性頭痛を呈したりすることもある。

3 程度と経過

頭痛の強さと重症度は大まかに相関する。経験したことのないような強い頭痛が突然出現した場合はくも膜下出血が,発熱とともに頭痛がしだいに増強して非常に強くなったときは髄膜炎が疑われる。くも膜下出血でも強

表4	二次性頭痛の発症・進展の様式
瞬間的	くも膜下出血
時間単位	脳血管障害 急性緑内障発作
日単位	髄膜炎 脳炎 副鼻腔炎
週単位	脳腫瘍など

い頭痛を訴えない非典型例を時にみるが,発症は突然であり,数日間は頭痛が消えることがない。

片頭痛や群発頭痛の痛みは強いが,直ちに生命に危険が及ぶものではない。片頭痛は発症から数時間かけて増強し,群発頭痛では発症後数分で最強に達する。

発症後1分以内に痛みの強さがピークに達する重度の頭痛を雷鳴頭痛といい,原因が明らかなものでは,くも膜下出血,脳出血などの脳血管障害が多い。

F 随伴症候

1 悪心・嘔吐

頭痛に悪心・嘔吐を伴うことは片頭痛,脳血管障害,中枢神経系の感染症,頭部外傷,急性緑内障発作など,一次性頭痛,二次性頭痛ともに多い。重症の可能性がある随伴症状である。

2 めまい

頭痛を伴うめまいは,小脳出血,小脳梗塞などによる中枢性めまいの可能性がある。突然の頭痛とめまいの組み合わせは,くも膜下出血でもみられる。

3 眼の症候

羞明とは異常にまぶしく感じることで,頭痛に合併したものは片頭痛や髄膜炎でみられる。眼球結膜の充血のうち,結膜充血は群発頭痛でみられる。一方,毛様充血(p.311,図2参照)には眼内病変に由来するものがあり,急性緑内障発作が代表的である。患側の散瞳は,くも膜下出血の際の動脈瘤による圧迫で生じた動眼神経麻痺や急性緑内障発作でみられ,群発頭痛では縮瞳がみられる。

脳血管障害や髄膜炎の一部では,頭痛に複視を合併することがある。急性の頭痛,眼痛,視力低下,散瞳の組み合わせは急性緑内障発作でみられる。髄膜炎では眼球運動時に頭痛が増強することがある。

4 自律神経症状

群発頭痛では患側の顔面紅潮，発汗，鼻汁，流涙などがみられる。同様の症状は片頭痛でも片側性または両側性に出現することがある。

5 意識障害

一次性頭痛で意識障害をきたすことは原則としてない。したがって，頭痛と意識障害の合併は，脳血管障害，中枢神経系の感染症，頭部外傷，低酸素血症，高二酸化炭素血症，低血糖など，何らかの生命への脅威が存在する状態と考える。

6 運動麻痺

脳血管障害では通常，病変の反対側に片麻痺がみられる。一般に頭痛に片麻痺を伴う場合は重大な器質的疾患であることが多い。重症のくも膜下出血でも片麻痺をきたすことがある。

7 髄膜刺激症候

頭痛，悪心・嘔吐，羞明などの自覚症状と，項部硬直などの徴候をさす。頭痛に合併した場合は，髄膜炎，脳炎，くも膜下出血などが疑われる。ただし，くも膜下出血で項部硬直などの徴候が観察されるのは発症後6時間以降である。

8 頭蓋内圧亢進症候

クッシング徴候（血圧上昇と徐脈）は，脳血管障害，中枢神経系の感染症，頭部外傷などの急性頭蓋内圧亢進でみられる。慢性の頭蓋内圧亢進症候は頭痛，嘔吐，一過性霧視（うっ血乳頭による症状）で，脳腫瘍，慢性硬膜下血腫などで認められる。

9 その他の神経学的異常

構音障害や運動失調は脳の器質的疾患，とくに椎骨脳底動脈系の血管障害でみられる。

10 バイタルサインの異常

発熱がみられる場合は，何らかの原因による発熱の結果として頭痛をきたしたものが多い。気道感染症などでは，頭痛は拍動性で比較的軽く，解熱とともに改善する。しかし，強い頭痛を主訴とし，発熱を説明できる感染源がほかに見当たらない場合には，髄膜炎など中枢神経系の感染症の可能性がある。

頭痛に血圧上昇がしばしば合併する。中等度（160〜179/100〜109mmHg）までの血圧上昇は急激でないかぎ

表5	緊急度・重症度の高い頭痛を示唆する所見
頭痛の性状	突然の発症
	初めての激しい頭痛
	今まででもっとも強い
	日〜週単位で増悪傾向
随伴症候	けいれん
	意識障害
	著しい血圧上昇
	髄膜刺激症候
	頭蓋内圧亢進症候
	神経学的異常の出現

り頭痛の原因とならない。血圧上昇のみによる頭痛の発生には，収縮期血圧で180mmHg以上または拡張期血圧で120mmHg以上が必要とされる。脳血管障害ではかなりの血圧上昇をきたすことが多い。二次性頭痛でも，身体的ストレスによる血圧上昇がしばしばみられる。

G 緊急度・重症度の判断

1 頭痛の性状

突然発症の頭痛は，激烈なものではもちろん，強くないものでも緊急性があると判断する。くも膜下出血以外の疾患も多数含まれるが，現場での判別は容易でない。初発の強い頭痛や，しだいに増強して非常に強くなった頭痛でも重大な疾患を疑う。

一次性頭痛の既往があっても，いつもの頭痛と違うという訴えがあれば，重大な疾患の可能性がある。頭部外傷では，意識障害があればもちろんであるが，打撲局所に限局しない頭部全体の痛みを訴えたり，嘔吐を伴ったりするときにも頭蓋内損傷の疑いをもつ。緊急度または重症度の高い頭痛を示唆する所見を表5に示す。

2 随伴症候

意識障害，運動麻痺，運動失調，けいれん，髄膜刺激症候，頭蓋内圧亢進症候，著しい血圧上昇のいずれかを伴う頭痛は重症度が高い。発熱や嘔吐も要注意の随伴症候であるが，緊急性のない頭痛でもみられることがあるため，頭痛の性状に他の所見を併せて判断する。

3 原因疾患

緊急度・重症度ともに高いのは脳血管障害（くも膜下出血，脳出血，脳梗塞など），中枢神経系の感染症（髄膜炎，脳炎），頭部外傷，低酸素血症，急性一酸化炭素中毒などである。緊急度が高いのは急性緑内障発作，低血糖など，重症度が高いのは慢性硬膜下血腫，脳腫瘍，脳膿瘍，慢性呼吸不全による高二酸化炭素血症などである。

表6 頭痛傷病者に対する医療機関選定の目安

症候など	選定する医療機関
1．意識障害あり	集中治療が可能な総合病院
2．神経局在徴候あり	脳神経外科疾患に対応可能な医療機関
3．上記の症状がない場合 　1）　初めての頭痛発作 　　　悪心・嘔吐を伴う急性発作 　　　発熱を伴う急性発作 　　　亜急性〜慢性の頭痛発作 　　　眼痛を伴う場合 　　　頭痛以外の症状を欠く場合 　2）　反復性の頭痛発作 　　(1)　今までと同様の発作の場合 　　(2)　今までより頭痛が強い場合	 脳神経外科疾患に対応可能な医療機関 内科対応が可能な医療機関 CTスキャンなどの精査可能な医療機関 眼科のある総合病院 内科対応が可能な医療機関 かかりつけの医療機関 CTスキャンなどの精査可能な医療機関

H　現場活動

1 観 察

バイタルサイン，意識レベル，運動麻痺の有無，眼（眼位および眼振の有無）と瞳孔の所見をまず観察し，これに判別が必要な疾患に特有な所見を見逃さないようにする。発熱があれば髄膜刺激症候の観察を追加する。くも膜下出血が疑われるときは，意識レベルの判定のための疼痛刺激は避ける。項部硬直の評価も同様に疼痛刺激となるため，実施することを控える。ペンライトを用いた対光反射の観察なども，強い刺激となり得ることに留意する。

2 処 置

頭蓋内病変が疑われるときは，二次性脳損傷を防止するために低酸素血症と高二酸化炭素血症の回避が重要である。酸素をフェイスマスクで投与し，気道確保が必要なときは用手的気道確保を優先する。体位は頭部高位（セミファウラー位）などとし，嘔吐があるときは側臥位とする。搬送中は無用な刺激を避ける。群発頭痛の発作頓挫（発作の症状を途中で止めること）には，リザーバ付きフェイスマスクによる高流量酸素投与が有効である。

3 医療機関選定

頭痛傷病者に対する医療機関選定の目安を表6に示す。必要に応じて，とくにCT検査や脳神経外科手術の可能な医療機関を選定する。

03 けいれん

A 定義・概念

1 定義

けいれんとは，全身または一部の骨格筋群に急激に生じる，発作性の不随意収縮の総称である。大脳皮質から脊髄，末梢神経，筋肉に至る，骨格筋収縮にかかわる経路のいずれの部位の異常でも生じ得る症候であり，このような広義の「けいれん」を生じる疾患は多岐にわたる。狭義には，脳の神経細胞における過剰または同期性の異常活動によって生じる「けいれん発作」を示すものである。以下では，主に狭義のけいれんについて述べる。

2 てんかんとの関係

てんかんは，大脳の神経細胞が過剰に興奮するために発作性の症状が反復性に起こるものであり，脳の慢性疾患である。発作は急激に起こり，普通とは異なる身体症状や意識，運動および感覚の変化，自律神経症状，精神症状などを生じる。一方，けいれんは，てんかん以外の原因によっても生じることがあり，両者の区分に留意する。広義のけいれんとてんかんとの関係を図1に示す。

また，てんかんは，明らかな誘因がなく発作を生じる慢性疾患であり，急性症候性発作とも区別される。急性症候性発作は，脳炎や外傷，脳血管障害などの急性の中枢神経系障害によって脳が急に大きな影響を受けた際に，時間的に密接に関連して起こる発作をいう。

B 病態

1 発症機序

種々の原因により，ある部位の大脳皮質の神経細胞に異常な興奮が起こり異常放電を生じると，他の神経細胞にもその興奮が伝わり，興奮した部位の機能に応じて異常な活動が起こる。このうち運動を司る神経細胞の異常放電によって骨格筋が不随意に収縮し，体動をきたすものがけいれんである。

細胞レベルにおける異常興奮発生の機序の詳細は明らかではない。てんかん発作のけいれんは，何らかの原因で興奮性神経細胞の機能亢進や抑制性神経細胞の機能不全を生じて神経興奮のバランスが崩れ，シナプスで神経細胞の過剰興奮が引き起こされるためと考えられている。

全身性けいれんは，大脳皮質の異常な興奮が脳深部（間脳など）を経由して大脳皮質全体に波及する，または当初の興奮が直接大脳皮質全体に瞬時に波及して生じると考えられている。同時に生じる意識障害には，脳幹網様体への波及も関与する。

2 脳に対する影響

けいれんは複数の機序を通じて脳に障害を及ぼす。脳細胞は，けいれんが続くと過剰な興奮によって障害を受ける。けいれん中は脳血流量が増加するが，それでもけいれんが長引くと相対的に酸素とブドウ糖が欠乏する。また，神経細胞を興奮させる化学物質も増えて脳に悪影響を与える。

さらに，全身けいれん中には，換気不全と筋の収縮に

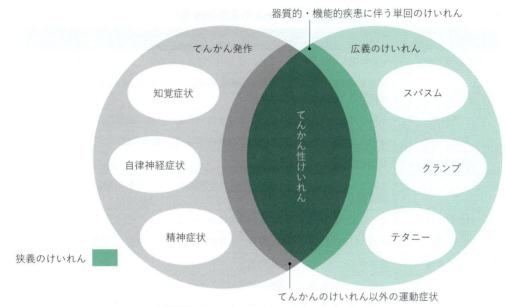

図1　けいれんとてんかん発作の関係

よる低酸素血症，高二酸化炭素血症が脳障害を増悪させる。通常の1分間程度の発作ではあまり問題とならないが，30分間以上続いた場合は，神経細胞死や学習・記憶の障害などの長期的な後遺障害を残す可能性があり，また以後のけいれんも起こりやすくなる。心停止に陥った場合は，たとえ心拍が再開しても重大な脳障害が発生する。

3　脳以外への影響

全身けいれん中は呼吸筋も不随意に収縮するため換気が障害される。とくに強直性けいれんの発作中は通常，呼吸停止に陥る。激しい筋肉の活動によって酸素消費量が増えるため，低酸素血症の進展は加速する。全身性のけいれんが長引くと心停止に陥ることがある。

低酸素血症と過剰な筋肉活動による乳酸の蓄積（代謝性アシドーシス），および低換気による二酸化炭素の蓄積（呼吸性アシドーシス）が加わって混合性アシドーシスが出現する。また，骨格筋の過剰な収縮で脱臼，脊椎圧迫骨折，横紋筋融解を生じることがある。

突然のけいれんにより意識や身体の自由を失い，転倒により負傷したり，入浴中に溺れたりすることがある。

C　分　類

1　全身性けいれんと局所性けいれん

けいれんには，全身性のけいれんと身体の一部のみにみられる局所性のけいれんがある。全身性のけいれんは両側大脳皮質の広範囲な異常放電によって生じ，意識消失を伴う。身体の一部分からはじまったけいれんが全身

に波及することもある。けいれんは，通常は一過性であるが，長時間持続するものや，短い発作でも反復しその間の意識の回復がないものはけいれん重積状態といい，迅速な対応を要する。

全身性けいれん発作の持続時間は通常2分以内であり，最後に深い呼吸がみられる。発作後は眠っているようにみえる状態を経てしだいに意識を回復する。この時間の長さは数分間〜数時間以上とさまざまであり，ぼんやりした状態で頭痛，頭重感，悪心などを訴えることが多い。全身性けいれんでは発作中の記憶がない。

2　強直性けいれんと間代性けいれん

四肢と体幹の筋肉が持続的に収縮し，上下肢を伸展，体幹を弓なりにした姿勢を続けるものを強直性けいれん，筋の収縮と弛緩を交互に反復して四肢をガクガクと律動的に震わせるものを間代性けいれん，強直性けいれんに引き続いて間代性けいれんが現れるものを強直間代けいれんという。強直間代けいれんはけいれん発作の代表的なものである。

強直間代けいれんでは，突然意識を失って両眼が上転し，けいれんが始まる。叫び声を上げ，口から泡を吹くことも多い。発作中は呼吸が停止し，交感神経系は緊張して血圧上昇，頻脈，瞳孔散大が出現する。自律神経系の過剰興奮により，しばしば失禁，嘔吐，咬舌を伴い，誤嚥の危険がある。

3　ミオクローヌス

共同筋群の瞬間的な収縮によって関節が不随意に素早く動く（例：肘がピクッと曲がる）現象はミオクローヌスと呼ばれる。身体の一部だけに起こるものと，全身性に

表1 けいれんの原因（脳疾患）

疾患名	判断の手がかり
くも膜下出血	突然の激しい後頭部痛，嘔吐，種々の程度の意識障害，重症では片麻痺
脳出血・脳梗塞	急激な片麻痺と半身の感覚障害，頭痛，嘔吐，神経症状（失語，めまい，運動失調），意識障害
髄膜炎	発熱が先行，時間〜日単位で増悪する強い頭痛，嘔吐，髄膜刺激症候
脳炎，脳症	発熱，意識障害，神経局在徴候，精神症状（幻覚，異常行動）
低酸素脳症	自己心拍再開後の意識障害
てんかん	てんかんの既往，原因疾患の既往（脳血管障害，頭部外傷，中枢神経系感染症，脳腫瘍）
熱性けいれん	1〜5歳，発熱，全身性左右対称性のけいれん
子癇	妊婦，妊娠高血圧症候群の既往，強直間代けいれん，頭痛/視覚障害/悪心の先行
頭部外傷	外傷のエピソード，頭皮の創傷
アルコール離脱	アルコール依存者，断酒後48時間以内，動悸，振戦
脳腫瘍	慢性頭痛，嘔吐，各種神経症状，がんの既往

表2 けいれんの原因（全身的な病態）

疾患名	判断の手がかり
循環虚脱	高度の頻脈または徐脈，急激な心停止発生直後
低酸素状態	呼吸促迫または呼吸抑制，SpO_2値の低下，チアノーゼ
低血糖	糖尿病治療歴，動悸，蒼白，気分不良，脱力感，意識障害，血糖値低下
高血糖性昏睡	糖尿病の既往，怠薬またはストレス，皮膚・粘膜の乾燥，意識障害
肝不全	黄疸，腹水
腎不全	血液透析の既往，無尿，内シャント
低ナトリウム血症	療養中の高齢者，脱水または水中毒，意識障害
低カルシウム血症	過換気，慢性腎不全，ビタミンD欠乏症の既往
中毒	抗うつ薬：精神科受診歴，意識障害，QT延長 有機リン系農薬（神経ガス）：縮瞳，分泌過剰，線維束性収縮，薬品臭，意識障害
重症熱中症（熱射病）	暑熱環境，高体温，意識障害

起こるものとがあり，てんかん発作でも，それ以外の原因でも生じる。吃逆（しゃっくり）は横隔膜などの呼吸筋に限局したミオクローヌスの一種である。

D 原因疾患

　脳自体に原因がある場合と，全身的な病態による場合とがある。

1 脳疾患（表1）

　最初の異常放電が脳の限定された範囲で生じるとき，そこを焦点という。脳血管障害の発症後早期のけいれんは，脳梗塞よりも脳出血（とくに皮質下出血）とくも膜下出血に多い。また脳血管障害，脳外傷，中枢神経系感染症の病変部は慢性期に瘢痕化してけいれんの焦点となることがある。脳腫瘍がけいれん発作を契機にみつかることもある。

2 全身的な病態（表2）

　低血糖では局所性，全身性両方のけいれんを生じ得る。傷病者の搬送中，突然の心停止で全脳虚血に起因する全身性けいれんに遭遇することがある。アダムス・ストークス症候群においても全身けいれんを生じ得る。血清電解質異常としては低ナトリウム血症の頻度が高いが，高ナトリウム血症もけいれんの原因となる。低カルシウム血症は，末梢神経レベルでの不随意性筋収縮（テタニー）を起こすが，重症になると全身性けいれんも起こす。

　けいれんを起こす中毒起因物質には，テオフィリン，カフェイン，抗精神病薬，抗うつ薬，インスリン，一部の抗菌薬，覚醒剤，コカイン，ニコチン，有機リン，含リンアミノ酸系農薬などがある。

E 随伴症候

1 前　兆

てんかんの一部では，心窩部不快感，不安感，既視感，不快な臭いや味などの前兆が先行し，二次的に全身性けいれん（強直間代けいれん）を呈する場合がある。

てんかん以外の原因によるけいれんのうち，子癇では眼がチカチカする，頭痛，めまい，悪心などの症状が先行することが多い。低血糖によるけいれんでも霧視などの視覚症状が先行することがある。

2 頭　痛

脳血管障害や中枢神経系の感染症では強い頭痛を訴えることが多く，低酸素血症も頭痛を伴う。脳腫瘍では，典型的には起床時に強い慢性的な頭痛がある。てんかんでは発作後に頭痛や頭重感を訴えることが多い。

3 意識障害

意識障害の経過中にけいれんを生じることは，脳疾患，全身性疾患のいずれでもみられる。全身性けいれんの消失直後にも意識障害を伴うことは多い。

4 運動麻痺

脳の器質的疾患では原疾患による運動麻痺がしばしばみられる。これとは別に，けいれんを認めた部位に単麻痺や片麻痺が発作後1〜36時間続くことがある。これをトッド麻痺という。脳血管障害との判別が問題となる。

5 チアノーゼ

全身けいれん中はほぼ呼吸停止の状態となるので，チアノーゼが出現する。通常はけいれんの消失後，呼吸の回復とともに改善する。

6 失禁，その他

全身性けいれんは失禁や眼球上転を伴うことが多い。

F 広義のけいれん

1 スパスム

スパスムとは，断続的に生じる，一定の持続時間をもった不随意性，限局性の筋収縮をさす。大脳皮質から筋肉までのいずれの部位の障害でも起こる。顔面や眼瞼にみられ，痛みを伴わない。

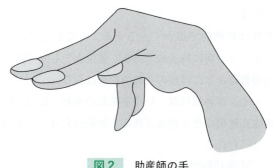

図2　助産師の手

2 クランプ

痛みを伴う強直性の筋けいれんであり，単一筋肉における不随意収縮で，硬くなった筋肉を触れる。頻度が高く，いわゆる筋疲労時の"こむら返り"や，軽症熱中症の一部（ヒートクランプ）もこれに含まれる。

3 テタニー

さまざまな原因による末梢神経の興奮性亢進で生じる有痛性の持続的筋収縮を主症状とする症候群である。低カルシウム血症〔血中カルシウム（イオン）濃度の低下〕によるものが代表的で，過換気発作中の"助産師の手"で典型的にみられる（図2）。

4 線維束性収縮

下位運動ニューロン障害や有機リン中毒でみられ，数本〜数十本の筋線維（線維束）を単位として，筋の一部が不規則な間隔で素早く収縮するのが皮膚の上からみえる。関節の運動は伴わず，健康人でも観察される。

G 判別を要する病態

多くの全身性けいれんは次の特徴を有する。
①突然の発症
②発作中の意識変容または意識消失
③短時間（2分以内）での発作軽快
④発作後の意識障害
これらの特徴から逸脱するものは全身性けいれんでない可能性が高い（ただし，けいれん重積状態は例外）。

1 不随意運動

意図していないのに起こる，あるいは意図しても止められない運動が不随意運動である。主として大脳基底核・錐体外路系の障害によるとされている。不随意運動でもっとも頻度の高いものは振戦であるが，ほかに舞踏

運動, アテトーゼ, ジスキネジー, テタニーなどが知られている。

振戦は律動的で細かくふるえるような動きであり, パーキンソン病に特徴的である。健康人でも疲労時や感情的興奮時などに軽度の生理的振戦はみられ, ストレス, カフェインの過剰摂取, 気管支喘息治療薬の使用, 甲状腺機能亢進症などで増強される。振戦は大きく以下の3つに分けられる。

1) 安静時振戦

安静時に出現する, 比較的ゆっくりとした振戦(1秒間に2～3回のリズム)で, 体動により軽減する。パーキンソン病では, 上肢とくに手に典型的な安静時振戦がみられ, 指先で何かを丸めるような動きを示す(丸薬丸め運動)。

2) 企図振戦

随意運動時に出現する振戦であり, 目的とする運動の終わりに著明となる。小脳疾患などでみられる。

3) 姿勢時振戦

一定の肢位を保とうとすると出現するもので, 甲状腺機能亢進症やアルコール常用者などにみられる。

2 心因性非てんかん発作

心因性非てんかん発作とは, 突発的に生じるてんかん発作に似た精神身体症状であり, 身体的・生理学的な発生機序をもたないものをいう。心理的なストレスなどの直接的な誘因が存在することが多く, 必ずしも意図して生じているものではない点に留意する。疑わせる臨床症候として, 発作持続時間が長い, 発作症状が変動する, 身体の動きが左右で同期しない, 発作中に閉眼している, などがあるが, 単独で確定できるような徴候や病歴は存在しない。

H 緊急度・重症度の判断

1 性状からの判断

多くのけいれんは現場到着時までに軽快している。この場合, けいれん自体による緊急度は低く, 随伴症候と原因疾患によって緊急度と重症度を判断する。

けいれん重積状態*とは, 発作停止機構の破綻あるいは異常に遷延する発作を引き起こす機構が惹起された状態であり, 神経細胞死や神経細胞障害などで長期的な後

---

* 本来は, てんかん発作がこのように長く続く場合をてんかん重積状態と呼んだものであるが, これをけいれん発作についても同様にけいれん重積状態と呼ぶことがある。

遺症をもたらす状態と定義されている。従来, 持続時間について定められてはいなかったが, 発作が30分間以上続く, または意識を完全に回復しない間欠期を挟んで発作を繰り返す状態が30分間以上続くと後遺障害を残す可能性があるとされている。通常のけいれん発作は1～2分で停止することが多いが, 持続時間が長くなると薬剤抵抗性となるため, より迅速な対応の観点から5分間を超えて持続するか, 2回以上の発作が起こってその間傷病者の意識が完全に回復しない状態であれば重積状態とみなすようになった。重積状態では早急に処置しなければ脳障害の後遺症や生命の危険があるため, 緊急性が高い。現場到着時にまだ発作が続いているときは, 重積状態として対応する。けいれんがなくても意識障害と瞳孔散大を認めれば発作が続いていると判断する。

2 随伴症候からの判断

全身けいれん中にみられる短時間の呼吸停止, チアノーゼ, 意識障害は通常認められるもので, それ自体で緊急度・重症度の根拠とはなりがたい。しかし, けいれん発作の停止後もバイタルサインの異常や昏睡状態が持続するものは重症である。発作後の意識混濁や運動麻痺には, けいれんの原因となった病態の影響や, けいれん自体の影響が含まれるため, 現場での判断は困難である。

3 原因疾患からの判断

原因として脳血管障害, 頭部外傷, 中枢神経系の感染症, 低酸素血症, 重症の熱中症が疑われる場合は緊急度・重症度が高い。脳腫瘍, 肝不全, 腎不全が疑われるときは重症度が高い。

I 現場活動

1 けいれん中の対応

けいれんにより激しく動く身体が当たったり, 落下したりして外傷を負うおそれがあるときは, 周囲の危険な物品を遠ざけるか毛布で覆う, または愛護的に身体を抑制する。その際は手首や足首だけでなく, 肩, 肘, 腰, 膝なども同時に押さえる。

高流量酸素投与は, ほとんど換気がないようにみえても必須である。気道確保や人工呼吸は強い全身性のけいれん中は困難であるが, 発作が遷延するときは, 胃膨満をきたさないように留意しつつ試みる。強い発作中にバイトブロックを無理に口に入れたり, 咬舌防止に棒のようなものを咬ませたりすることは, 歯・口腔内の損傷や気道異物を生じる危険から行ってはならない。発作中に

はバイタルサインの測定が困難である。現場到着時に発作が続いているときは重積状態とみなし，救命救急センターやそれに準ずる救急医療機関への搬送を急ぐ。

けいれんの性状は目撃者にしか知り得ない情報となるため，発作の現場に居合わせた場合はよく観察しておく（表3）。けいれんの持続時間は実際以上に長く感じられるため，時計で測定するのが望ましい。

表3	けいれん発作中の観察事項
1．分布（全身性か局所性か，左右差）
2．強直性か間代性か
3．時間経過に伴う変化
4．発作の持続時間
5．意識状態，呼吸状態，嘔吐の有無
6．眼位および共同偏視の有無

2 けいれん後の対応

けいれんが治まれば，SpO2値も含めてバイタルサインを確認する。けいれんが心停止によって誘発される場合もあるので，心停止でないことの確認は重要である。気道閉塞，誤嚥，神経原性肺水腫などによる低酸素血症がみられることがあるため，必要に応じて気道確保と酸素投与を行う。口腔内に唾液の貯留などがあれば，誤嚥防止のため口腔内を吸引する。

意識と瞳孔の観察，運動麻痺の有無は重要である。ただし，ペンライトによる対光反射の観察や大声での呼びかけなどの強い刺激は，けいれんを誘発するおそれがあることに留意する。搬送中のけいれん再発に備え，迅速に対応できるように継続観察する。嘔吐のおそれがあれば側臥位をとり，嘔吐対処への準備も整えておく。状況から低血糖が疑われるときは血糖値を測定する。

傷病者接触時にすでにけいれんが治まっていれば，目撃者から，けいれんの性状について具体的に聴取する。

3 てんかん重積状態治療剤への対応

ブコラム®口腔用液は，抗けいれん作用を有するミダゾラムの頬粘膜投与用プレフィルドシリンジ製剤であり，てんかん重積状態を発症した傷病者に対して使用される。ブコラム®は，けいれん発作が生じた場合に備えて，傷病者やその家族などがあらかじめ医師から処方を受ける。傷病者やその家族のみならず，一定の条件を満たせば，学校や保育所などにおいて，児童生徒などに代わって教職員なども使用することができる。

救急救命士や救急隊員には使用が許可されていないが，救急要請時に教職員などから使用済みの容器が受け渡され，実施内容が伝えられることがある。これは，医師などが使用済みの容器をもとに投与状況などを確認するためである。その場合，救急救命士は，搬送先医療機関への使用済み容器の受け渡しと実施内容の伝達を行う必要がある。

4 医療機関選定

緊急度・重症度が高い場合は救命救急センターやそれに準ずる救急医療機関に搬送する。けいれん重積状態では早急に抗けいれん薬の投与が行われる。初発のけいれんで意識が回復している場合は，入院管理と頭部CT検査が可能な医療機関を選ぶ。小児のけいれんでは小児科，子癇が疑われるときは産婦人科のある医療機関を選ぶ。てんかんの診断で受療中であり，意識が回復しているときは，かかりつけの医療機関に搬送する。

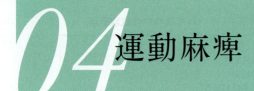

04 運動麻痺

▶到達目標

1. 随意運動を伝える経路を図示して，どの部位の障害で，どのような麻痺が生じるか説明できる。
2. 単麻痺，片麻痺，交叉性片麻痺，対麻痺などのキーワードを用いて，運動麻痺のタイプを類別できる。
3. 運動麻痺の原因疾患を中枢神経系の障害，末梢神経・筋の障害，全身性の病態に分けて列挙できる。
4. 運動麻痺の随伴症候として，感覚障害，意識障害，眼と瞳孔の異常，構音障害・失語，バイタルサインの異常により，具体的な疾患例をあげることができる。
5. 運動麻痺と判別を要する病態について，運動失調，疼痛による運動制限のそれぞれで説明できる。
6. どのような場合に緊急度・重症度が高いか，運動麻痺の性状，随伴症候，原因疾患のそれぞれで説明できる。
7. 運動麻痺の傷病者の観察に基づき，どのような場合に，どのような医療機関を選定したらよいか概説できる。

A 定義・概念

運動麻痺とは，神経系や筋肉の障害により，筋肉の随意的な運動機能が低下または消失した状態をいう。骨格筋の収縮は，大脳皮質からの神経性興奮が，神経線維を通じて骨格筋の筋線維まで伝わって生じる。この経路のどこかが障害されると，筋の収縮ができず，運動麻痺を呈することになる。

単に「麻痺」というと，運動麻痺を意味する場合が多いが，感覚麻痺（感覚の鈍麻または消失）まで含める場合もある。

なお，運動麻痺が生じると，傷病者は，「力が入らない」「足腰が立たない」などと訴える場合があるが，全身状態の変化，すなわちショックなどの循環動態悪化，重症感染症，低血糖，催眠鎮静薬（筋弛緩作用がある）の影響などによって全身的な脱力をきたすこともあり留意する。

B 発症機序

随意運動の伝導路は，大脳皮質運動野に始まり，内包後脚，脳幹，脊髄，神経根（前根），末梢神経，神経筋接合部，骨格筋に至る。これらのどこが障害されても運動麻痺が起こる。障害の原因には，出血を含む機械的損傷，虚血，圧迫，炎症，変性，腫瘍，薬物，代謝異常など種々の機能的・器質的病態がある。運動麻痺の回復の有無と程度は原因により一定しない。

C 病態

大脳皮質から脊髄に至るまでの上位運動ニューロンの障害では運動麻痺に伴い，腱反射の亢進やバビンスキー反射などの病的反射を認める。脊髄の前角細胞から神経根，末梢神経までの下位運動ニューロンの障害では，腱反射は減弱し，筋萎縮や線維束性収縮がみられる。末梢神経障害による運動麻痺は主に遠位筋，筋疾患によるものは近位筋に生じる傾向がある。

D 分類

1 程度による分類

筋力が完全に失われたものを完全麻痺，低下しているが残っているものを不全麻痺という。不全麻痺は，正常以下ではあるがかなりの筋力を認めるものから，わずかな筋収縮のみで関節運動を生じ得ないものまで，その程度はさまざまである。

2 分布による分類

四肢のうち一肢だけの運動麻痺を単麻痺，身体一側の上下肢にみられる麻痺を片麻痺，両下肢の麻痺を対麻痺，四肢すべてに麻痺がみられる場合を四肢麻痺という。一側の片麻痺に反対側の脳神経麻痺を伴うものは交叉性片麻痺という（p.324，図4参照）。それぞれの代表的な障害部位を表1に示す。

単麻痺は，脊髄前角細胞，神経根，神経叢，末梢神経のいずれかの下位運動ニューロン障害で生じるものが多いが，時に大脳皮質の限局性病変も原因となる。片麻痺

表1	運動麻痺の分布による分類
種　類	代表的な障害部位
単麻痺	神経根，神経叢，末梢神経
片麻痺	大脳半球
対麻痺	胸髄，腰髄
四肢麻痺	脳幹，頚髄，末梢神経（多発病変）
交叉性片麻痺	脳幹

は大脳皮質，大脳白質など大脳半球の障害によるものが多いが，脳幹の病変でも起こる。大脳半球の障害によるものは病変反対側の上下肢に加えて，同じく病変反対側の顔面にも麻痺が出る。対麻痺は胸髄または腰髄の障害のほか，神経根や末梢神経の多発性病変も原因となる。

交叉性片麻痺が起こる機序を図1に示す。例えば，橋の顔面神経核より下位の脳幹で障害を生じた場合，病変と同側の顔面神経麻痺と反対側の片麻痺を認める。

E　原因疾患

中枢神経系の障害，末梢神経系や筋の障害，全身性の病態に大別すると理解しやすい（表2）。

急性大動脈解離では，解離腔による閉塞のために大動脈弓部から分岐する総頚動脈に循環障害を生じると，脳虚血による運動麻痺を生じることがある。典型的な症状である胸痛や背部痛ではなく，運動麻痺が主な症状となる場合があり注意を要する。

ギラン・バレー症候群は急性自己免疫性神経障害であり，胃腸炎などの先行感染症の1〜3週間後に四肢筋力低下，深部腱反射の減弱・消失がみられる。急速に進行する場合や高度の脳神経症状を生じる場合は，人工呼吸管理が必要となる。

神経筋疾患〔筋萎縮性側索硬化症（上位運動ニューロンも障害される），筋ジストロフィー，重症筋無力症など〕はいずれも慢性疾患であるが，急に症状が悪化した場合は救急搬送の対象となる。

フグ毒やボツリヌスなど自然毒中毒の一部では麻痺をきたすことがある。代謝性疾患で重要なのは血糖値の異常である。低血糖傷病者の2％に片麻痺がみられ，意識清明でも出現し得る。高血糖性昏睡でも片麻痺がみられることがある。

F　随伴症候

1　感覚障害

運動神経の線維と感覚神経の線維は，近くを並んで走るところが多いため，単一の病変によって運動麻痺の範囲にほぼ一致した部位の感覚障害を認めることがある。例えば，右大脳半球の血管障害では左片麻痺に合併した左半身の感覚障害，脊髄の横断性障害では運動麻痺の範囲にほぼ一致した感覚脱失，末梢神経の損傷では同一肢における運動麻痺と感覚障害の合併などがみられる。感覚障害の内容としては，痛覚・触覚・深部感覚など体性感覚の低下（感覚鈍麻）または消失（感覚脱失），過敏，異常な感覚（いわゆる"しびれ"）などがあるが，傷病者の運動麻痺の訴えが強い場合，正確に認識されないことが多い。

2　意識障害

頭蓋内疾患，中毒，代謝性疾患による運動麻痺では意識障害を合併することがある。この場合，傷病者は運動麻痺を訴えないので，眼裂や鼻唇溝の深さなど顔面の左右差，四肢の運動の左右差などを観察し，麻痺の存在をみつけ出す必要がある。

3　眼と瞳孔の異常

鉤回ヘルニアでは，片麻痺と反対側の瞳孔散大を伴う。脳出血では，とくに重症例で出血部位に特有の眼位を認めることがある。四肢麻痺と両側縮瞳の合併は橋出血でみられる。有機リン中毒でも同様の所見を認めるが，呼吸不全，気道分泌物の増加，線維束性収縮などが加わる点で異なる。腕神経叢損傷では，上肢の単麻痺にホルネル症候群による同側の中等度縮瞳を伴うことがあるが，意識障害はない。

4　その他の神経学的異常

脳血管障害では，急性の運動麻痺に加えて構音障害，失語などがしばしばみられる。運動性失語は右片麻痺を伴うことが多い。

5　バイタルサインの異常

脳血管障害では脳出血，脳梗塞，くも膜下出血のいずれでも，血圧上昇を伴うことが多い。血圧低下と徐脈は中部胸髄より上位の脊髄損傷で，また低換気は頚髄損傷や全身的な筋力低下をきたす病態で認められる。上部頚髄の高度損傷では四肢麻痺に呼吸停止を伴う。

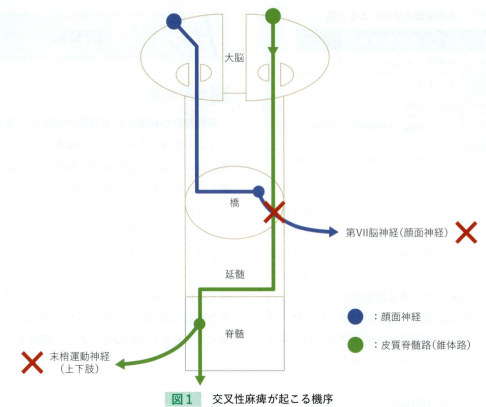

図1 交叉性麻痺が起こる機序

交叉性麻痺が特徴的であるミヤールギュブレル症候群を例に説明する。左側に病変が生じた場合，すでに交叉を終えた顔面神経は左側に麻痺が生じるのに対し，いまだ交叉していない上下肢の末梢運動神経は右側に麻痺が生じる。ミヤールギュブレル症候群は顔面と四肢の交代性麻痺であるが，これに顔面と同側の外転神経麻痺を伴うことがある

表2 運動麻痺の原因疾患

疾患名	判断の手がかり
中枢神経系の障害	
脳出血・脳梗塞	急激な片麻痺と半身の感覚障害，頭痛，嘔吐，神経症状（失語，めまい，運動失調），意識障害
一過性脳虚血発作	運動麻痺，しびれ，失語などが急に出現し短時間で消失
けいれん後状態（トッド麻痺）	けいれん発作後に発作部位に残る運動麻痺（単麻痺，片麻痺）
頭部外傷	外傷のエピソード，頭皮の創傷，意識障害
脊髄損傷	外傷のエピソード，後頸部/背部痛，対麻痺または四肢麻痺と感覚脱失
末梢神経系・筋の障害	
ギラン・バレー症候群	感冒（かぜ症候群）/下痢の先行，下肢からはじまる上行性運動麻痺，手袋靴下型の感覚障害
末梢神経の外傷	四肢/肩/骨盤の外傷，感覚障害の合併
神経筋疾患	既往歴，筋萎縮，関節の拘縮
四肢の急性阻血	感覚異常，疼痛，蒼白，脈拍消失
クラッシュ（圧挫）症候群	長時間の圧挫，下肢の運動麻痺と感覚障害，黒褐色尿
コンパートメント（筋区画）症候群	前腕/下腿の骨折/挫傷，異常に強い自発痛，緊満感，感覚障害
全身性の病態*	
低血糖	糖尿病治療歴，気分不良，蒼白，動悸，発汗，血糖値低値，片麻痺
高血糖	糖尿病の既往，怠薬またはストレス，多飲多尿，皮膚・粘膜の乾燥，意識障害，片麻痺
低カリウム血症	下痢・嘔吐，利尿薬使用，低栄養，内分泌疾患，T波の平低化，U波，四肢麻痺
ボツリヌス中毒	真空パック食品や"いずし"，ハチミツの摂取（乳児），悪心・嘔吐，ふらつき，脳神経麻痺症状
フグ中毒	摂食の事実，口唇・四肢のしびれ，呼吸困難

* 全身状態の悪化により「力が入らない」「足腰が立たない」と訴えることもある

G　判別を要する病態

1　運動失調

　運動失調は小脳，脊髄後索，内耳の前庭迷路系の障害でみられ，随意運動が，ぎこちなく不正確となる。筋力低下ではないため，単純な離握手（りあくしゅ）には応じられるが，起立・歩行時のふらつき，書字やコップ保持の困難，構音障害などを認める。不全麻痺は運動失調と誤って判断されることも多い。

2　疼痛による運動制限

　骨折などにより体動で強い痛みを生じるとき，傷病者は体動を避けようとする。とくに四肢の外傷では，損傷部にできるだけ痛みを惹起しない方法で運動麻痺の有無を評価する。

H　緊急度・重症度の判断

1　性状からの判断

　急激に出現した麻痺は緊急度・重症度が高い。麻痺が呼吸筋に及んでいればさらに高い。対麻痺で進行が上行性であれば，将来的に呼吸筋麻痺の可能性がある。運動麻痺が一過性であっても軽症とは限らず，一過性脳虚血発作は切迫する閉塞性脳血管障害であり，緊急性が高い。

2　随伴症候からの判断

　意識障害，瞳孔異常，ショックまたは呼吸障害を認める場合は緊急度・重症度は高い。脳ヘルニア徴候（進行する意識障害に片麻痺と瞳孔不同を伴うもの）を認める場合は緊急度が高い。嘔吐や頭痛を伴う場合は重症の可能性が高い。

3　原因疾患からの判断

　脳血管障害，頭部外傷，脊髄の障害（外傷，血管障害）が疑われるものは緊急度・重症度ともに高い。局所の血行障害〔四肢の急性阻血（そけつ），コンパートメント（筋区画（きんくかく））症候群〕と中毒は緊急度が高い。

I　現場活動

1　観　察

　意識レベルとバイタルサインのほか，麻痺の分布と程度（完全麻痺か不全麻痺か）の観察が重要である。とくに低換気や努力呼吸で表される呼吸筋の麻痺については慎重に観察する。傷病者が"しびれる"と訴えるときには，感覚の鈍麻・脱失，異常な感覚，運動麻痺のどれをさすのかを確認する必要がある。意識が保たれているときは，運動麻痺と同じ部位に感覚障害がないか確認する。意識障害があるときは眼位と瞳孔も観察する。

2　処　置

　呼吸筋麻痺による低換気には補助換気を行う。運動麻痺がある部位は自分で動かせないのみならず，感覚障害の合併があれば圧迫や無理な肢位なども自覚しないため，麻痺のある部位の保護に留意する。

　運動麻痺のある上下肢は浮腫をきたしやすく，感覚障害を伴う場合は輸液が血管外に漏れても痛みを感じず，発見が遅れるため，静脈路確保を行う場合は運動麻痺の部位を避けるのが原則である。

3　医療機関選定

　非外傷性に片麻痺が急激に出現した場合には，脳卒中の診療が可能な医療機関を選定する。対麻痺または四肢麻痺が急激に出現した場合には，脊椎・脊髄疾患の診療科（医療機関によって脳神経外科または整形外科）のある救命救急センターやそれに準ずる救急医療機関へ搬送する。呼吸筋麻痺がある，または予想される場合には集中治療の可能な医療機関を選択する。

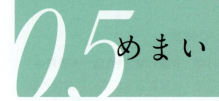

05 めまい

A 定義・概念

めまいとは，安静時あるいは運動中に，自分の身体と周囲空間との相互の位置関係が乱れていると感じ，不快感を伴うときに生じる症状である。

もっとも一般的な症状は，実際には身体が動いていないにもかかわらず，動いているように感じる感覚である。「めまい」という症状は主観的なものであり，さまざまな異常感覚が含まれる。頭から血の気が引くような感覚（眼前暗黒感，立ちくらみ）なども，広義のめまいとして扱われる。

B 発症機序

狭義のめまいは，平衡感覚の障害である。平衡感覚は，内耳の前庭・半規管の感覚，視覚，深部感覚の三者が脳幹と小脳で統合されて形成され，視床を経て大脳皮質に投射される。したがって，これらのいずれの部位の障害も，めまいの原因となり得るが，とくに内耳または脳幹・小脳の障害によるものが重要である。

一方，眼前暗黒感や立ちくらみは，脳血流量の減少によって生じ，その原因の多くは循環系にあり，むしろ失神と同様の病態である。

C 分類

1 性状による分類

自分の身体が回転するような感覚，あるいは自分の周囲が回転するような感覚を回転性めまいという。身体がふらふらする，ぐらっとくるような感覚を浮動性めまい，または動揺性めまいという。浮動性めまいと動揺性めまいは，ひとまとめにして扱われることが多い。眼前暗黒感や気が遠くなる，意識を失いそうな感覚は失神性めまいという。

2 病変の部位による分類

責任病変が内耳または前庭神経にあるものを末梢性めまい，中枢神経（主に小脳または脳幹）にあるものを中枢性めまいという。救急外来でみられるめまいの10〜20%は中枢性であり，高齢者ではその割合が多くなる。

D 原因疾患

1 めまいの種類と原因疾患

末梢性めまい，中枢性めまい，失神性めまい，その他のめまいに分けて，それぞれの原因疾患について**表1〜4**に示す。

表1 急性の末梢性めまいの主な原因疾患

蝸牛症状	疾患名	めまいの特徴
あり	メニエール病	30分～数時間の回転性めまい，発作が反復
	突発性難聴	急激な一側の難聴に伴う，反復しない
	内耳窓破裂	いきみやダイビングなどの圧変化で発生
なし	良性発作性頭位めまい	特定の頭位で発生，短時間，減衰がある
	前庭神経炎	感冒（かぜ症候群）の数日後に急に発症，悪心が強く嘔吐を伴う

表2 中枢性めまいの主な原因疾患

疾患名	判断の手がかり
椎骨脳底動脈循環不全	頭の回旋時や伸展時に発症，神経症状（手や足のしびれ，運動失調，視力消失，複視），頭痛，悪心・嘔吐，数分以内に軽快
小脳出血・小脳梗塞	急激な後頭部痛を伴う回転性めまい，悪心・嘔吐，眼振，麻痺がないのにふらついて歩けない
脳幹梗塞	顔面や上下肢の運動麻痺や感覚障害（交叉性片麻痺など），複視，構音障害，頭痛，意識障害

表3 失神性めまいの主な原因疾患

疾患名	判断の手がかり
反射性失神	血管迷走神経反射：疼痛/恐怖/長時間の起立/蒸し暑い状況の後に発症，長めの前駆症状（気分不良，蒼白，冷汗） 頸動脈洞症候群：頸部の回旋/圧迫（髭剃り，ネクタイ締め，首を回す）で発症 状況失神：咳嗽/排尿/排便で発症
起立性低血圧	起立直後の眼前暗黒感や失神
循環血液量減少	消化性潰瘍の既往/タール便（消化管出血）/最近の外傷（内出血）
アダムス・ストークス症候群	突然の眼前暗黒感，失神，徐脈/頻脈
心臓弁膜症	既往歴，動悸，息切れ，胸痛，浮腫，心雑音
急性大動脈解離	移動性の激烈な胸痛/背部痛，上肢血圧の左右差

表4 その他のめまいの原因疾患

疾患名	判断の手がかり
低血糖	糖尿病治療歴，動悸，冷汗，空腹感，脱力感，血糖値低下
一次性頭痛	めまいに続く片頭痛/緊張型頭痛，同じ症状の既往
貧血	顔面/眼瞼結膜の蒼白，動悸，疲労感
薬剤性	降圧薬/非ステロイド系抗炎症薬（NSAIDs）/抗菌薬/向精神薬の服用

2 末梢性めまいと中枢性めまいの判別

　末梢性めまいの原因となる疾患は生命への影響が少なく，中枢性めまいの原因となる疾患は，生命にかかわる重大な状態を引き起こす可能性が高い。このため両者の判別は重要となる。

　判別の要点を**表5**に示す。判断に迷うときは中枢性めまいとして扱うのがよい。

E 随伴症候

1 蝸牛症状

　難聴，耳鳴，耳閉塞感を合わせて蝸牛症状という。難聴とは聴力の低下，耳鳴とは耳鳴り，耳閉塞感とは耳が塞がったような不快な感覚である。いずれも通常は内耳か蝸牛神経の障害に由来する。蝸牛症状を伴うめまいのほとんどは末梢性であるが，末梢性めまいには蝸牛症状を伴うものと伴わないものがある。

表5 末梢性めまいと中枢性めまいの判別

	末梢性	中枢性
性　状	回転性＞浮動性・動揺性	浮動性・動揺性＞回転性
蝸牛症状	あれば可能性大	まれ
意識障害	ない	あれば可能性大
強い頭痛/頸部痛	ない	あれば可能性大
頭位の影響	大きい	小さい
神経学的異常*	ない	あれば可能性大
眼　振	定方向性，水平回旋混合性 注視で誘発されない	注視方向性，垂直性/純回旋性 注視で誘発される
参考になる既往歴など	頭部外傷，中耳炎	高齢男性，高血圧，脂質異常症，糖尿病

* 複視，しびれ，構音障害，運動失調，坐位の保持困難

2 悪心（おしん）・嘔吐

　末梢性，中枢性を問わず，多くのめまいに合併する。前庭神経炎，小脳出血などでは，多くで激しい嘔吐がみられる。末梢性めまいに伴うものは前庭自律神経反射によって嘔吐中枢が刺激されて生じ，頭を動かすと増強することが多い。

3 頭痛・頸部痛

　めまいに随伴する初発の強い頭痛や頸部痛は，中枢性めまいを疑う重大な所見である。片頭痛に回転性めまいを，緊張型頭痛に浮動性めまいを合併することも少なくないが，その場合，頭痛を反復するという慢性の病歴が参考となる。

4 意識障害

　中枢性めまいは，意識障害を伴う場合がある。末梢性めまいでは意識は保たれる。ただし，末梢性めまいでも症状の悪化をおそれて開眼したがらず，質問や指示に対応できない傷病者もいる。意識レベルの低下と間違えないようにする。

5 眼　振

　末梢性，中枢性ともに眼振を認めることが多い。末梢性めまいの眼振は定方向性で水平回旋眼振であり，注視で誘発されない。中枢性めまいの眼振は注視方向性で垂直性または純回旋性であり，注視で誘発されるのが特徴とされる。ただし，肉眼による眼振の観察には限界がある。開眼をいやがり観察が困難なことも多い。

6 眼前暗黒感

　目の前が暗くなる感覚である。高度の徐脈や急激な血圧低下による脳血流の減少で生じ，失神性めまいの主な症状の一つである。

7 その他の神経学的異常

　複視，感覚障害，運動麻痺，運動失調，構音障害など，新たに出現した神経学的異常を伴う場合は中枢性である。

8 血圧の変動

　高血圧によるめまいは，血圧の高さよりも血圧の変動によって生じる。一方，めまいの結果，血圧が上昇することもある。

9 明らかな随伴症候がないとき

　めまい以外の症状を自分から訴えない場合でも，中枢性めまいは否定できない。脳血管障害の原因となる動脈硬化を生じやすい高齢者で，高血圧，糖尿病，脂質異常症の既往がある場合には注意する。めまいを訴える傷病者に立位を保持させることは困難であるが，自力で座らせたとき，まっすぐ座っていられない状態であれば，ほかに明らかな神経学的異常が見当たらなくても中枢性めまいを疑う。

F 緊急度・重症度の判断

1 発症様式

　急激に発症し，直ちに症状が完成した場合（例：歩行中に急にめまいが出現して歩けなくなったようなとき）は脳血管障害が疑われ，重症である。これに対して，過去に性状・程度とも同じようなめまいを繰り返し経験しているときは重症度が低い。

2 随伴症候

初発の強い頭痛または頸部痛，意識障害，新たに出現した神経学的異常は中枢性めまいを示唆し，緊急度・重症度が高い。動悸と胸痛を伴う失神性めまいは重大な心血管系疾患を示唆し，緊急度・重症度が高い。タール便を伴う失神性めまいは消化管出血を意味し，入院治療の必要性を示す。めまいが強く悪心・嘔吐が激しいとき，傷病者は強い苦痛を訴えるが，必ずしも重症ではない。

3 原因疾患

脳血管障害によるめまいは緊急度・重症度ともに高い。心・大血管疾患による失神性めまいの多くも緊急度・重症度が高い。一方で，末梢性めまいは緊急度，重症度ともに高くない。

G 現場活動

傷病者は"めまい"という言葉をいろいろな意味で用いるため，具体的に回転性，浮動性・動揺性，失神性，その他のうちどれに相当するのかを確認する。

1 観察

眼振や瞳孔の観察により症状が増悪することもあるので，観察は傷病者の苦痛をあまり増加させない範囲で行う。まず意識レベルの確認も含めバイタルサインを観察する。めまいの性状と発症様式，随伴症候の有無に加え，眼振を確認する。めまいの症状は，「天井が回っているようですか？」（回転性めまい），「ふらふらしますか？」（浮動性・動揺性めまい）など，具体的な状態を判断するとよい。可能であれば鼻指鼻試験を実施し，小脳半球の機能を観察する。

失神性めまいでは循環系の観察が重要である。眼瞼結膜で貧血の有無を観察し，心電図で不整脈や心筋虚血の所見の有無を確認する。

2 処置

頭の向きや動きで症状が左右されることが多いので，傷病者の望む体位をとらせ，頭部の安静を保つ。めまいでは聴覚過敏を伴うことがあるため，甲高い物音を出さないように留意し，適宜声をかけて傷病者の不安を軽減するように努める。また，嘔吐に対応できるように膿盆や吸引器などを準備しておく。

糖尿病の治療歴のある傷病者が，めまいを訴えた後に意識障害に陥った場合は，血糖測定を考慮する。

3 医療機関選定

回転性または浮動性・動揺性めまいを初めて発症した場合は，原則として頭部CT検査が可能な医療機関を選択する。

中枢性めまいと判断した場合，脳神経外科の対応可能な医療機関を選定する。脳神経内科と耳鼻咽喉科も併設していることが望ましいが，脳血管障害に対応できる医療機関を優先する。

末梢性めまいと判断した場合，耳鼻咽喉科または内科のある医療機関，かかりつけ医（めまいで受診中の場合），傷病者や家族が希望する医療機関のいずれでもよい。心疾患による失神性めまいと判断した場合は，循環器内科の対応が可能な医療機関を選定する。

めまいは判断の難しい症候の一つであり，中枢性・末梢性の区別や緊急度・重症度に関して判断がつかない場合は，脳神経外科，脳神経内科，内科や耳鼻咽喉科などを有する二次救急医療機関を選定する。

06 呼吸困難

▶到達目標
1. 呼吸困難を吸気性と呼気性に分け，それぞれの代表的な原因疾患をあげることができる。
2. 心不全に伴う呼吸困難の特徴について，労作性呼吸困難，起坐呼吸，発作性夜間呼吸困難のキーワードを用いて説明できる。
3. 急性呼吸困難の原因となる疾患について，呼吸系疾患，循環系疾患からそれぞれ列挙して，判断の手がかりとなる徴候をあげることができる。
4. 呼吸困難の随伴症候について説明できる。
5. 「呼吸が苦しい」という傷病者について，緊急度・重症度の判断の要点を述べることができる。
6. 呼吸困難の傷病者に対する現場活動について，バイタルサイン，SpO2値，呼吸様式，呼吸音のそれぞれに言及しながら，観察の仕方を組み立てることができる。
7. 現場処置として，どのような場合にどのような体位が望ましいか，また，気道確保，酸素投与，補助換気はどのような場合に求められるかを説明できる。

A 定義・概念

呼吸困難とは，一般に息苦しさを自覚する状態をさす。努力呼吸の徴候などから，第三者からみて息苦しそうであると認められる状態を含めることもある。すなわち通常は自覚症状の一つとして扱われるが，徴候として用いられる場合もある。

傷病者の訴えとしては，「息が苦しい」「息がしにくい」「息が切れる」「息が詰まる」「空気が足りない」などがある。

自覚症状としての呼吸困難を生じる機序は，よくわかっていない。呼吸ドライブ（換気運動を起こさせるために呼吸中枢から出される命令）の増大や呼吸仕事量の増大などにより，呼吸ドライブの大きさに見合った換気ができていないときに生じるとの仮説がある。

B 分類

1 呼吸相による分類

息を吸うのが苦しい状態を吸気性呼吸困難，息を吐くのが苦しい状態を呼気性呼吸困難，吸気と呼気がともに苦しい状態を混合性呼吸困難という（表1）。これらは相対的なものであり，例えば気管支喘息の発作では吸気時よりも呼気時に症状が強いが，吸気時に無症状ということではない。

1) 吸気性呼吸困難

吸気性呼吸困難は，上気道から頸部気管までの，胸郭外での気道狭窄を原因とする。吸気中の気道内圧は陰圧

表1 呼吸相による呼吸困難の分類

分類	代表的な原因疾患
吸気性呼吸困難	喉頭蓋炎 ウイルス性クループ 喉頭浮腫（アナフィラキシー，気道損傷など） 気道異物
呼気性呼吸困難	気管支喘息発作 慢性閉塞性肺疾患（COPD）
混合性呼吸困難	心不全 各種肺疾患 胸膜疾患（気胸，胸膜炎など）

（大気圧よりも低い圧）となり，気道内腔に向かって引き込む力が働く。胸郭外にある気道の上部では，周囲組織による機械的な支えが弱く，引き込まれて内腔が狭小化しやすい。このため狭窄部があれば，さらに狭くなって呼吸が苦しくなる。

2) 呼気性呼吸困難

呼気性呼吸困難は，胸郭内の気道に狭窄があるときにみられる。呼気中には，吸気中よりも上昇した胸腔内圧によって末梢気道が圧迫されて細くなり，すでに存在する狭窄が高度となって呼吸困難を生じる。

3) 混合性呼吸困難

混合性呼吸困難には多くの原因がある。心不全による肺うっ血が代表的であり，そのほかに肺疾患（肺炎，肺血栓塞栓症，肺結核，気管支拡張症など），胸膜疾患（気胸，胸膜炎など），横隔膜の挙上（腹部膨満，横隔神経麻痺など），貧血によっても起こる。

表2 急性呼吸困難の原因となる疾患

疾患名	判断の手がかり
呼吸系疾患	
喉頭蓋炎	咽頭痛，悪寒高熱，嚥下困難，流涎，起坐呼吸（三脚位）
ウイルス性クループ	幼児，冬期夜間，犬吠様咳嗽
アナフィラキシー	食事/服薬/刺咬症の後，全身皮膚紅潮，血圧低下
気管支喘息発作	既往歴，両肺野の高音性連続性ラ音，呼気延長
肺炎	発熱，倦怠感，湿性咳嗽，膿性痰，ラ音
慢性閉塞性肺疾患（COPD）の急性増悪	既往歴，起坐呼吸，樽状胸郭，呼吸補助筋収縮
肺水腫	泡沫状血性痰，浅表性呼吸，両肺野断続性ラ音，SpO_2値低下
急性呼吸促迫症候群（ARDS）	基礎疾患（敗血症/胸部外傷/誤嚥）に生じた肺水腫
自然気胸	痩せ型の若い男性または慢性肺疾患の既往，急性の胸痛，咳嗽，患側呼吸音減弱
循環系疾患	
急性心筋梗塞	急な強い前胸部痛，左肩/上肢/前頸部/心窩部への放散痛，冷汗，心電図変化
不整脈	動悸，気分不良，失神，めまい，脈拍異常，心電図変化
肺血栓塞栓症	頻脈，頻呼吸，胸痛，外頸静脈怒張，時に下肢の疼痛/腫脹
慢性心不全の増悪	慢性心不全の既往，起坐呼吸，両肺野のラ音，下腿浮腫
心筋炎	感冒症状の先行，胸痛，不整脈，心不全症状
心タンポナーデ	前胸部打撲/前胸部刺創/心膜炎の先行，外頸静脈怒張，奇脈，血圧低下
外因性疾患	
気道異物	乳幼児/高齢者，食事/遊び中，突然の咳嗽・喘鳴/発声不能
胸部外傷	外傷のエピソード，胸部の創傷，皮下気腫，胸部の変形，圧痛
頸髄損傷	外傷のエピソード，四肢麻痺，腹式呼吸，血圧低下，徐脈
中毒	起因物質の曝露（服用/吸入）を疑う状況，ほかに説明がつかない症状
その他	
代謝性アシドーシス	基礎病態（腎不全，糖尿病，中毒）の存在，規則的な深大性呼吸
神経筋疾患の増悪	既往歴，筋萎縮，関節拘縮
過換気症候群	精神的ストレス，速く深い呼吸，助産師の手，SpO_2値正常

2 程度による分類

軽度の呼吸困難では安静時に症状がなく，体動によって呼吸困難が誘発される。これを労作性呼吸困難という。安静時呼吸困難は，病態の進行に伴って安静時にも症状が出るようになったものである。心不全でみられる呼吸困難は，労作性呼吸困難，起坐呼吸，発作性夜間呼吸困難などの形をとる。肺うっ血では，静脈還流の増加による肺うっ血の増強，および横隔膜の挙上により短時間で呼吸困難が増強するため，自発的に起坐位をとるようになる（起坐呼吸）。

発作性夜間呼吸困難では就寝後2〜3時間で急に呼吸困難が出現する。これは起坐呼吸発現の機序に加えて，横臥中に下半身の間質の水分が血管内に戻ることによる循環血液量の増加，睡眠による交感神経系の緊張低下なども関与する。

原因疾患

急性呼吸困難の原因となる疾患を**表2**に示す。

1 呼吸系疾患

換気運動，気道，肺胞におけるガス交換のいずれかが障害されると呼吸困難を起こす。多くの例ではこれらが組み合わさっている。アナフィラキシーでは，喉頭浮腫による上気道狭窄と気管支攣縮による下気道狭窄の2つの機序が関与する。

2 循環系疾患

急に発症した呼吸困難のなかでは，心疾患によるものが少なくない。各種心疾患の結果生じた左心不全による肺うっ血で呼吸困難をきたす。肺うっ血では肺間質の浮

腫, 気管支粘膜の浮腫, 気管支平滑筋の収縮が生じる。肺うっ血が進むと肺水腫となり, 呼吸困難も著しくなる。

3 外因性疾患

胸部外傷では, 胸郭損傷による換気障害, 肺内の出血や浮腫による肺胞の障害, 胸膜腔への貯留物（血胸, 気胸）による肺の圧迫, 痛みによる胸郭運動制限などが複合して呼吸困難を生じる。下部頸髄損傷では肋間筋が麻痺して吸気を横隔膜のみに頼る。呼吸困難をきたす中毒は多く, アスピリン, 硫化水素, 塩素ガス, 有機リン, パラコート, シアン, メタノール, エチレングリコール, フグ毒などが代表的な起因物質である。

4 その他

代謝性アシドーシスでみられる呼吸困難は, 代償的な過換気によって動脈血二酸化炭素分圧（$PaCO_2$）を低下させ, 二酸化炭素の排出を増やして酸性に傾いた体液の酸塩基平衡を中性に向かって戻そうとする反応により生じる。糖尿病ケトアシドーシスでみられるクスマウル呼吸が代表的である。過換気症候群でも呼吸困難がみられる。

D 随伴症候

1 胸痛

胸痛を伴う呼吸困難では, 急性心筋梗塞や肺血栓塞栓症の可能性がある。その他の心疾患, 気胸, 胸膜炎, 外傷でも胸痛がみられる。

2 喘鳴

喘鳴とは気道や肺から発生する呼吸副雑音のうち, 聴診器なしで聞こえるものをいう。吸気性呼吸困難では吸気性喘鳴, 呼気性呼吸困難では呼気性喘鳴を伴うことが多い。吸気性喘鳴は狭窄した上部気道から吸気が流入する際に, 呼気性喘鳴は狭窄した細い気管支を呼気が通過する際に生じる。吸気性喘鳴は上部気道の狭窄がある程度以上進んでいることを表し, 短時間のうちに窒息に至る場合もあるため警戒すべき徴候である。吸気性喘鳴があるときの肺野聴診は困難なことがある。

3 陥没呼吸

陥没呼吸は上気道狭窄のほか, 中等度以上の気管支喘息発作, 肺コンプライアンス低下（肺が硬くなる）をきたす重症肺炎, 肺水腫, 急性呼吸促迫症候群（ARDS）, 間質性肺炎などの肺疾患でもみられる。重症度の高さを示す徴候である。

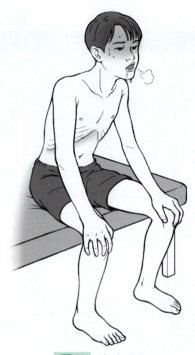

図1　起坐呼吸

上半身を起こして前傾させ, 両手で支えている（三脚位）。急性喉頭蓋炎などで高度の上気道狭窄を生じた場合には, 開口, 頭部後屈, 下顎の突き出しを自発的に行う。流涎を認めることもある

4 起坐呼吸

起坐呼吸とは, 横臥すると呼吸困難が強いため自発的に起坐位をとることをいう。心不全, 上気道狭窄, 気管支喘息発作, 慢性閉塞性肺疾患（COPD）の増悪などでみられ, いずれも重症度が高い。頸部で呼吸補助筋の収縮が観察されることも多い（**図1**）。

5 咳嗽・痰

咳嗽（咳）は, 呼吸系の至るところに存在する咳反射の受容体への刺激で生じるため, さまざまな疾患でみられる。心不全による発作性の呼吸困難（いわゆる心臓喘息）と気管支喘息発作は症状が似ているが, 心不全では呼吸困難が咳嗽に先行し, 気管支喘息発作では咳嗽, 喘鳴, 呼吸困難が同時に出現することが相違点の一つとされる。

痰は呼吸系の感染症に多い。細菌性肺炎では膿性の粘稠な（粘り気の強い）痰が出る。COPDや気管支拡張症では普段から膿性痰が多い。血性泡沫状の気道分泌物の喀出は肺水腫で, 血痰は肺血栓塞栓症などでみられる。

6 外頸静脈の怒張

太く緊満した外頸静脈を視認できる状態をいい, 中心静脈圧や胸腔内圧の上昇を示す。どの程度の緊満を"怒張"と判断するかは人によって幅がある（第Ⅲ編第2章「8頸静脈」p.311参照）。

坐位や半坐位での怒張は, 心不全, 肺血栓塞栓症, 緊

張性気胸，心タンポナーデなどを考える。COPD や気管支喘息の発作中には，強い努力呼吸に伴って呼気時を中心に外頸静脈が怒張することがある。

7 発　熱

肺炎，喉頭蓋炎などの呼吸系感染症に多い。既往の疾患により呼吸・循環系に予備力のない傷病者では，種々の原因で生じる発熱により身体的負担が増加して呼吸困難に陥ることがある。

8 意識障害

呼吸困難に引き続いて意識障害が出現する例は通常，呼吸不全の状態にあり，重篤な低酸素血症または高二酸化炭素血症の可能性がある。一部の中毒や代謝性アシドーシスをきたす疾患でも意識障害と呼吸困難を生じる。

9 浮　腫

心不全，腎不全，肝障害などの全身性に浮腫をきたす病態では，足背から下腿前面にかけての圧痕浮腫（あっこん）を生じやすい。心不全では左心不全による肺うっ血が，腎不全では溢水（いっすい）による肺水腫が，肝障害ではアルブミン産生の低下などから，胸水や腹水が大量に貯留することで呼吸困難の原因となる。

片側下肢の浮腫は下肢の深部静脈に生じた血栓による場合があり，肺血栓塞栓症の原因となる可能性がある。

10 ばち指

慢性的な低酸素血症を有する慢性肺疾患や先天性心疾患の傷病者に多く，手指だけでなく足趾（そくし）に生じることもある（p.318，図15参照）。原因となる肺疾患には肺がん，肺膿瘍，気管支拡張症などが多く，通常の肺炎や COPD のみではみられない。

E　緊急度・重症度の判断

1 呼吸の性状

呼吸困難の程度と緊急度・重症度は大まかに相関する。呼吸運動の消失は緊急度が高く，陥没呼吸，起坐呼吸，短い途切れ途切れの会話は重症度が高い。著しい徐呼吸または頻呼吸があれば重症であることが多い。ただし，過換気症候群のような心因性の呼吸困難は例外であり，訴えの強いわりには生命への影響が少ない。ほかの観察所見と合わせて判断する。

2 随伴症候

意識レベルの低下，血圧の著しい異常，チアノーゼのいずれかを認めれば緊急度が高い。顔色が不良で発汗が著しい，外頸静脈の怒張，強い不安や異常な精神状態も重症度が高いことを示す。

3 原因疾患

気道狭窄をきたす疾患や循環系の疾患では緊急度・重症度の少なくとも一方が高いことが多い。急性呼吸促迫症候群（ARDS）と緊張性気胸などの胸部外傷では緊急度・重症度ともに高い。不整脈，気道異物では緊急度が高く，頸髄損傷，代謝性アシドーシス，中毒，神経筋疾患では重症度が高い。

F　現場活動

1 観　察

気道の開通と換気の有無を最初に確認する。意識状態，バイタルサイン，SpO_2 値，呼吸様式，呼吸音の観察を中心に行う。呼吸困難は心疾患によることも多いので，心電図モニターの観察も必須である。低酸素血症によるチアノーゼは，SpO_2 値が相当低下して初めて出現する。

2 処　置

1) 気道確保

吸気性喘鳴があれば上気道の狭窄（舌根沈下（ぜっこんちんか），気道異物，上気道周囲組織の腫脹など）が疑われるので，気道確保，口腔・咽頭の観察，異物除去を必要に応じて行う。陥没呼吸でも上気道狭窄によるものと判断した場合は，吸気性喘鳴と同様に対処する。

2) 酸素投与

SpO_2 値は肺のガス交換機能の最終的な結果を示すもので，呼吸の余裕の有無を示すものではない。呼吸が不安定な印象を受ける場合には，SpO_2 値にかかわらず酸素を投与したほうがよい。また，心疾患が原因と判断する場合にも，酸素を投与する。呼吸困難の多くに対して，酸素投与は強力かつ簡易な処置であり，投与に際して躊躇（ちゅうちょ）する必要はない。重症でない場合は 2 L/分前後を鼻カニューレで投与する。SpO_2 値に応じてフェイスマスク，リザーバ付きフェイスマスクを選択する。

COPD など慢性肺疾患の傷病者では，不用意な高流量酸素投与が CO_2 ナルコーシスを引き起こすことがあるので，状態が安定している場合は，SpO_2 値90% を目安に低流量酸素から慎重にはじめる。ただし，著しい低酸

素血症, チアノーゼ, バイタルサインの著しい異常のいずれかがあれば, 最初から高流量酸素の投与を行う必要がある。低酸素状態は CO_2 ナルコーシスよりも危険なためである。換気量が不足していると判断されるときには, バッグ・バルブ・マスクによる補助換気を行う。

3) 体 位

通常は半坐位(ファウラー位)を保つのがよい。起坐呼吸をしている場合は継続して起坐位で処置・搬送を行う。起坐呼吸の傷病者を無理に横臥させると, 呼吸停止や心停止をきたすことがあるため注意する。

3 医療機関選定

呼吸困難が強いときは, 呼吸系疾患, 循環系疾患ともに診療可能な医療機関を選定する。ただし典型的な過換気発作であれば, かかりつけ医または内科系医療機関がよい。上気道狭窄の所見を認めるときには救命救急センターやそれに準ずる救急医療機関へ搬送する。

07 喀 血

A 定義・概念

下気道から，痰や異物を咳とともに吐き出すことを喀出という。喀血とは，主に下気道内で出血した血液を喀出することをいう。痰に血がからむ程度のものをとくに血痰と呼ぶ。

B 分 類

24時間の喀血量による分類はあるが，救急現場にはなじまない。便宜的に，ティッシュに付着したり痰にからんだりする程度を少量，明らかな血液の喀出を中等量，呼吸に明らかな障害が出る量を大量とするのが実際的である。大量喀血の頻度は低い。

C 喀血による影響

1 呼吸への影響

気道内出血が肺組織に流入すると，血液で満たされた肺胞が換気されず，肺内シャントが増加して低酸素血症をきたす。出血は通常1カ所からであるが，気管分岐部を介して反対側の肺に血液が流入すれば，両側の肺に大量の肺内シャントを生じて致死的な低酸素血症を生じ得る。また，凝血塊で気道が閉塞されると換気不全を生じ，最悪の場合は窒息をきたす。

喀血では肺に基礎疾患があり，呼吸の予備能は低いことが多いので，比較的少量の喀血でも呼吸不全に陥るおそれがある。

2 循環への影響

まれに，大量の喀血により循環血液量減少性ショックをきたすことがある。

D 原因疾患

原因としては呼吸系疾患が最多である。少量の喀血では，精密検査にもかかわらず明確な原因がみつからないこともある。喀血の原因疾患を**表1**に示す。

1 呼吸系疾患

大量喀血は気管支動脈か，または気管支動脈と交通を生じた肺動脈の枝からの出血であることが多い。気管支動脈は体循環の一部であり，圧が高いので大量出血をきたしやすい。大量喀血の原因で頻度が高いのは，気管支拡張症と陳旧性肺結核（症状がなくなり排菌のみられない肺結核）である。後者で生じた肺の空洞内に真菌感染を起こすとしばしば喀血の原因となる。結核は活動性のものも喀血の原因となる。急性気管支炎による血痰は頻度が高い。肺がんはまれに太い血管に浸潤して致死的な大量喀血を起こす。肺梗塞（肺血栓塞栓症で肺組織の壊死を生じたもの）による喀血は少量のことが多い。肺がんが血痰を契機に発見されることがある。

2 循環系疾患

僧帽弁狭窄症では左房圧の上昇により肺静脈，肺毛細血管の圧が上昇して血管が破綻する。喀血量は血痰から大量喀血までさまざまである。本疾患は原因となるリウマチ熱の激減により減少した。まれであるが，胸部大動脈瘤が気管・気管支・肺で直接破裂した場合は致死的な大量喀血をきたす。

表1　喀血の原因疾患

疾患名	判断の手がかり
呼吸系疾患	
気管支拡張症	重症肺炎/肺結核の既往，慢性的な咳と多量の膿性痰，呼吸困難
肺結核	活動性：慢性の咳・痰，微熱・倦怠感・体重減少が続く 陳旧性：古い肺結核の既往
気管支炎	急性：感冒症状，乾性咳嗽に続く湿性咳嗽 慢性：慢性的な咳と膿性痰，冬期に増悪，喫煙者
肺膿瘍	発熱，倦怠感，膿性痰，胸痛，呼吸困難，ラ音
肺がん	既往歴，咳，痰，発熱，胸痛（あまり特徴的な症状がない）
肺梗塞	胸痛，咳，呼吸困難，頻脈，発熱
循環系疾患	
僧帽弁狭窄症	本症の既往，呼吸困難，咳嗽，拡張期心雑音，心房細動
大動脈瘤の気道内破裂	胸部大動脈瘤の既往，突然の大量喀血，呼吸困難，ショック，心停止
全身性疾患	
出血性疾患	既往歴，出血傾向（紫斑，鼻出血，月経過多，歯肉出血など）
外因性疾患	
気道異物	乳幼児/高齢者，突然の咳嗽と喘鳴
胸部外傷（肺や気管・気管支の損傷）	外傷のエピソード，呼吸困難，胸部または頸部の皮下気腫，胸郭の変形・圧痛

表2　喀血と類似した病態の判別

	喀　血	吐　血	鼻出血
発症状況	咳嗽とともに喀出	嘔吐とともに吐き出す	タラタラと持続的
性　状	鮮紅色 泡や痰が混じる	暗赤色 食物残渣が混じる	鮮紅色 血液のみ
随伴症候	呼吸困難，発熱，胸内苦悶	悪心，心窩部痛	鼻腔・咽頭の違和感
既往歴	呼吸・循環系疾患	胃・十二指腸疾患，肝疾患	高血圧，感冒（かぜ症候群），副鼻腔炎

3 全身性疾患

　血小板減少症，白血病，血友病（けつゆう）など種々の疾患で出血傾向がある場合，呼吸系に明らかな病変がなくても喀血をきたすことがある。抗凝固薬の過量投与も喀血の原因となる。

4 外因性疾患

　気道異物による出血は通常，少量である。外傷では大量の気道内出血で呼吸不全に陥ることがある。

 判別を要する病態

　喀血，吐血，鼻出血の判別点を表2に示す。

1 吐　血

　消化管からの出血を嘔吐したものである。傷病者は喀血でも吐血でも「血を吐いた」と表現することが多いので区別が必要である。

2 鼻出血

　通常は鼻粘膜の血管が破綻して出血したものである。嘔吐や咳嗽がなく前鼻孔からタラタラと出血すれば簡単に鼻出血と判断できるが，後鼻孔から咽頭を回って口腔から吐き出したときや，喀血の喀出時に後鼻孔から鼻腔内に侵入したときには紛らわしい。顔をうつむき加減にすると前鼻孔から持続的に血液が流出する，あるいは開口させたとき咽頭後壁を伝って持続的に血液が流れ落ちるのが観察されれば鼻出血と判断する。

F 緊急度・重症度の判断

1 呼吸状態

喀血の場合,通常は循環よりも呼吸への影響が大きい。強い呼吸困難,窒息,チアノーゼ,意識障害,バイタルサインの著しい異常,SpO_2値の著しい低下では,緊急度・重症度が高い。

2 喀血の程度

大量喀血は緊急度・重症度ともに高い。呼吸不全やショックを生じた喀血例の死亡率は80%にも及ぶ。進行した慢性肺疾患の既往があり,もともと呼吸の予備能が低い傷病者では,喀出した血液の量が少ないことをもって容易に軽症と判断することは避ける。肺がん,肺梗塞などでは,喀血量が少なくても原因疾患の重症度は高い。

G 現場活動

肺結核による喀血の場合が少なくないため,感染予防にはとくに留意する。

1 観察

気道の開通の確認が最優先である。続いて意識レベル,バイタルサイン,SpO_2値の観察を実施する。胸部の聴診も必須である。ラ音の有無とその聴取部位を確認し,可能なら左右どちらの肺からの出血であるかを推定する。

止血に影響を与える抗血栓薬について,服用の有無を確認する。

2 処置

大量喀血時には,窒息の防止と健側肺への血液流入防止が重要である。

1) 気道確保

血液や凝血塊が気道を閉塞するおそれがあるときは,咳を促すか吸引することにより除去を試みる。ただし換気が保たれているときは,咳によって血管の破綻部を塞いでいた凝血塊が外れ,出血が再開する可能性があるため,不必要な刺激は避ける。

2) 酸素投与

酸素は全例に投与する。投与方法は呼吸状態に応じて選択する。

3) 体位

喀血が少量で状態が安定しているときは,傷病者の好む体位で安静を保つ。大量かつ持続的に喀血しているときは,患側を下にした側臥位をとらせて窒息を防ぐとともに,健側肺への血液流入を最小限にする。大量喀血で左右の肺のどちらから出血しているかが不明のときは,半坐位(ファウラー位)とする。

3 医療機関選定

血痰程度で呼吸・循環状態が安定していれば,かかりつけ医への搬送を考慮する。しかし,全身状態が不安定または大量の喀血であれば,緊急CT検査,気管支動脈塞栓術をはじめとする各種止血処置,および重症患者管理が可能な救命救急センターやそれに準ずる救急医療機関へ搬送する。陳旧性結核の既往がある場合でも,結核の専門治療よりも救命を優先する。

08 一過性意識消失と失神

A 定義・概念

一過性の意識消失のうち，脳全体の血流量減少によって急激に意識を失い，姿勢を保持できなくなって倒れた後，短時間で自然に，かつ完全に回復する病態を失神という。短時間とは数秒〜数分程度である。姿勢を保持できないとは，立位から倒れる，または坐位から崩れることである。失神は循環系の問題であって神経系の問題ではない。ただし，広い意味では一過性の意識消失を失神と呼ぶこともある。

失神は一般人口の約19％が経験し，医療機関の救急部門を受診する理由の約3％を占める頻度の高い症候である。失神はまた一過性意識障害の約80％を占める。救急搬送された失神傷病者の約17％に外傷の合併を認めたとの報告がある。逆に，失神後に事故に遭い，外傷として搬送されることもまれではない。失神で倒れそうになった傷病者を支えて無理に立位や坐位を維持させておくと，脳の低灌流が改善されず脳虚血によるけいれんを起こすことがある。

B 原因

一過性の意識消失の原因には以下のようなものがある。①〜③は失神であり，その原因疾患を表1に示す。④〜⑨は一過性の意識障害をきたす病態であるが，循環系の原因による失神とは異なる。脈がしっかり規則的に触知できるにもかかわらず意識障害が遷延（せんえん）している場合には，失神以外の病態を疑う。

1 起立性低血圧

臥位または坐位から立ち上がるとき，通常は圧受容体反射を介した交感神経系の緊張が生じて血管の収縮と心拍出量の増加をもたらす。このため血液は重力で下半身に集中することなく，心臓への静脈還流と血圧は保たれて脳は正常に灌流される。この反射が障害されて起立時に血圧が低下するのが起立性低血圧であり，脳灌流圧が低下して立ちくらみや失神をきたす。

起立性低血圧は，循環血液量の減少，ある種の薬物の服用，自律神経障害などがあると起こりやすい。循環血液量の減少は，消化管出血や外傷などの失血が原因となることもあり，傷病者本人も出血に気づいていない場合がある。薬物としては，循環血液量を減少させる利尿薬や自律神経機能に影響する薬物などが原因となる（表2）。また，アナフィラキシーの初発症状が起立時の失神であることがある。

2 神経調節性失神（反射性失神）

失神の原因としては最多であるが，いずれも予後は良好である。

1) 血管迷走神経性失神

血管迷走神経反射によって起こる失神である。血管迷走神経反射は，種々の精神的・身体的ストレスで交感神経系が過度に緊張し，反射的に迷走神経の活動が亢進した結果生じる。内臓の副交感神経系を司る迷走神経の緊張によって，徐脈と血管拡張から血圧低下をきたし，高度になれば失神を起こす。

誘因には，痛み（採血や医療処置中によくみられる），恐怖，驚愕（きょうがく），怒り，過労，空腹，持続的な立位や坐位（とくに蒸し暑いところ）などがある。気分不快，悪心，冷汗，

表1　失神の種類と原因疾患

種　類	原因疾患	判断の手がかり
起立性低血圧	自律神経障害	自律神経障害の既往
	薬物	高血圧/精神疾患/パーキンソン病/狭心症の治療歴
	循環血液量減少	失血：消化性潰瘍の既往/タール便，胸部/腹部の外傷
	アナフィラキシー	食事/服薬/刺咬症の後，皮膚紅潮，呼吸困難
神経調節性失神（反射性失神）	血管迷走神経反射	誘因（痛み，恐怖，過労），同一姿勢，長めの前駆症状
	頸動脈洞症候群	高齢男性，誘因（ネクタイ締め，首回し，上を向く，髭剃り）
	状況失神	特定の誘因（排尿，排便，咳嗽，嘔吐，嚥下）
心血管性失神	急性冠症候群	急激な前胸部痛，肩/上肢/前頸部への放散痛，冷汗，蒼白，心電図
	心臓弁膜症	既往歴，動悸，息切れ，浮腫，心雑音
	心筋症	既往歴，胸痛，失神，動悸
	肺血栓塞栓症	呼吸困難，頻脈，頻呼吸，胸痛，外頸静脈怒張，時に片側下肢の疼痛/腫脹
	急性大動脈解離	移動性の激烈な胸痛/背部痛，血圧の左右/上下肢差
	心タンポナーデ	前胸部打撲/前胸部刺創/心膜炎の先行，外頸静脈怒張，奇脈，血圧低下
	不整脈	徐脈/頻脈，心電図

表2　起立性低血圧の原因となる薬物

薬物の種類	関係の深い既往症
降圧薬	高血圧，心不全
利尿薬	高血圧，心不全，腎不全，肝障害
β遮断薬	高血圧，心不全，不整脈，甲状腺機能亢進症，心筋症
抗不整脈薬	不整脈
抗精神病薬	統合失調症，躁状態
抗パーキンソン薬	パーキンソン病，パーキンソン症候群，統合失調症
抗うつ薬	うつ病，不安障害，心的外傷後ストレス障害
硝酸薬	狭心症

顔面蒼白，耳鳴，眼前暗黒感などの前駆症状が30秒程度続いてから意識を失うのが典型的である。

2）頸動脈洞症候群

頸動脈洞の反射が過敏となり，頸動脈洞への軽微な機械的刺激で血圧低下をきたす。頸動脈洞は総頸動脈から分岐した直後の内頸動脈に存在し，甲状軟骨のやや頭側，外側寄りに位置する。血圧が上昇すると頸動脈洞の圧受容器を介した反射で迷走神経が緊張して血圧を下げる。本症候群では，ネクタイを締める，首を回す，上を向く，首をのばして髭を剃るなどの動作で頸動脈洞が刺激された結果，過度の減圧反射が生じて徐脈と血圧低下が生じる。房室ブロックを生じることもある。本症候群は高齢男性に多く，5〜20%で失神をきたす。

3）状況失神（状況誘発性失神）

特定の状況または動作で誘発される失神である。排尿，排便，咳嗽，嘔吐，嚥下などが誘因となる。排便，排尿ではいきみで胸腔内圧が上昇して静脈還流量が減ることや，副交感神経系が緊張することが関与し，排泄中または排泄直後に失神する。

3 心血管性失神

心臓または血管の疾患が原因となる失神をいう。失神全体の10〜20%を占めるにすぎないが，放置すると突然死を起こすこともあり，予後がよくないので注意を要する。姿勢に関係なく起こり（横臥中にも発症し得る），前駆症状を欠くことも多い。ただし原因によっては胸痛，動悸などを伴う。

1）器質的心血管疾患

急性冠症候群（急性心筋梗塞，不安定狭心症）では，心収縮力の低下，不整脈，神経反射を通じて失神を起こす。肥大型心筋症や拡張型心筋症では，不整脈，神経反射の異常などにより失神を起こす。肥大型心筋症では流出路（左心室の出口付近）の狭窄も失神の原因となる。心臓弁膜症による失神は大動脈弁狭窄，僧帽弁閉鎖不全，僧帽弁狭窄などでみられるが判断は容易でないことがある。大動脈弁狭窄による失神は運動中に多い。

肺血栓塞栓症や肺高血圧では肺血流量が減少し，左心系の血流量が低下することで心拍出量が減少し，失神を生じる。大動脈解離では，心タンポナーデ，大動脈弁閉鎖不全，冠動脈閉塞による心拍出量減少のほか，反射による血圧低下，腕頭動脈や総頸動脈分岐部の解離による狭窄など多くの機序が関与する。

2）不整脈

健康人では，心拍数が30～180/分の範囲ならば脳血流は低下しないといわれているが，高度の頻脈または徐脈では心拍出量が減少する。洞不全症候群，房室ブロックなどで高度の徐脈をきたすと，1回拍出量や全末梢血管抵抗の増加による代償の範囲を超えるため，心拍出量と脳血流量を保てなくなる。発作性上室頻拍，心房粗動，心室頻拍などで高度の頻脈をきたした場合でも，極端に短い拡張期のために静脈還流が減って心拍出量が減少し，失神をきたすことがある。徐脈または頻脈のために失神，めまい，けいれんなどを発作的にきたすのがアダムス・ストークス症候群である。

4 てんかん発作

てんかん発作の種類は多彩であり，一見失神に似たものも含まれる。欠神発作では数秒～数十秒間の意識消失がある。筋緊張と姿勢が保たれる型では失神と判別しやすいが，脱力を伴うときは判別が難しい。

5 くも膜下出血

くも膜下出血では発症直後に意識を消失し，しばらくして意識を回復することがある。この場合は意識回復後に強い頭痛や悪心・嘔吐を訴える。

6 椎骨脳底動脈循環不全

椎骨脳底動脈領域の一過性脳虚血発作（TIA）では意識障害を伴うことがあるが，めまい，運動失調，構音障害，運動麻痺，眼振，複視，顔面のしびれなど，他の神経症候を伴うのが常である。意識消失発作のみを症状とするものはTIAではない。

7 代謝性疾患

低酸素血症や低血糖で一過性の意識障害をきたすことがある。SpO₂値や血糖値の観察と，酸素ないしブドウ糖溶液投与への反応で判別が可能である。

8 過換気症候群

心因性の過換気で意識を消失することがある。PaCO₂の低下により脳血管が収縮し，脳血流量減少から意識障害をきたすといわれる。失神の一種と考えることもできる。

9 解離性昏迷

精神障害の一種で，意識は保たれているが意志発動の障害により開眼や体動などができない状態である。急激に発症した場合には失神に似るが，発症時の状況や特徴的な所見（p.677「3）昏迷」参照）から判別が可能である。

C 緊急度・重症度の判断

1 随伴症候

心血管性失神を思わせる症候，すなわち胸痛，動悸，持続的な血圧低下や高度の徐脈または頻脈を認めるときは緊急度・重症度が高い。貧血，タール便，腹痛などは起立性失神の誘因となることがあり，これらの重症度は比較的高い。

2 原因疾患

心血管性失神は放置すれば突然死の可能性があり，緊急度・重症度ともに高い。アナフィラキシーも緊急度が高い。神経調節性失神の緊急度・重症度は低い。

D 現場活動

失神では，発症の状況や既往歴に関する注意深い問診で得られる情報がとくに重要である。

1 観察

まず意識状態とバイタルサインを評価し，会話と四肢の運動が正常に行えることを確認する。次に心電図とSpO₂値を観察する。転倒例では外傷を念頭に置いた全身観察も必要である。

2 処置

目の前で失神したときは，無理に支えず横に寝かせる。失神のほとんどは現場到着時に意識が回復しているが，坐位の場合は仰臥位にして搬送する。心血管疾患の疑いがあれば心電図，パルスオキシメータの持続的な観察と酸素投与を行う。アナフィラキシーではエピペン®の使用と輸液を考慮する。

3 医療機関選定

心血管性失神が疑われるときは，循環系の専門診療が可能な医療機関を選定する。消化管出血と考えられるときは消化器内科の対応が可能な施設，アナフィラキシーや外傷後の内出血が疑われるときは救命救急センターやそれに準ずる救急医療機関に搬送する。上記以外は内科のある医療機関を選定する。

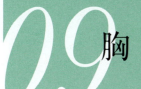

09 胸　痛

▶ 到達目標
1．胸痛の発症機序を体性痛，内臓痛，関連痛に分類し，それぞれに典型的な疾患をあげて，訴えの違いを説明できる。
2．急性冠症候群（急性心筋梗塞，不安定狭心症）でみられる放散部位を列挙できる。
3．胸痛の原因疾患について，心疾患，血管疾患，胸膜疾患，食道疾患，胸壁疾患，その他に分けて列挙できる。
4．急性冠症候群，急性大動脈解離，肺血栓塞栓症，胸部大動脈瘤破裂，緊張性気胸，特発性食道破裂のそれぞれで，どのような手がかりで緊急度・重症度が高いと判断されるか説明できる。
5．胸痛の傷病者の観察事項の要点について，心電図，SpO$_2$値，脈拍の左右差および上下肢差，胸部の聴診のキーワードを用いて概説できる。
6．胸痛の傷病者の搬送時の注意点について説明できる。
7．急性心筋梗塞では，なぜ医療機関選定がとくに重要であるかを説明できる。

A　定義・概念

　胸痛は，胸部（体幹のうち鎖骨から肋骨弓までの間にあって前寄りの部分）に生じる強く不快な感覚である。純粋な痛みだけでなく，絞扼感（締めつけられる感じ），圧迫感（押しつけられる感じ）として感じられることもある。狭心痛とは，心筋の虚血に伴って自覚される胸痛であり，典型的には前胸部の絞扼感として感じられる。

B　発症機序

体性痛

　胸部の皮膚，筋膜，骨膜，壁側胸膜，心膜（漿膜性心膜の壁側板と線維性心膜）などには，脊髄神経の感覚線維が分布しており，その刺激で局在の明らかな鋭い痛みが発生する。体性の胸痛をきたす疾患には，帯状疱疹，肋間神経痛，肋骨骨折，胸膜炎，気胸，心膜炎などがある。

内臓痛

　臓器の実質が障害されると，自律神経の求心性線維が刺激されて局在の不明確な漠然とした痛みを生じる。鈍痛であるが激痛のことも少なくない。急性心筋梗塞や狭心症でみられる，心筋の虚血による胸痛を狭心痛といい，虚血の結果産生されたキニン（生理活性物質の一つ）が交感神経の求心性経路を刺激するために生じると考えられている。絞扼感，圧迫感，押しつぶされるような感じ，重苦しい感じ，焼けるような感じなどと表現される。

　これ以外に，血管に由来する痛みは大動脈解離など，肺血栓塞栓症がある。また，消化管由来の痛みは胃食道逆流症などで起こることがある。

関連痛

　病巣のある部位以外の痛みを関連痛という。病巣からの痛みを伝える神経線維が，関連痛を生じる部位からの求心性線維と連絡した結果，後者の部位に痛みを感じるためと考えられている。病巣から関連痛の部位に広がるようにして痛むものを放散痛という。ただし，関連痛と放散痛の区別は必ずしも明確ではない。

　消化性潰瘍，胆石発作，胆囊炎，膵炎などの上腹部疾患で胸部に関連痛を生じることがある。逆に，急性心筋梗塞で胸痛よりも放散痛である心窩部痛などが訴えとして前面に出ると，判断を誤ることがある。

C　原因疾患

　胸痛の原因疾患を表1に示す。

1 心疾患

　もっとも重要なものは急性冠症候群（急性心筋梗塞，不安定狭心症）である。急性心筋梗塞では，前胸部や胸骨後部に死の恐怖を感じさせるような激しい胸痛を急激にきたすのが典型的である。狭心症でも痛みの性質は似るが，急性心筋梗塞ほどの激烈さはなく，持続時間も通常は数分間である。痛みの部位は局在性に乏しく，握り拳大以上の大きさに感じ，指先では示せない。呼吸や咳，体位変換の影響は受けない。刺されるような痛みやチクチクする痛み，触って痛む場合は急性冠症候群を原因と

表1	主な胸痛の原因疾患
心疾患	急性心筋梗塞，狭心症，急性心膜炎，心筋炎，心筋症，心臓弁膜症
血管疾患	急性大動脈解離，胸部大動脈瘤破裂，肺血栓塞栓症
胸膜疾患	自然気胸，胸膜炎
食道疾患	特発性食道破裂，胃食道逆流症
胸壁疾患	帯状疱疹，肋骨骨折
その他	上腹部臓器疾患，心因性

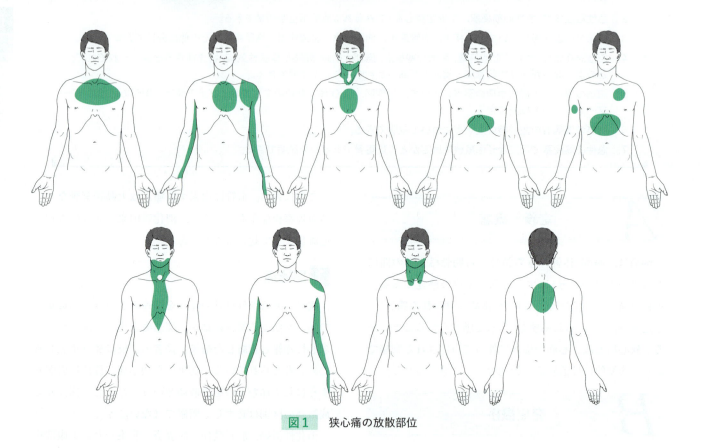

図1　狭心痛の放散部位

する胸痛ではないことが多い。胸痛の持続は20分以上であり，放散痛を伴うことも多い。放散する部位は左肩がもっとも多く，上肢の内側，前頸部，下顎・左下臼歯，心窩部，背部などのこともある（図1）。時に胸部症状を伴わずこれらの部位だけに症状が限局することがある。ほかに説明のつかない呼吸困難，冷汗，悪心・嘔吐，強い倦怠感，失神などがあるときは，はっきりした胸痛の訴えがなくても狭心痛と同じ意味をもつことがある（狭心症同等症という）。

急性心膜炎では前胸部の鋭い持続痛を呈し，深呼吸，仰臥，咳嗽で増強し，上半身を前傾した坐位で軽減する。左肩などに放散することがある。心筋炎は感冒症状に引き続いて生じる心不全症状が典型的であり，心膜炎を合併すると胸痛をきたす。心臓弁膜症の胸痛は狭心痛であり，大動脈弁狭窄症に多いが大動脈弁逆流症（大動脈弁閉鎖不全症）の一部にもみられる。肥大型心筋症の30〜50%で労作時の狭心痛がみられる。

2 血管疾患

血管疾患では急性大動脈解離が胸痛の原因として重要である。典型的には，前胸部または背部に突然の激痛が出現し，解離の進行とともに痛みの最強点が前胸部から背部，背部から腰へと移動していくことがある。引き裂かれるような痛みと表現され，心筋梗塞よりもさらに激烈である。ただし非典型的な症状を呈する例も多く，その場合の判断は難しいことがある。

肺血栓塞栓症の胸痛には，血栓で閉塞した肺動脈が押し広げられて生じる血管由来の痛みと，肺梗塞を併発して梗塞巣が胸膜に及んだ場合の胸膜痛が関与する。痛みよりも呼吸困難が前面に出ることが多い疾患で，判断は難しいことが多い。

3 胸膜疾患

胸膜由来の胸痛は深呼吸や咳嗽によって増悪する。ま

表2 緊急度・重症度の高い胸痛の原因疾患と判断の手がかり

疾患名	判断の手がかり
急性冠症候群	急性の強い前胸部痛，左肩/上肢/前頸部/心窩部への放散，冷汗，心電図変化
急性大動脈解離	(移動性の)激烈な胸痛/背部痛，血圧上昇/ショック，血圧左右差/上下肢差
肺血栓塞栓症	急激な呼吸困難，頻脈，頻呼吸，胸痛，外頸静脈怒張，時に片側下肢の疼痛/腫脹
胸部大動脈瘤破裂	既往歴，高齢，胸部激痛，ショック
緊張性気胸	痩せ型の若い男性/慢性肺疾患既往/外傷，呼吸困難，ショック，患側呼吸音消失/鼓音，外頸静脈怒張
特発性食道破裂	嘔吐を契機に出現した胸骨後面の激しい持続痛

た肩，背部，心窩部などに放散することがある。自然気胸では片側性の胸痛が急速に出現し，しばしば乾性咳嗽と呼吸困難を伴う。胸痛は時間経過とともに軽減することが多い。肺炎が肺の表面に波及すると，壁側胸膜に炎症が及んで強い持続痛をきたす。このほか，結核，がん，膠原病なども慢性的な胸膜炎の原因となる。

4 食道疾患

特発性食道破裂では嘔吐を契機に，胸骨後面や心窩部を"バットで殴られたような"と形容される持続性の激痛をきたす。胃食道逆流症でみられる胸痛は，部位・性状ともに狭心痛に似るが，胸やけ，呑酸(のどや口に酸っぱいものがこみ上げてくる感覚)，嚥下した食物塊のつかえる感じを伴う。

5 胸壁疾患

肋間神経領域の帯状疱疹では，皮疹の出現前から片側胸部の皮膚に帯状の痛みが出る。特徴的な皮疹(小水疱の集簇)が出現した後の判断は容易であるが，皮疹の出現前から肋間神経の領域に沿ってピリピリした痛みがみられる。

肋骨骨折の判断は明らかな胸部外傷の既往があれば比較的容易である。咳嗽時の自家筋力で骨折した場合は傷病者本人も骨折と認識していないことが多い。深呼吸，強制咳嗽，体動時の痛みの増強と，骨折部位に一致した強い圧痛を認める。

6 その他

胃・十二指腸潰瘍，胆石発作，膵炎などの上腹部疾患で，痛みが胸部に放散して胸痛が主訴となることがある。心因性の胸痛は精査しても器質的な疾患が認められないものであり，パニック障害などでみられる。

緊急度・重症度の判断

1 性 状

突然今までにない強い胸痛が出現した場合は緊急度・重症度が高いものとして対応する。強い胸痛が移動するときも同様である。

2 随伴症候

バイタルサインの異常，意識障害，呼吸困難，顔面蒼白，冷汗，片麻痺などを伴う場合は，胸痛がそれほど強くなくても緊急度・重症度は高いと判断する。

3 原因疾患

胸痛では他の症候に比べて重篤な原因疾患が多いとされる。急性冠症候群，急性大動脈解離，肺血栓塞栓症は，胸痛の原因となる疾患のなかでも緊急度・重症度が高く，頻度も高い。これらに胸部大動脈瘤切迫破裂，緊張性気胸，特発性食道破裂が続く。

緊急度・重症度の高い胸痛の原因疾患を**表2**に示す。

現場活動

1 観 察

心電図モニターとSpO₂値の確認が重要である。心電図モニターは誘導を切り替えて観察し，活動中，モニターから目を離す間は，心電図のモニター音に注意を払う。急性冠症候群を強く疑えば，メディカルコントロール協議会の方針に従って12誘導心電図の記録を考慮する。移動性の痛みがあれば，四肢の脈拍の左右差と上下肢差を(状況が許せば血圧の左右差，上下肢差も)観察する。胸部の聴診で呼吸音を観察し，左右差とラ音の有無を確認する。

2 処　置

　急性冠症候群，急性大動脈解離，肺血栓塞栓症をはじめ緊急度・重症度が高い状況では，以前は一律に酸素投与が推奨されていた。しかし，近年は酸素投与による弊害の指摘が増えており，必ずしも酸素投与を行う必要はない。ショックや低酸素血症などの場合やその発生が懸念される状況では，組織の低酸素状態を回避できる適量を投与する。

　体位は，仰臥位が基本となるが，胸部痛を訴える傷病者(心疾患を含む)への望ましい体位は，坐位など上体を起こした体位，仰臥位，時にショック体位のいずれも考えられる。循環や呼吸の状況，傷病者が楽と感じる体位，前負荷を増やすべきか減らすべきかなどを考慮して総合的に判断する。起坐呼吸である場合や，血圧低下がなく呼吸困難または両側肺野の断続性ラ音を認める場合は坐位とする。しかし，右室を中心とした急性心筋梗塞が疑われる状況では坐位をとると前負荷が不十分となりショック状態に陥ることがある。望ましい体位の適切な判断は時に難しく，体位変換を行った場合には，その効果を評価する。心疾患が疑われるときは，電気ショックを直ちに実施できる準備をしておく。

3 医療機関選定

　緊急度・重症度が高いと判断すれば，速やかに救命救急センターやそれに準ずる救急医療機関または循環系疾患の救急診療が可能な医療機関に搬送する。急性心筋梗塞では，発症から冠動脈再灌流までの時間が予後に大きく影響するため，のちに転院搬送の必要がないように，最初から冠動脈カテーテル治療が可能な医療機関を選定する。

10 動　悸

▶到達目標

1. 動悸を主訴とする一般の傷病者のさまざまな訴えを具体的に説明できる。
2. 動悸の原因となる心疾患について，不整脈疾患とそれ以外の心疾患で対比して列挙できる。
3. 動悸の原因となる病態について，血糖，体温，貧血，甲状腺機能のキーワードを用いて，それぞれのケースを概説できる。
4. 薬剤，嗜好品，心因が原因で，動悸を訴える傷病者の背景や経緯をそれぞれ具体的に例示できる。
5. 現実には急を要さない動悸の傷病者が多いなかで，どのような随伴症候，所見があれば緊急度・重症度が高いと判断されるかを説明できる。
6. 動悸の傷病者の観察事項の要点について，傷病者の訴えの意味の確認，心電図の観察のポイントなどをもとに概説できる。
7. 動悸の傷病者の扱いのポイントを概説するとともに，訴えが動悸のみの場合と，それ以外の所見を伴う場合に分けて，医療機関選定の根拠を明確にできる。

 ## 定義・概念

　心拍動の不快な自覚を動悸という。心臓が強く打つ感覚(心悸亢進)，心臓が速く打つ感覚，脈が飛ぶ感覚などが含まれる。動悸の感じ方には個人差が大きく，同じ人でも状況によって感じ方が異なる。具体的な訴えは，「ドキドキする」「心臓がピクピクする」「脈が大きくなったり小さくなったりする」「ドキンとする」「脈が飛ぶ，詰まる，抜ける(結滞する)」「胸やのどの奥が詰まる」などさまざまである。

 ## 発症機序

　心拍動の感覚を伝える求心路，感覚情報が入力される脳の部位，それらの情報が動悸として意識されるメカニズム，これらに影響を与える因子については，いずれもよくわかっていない。
　成因的には心拍数の増加，心拍数の変動，心収縮力や1回拍出量の増加，心因の1つまたは複数の機序が関与する。

 ## 原因疾患

　動悸の原因となる疾患を**図1**に示す。
　動悸のすべてが病的ではなく，また病的なものであっても心疾患とは限らない。動悸を主訴として救急搬送される傷病者では心疾患，とくに不整脈が多い。

1 不整脈

　正常洞調律以外の調律の異常と心拍数の異常をすべて不整脈と呼ぶ。したがって，脈の間隔が整であっても徐脈や頻脈であれば不整脈である。頻脈性不整脈(上室頻拍，心房細動，心房粗動，心室頻拍)，徐脈性不整脈(房室ブロック，洞不全症候群)，期外収縮などが動悸の原因となりやすい。
　動悸が突然はじまり数分で突然消失するのは，上室性または心室性の頻拍発作の特徴である。

2 器質的心疾患

　虚血性心疾患，心不全，高血圧性心疾患，心臓弁膜症，心筋症，心筋炎，シャントを伴う先天性心疾患などが原因となる。心収縮力や1回拍出量の増加，不整脈の合併などによって動悸を生じる。急性心筋梗塞では，胸痛ではなく動悸が主訴となることもある。

3 全身的原因

　貧血，発熱，呼吸系疾患(低酸素血症)，低血糖，甲状腺機能の亢進症または低下症などでも動悸をきたす。心拍数の増加または減少，心収縮力の増強，不整脈のいずれかによる。

4 その他

　薬剤，嗜好品が原因となるほか，心因性の動悸もあり，後者は時に医療機関頻回受診の原因となる。運動後，精神的緊張時などにみられる一過性の動悸は生理的なものである。

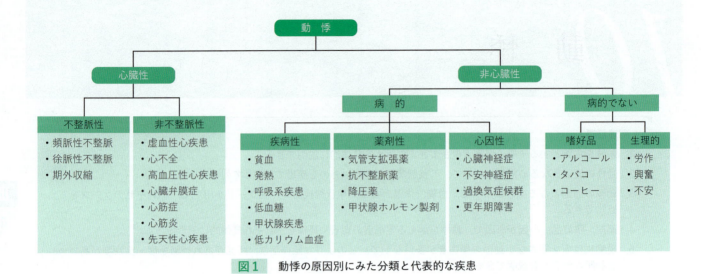

図1　動悸の原因別にみた分類と代表的な疾患

D　随伴症候

1　失神・めまい

　動悸と失神または失神性めまいの合併は，高度の頻脈または徐脈など心拍出量の著しい低下を示す可能性があり，注意が必要である。

2　胸　痛

　胸痛と動悸が同時にみられる場合は，急性冠症候群などの重大な心疾患のほか，種々の心疾患，呼吸系疾患，心因性などの可能性がある。

3　発　熱

　一般に，体温が1℃上昇するごとに心拍数は6～10/分程度増加することから，発熱は動悸の原因となる。ただし，高度の頻脈は発熱だけでは説明しにくい。まれに，心筋炎や甲状腺クリーゼのような重大な疾患がある。

4　振　戦

　低血糖，甲状腺機能亢進症，薬剤（気管支拡張薬など），カフェインの摂取などでみられる。

E　緊急度・重症度の判断

1　随伴症候

　意識状態やバイタルサインに異常がある場合，とくにショック徴候を認める場合は緊急度が高い。失神または失神性めまい，激しい胸痛のいずれかを伴えば重症と考える。

2　心電図所見または原因疾患

　心拍数が150/分以上または40/分以下では，意識と血圧が保たれていても迅速に搬送する。心室細動に移行しやすい危険な心室期外収縮や心室頻拍は緊急度が高い（詳しくは p.573「F　心電図の観察」参照）。急性冠症候群が疑われる場合や肺水腫を呈する心不全は緊急度・重症度ともに高い。

F　現場活動

1　観　察

　傷病者のいう"動悸"が，頻拍感，不整感，心悸亢進のどれを意味するのかをまず確認する。

　バイタルサイン，SpO₂値，心電図の継続的観察が基本である。バイタルサインでは脈の性状（間隔の不整，強弱の不整など）を注意深く観察する。聴診でラ音と心雑音の有無を確認する。もっとも頻度の高い原因である不整脈の有無とその評価を心電図の観察によって行う。継続的な観察のためにはP波を観察しやすい近似Ⅱ誘導が適している。胸痛があるときには誘導を切り替えて観察する。

2　処　置

　状態に応じて酸素を投与する。低酸素血症は不整脈を増悪させることがある。体位は仰臥位を基本とし，呼吸に障害のある場合は起坐位を選択する。危険な心室期外収縮，高度の徐脈または頻脈に対しては除細動パッドを装着し，心室細動や無脈性心室頻拍の出現に備える。傷病者に声をかけながら搬送することは，急変による意識障害の出現を早期に発見するためにも重要である。

3 医療機関選定

　重症度が高いと判断した場合は，循環器専門医が常駐する循環器救急病院や救命救急センターなどの救急医療機関への直接搬送を考える。一方，訴えが動悸のみで，全身状態や心電図に異常が認められない場合は，最寄りの内科救急病院に搬送する。ペースメーカーや植込み型除細動器（ICD）を装着している傷病者では，かかりつけ医療機関への搬送を第一に考えるが，時間的余裕がない場合は最寄りの循環器疾患の治療が可能な医療機関を優先する。

11 腹 痛

▶到達目標
1. 内臓痛，体性痛，関連痛による腹痛の典型的な病像を具体的に説明できる。
2. 腹痛の原因となる消化系疾患について，消化管の疾患と肝臓・胆嚢・膵臓の疾患に分けて列挙できる。
3. 腹痛の原因となる消化管以外の疾患について，泌尿系，生殖系，循環系，血管系でそれぞれ列挙できる。
4. 全身性疾患で腹痛の原因となる病態について概説できる。
5. 腹膜刺激症候を示す腹痛の傷病者の病態と，医療機関選定の根拠を概説できる。
6. 随伴症候として悪心・嘔吐，下痢，吐血・下血，黄疸を伴う腹痛の傷病者の原因疾患をそれぞれ推測できる。
7. 腹痛の傷病者の観察の要点を列挙し，安全な体位について概説できる。

A 発症機序

　腹痛は救急搬送される傷病者において，もっとも頻度の高い症状の一つである。

　腹痛は，痛みを引き起こすメカニズムの点から，内臓痛，体性痛，関連痛などに分類できる。内臓痛と体性痛の特徴を**表1**に示す。

1 内臓痛

　内臓痛は，管腔臓器の強制的な拡張（閉塞による内容物の貯留），臓器を包む被膜の伸展（実質臓器の急激な腫脹や臓器内の出血），内臓平滑筋の過度の収縮（管腔臓器閉塞に対する反射的な収縮など），臓器の虚血で発生する。痛みは自律神経を介して伝わるため，その性状は鈍く，痛みの局在がはっきりせず，腹部正中線付近に感じられることが多い。「シクシクする」「締めつけられるような」と表現され，強まったり弱まったりを繰り返す（消長がある）ことが多い。悪心・嘔吐，流涎，冷汗，顔面蒼白，血圧低下などの自律神経反射を伴いやすい。腹膜

刺激症候はなく，体動によって増悪せず，体位によっては軽減することもあるため，傷病者は転げ回って痛がることもある。管腔臓器の平滑筋の強い収縮で生じる内臓痛を疝痛という。

2 体性痛

　壁側腹膜は腹壁の内面，横隔膜下面を覆う漿膜である。その感覚は体性神経である脊髄神経によって伝えられ，皮膚と同様の局在明瞭で鋭い痛みを発する。腹膜腔内に漏出した消化管内容などによる刺激が加わると，体性感覚による腹痛を引き起こす。刺激性の強い物質は強い腹痛を生じる。体性痛は持続性であり腹膜刺激症候を伴う。体動で悪化するため，傷病者は身体を丸めてじっとしている。

3 関連痛

　病巣のある部位以外に感じる痛みであり，胆道疾患でみられる右肩痛，尿管結石の大腿部痛が代表的である。当該部位の皮膚感覚が過敏になることもある。放散痛は病変部から関連痛の部位に広がるような痛みをいう。

表1 内臓痛と体性痛の特徴

	内臓痛	体性痛
部　位	腹部正中線付近が多く局在不明瞭	病変部位に一致して局在明瞭
性　状	絞扼性，間欠性/消長のあることが多い	持続性
圧　痛	不定	ある
腹膜刺激症候	ない	ある
自律神経症状	多い	ないことが多い
体位・体動による増悪	ない	ある
緊急度	さまざま	高い

表2　腹痛をきたす代表的な消化系疾患

	疾患名	判断の手がかり
消化管疾患	急性胃粘膜病変	誘因(薬剤/酒/ストレス)，激しい心窩部痛，悪心・嘔吐，吐血
	胃アニサキス症	魚介類の生食の数時間後，急激な心窩部痛と嘔吐，蕁麻疹
	腸閉塞	開腹術の既往，悪心・嘔吐，腸蠕動音亢進，排便・排ガスの停止，腹部膨満感
	感染性腸炎	原因食物の摂取，下痢，嘔吐，発熱，しばしば集団発生
	虚血性大腸炎	高齢者，悪心・嘔吐，急激な左下腹部痛，血性下痢
	消化性潰瘍穿孔	消化性潰瘍の既往，急激な上腹部痛，強い腹膜刺激症候
	虫垂炎	心窩部痛と嘔吐で発症，右下腹部痛，微熱，右下腹部の圧痛
	大腸穿孔	高齢者，排便後に多い，下腹部の痛みと腹膜刺激症候，しばしばショック
	大腸憩室炎	下腹部の限局性腹痛，発熱，右側結腸では急性虫垂炎に似る
肝臓・胆道・膵臓などの疾患	胆石症(胆石発作)	食後の心窩部/右上腹部疝痛，右背部への放散
	急性胆管炎	右上腹部痛，悪寒・高熱，黄疸，時に敗血症性ショック
	急性胆嚢炎	胆石発作の先行，悪心・嘔吐，発熱，右季肋部圧痛，マーフィー徴候
	急性膵炎	胆石症の既往/飲酒歴，激烈な上腹部痛，背部への放散痛，腹部膨満感，腸雑音減弱
	肝がん破裂	肝硬変/肝がんの既往，突然の激烈な腹痛，ショック，腹膜刺激症候の程度はさまざま

B　原因疾患

　腹痛をきたす疾患はきわめて多い。頻度の高い原因である消化系疾患を**表2**に示す。虫垂炎は当初，悪心や嘔吐などの自律神経症状を伴う内臓痛の心窩部痛として発症し，虫垂周囲の炎症が進むと右下腹部の圧痛を伴う体性痛を呈することが多い。このように，内臓痛と体性痛は経過とともに移行することもある。また，消化系疾患以外でも，腹部にある泌尿・生殖系と血管系の疾患，腹壁の疾患，胸部など腹部に隣接する部位からの放散痛も腹痛の原因となる。さらに，全身性疾患にも腹痛をきたすものがある(**表3**)。とくに，急性冠症候群に伴う心窩部痛は迅速な対応が求められることが多く，注意が必要である。

C　部　位

　腹部の部位ごとにそれぞれ腹痛の原因になりやすい疾患があり，腹痛の原因の推定に有用である(**図1**)。内臓痛は，腸管由来のものではほぼ同じ高さの腹部正中付近に，胆道系由来では正中から右にかけて，尿路由来では患側に，それぞれ感じられることが多い。体性痛は病変局所の痛みとして感じられる。腹膜炎が広がれば，病変を中心とした広い範囲に腹痛が出現する。

D　既往歴

1　開腹術

　腹壁と壁側腹膜に切開を加えて行う手術を開腹術という。腹壁に手術痕が残るため過去に開腹術を受けたことが判断できる場合が多いが，近年では低侵襲手術(腹腔鏡下手術，ロボット手術)の進歩により，術創が小さく一見しただけではわかりにくい場合もあり注意を要する。開腹術の既往のある傷病者に腹痛を認める場合，癒着による腸閉塞や原疾患の悪化を考慮する必要がある。

2　大量飲酒

　大量飲酒者は，急性および慢性の膵炎，急性アルコール性肝炎，急性胃炎，胃潰瘍，アルコール性ケトアシドーシスなど種々の原因による腹痛をきたしやすい。

3　心房細動

　不整脈があれば心電図を確認する。心房細動の傷病者に急激に生じた強い腹痛で，訴えが強いにもかかわらず腹部所見が乏しければ，上腸間膜動脈閉塞症を疑う。

表3　腹痛をきたす消化系以外の疾患

疾患名	判断の手がかり
泌尿・生殖系疾患	
尿管結石	青壮年男性，急な背部/側腹部/下腹部疝痛，血尿，背部叩打痛
卵巣嚢腫茎捻転	20〜40歳台，急な下腹部激痛，嘔吐
骨盤内感染症	生殖年齢の女性，帯下，下腹部痛，発熱
異所性妊娠破裂	無月経，急な下腹部痛，不正性器出血，時にショック
血管系疾患	
腹部大動脈瘤破裂	高齢男性，腹部膨満感/激痛，腰痛，上腹部拍動性腫瘤，しばしばショック
上腸間膜動脈閉塞症	高齢者，心房細動，急な強い臍周囲持続痛，腹部異常所見に乏しい
隣接部位/腹壁の疾患	
急性冠症候群	急激な前胸部痛，冷汗，嘔吐，呼吸困難，心電図変化
下葉の肺炎	感冒症状の先行，発熱，倦怠感，湿性咳嗽，ラ音
精索捻転症	思春期，未明/運動中の発症，精巣から下腹部に及ぶ痛み，陰嚢の腫大と圧痛
帯状疱疹	片側腹壁に帯状の小水疱集簇（しゅうぞく），皮疹出現前から痛みがある
全身性疾患	
糖尿病ケトアシドーシス	糖尿病の既往，怠薬/ストレス，呼気アセトン臭，クスマウル呼吸，皮膚・粘膜の乾燥
アルコール性ケトアシドーシス	大酒後に飲酒や食事が困難となり発症，悪心・嘔吐，脱水，頻呼吸
アレルギー性紫斑病	小児，感冒症状の先行，四肢の紫斑，下血，血尿，膝/足関節痛
副腎発症（クリーゼ）	副腎疾患の既往，誘因（ステロイド中断/ストレス），悪心・嘔吐，ショック，意識障害
鉛中毒（鉛疝痛）	職業的ヒューム吸入，倦怠感，腹部不快感，便秘，貧血，しびれ，筋力低下

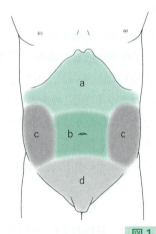

部　位	疑われる疾患
a	胃・十二指腸疾患（心窩部〜右季肋部） 胆道疾患（心窩部〜右季肋部） 急性膵炎，虫垂炎初期，急性冠症候群
b	腸閉塞 上腸間膜動脈閉塞症（腹部全体に及ぶ） 腹部大動脈瘤破裂（腹部全体に及ぶ） 腸疾患一般
c	尿管結石，大腸疾患
d	婦人科疾患，大腸疾患，虫垂炎（右下腹部）

図1　腹痛の部位から疑われる疾患

E　随伴症候

1　悪心・嘔吐（おしん）

　腹痛と併発することが多く，嘔吐中枢刺激の結果として起こる。中枢性の原因や異常代謝産物によることもある。このため悪心・嘔吐の原因としては消化系疾患だけでなく，泌尿・生殖系疾患，循環系疾患，隣接部位の疾患，全身性疾患も念頭に置く必要がある。頻回の嘔吐は，脱水や誤嚥・窒息の原因となる。

2　下　痢

　一般には急性胃腸炎や急性腸炎で下痢の頻度が高い。虚血性大腸炎では血性下痢をみる。発症後しばらく経過した腹腔内炎症性疾患で，直腸の近くに膿瘍（膿の溜まり）を形成したときにも，直腸が刺激されて下痢を起こす。

3　吐血・下血

　急性胃粘膜病変では，上腹部痛に吐血を伴いやすい。消化性潰瘍からの出血でも吐血を生じることがあるが，強い腹痛をきたすことは少ない。このとき下血が起こっていても，傷病者に接する時点ではまだみられない可能

性がある。虚血性腸炎や，少し時間の経った上腸間膜動脈閉塞症でも下血がみられる。

4 黄疸

腹痛を伴うのは胆嚢炎，胆管炎などの胆道疾患によるものが多い。そのほか，急性膵炎で腫脹した膵組織により総胆管が圧迫されて閉塞性黄疸をみることがある。また，腹膜炎から敗血症に進展し，多臓器不全の一環として発症した肝障害で黄疸を呈することがある。この場合は腹痛の発症から日数を経過しており，全身状態が悪い。黄疸は進行した肝硬変に合併した腹痛でもみられる。

5 圧痛

虫垂炎における右下腹部圧痛，腹部大動脈瘤破裂における圧痛を伴う上腹部拍動性腫瘤など，疾患によっては特徴的な部位に圧痛を認める。また，右肋骨弓下を軽く圧迫して傷病者に深呼吸をさせたとき，肋骨弓下に現れた胆嚢に生じる圧痛のために吸気運動が急に止まる所見をマーフィー徴候といい，急性胆嚢炎でみられる。

6 腹膜刺激症候

壁側および臓側腹膜に炎症などが波及し，刺激されているときに出る徴候を腹膜刺激症候という。腹壁の緊張（筋性防御，板状硬），反跳痛（ブルンベルグ徴候）などがあり，腹膜炎で認められる。救急車の走行中の振動でも，痛みが起こることもある。消化管や胆嚢の炎症や穿孔，腹腔内臓器の壊死，腹腔内出血（腹部大動脈瘤破裂，異所性妊娠破裂など）などの重大な疾患が原因となる。多くの場合，開腹手術が必要となる。

F 緊急度・重症度の判断

高齢者の腹痛では，重症であっても自覚症状や身体所見が一見軽微なことがある。家族の「いつもと違う，元気がない，応答がおかしい」などの訴えを軽視してはならない。

1 随伴症候

意識障害，呼吸不全，ショックのいずれかがあれば緊急度・重症度ともに高い。高熱，黄疸，吐血・下血，腹膜刺激症候のいずれかがあれば重症度が高い。腹痛の訴えがきわめて強い場合は，前述した所見がなくても重症と考えたほうがよい。

2 原因疾患

腹部臓器疾患では，血流障害（虚血，うっ血，壊死など），

大量出血，重症感染，管腔臓器の穿孔のいずれかを伴うもので緊急度・重症度が高い。消化管穿孔，腹部大動脈瘤破裂，上腸間膜動脈閉塞症はその代表的疾患である。

腹部臓器疾患以外において緊急度・重症度の高い急性心筋梗塞では，胸痛よりも“みぞおち”の痛み（心窩部痛）を訴えることがあるため注意が必要である。糖尿病ケトアシドーシスや副腎発症（クリーゼ）は重症度が高く，精索捻転症は緊急度が高い。

G 現場活動

1 観察

腹痛の訴えだけに気をとられず，全身状態の把握から開始する。腹部については，視診（膨満，手術痕），聴診（腸雑音），触診（圧痛，腫瘤，腹膜刺激症候）を行い丁寧に観察する。腹部を十分に広く露出して鼠径部まで観察する。そのほかには，肺野の聴診（ラ音の有無）と結膜の視診（貧血と黄疸の有無）が重要である。ショック状態にある場合は，バイタルサインと意識状態のチェックに加えて，肺野の聴診と腹部の触診など必要最小限の観察にとどめる。

2 処置

呼吸不全では，十分な流量の酸素を投与する。全身状態が良好のときは傷病者本人の好む体位とする。傷病者の腹壁の緊張が強い場合は，和らげるため膝屈曲位とし，半坐位（ファウラー位）を試してもよい。ショックでは仰臥位を基本とし，ショック体位を考慮する。嘔吐またはそのおそれがあるときは側臥位をとらせる。意識状態や全身状態の悪い傷病者では，嘔吐時の窒息や誤嚥に注意する。

腹痛の傷病者にみられるショックは輸液の適応となるものが比較的多い。ただし，搬送先が近いときや，高度のショックなどで緊急度がきわめて高いと判断するときは，輸液の実施にこだわらず迅速な搬送を心がける。

3 医療機関選定

重症度が高いと判断した場合は，高次救急医療機関を選定する。腹膜刺激症候を認める傷病者は緊急開腹手術を必要とすることが多いので，手術が可能な医療機関を選定する。急性心筋梗塞や腹部大動脈破裂など循環系疾患の疑いがあれば，循環器内科や心臓血管外科を有する医療機関に搬送する。

12 吐血・下血

A 定義・概念

1 吐 血

消化管からの出血を嘔吐することを吐血という。気道からの出血を喀出したもの（喀血）とは区別される。鼻腔からの出血（鼻出血），口腔からの出血，喀血などを飲み込んでから嘔吐することも広義では吐血に含める。

2 下 血

消化管からの出血を肛門から排泄することを下血という。直腸や肛門からの鮮血が便に付着または混入したものをとくに血便という。吐血と下血の両方がみられるものを吐下血という。

3 出血部位

1）上部消化管出血

トライツ靱帯よりも口側の消化管（食道，胃，十二指腸）からの出血を上部消化管出血という。頻度のうえで消化管出血の大部分を占める。

2）下部消化管出血

トライツ靱帯よりも肛門側の消化管（空腸，回腸，盲腸，結腸，直腸，肛門）からの出血を下部消化管出血という。消化管出血の約20％を占める。

3）出血部位と吐血・下血との関係

上部消化管出血の際に，胃内に貯留した血液の刺激などにより嘔吐をきたすと吐血を生じる。上部消化管出血のすべてで吐血をきたすものではない。下部消化管出血では吐血を生じない。下血は，上部・下部を問わず，ある程度以上の量の消化管出血があれば早晩出現する。

B 原因疾患

1 吐 血

吐血の原因は多岐にわたるが，頻度が高いのは消化性潰瘍，食道静脈瘤破裂，胃がん，急性胃粘膜病変，マロリー・ワイス症候群である（表1）。

2 下 血

下血の原因（表2）でもっとも多いのは上部消化管出血である。下部消化管出血では，大腸憩室症，虚血性大腸炎，感染性大腸炎（腸管出血性大腸菌感染症など），出血性直腸潰瘍，痔疾（内痔核）が多い。小児の大量下血はメッケル憩室からのものが多い。感染性大腸炎や薬剤の副作用の結果，下血を生じたものを出血性大腸炎という。

C 病 態

1 吐血の性状

1）コーヒー残渣様吐物

黒褐色の小塊を多数混じた茶色い液体の吐物を形容していう。胃内に血液が数十分以上滞留したとき，胃酸によってヘモグロビンが塩酸ヘマチンに変化して黒褐色となり，胃液と混じったものである。少量緩徐の出血でみられる。

2）鮮紅色吐血

鮮紅色吐血とは，色の変化を受けない真っ赤な血を吐いたものである。急速大量の出血であることが多い。食道静脈瘤破裂による吐血は静脈由来でありながら明るい

表1 吐血の原因疾患

疾患名	判断の手がかり
消化性潰瘍	本症の既往，誘因（ストレス/薬剤），心窩部痛，悪心
食道静脈瘤破裂	肝硬変の既往/所見（黄疸，腹水，クモ状血管腫），突然の無痛性大量鮮血吐血
胃がん	既往歴，特徴的な症状なし，進行例で心窩部痛/胃のもたれ/悪心・嘔吐
急性胃粘膜病変	誘因（薬剤/酒/ストレス），激しい心窩部痛，悪心・嘔吐
マロリー・ワイス症候群	飲酒などで嘔吐反復後の無痛性鮮血吐血

表2 下血の原因疾患

疾患名	判断の手がかり
上部消化管出血	表1参照
大腸憩室症	中高年，突然の大量下血，腹痛はないことが多い
大腸がん	進行すれば便秘，下痢
虚血性大腸炎	高齢者，急な左側腹部〜下腹部痛，血性下痢
感染性大腸炎	悪心・嘔吐，発熱，腹痛，下痢
潰瘍性大腸炎	本症の既往，慢性の経過，腹痛，下痢，発熱，膿粘血便
出血性直腸潰瘍	高齢者，基礎疾患（脳卒中/心疾患），ストレス/宿便/長期臥床，突然の無痛性大量新鮮下血
痔疾（内痔核）	排便後の鮮血滴下，残便感，痛みはない
メッケル憩室症	幼児，突然の無痛性大量下血
腸重積	乳児，突然の啼泣・嘔吐・顔面蒼白が間欠的に出現，しばらくして粘血便，右上腹部腫瘤

赤色を呈する。それは，門脈血の酸素飽和度は一般の静脈血よりも高く，ことに肝硬変傷病者では酸素飽和度がより高いためである。

② 下血の性状

一般に，出血部位が口側であるほど黒く，肛門側であるほど赤い色調を呈する。また，腸内滞留時間が長いほど黒く，短いほど赤い色調となる。

1）タール様便

タール様便は，タール便またはメレナともいい，コールタールや海苔の佃煮のように真っ黒で，悪臭を放つ軟便である。通常は小腸よりも口側から，50〜100mL 以上の出血があることを意味する。塩酸ヘマチンに加えて，腸内細菌の作用で生じるヘマトポルフィリンや，消化管で発生する硫化水素の作用を受けて生じた硫化ヘモグロビンにより黒色を呈する。大腸からの出血でも，腸内滞留時間が長いときは赤黒色ないし黒色の便となる。

2）鮮血便

真っ赤な血液を混じた便を鮮血便という。血液そのものが下痢として排泄されることもあり，血性下痢という。いずれも通常は下部消化管出血の結果である。ただし上部消化管出血であっても，急速大量で腸内滞留時間が短いときは，あまり変化を受けず赤い色調のまま排泄されることがある。

3）粘血便

大腸粘膜の病変からの出血では，粘膜から過剰に分泌された粘液が加わって粘血便となる。腸重積，感染性腸炎，潰瘍性大腸炎，大腸がんなどでみられる。粘血便に膿を混じたものが膿粘血便であり，赤痢に代表される細菌性腸炎や，潰瘍性大腸炎などが原因となる。

③ 出血による影響

大量の吐血では誤嚥による窒息や誤嚥性肺炎のおそれがある。大量の消化管出血が急速に生じた場合は循環動態の悪化をきたし，ショックに陥る。原因が明らかでないショックでは，吐血・下血がみられなくても消化管出血の可能性を考える必要がある。

食道静脈瘤の破裂では，すでに障害のある肝臓の灌流が失血によっていっそう低下するため，肝機能がさらに悪化して肝不全に陥ることがある。また，肝機能が障害された状態で消化管内に大量の血液が存在すると，アンモニアの発生が増加して肝性脳症発生の一因となる。このように，既存の臓器障害が大量の吐血・下血を契機に悪化することがある。

出血が緩徐であっても，長期にわたれば貧血を引き起こす。消化管からの慢性的な出血は，鉄欠乏性貧血の代表的な原因である。

D 判別が必要な病態

詳しくは第Ⅲ編第4章「7 喀血」の表2（p.516）を参照されたい。

① 喀血

傷病者は吐血でも喀血でも「血を吐いた」と訴える可能性がある。

② 鼻出血・口腔内出血

鼻出血の際に飲み込んだ血液で胃粘膜が刺激されて嘔吐することがある。口腔内出血は口腔内の創傷や抜歯後などでみられる。いずれも，鼻腔・口腔からの出血が確認できれば判別は難しくない。

③ 出血以外の原因による黒色の便

　鉄剤服用時には黒色の便をみる。便秘で腸内滞留時間の長い便は，黒っぽい色調で硬い。イカスミや，ある種の海藻などの摂取後にも黒い便が出る。

E　緊急度・重症度の判断

① 性　状

　吐血，下血ともに大量であれば重症度が高い。吐血では食物残渣，下血では便の混入により，出血量を実際よりも多く見積もりやすい。鮮血の吐血または下血を大量に認めた場合は，出血が急激であり，緊急度も高い。ただし，吐血または下血の量は出血量を正確に反映するわけではなく，とくに急速大量の下部消化管出血では下血よりもショックの発現が先行することもある。

② 随伴症候

　ショック，呼吸困難，意識障害，起立性低血圧によるめまいや失神が訴えとなることもある。いずれも緊急度・重症度が高い。血圧があまり低下していなくても，頻脈があれば初期のショックと考えて搬送を急ぐ。強い腹痛（小児では激しい啼泣）や高熱も重症度の高さを示すことが多い。

③ 原因疾患

　食道静脈瘤破裂は緊急度・重症度ともに高い。胃がん，大腸がんなどの悪性腫瘍は重症度が高い。急性胃粘膜病変や急性直腸潰瘍では，その基礎疾患が重篤な場合がある。

F　現場活動

　血液，吐物，便にはしばしば感染症の病原体が含まれ，吐血・下血の原因疾患に肝炎ウイルスなどが関与することも少なくないので，感染防御が重要となる。大量の吐血・下血が続く例では，手袋だけでなくゴーグル，マスク，ガウン，シューズカバーなどの感染防護具を使用する。

① 観　察

　出血性ショックと呼吸不全の有無をまず判断する。気道開通の有無を含めてバイタルサインを確認する。SpO_2値とラ音の観察で誤嚥の有無を，また結膜の観察で貧血の程度と黄疸の有無を判断する。ただし，急性出血の直後には貧血が明らかでないこともある。腹部については主に圧痛，腫瘤，波動の有無を観察する。吐血または下血の性状を示すもの（付着した衣類や吐血痕，便器に遺残した血便など）があれば，情報提供のため写真撮影をするか，感染防止に留意しつつ医療機関に持参する。

　また，吐血・下血の既往，肝疾患の有無，腹部手術歴の有無などを聴取し，抗血栓薬や鉄剤について，服用の有無を確認する。

② 処　置

　中等量以上の吐血・下血，バイタルサインの変化，呼吸障害，意識障害のいずれかがあれば酸素を投与する。吐血が続くようなら気道確保および誤嚥防止のため側臥位とする。ショックの場合は，輸液の実施を考慮する。病院前で行える有効な止血処置はない。

③ 医療機関選定

　緊急度・重症度の高い場合は救命救急センターなどの救急医療機関を選定する。比較的大量であるがバイタルサインが正常範囲内であれば，消化系疾患の緊急処置（緊急内視鏡検査，消化器の緊急手術）に対応できる医療機関でもよい。吐血・下血の量が少なく全身状態も安定していれば，かかりつけの医療機関への搬送を考慮する。

13 腰痛・背部痛

▶到達目標

1. 腰痛・背部痛の多くを占める筋・骨格系疾患のなかで，急性腰痛症，腰椎椎間板ヘルニア，脊椎圧迫骨折，腰部脊柱管狭窄症の症状の特徴を概説できる。
2. 腰痛・背部痛を引き起こす内臓疾患を列挙して，その疾患と判断する手がかりを説明できる。
3. 腰痛・背部痛を伴う腹部大動脈瘤の破裂，急性大動脈解離の典型的な症候を特徴づけられる。
4. 軽傷例が多い腰痛・背部痛のなかで，どのような場合に緊急度・重症度が高いか，レッドフラッグサインに基づいて説明できる。
5. 腰痛・背部痛を訴える傷病者の観察の手順について，仰臥位ですべきこと，側臥位ですべきことを順番に説明できる。
6. 全身状態が安定し要注意所見を認めない，原則として整形外科のある医療機関を選定する以外の場合について，どのように医療機関を選定するか説明できる。

A　定義・概念

腰痛・背部痛とは体幹後面の痛みをさす。腰部や背部の範囲について厳密な定義はないが，腰部は，第12肋骨から殿溝（殿部と大腿後面の境界線）または腸骨稜の間をいい，殿部や大腿骨近位部の痛みも腰痛に含めることがある。背部は第12肋骨よりも上（頭側）をさすことが多い。

B　原因疾患

腰痛・背部痛では筋・骨格系の障害を思い浮かべがちであり，実際に多くの場合はそうである。しかし，緊急度・重症度の高い内臓や血管系の疾患も含まれるため，原因の鑑別にあたっては系統立った考え方が必要となる。

1 内臓の疾患

内臓の疾患による腰痛・背部痛の多くは関連痛であり，時に病変部の痛みよりも腰痛・背部痛が前面に出る。

消化性潰瘍が穿通（膵臓・肝臓などの隣接臓器に癒着した状態で穿孔すること）すると，持続性の強い背部痛をきたすことがある。膵炎は通常，上腹部痛をきたすが，背部に放散痛を生じやすい。胆道疾患では右季肋部痛に加えて右肩甲骨下角付近の背部痛や右肩痛を生じる。結石が尿管を閉塞すれば，急性水腎症による腎被膜の伸展によって患側の背部痛をきたす。卵巣嚢腫茎捻転などの女性内性器疾患でも腰痛を生じる。

2 心・大血管の疾患

急性冠症候群では，肩甲骨の間付近に放散痛を生じる。

腹部大動脈瘤の破裂では突然の臍周囲の激痛に加えて，強い腰背部痛が生じる。スタンフォードA型の急性大動脈解離の典型例では，前胸部からはじまった激痛が背部に移動して腰のほうに下降していく。スタンフォードB型は背部痛ではじまることがある。

腰痛・背部痛の原因となる内臓疾患や血管疾患の種類を表1に，各疾患で関連痛・放散痛のみられやすい部位を図1にそれぞれ示す。

3 筋・骨格系の疾患

筋・骨格系の疾患は腰痛・背部痛の原因として高頻度であるが，緊急度・重症度は低いものが大部分である（表2）。急性腰痛症は，いわゆるぎっくり腰であり，急性腰痛の原因疾患でもっとも多い。下肢のしびれ，筋力低下などの神経症状を欠き，安静時には痛みがない。腰椎椎間板ヘルニアは外傷などの明確なエピソードなしに発症することもあり，患側下肢に沿って帯状に走る痛みや，下肢の部分的な筋力低下を伴う。腰痛よりも下肢痛を強く訴えることがある。脊椎圧迫骨折は通常，高齢者が尻餅をついた際などに胸腰椎移行部付近に発生し，背部正中の骨折部に一致して圧痛を認めることが多い。

C　緊急度・重症度の判断

1 痛みの部位と性状

上背部の痛みは血管疾患や内臓疾患の関与するおそれがあり，重症度は高いことが多い。痛みの部位が時間経過とともに尾側へ移動するのは大動脈解離に特徴的な症状であり，緊急度・重症度ともに高い。痛みの強さと緊

表1　主な腰痛・背部痛の原因疾患（内臓疾患，心・大血管疾患）

疾患名	判断の手がかり
内臓疾患	
自然気胸	痩せ型の若い男性，急な胸痛，呼吸困難，乾性咳嗽，患側呼吸音減弱
消化性潰瘍	既往歴，食後/空腹時の心窩部痛，穿通時には痛みが増強持続
急性膵炎	胆石症/飲酒歴，急激な上腹部痛，背部への放散，腹部膨満，腸雑音減弱
胆石発作	食後の心窩部/右上腹部疝痛，右背部への放散
急性胆嚢炎	胆石発作の先行，悪心・嘔吐，発熱，右季肋部圧痛，マーフィー徴候
尿管結石	青壮年男性，急な背部疝痛，血尿，背部叩打痛
急性腎盂腎炎	生殖年齢の女性，膀胱炎症状，悪寒・戦慄，混濁尿，背部叩打痛
女性内性器疾患	生殖年齢，急激な下腹部痛，時に性器出血
心・大血管疾患	
急性冠症候群	急な強い前胸部痛，冷汗，心電図変化
腹部大動脈瘤破裂	高齢男性，腹部膨満感/激痛，上腹部拍動性腫瘤，しばしばショック
急性大動脈解離	移動性の激烈な胸痛/背部痛，血圧上昇/ショック，血圧の左右差/上下肢差

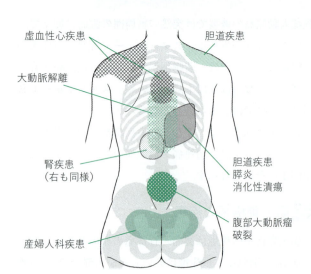

図1　背部・腰部の関連痛・放散痛

虚血性心疾患／胆道疾患／大動脈解離／腎疾患（右も同様）／胆道疾患　膵炎　消化性潰瘍／産婦人科疾患／腹部大動脈瘤破裂

表2　主な腰痛・背部痛の原因疾患（筋・骨格系疾患）

疾患名	判断の手がかり
急性腰痛症	"ぎっくり腰"，安静で症状消失，神経症状なし，下肢伸展挙上テスト陰性
腰椎椎間板ヘルニア	既往歴，片側下肢の帯状の痛み，咳/くしゃみ/下肢伸展で増悪
脊椎圧迫骨折	高齢者，尻餅，胸腰椎移行部の腫脹と圧痛，神経症状なし
腰部脊柱管狭窄症	慢性的経過，間欠性跛行，前屈で改善，腰～下肢の痛み，時に直腸膀胱障害

表3　腰痛・背部痛傷病者のレッドフラッグサイン

- 進行する絶え間ない痛み（安静時に軽減しない）
- 上背部痛（第12肋骨よりも頭側）
- 神経症状（下肢の感覚障害/筋力低下，直腸膀胱障害）
- 発熱
- 血圧の低下または異常高値

これらの所見があれば，重大な疾患の可能性がある

急度・重症度は必ずしも相関しない。例えば，尿管結石では非常に強い痛みを訴えるが，通常生命に影響を及ぼすものではない。ただし，顔色が変わるほどの激烈な持続痛があれば重症と考えたほうがよい。

　頻度の高い筋・骨格系疾患による腰痛・背部痛では，安静時に痛みが改善するのが通常である。そうでない場合は，内臓や血管に原因があるか，または筋・骨格系であってもがんの骨転移，化膿性脊椎炎など重症度の高い疾患によることが多い。身体の動き，位置によって強さが大きく変わる痛みは筋・骨格系に由来するものが多い。

2　随伴症候

　バイタルサインに明らかな変化をきたしている場合は重症度が高い。血圧が異常に高いときにも重篤な疾患の疑いがある。急性大動脈解離では，血圧の左右差がみられることがある。高熱があるときも急性腎盂腎炎などの

入院が必要な場合がある。腹膜刺激症候は消化管穿孔，膵炎などの重症度が高い疾患を示唆する。

3　レッドフラッグサイン

　腰痛・背部痛には緊急度・重症度の高い疾患が潜んでいるが，大半は安静や鎮痛薬の処方などの対症療法で対応が可能である。そのため，腰痛・背部痛を訴える多くの傷病者への効率的な対応として，救急医療機関では，重大な疾患の可能性を示すレッドフラッグサイン（赤旗徴候，危険信号，表3）を認めた場合は詳しい検査を行う。レッドフラッグサインは搬送先の選定にも有用である。

4 原因疾患

　血管疾患によるものは緊急度・重症度ともに高い。内臓疾患によるものは血管疾患ほどの緊急度はないが重症度は比較的高い。筋・骨格系疾患の多くは緊急性のない非重症例であるが，下肢の急激な麻痺や直腸膀胱障害をきたした椎間板ヘルニアなどの場合は緊急度が高い。

D 現場活動

1 観　察

　バイタルサインとSpO₂値をまず観察し，次に痛みの部位を具体的に把握する。「背中が痛い，腰が痛い」という訴えには，さまざまな部位の痛みが含まれ得るからである。背部痛などで，急性大動脈解離が疑われる場合は，四肢の脈拍の強さと血圧の左右差の確認を行う。ただし，血圧の左右差がなくても大動脈解離を否定できないため注意が必要である。仰臥位であれば胸部と腹部の観察の後，外傷でのログロールに準じて愛護的に側臥位にして，腰背部の腫脹，変形，圧痛，叩打痛の有無を確認する。

下肢の筋力低下と感覚障害の有無も観察しておく。高齢者の脊椎圧迫骨折の好発部位は胸腰椎移行部付近（臍の裏側よりも上）である。

2 処　置

　バイタルサインの異常やSpO₂値の低下があれば，酸素を投与する。体位は傷病者の好む体位が原則である。筋・骨格系疾患による腰痛では，股関節と膝関節を屈曲した側臥位を好むことが多い。

3 医療機関選定

　全身状態が安定し，レッドフラッグサインを認めないときは整形外科のある医療機関に搬送する。全身状態は安定し胸腹部にも異常所見を認めないが，下肢の運動麻痺や直腸膀胱障害などの神経学的異常が急に出現したときは，整形外科の緊急手術が可能な医療機関を選定する。心・大血管疾患の疑いがあれば，循環器内科または心臓血管外科のある救急医療機関を選定する。そのほかは内科または外科に搬送することになるが，判断がつかないときは，診療科や重症度にかかわらず初期診療が可能な救急医療機関がよい。

14 体温上昇

A 定義・概念

わが国では，腋窩温で37℃以上を体温上昇とみなすことが通例である。海外では口腔温を用いることが多く，体温上昇の目安も37.8℃以上，38.0℃以上，38.3℃以上など，さまざまで一定しない。正確な体温を知るためには中心部体温の測定が望ましいが，日常生活や病院前では腋窩温や鼓膜温で代用することが多い。

主な，または唯一の症状として体温上昇を認める場合と，ほかに目立つ症状があり，それに体温上昇が随伴している場合とがある。

体温上昇には発熱と高体温が含まれ，両者は原因，病態，対応に関して異なるため，区別が必要である。

1 発　熱

何らかの原因で体温調節中枢の設定温度が上昇し，身体がそれに応じて積極的に体温を上昇させた結果が発熱である。発熱は目的をもった身体反応である。

2 高体温

種々の原因で身体に熱が蓄積し，体温調節機能の不足，異常，または停止をきたして体温が上昇した状態を高体温という。

B 発症機序

1 体温の調節

体温調節の中枢は視床下部にある。身体各部や脳の温度は体温調節中枢によってモニターされ，狭い範囲（中

表1　体温調節のための反応

	体温低下時	体温上昇時
微調整	皮膚血管の収縮	皮膚血管の拡張
大幅な調節	シバリング	発汗
行動性調節	着衣，暖かい場所への移動	脱衣，涼しい場所への移動

心部体温で37℃付近）に調整される。体温が低下すれば体温調節中枢の冷感受性ニューロン（冷ニューロン），上昇すれば温感受性ニューロン（温ニューロン）の活動が亢進し，一定の行動的・生理的な反応を生じて体温が保たれる。

環境温度の変化に対して，ヒトはまず衣服の着脱，日向や日陰への移動，暖房や冷房の利用など，行動上の対応を起こす。体温の低下に対しては，体表の血管が収縮して熱の放散を減らし，シバリング（ふるえ）と呼ばれる骨格筋の小刻みな不随意収縮が生じて熱産生を増やす。シバリングは強力な体温上昇の手段である。体温の上昇に対しては，体表の血管が拡張して放熱を増やし，必要に応じて分泌される汗が気化熱を奪って体温を下げる。汗の蒸発さえ確保されれば発汗は強力な体温下降の手段となる。体温調節のための反応を表1に示す。

2 発熱の発症機序

発熱物質と総称される種々の物質が作用してプロスタグランジン（生理活性物質の一種）が産生されることで冷感受性ニューロンが興奮し，体温の設定温度が異常に上昇する。体温調節中枢は，あたかも体温が低下しているかのように反応して体温は設定温度まで上昇する（図1）。すなわち発熱は体温調節機構が機能した結果である。

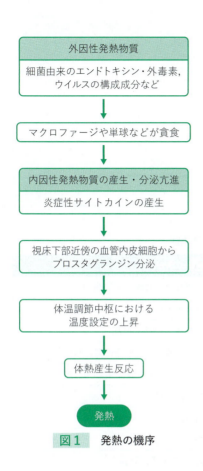

図1　発熱の機序

（フロー図）
外因性発熱物質
細菌由来のエンドトキシン・外毒素，ウイルスの構成成分など
↓
マクロファージや単球などが貪食
↓
内因性発熱物質の産生・分泌亢進
炎症性サイトカインの産生
↓
視床下部近傍の血管内皮細胞からプロスタグランジン分泌
↓
体温調節中枢における温度設定の上昇
↓
体熱産生反応
↓
発熱

表2	体温の上昇による影響
有利な点	免疫抵抗力の増強 微生物の増殖抑制
不利な点	呼吸・循環系の負担増 熱性けいれんの誘発（幼児） 既存脳障害の悪化 熱による直接の細胞・臓器障害

C　病　態

体温上昇が生体機能に与える影響（表2）には以下のようなものがある。

1　体温上昇が有利な点

発熱はTリンパ球の機能を高め食細胞の貪食を促進し，抗体の産生を増やして免疫抵抗力を増進させる。また，細菌やウイルスの増殖を抑える。感染させた動物の体温を高く保つと，生存率が高くなることを示した実験がある。

2　体温上昇が不利な点

代謝速度は温度に依存する。体温が1℃上昇するごとに全身の代謝は約13%増加し，それに応じて酸素消費量と二酸化炭素産生量も増加する。これに血管拡張による全末梢血管抵抗の減少も加わって，呼吸・循環系の負担が増大する。心不全があれば悪化をきたすこともある。幼児では熱性けいれんを誘発する可能性がある。

すでに障害を受けている組織では，体温上昇により細胞の酸素不足が進んで障害が増強する。体温上昇は，頭部外傷や全脳虚血（心停止）後の二次性脳損傷をもたらす因子の一つとして知られている。体温が40.5℃を超えると，体温調節機能自体が障害されはじめる。

成人では，極度の体温上昇（概ね41℃以上）が発熱によって生じることはまれであるが，高体温であれば生じ得る。この場合，熱による直接的な細胞傷害が生じ，脳，肝臓などの重要臓器が障害されて死亡する場合もある。

D　発熱の分類と種類

1　程度による分類

腋窩温で37.0〜37.9℃を微熱，38.0〜38.9℃を中等度発熱，39℃以上を高熱という。悪寒・戦慄を伴う高熱の傷病者はよくみられる。

所定の温度に達した後，体温の設定は通常に戻るため，体温を下げるための反応として血管拡張と発汗が生じ，体温は元に戻る。解熱薬はプロスタグランジンの産生を抑制することによって体温を下げる。

高熱の直前には強い寒気（悪寒）とシバリングを認めることが多い。これを悪寒・戦慄といい，その程度は引き続き生じる発熱の程度や，発熱の原因となった疾患の病勢（病気の勢い）を反映すると考えられている。

3　高体温の発症機序

健康人では体内の熱産生と熱放散のバランスがとれて体温は一定に保たれる。高体温は，このバランスが失われて熱の出納がプラスとなる状態が続いたときに生じる。熱中症を例にあげると，運動や作業によって体内での熱産生が亢進すると，生体は血管拡張と発汗によって熱を放散しようとするが，高温多湿の環境下では効果的な熱放散がなされず，体内に熱が蓄積して危険なレベルにまで体温が上昇する。体温調節機能が低下した高齢者や基礎疾患を有する傷病者では，著しい熱産生の増加がなくても，暑熱環境で熱放散が妨げられると体温の上昇をきたす。

表3 体温上昇の原因

発熱	感染症 腫瘍 膠原病 アレルギー 薬剤
高体温	重症の熱中症 中毒 内分泌疾患 悪性症候群

表4 高熱の原因で頻度の高い感染症

疾患名	判断の手がかり
インフルエンザ	冬期，流行状況，軽い上気道炎症状，腰痛・関節痛
新型コロナウイルス感染症(COVID-19)	流行状況，咽頭痛，咳嗽，低酸素血症
扁桃炎	咽頭痛，嚥下痛，口蓋扁桃の腫脹・発赤・膿苔
肺炎	上気道炎症状の先行，湿性咳嗽，膿性痰，呼吸困難，時に胸痛
急性腎盂腎炎	生殖年齢の女性，膀胱炎症状，腰痛，混濁尿，背部叩打痛
感染性腸炎	悪心・嘔吐，下痢(水様〜血性)，腹痛
急性胆道感染症	悪心・嘔吐，右季肋部痛，黄疸，マーフィー徴候
皮膚・軟部組織感染症	局所皮膚の発赤・圧痛・腫脹
急性中耳炎	乳児・幼児，一側の耳痛/耳に手をやる，耳漏
ウイルス感染症(麻疹，突発性発疹など)	皮疹など(疾患の種類による)

2 熱型

発熱の時間的な変動のパターンを熱型といい，疾患によっては特徴的なものがある。例えば，四日熱マラリアでは72時間ごとに悪寒・戦慄とともに高熱の発作を繰り返す。

3 不明熱

しばしば38℃を超える発熱のみが3週間以上続き，検査でも原因がわからないものを不明熱という。病院前や医療機関での初期診療中に原因がわからない発熱はしばしばみられるが，これを不明熱とは呼ばない。

E 原因疾患

体温上昇の主な原因を表3に示す。

1 発熱の原因となる疾患・病態

1) 感染症

多くの感染症が発熱を起こす。体温上昇の原因としては，まず感染症を考えるのが一般的である。呼吸系，腎・尿路系，皮膚・軟部組織，消化系などの感染症が多い。高熱は原因疾患にかかわらず悪寒・戦慄，倦怠感，頭痛

などを伴うことが多い。とくに高熱の原因になりやすい感染症について表4に示す。

中枢神経系の感染症(脳炎・髄膜炎)や虫垂炎も発熱をきたすが，前者は頭痛，嘔吐，神経・精神症状を，後者は腹痛を主訴とすることが多い。

慢性的な微熱では結核が重要である。

2) 感染症以外の原因

悪性リンパ腫，白血病，腎細胞がんなど一部の悪性腫瘍は，発熱を誘導する物質を産生し，腫瘍熱と呼ばれる発熱をきたす。膠原病では，免疫学的な機序による組織の炎症で発熱を生じる。川崎病でも類似の機序で発熱をきたすと考えられている。アレルギーでは体外からの抗原に対する免疫反応で発熱する。薬剤熱は利尿薬や抗菌薬などの使用時に多く，アレルギー，体温調節中枢への作用など複数の機序で生じると考えられる。発熱の原因検索の過程で腫瘍や膠原病がみつかることも少なくない。

これら感染症以外の発熱の原因は，医療機関での諸検査で初めて判明することが多い。

2 高体温の原因疾患

発熱よりも頻度は低いが，高体温をきたす疾患には重篤なものが多い(表5)。重症の熱中症(熱射病)は，高温多湿の環境下での発症と意識障害，けいれんなどの中枢

表5　高体温の原因疾患

疾患名	判断の手がかり
重症の熱中症	暑熱環境，肉体労働/運動/基礎疾患がある高齢者，意識障害，けいれん
覚醒剤中毒	精神的興奮，両側散瞳，意識障害，頻脈，注射痕
アスピリン中毒	めまい，難聴，過換気，肺水腫，出血傾向，意識障害
三環系抗うつ薬中毒	精神障害の既往，意識障害，けいれん，ショック，心電図異常（QRS幅増大，QT延長）
甲状腺クリーゼ	甲状腺機能亢進症の既往，誘因（身体的ストレス/怠薬），著しい頻脈，心不全，意識障害
褐色細胞腫クリーゼ	頭痛，発汗，顔面紅潮，動悸，高血圧
副腎発症（クリーゼ）	慢性副腎不全の既往，誘因（ストレス/怠薬），ショック，腹痛，意識障害，低血糖
悪性症候群	統合失調症の治療中，筋強剛，発汗，頻脈，意識障害

神経症状が特徴的である。覚醒剤中毒では興奮，血圧上昇，頻脈，散瞳などの交感神経緊張症状に伴い高体温が生じる。大麻やLSDなどの乱用薬物も高体温の原因となる。アスピリン中毒ではめまい，過換気，皮膚の点状出血，肺水腫などを伴い高体温をきたすことがある。

甲状腺クリーゼ，褐色細胞腫クリーゼ，副腎発症（クリーゼ）など，内分泌疾患による高体温は頻度が低く，特徴的な所見に乏しいため判断は容易でない。悪性症候群は抗精神病薬投与中にみられ，骨格筋の緊張亢進（筋強剛_{きょうごう}；受動的な関節運動で抵抗がある），不随意運動，自律神経症候を伴う。

病院前医療においては，重症熱中症（熱射病）と覚醒剤中毒がとくに重要と考えられる。

緊急度・重症度の判断

1 体温上昇の程度

体温上昇の程度と病勢とは大まかに相関すると考えてよい。激しい悪寒・戦慄に引き続いて高熱が出現した場合は，重症の感染症によることが多い。成人で40.5℃以上の体温上昇は，原因に関係なく緊急度・重症度が高い。

ただし，微熱であっても重症度が高い疾患はある。例えば，傷病者が先天性ないし後天性の心疾患を有しており，歯科的あるいは泌尿器科的処置の後に発熱した場合は感染性心内膜炎が考えられ，重症度は高い。慢性的な咳嗽_{がいそう}，痰，盗汗_{とうかん}（寝汗），体重減少，倦怠感で疑われる結核も同様に，微熱であっても重症度が高い。

年齢も考慮する必要がある。一般に高齢者は感染があっても発熱は軽微であり，高齢者で高熱を呈すれば重篤な感染症が疑われる。発熱のある高齢者では入院率が高く，死亡率も若年者に比べて明らかに高い。これに対して，小児はしばしば高熱をきたすが，原因疾患が必ずしも重症であるというわけではない。ただし，生後3カ月未満の発熱では，重大な感染症を疑う。

2 随伴症候

バイタルサインの異常の程度が重要である。発熱で体温が1℃上昇すれば，それだけで心拍数は6〜10/分，呼吸数は2〜4/分増加する。この範囲を大きく逸脱している場合は重症の可能性がある。悪寒・戦慄の後に高熱が出て，血圧が低下してきている場合は敗血症性ショックが疑われ，緊急度・重症度ともに高い。吸気性の呼吸困難に加えて，嚥下痛，流涎_{りゅうぜん}，起坐呼吸などがみられたら，急性喉頭蓋炎などの上気道狭窄をきたす感染症が疑われ，緊急度が高い。意識障害，ショック，呼吸不全，髄膜刺激症候，腹膜刺激症候のいずれかを伴うときは重症度が高い。

3 原因疾患

発熱では，中枢神経系の感染症（脳炎，髄膜炎）や上気道狭窄をきたす感染症の緊急度・重症度が高い。結核は重症度がやや高く，感染防止の観点からも注意を要する。腫瘍は緊急性を欠くが重症度が高い。ただし，既往が判明しないかぎり病院前での判断は難しい。一方，高体温をきたす疾患は緊急度・重症度ともに高いものが多い。

現場活動

1 観察

バイタルサイン，意識状態，SpO₂値の観察が基本となる。疑われる原因に応じた観察も必要であり，肺野の聴診，腹部の観察，皮膚の観察などを行う。体温上昇の原因はすぐにはわからないことも多いので，原因の判断にあまり時間をかける必要はない。

2 処 置

1) 体温管理

悪寒・戦慄が続く発熱途上の傷病者には毛布をかけて保温する。悪寒・戦慄が終息し皮膚が赤みを帯びて発汗が始まったら，毛布や衣服を除いて放熱を助ける。発熱で体温が上がりきらないうちに冷却すると，激しいシバリングと不快感をきたす。

著しい高体温に対しては，直ちに冷却を開始する。とくに重症熱中症では，迅速かつ強力な冷却の成否が予後に影響する。

2) 心電図モニターの装着

頻脈だけでなく，不整脈と波形の変化にも注意する。シバリングによる基線の揺れを不整脈と見誤らないようにする。

3) 搬送時の注意

原則として，傷病者がもっとも楽な体位を選択する。意識障害やけいれんがある場合は，すぐに気道確保が行える体位とする。

発熱をきたす疾患には，細菌やウイルスによる伝染性の感染症が含まれる。とくに，新型コロナウイルス感染症（COVID-19）に代表される感染力の強い病原体による感染症や，毎年多数の患者が発生している結核には注意する。標準予防策を実施するとともに，判明した検査結果などを後に医療機関から入手する。感染症の疑いがある傷病者の搬送後には，規定に従い救急車内を消毒する。

4) その他

高度の体温上昇や意識障害には酸素を投与する。

3 医療機関選定

病歴や随伴症候から原因が明らかと思われる場合には，それぞれに適した医療機関を選定する。原因が明らかでない高度の体温上昇や，状況から高体温が疑われる場合には，集中治療が可能な医療機関とする。

第 5 章

疾病救急医学

01 神経系疾患

A 総論

1 疫学と救急医療における意義

神経系疾患のうち，脳血管障害は日本人の死因の第4位（2023年）であり，要介護5の状態となる原因の第1位となっている（令和4年国民生活基礎調査）。脳血管障害は循環系疾患とともに緊急度・重症度が高い疾患の一つであり，病院前から医療機関での治療まで一連の流れが重要であり，救急救命士には現場での適切な判断や処置が求められる。

慢性的な進行をきたす変性疾患も多く，それらは，在宅や施設療養中の容態変化や他の急病の合併により救急医療の対象となる。

2 神経系疾患の主要症候

1) 意識障害

神経系疾患によって，脳幹や間脳，大脳半球に重大なあるいは広範な障害が生じると意識障害をきたす。

意識障害が突発し，その程度が強いか，あるいは急激に悪化する場合は重篤であり，緊急度は高い。

詳しくは，第Ⅲ編第4章「1　意識障害」（p.486）を参照されたい。

2) 頭痛

神経系疾患では，激しい頭痛が突発するくも膜下出血をはじめ，脳出血，髄膜炎，脳炎，脳症などが重要である。頭痛では，まずこれらの疾患を念頭に置く。緊急性の低いものとしては，片頭痛，緊張型頭痛，群発頭痛，心因性の頭痛が代表的である。頭痛は緊急度・重症度の判断が求められる重要な症候の一つである。

詳しくは，第Ⅲ編第4章「2　頭痛」（p.491）を参照されたい。

3) けいれん

神経系疾患であっても，けいれんを起こしやすいものとそうでないものがあり，疾患の重症度と必ずしも一致しない。全身性けいれんが持続するときは原因の如何を問わず，可及的速やかにこれを止める必要性があり，緊急性が高い。

けいれんと判別を要する病態に不随意運動があり，主として大脳基底核・錐体外路障害によるものとされている。振戦のほか舞踏運動，アテトーゼ，ジスキネジーなどの不随意運動が知られている。

詳しくは，第Ⅲ編第4章「3　けいれん」（p.496）を参照されたい。

4) 運動麻痺

麻痺という症候は神経系疾患の特徴の一つである。運動麻痺と感覚麻痺があるが，運動麻痺のほうがより重大で特徴的である。四肢や顔面（表情や発音）に現れやすい。

表1	脳ヘルニアを疑う状態
① JCS 300で両側瞳孔散大 ② JCS 200で異常肢位(除脳・除皮質肢位) ③ JCS Ⅱ桁以上で瞳孔異常(瞳孔不同)を伴う ④ GCS 合計点が8以下で瞳孔異常を伴う

典型的には，大脳の疾患では片麻痺(病巣と反対側の上下肢の運動麻痺)を，脊髄の疾患では対麻痺(ある高さ以下の両側性麻痺)，神経叢や末梢神経の障害では単麻痺(一側の上肢または下肢の麻痺)を起こす。

詳しくは，第Ⅲ編第4章「4　運動麻痺」(p.502)を参照されたい。

5)　感覚障害

神経系疾患では感覚障害(感覚麻痺とも表現される)も発生するが，その程度，部位あるいは範囲は運動麻痺ほど明確でないことが多い。通常，表在感覚(皮膚の触覚，痛覚，温度覚など)の障害の有無や程度を調べる。感覚鈍麻(麻痺)のほか異常感覚，感覚過敏としてみられることもある。

傷病者はしばしば「しびれ」として訴えるが，しびれは運動障害をさしている場合もある。

6)　構音障害

構音障害は言葉を理解していても正確に発音できない(明瞭な言葉にならない)状態で，発音(構音)にかかわる器官自体，またはそれに関与する神経や筋肉の障害に起因するものである。原因は，脳や脳神経の障害による運動麻痺，運動失調のほか，発声に関する口腔，舌，咽頭，喉頭などの障害など多岐にわたる。脳血管障害ではいわゆる呂律が回らない状態がみられることが多い。時に失語や意識障害との区別が必要となる。

7)　複　視

複視とは，1つの物体が2つの像として見えることをいう。視力と視野は通常保たれる。複視は，片眼で見たときにも症状がある単眼複視と，両眼で見たときに症状がある両眼複視に分類される。両眼複視は，片方の眼を閉じれば消失するが，単眼複視では消失しない。両眼複視は，脳幹，脳神経，外眼筋，眼窩などの異常によって，両眼を同じ方向に向けることができない場合に生じる。このとき他覚的には斜視が認められる。脳幹，脳神経の異常をきたす神経系疾患では，両眼複視が重要である。

3　基本的対応

1)　緊急度・重症度の判断

バイタルサインは緊急度・重症度の判断において，もっとも重要な情報である。意識レベルについてはJCS 100以上(瞳孔異常がみられるときは30以上)，GCS 合計点8以下，短時間で意識レベルが急に低下する場合も重症である。

重症のくも膜下出血や脳幹出血は，突然の心停止の原因となることがあるため注意する。また，瞳孔不同，除脳肢位，異常な呼吸様式など，脳ヘルニアの徴候を認めるときは緊急度が高い(表1，第Ⅲ編第3章「4　重症脳障害」p.470参照)。

2)　処置と搬送

急性の脳疾患では，二次的な脳障害を最小限にするために，適切な換気と酸素化を目的とした呼吸管理，および頭蓋内圧の降下を念頭に置いた体位管理を行う。

意識障害がある場合には，気道の確保と嘔吐への対策をとる。嘔吐による誤嚥の危険があれば，仰臥位よりも回復体位をとらせる。換気が不十分な場合や，酸素投与下でも酸素飽和度が不十分なときは，バッグ・バルブ・マスクによる補助換気を行う。けいれんによって外傷を受けないよう配慮する。痛みによって姿勢に制限がある場合，本人が安楽な体位を優先する。

脳ヘルニアの徴候や血圧の異常な上昇を認める場合は頭蓋内圧亢進を疑い，頭部高位(セミファウラー位)などで搬送する。

慢性的な神経疾患の傷病者は，長期臥床や神経障害による廃用性萎縮，栄養不良，衰弱などをきたしていることがあり，軽微な外力で，皮膚損傷，骨折，皮下出血などを起こすため注意を要する。

3)　医療機関選定

急激な高度意識障害では，頭部CTや緊急手術が可能な救命救急センターや基幹病院へ搬送する。顔面のゆがみ，構音障害，片麻痺など局所神経症状がある場合は，脳血管障害を想定し，地域の脳卒中医療連携システムに基づき，急性期治療が可能な医療機関へ搬送する。慢性進行性の神経疾患は，かかりつけ医や治療歴のある医療機関を選定する。

4)　情報収集

発症から治療開始までの時間が転帰に与える影響は大きく，急性期治療の適応と安全性に関与するため，発症時刻あるいは健常であったことが確認されている最終時間を明らかにするように努める。基礎疾患，抗血栓薬などの治療状況は急性期治療の方針や内容を左右するため，病歴や内服薬に関する情報も重要である。

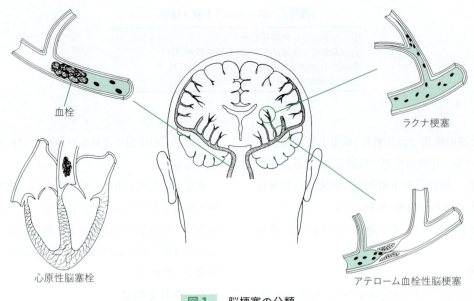

血栓

心原性脳塞栓

ラクナ梗塞

アテローム血栓性脳梗塞

図1 脳梗塞の分類

B 脳血管障害と脳卒中

1 概 要

　脳血管障害とは，脳に血液を灌流させる動脈あるいは静脈系の異常が原因で生じる病変の総称であり，慢性的な疾患や無症候のものも含む。脳血管障害のうち，急激に発症するものが脳卒中であり，脳梗塞，脳出血，くも膜下出血がその代表である。わが国では脳卒中による死亡のうち，脳梗塞が約55〜60％，脳出血が約30％，くも膜下出血が約10％を占める。

　症候は，出血または梗塞により破壊・圧迫された脳局所の障害による各種神経症状と，頭痛，嘔吐，けいれん，意識障害などの頭蓋内圧亢進症候や髄膜刺激症候からなる。

2 脳梗塞

1）概 念

　脳梗塞とは，脳血管の狭窄や閉塞によりその血管の支配領域に虚血を生じ，脳組織が壊死あるいはそれに近い状態になることをいう。わが国では，年間約6万人が死亡する。

2）分類・病因

　脳梗塞は，アテローム血栓性脳梗塞，心原性脳塞栓，ラクナ梗塞，その他の脳梗塞の4つに分類される（**図1**）。前三者がそれぞれ3割程度を占めるが，高齢化に伴い心原性脳塞栓が増加傾向にあり，ラクナ梗塞は減少傾向にある。

（1）アテローム血栓性脳梗塞

　動脈硬化に伴うアテローム（粥腫）が関与し，血管が閉塞あるいは狭窄することで生じる。高血圧症，糖尿病，脂質異常症，喫煙，肥満などが危険因子である。発症には3つのメカニズムがある。

　1つ目は，アテローム性プラークが破綻し，そこに血小板が凝集し血栓を形成して動脈が閉塞・狭窄する場合である。これは内頸動脈や椎骨動脈，またはその分枝である主要血管に多くみられる。血栓形成が急激であれば心原性脳塞栓と同様に突然発症となる。

　2つ目は，アテロームの緩徐な成長による血管閉塞あるいは高度狭窄があり，これに血圧低下などの血流低下が加わることで，血管支配領域の境界部に梗塞を生じるものである。内頸動脈や中大脳動脈に多く発生し，前大脳動脈領域と中大脳動脈領域の境界部分，または中大脳動脈領域と後大脳動脈領域の境界部分に梗塞が生じる。ただし，血管狭窄が緩徐に進行するため側副血行路が形成され，そのため症状の出現も緩やかである。

　3つ目は，内頸動脈や椎骨動脈のアテローム血栓が剝がれ，血流に乗って末梢血管に詰まり梗塞を発症するものである。アテローム血栓性塞栓と呼ばれ，心原性脳塞栓と同様に突然発症する。

（2）心原性脳塞栓

　心臓内で形成された血栓が何らかのきっかけで遊離し，動脈血流に乗って脳血管を突然閉塞することによって生じる。脳血管の動脈硬化やアテロームとは直接関係しない。

　血栓の原因としては，非弁膜症性心房細動が約半数を占め，ほかには急性心筋梗塞，人工弁置換術後，リウマチ性心疾患，感染性心内膜炎，心筋症，心臓腫瘍などが

ある。

心原性脳塞栓は，突然発症し短時間で症状が完成するため，症状は脳出血に似る。

⑶ ラクナ梗塞

ラクナ梗塞は，脳の深部を灌流する穿通枝と呼ばれる細い動脈が閉塞することにより，大脳深部，脳幹，小脳などに小さな梗塞を生じる。病変の部位に応じて，無症状，感覚障害のない片麻痺，運動麻痺のない半身の感覚障害，構音障害，失調などの多彩な症状を呈する。意識障害はない。危険因子としては高血圧，糖尿病，喫煙，脂質異常症などがある。

⑷ その他の梗塞

脳動脈解離，脳静脈・静脈洞血栓症による静脈還流障害，血管炎，血液凝固異常によるものなどがある。

3) 症 候

内頸動脈系の閉塞では，片麻痺や半身の感覚障害，共同偏視などが生じる。優位半球の障害では失語，非優位半球では半側空間無視，ある種の失行などが生じる。視放線に障害が及ぶと同名半盲を認める場合がある。

椎骨脳底動脈系の閉塞では，めまい，悪心・嘔吐，脱力，しびれ，小脳失調などが生じる。

急激な意識レベルの低下は脳幹梗塞や広範な大脳皮質の梗塞でみられる。大脳半球の大部分を巻き込む広範囲の脳梗塞では，著しい血圧上昇や頭蓋内圧亢進，脳ヘルニアの徴候は脳梗塞発症の直後ではなく，梗塞が進行して脳浮腫が強くなる時期にみられる。

4) 予 後

脳梗塞の予後は病型により異なり，ラクナ梗塞では比較的良好であるが，心原性脳塞栓症では不良である。生存退院例の約35％は日常生活に復帰するが，約半数は介護を要し，約30％は5年以内に再発する。このように後遺症を残す例が多く，長期療養・介護による社会的負担が大きい。

3 一過性脳虚血発作（TIA）

1) 概 念

一過性脳虚血発作（TIA）は，局所的な脳血流障害により運動麻痺，感覚障害，失語などの局所神経症状が出現し，24時間以内（多くは数分〜数十分）に完全に消失する病態である。画像診断では脳梗塞などの所見を認めない。失神とは病態が異なり，意識障害が生じるのはまれである。

脳梗塞の前兆として重要であり，放置すると3カ月以内に15〜20％で脳梗塞を発症し，そのうち約半数は48時間以内に生じる。ただし，一過性脳虚血発作と脳梗塞の区別は必ずしも明確でない。

2) 病 態

一過性脳虚血発作の発症機序は，主に2つの動脈硬化性変化に基づく。

塞栓性機序では，心房内，頸部・頭蓋内動脈に生じた血栓が遊離し，末梢の脳血管を閉塞する。血栓が速やかに溶解し血流が再開すれば一過性脳虚血発作となる。血栓が溶解せず閉塞が持続し，脳組織が壊死すれば脳梗塞に至る。

一方，血行力学性機序では，動脈硬化により脳動脈が狭窄している場合に血圧低下が生じると，局所脳血流が減少し症状が出現する。

3) 症 候

脳梗塞と同様に一過性の虚血を生じる領域に応じて，さまざまな症状が出現するが，意識障害を伴うことはまれである。他の神経症状を伴わない一過性の意識消失は，一過性脳虚血発作ではない。

4 脳出血

1) 疫 学

脳内出血ともいい，脳実質内への出血による血腫形成をさす。かつては脳卒中による死亡の大半を占めたが，その後減少し，近年は死亡数に大きな変化がない。脳出血の発症危険因子には，高血圧（とくに収縮期），加齢，喫煙，過度の飲酒，慢性腎疾患，動脈硬化症などがある。出血の好発部位は，被殻（全体の約30％），視床（約30％），皮質下（約20％），小脳（約10％），脳幹（約10％）である（図2）。

2) 原 因

高血圧性脳出血と非高血圧性脳出血とに大別される。脳出血の大部分は高血圧が原因であり，動脈硬化により直径150µm前後の細動脈に生じた微小動脈瘤が，血圧上昇で破綻するためと考えられている。寒冷，肉体的あるいは精神的ストレスなどが引き金となることもある。

高血圧以外で脳出血を起こす原因としては，脳動静脈奇形，脳腫瘍，もやもや病，脳内での脳動脈瘤破裂などがあげられる。白血病などの血液疾患や肝不全などによる出血傾向，また抗血栓療法も原因となる。高齢者では，脳アミロイド血管症による脳出血が高血圧性脳出血に次いで2番目に多く，皮質下出血をきたし，再発を繰り返す傾向がある。

3) 部位と症候（表2）

一般的な症候として，頭痛，悪心・嘔吐，運動麻痺などの頻度が高い。大きな血腫では意識障害を生じ，頭蓋内圧亢進からクッシング徴候，過換気その他の呼吸異常，瞳孔不同と対光反射鈍麻をきたし，除皮質肢位または除脳肢位を認めることもある。

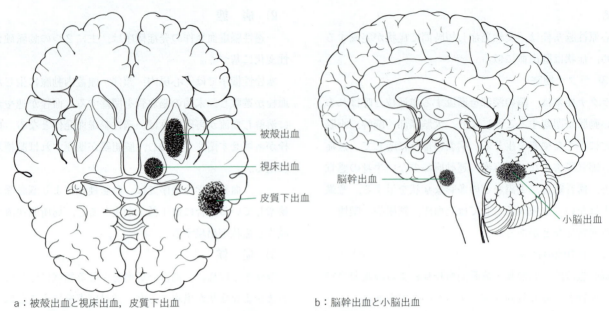

a：被殻出血と視床出血，皮質下出血　　　　　　b：脳幹出血と小脳出血

図2 脳出血の好発部位

表2 脳出血の部位と主な症状

症候 ＼ 部位	被殻出血	視床出血	皮質下出血	小脳出血	脳幹（橋）出血
意　識	血腫大のとき障害	血腫大のとき障害	血腫大のとき障害	血腫大のとき障害	障害
麻　痺	血腫と反対側片麻痺	血腫と反対側片麻痺	部位により反対側片麻痺	なし	四肢麻痺
感覚障害	あり（＋）	あり（＋＋）	部位により（＋）	なし	あり
瞳孔の大きさ	正常（脳ヘルニアで病側散大）	小（しばしば病側が小さいホルネル症候群）	正常（脳ヘルニアで病側散大）	正常	縮小（ピンポイント）
対光反射	＋	－	＋	＋	＋〜－
眼球位置	共同偏視（病巣側へ）	下方共同偏視	共同偏視（病巣側へ）		正中固定
その他			後頭葉：同名半盲 左側頭葉：失語 頭頂葉：失認，失行	めまい，頭痛，嘔吐，病側上下肢失調，歩行不能	過高熱 脳神経麻痺

典型例を示したものであり，必ずしもすべての例でみられるわけではない

出血の部位によっても特徴的な症状を呈する。

(1) 被殻出血

　出血した脳の対側に片麻痺と感覚鈍麻がみられ，バビンスキー反射が出現する。対側の顔面神経や舌下神経など脳神経の運動神経麻痺も伴い，顔の歪み，構音障害や舌の偏位もみられる。優位半球の出血では失語症，非優位半球の出血では失行・失認などがみられる。血腫が増大すれば意識障害を伴い，病変をにらむ方向への共同偏視がみられる。

(2) 視床出血

　運動麻痺は比較的軽度で，感覚障害がより強く，対側上下肢のしびれや痛みを訴えることが多い。脳室に穿破

して急性水頭症を起こすこともある。血腫が増大すると，脳幹にも障害が及び意識障害をきたす。交感神経線維が障害されて，同側の縮瞳，眼裂狭小，顔面発汗低下からなるホルネル症候群を認めることもある。血腫が中脳に進展すると，眼球の両側下内方偏位（視床の眼）を示し，上丘が障害されると上方注視麻痺（パリノー症候群）をきたす。

(3) 皮質下出血

　出血した脳の場所により多彩な症状がみられる。運動野であれば対側の片麻痺が，感覚野であれば対側の感覚障害がみられる。そのほか，出血部位に応じて共同偏視，運動性失語，感覚性失語，同名半盲などがみられる。け

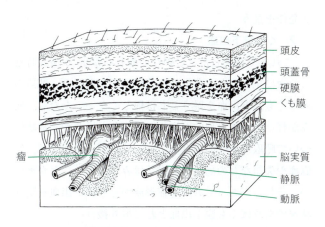

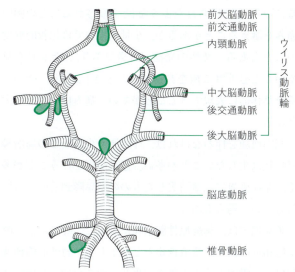

図4　脳動脈瘤の好発部位（脳底部ウイリス動脈輪とその周辺）

図3　くも膜下腔と脳血管

脳表の断面を示す。外表面から順に，頭皮，帽状腱膜，頭蓋骨，硬膜，くも膜，くも膜下腔，軟膜，脳実質があり，脳表の動静脈はくも膜下腔を走行する。くも膜下腔で動脈瘤が破裂し，くも膜下腔に出血する病気がくも膜下出血である

いれんを合併しやすい。

(4) 小脳出血

激しい後頭部痛，強い悪心・嘔吐とめまいで発症し，体幹の動揺，歩行障害など失調症状がみられるが運動麻痺はない。水平眼振がみられることもある。出血が増大すると直接脳幹を圧迫し，急激に高度な意識障害をきたし，呼吸停止に至ることもある。

(5) 脳幹(橋)出血

橋出血が脳幹出血の大部分を占める。血腫が大きい場合は急激な意識障害，四肢麻痺，交感神経の障害による両側の高度縮瞳，眼球の正中固定，呼吸異常，高体温などを呈する。周期性眼球垂直運動（眼球が急速に下転し，その後ゆっくりと元の位置に戻る）がみられることがある。

4) 予　後

血腫が大きく，意識障害が重症である場合の生命予後は不良である。被殻出血や視床出血では片麻痺が残りやすく，機能予後が問題となる。橋出血の昏睡例は予後不良であり，意識障害が遷延する例では誤嚥性肺炎などさまざまな合併症が起こる。

5　くも膜下出血

1) 概　念

脳表の血管はくも膜と軟膜の間（くも膜下腔）を走行する（図3）。この血管が破綻すると，出血がくも膜下腔に広がりくも膜下出血となる。

2) 疫　学

くも膜下出血の発症率は人口10万人当たり年間約20人である。あらゆる年齢で起こり得るが，50～60歳台に好発し，女性に多い。危険因子は喫煙，高血圧，過度の飲酒などである。

3) 原　因

外傷性を除く，特発性くも膜下出血の約80％は脳動脈瘤の破裂による。そのほか，脳動脈解離，脳動静脈奇形の破裂などがある。脳動脈瘤は動脈壁の先天的に弱い部分が血圧により膨隆して形成されると考えられており，ウイリス動脈輪の分岐部に好発する。前交通動脈，内頸動脈-後交通動脈分岐部，中大脳動脈の分岐部，椎骨動脈や脳底動脈の分岐部が好発部位である（図4）。

4) 病　態

脳動脈瘤が破裂して出血を起こすと，血液はくも膜下腔に広がり髄膜刺激症候を引き起こす。また，頭蓋内圧が上昇する。その結果，頭痛や悪心・嘔吐が出現する。くも膜下出血時，脳血流障害をきたすことがあり，その程度により軽度の意識障害から昏睡状態，呼吸停止まで多様な病態を示す。脳血流障害は必ずしも頭蓋内圧亢進によるものではなく，メカニズムが不明の部分も多い。脳脊髄液の流れが障害されて急性水頭症を合併すると，頭蓋内圧亢進症候は増悪する。

出血は破裂部にできた血栓で一時的に止まるが，根治的治療が実施されなければ2週間以内に約20％で再出血が起こる。再出血は発症後24時間以内，とくに6時間以内に多く，血圧上昇などが誘因となる。再出血例の予後は不良である。

また，発症時のストレス反応により心筋障害や神経原性肺水腫を合併することもある。不整脈やST-T異常などの心電図変化は約半数にみられ，心室細動などの致死性不整脈が病院前死亡の原因の一つとなる。

5) 症　候

主症状は，突然発症する「これまで経験したことのない激しい頭痛」であり，悪心・嘔吐を伴うことが多い。

時に「バットで殴られたような」と表現されるほどの強い痛みを訴えることがあるが，少量の出血では比較的軽度のこともある。突然の発症が特徴であり，「テレビを見ていたとき」「晩ご飯を食べていたとき」などと，その一瞬を具体的に表現できることが多い。痛みは一瞬で最大となる。

脳内血腫を伴わなければ，片麻痺や失語などの局所神経症状は生じないことが多い。意識障害を伴うことが多く，発症直後に意識消失したものの救急隊到着時には回復している場合もある。

重症例では，神経原性肺水腫によって，呼吸困難，酸素飽和度の低下，漿液性痰などが生じる。急性心筋梗塞類似の心電図変化や不整脈が生じ，たこつぼ心筋症による心不全の症状が出現する場合もある。頭蓋内圧亢進によるクッシング徴候（徐脈と高血圧）が生じることも多い。発症直後の心肺停止に至る場合がある。髄膜刺激症候として出現する項部硬直は，発症直後にはみられず，発症6〜24時間後から出現し，数日後に顕著となる。

6）予後

予後は不良なことが多く，破裂脳動脈瘤によるくも膜下出血の場合，病院前死亡が約10％であり，約35％が発症8時間以内に死亡する。障害なく社会復帰するものが約3割とされる。予後に関係する因子として初診時の意識レベルが重要であり，悪い例では予後不良となることが多い。

6 脳卒中に対する現場対応

1）脳卒中の判断

典型的な症状がある場合には脳卒中を疑うことは難しくない。ただ，典型的な症状を呈さない場合や，症状を聴取できない場合も多い。

症状から，脳梗塞・脳出血とくも膜下出血を区別できる場合もあるが，脳梗塞と脳出血の鑑別は，頭部CTなど画像検査を行わないかぎり多くの場合困難である。

(1) 脳梗塞・脳出血

顔面のゆがみ，片麻痺，構音障害などがあれば脳卒中，なかでも脳梗塞，脳出血を疑い，シンシナティ病院前脳卒中スケール（CPSS，p.329，表4参照）などを用いて脳卒中の可能性を評価する。ただし，生理学的評価で緊急性がある場合はその対応を優先する。脳卒中の可能性が高ければ，「消防庁 脳主幹動脈閉塞による脳卒中観察基準」（ELVOスクリーン，p.329，図10参照）などを用いて，脳主幹動脈閉塞による脳卒中の可能性の高低について評価する。

顔面のゆがみ，片麻痺，構音障害などが生じていたものの，現場到着時にはそれが消失していれば一過性脳虚血発作を疑う。

(2) くも膜下出血

「これまで経験したことのない激しい頭痛」がある時刻に急激に生じたなど典型的な発症形態があれば，問診のみでくも膜下出血を疑うことは難しくない。ただし，痛みが軽いなど非典型的な痛みで発症した場合や，症状について聴取できない場合もある。くも膜下出血では，片麻痺や失語などの局所神経症状はみられないことが多いが，それらがあっても，発症形態がくも膜下出血を疑う状況であればくも膜下出血として取り扱う。

2）現場対応

(1) 気道と呼吸管理

意識障害がある場合，舌根沈下を生じやすい。用手やエアウエイを用いて気道を確保する。くも膜下出血や頭蓋内圧亢進が疑われる状況では，エアウエイよりも痛みの少ない用手的な方法を優先する。

気道確保後にも酸素飽和度が低値にとどまる場合，酸素投与を行う。95％程度未満が酸素投与の目安であり，90％以下では酸素投与が必須である。脳卒中であっても酸素飽和度が低値でなければ酸素投与は必須ではなく，酸素投与する場合でも100％を目指す必要はない。

換気量が不十分であれば，補助換気を行う。陽圧換気は頭蓋内圧を上昇させるが，低酸素・高二酸化炭素血症への対処がより重要であり，1回換気量や気道内圧を管理しながらバッグ・バルブ・マスクを用い換気する。

脳卒中では嘔吐のリスクが高く，即応できるよう膿盆，吸引器，ガーゼを用意する。口腔内の吸引は，嘔吐を誘発しないよう慎重に行う。

(2) 体位と頭蓋内圧の管理

体位は仰臥位での管理が基本となるが，意識障害があり嘔吐の危険があれば，回復体位も選択肢となる。回復体位の場合，麻痺があれば麻痺側を上にする。

頭蓋内圧亢進や脳ヘルニアが疑われるときは頸部を中間位に保ち，頭部高位（セミファウラー位）などの体位をとる。頭部の回旋，頸部の屈曲・圧迫，ネックカラーの装着などにより頭蓋内圧は上昇する。これらはできるだけ避ける。

(3) 安静と保温，継続観察

不安や興奮で指示に応じない場合も多いが，できるだけ安静を保つ。痛み刺激や急激な温度変化は血圧を変動させるためできるだけ避け，冬季の保温など適切な温度管理を行う。

一過性意識消失も含め脳血管疾患では，短時間で症状・病態が変化するため継続観察が重要である。心電図モニターを装着し，致死性不整脈などの出現に留意する。

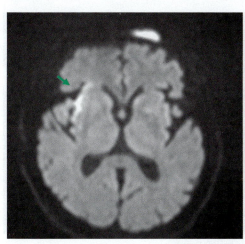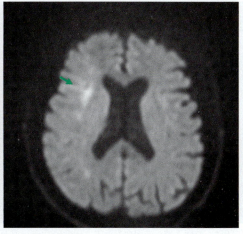

図5　脳梗塞の MRI 画像の例

CT の直後に撮像された MRI 拡散強調画像。脳梗塞のために高信号になっている（矢印）

⑷　脳梗塞・脳卒中への特別な対応

片麻痺は低血糖でも生じ得るがまれである。まずは脳卒中を疑い迅速に活動する。地域のプロトコールに適応する場合には，搬送途上で血糖測定の実施を考慮する。

心房細動の有無を心電図モニターで確認する。

⑸　くも膜下出血への特別な対応

くも膜下出血を疑えば，再出血防止が活動の主目標となる。嘔吐，疼痛，興奮などによる血圧上昇が再出血の要因であり，これらを回避する。瞳孔観察の際のペンライトによる光刺激も避けるべきとの考えもあるが，JCS 2桁と3桁の区分や脳ヘルニアの進行評価では実施することもやむを得ない。痛み刺激となる項部硬直の確認は不要である。

神経原性肺水腫により，気道からの漿液性痰の排出や低酸素血症が生じる場合があることに留意する。

再破裂による急激な意識レベルの低下や心室細動などの致死性不整脈，突然の心停止に備える。心電図モニターは必須である。

3）発症時刻，最終健常時刻などの確認

脳梗塞の超急性期治療として，血栓溶解療法（t-PA療法，発症後4.5時間以内）と機械的血栓回収療法（発症後概ね8時間以内）がある。これらは発症から治療開始までの時間的な制限が厳しく，発症時刻の確認が重要となる。本人や関係者から，症状がいつ生じたのか要領よく聴取する。それらが明らかでない場合は，健常であったことが目撃された最終時刻（最終健常時刻）を確認する。

症状が消失し一過性脳虚血発作と判断される場合も，症状の出現時刻，改善時刻，発症様式などを聴取する。

4）搬送先の選定

脳卒中，なかでも脳梗塞・脳出血の可能性が高ければ，血栓溶解療法が可能な医療機関を選定する。血栓溶解療法が常時可能な医療機関は，「一次脳卒中センター」とし

て日本脳卒中学会が認定している。脳主幹動脈閉塞による脳卒中観察基準の6項目のうち，2項目または3項目以上を満たす場合，機械的血栓回収療法が実施できる医療機関を選定する（詳細は p.329，図10参照）。治療開始までの時間が短いほど良好な転帰が期待できるため，血栓溶解療法や機械的血栓回収療法などの決定的治療が可能な医療機関にできるだけ直接搬送する（ストロークバイパス）。

症状が消失し一過性脳虚血発作の可能性が高いと判断した場合，脳卒中の専門診療が可能な医療機関を選定する。くも膜下出血の可能性が高いと判断した場合は，脳神経外科の診療が可能な医療機関を選定する。

5）迅速な活動と受け入れ医療機関との連携

脳卒中は種類を問わず，発症から治療開始までの時間短縮が重要である。発症時刻（最終健常時刻），既往歴，内服薬（とくに抗血栓薬）の情報を収集し，病院到着前に医療機関へ伝達することで医療機関での診療の円滑化が期待できる。

7　脳卒中に対する医療機関での診療

1）診　断

脳卒中の専門診療が可能な医療機関や救命救急センターなどでは，脳卒中を疑う患者に対し，全身状態の評価，神経学的評価，画像検査を行う。意識障害が高度な場合は，同時に気道確保や呼吸管理を行う。

脳卒中の神経学的重症度の客観的評価には，NIHSS が広く用いられる。NIHSS は，とくに血栓溶解療法（t-PA療法）の適応判断と経過観察に用いられる。

画像検査は，頭部 CT が中心で，発症数時間以内の超急性期には MRI（**図5**）も用いられる。頭部 CT や MRI により，脳梗塞，脳出血，くも膜下出血（**図6**）が鑑別できる。造影 CT では病変となる脳動脈も同定できる場合

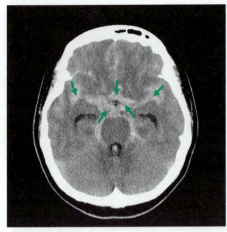
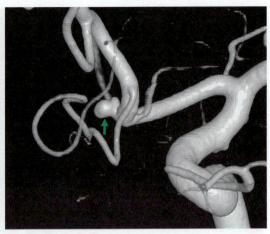

矢印はくも膜下腔への出血を示す　　　　　矢印は動脈瘤を示す

図6　くも膜下出血の CT 像

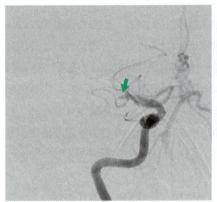
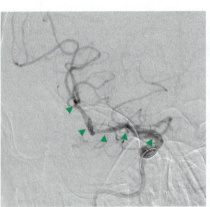
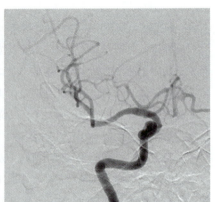

a：閉塞部位　　　　　　　　　　b：ステント型血栓除去デバイス　　　　c：血栓除去後
　　　　　　　　　　　　　　　　デバイスを留置して（矢頭），血流が部分的に
　　　　　　　　　　　　　　　　再開通

図7　早期の血栓回収療法による閉塞血管の再開通

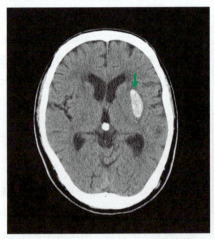
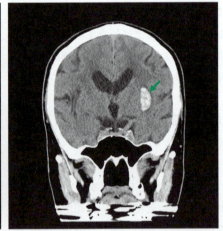

図8　脳出血の CT 像

矢印は脳出血を示す

が多い。

2）治　療

　脳梗塞では，発症後4.5時間以内の例で，神経学的評価，年齢，既往歴，内服歴などから血栓溶解療法の適応を判断する。主幹動脈閉塞による脳梗塞では，8時間以内で

あれば機械的血栓回収療法の適応を判断する（図7）。

　脳出血（図8）では，出血増大の防止のため，積極的な血圧の降圧を行う。頭蓋内圧の減圧のため血腫除去術など脳外科手術を行う場合もある。

　くも膜下出血（図6）では，脳動脈瘤の破裂部位の再出

血(再破裂)予防のため厳重な鎮静・鎮痛と血圧管理を開始し，再出血を防ぐための根本的治療として開頭手術による破裂部位のクリッピング術や，血管内治療による脳動脈瘤のコイル塞栓術を行う。

脳卒中では，半麻痺などの後遺症が残ることが多く，急性期からリハビリテーションを開始する。

C　中枢神経系の感染症

1 髄膜炎

1) 病態・原因

髄膜炎とは，髄膜(とくにくも膜と軟膜)およびくも膜下腔に炎症が生じた状態をいう。原因の多くはウイルス，細菌，真菌，結核などによる感染症である。非感染性の原因としては，がんや薬剤などがある。

細菌性髄膜炎の感染経路としては，中耳炎や副鼻腔炎などから直接波及する場合と，遠隔部位から血行性に波及する場合がある。起炎菌としてはインフルエンザ菌，髄膜炎菌，肺炎球菌が代表的である。ウイルス性髄膜炎の多くはエンテロウイルスによるものであり，感冒(かぜ症候群)が先行することも多い。結核性髄膜炎は亜急性で，脳神経麻痺をきたしやすい。真菌性髄膜炎は免疫機能が低下している場合に多く，やはり亜急性の経過をたどる。

2) 症候

発熱，頭痛，悪心・嘔吐，けいれん，羞明で発症することが多い。発熱などの感冒様症状が先行することもある。頭痛は非拍動性で激しく，時間～日単位で増悪する。くも膜下出血では発症時刻が具体的であるのに対し，髄膜炎では「今朝から…」などと漠然としている。項部硬直などの髄膜刺激症候が観察される。

細菌性髄膜炎はより重症で進行も速く，意識障害，けいれん，頭蓋内圧亢進症候などが急激に出現することがある。

ウイルス性髄膜炎は予後良好で，対症療法のみで良好な経過をたどることが多いが，時に髄膜脳炎に進展して意識障害やけいれんを起こす。

3) 対応

細菌性髄膜炎は抗菌薬の投与が遅れると生命にかかわる重症疾患であり，可及的速やかに治療が開始される必要がある。疑いがあれば，専門治療が可能な医療機関を選定し，早急に搬送する必要がある。搬送時には安楽な体位をとらせるが，けいれんや意識障害があれば嘔吐による誤嚥に注意する。

2 脳炎・脳症

1) 概念・原因

脳炎は脳実質の炎症性疾患の総称であり，感染性脳炎ではウイルス性脳炎が多い。単純ヘルペス脳炎は頻度が高く，重症である。死亡率は20%前後と高く，後遺症を含めた予後不良例は半数を占める。そのほかの感染性脳炎の原因として，細菌性，結核性，真菌性，原虫性などがある。髄膜炎を伴うこともある。

脳炎と同様の症状がみられるが，脳実質に炎症がない場合を脳症といい，病態は感染症ではなく，脳浮腫が主体である。インフルエンザ脳症，肝性脳症，ウェルニッケ脳症，糖尿病ケトアシドーシスに伴う脳症，熱中症に伴う脳症，低酸素脳症，高血圧性脳症などがある。現場で脳炎との区別は困難である。

2) 症候

脳炎では，頭痛，発熱，悪心・嘔吐，髄膜刺激症候などの髄膜炎様症候に加えて，意識障害，けいれん，運動麻痺，失語，精神症状(幻覚，異常行動)など，脳実質障害による神経局在症候を呈する。脳症では，原因疾患に応じた症候に加え，脳炎と同様の症候がみられる。

3) 対応

けいれんの出現を想定し，気道確保や誤嚥の予防を心がけて搬送する。ヘルペス脳炎は病原体特異性をもった抗ウイルス薬による治療が可能である。治療が遅れると転帰不良となるため，脳炎を疑わせる症候を認め，初発のけいれんを生じている傷病者は，早期に専門的な治療が可能な医療機関に搬送する。

D　末梢神経疾患

末梢神経障害を総称して，ニューロパチーと呼ぶ。末梢神経には，運動神経，感覚神経，自律神経が混在しており，いずれの障害も起こるが，どの神経が優位に障害されるかは，疾患によってさまざまである。発症様式は，急性，亜急性，慢性に分類され，その原因も，外傷性，免疫性，代謝性，中毒性，遺伝性，炎症性，感染性など，さまざまである。

以下，代表的なニューロパチーについて記載する。

1 ギラン・バレー症候群(免疫介在性ニューロパチー)

1) 概念・原因

末梢神経の構成成分に対する自己免疫の機序で発症する，急性の多発神経炎である。感染症を契機に産生された抗体によって末梢神経障害を生じるものと考えられているが，先行する感染症が明らかでないこともある。

末梢神経の障害は，髄鞘が障害される脱髄型と，軸索が障害される軸索型，両者の混合型があり，軸索型では障害を残しやすいといわれる。

先行する感染としてカンピロバクター，EBウイルス，サイトメガロウイルス，マイコプラズマなどによるものがある。カンピロバクターは胃腸炎症状，EBウイルス，サイトメガロウイルス，マイコプラズマは感冒様症状を呈する。

2）症　候

先行する急性感染症の1〜3週後に発症し，日〜週単位で進行する末梢運動神経障害が主である。典型的には両側の下肢筋力低下で始まり，体幹から上肢へと弛緩性麻痺が左右対称性に上行していく。時に左右非対称や上肢から症状が出現する非典型例もみられる。四肢の麻痺は遠位筋でより強く現れる。重症例では呼吸筋麻痺も生じて，人工呼吸管理が必要になる。意識は障害されない。

眼球運動障害，顔面神経麻痺，構音障害，嚥下障害などの脳神経症状を伴うこともある。手袋靴下型の異常感覚も高頻度でみられるが，運動麻痺と比較して軽度であることが多い。血圧異常（異常高血圧，低血圧，急激な変動）や脈拍異常（徐脈，頻脈）などの自律神経障害を認めることもあるが，生命の危険は少ない。

3）対　応

換気が不十分なときは補助換気を行う。自律神経障害により体位変換で急激に血圧が変動して失神発作を起こすことがあるので注意する。脳神経内科など専門治療が可能な医療機関に搬送する。

② 糖尿病性ニューロパチー

内因性の末梢神経障害の原因としては，糖尿病によるものがもっとも多い。糖尿病性ニューロパチーは，糖代謝の異常による脱髄や微小血管障害による虚血などにより，通常は多発性に末梢神経が障害され発症する。左右対称性の四肢末梢のしびれや感覚鈍麻，自律神経の障害などを生じ，無痛性心筋梗塞，神経因性膀胱，糖尿病性潰瘍などの原因にもなるが，運動障害は少ない。

E　その他の神経系疾患

① てんかん

1）概　念

てんかんは，「てんかん性発作を引き起こす持続性素因を特徴とする脳の障害」であり，「慢性の脳の病気で，大脳の神経細胞が過剰に興奮するために，脳の発作性の症状が反復性に起こる」，また「発作は突然に起こり，普通とは異なる身体症状や意識，運動および感覚の変化などが生じる」ものと定義されている。

てんかん発作の症候は多彩であり，けいれんに代表される運動症状のほかにも，知覚症状，自律神経症状，精神症状，意識障害などがあり，このいずれかあるいは複数を伴って生じる。

したがって，けいれんとてんかんは同義ではなく，けいれんのないてんかん発作もあり，けいれんがあっても急性で反復しないものはてんかんとはいえない。

2）てんかん分類と症候

2017年に国際抗てんかん連盟（ILAE）はてんかん分類を改訂し，わが国においてもこの分類を日本語訳している。発作は図9のように分類される。

（1）焦点起始発作

身体の一部から発作が始まるもので，意識障害を伴わないもの（焦点意識保持発作）と意識障害を伴うもの（焦点意識減損発作）に分けられる。それぞれに脱力発作や間代発作，強直発作，自動症発作（舌打ち，舌なめずり，唇を噛む，つばを飲み込む，顔をなで回す，目的もなく戸を開けたり叩いたりする，家の中を歩き回るなどの動作を繰り返す）のように運動発作を呈するもの（焦点運動起始発作）と，知覚発作（身体の一部の異常知覚）や自律神経発作（心窩部不快感，悪心，頭痛，腹痛など），情動発作〔恐怖・不安，既視感（デジャヴュ），未視感（ジャメヴュ）など〕のように非運動発作を呈するもの（焦点非運動起始発作）がある。焦点起始両側強直間代発作は伝播形式を表したものである。

（2）全般起始発作

全身の広範囲に症状が発現するもので，全般運動発作と全般非運動発作（欠神発作）に分けられる。

全般運動発作には強直間代発作，間代発作，強直発作，ミオクロニー発作，脱力発作などがあり，全般非運動発作（欠神発作）には定型欠神発作，ミオクロニー欠神発作などがある。強直間代発作はてんかん発作の代表的なものである。ミオクロニー発作は急に両上下肢や顔面の筋肉が短時間収縮する発作であり，脱力発作は急に全身の筋肉に脱力が生じて転倒する発作である。欠神発作は10秒以下の持続時間で急に意識を失い，行動を停止する発作である。

（3）起始不明発作

発作が身体の一部から始まったのか，全身で始まったのか観察できなかった場合である。また，分類不能の場合もある。

3）病　因

病因には，構造的なものや素因性のものなどがある。構造的病因は神経画像検査で異常があり，それが発作の

焦点起始発作

焦点意識保持発作	焦点意識減損発作

焦点運動起始発作
- 自動症発作
- 脱力発作
- 間代発作
- てんかん性スパズム
- 運動亢進発作
- ミオクロニー発作
- 強直発作

焦点非運動起始発作
- 自律神経発作
- 動作停止発作
- 認知発作
- 情動発作
- 知覚発作

焦点起始両側強直間代発作

全般起始発作

全般運動発作
- 強直間代発作
- 間代発作
- 強直発作
- ミオクロニー発作
- ミオクロニー強直間代発作
- ミオクロニー脱力発作
- 脱力発作
- てんかん性スパズム

全般非運動発作（欠神発作）
- 定型欠神発作
- 非定型欠神発作
- ミオクロニー欠神発作
- 眼瞼ミオクロニー

起始不明発作

起始不明運動発作
- 強直間代発作
- てんかん性スパズム

起始不明非運動発作
- 動作停止発作

分類不能発作

図9　てんかん発作型分類（ILAE 2017年）

〔Operational classification of seizure types by the International League Against Epilepsy：Position Paper of the ILAE Commission for Classification and Terminologyy. Epilepsia 58：522-530, 2017/ILAE COMMISSION REPORT. てんかん研究 37(1)：24-36, 2017. より引用・改変〕

原因の可能性が高いと推測される場合で，脳卒中や外傷，感染のように後天的なものと，大脳皮質形成異常のように遺伝的なものがある。素因性病因は遺伝子異常が直接のてんかんの原因となる場合で，ほとんどの原因遺伝子がいまだ明らかになっていない。感染性病因は感染の結果としててんかんを発症する場合で，神経嚢虫症や結核，HIV，マラリア，トキソプラズマ，サイトメガロウイルス先天性感染などがある。代謝性病因は代謝異常症が直接てんかんの原因となる場合で，ポルフィリン症や尿毒症，アミノ酸代謝異常症などがある。免疫性病因は免疫性疾患が直接てんかんの原因になるもので，自己免疫が関与していると考えられる。病因不明のものも多く存在する。

4）対　応

すでにてんかんの診断で医療機関に通院中であり，かつ症状が完全に消失し，状態が安定している場合はかかりつけ医療機関に搬送する。初発あるいは意識障害を伴う場合は，脳神経内科や脳神経外科などの専門治療が可能な医療機関に搬送する。

2 脳腫瘍

頭蓋内に発生する腫瘍の総称で，原発性と転移性がある。原発性は良性と悪性に分かれる。髄膜腫，神経膠腫（こうしゅ），下垂体腺腫の順に頻度が高い。症状には，腫瘍増大による頭蓋内圧亢進症候（頭痛，悪心（おしん）・嘔吐，うっ血乳頭），腫瘍の存在部位に応じた局所の神経学的症状，けいれん，内分泌症状などがある。頭痛については，起床時にもっとも強い「目覚め型頭痛」が特徴である。慢性的経過をたどることが多いが，けいれん，腫瘍出血などを合併すると急激に意識レベルが低下し，救急搬送の対象となる。

3 変性疾患

神経組織に変性をきたす一群の慢性進行性疾患である。原因が明らかでないために有効な治療方法を欠くものは多いが，近年，新しい治療薬も開発されている。

1）脊髄小脳変性症

小脳，脳幹，脊髄の神経細胞が変性脱落する進行性疾患で，失調性歩行，四肢協調運動障害，構音障害，不随意運動などを呈する。

2）筋萎縮性側索硬化症（ALS）

筋萎縮性側索（そくさく）硬化症（ALS）は，運動神経が選択的に進行性変性を示す疾患である。中年以降に，球麻痺症状（舌の運動障害，嚥下障害，構音障害）や上肢の小手筋の萎縮で発症することが多い。上位・下位の運動神経症状が全身に及ぶと，全身の筋力低下，筋萎縮，呼吸筋麻痺をきたす。感覚障害，眼球運動障害，直腸膀胱障害，小脳症状，認知機能の低下はみられない。

3）パーキンソン病

主に50歳以降の中高年齢に発症する頻度の高い疾患である。中脳黒質にあるメラニン含有神経細胞の変性・脱落により，神経伝達物質であるドパミンの産生が低下し，投射している線条体（被殻，尾状核（びじょうかく））におけるドパミン濃度が低下して発症する。仮面様顔貌（がんぼう），前傾前屈姿勢，小きざみ歩行，動作緩慢，歯車様固縮，安静時振戦などの

錐体外路症状が出現する。便秘，起立性低血圧などの自律神経症状も伴う。

　薬剤，中毒，脳血管障害，脳炎などが原因でパーキンソン病と同様の症状を呈したものをパーキンソン症候群という。抗精神病薬の副作用によるものが多い。

4）アルツハイマー病

　近時記憶障害（もの忘れ）に始まり，潜行性に発症し，緩徐に進行する変性疾患である。多くは65歳以上に発症するが，60歳未満の若年発症もある。アルツハイマー病は，大脳皮質全層にわたる神経細胞の脱落，変性を認め，β-アミロイドの沈着，神経原線維変化などの脳病理を反映する用語であり，認知症を発症したものはアルツハイマー型認知症という。

　中核的症状である記憶障害に加え，進行に伴って見当識障害や遂行機能障害，視空間障害などが起こる。認知症の行動と心理症状（BPSD）として，意欲や感情の障害，妄想，幻覚，徘徊，興奮，その他の異常行動を伴うこともある。自発性低下・無関心，うつ状態は頻度の高い症状である。最終的には廃用症候群から高度の荒廃状態に至る。

　大脳皮質にβ-アミロイドやタウと呼ばれる特殊な蛋白が沈着し，神経原線維の変性をきたして，大脳皮質，海馬，前脳底部で神経細胞が脱落していく。アセチルコリンという神経伝達物質の減少が症状の原因ともいわれるが，成因も含めていまだ不明な点が多い。画像検査（MRI検査など）で大脳の萎縮，とくに海馬と呼ばれる内側側頭葉の萎縮が特徴的とされている。

　認知症の増加が社会的問題となっている。認知症の原因はさまざまであるが，アルツハイマー病によるものは少なくともその半数を占めており，増加傾向がみられる。近年，β-アミロイドを標的とする抗体医薬が開発され，治療が開始されるようになっている。

02 呼吸系疾患

▶到達目標

1. 呼吸系疾患の主要症候の概念，疫学，病態，症候，観察，処置について説明できる。
2. 急性の上気道閉塞をきたす感染症をあげ，それぞれ簡単に説明できる。
3. 気管支喘息の疫学，病態，症候，観察，処置について説明できる。
4. 慢性閉塞性肺疾患の概念，病態，症候，観察，処置について説明できる。
5. 無気肺について簡単に説明できる。
6. 気管支拡張症について簡単に説明できる。
7. 肺炎の概念，分類，病態，症候，観察，処置について説明できる。
8. 肺結核の症候，観察，処置，搬送について説明できる。
9. 急性上気道炎について簡単に説明できる。
10. 気胸の概念，分類，病態，症候，観察，処置について説明できる。
11. 胸膜炎について簡単に説明できる。
12. 過換気症候群の概念，病態，疫学，症候，観察，処置について説明できる。
13. 肺がんについて簡単に説明できる。
14. 急性呼吸促迫症候群について簡単に説明できる。
15. 間質性肺炎について簡単に説明できる。

A 総 論

1 疫学と救急医療における意義

呼吸系疾患には肺炎，気管支喘息，慢性閉塞性疾患など，緊急性が比較的高い疾患が含まれる。これらを含め，呼吸困難などの呼吸器症状を訴える患者は，救急外来患者の2割程度を占めるとの報告もある。高齢化により肺炎や慢性閉塞性肺疾患などのリスクが高い高齢者が増加傾向にあり，呼吸系疾患の重要性は高い。

2 呼吸系疾患の主要症候

呼吸器は組織全体の酸素需要に対応する必要があり，呼吸機能の途絶は，直ちに生命の危機を招く。このため，どのようなメカニズムで呼吸が障害され，どのような疾病が相当するかを知っておく必要がある（p.454，第Ⅲ編第3章「1　呼吸不全」参照）。

呼吸系疾患では疾患に応じた多彩な症候が認められる。咳嗽や喀痰，呼吸困難などは頻度が高く，喀血や胸痛などの症状も重要である。

1）咳 嗽

咳嗽反射は，気道異物や分泌物を気道内から排出する生理的な反射である。反復性の咳嗽の原因として多いのは，感染による炎症に伴うものである。持続期間が2週間を超える場合は，結核などの特殊な慢性感染の可能性を念頭に置く。

2）喀 痰

気道の分泌物に細菌，塵埃，炎症細胞，気管粘膜上皮の剥離細胞を含む混合物である。肺炎，気管支炎では色調を帯びた喀痰となる。喀痰の色や性状も，病態の解明や把握に重要である。

3）喀 血

喀血は吐血との鑑別が重要で，鮮紅色，泡沫状，アルカリ性という点で吐血と区別される。喀血の原因として，気管支拡張症，結核などがあげられる。大量の喀血は窒息の危険性がある。

詳しくは，第Ⅲ編第4章「7　喀血」（p.515）を参照されたい。

4）呼吸困難

呼吸困難（息切れ）は息が苦しい，息がしにくいといった不快な感覚を自覚した状態である。呼吸困難を訴える傷病者のなかでも，窒息，喉頭蓋炎やアナフィラキシーなどによる声門浮腫に伴う気道狭窄，気管支喘息重積状態，緊張性気胸では緊急性が高い。

詳しくは，第Ⅲ編第4章「6　呼吸困難」（p.510）を参照されたい。

5）喘 鳴

聴診器を使用せずに直接聴取できるような病的呼吸音を喘鳴という。通常は，呼吸困難とともに出現する。吸

表1 呼吸系疾患にみられる随伴症候

呼気性喘鳴 呼気延長	気管支喘息，心臓喘息，慢性閉塞性肺疾患
吸気性喘鳴 吸気延長	上気道異物，喉頭蓋炎，喉頭浮腫
起坐呼吸	気管支喘息，慢性閉塞性肺疾患，心不全
陥没呼吸	上気道閉塞，気管支喘息，肺水腫，慢性閉塞性肺疾患
過換気	気管支喘息（軽症），肺炎，肺水腫，肺血栓塞栓症，間質性肺疾患など
口すぼめ呼吸	慢性閉塞性肺疾患，気管支喘息
チアノーゼ	低酸素血症
テタニー 助産師の手	過換気症候群
頸静脈怒張	緊張性気胸，肺血栓塞栓症
ばち指	肺がん，肺線維症，チアノーゼ性心疾患
意識障害	CO_2ナルコーシス，低酸素血症

気時の喘鳴をストライダー，呼気性の喘鳴をウィーズと呼ぶことがある（ウィーズは高調性連続音の意味でも使われる）。吸気性喘鳴は喉頭や咽頭など，上気道の狭窄を反映する病的呼吸音であり，上気道異物，喉頭蓋炎，喉頭浮腫などで聴取される。呼気性喘鳴は気管支喘息や慢性閉塞性肺疾患など下気道の狭窄を反映する。

6) 胸 痛

呼吸系疾患に伴う代表的な胸痛は，壁側胸膜の炎症や刺激による胸膜痛であり，胸膜炎や気胸などに伴うことが多い。胸膜痛は，深呼吸や咳で増強するという特徴がある。肺炎でも胸膜を介して胸痛を生じることもある。強い咳を繰り返しているだけでも胸壁由来の胸痛に至ることがある。

詳しくは，第Ⅲ編第4章「9　胸痛」（p.521）を参照されたい。

3 基本的対応

1) 緊急度・重症度の判断

(1) 観 察

呼吸困難でみられる主要症候に加えて，どのような随伴症候がみられるかを観察することはきわめて重要である（表1）。

喘鳴を含む異常呼吸音がある場合には，それが主に吸気時なのか呼気時なのかを，吸気時間や呼気時間の延長と併せて評価する。起坐呼吸は呼吸困難の傷病者でしばしばみられる。努力呼吸では，頸静脈が呼気時に怒張するが，吸気時には虚脱することがある。坐位の傷病者で吸気時にも頸静脈が観察できる状態が頸静脈の怒張であり，緊張性気胸や肺血栓塞栓症でもみられる。テタニー，助産師の手は過換気症候群で認められ，著明な低酸素血

症ではチアノーゼがみられる。意識障害は著明なCO_2ナルコーシスおよび低酸素血症で認められる。呼吸数，呼吸様式は換気障害や呼吸困難の原因検索に有用である。聴診では断続性ラ音，連続性ラ音，捻髪音などが聴取されることがある。呼吸音減弱や左右差も有用な判断材料である。聴診部位における聴取音の性状と主な疾患について図1に示す。

(2) 緊急度・重症度

呼吸系疾患の緊急度・重症度の判断では，まず，発声ができるかを確認する。発声ができず上気道閉塞に伴う窒息が疑われる状況では，緊急性がきわめて高い。チアノーゼがあれば，酸素投与を開始しつつ，SpO_2値を確認する。次に，生理学的な指標，とくにバイタルサインをチェックする。呼吸数は呼吸系疾患ではとくに重要である。また，呼吸様式，呼吸音の左右差も把握する。起坐呼吸，口すぼめ呼吸，努力呼吸，鼻翼呼吸など異常な呼吸様式をとらえる。緊急性の高い状態には，①意識：JCS 100以上，②呼吸数：10/分未満または30/分以上，呼吸音の左右差，異常呼吸，③脈拍：120/分以上または50/分未満，④血圧：収縮期血圧90mmHg未満または200mmHg以上，⑤SpO_2値：90％未満，⑥その他：ショック症状などが相当する。

上記のいずれにも該当しない場合でも症候として，①著明な喘鳴，②胸痛，③喀血（概ね100mL以上），④著明な浮腫，⑤広範囲断続性ラ音・連続性ラ音などがみられる場合は，呼吸系疾患として緊急性がある。

また傷病者背景として，既往歴および基礎疾患の把握が重要である。とくに呼吸器疾患や心疾患の既往があったり，人工透析中のような場合は，重症の可能性が高くなる。

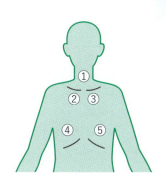

聴診部位	発生源	聴取音の性状	主な疾患
①	上気道	吸気性喘鳴(ストライダー),吸気時の連続音	窒息,急性喉頭蓋炎
② ③	主に気管支	呼気性喘鳴(ウィーズ),呼気時の連続音	気管支喘息,気管内異物
		低調性連続音(ロンカイ)	慢性閉塞性肺疾患,気管支拡張症,細菌性肺炎
④ ⑤	主に肺胞	粗い低調性断続音(コースクラックル,水泡音)	肺水腫,心不全,細菌性肺炎
		細かい高調性断続音(ファインクラックル,捻髪音)	肺線維症,間質性肺炎

図1 聴診部位における聴取音の性状と主な疾患

2) 処置と搬送

異物による完全上気道閉塞で発声がない場合には,まず背部叩打を数回行い,患者の状況に応じて腹部突き上げ,胸部突き上げを行う。異物除去ができず,傷病者の反応がなくなった場合には,胸骨圧迫を行いながら喉頭鏡,マギール鉗子などを用いた異物除去を試みる。

痰排出が困難な症例では,喀出しやすい体位をとる。自分で排痰が可能であれば,喀出を促す。痰が取れれば呼吸困難が改善するので,体力を消耗しないような咳の出し方,腹式呼吸のような痰を出しやすい方法を指導する。自分で排痰が不可能であれば,体位変換あるいは吸引による口腔・咽頭の分泌物排除に努める。

安定的にSpO$_2$値を維持できるよう必要に応じて酸素投与を行う。呼吸困難が強いときはSpO$_2$値にかかわらず酸素投与する。慢性呼吸不全傷病者では酸素投与によりCO$_2$ナルコーシスをきたす可能性があるので,低流量の酸素投与からはじめる。酸素投与により呼吸が抑制されれば,バッグ・バルブ・マスクによる補助換気を行う。

起坐位で呼吸をしている傷病者では,そのまま,あるいは枕を利用してやや前屈させた起坐位や半坐位(ファウラー位)など,傷病者がもっとも楽な体位で搬送する。

搬送時の留意点として観察の継続が重要である。意識,呼吸および循環の状態,SpO$_2$値および心電図モニターを持続的に観察する。

3) 医療機関選定

傷病者の搬送先は,既往疾患の増悪である場合は原則としてかかりつけの医療機関とする。しかし,緊急度・重症度が高い場合は緊急処置ができ,かつ速やかに搬送できる専門治療が可能な医療機関を選定する。

B 上気道の疾患

1 急性喉頭蓋炎

1) 病因・病態

細菌感染などによって生じる喉頭の炎症性疾患である。感染に伴う炎症が進行すると喉頭蓋の浮腫を引き起こし,気道が狭窄・閉塞する。症状の進展は速く,とくに小児では発症から数時間以内に窒息に至ることがある。

インフルエンザ桿菌b型が主な起炎菌であったが,小児に対するインフルエンザ桿菌b型ワクチン(Hibワクチン)の定期接種が開始されて以降,小児での発症は激減している。

2) 症候

咽頭痛や嚥下痛で発症する。悪寒や高熱などの全身症状を伴う。強い咽頭痛のために唾液を嚥下できず,流涎をきたす。咳嗽はあまりない。進行すると嗄声,失声がみられる。上気道狭窄によって呼吸困難が生じ,仰臥位で増強する。典型的には坐位で上半身を前傾し,開口した姿勢を自発的にとる。狭窄が進行すると,吸気時喘鳴などの上気道狭窄の徴候が明らかになってくる。喉頭蓋の浮腫が増大すると呼吸困難がさらに増強し,陥没呼吸や起坐呼吸が認められるようになる。

3) 現場活動

早期に治療すれば予後はよいが,治療が遅れれば窒息死することもある。したがって,起坐呼吸,不穏状態,頻呼吸,下顎呼吸,鼻翼呼吸,吸気性喘鳴がみられる場合は窒息の危険性があると判断し,専門治療が可能な医療機関への搬送を優先する。SpO$_2$値にかかわらず高流量酸素投与を行う。必要に応じて補助換気を行うが,SpO$_2$値を維持できていても急激に窒息に至ることがあるため注意を要する。呼吸困難が強いとパニックに陥るので,不安を取り除き落ち着かせる必要がある。起坐呼

発作強度	呼吸困難	動作	SpO₂値
喘鳴/息苦しい	動くと苦しい	ほぼ普通	96％以上
軽度（小発作）	苦しいが横になれる	やや困難	
中等度（中発作）	苦しくて横になれない	かろうじて歩ける	91～95％
高度（大発作）	苦しくて動けない	歩行不能会話困難	90％以下
重篤	呼吸減弱，チアノーゼ	体動不能，錯乱，意識障害，失禁	90％以下

表2　喘息発作の重症度

吸であれば搬送中も起坐位のままで搬送する。

2 急性扁桃炎・扁桃周囲膿瘍

1）病因・病態

口腔，鼻孔から吸引した異物が気道に入る前に，免疫応答する装置が扁桃であり，この部位は感染防御の役割を担うとともに，感染源になるリスクもはらんでいる。細菌感染の源となった状態が扁桃炎である。急性に発症した扁桃炎を急性扁桃炎と呼び，ほとんどは口蓋扁桃に発生する。口蓋扁桃そのものだけではなく周囲組織に感染が広がった状態が扁桃周囲炎で，さらに膿瘍を形成した状態を扁桃周囲膿瘍という。起炎菌としては，レンサ球菌，ブドウ球菌などのグラム陽性球菌が多いが，時として進展が速く膿瘍が拡大し，気道が閉塞して致死的な経過をたどることもある。A群β溶血性レンサ球菌による扁桃炎で治療が不十分な場合には，数週間後に急性糸球体腎炎を発症することがある。

2）症候

扁桃が発赤・腫脹し，口が開きづらい，のどが痛くて嚥下しにくいなどの症候が特徴的である。38℃を超える発熱，頸部リンパ節の腫脹と疼痛などを伴う。扁桃周囲膿瘍が増大すると上気道が狭窄し，吸気性喘鳴や起坐呼吸がみられる。

3）現場活動

吸気性喘鳴や起坐呼吸がみられる場合は窒息の危険性があると判断し，迅速に専門治療が可能な医療機関への搬送を優先する。バイタルサインに問題がない場合は，急激な呼吸困難の発生に備えて資器材などを準備し，呼吸・循環の観察を行いながら専門治療が可能な医療機関を選定し，本人がもっとも楽な体位で搬送する。

C 下気道と肺胞の疾患

1 気管支喘息

1）定義・概念

気管支喘息は，気道粘膜の慢性的炎症と，それに伴う過敏性を背景として繰り返し起こる可逆的な気道狭窄，粘膜浮腫，気道分泌物の亢進が特徴である。小児では気道狭窄による気流制限は可逆的であるが，持続性慢性炎症は気道の傷害とそれに引き続く気道構造の変化を惹起する。成人では徐々に気流制限は非可逆的となり，気道過敏性をさらに亢進させる。

2）疫学

2004～2006年の厚生労働科学研究によれば，20～44歳の有病率は5.4％で，有病率は増加傾向にある。喘息死は，1990年代は年間5,000～6,000人であったが，吸入ステロイドを中心とした予防治療が普及し，2021年では1,000人余りに減少した。

3）病因・病態

ダニやハウスダスト，カビ，ペットの毛など特定のアレルゲンによって起こるアトピー型喘息と，気温・湿度の急激な変化，ストレス，運動などをきっかけとして起こる非アトピー型喘息がある。小児ではアトピー型，成人では非アトピー型が多い。いずれも気管支平滑筋の攣縮，気道粘膜の浮腫，気道分泌の亢進により気道狭窄が起こる。下気道の狭窄なので，換気障害は呼気時に強く，吸気時には比較的弱くなる。このため，吸気が十分に呼出できず，空気が肺内に蓄積して肺の過膨張（エアトラッピング）をきたす。

4）症候

発作は喘鳴や咳，呼吸困難で始まることが多い。発作は夜間や早朝に起こりやすく，また6月や9月の季節の変わり目に起こることが多い。気管支喘息の呼吸困難の

程度，および動作からの重症度分類を**表2**に示す。聴診では胸部全体に連続性ラ音が聴取され，呼気時間の延長が認められる。発作の程度が強くなるほど呼気時喘鳴や呼気時間の延長が強くなり，チアノーゼを伴って意識障害，ショック状態，心停止となることもある。重篤な発作で換気がほとんど行われなくなると，連続性ラ音も減弱する。これをサイレントチェストという。心臓喘息では気管支喘息と同様に連続性ラ音が聴取されるので鑑別が難しい。

5）現場活動

意識障害の有無，呼吸，血圧，脈拍のバイタルサインを観察する。また，心電図およびSpO2値の持続モニターを行う。

軽度〜中等度の喘息発作での低酸素血症は，換気血流の不均等分布が原因であるため，酸素吸入により改善される。SpO2値96％以上を保つよう酸素投与を考慮する。傷病者が起坐呼吸をしているときは，できるだけそのまま傷病者が好む体位を維持するのがよい。

高度発作や重篤発作に対して高流量酸素投与以外に病院前でできることはほとんどない。現場滞在時間を短縮するために，血圧測定や心電図モニターなどは救急車内で行うことにして，可及的速やかに医療機関に向けて現場を出発する。

軽度〜中等度であれば，かかりつけの医療機関あるいは専門治療が可能な医療機関へ搬送する。高度以上であれば迅速に専門治療が可能な医療機関へ搬送する。普段使用している薬剤とともに，気管支喘息の病状を傷病者が自分で記録した「喘息日記」などがあれば持参する。

6）医療機関における診療

酸素投与に加え，短時間作用性β2刺激薬（SABA）の吸入やアドレナリンの皮下・筋肉内投与が行われる。重症例では非侵襲的陽圧換気（NPPV）や全身麻酔，体外式膜型人工肺（ECMO）などが使用されることもある。適切な治療にもかかわらず，発作が24時間以上続く状態を喘息重積発作と呼ぶ。

２ 慢性閉塞性肺疾患（COPD）

1）定義・概念

慢性閉塞性肺疾患（COPD）は，「タバコの煙を主とする有害物質を長期に吸入曝露することなどにより生じる肺疾患であり，呼吸機能検査で気流閉塞を示す。気流閉塞は末梢気道病変と気腫性病変がさまざまな割合で複合的に関与し起こる」と定義される。ここでいう気流閉塞とは，従来慢性気管支炎と呼ばれてきた病態に相当し，気腫性病変とは肺気腫に相当する。

2）疫　学

40歳以上人口の8.6％，約530万人の患者が存在するとされている。喫煙者の20％程度が罹患する。高齢者ほど罹患者が多い。

3）病因・病態

喫煙などによる気管支の慢性的炎症が持続すると，粘膜浮腫によって末梢気道が狭窄し，線毛の機能障害によって喀痰喀出が障害される。一方，肺胞では肺胞隔壁が消失するために，多数の肺胞が集まって巨大な気腔（これをブラという）を形成する。また，残存する肺胞間質の弾性力が低下して肺胞の収縮力が低下するため呼気時間が延長する。呼気を促すために努力性呼出をすると，末梢気道の狭窄がますます強くなり，呼気はさらに困難になる。

これらの結果，喀痰量の増加・咳嗽，呼出障害，ガス交換能の低下が起こる。肺胞隔壁の消失により肺胞表面積が減少し，肺血管抵抗は増加する。これらは，それぞれガス交換能の低下と右心後負荷の増加をもたらす。これらの症候は，気道感染症に伴って急激に悪化（急性増悪）することがある。

4）症　候

呼気時間の延長と喘鳴を伴う口すぼめ呼吸，胸鎖乳突筋の肥大，呼気時の外頸静脈怒張，吸気時の鎖骨上窩・肋間の陥没，胸郭の樽状変形，呼吸性胸郭運動の減弱などの特徴的な所見がみられる。胸部打診では鼓音を呈し，呼吸音は減弱する。聴診上は呼気時の連続性ラ音が聴取される。

右心の後負荷が高まって右心不全が進行すると，外頸静脈は吸気時に虚脱せず逆に怒張することがある。喀痰喀出が障害されると換気不全が進行して呼吸不全が悪化し，意識障害やチアノーゼが出現することもある。

5）現場活動

SpO2値90％程度を目標に酸素投与を行いながら，原則として呼吸がしやすい体位で搬送を行う。過剰な酸素投与では，肺内シャントが増加して高二酸化炭素血症をきたし，呼吸停止やCO2ナルコーシスをもたらすことがある。自発呼吸が停止したときに備えて，いつでも人工呼吸ができる準備を整えておく。

意識障害，著明な低酸素血症がみられる場合には重症と判断し，人工呼吸管理が行える専門治療が可能な医療機関へ搬送する。

３ 無気肺

1）病　態

肺の含気量が部分的に減少して，肺が含気を失った状態のことをいう。さまざまな原因で引き起こされること

から，疾患名というより一つの病態と理解する。原因としてもっとも一般的なものは，肺の腫瘍や分泌物，異物などで気管支の一部が閉塞して無気肺になるものである。

2）症候

無気肺に特有の症状というものはなく，もともとの疾患に伴う症候がみられる。例えば，肺炎による喀痰で気管支の一部が閉塞した場合は，粘稠な痰に伴う咳嗽や発熱などがみられる。進行すれば呼吸困難，頻呼吸，浅呼吸が認められるようになる。

3）現場活動

聴診では無気肺による呼吸音の減弱が観察されることもあるが，現場での判断は難しい。進行して酸素化が悪くなるとSpO_2値の低下として認識される。原則として，呼吸がしやすい体位で搬送を行う。軽度～中等度であれば専門治療が可能な医療機関へ搬送する。緊急度が高ければ人工呼吸管理が行える専門治療が可能な医療機関へ搬送する。

4 気管支拡張症

1）病態

気管支拡張症は，気管支が不可逆的に拡張した病態で，先天性と後天性の2つのタイプがある。後天性の気管支拡張症としては，気管支粘膜の線毛運動に問題があり，感染を繰り返して気管支拡張を起こすことが知られている。このような場合には，慢性副鼻腔炎も合併しやすい。また，結核から二次性に発症する場合もある。感染を繰り返して悪化していく場合がある。

2）症候

症候がないこともある。症候を呈する傷病者では，痰を伴った咳嗽が主な症候となる。就寝中に痰がたまるので，起床時にとくに症候が強くなる。ばち指の出現率が高いといわれている。感染も合併しやすく，多量の喀痰が喀出され，血痰も出現するようになる。

3）現場活動

喀痰に伴う所見とともに，呼吸，血圧，脈拍のバイタルサインを確認する。病歴を確認して軽度～中等度であれば，かかりつけの医療機関へ搬送する。緊急度が高ければ人工呼吸管理が行える専門治療が可能な医療機関へ搬送する。

D 感染症

1 肺炎

1）定義・概念

肺炎は肺胞やその周囲の間質にみられる炎症で，感染によることが多い。気道系は外気と直に接しているため，微生物や有害物質の吸入のリスクを常に抱えており，細菌，真菌，寄生虫，ウイルスなど，多様な微生物が肺炎の原因となる。

2）疫学

わが国における死因順位の第5位は肺炎である。肺炎球菌ワクチンが定期接種となったことなどもあり，近年では減少傾向にある。肺炎にはさまざまな分類があるが，ほとんどの肺炎は細菌性肺炎であり，単に「肺炎」と称する場合には，この肺炎をさす。細菌性肺炎は若年者ではほぼ皆無であるが，加齢とともに罹患率が高くなり，65歳以上では急激に増加する。

3）病因・病態

肺炎には，以下のようなさまざまな分類があり，それぞれに応じて病因や病態が異なる。

① 形態による分類

肺胞腔内に炎症細胞が浸潤する肺胞性肺炎と，肺胞周囲の間質に炎症がみられる間質性肺炎がある。肺胞性肺炎では肺胞の炎症に伴って肺胞内に分泌物が貯留する。間質性肺炎については後述する（p.565参照）。

② 病原性微生物による分類

細菌性肺炎とウイルス性肺炎がある。細菌性肺炎の起炎菌は肺炎球菌，インフルエンザ菌，黄色ブドウ球菌などがある。ウイルス性肺炎はインフルエンザウイルス，麻疹ウイルス，水痘ウイルスなどで起こる。細菌性肺炎のうち，マイコプラズマ，クラミジアなど抗菌薬が無効な肺炎を非定型肺炎という。

③ 感染経路による分類

細菌性肺炎の治療では，喀痰培養などによって同定した起炎菌に応じた抗菌薬を使用するのが原則である。しかし，起炎菌同定には時間がかかるため，初期には推定した起炎菌に応じて抗菌薬を選択せざるを得ない。細菌性肺炎の起炎菌は，その発症場所が一般の住宅環境か，医療機関内か，あるいは介護関連施設かによって異なる。そこで，肺炎を一般の住宅環境で発症した市中肺炎，医療機関で発症した院内肺炎，介護施設で発症した医療・介護関連肺炎とに分類する。これは治療方針を立てる際に必要となる分類である。市中肺炎では，肺炎球菌，インフルエンザ菌などが起炎菌のことが多い。院内肺炎は緑膿菌などのグラム陰性菌，メチシリン耐性黄色ブドウ球菌（MRSA）などのグラム陽性菌，サイトメガロウイルス，ニューモシスチス・イロベチーなど，各医療機関によって頻度の高い起炎菌が異なる。医療・介護関連肺炎は通常の市中肺炎の病原体に加え，緑膿菌，MRSAやさまざまな抗菌薬耐性の病原体が起炎菌となる。高齢者や脳神経疾患で嚥下障害がある傷病者などでは，口腔あ

るいは胃内容物を誤嚥することによって発症する誤嚥性肺炎も多い。

4）症　候

市中肺炎や医療・介護関連肺炎では，感冒（かぜ症候群）による鼻汁，鼻閉，咽頭痛，頭痛といった上気道炎に引き続き生じることが多い。咳，痰，呼吸困難，胸痛の呼吸器症状ではじまり，発熱，全身倦怠感，食欲低下などの全身症状が生じる。院内肺炎は発熱，全身倦怠感のような全身症状に続き，咳，痰の呼吸器症状を呈することが多い。誤嚥性肺炎は，誤嚥した1〜2日後に市中肺炎と同様の症候が表れる。

5）現場活動

バイタルサインをチェックし，SpO_2値および心電図モニターを観察する。低酸素血症や発熱により頻呼吸が出現する。咳嗽が激しく，病状が進行すれば喀痰が多量となり膿性痰（のうせい）を示す場合もある。去痰（きょたん）がうまくいかず気管支が閉塞すると無気肺となり，急速に酸素化が悪化して酸素投与下でもSpO_2値が上昇しなくなる。肺炎が全肺野に広がれば努力呼吸も出現する。呼吸音としては粗い雑音が聴取される。高齢者では所見に乏しく，原因不明の発熱と全身倦怠感で救急搬送され，検査で肺炎と診断される例も少なくない。最近の入院歴や治療歴などは，初療における抗菌薬の選択に際して参考となる。

SpO_2値が96％未満に低下していれば，酸素投与を行う。傷病者が希望する体位で搬送する。高流量酸素投与にもかかわらず呼吸状態の改善がみられないときは，バッグ・バルブ・マスクによる補助換気を開始する。脱水症状，意識障害，高熱，頻呼吸あるいは酸素投与下でもSpO_2値が90％以下であれば重篤と判断し，ICUのある医療機関などを選定する。

新型コロナウイルスやインフルエンザウイルスなどはクラスターを起こすことがあるため，施設などの搬送元での感染状況を把握し，有症状者搬送にあたっては必要に応じて個人用防護具を装着する。

2 肺結核

1）疫　学

結核は，結核菌による感染症である。新規登録患者数は減少傾向にあるが，現在でも高齢者を中心に毎年約12,000人が発症し，約1,800人が死亡している。肺結核は，空気感染（飛沫核感染）によって，気道を経由して結核菌が取り込まれ，肺で増殖する。

2）症　候

初期の症候は感冒症候であるが，乾性咳嗽や微熱などの症候が長く続くのが特徴である。2週間以上，咳嗽が続けば精査が必要とされている。また，体重減少，食欲低下，寝汗をかく，などの全身症候もある。進行した場合，血痰や喀血も起こる。

3）現場活動

病歴の聴取や背景の検索がとくに重要で，慢性の咳嗽や喀血の病歴があるかどうか，医療機関受診の背景があるかどうか，結核の既往があるか，同居者に結核の既往の人がいるかなどがポイントである。

病歴や全身症候から結核を疑う場合は，救急隊員はN95マスクを使用した空気感染防御対策が必要となる。傷病者にはサージカルマスクを着用させる。その他の処置は通常の肺炎と同様に実施する。重症度に応じて医療機関を選定するが，結核感染が疑われることを医療機関に伝えて収容を依頼する。

3 急性上気道炎

1）定義・概念

急性上気道炎は，漠然と上気道の炎症を呈する病態をさし，特定の部位の症状に進行した場合には，例えば急性気管支炎，急性副鼻腔炎などの病名が該当する。もっとも日常的な呼吸系疾患で，原因のほとんどはウイルスである。感冒（かぜ症候群）とも呼ばれる。

2）症　候

鼻汁，くしゃみ，発熱，咽頭痛，咳嗽などである。

E　胸膜疾患

1 自然気胸

1）病　態

明らかな肺疾患の既往がない患者に発生する原発性自然気胸と，肺結核や肺がんなどの肺病変に起因する続発性自然気胸がある。ほとんどは原発性自然気胸で，肺表面（臓側胸膜直下（ぞうそく））に発生した気腫性の小囊胞（肺の表面にできた袋状の病変。ブレブという）が破れ，肺内の空気が胸膜腔（胸壁と肺の間）に貯留して発生する。痩せた若い男性に誘因なく発生することが多い。ブレブの破綻は肺尖部（はいせん）に生じることが多い。

気胸では肺の容積が縮小して一部の肺胞が虚脱する結果，気胸の程度に応じた肺内シャントの増加による低酸素血症をきたす。破裂部位の肺の表面が一方向弁として働いた場合には緊張性気胸を生じる。

2）症　候

胸痛，呼吸困難，胸部圧迫感，乾性咳嗽をきたすが，軽症であれば無症状のこともある。胸痛は体性痛で，病側に限局し，深呼吸や咳嗽によって強くなる（臓側胸膜の病変である自然気胸が体性痛を生じる理由は不明）。

視診では患側で胸郭の動きが低下する。胸部聴診所見では，患側で呼吸音が減弱ないし消失し，打診では患側に鼓音が認められる。胸腔内圧の上昇と縦隔の健側への偏位のために，循環動態が破綻した状態を緊張性気胸という。緊張性気胸の場合，視診では患側の胸郭が膨隆し，外頸静脈の怒張がみられる。緊張性気胸の緊急度はきわめて高い。

3）現場活動

衣服を緩め，傷病者が楽な体位をとらせる。SpO₂値の低下時やショック状態では酸素投与を行う。気道内圧を上げる陽圧換気は，時に緊張性気胸を増悪させることもあるので注意を要する。胸腔穿刺・ドレナージにより脱気を行うことが可能な医療機関へ速やかに搬送する。

2 胸膜炎

1）病　態

胸膜の炎症を総称して胸膜炎という。細菌性，結核菌，ウイルス，真菌，マイコプラズマ，クラミジア，がん，膠原病などが原因となる。

2）症　候

胸痛，発熱，呼吸困難が三大症候である。胸痛は咳や深呼吸の吸気終末期に増強するのが特徴的所見である。時に背部や肩への放散痛を伴うことがある。胸水が少ない場合は呼吸運動に伴う胸膜摩擦音が聴取される。胸水貯留が多くなると患側で呼吸音が減弱して胸膜摩擦音も消失し，打診で濁音を呈する。大量胸水や無気肺合併時は低酸素血症となる。また，大量の胸水貯留による胸腔内圧の増加や著明な脱水時は，頻脈や低血圧がみられる。

3）現場活動

傷病者が好む体位とするが，臥位にする場合は患側を下にした側臥位とする。SpO₂値の低下時あるいは呼吸困難時は酸素投与を行う。SpO₂値の低下時や血圧低下時は緊急性が高い。

その他の呼吸系疾患

1 過換気症候群

1）病　態

過換気症候群は，器質的疾患がなく発作性かつ不随意的に換気量，換気回数が増加した状態をいい，精神的不安や極度の緊張などが誘因となる。思春期から20歳台の女性に多いが，あらゆる年齢層の男女にみられる。パニック障害の約半数で過換気症候群を有する。過換気によりPaCO₂が低下し呼吸性アルカローシスになる。その結果，脳血管収縮や血中カルシウムイオンの低下などにより，

呼吸系，循環系，消化系，神経系などの症候が生じる。

2）症　候

呼吸器症候として呼吸困難，空気飢餓感を訴え，循環器症候として動悸，胸部絞扼感，胸部圧迫感，胸痛，また，精神神経症候として四肢末端や口唇周囲のしびれ感，不安感，恐怖感，めまいや頭がボーッとする感じ，頭痛を訴える。また消化器症候として腹痛，嘔吐も出現する。四肢のしびれおよび助産師の手，テタニー様けいれんは過換気症候群の特徴的な所見である。

3）現場活動

傷病者は精神不安状態，混乱・興奮した状態になっているために，精神的なストレスを聴取し，十分に不安を取り除き，ゆっくり息をするように指導する。また，少量の酸素投与は精神的な不安を取り除き，病状の改善につながることもある。

2 肺がん

1）病　態

肺がんは70歳以上が65％と高齢者に多く認められるがんで，喫煙や石綿（アスベスト）の曝露などが危険因子となる。肺がんは咳嗽，喀痰，胸痛，息切れなどの自覚症状を伴う場合と，まったく症状がなく健康診断で初めて胸部の異常陰影を指摘され発見される場合がある。

2）症　候

特徴的な症候はないが，咳嗽，喀痰，血痰，発熱，呼吸困難，胸痛といった呼吸器症候が長期にわたって続く。腫瘍の発生場所により症候は異なり，肺門領域の肺がんでは咳嗽，喀痰，血痰，呼吸困難などの気道症候を伴い，肺野領域では早期は無症候で，進行に従い胸痛などの胸膜刺激症候が出る。また，肺外の浸潤により，胸痛，呼吸困難，反回神経麻痺による嗄声・誤嚥，上肢の浮腫などがみられる。

3）現場活動

SpO₂値の低下時には酸素を投与し，呼吸困難があれば半坐位（ファウラー位）あるいは坐位など傷病者の好む体位で搬送する。

3 急性呼吸促迫症候群（ARDS）

1）病　態

急性呼吸促迫症候群（ARDS）は，先行する基礎疾患をもち，急性に発症した低酸素血症で，胸部X線画像上では両側性の肺浸潤影を認め，かつ心原性の肺水腫が否定できるものと定義されている。ARDSでは肺胞と毛細血管でのガス交換の異常による肺内シャントを生じ，急性呼吸不全をきたす。

原因となる"先行する基礎疾患"は，肺に直接の障害を

与えるものと間接的に障害を与えるものがある。直接障害で頻度の高いものは，重症肺炎と誤嚥性肺炎であり，間接的な肺障害により ARDS を引き起こすのは敗血症，重症熱傷，重症膵炎などである。

2）症　候

もともと重症な疾患を有している傷病者にみられることから，症状は非特異的であるが，典型例では，当初の障害から呼吸困難を生じるようになり，咳や胸痛を伴うこともある。聴診上は，心原性肺水腫と同様に断続性ラ音(吸気時)や連続性ラ音(呼気時)が聴取される。

3）現場活動

SpO$_2$値が著明に低下していることが多いので，リザーバ付きフェイスマスクを使用し高流量酸素投与を行う。改善しない場合はバッグ・バルブ・マスクにて補助換気を実施する。敗血症性ショックが疑われる場合はショック輸液を考慮する。ICU 管理ができる医療機関を選定し早期に搬送する。

4　間質性肺炎

間質性肺炎は，細菌による炎症ではなく，肺の間質，すなわち肺胞壁に炎症が進んで起こるものである。炎症の原因は薬剤や放射線，自己免疫などもあるが，ほとんどは原因不明で，特発性間質性肺炎と呼ばれる。年余にわたって肺の線維化が進行し，ときに急性増悪を引き起こす。間質性肺炎の終末像である特発性肺線維症の予後はきわめて不良である。

喀痰を伴わない咳と体動時の息切れが特徴で，ときにばち指がみられる。肺の聴診で，捻髪音と呼ばれる特有の副雑音が聴かれる。

Ⅲ
5
疾病救急医学

03 循環系疾患

A 総論

1 疫学と救急医療における意義

2023年の心疾患による死亡数は23万1,148人，人口10万人当たりの死亡率は190.7で，死因別では悪性新生物に次いで第2位である。心疾患は現在も増加傾向にあり，生活習慣の変化が関係していると思われる。心疾患による死亡の大半を占める虚血性心疾患の危険因子は高血圧，喫煙，脂質異常症，糖尿病などであり，これらに対する対応が予防対策として重要である。

循環系疾患の特徴は，状態が急激に変化し，致死的となり得ることである。実際，わが国の年間10万人の突然死のうち約6割は心臓に原因があるといわれている。心臓突然死の原因疾患は急性心筋梗塞が多く，そのほか，不整脈(とくに心室細動)，心筋疾患，弁膜症，心不全，QT延長症候群，ブルガダ症候群などがある。また，早期に専門的治療を要するという点も循環系疾患の特徴である。現場や搬送中に心停止に至ることもあり，薬剤投与，電気ショックなどの救急救命処置をはじめ，即座の判断を求められることも多く，現場で救急救命士に求められるものは大きい。日頃からの医療機関との連携も大切である。

2 循環系疾患の主要症候

1) 胸痛

循環系疾患の特徴的な症候の一つが胸痛である。そのうち，急性冠症候群(急性心筋梗塞，不安定狭心症)，急性大動脈解離，肺血栓塞栓症などが緊急を要する重要な疾患である。虚血性心疾患でみられる特徴的な胸痛は狭心痛と呼ばれ，典型的には胸骨裏面の鈍痛と，特定の部位への放散痛を示す(p.522，図1参照)。

胸痛は循環系疾患のみでなく，胸膜炎，気胸など胸部疾患のほかに，食道胃疾患，筋骨格系疾患，肋間神経痛や心因性にも生じるので，注意深い観察と判断を要する。

2）呼吸困難

循環系疾患でも心不全を伴う場合や肺血栓塞栓症では呼吸困難を伴い，むしろそれが主症候であることもある。

3）失　神

失神は脳血流の低下による一過性の意識障害である。失神のうち，不整脈を原因とするものをアダムス・ストークス症候群という。

4）動　悸

普段は自覚されない心拍動やその乱れを自覚することを動悸という。心拍数の増加，リズムの乱れ，心拍出量の増加を動悸として感じることが多い。

循環系疾患における動悸は不整脈によるものが多い。頻脈性，徐脈性，期外収縮などである。そのほか，高血圧，弁膜症，心不全，虚血性心疾患ばかりでなく，精神的な原因でも動悸を感じる傷病者は多い。動悸は主観的な症候であり，客観的な傷病者の状態を観察することが重要である。

5）浮　腫

心不全の結果生じる浮腫は重力の影響を受け，心臓よりも低い位置に発生し，立位では下腿，足背に強く，臥床後には背部から仙骨部に出現する。浮腫は指で強く押した後に凹んだままになることが特徴であり，これを圧痕浮腫という。

3　基本的対応

1）緊急度・重症度の判断

以下のいずれかを認めた場合には緊急度が高い。

①症候：胸骨裏面に感じる痛み，または絞扼感が20分以上持続する，あるいは10分以内に消失するが48時間以内に繰り返している場合，移動する強い背部痛，急激な呼吸困難，起坐呼吸，意識障害，急激な四肢の阻血。

②バイタルサイン：ショック，高度の血圧上昇，高度の徐脈または頻脈。収縮期血圧90mmHg以下または200mmHg以上，心拍数120/分以上または50/分未満ではとくに緊急度が高い。

③機器を使った観察：SpO$_2$値90％以下，心電図モニター上危険な心室性不整脈。

緊急度の高い場合には重症度も高いことが多い。緊急度は高くないが重症度は高いものに，慢性心不全，慢性の器質的心疾患，感染性心内膜炎がある。

2）処置と搬送

循環系疾患の傷病者に対してもっとも重要なことは，致死性不整脈（心室頻拍や心室細動）の早期発見と電気ショックをはじめとする蘇生処置である。とくに心電図モニターには注意を払い，連発（心室頻拍），多源性，R on Tなどの心室期外収縮は心室細動へ移行する可能性

が高いので注意する。体位管理も重要で，半坐位の維持により心臓より下方からの静脈還流が減少し，前負荷が軽減される。心不全以外でも，この体位で心筋酸素需要の軽減を図ることができる。

ルーチンの酸素投与は不要である。心不全傷病者では，肺うっ血により肺での酸素化が障害されるので，低酸素血症（SpO$_2$値 90％未満）を認める場合は酸素投与を実施する。SpO$_2$値96％以上（ただし急性冠症候群を除く）を目標とするが，高流量酸素投与を行っても改善しない場合はバッグ・バルブ・マスクによる補助換気を考慮する。

虚血性心疾患や大動脈疾患など，動脈硬化を基盤とした疾患が多く，発症時や搬送中に血圧の高い傷病者が多い。しかし，血圧上昇は急性心筋梗塞では心室破裂，大動脈解離や破裂大動脈瘤では病態の進展をきたす因子であり，精神的安静も含めて血圧の上昇をもたらす因子はできるだけ取り除く工夫も必要である。

3）医療機関選定

循環系疾患には，発症から数時間以内に専門的治療を必要とするものが多い。そのために短縮すべきは搬送時間のみではなく，決定的治療開始までの時間である。このため最初から決定的治療が可能な医療機関へ搬送することが重要である。具体的な搬送先の選定については疾患各論で述べる。

B　虚血性心疾患

1　概　念

虚血性心疾患とは，何らかの原因によって心筋への酸素供給が需要に対し不足するため心筋虚血をきたし，その結果心筋障害を呈する病態の総称である。そのほとんどは冠動脈の動脈硬化によるものである。虚血性心疾患には，急性心筋梗塞，不安定狭心症，安定狭心症などが含まれる。このうち急性心筋梗塞と不安定狭心症は急性冠症候群（ACS）と呼ばれる。

狭心症は心筋の虚血による胸痛発作を主とする症候群であり，誘因，経過，発症機序により表1のように分類される。狭心症における心筋虚血は，粥腫による冠動脈の器質的狭窄あるいは血栓による一次的閉塞（器質性狭心症），または攣縮（スパスム）による冠動脈血流量の減少（冠攣縮性狭心症）が原因である。冠動脈攣縮は運動によっても誘発されることがあるが，安静時に発生することが多く，安静時狭心症の原因の多くを占めており，欧米に比し日本人に多い。

労作性狭心症とは胸痛が労作や情動などにより誘発される狭心症である。安静時狭心症は安静時に胸痛が発現

表1 狭心症の分類

誘因による分類	労作性狭心症	労作によって発作が起こされる
	安静時狭心症	安静時に発作が起こる
経過による分類	安定狭心症	発作が出現する条件が比較的安定しており，その持続，程度が変わらない
	不安定狭心症	安定狭心症の増悪型を意味し，発作が以前より軽度の労作や安静時でも出現する場合，またその頻度，程度，持続が増悪しているものをいう。新規に発生した狭心症発作できわめて軽い労作で誘発されたものも含まれる
発症機序による分類	器質性狭心症	冠動脈の器質的病変によるもの
	冠攣縮性狭心症	冠動脈の攣縮によるもの
	混合型狭心症	冠動脈の器質的病変と攣縮によるもの

するものをいい，痛みの部位や性状は労作性狭心症と同じで，副交感神経が優位となる深夜から早朝に多く発症する。安静時狭心症のなかで，冠攣縮によるものを冠攣縮性狭心症という。そのうち，心電図上でST上昇を認めるものを異型狭心症という。

2 急性冠症候群

急性冠症候群（ACS）とは，冠動脈内に発生した粥腫の破裂や，攣縮による冠動脈内膜の損傷などにより，冠動脈内に血栓形成が進行して冠動脈血流量が絶対的に減少した病態である。危険因子として，高血圧，糖尿病，喫煙，家族歴，脂質異常症がある。急性心筋梗塞と不安定狭心症がこれに該当し，心臓突然死の原因にもなる。つまり，急性冠症候群とは虚血性心疾患のなかでもとりわけ緊急性の高い疾患群の総称と考えてよい。専門医による緊急治療が予後を左右するため，搬送先医療機関の選定が重要な疾患群でもある。

3 急性心筋梗塞

1）定義・疫学

冠動脈に閉塞や狭窄が起こって血流量が低下し，心筋が壊死した状態を心筋梗塞という。急性心筋梗塞とは発症後まもない心筋梗塞をさし，具体的には発症後24時間以内をさすことが多い。急性心筋梗塞は30歳台から発症し，年齢とともに増加し，60～70歳台にピークがある。男性は女性の約3倍の発症率である。

2023年の人口動態統計によると，急性心筋梗塞の死亡数は31,003人で心疾患全体の13.4％を占める。

2）発症機序

動脈硬化により冠動脈に形成された粥腫が破れ，粥腫の内容物に触れた血液が凝固して血栓を形成する。その場で血栓によって冠動脈が閉塞したり，剝がれた血栓が血流に乗ってさらに末梢を閉塞させたりして，心筋虚血に陥り，数時間以内に心筋は壊死に至る。心筋梗塞の多くはこのような機序で発症するが，粥腫が徐々に肥厚し

て冠動脈が閉塞する場合や，冠動脈の攣縮が関与している場合もある。

攣縮とは動脈の異常な収縮により血流障害をきたす現象であり，冠動脈でもしばしばみられる。冠動脈攣縮は男性に起こりやすく，深夜から早朝に多い。その危険因子としては喫煙が明らかであり，不眠，過労，精神的ストレス，アルコール多飲なども関与する。

そのほか冠動脈閉塞の原因としては，急性大動脈解離において解離が冠動脈起始部に及んだ場合，川崎病での冠動脈病変などがある。

3）病態

心筋の壊死は，原則として閉塞した冠動脈の支配領域に認められる。右冠動脈閉塞では右心室から左心室の後・下壁にかけて，左冠動脈前下行枝閉塞では左心室前壁から心室中隔にかけて，左冠動脈回旋枝閉塞では左心室側壁にかけて梗塞が発生する。

冠動脈の血流は心外膜側から心内膜側に向かうため，心室内腔圧の影響を受けやすい心内膜側がより虚血に陥りやすい。梗塞の形態により，心内膜側から心外膜側までの全層にわたる貫壁性梗塞と，心内膜下層だけに梗塞を認める非貫壁性梗塞（心内膜下梗塞）に大別される。貫壁性梗塞では心電図上ST上昇を伴うことが多く，ST上昇型心筋梗塞（STEMI）と呼ばれるのに対し，非貫壁性梗塞ではST上昇がみられないので非ST上昇型心筋梗塞（NSTEMI）と呼ばれる。

心筋のうち梗塞に陥る領域は冠動脈閉塞後，時間とともに広がる。いったん梗塞に陥った心筋を再生させることはできない。したがって，心筋梗塞発症後は閉塞した冠動脈の血流をできるだけ早期に再開通させることにより，壊死する心筋を最小限にとどめること（time is muscle）が治療の大きな目標となる。とくにSTEMIでは，経皮的冠動脈インターベンション（PCI）による冠動脈再開通までの時間が傷病者の予後を大きく左右するので緊急性が高い。

梗塞部分の心筋は収縮力を失う。この部分が心臓の外

側に向かって膨隆すれば心室瘤となり，穿孔すれば心破裂や心室中隔穿孔となる。梗塞部分の周囲には，いまだ梗塞に陥っていないが虚血をきたしている部分がある。この部分の心筋収縮力は高度に障害され，梗塞部位の収縮力消失と相まって心臓全体のポンプ能が障害される。また，電気的にもきわめて不安定な状態になり，さまざまな不整脈の原因となる。

(1) 不整脈

急性心筋梗塞の超急性期の死亡原因の多くは心室細動，心室頻拍，高度徐脈などの致死性不整脈である。心室細動や心室頻拍は虚血部位を起源として発生した心室期外収縮がきっかけとなることが多い。心室期外収縮のうち，多源性，連発（心室頻拍），R on T の 3 タイプはとくに心室細動などに移行しやすい。これ以外にも多発性心室期外収縮（6／分以上）も危険と考える。モビッツⅡ型 2 度房室ブロックや完全房室ブロックによる高度徐脈は，下壁梗塞に伴ってヒス束が障害されたときに起こりやすい。

(2) ポンプ不全

冠動脈の中枢側閉塞による広範囲梗塞では，梗塞部位が広範囲に及ぶため，ポンプ失調の結果，心不全（心原性ショック）をきたしやすい。急性左心不全では肺水腫による呼吸不全をきたし，両肺野に断続性ラ音を聴取する。急性右心不全では外頸静脈の怒張を認める。発症直後に激しい胸痛により反射性に血圧低下をみることもある。

(3) 左室自由壁破裂

左室自由壁の壊死心筋が穿孔すると発生する。心筋梗塞発症から 3〜5 日後に多いが，24 時間以内に発症することもある。心筋梗塞の再発例，高血圧合併例，高齢者，安静の不十分な例に起こりやすい。心タンポナーデを起こして即死することが多いが，ゆっくり滲み出すように出血した場合には救命の可能性がある。

(4) 心室中隔穿孔

心室中隔の壊死心筋が穿孔した場合をいう。左心室から右心室への血流の短絡（シャント）が発生し，その程度により急激な肺うっ血，右心不全，ショックなどが出現する。

(5) 乳頭筋断裂

発症から数日後にみられることが多く，下壁・後壁梗塞でみられることがある。僧帽弁の腱索を支える乳頭筋が心筋壊死のため断裂すると，急激な僧帽弁閉鎖不全が発生し，収縮期に左心室から左心房への逆流が発生し，左心不全が出現する。

4) 症 候

約80％の例に胸痛が認められる。心筋梗塞による胸痛は狭心症によるものと基本的には同様であるが，程度ははるかに強烈で持続時間も20分以上と長い。狭心痛一般にみられる各部位への放散痛がある（p.522, 図1参照）。時に死の恐怖を伴い，嘔吐や冷汗をみることもある。悪心・嘔吐，上腹部痛などの消化器症状を訴える傷病者もある。とくに下壁梗塞では心窩部痛を訴えることも多く，消化器疾患と間違われることがある。そのほか前述した合併症の発現により，ショック，呼吸困難，チアノーゼ，意識消失などがみられることがある。

なお，高齢者や糖尿病を合併している場合，胸痛を訴えないこともある（無痛性心筋梗塞）。

5) 判断のポイント

典型的な症状と諸種の合併症による所見に注意して判断する。狭心症（とくに不安定狭心症）が先行することも多いので，労作時の胸痛の有無，狭心症の既往と最近の症状の変化についての情報も手がかりにする。高血圧，糖尿病，脂質異常症に関する既往や喫煙，精神的ストレスなどの生活習慣，家族歴についても聴取する。無痛性心筋梗塞では判断が困難であるが，既往や危険因子の有無を確認し，呼吸音，外頸静脈怒張などの身体所見，心電図モニターや酸素飽和度などを参考に総合的に判断する。

心電図モニターでは，心室期外収縮を主とした不整脈がみられることがある。左心室側壁（もしくは広範囲前壁）に梗塞が及ぶと近似肢誘導のⅠ誘導でST上昇がとらえられ，下壁に梗塞が及ぶとⅡ，Ⅲ誘導でST上昇がとらえられるが，それ以外の領域の梗塞では近似肢誘導でST上昇をとらえることはできない。非貫壁性梗塞（NSTEMI）ではST上昇は認められず，ST低下が多くの誘導でみられる。

前述したように，STEMI（概ね貫壁性梗塞）ではPCIまでの時間短縮が重要であり，最初の医療者のコンタクトからPCIまでの時間を120分以内とすることが目標とされている。早期のPCIを実現するために，病院前において12誘導心電図を記録し，ST上昇が認められる場合には，その旨を搬送先医療機関に伝送または通知することが強く推奨されている。

6) 対 応

不整脈は，超急性期の心筋梗塞の死因の第1位である。したがって，心電図モニターで危険な不整脈を監視するとともに，速やかに電気ショックを実施できるよう準備しておく。

SpO_2値が90％以上で，頻呼吸や起坐呼吸，心原性ショックが認められない場合には必ずしも酸素投与の必要はない。酸素投与のみではSpO_2値90％以上を維持できないときは，補助換気を考慮する。

以下の状況では12誘導心電図を測定し，その情報を医

療機関に報告・伝送することが望まれる。

- 心電図モニターでST-T変化，幅広のQRS，高度の徐脈(40/分未満)，または多発する心室期外収縮が認められる。
- 狭心症や心筋梗塞の既往がある，または硝酸薬の処方を受けている。
- 119番通報の前後に意識消失をきたした

傷病者から求められれば，硝酸薬(舌下投与)やアスピリン(かみ砕き服用)を指示医師の助言に応じて補助してもよい。ただし，硝酸薬は収縮期血圧90mmHg未満，または通常の血圧に比べて30 mmHg以上の血圧低下，高度徐脈(＜50/分)，頻脈(＞100/分)，勃起不全治療薬服用後24時間以内，右室梗塞を合併する場合など，禁忌となる項目が多いため，指示医師への適切な情報提供が重要である。

不整脈以外の原因でも容態が急激に悪化する可能性が高いので，継続して意識レベルを確認し，急変時は速やかにCPRが実施できるよう心がける。

体位管理も重要で，傷病者が楽な体位を原則とする。医療機関では，発症から120分以内の再灌流療法を目標としているので，12誘導心電図の結果に応じて地域の心筋梗塞急性期の専門的治療を行う医療機関と消防組織などで構成されるCCUネットワークなどを活用することが望まれる。これにより傷病者搬入後，直ちに再灌流療法を開始できるような体制が整えられた直近の医療機関を選定することが可能となる(ACSバイパス)。

7) 医療機関における診療

心筋梗塞の診断には，心電図，心エコー，心筋逸脱酵素，とくにトロポニンTやトロポニンIなどを参考にする。治療は再灌流療法が第一となる。再灌流療法には血栓溶解療法とカテーテルによる治療(PCI)があるが，わが国ではPCIが推奨されている。

心原性ショック，心不全を合併している例では，大動脈内バルーンパンピングやECMO(体外式膜型人工肺)などの補助循環が使用される。冠動脈の閉塞状態によっては冠動脈バイパス手術が選択される。

8) 予 後

急性心筋梗塞の死亡率は20％前後，入院死亡率は5〜10％とされる。病院前の死亡は致死性不整脈，搬入後はポンプ失調(心原性ショック，心不全)によることが多い。心原性ショックに陥った場合の死亡率は非常に高い。広範囲の梗塞後には，慢性心不全や不整脈を残すことがある。

4 不安定狭心症

1) 概 念

狭心症発作を新たに発症した場合や，これまでの狭心症の症状が増悪傾向にあるもの，すなわち頻度の増加，症状の悪化，硝酸薬の反応低下，持続時間の延長，より軽い労作での発症などを認める場合を，不安定狭心症という。

2) 原因・病態

冠動脈内膜の不安定な粥腫が破れて血栓が形成され，冠動脈の閉塞あるいは狭窄が増悪するが，血栓が短時間に自然に溶解し症状が消失する。すなわち発症機序は心筋梗塞と同じであるが，閉塞時間が短いため心筋壊死をきたさないものである。不安定狭心症を放置すると心筋梗塞へ進展する可能性が高い。近年，トロポニンTやトロポニンIの検出感度が高まるにつれて，かつて不安定狭心症と診断されていた症例もNSTEMIと診断されることが多くなった。

3) 症 候

心筋梗塞と同様の胸痛がみられる。しばしば安静時も胸痛発作があり，発作は頻回で増強傾向を示し，持続時間も長く，冷汗，不整脈，低血圧を伴うこともある。心電図上はSTの上昇や低下をみることはあるが，心筋梗塞ほど顕著ではない。

4) 対 応

不安定狭心症は，その後に急性心筋梗塞をきたす可能性が高い。初めての場合は胸痛の性状，持続時間，危険因子の有無について情報を収集する。これまでの症状が増悪した場合は労作など誘因の程度，頻度，持続時間，硝酸薬の反応などについて聴取し，冷汗や呼吸困難，脱力感など重篤感を思わせる症状の有無を観察する。不安定狭心症を疑えば急性心筋梗塞に準じて対応する。

5) 医療機関における診療

急性冠症候群として，急性心筋梗塞と同様の対応が行われる。

5 安定狭心症

安定狭心症とは，症状の出方が数カ月以上にわたって安定している狭心症をいう。症状は安静により数分で消失し，硝酸薬への反応も速やかである。急性心筋梗塞へ移行する可能性は低い。

救急要請の場合，傷病者への接触時には症状が消失しており普段と同じような程度，持続時間であることが確認できれば緊急性はないので，かかりつけ医を選定するのが原則である。胸痛が続いていれば，安定狭心症でなく急性冠症候群としての対応が必要になる。

心筋疾患

1 心筋症

心筋症は，遺伝子の異常により心筋の機能障害をきたす疾患である。頻度が高いのは肥大型心筋症で，左室心筋壁が厚くなり，心室内腔が狭くなる。心収縮力は保たれるが，拡張能の低下のために心機能が障害される。心筋肥大によって大動脈への流出路が狭窄するタイプでは，血液の拍出に障害が出る。無症状のことが多いが，動悸や胸痛をきたす例もある。心室細動により突然死することがあり，若年者における運動中の突然死の原因としてもっとも多い。拡張型心筋症では，心室筋の菲薄化に伴って心室腔が拡大し，収縮力は著しく低下する。心不全を呈し，時に突然死を起こす。不整脈原性右室心筋症は，右心室心筋の脂肪変性と線維化によって右室の機能低下をきたすほか，不整脈で急死することがあり，若年者やスポーツ選手の急死の一因となる。

2 心筋炎

心筋の炎症性疾患で，ウイルス感染，時に細菌感染が原因となることが多い。感冒様症状や消化器症状の1〜2週間後に動悸，胸部不快感，胸痛などで発症する。軽症例は受診することなく治癒する一方で，重症化すると心不全をきたし，呼吸困難，血圧低下，ショックなどがみられる。時に心室細動など致死性不整脈を合併し，突然死の原因となる。

急性心筋梗塞との区別は現場では難しいこともあるが，循環器専門医の治療を要する点では共通している。感冒様症状や消化器症状について情報を収集することも参考になる。

心膜疾患

1 心タンポナーデ

「2）心タンポナーデ」（p.467）を参照。

2 急性心膜炎

心臓を包む心膜の炎症で，ウイルスや細菌などの感染症，膠原病，尿毒症，悪性腫瘍などさまざまな原因で発症するが，原因不明のこともある。心筋炎に合併する場合もある。

胸痛が高頻度にみられ，呼吸困難や発熱もみられる。胸痛は時に頸部や肩に放散するので，虚血性心疾患との区別が必要になる。胸痛は呼吸運動や咳嗽，臥位で増強し，前傾した起坐位で軽減する。炎症に伴う滲出液によって漿液が薄まるため，心音の聴診で蒸気機関車様の心膜摩擦音を聴取することがある。滲出液が一定以上貯留すると心膜摩擦音は聴取できなくなり，さらに貯留すると心タンポナーデをきたす。心電図では多くの誘導で典型的には下に凸のST上昇を認める。

不整脈

本項では疾患としての不整脈について解説し，各不整脈の心電図所見については，「F　心電図の観察」（p.573）でまとめて述べる。

1 不整脈とは

正常洞調律以外の心臓の電気的現象を，すべて不整脈という。したがって，心拍のリズムが不整なもの以外に，頻拍，徐拍など心拍数の異常やST－Tの異常も含む。

2 心室期外収縮（VPC）

心室期外収縮（VPC）とは，通常のP波に続くQRS波より早期に生じ，先行するP波を伴わない幅広いQRS波である。生理的には加齢とともに増加するが，病的には心筋梗塞や心筋炎，心筋症などに合併症としてみられる。多源性，連発（心室頻拍），R on Tのタイプは心室細動に移行する危険が高い。

3 心室細動（VF）

心室細動（VF）は，中高年では急性心筋梗塞などの急性冠症候群に合併することが多く，若年者では心筋症，冠動脈奇形，心筋炎，QT延長症候群などの心疾患を基礎にもつ人のスポーツ中などに発生しやすい。まれに急性中毒によることがある。また，基礎疾患を有しない小児で，胸部に野球のボールが当たるなどの刺激で突然死する事例がある。心臓振盪といわれ，心臓への衝撃で心室細動を発症するものである。

心室細動は，心筋細胞が各々不規則に細かく興奮している状態で，発症直後から心臓の機能は完全に失われて脈拍を触知しなくなり，数秒後には意識も消失する。しばらく死戦期呼吸がみられるが，まもなくそれも消失する。心筋の電気的活動は時間経過とともに急速に微弱となり，数分〜十数分後には心静止へと移行する。

心電図モニター波形による心室細動の判断は比較的容易である。対応としては電気ショックによる除細動が第一に必要な処置である。発症後時間経過とともに除細動の成功率は低下するので，できるだけ早期に電気ショッ

クを実施することが大切である。除細動の成功には確実なCPRによる心筋の酸素化が重要である。

4 心室頻拍（VT）

心室頻拍（VT）は，心室筋におけるリエントリー（電気的興奮が一定の回路を回りつづけること）や自動能亢進によって生じる。虚血性心疾患が原因となって発症することが多いが，器質的心疾患が明らかでない例もある。

一過性のものと持続するものとがあり，一般に動悸，ショック，意識消失などの症状をきたすが，短時間で軽快するものでは自覚症状に乏しいこともある。循環動態に関しては脈が触れて意識の保たれるものと，循環虚脱に陥るものとがある。重症型で脈が触れないものは無脈性心室頻拍と呼ばれ，心停止として救急隊員による電気ショックの適応である。

心室頻拍では心拍数が多いほどショック症状を呈しやすいが，一般的には心拍数が180/分を超えると脈拍が触知されなくなることが多い。脈拍の触れない広いQRS幅の頻拍は，すべて無脈性心室頻拍とみなし，速やかな電気ショックとCPRが必要である。無脈性心室頻拍を放置すると，多くの場合はまもなく心室細動に移行する。脈拍の触れる心室頻拍であっても無脈性に移行する可能性が高いので，注意を怠らない。

5 心房細動（AF）

心房細動（AF）は，心房内で発生した刺激に応じて心房が頻回かつ無秩序に興奮収縮を繰り返す状態で，高齢者では比較的多い不整脈である。通常はあまり緊急性がないが，高度の頻脈あるいは徐脈が続くと心不全状態となる。弁膜症，虚血性心疾患，高血圧，心筋症などを基礎にもつことが多いが，ほかに器質的な心疾患のないこともある。発作性に出現するものと，持続的なものとがあり，いずれも動悸を主訴とすることが多い。

心房細動では，とくに左房（左心耳）内に壁在血栓を形成しやすい。壁在血栓が遊離すると，脳動脈や上腸間膜動脈などさまざまな動脈に塞栓して梗塞を引き起こす。心房細動を呈する傷病者で脳梗塞などの血栓塞栓症が疑われる場合には，血栓溶解療法などが可能な医療機関への搬送を考慮する。一方，慢性的に心房細動を有する傷病者の多くは心房内血栓を予防するため，ワルファリンや直接作用型経口抗凝固薬（DOAC）などの抗凝固薬を服用しており，出血傾向を認めることがあるため，外傷などの際には注意が必要である。

6 洞頻脈

心拍数が100/分以上の洞調律をいう。洞性頻脈ともいう。正常な人でも運動時には洞頻脈となる。安静時に洞頻脈を認めるときは，貧血，低酸素血症（肺炎，肺血栓塞栓症，COPDなど），脱水，甲状腺機能亢進症，発熱，敗血症，精神疾患など，心臓以外の基礎疾患の存在に留意する。洞頻脈そのものよりも，原因病態に対する処置が必要である。

7 房室ブロック

房室結節あるいはヒス束（右脚と左脚に分岐する前；p.101，図4参照）に機能不全が現れる状態を房室ブロックと呼ぶ。その機能不全の程度により，単に房室間の伝導速度が遅れるだけの1度房室ブロック，洞結節の興奮が間欠的に心室に伝わらない状態の2度房室ブロック，房室間の伝導が完全に遮断され，心室固有の調律になる3度（完全）房室ブロックに分類される。

1度房室ブロックの病的意義は少ない。2度房室ブロックのうち，ウェンケバッハ型の障害部位は房室結節であり，迷走神経の過緊張が原因となる。循環動態は安定していることが多く，その場合，とくに処置を要しない。一方，モビッツⅡ型ではヒス束に器質的障害があり，急性心筋梗塞が原因となっている場合には3度房室ブロックへ移行することもある。3度房室ブロックは心筋梗塞が原因となることが多い。

失神・めまいなどの症状のあるモビッツⅡ型2度房室ブロックおよび3度房室ブロックは，心停止の危険があるため緊急度・重症度が高く，循環器専門医療機関への早期搬送が必要となる。

8 QT延長症候群

心筋細胞は興奮して収縮した後，興奮から回復して弛緩するが，この興奮からの回復に要する時間が延長して，心電図上QT間隔が延長する疾患である。QT間隔の延長に伴い心筋が電気的に不安定となる時間も延びて，トルサードドポアンツ型心室頻拍や心室細動が起こりやすくなる。

先天性のものと後天性のものとがあり，先天性では遺伝子異常が関与しており若年者の突然死の原因となり得る。後天性は電解質異常（低マグネシウム血症，低カリウム血症），薬剤（三環系抗うつ薬，フェノチアジン）などが原因となる。

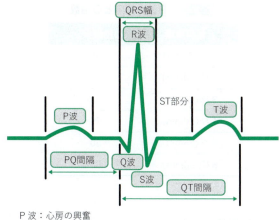

P波：心房の興奮
PQ間隔：房室伝導時間
QRS波：心室の興奮
T波：心室興奮の回復
QT間隔：電気的収縮時間

図1　心電図の基本波形

F　心電図の観察

1 心電図の基礎

1）心電図とは

心電図は，心臓の電気的活動によって生じる微弱な電位の変化を体表面でとらえて記録する検査であり，病院前医療はもとより，医療機関内での診療にも広く利用される。救急隊員が主に用いるのは，肢誘導に近い波形が得られる近似肢誘導による心電図モニターであり，リズムの異常をとらえるのに有用である。しかし，肢誘導では虚血・梗塞の発生した部位によってはST異常をとらえることが困難である。そのため，胸痛，ショック徴候，心電図モニター上の異常などで心疾患を疑う場合には，12誘導心電図による観察を追加することが望まれる。心電図は，収縮力など心筋の機械的活動状況を示すものではないことに注意が必要である。また，心臓の働きを1つの面から評価するものであるから，判断は症候や他の観察所見を加えて総合的に行う必要がある。

2）基本波形

心電図の基本波形を**図1**に示す。主要な波形成分として，P波，QRS波，およびT波がある。心電図は，縦横とも1mmごとに線が引かれた用紙に記録される。縦軸は電位を表し，1mmが0.1mVである。横軸は時間を表し，1mmが0.04秒（25mmで1秒）である。縦横とも5mmごとに太い線が引かれている（p.342，図15参照）。

⑴ P波

P波は洞結節から発した電気的興奮（脱分極）が心房内に伝播する過程を示す陽性（上向き）の波で，幅の正常値は0.08～0.10秒である。正常な心房収縮がない心房細動ではP波が欠損する。

⑵ QRS波

QRS波は心室内に電気的興奮（脱分極）が伝播する過程を示す。はじめの下向きの部分をQ波，続く上向きの部分をR波，その後，再度下向きになる部分をS波として区別するが，必ずしもQ波，R波，S波のすべてが揃うわけではなく，通常これら一連の波形を「QRS波」と総称する。QRS波の幅の正常値は0.1秒以下である。とくに深くて幅の広いQ波は，異常Q波と呼ばれる心筋梗塞の一所見である。

⑶ PQ間隔

正常洞調律では，P波とQRS波とは1対1の関係にあり，P波のはじまりからQRS波のはじまりまでをPQ間隔とし，正常値は0.12秒以上0.20秒未満（印刷した場合，細かな枠が5つ未満）である。

⑷ T波

T波は心室の興奮から回復（再分極）する過程を示す。通常は上向きのなだらかな波形である。なお，心房にも心室のT波に相当する再分極の波形が存在するが，波形の高さが低く，またQRS波に重なるので視認できない。

⑸ ST

QRS波の終わりからT波のはじまりまでの平坦な部分をST部分と呼び，正常では基線と同じ高さである。

⑹ QT間隔

QRS波のはじまりからT波の終わりまでで，心室の電気的興奮が始まってから終了するまでの時間を示す。QT間隔は心拍数が増えると短縮する。したがって，医療機関では心拍数で補正した補正QT間隔を用いる。

⑺ 基　線

心電図波形のうち，心筋の電気的活動が停止している時期に相当する部分を基線と呼び，STの上昇・低下を判断する際の基準線として用いられる。通常はT波の終わりからP波のはじまりまでの平坦な部分を基線とする。頻拍で，この部分に平坦な部分が認められない場合には，P波の終わりからQRS波のはじまりまでの部分を基線としてもよい。

⑻ 心拍数

1分間当たりのQRS波の数を心拍数と呼ぶ。心拍数はモニター画面に表示されていることが多いが，300をR−R間の太い枠（5mmごとの枠）の数で除することにより，心拍数を概算できる（**表2**）。

モニター画面上に表示される心拍数は，直前の10秒間程度の平均値である。期外収縮やノイズが混入した場合には，実際の心拍数とかけ離れた数値が表示されるので注意が必要である。

表2 R波の間隔と心拍数

R波の間隔	心拍数(/分)
1枠（5mm）	300
2枠（10mm）	150
3枠（15mm）	100
4枠（20mm）	75
5枠（25mm）	60
6枠（30mm）	50

3） 心電図モニター

一般的な心電図モニターは，両肩と左前胸部下部の3点に電極を装着する。これは近似肢誘導と呼ばれており（図2），主にリズム異常の有無をとらえるのに便利である。Ⅰ～Ⅲ誘導までの誘導切り替えを行うことによって，心臓に発生している変化を3つの異なる方向からとらえることが可能で，モニター誘導法の基本といえる。ただし，Ⅰ～Ⅲ誘導のみでは，心臓のさまざまな領域の虚血性に伴うST変化のすべてをとらえることはできない。ST変化の見逃しをなくすためには，心臓の電気的活動をさらに多くの方向からとらえる12誘導心電計が有用である。

一方，不整脈のうち散発的に出現するものは短時間の心電図観察ではとらえることができない。この場合には24時間の心電図を連続的に記録できるホルター心電計を用いる。通常は胸部の4カ所に電極を貼付し，携帯型心電計の内部メモリーに心電図を記録し，後刻に情報を取り出して観察・検討する。

4） 観察のポイント

(1) 調律

まずP波があるか，次にP波の間隔は一定か否か観察する。P波があり，P-P間隔が一定ならば洞調律といえる。P波がなければ心房細動を疑うが，心房細動ではR-R間隔にはまったく規則性がない。

(2) 房室伝導

P波とQRS波が1対1で対応しているか否か観察する。1対1で対応し，PQ間隔が0.2秒未満ならば正常に房室伝導していることがわかる。

1対1で対応しているがPQ間隔が0.2秒以上で一定していれば1度房室ブロックである。P波に対して時々QRSが欠落している場合は2度房室ブロックである。P波とQRS波が同期せずバラバラに出現していれば3度（完全）房室ブロックである。

(3) 心室内伝導

心室内の伝導系（ヒス束からプルキンエ線維まで）が正常に機能していればQRS幅は0.1秒以下である。QRS

の幅が0.12秒以上であれば幅の広いQRSと判断し，脚ブロック，心室期外収縮，心室頻拍などを考える。

(4) QT間隔

遺伝性疾患や薬剤の影響でQT間隔が延長することがあるが，この場合，心室細動や心室頻拍に移行する危険が高くなる。

(5) ST変化

正常では，ST部分は基線に一致して平坦であるが，一般的に虚血部位での誘導において，狭心症ではST低下，心筋梗塞ではST上昇を認める。また，心筋炎では全誘導でST上昇を認める。

(6) T波の高さ

心筋虚血では，T波の平低化，下向きや二相性のT波がみられる。心筋梗塞の超急性期や高カリウム血症ではT波が増高する。

2 頻脈性不整脈

1） 洞頻脈

調律の発生と伝導は正常で，心拍数が毎分100以上のものを洞頻脈（図3）という。安静時の心拍数が140を超えることは少ない。洞性頻脈ともいう。

2） 心房細動

心房細動（図4）では，P波が消失し，QRS波の間隔がまったく不規則になる。絶対性不整脈と呼ばれる。心拍数は多い例と多くない例とがある。細かく不規則な心房細動波（f波）が基線の揺れとして認められることがある。

3） 発作性上室頻拍

発作性上室頻拍（PSVT，図5）は，幅の狭いQRSが等間隔で続く。心拍数は毎分150～250前後である。P波はQRSの前に出る場合，QRSの後ろに出る場合，QRSに隠れてみえない場合がある。心房細動とは，R-R間隔が一定である点で異なる。頻拍は突然始まり突然終わる。

4） 心室頻拍

QRS幅が広い（成人で0.12秒以上，小児で0.08秒以上）頻拍であり，単形性心室頻拍であればリズムは規則的である（図6）。心拍数は通常120～250であるが，スローVTと呼ばれる心拍数の少ないものもある。トルサードドポアンツ型と呼ばれるものはQRS様波形を有する多形性心室頻拍で，数拍ごとに波形が変化していくのが特徴である（図7）。

5） 心室細動

P波，QRS波，T波が区別できなくなり，基線の不規則な動揺としてもとらえられる細動波をみる。発症直後には粗大な細動波がみられるが（図8），時間経過とと

近似肢誘導（Ⅰ, Ⅱ, Ⅲ誘導）

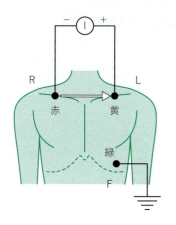 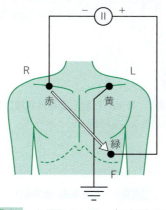 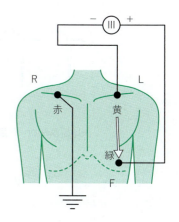

図2　心電図モニター（近似肢誘導）

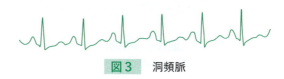

図3　洞頻脈

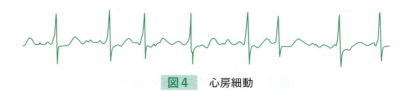

図4　心房細動

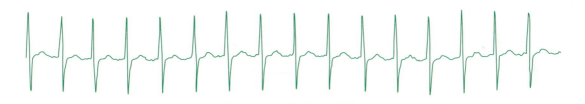

図5　発作性上室頻拍（PSVT）

P波が同定できない

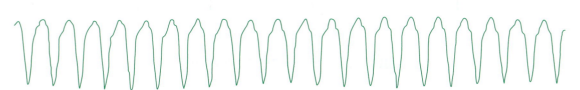

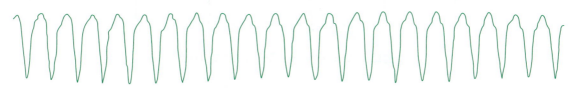

図6　単形性心室頻拍（単形性 VT）

幅の広い QRS が規則性に出現している

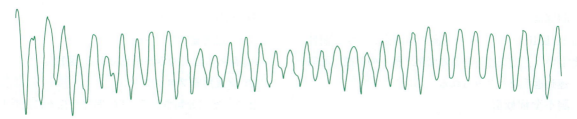

図7　多形性心室頻拍（トルサードドポアンツ型）

幅の広い（0.12秒以上）QRS が捻れている

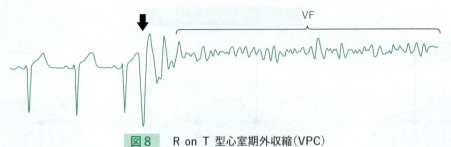

図8　R on T 型心室期外収縮（VPC）

矢印部がR on T 型VPC，その直後心室細動（VF）へ移行

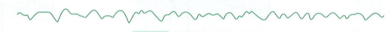

図9　心室細動（低振幅）

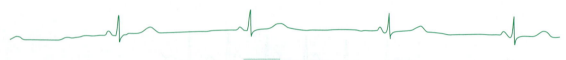

図10　洞徐脈

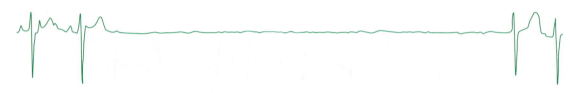

図11　洞停止または洞房ブロック

5.5秒間の心停止，その後補充収縮が出現

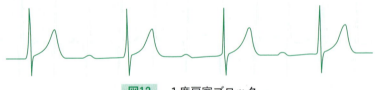

図12　1度房室ブロック

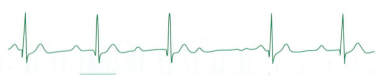

図13　ウェンケバッハ型2度房室ブロック

もに急速に微弱となり（図9），心静止に移行する。

3 徐脈性不整脈

1）洞徐脈

洞徐脈（図10）とは，60/分未満の洞調律をさす。洞性徐脈ともいう。副交感神経系の緊張，種々の薬剤，心筋虚血，運動選手などでみられる。

2）洞不全症候群

洞結節の機能不全による徐脈で症状を伴うものをさす。原因のない持続的な洞徐脈，一過性の洞停止（図11），徐脈と頻脈を繰り返すもの，の3つに分類される。

洞停止は洞結節の機能が停止した状態で，洞房ブロックは心房内の伝導障害であり，心電図モニターで区別することは困難である。

3）房室ブロック

① 1度房室ブロック

PQ 間隔の延長のみが所見である（図12）。

② 2度房室ブロック

2つの型に分類される。PQ 間隔が徐々に延長し，やがて心房から心室への伝導が遮断され，QRS 波形が欠損するものをウェンケバッハ型という（図13）。一方，PQ 間隔は一定であるが，突然心房から心室への伝導が

近似肢誘導（I，II，III誘導）

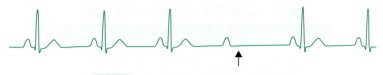

図14　モビッツⅡ型2度房室ブロック

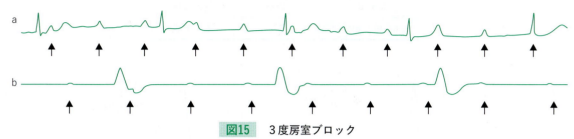

図15　3度房室ブロック

P−P間隔とR−R間隔は各々規則性で，かつ，PとQRSの同期がない
a：QRS幅の狭い補充収縮
b：QRS幅の広い補充収縮

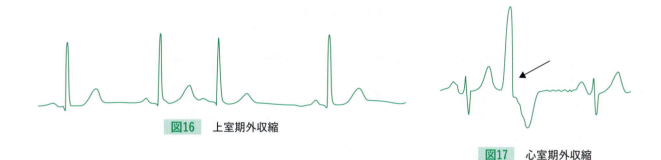

図16　上室期外収縮

図17　心室期外収縮

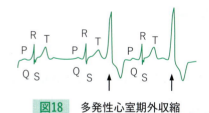

図18　多発性心室期外収縮

同じ波が数多く出てくる。不整脈の発生源が1つ

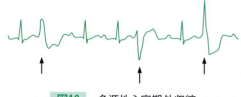

図19　多源性心室期外収縮

違った波が出てくる。不整脈の発生源が複数ある＝危険な不整脈

遮断され，QRS波形が欠損するものをモビッツⅡ型という（**図14**）。

(3) 3度（完全）房室ブロック

房室間の伝導が完全に遮断されており，P波とQRS波はそれぞれ別個のリズムで規則的に出現する（**図15**）。QRS波はヒス束以下の自動能によってP波とは無関係に出現する。このようなQRS波を補充収縮という。補充調律の起源がヒス束付近にある場合にはQRS幅が狭く，起源が脚あるいはそれより末梢部にある場合にはQRS幅が広い。

4 期外収縮

基礎のリズムよりも早いタイミングでQRS波が出現するものを期外収縮という。QRSの幅が狭いのは上室期外収縮（**図16**），QRSの幅が広く変形しているのは心室期外収縮（**図17**）である。心室期外収縮のQRS波が，先行する正常なQRSに続くT波に重なるものをR on T型心室期外収縮（図8）という。また，1分間に6回以上出現する場合，および期外収縮の起源が複数ある（期外収縮のQRS波形がさまざまである）場合を，それぞれ多発性心室期外収縮（**図18**），多源性心室期外収縮（**図19**）という。これらは心室細動に移行する危険が高いため，いつでも電気ショックが実施できるよう準備し，観察を怠らないようにする。

5 心筋の虚血性変化

近似肢誘導のモニター心電図でもある程度の所見が観察できるが，12誘導心電図はより詳細に虚血の部位が診

表3 心電図変化と虚血部位，責任冠動脈

誘　導	虚血部位	責任冠動脈
$V_1 \sim V_4$	前壁中隔	左前下行枝
V_3, V_4	前壁	左前下行枝
I，aV_L，$V_1 \sim V_6$	広範囲前壁	左前下行枝
I，aV_L，V_5, V_6	側壁	左回旋枝
II，III，aV_F	下壁	右冠動脈

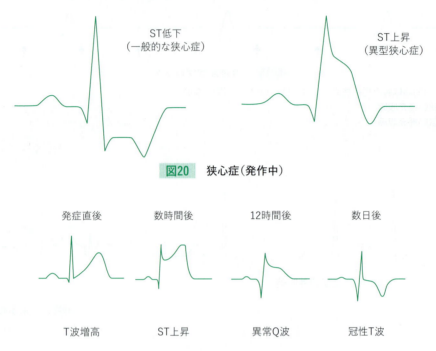

ST低下
（一般的な狭心症）

ST上昇
（異型狭心症）

図20 狭心症（発作中）

発症直後　　　数時間後　　　12時間後　　　数日後

T波増高　　　ST上昇　　　異常Q波　　　冠性T波

ST上昇型急性心筋梗塞の心電図所見の経時的変化

図21 急性心筋梗塞

断される（**表3**）。

洞結節や房室結節は右冠動脈からの血流を受けることが多いので，II，III，aV_Fに虚血性変化がみられるときには洞機能不全や房室ブロックを合併することが多い。

1）狭心症

狭心症では発作時に心電図変化を示し，発作がないときは特別な所見がない。労作性狭心症では多くの誘導でST低下，異型狭心症ではST上昇がみられる（**図20**）。

2）心筋梗塞

時間の経過とともに所見が変化していく。ST上昇型心筋梗塞（概ね貫壁性梗塞に相当する）では，**図21**のように変化する。異常Q波は永続的に残る。

非ST上昇型心筋梗塞（概ね非貫壁性梗塞に相当する）では，超急性期から急性期にかけてSTは低下し，陰性T波を認め，異常Q波は出現しない。したがって，胸痛を訴えるときに，心電図所見のみでは狭心症と心筋梗塞を区別できないことがある。また，ST-T変化は虚血性心疾患以外でも，早期脱分極（若年者に多い），心筋炎，心膜炎，電解質異常などでもみられるので，自覚症状や身体所見を参考にして判断することが求められる。

6 その他の心電図異常

1）高カリウム血症

高カリウム血症（**図22**）は，血清カリウム値の異常が心電図に反映されることは多いが，心電図所見から血清カリウム値を推定することは困難である。血清カリウム値が概ね5.5mEq/L以上に上昇するとT波が増高し，幅が狭く尖った形になる（テント状T波）。さらに6.5mEq/L以上になると，テント状T波に加えQRS幅が広くなり，P波は低くなる。QRS幅の拡大は高カリウム血症による心室内伝導障害を反映する。9mEq/L以上に上昇するとP波は消失し，QRS幅がさらに広くなりT波との区別がつかなくなる。いわゆるサインカーブ状の波形であり，心室細動や心静止に移行する可能性が高い。

なお，慢性腎不全などで恒常的に血清カリウム値が高い場合は，心電図変化も緩徐になる。

2）低カリウム血症

血清カリウム値が3.0mEq/L以下になるとT波が平低

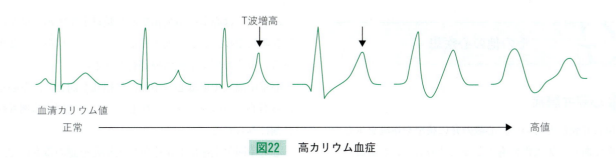

血清カリウム値
正常 ⟶ 高値

図22　高カリウム血症

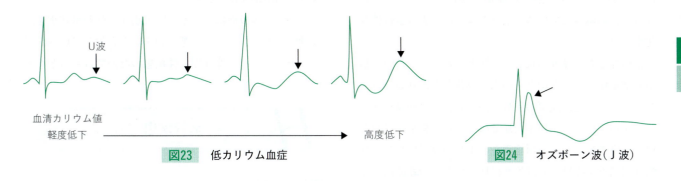

血清カリウム値
軽度低下 ⟶ 高度低下

図23　低カリウム血症

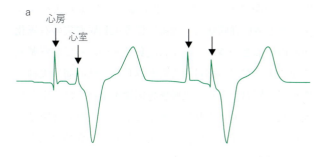

図24　オズボーン波（J波）

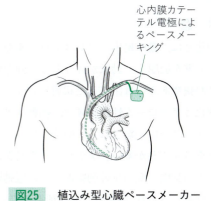

心内膜カテーテル電極によるペースメーキング

図25　植込み型心臓ペースメーカー

ジェネレーターは左（時に右）鎖骨下方の皮下に植え込まれており、約5cm四方の盛り上がりとして触れる。電気ショックを行う際は、電極パッドは皮膚の盛り上がりを避けて貼り付ける

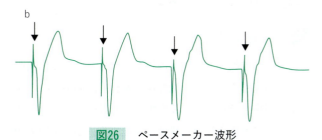

図26　ペースメーカー波形
a：心房と心室を刺激　　b：心室のみを刺激

化する（図23）。さらに2.5mEq/L以下ではT波の平低化が著明になり、U波が出現する。

3）低体温

　33～30℃ではPQ間隔、QRS幅、QT間隔が延長、30～25℃ではQRS波とST起始部との間にやや鈍な陽性波（オズボーン波）が出現する（図24）。25～20℃では心房細動、20℃以下では心室細動に移行することが多い。

4）ペースメーカー波形

　洞機能不全や完全房室ブロックによる著しい徐脈で、失神発作や心不全を起こす場合が植込み型心臓ペースメーカーの適応となる。自己心拍を感知し、徐拍時に電気刺激を出すジェネレーターと呼ばれる本体と、電気刺激を心臓に伝えるリードからなる（図25）。

　ペースメーカーが作動して電気的刺激が加わっているときには、波形の直前に特徴的な棒状の鋭い波形（スパイク）が認められる。心室に刺激が加わったときは幅が

広く変形したQRS波が出現する。

　心房と心室を刺激する型（図26a）と、心室のみを刺激する型（図26b）とがある。

　植込み型除細動器（ICD）は、同様に本体とリードが植え込まれており、心室細動や心室頻拍を自動で感知し電気ショックを行う。徐拍時にはペースメーカーとしての機能も併せもっている。

　植込み型心臓ペースメーカーや植込み型除細動器に不具合が生じている場合もあるので、心電図モニターのみに頼るのではなく呼吸や脈拍を観察し、必要に応じて蘇生処置を実施する。

G　その他の心疾患

1 心臓弁膜症

　単に弁膜症ともいい，心臓の弁に狭窄や逆流を生じた状態である。先天性のものと後天性のものとがある。後天性のものとしては，かつてはリウマチ熱の後遺症が多かったが，リウマチ熱の治療が早期に行われるようになったため減少している。最近では加齢による退行性変化が多い。

　僧帽弁と大動脈弁の疾患が問題となることが多い。僧帽弁狭窄症では，左房と右心系に負荷がかかり肺うっ血を起こす。また，左房の圧負荷のために心房細動をきたしやすい。僧帽弁閉鎖不全症では，容量負荷を受けた左房・左室が拡大し，心房細動や心不全の原因になる。僧帽弁閉鎖不全症は，心筋梗塞に伴って左室の乳頭筋が梗塞して急激に発生することがある。大動脈弁狭窄症はもっとも多い弁膜症で，加齢に伴う大動脈弁尖の石灰化が原因のことが多い。左室に圧負荷がかかって左室肥大を起こす。左室の相対的虚血がみられ，狭心痛，失神，突然死の原因となる。大動脈弁閉鎖不全症では左室が拡大・肥大し，進行すれば心不全に陥る。大動脈弁閉鎖不全性は，大動脈解離に伴って大動脈基部の弁輪が拡大して急激に発症することがある。

2 感染性心内膜炎

　感染性心内膜炎とは，心内膜や弁膜に，血栓と細菌の塊である疣腫を形成し，敗血症，塞栓症，心不全などを呈する感染症である。内膜が傷ついた部分に血栓を形成し，そこに感染を伴った場合に発症する。心室中隔欠損症，大動脈弁逆流症あるいは僧帽弁逆流症などのジェット様血流が生じる疾患や，人工弁置換術後状態が血栓付着の要因となる。付着した血栓に感染が波及する原因としては，歯科処置，耳鼻咽喉科処置，泌尿器科処置あるいは婦人科処置などの際に生じる菌血症がある。免疫不全状態では本症を発症しやすい。

　初発症状は発熱が一般的で，心雑音を認める。通常の抗菌薬治療で一時的に軽快しても再燃を繰り返し，自然治癒しない。

3 先天性心疾患

　生まれつき心臓の形態に異常を認める疾患をいい，出生の約1％にみられる。原因は，遺伝性，染色体異常，先天性感染（先天性風疹症候群など），母体の環境因子（服薬，飲酒，喫煙，糖尿病など）である。

　わが国では心室中隔欠損症が半数以上を占め，ほかに肺動脈狭窄症，心房中隔欠損症，ファロー四徴症などがある。多くの例で手術治療が行われる。

　心室中隔欠損症は心室中隔に欠損孔が開存し，左心室から右心室へのシャントが生じる。自然閉鎖する例も約2割にみられる。

　心房中隔欠損症は心房中隔に欠損孔を認めるもので，左心房から右心房へのシャントが生じる。小さいものでは自然閉鎖が期待できる。

　ファロー四徴症は，心室中隔欠損症，肺動脈狭窄症，大動脈右方転位，右心室肥大の4つが合併している疾患で，チアノーゼを伴う先天性疾患のなかではもっとも多い。

H　血管疾患

1 動脈硬化

1）概　念

　動脈硬化とは，動脈壁内にコレステロールなどの物質が沈着して壁が肥厚し，動脈が硬くなって弾力性が低下し，内腔が狭窄あるいは閉塞した状態をいう。

　動脈硬化はアテローム性動脈硬化，細動脈硬化，中膜石灰化硬化の3つに分類され，一般的にはアテローム性動脈硬化をさすことが多い。アテローム性動脈硬化は，大動脈，内頸動脈，脳の主幹動脈あるいは冠動脈など比較的太い動脈にみられ，脳梗塞や心筋梗塞の原因となる。脂質異常症，高血圧，喫煙が三大危険因子であり，そのほかでは加齢，糖尿病，肥満，精神的ストレスなども関与し，男性に多い。

　アテローム性動脈硬化は，内膜に粥腫（アテローム性プラーク）ができた状態である。粥腫はリポ蛋白が蓄積して形成されるが，低比重リポ蛋白（LDL）コレステロールが進行に関与している。一方，高比重リポ蛋白（HDL）コレステロールは進行を抑制する働きがある。

　細動脈硬化は高血圧や加齢によって生じる。細動脈硬化は高血圧の原因といわれ，血圧のコントロールが重要となる。

　中膜石灰化硬化では中膜にカルシウムが沈着して動脈硬化が起こる。大動脈，内頸動脈あるいは下肢の動脈に多い。

2）病　態

　大動脈では弾性力の低下のため，弾性血管としての機能が障害される。断続的に起こる心臓からの拍出を十分に吸収できないため，収縮期血圧が上昇し，心臓の後負荷が増加する。拡張期血圧は低下するため，冠灌流圧が

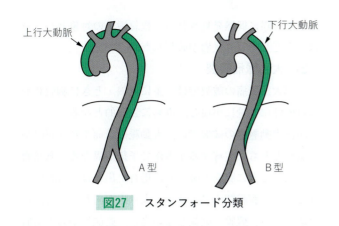

図27　スタンフォード分類

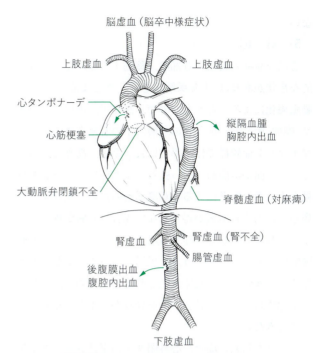

図28　急性大動脈解離に合併する病態

低下する。大動脈自体の脆弱化により，大動脈解離や大動脈瘤を生じるリスクが高まる。

　内頸動脈，脳動脈，冠動脈など中規模の動脈では，粥腫による内腔の狭窄，粥腫の破綻による血栓形成に伴って，血栓症や末梢動脈の血栓塞栓症と引き起こしやすい。重症救急傷病者に多い心血管系疾患の大部分は動脈硬化を基礎とする。

2　急性大動脈解離

1）概念・疫学

　大動脈の内膜に裂孔を生じ，侵入した血液の圧によって大動脈の中膜が解離していく疾患である。動脈硬化，マルファン症候群，梅毒，妊娠などが原因となるが，動脈硬化によるものがもっとも多い。60歳以上の男性に起こりやすい。

2）分　類

　内膜裂孔の好発部位は，大動脈弁から数cm末梢の上行大動脈と左鎖骨下動脈分岐直後の下行大動脈の2カ所であり，解離腔内の血液の圧によって解離が進展し範囲が広がる。治療方針を反映するスタンフォード分類（図27）では，解離が上行大動脈に及んでいるものをA型，解離が左鎖骨下動脈分岐以下の下行大動脈にとどまるものをB型としている。

3）病　態

　解離した部分の大動脈から分岐する動脈の閉塞，解離部の破裂などにより種々の病態を合併する（図28）。分岐する動脈が閉塞する機序について図29に示す。

4）症　候

　典型的には解離の進行に伴う激しい痛みが主症状である。スタンフォードA型では前胸部痛，スタンフォードB型では肩甲骨の間付近からはじまり，解離の進展とともに疼痛部位が大動脈の走行に沿って移動する。痛みは解離の発生時がもっとも強く，しだいに軽減する。しかし，前述したような病態を合併した場合は多彩な症状を示す。

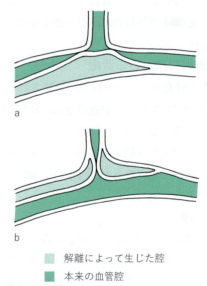

■　解離によって生じた腔
■　本来の血管腔

図29　急性大動脈解離による枝の閉塞の機序

　大動脈起始部の病変では，心タンポナーデや，冠動脈（右冠動脈に多い）閉塞による心筋梗塞を合併することがあり，弁輪が変形して大動脈弁閉鎖不全を生じれば急性左心不全を呈する。大動脈弓部に解離が及ぶと，腕頭動脈や左総頸動脈の閉塞で脳虚血となり，意識障害や片麻痺などの脳卒中症候で発症することがある。胸腔内，縦隔内，後腹膜内へ破裂すれば出血性ショックを呈する。そのほか，大動脈の枝の閉塞により各臓器や四肢の虚血症候をきたす。

　ショック例を除けば，高血圧が高率に認められる。また，四肢主幹動脈分岐部の閉塞で，左右の上肢間あるいは上下肢間に血圧の差が認められることがある。血圧の左右差は大動脈解離の徴候の一つであるが，頻度は高く

ない。

5) 対 応

急激な発症の胸痛・背部痛，移動する痛みなどの特徴的な症状があれば，大動脈解離を疑うことは難しくない。動脈硬化によることが多いので，高血圧，糖尿病，家族歴，喫煙，脂質異常症などの危険因子の有無を確認する。マルファン症候群では，異常に長い手足，高身長，ゆるくひどく曲がる関節，引っ張るとよく伸びる皮膚など外見上の特徴が参考になる。意識障害のために先行する疼痛などに関する情報が得られない場合は判断が難しい。また，脳卒中症候で発症する場合は，脳血管障害が大動脈解離によるものかどうかを現場で判断することは困難なことも多い。両上肢で血圧を測定して，明らかな左右差が認められれば大動脈解離を疑うが，差がなくても否定はできない。

ショック状態の場合，心外閉塞・拘束性ショックか出血性ショックかあるいは心原性ショックかを見分けることは簡単ではないが，いずれにしても緊急度はきわめて高いので，心臓血管外科の対応が可能な専門医療機関への搬送を急ぐ。

6) 医療機関における診療

CT検査や経食道心エコー検査で診断される。スタンフォードA型では緊急手術が選択され，B型では血圧のコントロールを中心とした内科的治療が選択される。B型でもショックを伴う破裂や臓器の虚血症状を伴うときは外科的治療が必要になるが，近年では血管内治療が第一選択になりつつある。

7) 予 後

半数以上は医療機関到着前に死亡する。大動脈解離によって突然死を起こした症例の多くは心タンポナーデが死因である。心停止に至る前に医療機関に到着して適切な治療が行われた場合の生存率は70〜80%である。

3 大動脈瘤

1) 定義・概念

大動脈壁の一部が全周性に拡大または局所性に突出した状態を大動脈瘤という。大動脈の正常径は，一般に胸部で30mm，腹部で20mmとされており，拡大または突出した部位の径が正常の1.5倍以上になった場合，瘤と称している。60歳以上，とくに男性に多い。大動脈瘤の約75%は腹部大動脈に限局して発生し，その多くは腎動脈分岐部と総腸骨動脈分岐部の間にできる。残る約25%は胸部大動脈に発生する。未破裂の場合，胸部大動脈瘤では，反回神経麻痺による嗄声，肺・気管支の圧迫による血痰，食道圧迫による嚥下困難などを伴うこともあるが，腹部大動脈瘤のほとんどは無症状で，多くは健康診断などの際に偶然発見される。救急搬送の対象となるのは，主として大動脈瘤が破裂した場合である。

2) 大動脈瘤破裂

胸部大動脈瘤の破裂では，主に縦隔，ときに胸膜腔や食道内腔に大量に出血し，直ちに致死的となる。

腹部大動脈瘤の破裂では，大動脈の前面を覆う腹膜が大動脈とともに破綻するか否かで予後が異なる。動脈瘤の破裂とともに腹膜が破綻した場合，出血は後腹膜腔だけでなく，腹膜腔内にも及び，大量出血のため直ちに致死的となる。腹膜が破綻しない場合，動脈瘤からの出血は後腹膜腔にとどまるため，出血は比較的穏やかに進行する。傷病者はショックを呈すると同時に，下腹部・腰背部の痛みを訴える。痛みは時に鼠径部から大腿部・殿部に放散する。体表からみた場合，腹部大動脈瘤は臍上部の高さに位置するにもかかわらず，痛みの領域が下腹部・腰背部となるのは，後腹膜腔を走行する神経が血腫によって圧迫されることや，下腸間膜動脈の血流障害によって結腸の虚血をきたすためと考えられている。

3) 対 応

破裂動脈瘤による急激な腹痛や腰痛，あるいはショック状態での救急要請となることが多い。典型的な例で大動脈瘤破裂を疑うことは難しくない。ショックのない例では尿管結石などとの区別が必要なことがある。心臓血管外科の緊急手術が可能な医療機関への搬送が必要である。血圧を上昇させないように移動や搬送は慎重に行い，腹部の緊張を除くように膝を屈曲した姿勢をとらせる。

4) 予 後

高齢者に多く，ほかの動脈硬化性疾患を合併している場合も多いため，破裂大動脈瘤の予後は不良である。

4 深部静脈血栓症

1) 定義・概念

四肢あるいは骨盤などの深部静脈に血栓が生じる疾患であり，肺血栓塞栓症の原因として重要である。深部静脈血栓症は下肢・骨盤，とくに膝窩静脈，大腿静脈，後脛骨静脈に多い。

2) 原 因

静脈血のうっ滞と血液凝固系の亢進が誘因となる（表4）。

3) 症 候

深部静脈血栓症は無症候のことが多い。腓腹部の圧痛，下腿全体の腫脹，左右差は非特異的症候であるが，深部静脈血栓症を疑う所見になる。

血栓が血流に乗って右心系を介し，肺動脈に詰まると肺血栓塞栓症となる。深部静脈血栓症患者の約50%には潜在的に肺血栓塞栓症がみられる。

表4 深部静脈血栓症の誘因

| 静脈血のうっ滞 | 長期臥床
長時間のフライト/自動車運転
立ち仕事
肥満
妊娠
慢性心不全
下肢静脈瘤 |
| 凝固機能亢進 | 脱水
エストロゲン製剤の服用
がん
手術後
外傷
抗リン脂質抗体症候群　など |

4）対　応

深部静脈血栓症のみで救急要請されることは少ない。急激な胸痛，呼吸困難を主訴に救急要請された場合，肺血栓塞栓症を考慮した活動が必要であり，下腿全体の腫脹，左右差を観察するとともに，危険因子についての情報収集が重要である。

5 肺血栓塞栓症

1）病　態

静脈で生じた血栓が遊離血栓となり，肺動脈に塞栓することによって発症する。血栓のほとんどは下肢の深部静脈に由来する。

比較的大きな血栓による塞栓症では，右心室の後負荷が急激に高まり，右心系の拡大と心外閉塞・拘束性ショックをきたす。また肺胞死腔（しくう）が増大するため，傷病者は著しい呼吸困難と低酸素血症・高二酸化炭素血症を呈する。血栓が比較的小さな場合には呼吸・循環動態に大きな変化はないが，塞栓部位より末梢の肺胞内出血あるいは肺梗塞をきたすことがある。

深部静脈の血栓形成は下肢のうっ血によって促進される。したがって，手術後や避難時の車中泊など長期間の不動，腹圧が高くなりやすい肥満・妊娠などは肺血栓塞栓症の危険因子となる。また，脱水による血液濃縮や妊娠・女性ホルモン製剤の服用は血液の凝固能を高めることによってリスクを高める。

飛行機や長距離バスなどでは，長時間の不動と飲水制限・アルコール摂取による脱水が相まって深部静脈血栓症をきたしやすい状況となる。降機・降車後に歩行を始めた途端，下肢の静脈血栓が遊離して肺血栓塞栓症をきたすことがある。これを俗にエコノミークラス症候群，ロングフライト血栓症などとも呼ぶ。

2）症　候

急激な胸痛を伴った呼吸困難が生じる。比較的大きな血栓によって左右の肺動脈など大きな動脈に塞栓した場合には，肺動脈の拡張によって生じる胸骨裏面の激しい胸痛（血管痛）とともに呼吸困難やショックをきたすため，心筋梗塞などの疾患と判別するのが難しい。比較的小さな血栓による塞栓症では，胸膜に近い部分の虚血に伴う炎症によって壁側胸膜が刺激されて，深呼吸によって増悪する体性痛が主な症状となる。原因となった下肢の深部静脈血栓症を反映して，片側下肢の腫脹や圧痛を認めることがある。

3）観　察

呼吸・循環動態の観察が重要である。軽症であれば呼吸困難と胸痛が出現する程度である。肺血栓塞栓が広範囲であれば，心外閉塞・拘束性ショックをきたし，著明な低酸素血症，頻脈，低血圧，外頸静脈の怒張が認められる。急激な呼吸困難，胸痛で発症し，ほかに低酸素血症をきたす症候がないときは肺血栓塞栓症を念頭に置く。とくに急性心筋梗塞，急性大動脈解離との区別が必要である。

4）対　応

バイタルサインやSpO2値を経時的に観察し，低酸素血症に対する呼吸管理を行うことが重要である。ショック状態から心停止に至ることもあるので，すぐに蘇生処置が実施できるよう準備しておく。本症が疑われた場合には，循環器専門治療が行える医療機関を選定する。

5）予　後

肺血栓塞栓症の死亡率はわが国では15％程度といわれているが，突然死の原因ともなり，短時間に死亡する場合も多い。

6 急性四肢動脈閉塞症

1）定義・概念

四肢の主幹動脈が急激に閉塞して阻血をきたした状態をいう。

2）原　因

塞栓症と血栓症に大別される。

塞栓症の90％は心原性であり，そのなかでは心房細動がもっとも多い。心房細動以外では，僧帽弁膜症，感染性心内膜炎，心筋梗塞後の壁在血栓，左房粘液腫などがある。心原性以外では大動脈や主幹動脈の粥腫などがある。塞栓症の約40％は四肢の動脈にみられ，上肢より下肢に多く，とくに大腿動脈に多い。

血栓症は，動脈硬化，血管炎，外傷などが原因で動脈内に血栓ができ，その部位が急性閉塞するもので，下肢に多い。

3）症　候

急性の強い痛みで発症する。塞栓症では，何時何分とか何をしているときとか，具体的な発症時刻が明確なこ

とが多い。動脈硬化に血栓を生じた場合は，やや緩徐に発症することがある。代表的な症候は，異常感覚(paresthesia)，疼痛(pain)，麻痺(paralysis)，蒼白(paleness)，脈拍消失(pulselessness)の5Pとして知られる。放置すると阻血部は壊死に陥る。

4) 対 応

特徴的な症状や経過から判断する。心房細動，心臓弁膜症などの心疾患の既往も判断の参考になる。一般的には6時間以内の血流再開が必要であり，緊急手術が実施できる医療機関へ迅速に搬送する。

7 閉塞性動脈硬化症

四肢の動脈に動脈硬化性の狭窄を生じて血流障害をきたすものをいう。狭窄は徐々に進行し，周囲には側副血管が発達する。高齢男性の下肢に多い。

比較的初期には間欠性跛行(はこう)(一定距離を歩行すると虚血により下肢，とくに腓腹部に疼痛を自覚し，休むと軽快する)が特徴的である。やがて安静時にも疼痛が発現し，下肢のしびれなどの異常感覚，冷感，蒼白などが認められる。さらに進行すると皮膚潰瘍や壊死がみられる。糖尿病傷病者では無痛性の皮膚潰瘍を生じることもある。

他覚的には大腿動脈，膝窩動脈，足背動脈の脈拍に触知不良や左右差が認められる。足には冷感があり，皮膚の蒼白，皮膚潰瘍，爪の変形などもみられることがある。脳血管障害や冠動脈疾患の合併が多く，これらが予後を左右する。

J 高血圧

1 高血圧症

持続的に血圧が上昇する病態を高血圧症という。医療機関での診察時血圧で収縮期血圧が140mmHg以上，あるいは，拡張期血圧が90mmHg以上，もしくは家庭での血圧測定で収縮期血圧が135mmHg以上，あるいは，拡張期血圧が85mmHg以上であれば高血圧と診断される。高血圧症は慢性的な疾患であり，それ自体は症状に乏しい。

本態性高血圧症と二次性高血圧症があり，一般的には本態性高血圧を高血圧症という。本態性高血圧症の原因は不明であるが，発症には遺伝的因子や加齢，生活習慣が関与しており，生活習慣の誘因としては，過剰な塩分摂取，肥満，運動不足，精神的ストレス，喫煙，飲酒などがあげられる。二次性高血圧ははっきりした疾患が存在する場合で，腎動脈狭窄，腎実質の疾患，原発性アルドステロン症，褐色細胞腫などが原因となる。

2 高血圧緊急症

1) 定義・概念

高血圧緊急症とは，血圧が異常に高くなり(多くの場合，収縮期血圧が220mmHg以上，拡張期血圧が130mmHg以上になる)，速やかに降圧しなければ脳，心・大血管系，腎臓など重要臓器に障害が起こり，致死的となる病態をいう。高血圧性脳症，頭蓋内出血・急性大動脈解離・急性冠症候群で高血圧を伴うもの，肺水腫を伴う高血圧性左心不全，高血圧を伴う褐色細胞腫クリーゼ，子癇(しかん)などがある。

2) 病態・症候

(1) 高血圧性脳症

正常では，脳血流は自動調節能により一定に保たれており，血圧が上昇すると脳血管は収縮する。しかし，平均動脈圧が150mmHgを超えると自動調節能が破綻し，脳血管が拡張する。その結果，毛細血管に圧負荷がかかり，血漿が血管外に漏出し脳浮腫をきたす。頭蓋内圧は亢進し，頭痛，悪心・嘔吐，意識障害，けいれん発作などを呈する。

(2) 高血圧性左心不全

異常な高血圧により後負荷が増大し，左心不全と肺水腫を呈する。

(3) 子 癇

妊娠に関連して発症した高血圧疾患を妊娠高血圧症候群という。このとき，脳の血流自動調節能の障害を伴い，脳浮腫によってけいれんがみられる病態を子癇という。

3) 対 応

本症はすべて緊急性がある。意識障害，けいれんなどの中枢神経症状に異常な高血圧が伴っていれば高血圧性脳症を疑う。脳血管障害自体でも同様の所見を示すが，現場で区別するのは困難であり，搬送先医療機関としては脳神経外科の診療が可能な医療機関を選定する。妊娠が関連している場合もあり，周産期も含め総合的に対応できる医療機関を選定する。

心不全症状がみられる場合，急性冠症候群や大動脈疾患を疑う胸痛を伴う場合は緊急に対応できる循環器専門の医療機関を選定し，血圧が非常に高いことを伝える。

04 消化系疾患

A 総論

1 救急医療における意義

消化系疾患は頻度が高く，自然に軽快する軽症例から緊急の処置が必要な重症例まで，緊急度・重症度の幅が大きい。そのなかで「急激な発症で激しい腹痛を主とし，緊急に治療を要する腹部疾患群」を急性腹症と呼び，迅速で的確な判断と治療が可能である医療機関への搬送が必要となる。消化系疾患で緊急度が高いのは，出血性ショック（消化管出血，肝細胞がん破裂による腹腔内出血など），腸管の虚血〔上腸間膜動脈閉塞症，複雑性（絞扼性）腸閉塞，嵌頓ヘルニアなど〕，消化管穿孔による腹膜炎，重症胆道感染症などである。

2 消化系疾患の主要症候

腹痛のほか，吐血・下血，悪心・嘔吐，下痢，黄疸，腹部膨満なども重要な症候である。

1）腹痛

各種の消化系疾患は，腹痛をきたす頻度がかなり高い。ほとんどの疾患はまず内臓痛で発症する。虚血や炎症性による疾患では，炎症が近接する壁側腹膜，あるいは腎筋膜など後腹膜の組織に波及すると体性痛が生じるようになる。消化系疾患では体性痛を生じた場合に緊急性が高い場合が多い。

詳しくは，第Ⅲ編第4章「11 腹痛」（p.528）を参照されたい。

2）吐血・下血

消化管に出血が起こった場合，一部は口から吐血として，一部は肛門から下血として流出する。食道，胃，十二指腸からの出血は，出血量が多いか嘔吐が起こった場合に吐血を起こす。大量吐血は食道静脈瘤破裂にみられる。少量出血が持続する場合には黒色便として下血のかたちをとることが多い。すべての消化管出血は，その量はいろいろであっても下血として肛門から排出される。

表1	急性の悪心・嘔吐をきたす疾患
強い痛み	くも膜下出血，急性心筋梗塞，大動脈解離，腹部大動脈瘤破裂，尿管結石，急性膵炎，腸間膜動脈閉塞症
頭蓋内圧亢進	くも膜下出血，脳梗塞・脳出血，脳腫瘍
中枢神経の虚血	極端な低血圧，脳梗塞・脳出血
平衡感覚の失調	前庭障害，小脳梗塞
管腔臓器の閉塞	尿管結石，胆道結石，急性虫垂炎，腸閉塞

下血の場合は，出血源が肛門に近いほど鮮血色を呈し，口側に近いほど赤黒色になりタール便，海苔状便と呼ばれる。大腸がん，潰瘍性大腸炎，虚血性大腸炎，クローン病，大腸憩室などは重要な疾患である。

詳しくは，第Ⅲ編第4章「12　吐血・下血」（p.532）を参照されたい。

3）悪心・嘔吐

嘔吐とは，消化管の内容物を，食道・口腔を通じて反射的に排出する現象である。悪心とは嘔吐前の特有の不快感をさす。

悪心・嘔吐は，消化系疾患によくみられる症状である。しかし，その原因は必ずしも消化系疾患とは限らない。強い痛みや頭蓋内圧亢進，中枢神経の虚血，平衡感覚の失調，管腔臓器の閉塞など，悪心・嘔吐の原因は多岐にわたることに注意が必要である（表1）。

嘔吐物は，通常は胃内容（食物残渣，胃液）であり，頻回の場合は十二指腸内の胆汁が混じって黄褐色から緑色を呈することがある。鮮血やコーヒー残渣様の吐血は消化管出血を，糞便臭のする吐物は腸閉塞を意味する。頻回の嘔吐で脱水に陥っているときは，頻脈，皮膚・粘膜の乾燥，皮膚緊張の低下などが観察される。

4）下　痢

下痢とは，水分の多い液状便を頻回に排泄する状態をいう。感染や血行障害で腸粘膜が障害されて起こるものがもっとも多い。頻回大量の下痢では，飲食が困難なこともあって脱水になっていることが多い。

下痢便の色調は通常，黄褐色である。血性の下痢は腸管出血性大腸菌による食中毒，虚血性大腸炎，薬剤性腸炎などでみられる。食中毒では集団で嘔吐や下痢が発生することがある。

5）黄　疸

黄疸とは，血中に増加したビリルビンによって皮膚・粘膜などが黄染した状態をいう。皮膚の痒み，茶褐色の尿（ビリルビン尿）なども認められる。黄疸の原因が，総胆管結石など胆道系の閉塞による場合には，消化管に胆汁が排泄されないため，白色便を伴うことも多い。

黄疸は，溶血性黄疸，肝細胞性黄疸，閉塞性黄疸，体質性黄疸などに分類される。溶血性黄疸では，溶血（赤血球の破壊亢進）により血漿中に放出された大量のヘモグロビンがビリルビンに代謝されて生じる。肝細胞性黄疸は，肝障害のためにビリルビンの代謝が障害され，血中のビリルビン濃度が上昇して発症する。閉塞性黄疸では胆道の結石やがんなどの胆道閉塞によって，ビリルビンの排泄が障害されて発症する。体質性黄疸は先天的なビリルビン代謝の障害によるものである。

黄疸は本人が気づかず，他人により指摘される場合も多い。まず，眼球結膜が黄染し，次に皮膚が黄染する。柑皮症（皮膚カロチン症：みかんの食べ過ぎ）においても皮膚の黄染が認められるが，眼球結膜や尿に色調の変化がないことで簡単に区別できる。

6）腹部膨満

腹部膨満とは，腹腔内容の体積が増加して腹部が膨らんでいる状態である。腹腔内臓器の体積が増加するものと，腹膜腔内に液体あるいはガスが貯留するものに分類できる。

腹腔内臓器としては腸管が原因になることが多く，例として，腸閉塞による腸管の浮腫，腸管内への液体，ガスの貯留（鼓腸）があげられる。腹膜腔内の液体貯留が原因となるものとしては腹水が代表的である。腹水による腹部膨満が徐々に進行するのに対し，腸管に起因する腹部膨満は比較的速やかに進行する。

3 基本的対応

1）緊急度・重症度の判断

ショックの有無で対応が異なる。消化系疾患でみられるショックは通常，消化管出血，腸閉塞，頻回の嘔吐・下痢などによる循環血液量減少性ショックや，重症胆道感染による敗血症性ショックのいずれかである。腹膜炎では循環血液量減少性ショック，敗血症性ショックのどちらも生じ得る。傷病者の顔色・顔貌とバイタルサインからショック徴候の有無を迅速に判断する。

ショック徴候がある場合には，最低限の病歴聴取と，胸部・腹部を中心とした迅速な観察とともに，救急救命処置を行う。

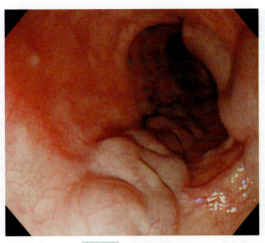

図1　食道静脈瘤

ショックでない場合には，通常どおり病歴（主訴，現病歴，既往歴など）の聴取と腹部を中心とした全身の観察を実施し，大まかな病態と重症度を推測して搬送先を決定する。ショックでなくても，呼吸障害，意識障害，腹膜刺激症候，高齢者の急激で強い腹痛のいずれかを認めるときは重症と判断する。

2）処置と搬送

⑴ ショックの場合

①低酸素血症を認めれば酸素の投与
②必要に応じた気道確保と補助換気
③SpO₂値，血圧，心電図の継続的観察
④仰臥位を基本とするが，傷病者の好む体位も考慮
⑤保温
⑥適応があれば乳酸リンゲル液の輸液

⑵ ショックでない場合

腹痛を訴える場合は，もっとも痛みの少ない楽な姿勢をとらせる。腹膜炎の傷病者は，下肢を曲げて膝を抱え込むような姿勢を好む。また，ストレッチャーが段差を越えるだけでも腹部に響くので，できるかぎり愛護的に移動させる。嘔吐，下痢，吐血・下血，黄疸，腹水など，感染性胃腸炎やウイルス性肝炎・肝硬変が疑われる場合は標準予防策を行う。

3）医療機関選定

ショックを呈している傷病者は，迅速に専門治療が可能な医療機関を選定する。ショック状態でなくても，問診と身体観察の結果，呼吸障害や意識障害を認める場合は専門治療が可能な医療機関を考慮する。急性腹症と判断した場合は，開腹手術をはじめ，専門的治療が可能な救急医療機関へ搬送する。吐血・下血では，緊急内視鏡が可能な救急医療機関を選定する。

B　歯・口腔疾患

急性歯痛の多くは齲蝕（虫歯）による。歯垢（プラーク）中の細菌が糖を代謝して産生する酸によって，歯のエナメル質表層下からカルシウムやリンが溶出することで起こる。齲蝕が深くなって歯髄炎をきたせば，かなりの痛みを訴える。

顎骨骨髄炎は歯性感染によるものが多いが，腫瘍や囊胞に続発するものもある。複数の歯や下顎が痛み，高熱を伴う。周囲の軟部組織が腫脹することがある。

歯以外の部位の障害が歯痛の症候で現れることがある。副鼻腔炎，中耳炎，三叉神経痛などは，時に顎や歯に放散する。心筋梗塞や狭心症で，胸部症状ではなく歯痛または下顎痛を唯一の症候として訴えることがある。

C　食道疾患

1　食道静脈瘤破裂

1）病　態

肝硬変などで門脈圧が上昇すると（門脈圧亢進症），門脈血は肝臓に流入することが困難となり，門脈系と大静脈系との間に側副血行路が形成される。その結果，胃上部や食道の粘膜下層の静脈は拡張して静脈瘤を形成したのち（図1），奇静脈を経て上大静脈に注ぐようになる。これらの静脈瘤は破裂して出血をきたさない限り無症候である。高度肝障害例では，出血で肝血流量が低下して肝障害が増悪し，また腸管内凝血塊の分解産物吸収による高アンモニア血症から肝性脳症を発症する。

2）症　候

突然の無痛性大量吐血で発症し，ショックに陥ることも多い。急激かつ大量の吐血は鮮紅色を呈するが，徐々

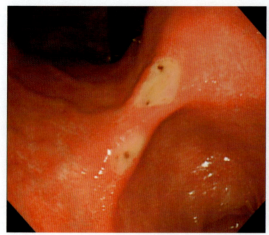

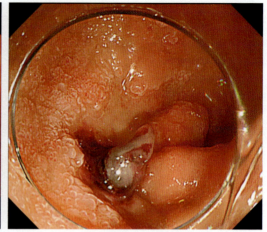

a：胃角部の胃潰瘍　　　　　　　　　　　　　b：球部前壁の十二指腸潰瘍

図2　胃・十二指腸潰瘍

に出血した場合には胃酸の影響により暗赤色を呈する。黄疸，腹水，クモ状血管腫，手掌紅斑，腹壁皮下静脈の拡張(メズサの頭)，テリー爪など，肝硬変の所見を伴うことがある。

3）対　応

　吐血が続いているときは誤嚥に注意して体位管理を行う。とくに意識障害があれば，側臥位として，気道管理と誤嚥防止に努める。喘鳴，ラ音などがあれば誤嚥を考え，低酸素血症を認めれば酸素投与を行い，引き続き口腔内吸引を行う。吸引チューブを深く入れすぎると嘔吐反射の原因となり，出血を助長するので注意する。適応があればショック輸液を考慮する。呼吸停止では，必要に応じて声門上気道デバイスの使用を考慮する。緊急で内視鏡的止血術が可能な医療機関へ搬送する。予後は不良で，破裂すると約10％が出血性ショックや肝不全で死亡する。なお，肝炎ウイルスに感染している可能性があり，標準予防策は必須である。

2 マロリー・ワイス症候群

1）病　態

　腹腔内圧の上昇により食道胃接合部の粘膜にストレスがかかり，粘膜下層までの裂創を生じ，粘膜下の血管が破綻して出血する。胃噴門部小彎から食道にかけての縦走する裂創が多い。腹腔内圧上昇の原因として激しいまたは頻回の嘔吐や咳，排便があり，もっとも多い原因は飲酒後の嘔吐である。出血量は少量のことが多いが，時に大量出血をきたす。

2）症　候

　激しく嘔吐した後に吐血したというのが特徴的な病歴である。2回目以降の嘔吐で起こり，最初からの吐血は，マロリー・ワイス症候群とは考えにくい。吐血の性状は，新鮮血で腹痛を伴わないことが多い。

3）対　応

　吐血が続いている傷病者では，誤嚥に注意する。緊急で内視鏡的止血術が可能な医療機関へ搬送する。

3 特発性食道破裂（ブールハーヴェ症候群）

　嘔吐などにより上昇した胃内圧が，食道下部に伝わることにより食道が破裂する。通常は，とくに病変のない下部食道の左壁に好発し，破裂は縦隔内に限局する場合と，壁側胸膜を越えて胸腔内へ波及する場合とがある。前者では縦隔炎，後者では気胸，膿胸をきたす。急な激しい胸痛をきたす疾患の一つで，急性冠症候群や大動脈解離などと区別が必要であるが，典型的には，激しく嘔吐し，その直後から激しい前胸部痛と呼吸困難を生じることを参考にする。比較的まれな疾患であるが，見逃されると感染性合併症(膿胸，縦隔膿瘍)により重症化する。救命には早期の診断・治療が重要である。

D　胃・十二指腸疾患

1 胃・十二指腸潰瘍

1）病　態

　潰瘍とは粘膜筋板を越える比較的深い組織欠損をさし，粘膜固有層までに限局したびらんと区別する。胃・十二指腸潰瘍は消化性潰瘍ともいい，胃潰瘍は胃角部小彎，十二指腸潰瘍は球部前壁に好発する(図2)。

　胃と十二指腸の粘膜は，胃酸(ペプシン，塩酸)などの攻撃因子に常にさらされているが，粘液，粘膜血流などの防御因子によって保護されている。しかし，攻撃因子と防御因子のバランスが崩れる(攻撃因子＞防御因子)と潰瘍を生じる。精神的ストレスは攻撃因子を増強し，薬剤(ステロイド，NSAIDs など)，肝硬変，腎不全，糖尿

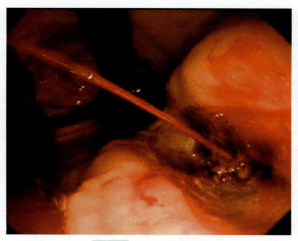

図3　出血性胃潰瘍

病などの基礎疾患や喫煙は防御因子を弱める。ヘリコバクター・ピロリ菌が発症に深く関与しており，NSAIDsとともに潰瘍発生の原因として重要視されている。

胃・十二指腸潰瘍の三大合併症は穿孔，出血，幽門狭窄である。穿孔は潰瘍が深くなって消化管壁を貫通したものであり，内容が腹腔内に漏れて急性腹膜炎を生じる。出血は潰瘍底の血管が破れて発生し，動脈の場合は急激に出血することもある（図3）。幽門狭窄は幽門付近の潰瘍が軽快と再発を繰り返したときの瘢痕<ruby>瘢痕<rt>はんこん</rt></ruby>収縮によって生じ，嘔吐と上腹部膨満をきたす。いずれの合併症も，近年の薬物療法の進歩により減少している。

2）症候

胃・十二指腸潰瘍の共通の症候として，シクシクした心窩部痛，心窩部不快感，悪心がある。好発年齢は，胃潰瘍では40〜60歳，十二指腸潰瘍では20〜40歳である。いずれも男性に多く，とくに十二指腸潰瘍では女性の約6倍である。十二指腸潰瘍では心窩部<ruby>心窩部<rt>しんかぶ</rt></ruby>以外に右季肋部<ruby>右季肋部<rt>うきろく</rt></ruby>や背部の痛みが生じることがある。胃潰瘍が食後に増強するのに対して，十二指腸潰瘍では空腹時痛，夜間痛が特徴である。

穿孔をきたすと急激な上腹部激痛をきたし，典型的な腹膜炎の症候を認める。腸雑音は消失し，上腹部に強い圧痛と腹膜刺激症候を認める。炎症が周囲へ波及すれば，汎発性腹膜炎となって腹膜刺激症候も腹部全体に広がる。高齢者では，強い痛みを訴えない場合や典型的な腹膜刺激症候を呈さない場合もある。出血を合併した場合，少量では自覚することなく，タール便で気づくこともある。大量では吐血・下血をきたし，ショックに陥ることもある。

2　急性胃粘膜病変

発症には胃粘膜の血流障害が関与する。胃粘膜の広い範囲に浮腫，発赤，びらん，浅い潰瘍を生じる。原因の約6割は薬物（NSAIDs，抗菌薬，ステロイドなど）である。その他の原因として，アルコール，精神的ストレス，種々の重症疾患があり，熱傷によるものをカーリング潰瘍，頭部外傷によるものをクッシング潰瘍という。

症候は急激な心窩部痛と吐血である。吐血の性状はコーヒー残渣様であることが多いが，出血量が多い場合は新鮮血となる。出血性ショックをきたすこともある。現場で胃・十二指腸潰瘍と区別することは難しい。

3　急性胃腸炎

腹痛，悪心・嘔吐，下痢で発症し，発熱を伴うことも多い。ウイルスや細菌による感染性のものが多く，小児ではロタウイルス，成人ではノロウイルスやカンピロバクターの頻度が高い。まれにコレラや赤痢などの特殊な感染症によるものがある。ノロウイルスなどでは食中毒として集団発生もある。嘔吐・下痢により脱水となる可能性がある。

対応には標準予防策が必要である。食中毒が疑われるときは，同じものを食べて同様の症候を呈した人がいないかを聴取する。海外渡航歴の聴取も必要である。バイタルサイン，意識状態，皮膚・粘膜を観察して，脱水の有無を判断する。

4　アニサキス症

生きたアニサキス亜科幼線虫を含む海産魚介類を摂取後，これらの幼線虫が消化管壁に刺入してアニサキス症を発症する（図4）。その大部分は胃に発生する。アニサキスは加熱や冷凍で死滅するが，食酢などの化学物質には抵抗性がある。サバ，アジ，イワシ，サンマ，イカなどわが国で食用にされる魚の大部分が感染源となり得る。胃アニサキス症では，2回目以後の感染でアレルギーが関与して症候が強くなる。

魚介類を生で摂取して数時間後に急激な心窩部痛で発

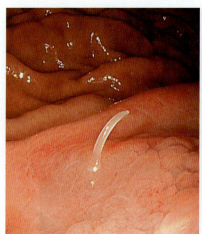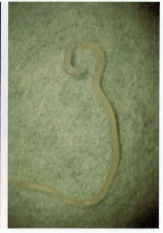

図4　アニサキス

症する。悪心・嘔吐や，時に蕁麻疹をきたす。細菌やウイルスによる食中毒とは，嘔吐，下痢よりも腹痛が主症候である点で区別する。

5 胃がん

　胃粘膜から発生する悪性腫瘍である。初期には無症状であり，進行すると腹痛，悪心・嘔吐，胸やけなどの非特異的な症候をきたし，末期には貧血，体重減少，悪液質を呈する。

　すでに診断がついている末期の胃がんでは，主治医とどのような取り決めがなされているかを確認のうえで，搬送先医療機関を選択する。進行がんと診断されていても状態が悪く治療方針が決定していない場合は，専門治療が可能な医療機関に搬送せざるを得ないことがある。

E　腸疾患

1 腸閉塞

1）病　態

　腸閉塞は腸管内腔の機械的な閉塞をきたすもので，開腹手術後の癒着によるものがもっとも多い。腸管腔が閉塞し，内容物の通過障害をきたしているが，腸管の血液循環が保たれているものを単純性腸閉塞という。腸管内腔の閉塞に加えて，腸管の血行障害を伴うものを複雑性（絞扼性）腸閉塞という。単純性腸閉塞が放置されると，腸管壁の浮腫や，腸内容物貯留に伴う腸内腔の圧が上昇し，血行が障害されて複雑性（絞扼性）腸閉塞に移行する。複雑性（絞扼性）腸閉塞の診断が遅れた場合は腸管壊死，腸管穿孔から敗血症へと移行する。

2）症　候

　主な症候は，悪心・嘔吐，腹痛，腹部膨満，排ガス・排便の停止である。単純性腸閉塞では緩徐にはじまる間欠的な内臓痛であり，腸雑音の亢進や金属音が聴取される。複雑性（絞扼性）腸閉塞に進行すると腸管の蠕動運動が停止するため，腹痛は持続的となる。腸管の虚血に伴う炎症が壁側腹膜に波及すると，腹膜刺激症候が出現する。腸閉塞においては，しばしば腹部に手術痕を認める。

3）対　応

　腹部膨満で呼吸に障害があれば，半坐位（ファウラー位）など呼吸しやすい体位とする。嘔吐では誤嚥に注意する。複雑性（絞扼性）腸閉塞の可能性があるときは，緊急手術が可能な医療機関へ搬送する。

2 イレウス

　腸管麻痺によって腸管蠕動運動が低下した状態をイレウスという。イレウスの多くは汎発性腹膜炎に伴ってみられる麻痺性イレウスである。聴診では腸雑音の減弱ないし消失を認める。イレウスは腸管平滑筋の過緊張によって生じることもあり，これをけいれん性イレウスというが，まれである。

3 上腸間膜動脈閉塞症

1）病　態

　上腸間膜動脈は小腸のほとんどと大腸の右半分を栄養する。したがって，上腸間膜動脈が急激に閉塞すると広範囲の腸管が壊死に陥り，死亡率が高くなる。閉塞の原因として，動脈硬化による血栓症と，心房細動などに起因する血栓による塞栓症があるが，塞栓症が約70％を占める。なお，下腸間膜動脈は側副血行路が発達しているため，閉塞しても腸管虚血をきたしにくい。

2）症　候

　臍部を中心とした急激な強い腹痛で発症する。腸管の蠕動運動が停止するため，腹痛は持続的である。下痢，下血を伴う場合もある。広範囲の腸管虚血にもかかわらず，はっきりとした腹膜刺激症候は認められないことが

あり，とくに高齢者においてはその傾向が強い。進行するとショックに陥る。

3）対　応

動脈硬化性疾患や心疾患，とくに心房細動を有する高齢者が急激な腹痛を訴え，腹痛が強いわりに腹部の異常所見に乏しい場合には，この疾患を念頭に置く。心電図モニターで心房細動の有無，聴診で心雑音の有無を確認して判断の参考とする。

緊急手術が可能な医療機関を選定し，傷病者のもっとも楽な姿勢で搬送する。

4 鼠径部のヘルニア

ヘルニアとは，臓器あるいはその一部が本来位置すべき場所から脱出した状態をいう。身体の各部にみられるが，鼠径部に生じるヘルニアには，外鼠径ヘルニア，内鼠径ヘルニア，大腿ヘルニアがある。いずれも鼠径部の腫瘤として観察される。典型的な鼠径部のヘルニアでは，しばらく立位をとると鼠径部に膨隆が現れる。不快感や違和感を伴うことが多いが強い痛みはない。指で押し込んだり，横になったりすると還納される。

ヘルニアの内容（大網や小腸など）が出口付近（ヘルニア門）で絞扼されて元に戻らない状態をヘルニア嵌頓といい，血行障害をきたすと強い痛みが起こり，脱出した組織は壊死に陥ることがある。腸管の嵌頓では複雑性（絞扼性）腸閉塞や腸壁の壊死を起こして重篤化することがある。

嵌頓ヘルニアは腹痛で発症することがあり，腹痛を訴える傷病者では必ず鼠径部まで観察し，ヘルニアの有無を調べることが重要である。膨隆部の皮膚に発赤や硬結を認めるときは，ヘルニア内容が壊死に陥っている可能性が高い。嵌頓が疑われる場合は，緊急手術が可能な医療機関へ搬送する。

5 急性虫垂炎

急性腹症のなかでもっとも頻度が高い疾患である。虫垂内腔が糞石などで閉塞されることにより炎症を起こすといわれている。青少年層にやや多い。小児の場合は短時間に炎症が進行して壊疽あるいは穿孔をきたしやすい。典型的には，臍周辺から心窩部にかけての痛みや不快感などの内臓痛からはじまり，虫垂の炎症が壁側腹膜に波及するにつれて，徐々に痛みが体性痛に変化して右下腹部に限局するようになる。食欲低下，悪心・嘔吐，微熱を伴う。高齢者では症候が軽微なことがある。触診では，右下腹部（マックバーネーあるいはランツの圧痛点）に圧痛，筋性防御，反跳痛を認める。

6 大腸穿孔

大腸壁に穿孔を生じるもので，憩室やがんに合併することが多いが原因不明のこともある。S状結腸に好発する。腹膜炎は下腹部を中心とし，しばしば汎発性腹膜炎を呈する。大腸菌などの腸内細菌が大量に腹腔内に漏れ，重篤な細菌性腹膜炎を起こすため，短時間のうちに敗血症性ショックへ進展し，診断が遅れた場合は致死的となる。とくに高齢者においては，穿孔後の腹部所見が乏しい傾向があり，診断の遅れにつながりやすい。

7 大腸憩室症

大腸憩室とは，大腸壁の一部が外に膨らんだ病変をさす。便秘などで腸管内圧が上昇し，腸管壁の弱い部分が腸管外へ突出して生じる。高齢者に多い。大腸憩室が多発した状態を大腸憩室症という。

大腸憩室自体はほとんど無症候である。しかし，憩室の入口が閉塞すると，内部に感染による炎症が起こる。憩室は平滑筋層を欠くため，この炎症は容易に壁側腹膜に波及して体性痛をきたす。穿孔をきたすこともある。この場合は腹痛，発熱，下痢・下血とともに憩室付近の腹壁に限局した急な体性痛をきたして救急搬送の対象になり得る。

8 虚血性大腸炎

動脈硬化をきたす高血圧，糖尿病，脂質異常症などが危険因子となり，高齢者の左側結腸に好発する。大腸の粘膜に限局した虚血により，潰瘍を生じて出血する。急速な左下腹部痛と下血で発症する。多くは一過性であり予後は比較的良好である。

9 大腸がん

大腸粘膜にできた悪性腫瘍である。わが国では患者数，死亡数ともに多く，自宅療養中の傷病者も多いと考えられる。大腸がんの早期には症候がない。進行すると貧血，下血，体重減少をきたす。腫瘍が大きくなって腸管の全周性狭窄をきたすと腸閉塞を生じる。

10 炎症性腸疾患

自己の免疫細胞が腸管細胞を攻撃することにより，腸管に慢性炎症をきたす難治性疾患で，若年成人に好発する。主に潰瘍性大腸炎とクローン病がある。

潰瘍性大腸炎は大腸粘膜の炎症が本態であり，下痢，血便，しぶり腹，腹痛をきたす。急激に悪化して緊急の治療が必要になることがある。

クローン病は消化管壁全層の病変であり，口腔から肛

表2　続発性腹膜炎の原因

1．消化管の壊死または穿孔
　　胃・十二指腸潰瘍
　　上腸間膜動脈閉塞症
　　複雑性(絞扼性)腸閉塞
　　虫垂炎
　　大腸穿孔(大腸憩室，大腸がん)
2．肝臓・胆道・膵臓の疾患
　　急性胆嚢炎
　　急性膵炎
3．女性生殖器疾患
　　骨盤腹膜炎(内性器感染症の波及)
4．外傷性管腔臓器損傷

門までのすべての消化管に生じ得る。腹痛，下痢から発熱，吸収障害による栄養不良などさまざまな消化管症状をきたす。いずれも，すでに診断されている場合は，かかりつけ医療機関への搬送を第一選択とする。

痔　核

便秘での排便時のいきみや妊娠・出産時の腹腔内圧の上昇に伴って肛門管内の結合組織が脆弱化し，血管が拡張したものである。肝硬変でみられる門脈圧亢進や腹腔内圧上昇なども原因となる。歯状線より直腸側にできる内痔核と肛門側にできる外痔核がある。症候は排便に引き続く鮮紅色の出血であり，内痔核では通常痛みはない。外痔核では強い痛みを伴う。貧血の原因として知られ，まれに多量に出血してショックの原因となることがある。肛門部の観察で，痔核の脱出を認めることがある。

F 急性腹膜炎

1 病　態

急性腹膜炎とは，何らかの原因で生じた腹腔内の急性炎症が腹膜に波及した状態をいう。腹膜の一部に限局したものを限局性腹膜炎，腹部全体に波及したものを汎発性腹膜炎という。また原因により，原発性腹膜炎と続発性腹膜炎に大別される。原発性腹膜炎の原因は明らかではないが，腹水を認める肝硬変患者や小児のネフローゼ症候群の患者に発症し，腹腔以外から細菌が侵入して炎症を起こすと考えられている。続発性腹膜炎は，消化管穿孔または実質臓器の炎症・感染などの明らかな原因で生じる腹膜炎である(**表2**)。

2 症　候

持続的な強い腹痛(体性痛)を訴え，腹膜刺激症候を認める。腸管麻痺のため腸雑音は減弱する。汎発性腹膜炎では，腹壁全体が板のように硬く触れる「板状硬」の所見

を認めることがある。痛みを和らげるために膝を曲げ抱え込むようにしていることが多い。

3 対　応

嘔吐に備えるとともに，敗血症性ショックに陥っている場合は，ショック輸液の適応を検討し，緊急開腹術や集中治療管理が可能な医療機関を選定する。搬送の際は半坐位を基本に傷病者が楽な姿勢で搬送する。

G 肝臓・胆道・膵臓の疾患

1 急性肝炎

1) 疫　学

現在，急性肝炎を引き起こすと考えられている肝炎ウイルスは，主にA型，B型，C型，D型，E型の5種類であり，A型肝炎とB型肝炎の頻度が比較的高い(**表3**)。C型肝炎の比率は減少しつつあり，とくに輸血後のものは激減している。E型肝炎はA型肝炎同様に経口感染し，妊婦に多いが，わが国ではまれである。D型肝炎は，B型肝炎ウイルスのキャリアに重感染するか，B型急性肝炎に同時感染する。

2) 病　態

急性ウイルス肝炎とは，肝炎ウイルスに感染した肝細胞が宿主の免疫系に攻撃され，急激な肝細胞障害をきたす疾患である。ウイルス自体が肝細胞を破壊するわけではない。

ウイルス肝炎以外の急性肝障害としては，アルコール性肝炎，薬剤性肝障害などがある。アルコール性肝炎は，大酒家で飲酒量の急激な増加を契機として発症する。薬剤性肝障害の原因薬剤としては抗菌薬，NSAIDs，循環系薬，中枢神経系薬，抗腫瘍薬などが多い。

急性肝炎の経過が重篤で，血液凝固障害と肝性脳症(意識障害)が出現した場合を劇症肝炎という。原因の大部分はウイルス肝炎である。急性肝炎発症後10日以内に脳

表3 主な急性ウイルス肝炎の特徴

種　類	頻　度	主な感染経路	劇症化	慢性化
A型	高い	経口（水，食物）	まれ	ない
B型	高い	性的接触，刺青，ピアス，薬物*	1〜2%	成人ではまれ
C型	やや高い	刺青，ピアス，薬物*	まれ	多い(2/3)
E型	まれ	経口〔水，食物（生肉など）〕	妊婦で多い	ない

* 覚醒剤など違法薬物の回し打ち

症が出現するものを急性型，それ以降に出現するものを亜急性型という。生命予後はきわめて不良で，救命率は急性型で40%余り，亜急性型では30%足らずである。

3）症　候

発熱・咽頭痛・頭痛などの感冒様症状ではじまり，食欲低下，悪心・嘔吐，全身倦怠感，発熱，黄疸，皮膚瘙痒などが出現する。A型肝炎とE型肝炎は39℃台の発熱を伴うことが多いが，B型，C型肝炎ではあまり発熱はない。全身倦怠感の程度には個人差があるが，一般にB型肝炎で強く，C型肝炎で軽い。劇症肝炎で進行の速い場合は意識障害で発症する場合がある。

4）対　応

急性肝炎が疑われるときは全例で標準予防策を行う。劇症肝炎ではバイタルサインを頻回にチェックし，傷病者の容態変化に備える。

② 肝硬変

各種慢性肝疾患の終末像であり，不可逆的な病態である。わが国には40万人程度の患者がいるとみられる。原因の多くをC型肝炎ウイルスによる慢性肝炎が占めるが，B型肝炎やアルコール性も少なくない。肝硬変は持続性の炎症によって肝細胞の壊死脱落が繰り返された結果生じる。肝臓全体が，線維組織に囲まれた肝細胞塊（再生結節）で置き換えられ，肝臓は硬く小さく，その表面は不整となる。肝内の門脈血流は再生結節によって障害されるため，門脈圧亢進症をきたす。

初期症状は倦怠感，食欲低下，腹部膨満などであるが，進行すると肝機能不全と門脈圧亢進による症候が加わる。肝機能低下により，低アルブミン血症，浮腫，腹水，出血傾向，黄疸，クモ状血管腫，女性化乳房，肝性昏睡などを認める。門脈圧亢進により肝内に流れにくくなった門脈血が大静脈系に注ぐための側副血行路として，食道静脈瘤，腹壁静脈怒張（メズサの頭），脾腫をきたす。

腹水が著明な場合は，横隔膜挙上による換気障害を軽減するため，坐位または半坐位をとらせる。

③ 肝不全

肝臓の合成機能や代謝機能が低下して肝機能を維持できなくなった状態をいう。主に劇症肝炎による急性肝不全と，肝硬変や肝がんなどによる慢性肝不全がある。アミノ酸代謝の異常，アンモニアの上昇などの蛋白質代謝異常のほかに，ビリルビンの上昇（黄疸），血液凝固の障害，感染防御の低下などをきたす。また，不要になった蛋白質を処理する過程で生じるアミノ基($-NH_2$)を無害な尿素に変換する機能が障害されるため，アミノ基が血液中で変化して生じたアンモニアが蓄積して高アンモニア血症となる。アミノ酸の代謝異常と高アンモニア血症により肝性脳症と呼ばれる意識障害をきたす。肝性脳症は，見当識障害から傾眠傾向へ進展し，最終的には昏睡となる。昏睡に至る前には，特徴的な羽ばたき振戦（上肢を伸ばしたまま保持させると粗いゆっくりしたふるえが出現する）が認められる。肝炎ウイルスに感染している可能性があるため，標準予防策を確実にして対応する。

④ 肝がん

肝臓から発生する原発性肝がんと，ほかの臓器からの転移による転移性肝がんがある。原発性肝がんのほとんどが肝細胞がんであり，肝細胞がんの約8割はウイルス性慢性肝炎や肝硬変に合併する。肝細胞がんそのものは進行しないかぎり無症候であり，症候の多くは随伴する慢性肝炎や肝硬変のものである。肝細胞がんが腹膜腔内に破裂すると，突然の腹痛，ショック，貧血をきたす。肝細胞がんの死因の約7%はその破裂である。

⑤ 胆石症

胆道系に結石のある状態を胆石症という。疝痛発作，胆道感染症などを認めることもあるが，半数以上は無症候である。肝内胆管，総胆管，胆嚢にみられるが，胆嚢結石がもっとも多い。結石が胆嚢頸部や胆嚢管，総胆管などに嵌頓したときに胆石発作（胆石症の疝痛発作）を生じる。わが国での胆石保有率は5〜7%であり，40歳以上の肥満の女性に多いといわれている。

胆石発作は特徴的である。過労や油ものの過食後，夜間に起こることが多く，心窩部から右季肋部にかけての差し込むような強い痛みを生じる。右肩から右肩甲骨下角付近への放散痛や，マーフィー徴候（右季肋部を圧迫したまま傷病者に深呼吸をさせると，痛みのために途中で反射的に吸気を中断すること）を認めることが多い。胆石発作の痛みは強いが，生命の危険はあまりない。

6 急性胆道感染症

1）病態

急性胆嚢炎と急性胆管炎がある。急性胆嚢炎は通常，胆石による閉塞に細菌感染を合併して生じる。急性胆嚢炎が重症化すると腹膜炎をきたすことがある。急性胆管炎は胆石や腫瘍による胆道の通過障害のある患者において，急性胆嚢炎の波及またはファーター乳頭からの逆行性感染で起こる。肝内では胆管と血管が密接に走行しており，肝内胆管に感染が及ぶと血中に細菌が流入して敗血症をきたしやすい。

2）症候

急性胆嚢炎の症候は右上腹部痛で，これに胆管炎の合併による黄疸と高熱を合わせてシャルコーの三徴という。右上腹部痛は持続痛で，マーフィー徴候を認める。重症の急性胆管炎では，敗血症性ショックの状態を示し，しばしば意識障害を伴う。

3）対応

急性胆嚢炎では早期手術が推奨されているので，手術の可能な医療機関へ搬送する。ショックや意識障害を認めるときには，緊急手術と集中治療の可能な医療機関へ搬送する。

7 急性膵炎

1）病態

急性膵炎は，種々の原因により，膵酵素であるアミラーゼ，エラスターゼなどが活性化され，膵組織が自己消化される病態である。化学的刺激による腹膜炎で腸管麻痺をきたす。数日間の絶食で軽快する軽症例もあるが，重症化すると膵組織の浮腫，出血，壊死をきたし，ショック状態となる。また，肺，腎臓，肝臓などの重要臓器にも障害を起こす。

誘因としては，常習的なアルコール摂取，胆石が約80％を占める。そのほか，慢性膵炎の急性増悪，内視鏡を使った造影検査，手術，薬剤などがある。アルコール性では再発例も多い。

急性膵炎の年間発症者数は増加しているが，治療の進歩により重症例の死亡率は低下傾向にある。

2）症候

心窩部の持続痛で発症する。しばしば発熱，悪心・嘔吐，腹部膨満感を伴う。その後，膵臓の炎症が前方に向かって進展した場合は，腹膜刺激症候を認めるようになる。消化管穿孔によるものに比べて腹壁はやや軟らかい感じがする。腸雑音は減弱する。炎症が背面方向に進展した場合には背部痛を生じる。

3）対応

腹臥位や胸膝位で痛みが改善することがあるので，全身状態が安定していれば試みてよい。重症急性膵炎の救命には，集中治療が必要である。腹痛の強さと重症度が必ずしも相関しないこともあり，現場で急性膵炎の重症度を判断することは難しいが，ショック状態でなければ急性腹症として対応可能な救急医療機関へ搬送する。ショック状態であれば重症急性膵炎の専門治療が可能な救命救急センターやそれに準じる医療機関を選定する。

05 泌尿・生殖系疾患

　妊娠と分娩にかかわる泌尿・生殖系疾患については，第Ⅲ編第5章「14　妊娠・分娩と救急疾患」(p.661)で述べる。

A 総論

1 救急医療における意義

　泌尿系疾患のうち救急疾患として頻度の高いものは，腎機能の低下(急性腎障害, 慢性腎臓病)，尿管・尿道の流路障害(尿管結石, 前立腺肥大)，尿路の感染症(膀胱炎, 腎盂腎炎)である。生殖系疾患では，女性では内性器感染症や腫瘍に起因する病態，男性では精巣上体炎，前立腺炎といった感染症や，精索捻転症などの頻度が高い。電解質異常，代謝性アシドーシス，尿毒症，重症感染症など緊急性の高い病態も多く，現場での適切な判断や対応が求められる。

2 泌尿・生殖系疾患の主要症候

　以下の症候以外に，発熱やショックがある。発熱については第Ⅲ編第4章「14　体温上昇」(p.538)，ショックについては第Ⅲ編第3章「3　ショック」(p.463)を参照されたい。

1) 疼痛

　泌尿・生殖系の疾患では，構成する臓器の位置の関係上，腰背部(肋骨脊柱角)から側腹部を回って下腹部正中，鼠径部付近に痛みを訴えることが多い。尿管結石症など

で痛みが激烈な場合は，悪心・嘔吐をきたすことがある。疼痛の多くは内臓痛なので，体動に伴う悪化は少なく，患者は背中を丸めるような姿勢をとったり，痛みが和らぐ姿勢を求めてさまざまな姿勢を試みたりすることがある。尿管結石では腸管麻痺(イレウス)を合併することがあり，その場合には腹部膨満感を訴える。

　排尿痛は，排尿時に発生する下腹部や尿道の痛みないし灼熱感で，膀胱や尿道の炎症，結石，腫瘍，狭窄などが原因となる。

2) 排尿の異常

(1) 頻尿

　排尿の回数が多いことを頻尿という。膀胱炎や過活動膀胱などでは，膀胱に少量の尿が貯留しただけでも尿意を我慢できない。また，膀胱の機能低下や前立腺肥大などで尿が少しずつしか出ない場合も頻回に排尿する。このような原因で，起床から就寝までに8回以上の排尿があるときを頻尿と呼ぶことが多いが，個人差があるため一概にはいえない。

(2) 乏尿・無尿

　1日の尿量が成人で400〜500mL未満となり，老廃物を十分に排泄できなくなった状態を乏尿と呼ぶ。さらに尿量が低下して1日尿量が50〜100mL以下となった場合を無尿と呼び，腎不全の可能性がある。

(3) 残尿感

　排尿後にも尿が残る感覚を残尿感という。原因には膀胱炎，尿道炎，前立腺炎などが多く，膀胱がん，膀胱結石や，女性では子宮筋腫，子宮がんによる膀胱の圧迫で

表1　肉眼的血尿をきたす主な疾患

疾患名	頻度	緊急度	重症度	入院	手術の要否	判断のポイント
腎盂腎炎	◎	◎	○	◎	△	生殖年齢の女性，悪寒高熱，腰背部痛
尿管結石	◎	△	△	△	△	青壮年男性，背部/側腹部/下腹部疝痛，腹部所見に乏しい
尿路のがん	△	△	◎	◎	◎	他の症状を伴わない間欠的血尿，時に凝血塊による膀胱閉塞
膀胱炎	◎	△	△	△	△	頻尿，排尿終末時痛，残尿感，全身症状を欠く
急性前立腺炎	○	○	○	○	△	悪寒発熱，膀胱炎症状，会陰部痛
尿路の外傷	◎	◎	◎	◎	○	腰背部/下腹部/骨盤/会陰部の外傷

も生じる。

3）尿　閉

　生成された尿が膀胱に溜まっているが，尿道から体外に排泄されない状態を尿閉という。腎機能の問題ではなく，尿の排泄機序・機能の障害で生じる。原因としては前立腺肥大が多いが，そのほかに神経因性膀胱，尿道結石などがある。膀胱の過拡張により下腹部緊満感や下腹部痛を訴え，下腹部に緊満した膀胱を触れる。

4）尿の性状の異常

① 血　尿

　尿に血液が混入していることを血尿と呼び，肉眼で確認できる肉眼的血尿（**表1**）と，顕微鏡検査で初めて血液の混入が判明する顕微鏡的血尿に大別される。1Lの尿に1mL以上の血液が混入すれば肉眼的血尿として認められる。

　血尿と区別すべき状態として，ある種の緩下薬や抗結核薬の服用後にみられる赤色尿がある。また，急性肝炎，肝機能障害，胆管結石などでみられる濃い褐色の尿を血尿と見誤ることがある。これはビリルビン尿であり，注意してみると眼球結膜や皮膚の黄染（黄疸）を認める。そのほか，筋肉の挫滅に伴うミオグロビン尿，広範囲熱傷や腸管出血性大腸菌感染症などによる溶血後にみられるヘモグロビン尿，高熱や脱水による濃縮尿も血尿と見誤りやすい。

② 膿　尿

　白血球が混入して混濁した尿を膿尿と呼ぶ。尿路感染の存在を示す重要な所見であり，通常，白血球数が10/mm³以上あれば膿尿の所見を呈する。一般的に黄白色に混濁するが，赤血球が混入すると赤みを帯びて血膿尿となる。

5）不正性器出血

　月経，分娩，産褥に伴う正常な出血以外の女性性器からの外出血を不正性器出血という。女性生殖器の疾患に伴うものは子宮がん，子宮筋腫，卵巣囊腫茎捻転，機能性出血などでみられる。

3　基本的対応

1）緊急度・重症度の判断

　泌尿系疾患で重症度の高いものは，急性腎障害，慢性腎臓病，急性腎盂腎炎などであり，それ以外の場合は比較的予後良好である。しかし，多くは入院治療が必要な中等症と判断される。生殖系疾患では，大量出血，骨盤腹膜炎，臓器虚血（精索捻転，卵巣囊腫茎捻転）が緊急度・重症度ともに高い。

　泌尿系疾患で緊急度の高い病態には，腎不全による高カリウム血症，肺水腫，意識障害がある。

2）処置と搬送

　発熱や倦怠感など不定愁訴のことがある一方，ショックや呼吸困難，意識障害など重篤な状態のこともあり，対応は多岐に及ぶ。したがって，原因検索よりもそのときの病態に応じた対応を優先する。気道・呼吸管理，ショックへの対応など基本は変わらない。

3）医療機関選定

　症候や病態に応じて，内科，泌尿器科，産婦人科，緊急透析の可能な医療機関，集中治療の可能な医療機関など判断が難しいことも多い。バイタルサインや疼痛の性状・強度，病歴などを参考にして病態を区別し，医療機関を選定することが求められる。原因の如何にかかわらず，ショック状態や心不全，意識障害などでは専門治療が可能な医療機関を選定する。

B　腎臓の疾患

1　急性腎不全と急性腎障害

1）定義・概念

　急性腎不全とは，さまざまな原因により急激に腎機能が低下し，水分，電解質，酸塩基平衡の維持ができなくなった状態である。本来は症候群または病態の名称であるが，疾患として扱われることも多い。

表2　急性腎障害の分類と主な原因

腎前性	腎血流量低下	低血圧・低拍出(種々のショック)
腎　性	腎内血管病変	腎梗塞，播種性血管内凝固症候群(DIC)，溶血性尿毒症症候群
	糸球体病変	急性糸球体腎炎，糖尿病腎症
	尿細管病変	急性尿細管壊死(重金属などの腎毒性物質，横紋筋融解症) 尿細管閉塞(腫瘍，高尿酸血症，高カルシウム血症)
腎後性	尿路の閉塞	尿路結石，尿管腫瘍，前立腺肥大

　近年，これまでの急性腎不全の概念に代わり，より早期の尿細管上皮細胞障害を含めた幅広い病態を急性腎障害(AKI)という概念でとらえている。それによって軽度の腎機能の異常がみられる段階から対処することにより，予後の改善が期待されている。

　急性腎障害は数時間〜数日で起こり，血清クレアチニン値の上昇と尿量の持続的減少で示される急激な腎機能の低下と定義される。

　急性腎障害が急性腎不全に進展すれば，水分や本来腎から排泄されるべき尿素，クレアチニンといった老廃物が蓄積し，各種の症状を引き起こして尿毒症に至る。水分貯留による肺水腫，高カリウム血症，代謝性アシドーシスは生命を左右する重篤な状態である。

2）分　類

　急性腎障害はその原因により腎前性，腎性，腎後性に分けられる(表2)。

3）原　因

(1) 腎前性

　腎前性急性腎障害は，循環血液量の減少(脱水，循環血液量減少性ショック)や心拍出量の減少(心原性ショック)，血圧低下(血液分布異常性ショック)などのため腎血流が減少し，糸球体濾過に必要な圧が得られず，糸球体濾過量が減少して尿の生成が低下した状態である。初期には腎臓の細胞そのものは傷害を受けておらず，速やかに原因が除去されれば腎機能は回復する。原因が遷延すると，腎臓の細胞が傷害され，器質的な変化を伴う腎性急性腎障害へと進行する。

(2) 腎　性

　腎性急性腎障害の原因には，①糸球体血管など腎内の血管の閉塞，②糸球体組織の炎症，③尿細管の閉塞・壊死などがある。腎性急性腎障害のなかには尿細管壊死など，腎障害の原因を除くことに成功すれば腎機能が回復することもある。敗血症に伴う急性腎障害は多臓器不全の一部として腎性急性腎障害を発症する。

(3) 腎後性

　腎後性腎障害は，尿路の閉塞や狭窄により尿がうっ滞し，腎盂・腎杯の圧が上昇して糸球体濾過に必要な圧が

かからなくなることによって起こる。尿路結石や尿路系腫瘍，骨盤内腫瘍による尿管の圧迫，前立腺肥大などが原因となる。尿路が閉塞して腎盂・腎杯や尿管が拡張する水腎症，水尿管症をきたす。発症1週間以内に閉塞を解除すれば予後は良好であるが，遷延すると不可逆的な障害をきたす。

4）病　態

　急性腎不全では体液調節能が失われ，体内に水分が貯留して体液量が過剰となる。酸排泄と炭酸水素イオン再吸収の障害により代謝性アシドーシスをきたす。カリウム排泄，ナトリウム再吸収などの電解質調節能の障害により，高カリウム血症，低ナトリウム血症，低カルシウム血症などの血清電解質異常をきたす。種々の老廃物が排泄されずに体内に蓄積するため，尿素やクレアチニンなどの血中濃度が上昇する。

5）症　候

　通常は尿量が減少して乏尿または無尿となるが，尿量があまり減少しないこともある。体液過剰により全身の浮腫，うっ血性心不全，肺水腫を引き起こし，代謝性アシドーシスの影響も加わって，頻呼吸，呼吸困難，起坐呼吸を呈する。血圧はショックからの回復後にはむしろ高くなる。悪心や食欲低下などのいわゆる尿毒症症状を呈し，進行すると尿毒症性昏睡に陥る。高カリウム血症により突然の心停止をきたすことがある。

6）現場活動

　救急要請の理由として，腎前性腎障害では原因となる出血，心疾患，脱水あるいは熱傷などが主因となる。原因によってそれぞれ対応することになり，腎前性腎障害特有の活動はない。いずれも専門治療が可能な医療機関での治療が必要になる。ショックの場合，輸液の適応について検討する。

　腎性腎障害では，初期の段階では発熱や倦怠感といった非特異的な愁訴のことが多い。病態が進行した場合は，うっ血性心不全症候や意識障害などが救急要請の理由になる。原因として急性腎障害を考慮する必要があるが，現場での判断は難しく，それぞれの症候に対し活動方針を選択する。心電図モニターでテント状T波を認めれば，

表3　慢性腎臓病の原因疾患

1. 糖尿病腎症
2. 慢性糸球体腎炎
3. 腎硬化症
4. 多発性嚢胞腎
5. 慢性腎盂腎炎
6. 膠原病(全身性エリテマトーデスなど)
7. 尿路疾患(結石，腫瘍など)
8. 妊娠腎
9. その他

高カリウム血症の可能性を考えて心停止の発生に備える。搬送先としては，全身管理と緊急血液透析が可能な医療機関を選定する。

腎後性腎障害では尿路閉塞による水腎，水尿管の症候として側腹部痛や下腹部膨満感が救急要請の理由になり，泌尿器科対応が可能な医療機関を選定する。

7) 予　後

急性腎不全の予後は，原因や腎不全の持続期間，多臓器不全合併の有無などによって大きく異なる。腎前性腎不全に対する輸液付加や腎後性腎不全に対する尿路閉塞の解除が速やかに解消された場合，腎機能はほぼ完全に回復する。一方，腎性腎不全で治療が遅れた場合には慢性心不全への進行や死亡の転帰をとる。急性腎不全全体では約6割の患者で腎機能が回復し，残りは腎機能の悪化に伴って慢性腎臓病への進行，または死亡するとの報告がある。

2 慢性腎不全と慢性腎臓病

1) 概念・疫学

慢性腎不全とは，種々の原因でネフロンの数が減少し，数カ月〜数十年の経過で腎機能が進行性に低下して廃絶に至る状態をさす。

最近では，軽度の腎機能障害の段階から治療を開始して，慢性腎不全への進行を予防あるいは遅らせ，増えつづける透析患者を減らすことが重要と考えられており，慢性腎臓病(CKD)という概念が導入され，スクリーニングや早期治療が積極的に行われるようになっている。慢性腎臓病は，糸球体濾過量で示される腎機能の低下や，尿検査・血液検査・画像検査上の異常などが3カ月以上持続するものと定義される。

2017年末の慢性腎臓病の患者は1,330万人，透析治療を受けている患者は34万9,700人で，増加傾向にある。透析導入になった原因としては，約40%が糖尿病腎症で，次いで約25%が糸球体腎炎である。

2) 原　因

慢性腎臓病の原因となる疾患を表3に示す。

3) 症　候

慢性腎臓病の初期には症候に乏しいが，病態の進行に伴って尿量の変化(多尿から乏尿へ)，高血圧，浮腫，尿毒症症状などが出現する。また，慢性腎臓病があると，病期の進行とともに脳血管障害や心筋梗塞の危険がしだいに高くなる。

透析中の傷病者が救急搬送の対象となるのは，腎不全の管理が悪い場合と合併症を発症した場合が多い。管理が悪い場合は，水分過剰摂取による溢水(肺水腫，うっ血性心不全)，透析治療を休んでしまったことによる高カリウム血症，代謝性アシドーシス，意識障害などである。また合併症については，虚血性心疾患や脳血管障害などが多い。

4) 血液透析と腹膜透析

腎臓の機能が廃絶すると，生命を維持するために透析療法が行われる。透析療法には血液透析と腹膜透析があり，血液透析を受けている患者が多い。透析療法の必要性は，通常は臨床症状，検査値，日常生活の障害などを勘案して決定されるが，高カリウム血症，うっ血性心不全，高度の代謝性アシドーシスがあれば，緊急の透析療法が行われる。

血液透析は，血液を体外に導き，透析器内で人工的な半透膜を介して血液と透析液を接触させて血液中の老廃物と水分を除去し，体液量，電解質，酸塩基平衡の異常を是正する治療法である(図1)。通常週3回，1回4時間の維持透析を受けて普通の生活を送ることができる。血液透析を行うための脱血を容易にする目的で，上肢などに内シャントが造設される(p.433参照)。

腹膜透析は，腹膜腔内に留置したカテーテルから透析液を腹膜腔内に注入して一定時間貯留し，腹膜を半透膜として血液中の水分や老廃物を除去する方法である(図2)。現在行われている腹膜透析では，傷病者自身が1日数回透析液の注入・排出を行う持続携行式腹膜透析(CAPD)と呼ばれる方法が一般的であり，家庭での透析治療が可能である。腹膜透析では腹膜炎や腹膜の劣化などの合併症もあり，血液透析導入までの数年間に用いられることが多い。血液透析，腹膜透析ともに種々の代謝

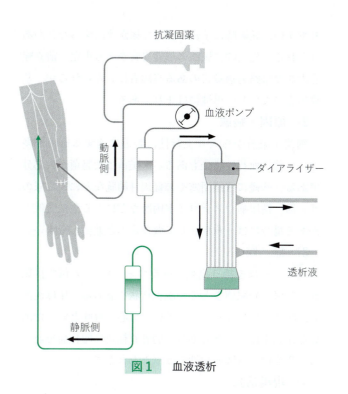

図1　血液透析

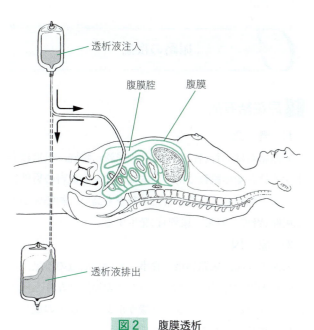

図2　腹膜透析

腹膜の総面積は約22,000cm²あり、腹膜毛細血管の血液中の不要物質が透析液中に除去される

性合併症を起こすことが知られている。

5）腎移植

慢性腎不全では腎移植の適応がある。透析療法では腎臓のすべての機能を賄うことはできないが、腎移植では腎機能をほぼ完全に回復することができる。健康な親族から腎臓の提供を受ける生体腎移植と死後の献体者から腎臓の提供を受ける献腎移植とがある。年間1,700例ほどの腎移植が行われているが、そのほとんどは生体腎移植である。

6）現場活動

断続性ラ音とSpO₂値の低下から肺水腫を疑えば、SpO₂値96%程度を目標に酸素を投与し、坐位や半坐位など体位管理を行う。心電図を観察し、高カリウム血症を疑わせる所見の有無を確認する。しかし、高カリウム血症が必ずしも心電図で検出できるわけではないため、心停止には常に備える。

血液透析中の傷病者では、内シャントの閉塞を防止するため、内シャントのある側の上肢で血圧測定や静脈路確保は避ける。

外来透析を受けている傷病者で腎不全が主な病態と考えられるときは、治療を受けている施設へ搬送するのが原則である。しかし、無床診療所や夜間・休日では受け入れが困難なことも多いため、緊急透析などの処置が可能な医療機関へ搬送する。腎不全以外の病態の合併が考えられるときは、それぞれに対応可能な医療機関へ搬送する。

7）予後

慢性腎不全の状態から腎機能が回復することはまれで、ほとんどは腎機能の低下が続き、透析治療や腎移植が必要な状態となる。腎不全の悪化だけでなく、ステロイドなど免疫抑制薬による治療が必要な患者では、感染症による死亡率も高い。

3　糸球体腎炎

急性糸球体腎炎では、細菌感染に対する抗原抗体反応により形成された免疫複合体が糸球体に沈着し、糸球体にびまん性炎症が起こる（Ⅲ型アレルギー）。小児期から青年期に多く発症し、レンサ球菌（とくにA群β溶血性レンサ球菌）によるものが多い。先行する扁桃炎や咽頭炎が治癒してから1〜2週間後に、全身倦怠感、血尿、蛋白尿、浮腫、高血圧などがみられる。重症では肺水腫をきたし、透析療法が必要なこともある。予後は良好で、小児では90%以上、成人でも80%以上が治癒する。近年の患者発生は著しく減少した。

慢性糸球体腎炎は単に慢性腎炎ともいい、複数の疾患の総称である。症状や経過はさまざまであるが完治することは少なく、慢性腎不全の原因となることも多い。

4　ネフローゼ症候群

糸球体基底膜の障害により透過性が亢進して、尿中にアルブミンが排泄され、尿蛋白、低蛋白血症、浮腫、脂質異常症をきたす病態をネフローゼ症候群と呼ぶ。原因疾患では慢性糸球体腎炎がもっとも多く、そのほか糖尿病腎症、膠原病などがある。高度になると胸水、腹水、心嚢液貯留、陰嚢水腫なども出現する。

C　尿路の疾患

1 尿路結石症

1）概　念

　尿路結石は，腎（腎杯，腎盂），尿管，膀胱，尿道に発生する結石症の総称である。本症は30〜60歳台の男性に多く，増加傾向にある。また再発率も高い。約95％が上部尿路（腎杯，腎盂，尿管）に発生する。

2）原　因

　尿流の停滞，尿路感染，食事，水分摂取量の不足，内分泌代謝異常（高尿酸血症など）などが原因となり，尿中に溶けきれなくなったシュウ酸カルシウムなどの成分が析出して結石となる。

3）病　態

　救急搬送の理由となる強い痛みをきたすのは尿管結石が嵌頓した場合であり，尿管の生理的狭窄部に嵌頓しやすい。結石の嵌頓により尿流が停滞すると，内圧の上昇により腎杯，腎盂，尿管が引き伸ばされ，これに尿管の攣縮も加わって強い内臓痛が惹起される。尿が一時的に流れて内圧が低下すると痛みは消失する。このようにして強い痛みと消失を断続的に繰り返す。小さな結石は自然に排石される。

4）症　候

　結石が嵌頓しなければ無症候のことが多い。嵌頓すると疝痛発作で発症し，悪心・嘔吐，冷汗，血圧低下を伴うことがある。早朝に発症することが多い。側腹部に激しい痛みがみられ，背部痛を伴うことも多い。一般に腹部所見に乏しいが，側腹部に軽い圧痛を認めることはある。肋骨脊柱角に叩打痛があることが多い。血尿を伴うこともあるが軽度であり，結石が尿管に嵌頓して尿流が途絶えた場合は，血尿を生じない。

5）現場活動

　典型的な経過や症候があるときは判断に迷うことは少ないが，悪心・嘔吐などの消化器症状を伴う場合には，消化管疾患との区別が必要になる。尿管結石は緊急度・重症度は高くないが，腹部大動脈瘤破裂などの重篤な疾患との区別が必要である。

2 急性腎盂腎炎

1）概念・疫学

　腎盂腎炎は，腎実質，腎盂，腎杯の細菌感染症である。急性腎盂腎炎と慢性腎盂腎炎があり，救急では前者が問題となる。女性に多く，その要因は，尿道が短く細菌が膀胱に入りやすい，月経や性交により会陰部が不潔になりやすい，妊娠時に子宮の圧迫で尿が停滞するなどがあげられる。先天的に尿路の形態異常がある小児，前立腺肥大など尿路通過障害のある高齢者にもみられるが，基礎疾患のない若い男性にはまれである。

2）原因・病態

　細菌が尿道から入り上行性に腎盂に達するものが多く，一部に血行性感染もある。起炎菌は大腸菌が大部分である。基礎に尿路閉塞や神経因性膀胱などによる尿のうっ滞，糖尿病やステロイド内服などによる免疫力低下がある場合には，重症化して敗血症へと進展しやすい。

3）症　候

　悪寒・戦慄を伴う高熱で発症する。約1/3の例で排尿痛，頻尿，残尿感などの膀胱炎症状を認める。尿は混濁し，腰背部痛を伴うことが多い。悪心・嘔吐といった消化器症状を伴うこともある。肋骨脊柱角に叩打痛を認める。重症例では敗血症性ショックをきたす。

4）現場活動

　すでに敗血症を併発している可能性もあるので，ショック徴候の有無に留意し，重篤な場合は専門治療が可能な医療機関を選定する。全身状態が安定していれば内科または泌尿器科を有する入院の可能な医療機関に搬送する。

3 急性細菌性前立腺炎

　細菌感染による前立腺の激しい炎症である。悪寒・高熱，下腹部・会陰部の疼痛で急激に発症し，排尿痛，排尿障害，残尿感，頻尿をきたす。経尿道的に感染することが多く，尿道への処置後に発症することもある。大腸菌などの腸内細菌が主な起炎菌である。

4 急性膀胱炎

　多くは経尿道的な大腸菌感染によって生じる。圧倒的に女性に多いが，男性でも下部尿路に障害があれば起こる。頻尿，排尿痛，残尿感，混濁尿，血尿などを呈する。腎盂腎炎と比較して症状は軽く，発熱などの全身症状を欠き，予後は良好である。

5 前立腺肥大

　高齢の男性に高頻度でみられる疾患であり，頻尿，残尿感，尿閉など排尿障害をきたす。アルコールや抗コリン薬は前立腺肥大のある患者における尿閉の危険因子である。

6 神経因性膀胱

　膀胱や尿道を調整する神経の障害によって排尿困難や失禁を起こす状態を神経因性膀胱という。脳血管障害，

パーキンソン病，脊髄損傷，糖尿病性ニューロパチー，骨盤内臓器の手術などが原因となる。勃起不全や尿路感染症を合併しやすい。

女性生殖器の疾患

1 骨盤内感染症

子宮，卵管，卵巣の感染症と，そこから波及した骨盤腹膜炎を合わせていう。性感染症，または産婦人科的処置の際に侵入した病原体が上行性に波及したもので，大腸菌，クラミジア，淋菌などで生じる。発熱，下腹部痛，帯下が主症候であり，悪寒，悪心，下痢などを伴うこともある。虫垂炎や大腸憩室炎などに似ることがあり，区別を要する。卵管の狭窄や骨盤腹膜の癒着が残ると不妊や異所性妊娠の原因となる。

2 卵巣囊腫茎捻転

卵巣は腫瘍を発生しやすく，その大部分は卵巣内に液体が貯留する囊腫の形をとる。囊腫が大きくなって卵巣を固定する固有卵巣索や卵管を軸に卵巣が回転すると，血行障害に陥って激烈な下腹部痛が出現する。悪心・嘔吐，不正性器出血を伴うこともある。これを卵巣囊腫茎捻転といい，緊急手術の適応となる。20～40歳台に好発する。血行障害が6時間以上になると，腫瘍を含む卵巣が壊死するため温存できる可能性が低くなる。

3 子宮筋腫

子宮平滑筋から発生する良性腫瘍であり，40歳以上の女性の40％以上にみられる。無症候のことも多いが，月経過多，不正性器出血，変性(壊死など)による腹痛，月経痛を生じることがある。大きくなると骨盤腔内臓器を圧迫し，便秘や頻尿，尿うっ滞の原因になる。

4 子宮内膜症

子宮内膜やそれに類似した組織が，子宮内腔以外の部位(多くは骨盤腔内)に存在し，性ホルモンの刺激に反応して増殖する疾患である。月経時には子宮内膜と同様に剥離して出血し，周囲に癒着を生じる。月経困難症を伴い，月経時以外に下腹部痛，性交時痛，排便痛を訴えることも多い。

5 卵巣出血

卵胞出血と黄体出血がある。卵胞出血では月経周期半ばの排卵に伴って出血し，下腹部痛で発症する。若干の腹腔内出血を伴う。黄体出血の頻度は卵胞出血よりも高く，月経周期の後半に下腹部痛で発症し，かなりの量の腹腔内出血をみることがある。

男性生殖器の疾患

陰囊内の急激な痛みを主訴とする一群の疾患を急性陰囊症と総称する。痛みのほか，腫れ，発赤を伴うことも多い。緊急手術を要する疾患が含まれるため，早急に泌尿器科の対応が可能な医療機関に搬送するよう努める。

1 精索捻転症(精巣捻転症)

精索捻転症は，陰囊内で精索を軸に精巣が回転し，血流が途絶えて放置すれば精巣および精巣上体の壊死をきたす疾患である。思春期に多く，典型的には就眠中に急速に出現する陰囊部の疼痛で発症する。陰囊は発赤，腫脹して圧痛を認める。痛みは下腹部に放散し，下腹部痛を主訴とする場合もあるので，腹痛を主訴とする場合でも必ず鼠径部や陰囊も観察する。緊急手術を必要とし，発症後6時間以内であれば整復術のみでよいが，12時間を過ぎると精巣を摘出する必要が生じる。

2 精巣上体炎

尿路感染症から波及するもので，一般細菌，淋菌，クラミジアなどによる。高熱，陰囊部の疼痛，腫脹，発赤がみられる。抗菌薬で治療される。精索捻転症と症候が似ており，区別が難しい。

3 精巣炎

流行性耳下腺炎(おたふくかぜ)の合併症として発症することが多い。思春期以降の男子にみられ，流行性耳下腺炎の罹患後，4～6日で悪寒・戦慄，高熱が再発し，悪心・嘔吐を伴う。精巣に疼痛と腫脹を認め，陰囊にも発赤と腫脹がある。約1/3の例では両側性である。排尿に関する症候はない。不妊の原因になるといわれる。

06 代謝・内分泌・栄養系疾患

A 総論

1 救急医療における意義

救急医療の観点から，代謝・内分泌・栄養系疾患のなかでもっとも臨床的重要性が高いのは糖尿病である。薬剤の影響，感染症，外傷などのストレスが加わった場合に，血糖が著しく下降・上昇し，意識障害やショックなどに陥る場合があり，その際は救急医療の対象となる。また，虚血性心疾患，脳血管障害，慢性腎不全など救急医療とかかわりの深い疾患の誘因としても重要である。

脱水や電解質異常などを除けば，糖尿病以外で代謝・内分泌・栄養系疾患を直接の理由とした救急症例は比較的少ない。ただし，糖尿病に限らず救急医療の対象となる傷病者には，基礎疾患として代謝・内分泌・栄養系疾患をもっている者も多い。

2 代謝・内分泌・栄養系疾患の主要症候

内分泌器官のホルモンが分泌過剰あるいは不足した場合は，身体に特有の異常をきたす（**表1**）。このような異常は，代謝・内分泌・栄養系の変動として引き起こされるため，初期には，容貌や体形の変化・精神症候・発汗・頻脈や徐脈といった，非特異的な所見であることが多い。ただし，症候が進行した重症例では意識障害やショック状態を呈して救急搬送されることもある。

特異的な症候が少ないが，代謝・内分泌・栄養系疾患のなかには，意識障害やけいれん，片麻痺など脳血管障害と類似した症候を呈する場合もあり，観察とともに情報収集が大切である。後述する疾患のなかには，特異的な身体所見や症候をきたすものもある。このため，その特徴を知っておくことは有用である。

3 基本的対応

1) 緊急度・重症度の判断

代謝系疾患や内分泌系疾患では，病状の急速な進行・悪化が起こった場合に救急要請されることが多い。

代謝・内分泌・栄養系疾患の身体所見は，特定の臓器異常というより前述したような非特異的な所見であることが多く，注意深い観察を要する。

ほかの疾患と同様に，意識・呼吸・循環などの生理学的徴候で重症度を判断する。ただし，代謝・内分泌・栄養系疾患の場合は，治療を行うことで速やかに重症度が改善することもある。低血糖時にブドウ糖を経静脈投与することにより，意識障害が改善することは，その一例である。

2) 処置と搬送

必要に応じて，気道確保・補助呼吸・酸素投与や保温，体位維持などに努める。すでに既往歴・現病歴から診断が明らかであれば，その病名を聴取し治療薬を持参させることが重要である。

低血糖が疑われる場合，メディカルコントロール（MC）の包括的指示に従って血糖測定を行う。血糖値が50mg/dL未満であれば，MC指示医師にその旨を報告し，指示があれば静脈路確保およびブドウ糖溶液の投与を実施する。

表1 主な内分泌器官とホルモン異常

内分泌器官	ホルモン	過剰↑	不足↓
下垂体前葉	成長ホルモン 副腎皮質刺激ホルモン 性腺刺激ホルモン	先端巨大症 クッシング病 中枢性思春期早発症	成長ホルモン分泌不全性低身長症 続発性副腎皮質機能低下症
下垂体後葉	抗利尿ホルモン(ADH)	ADH不適合分泌症候群(SIADH)	尿崩症
甲状腺	甲状腺ホルモン	甲状腺機能亢進症(バセドウ病)	甲状腺機能低下症(橋本病)
副甲状腺	副甲状腺ホルモン	副甲状腺機能亢進症	副甲状腺機能低下症
副腎皮質	糖質コルチコイド 鉱質コルチコイド	クッシング症候群 原発性アルドステロン症	副腎不全
副腎髄質	カテコラミン	褐色細胞腫	
膵ランゲルハンス島	インスリン グルカゴン	インスリノーマ グルカゴノーマ	糖尿病

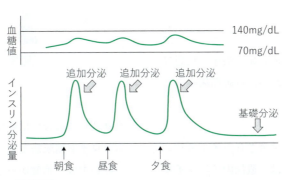

図1 健康人の血糖値と生理的なインスリン分泌

B 糖尿病とその合併症

1 糖の代謝

食べ物として摂取した糖質は，消化酵素の働きによってブドウ糖に分解され小腸粘膜から吸収され，血液を介して全身に供給される。その一部は肝臓などにグリコーゲンとして蓄えられる。肝臓は，蛋白質などを分解し新たにブドウ糖を作ることもできる(糖新生)。ブドウ糖は生体の活動を営むための重要なエネルギー源の一つである。血中のブドウ糖濃度を血糖値といい，健康人では空腹時70～110mg/dL程度である。食後は一時的に上昇するが，普通140mg/dLを超えない。

インスリンは，膵臓のランゲルハンス島にあるβ細胞から分泌され，肝臓・筋肉・脂肪組織などのインスリン標的臓器に作用し，細胞への血糖の取り込みを促すことで血糖降下作用を発揮する。インスリン標的臓器は糖の貯蔵庫としての役割を果たし,血糖値の維持に関与する。インスリンは持続的にも分泌されている(インスリン基礎分泌)が，食物が消化・吸収されて体内に取り込まれ血糖値が上昇しはじめると急激に増加(インスリン追加分泌)する。血糖値は，基礎分泌と追加分泌の組み合わせにより一定の範囲内に巧みに調節されている(図1)。

2 糖尿病

「糖尿病」という病名は尿中へ糖が漏出することに由来するが，現在では，インスリンの作用が十分でないためブドウ糖が有効に使われずに血糖値が普段より高くなっている状態とされる。臨床的には，血糖値やHbA1cの数値によって診断される。インスリン分泌量低下が主な原因であり，β細胞の細胞数減少と個々のβ細胞の機能低下による。

正常に比べて血糖値が高い状態が長期間続くと，血管内のブドウ糖はさまざまな蛋白質と結合する。また高血糖は，脂質や蛋白質の代謝異常も惹起する。これらにより，動脈硬化，微小血管障害による臓器障害や免疫機能低下を引き起こす。それらは，網膜症，腎症，神経障害などの糖尿病特有の合併症につながり，感染症にも罹患しやすくなる。

赤血球の蛋白質であるヘモグロビン(Hb)と結合したものがグリコヘモグロビン(HbA1c)である。血糖値が高いほど形成されやすく，糖尿病で顕著に増加する。血糖値は日々刻々と上下するが，HbA1cの量は，平均的な血糖値の高低を反映してゆっくりと変化するため，HbA1c値によって過去1～2カ月の血糖値の平均的な

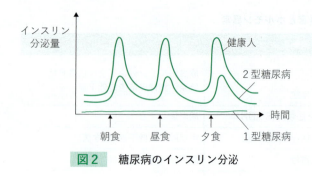

図2 糖尿病のインスリン分泌

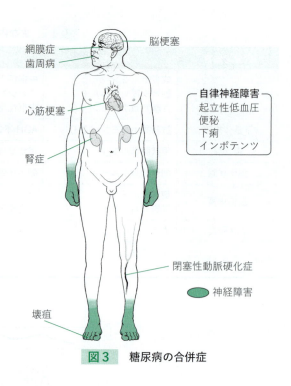

図3 糖尿病の合併症

状態を知ることができる。

1）疫 学

糖尿病が強く疑われる人は，推定約2,200万人（人口の約17%）おり，男性16.8%，女性8.9%である（国民健康・栄養調査，2023年）。

2）分類と病態

糖尿病は，1型，2型，その他の特定の機序・疾患によるもの（薬剤を誘因とするものなど），妊娠糖尿病の4つに分類される。

⑴ 1型糖尿病

主に自己免疫によってβ細胞が破壊され，インスリンの欠乏が生じ発症する。自己免疫は，遺伝因子にウイルス感染などの誘因・環境因子が加わって生じると考えられている。発症年齢のピークは10～15歳であるが，成人してからも発症する。体型は肥満ではなく，るいそうを呈する。インスリン分泌はほぼ廃絶しており，インスリン療法が不可欠である。外傷や感染症，あるいはインスリン療法の自己中断を契機に，糖尿病ケトアシドーシスに陥ることがある。

⑵ 2型糖尿病

2型糖尿病は糖尿病患者のほとんどを占める。中年以降に緩徐に発症することが多いが，若年者にも生じ得る。遺伝因子と過食や運動不足といった生活習慣が及ぼす影響（環境因子）が複雑に絡み合い，β細胞の障害や細胞死を誘導し，インスリン分泌能の低下が生じる（**図2**）。また，肥満や運動量不足により，インスリン標的臓器がインスリンに対して反応しにくくなり，ブドウ糖の取り込みが低下する（インスリン感受性の低下）。つまり，インスリン分泌不足と末梢組織のインスリン感受性低下が相まって血糖値が上昇する。

軽症例では食事・運動療法で血糖の管理が可能であるが，中等症以上では，経口血糖降下薬の服用，時にインスリン療法が必要となる。外傷や感染症を契機に，高浸透圧高血糖症候群に陥ることがある。

⑶ その他

副腎皮質ステロイドは血糖上昇作用をもつため，自己免疫疾患などの治療のために副腎皮質ステロイドの投与を継続した場合には糖尿病をきたすことがある。これをステロイド糖尿病という。

妊婦中は，胎盤から分泌されるホルモンがインスリン感受性を低下させることが誘因となって一過性の糖尿病をきたすことがある。妊娠糖尿病と呼ぶ。多くは出産とともに血糖値が正常化する。

3）合併症

血糖値が概ね200mg/dLを超えて原尿中のブドウ糖濃度がこれと同程度にまで上昇すると，腎尿細管でのブドウ糖再吸収が追いつかなくなり，尿中にブドウ糖（尿糖）が出現する。尿中のブドウ糖は尿の浸透圧を上げるため，遠位尿細管から集合管にかけての水分の再吸収が障害されて多尿（浸透圧利尿）と脱水傾向をきたす。傷病者は口渇を感じて多飲となる。糖尿病治療薬の効果や食後からの時間経過により血糖値が概ね200mg/dL以下になると，多飲・多尿・口渇などの症候は消失する。すなわち高血糖に起因する多飲・多尿・口渇・脱水傾向は通常，一過性の障害である。

血糖値が慢性的に高い状態が持続すると動脈硬化性の病変が徐々に進行し，以下のように，さまざまな臓器の合併症を引き起こす（**図3**）。

⑴ 糖尿病網膜症

網膜細動脈の動脈硬化により，網膜への血流が不足した状態が持続すると，血流不足を補うために新生血管が増殖する。新生血管は脆弱であり，容易に破綻して網膜出血をきたす。数年～10年の経過で発症するが，眼底出血などを契機に視力が低下し，最終的には失明に至る患者もいる。糖尿病網膜症は，わが国における失明の原因

の第2位（第1位は緑内障）となっている。

⑵　糖尿病腎症

　腎糸球体の毛細血管が損傷され，腎性腎障害をきたす。徐々に進行して慢性腎不全の状態になると，尿毒症性物質が体内に蓄積することにより全身倦怠感・食欲低下などの症状が出現し，尿量の低下から浮腫が出現する。末期腎不全に至った場合は，生命維持のために人工透析が必要となる。

⑶　糖尿病神経障害

　末梢神経を栄養する血管の動脈硬化により神経組織への栄養供給が低下し，その結果，末梢神経障害をきたす。走行距離の長い末梢神経ほど大きな影響を受けるため，糖尿病神経障害では両足先，両手などに左右対称性のしびれ感や感覚鈍麻が生じやすい。これを「手袋靴下型」の神経障害という。また，自律神経が障害された場合には，起立性低血圧，便秘，下痢などの症候が出現する。

⑷　糖尿病足病変

　末梢神経障害が進展した患者では，痛覚の低下に伴い，傷があっても痛みを感じにくいことがある。とくに，目が届きにくい足（足底）の傷は発見が遅れやすい。閉塞性動脈硬化症の合併による末梢血流の低下や，高血糖に伴う免疫力低下は創部感染症の増悪を招き，皮膚の蜂窩織炎へと進展する。さらに，皮膚組織が壊死し，黒く変色した状態をさして糖尿病足病変と呼ぶ。骨髄炎を併発した場合に，敗血症やそれに続く敗血症性ショックを防止するために該当部位を切断する場合がある。

⑸　大・中動脈の動脈硬化

　糖尿病は大動脈や脳動脈，冠動脈の動脈硬化も促進する。大動脈の動脈硬化は高血圧（とくに収縮期高血圧）や大動脈解離，大動脈瘤，閉塞性動脈硬化症などの危険因子となる。脳動脈と冠動脈でも動脈硬化が進行するため，糖尿病患者は健康人と比較して脳梗塞や心筋梗塞を発症するリスクが2～3倍であるとされている。糖尿病神経障害に伴って自律神経のうちの内臓求心性線維も障害されるため，心筋梗塞をきたした場合でも典型的な胸痛が生じず，いわゆる無痛性心筋梗塞となりやすい。上記以外にも，糖尿病患者は歯肉炎の合併率や，がんの発生率が健康人と比較して高いことが報告されている。

4）　糖尿病の治療

　β細胞の破壊に伴いインスリン量が絶対的に不足する1型糖尿病は，インスリン投与（自己注射・皮下）の絶対的適応となる。2型糖尿病では，血糖値のコントロール状態に応じて，以下の治療が，原則としてこの順で行われる。いずれの型の糖尿病においても，合併症の発症，進展を抑制するためには血糖値を良好に維持し，血糖管理の長期的な指標となるHbA1c値を目標値内にコント

ロールすることが推奨されている。

⑴　食事療法と運動療法

　2型糖尿病治療の基本は，食事療法と運動療法である。食事療法の目的は，過剰なカロリーを制限することによって血糖値の改善を図ることである。糖尿病患者は，インスリンの分泌不全があるため，過剰な糖質の摂取を防ぐと血糖値の改善効果が得られる。また，総カロリーの制限で体重は減少し，インスリン感受性が増加する。運動療法は，消費カロリーを増やすだけでなく，運動それ自体にインスリン感受性を改善させる効果がある。食事療法および運動療法でHbA1c値が目標を達成できない場合には，以下のように経口血糖降下薬やインスリンによる薬物療法が追加される。

⑵　経口血糖降下薬による治療

　経口血糖降下薬とは，肝臓や骨格筋のインスリン感受性を改善する，膵ランゲルハンス島からのインスリン分泌を促進する，消化管における糖吸収に要する時間を延長する，尿中への糖排泄を促進するなど，さまざまな作用機序で血糖値をコントロールするための薬剤である。それぞれの薬剤の副作用や効果もさまざまで，副作用としては低血糖をきたすリスクが比較的高いもの，時に乳酸アシドーシスをきたすリスクがあるもの，脱水や尿路感染症，消化不良のリスクがあるものもある。糖尿病の管理では，これらさまざまな薬剤のなかから，患者の年齢，食習慣，肥満度，重症度，合併症などに応じて適切な薬剤を単独，または複数の組み合わせで処方する。

⑶　インスリン療法

　β細胞の破壊に伴いインスリン量が絶対的に不足する1型糖尿病は，インスリン療法の絶対的適応となる。2型糖尿病の場合でも，食事療法，運動療法，経口血糖降下薬によって血糖値の管理が十分でない場合にはインスリン療法が必要となる。妊娠糖尿病にも使用される。

　インスリン製剤にもさまざまな種類がある（**表2**）。インスリンの生理的な分泌を念頭に置くと整理しやすい（図1参照）。インスリンの基礎分泌を模して，長時間にわたって作用する製剤が中間型インスリン，持効溶解型インスリンである。インスリンの追加分泌を模して，短時間に作用する製剤が超速効型，速効型インスリンである。短時間に作用するものと長時間にわたって作用するものを混ぜ合わせた製剤が混合型インスリンである。

　投与は投与量をダイヤルなどで調節できる専用のインスリン注射器を用いて，傷病者本人または家族らによる皮下注射で行われる（**図4a**）。使用するインスリン製剤の種類に応じて，食事の直前や就眠前などに，1日1回から数回行う。

　近年では皮下に刺したチューブを通してインスリンを

表2　インスリン注射のタイミング，持続時間と主な製剤の比較

分類名		一般的な注射の タイミング	持続時間	主なインスリン製剤 （商品名）
超速効型		食直前	3〜5時間	ノボラピッド，ヒューマログ，アピドラ，フィアスプ，ルムジェブ，他
速効型		食前30分	5〜8時間	ノボリンR，ヒューマリンR
混合型	超速効型と中間型	食直前	約18〜24時間	ノボラピッド30・50ミックス，ヒューマログミックス25・50
	速効型と中間型	食前30分	約18〜24時間	ノボリン30R，ヒューマリン3/7，他
配合溶解			42時間超	ライゾデグ
中間型		朝食前30分 or 就寝前	約18〜24時間	ノボリンN，ヒューマリンN
持効型溶解		就寝前 or 朝食前	約24〜42時間超	ランタス，レベミル，トレシーバ，ランタス XR，インスリングラルギン BS

（日本糖尿病対策推進会議編：糖尿病治療のエッセンス：2022年版．2022．より引用）

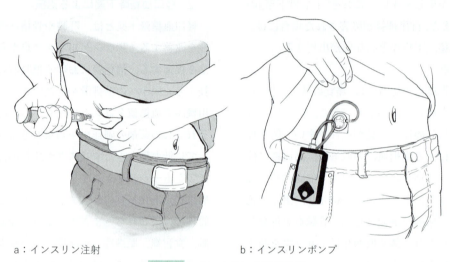

a：インスリン注射　　　　　　　b：インスリンポンプ

図4　インスリンの自己注射

自動的に投与するインスリンポンプが使用されることもある（**図4b**）。多くの場合，基礎分泌量に応じたインスリン量を持続的に注入しながら，使用者がボタンを操作することによって食事に合わせた追加のインスリンを投与する。さらにインスリンポンプと持続グルコースモニタリングシステム（腹部などの皮下に差し込んだ針を通じて，皮下組織のブドウ糖濃度を連続的に測定する装置）を連動させることによって，インスリン投与量をより適切にするような工夫も行われている。

3 低血糖

1）病　態

健康人の血糖値は空腹時でも70〜110mg/dL の範囲に保たれる。この範囲を下回るとさまざまな症候が生じる。血糖値低下により，発汗，眠気，意識レベルの低下などの症候が出現する状態を低血糖症という。基準値は70mg/dL 以下とするのが一般的である。厚生労働省が通知で示す標準プロトコールでは，50mg/dL 未満でブ

表3　血糖値と症候の目安

血糖値 （mg/dL）	症　候
70以下	空腹感，あくび，悪心
55以下	発汗，振戦，動悸，頻脈，不安感，熱感，頭痛，顔面蒼白
	眠気，脱力，めまい，疲労感，集中力低下，霧視，見当識低下，攻撃的言動
30以下	片麻痺，意識レベル低下，けいれん，昏睡

ドウ糖溶液の投与適応としている。

2）症　候

血糖値が下がりはじめると，まず空腹感，あくびなどが出現し，倦怠感が強くなる。次に，発汗，振戦，動悸などの交感神経症候が，そして中枢神経症候が出現する。血糖値と低血糖で生じる症候の目安を**表3**に示すが，年齢，性別，普段の血糖値，血糖値低下の速度などの影響を受けるため，個人差も大きく，個人でも発作ごとに異なる点に留意する。高齢者では交感神経症候の出現が乏

表4	低血糖をきたす原因・病態

- 経口血糖降下薬，インスリン
- 重症感染症
- アルコール多飲
- 肝不全
- 悪性腫瘍
- 胃切除後
- インスリノーマ
- 副腎不全
- 下垂体機能低下症
- シックデイ　など

表5	糖尿病の治療中に低血糖をきたす要因

- 経口血糖降下薬やインスリンの種類，量を変更した。新しい薬を追加した
- 食事の量がいつもより少なかった。食事を抜いた
- 食事が遅れた
- 運動量がいつもより多かった
- アルコールを（いつもより多く）摂取した

しく，中枢神経症候が中心となるため認知症と誤認されることがある。

(1) 交感神経症候

一般的に，血糖値がおよそ55mg/dL 未満になると，インスリンに拮抗する（血糖を上昇させる）アドレナリン，ノルアドレナリンなどのホルモンの分泌が増加する。これにより出現するのが交感神経症候で，発汗，振戦，動悸，不安感，頭痛，顔面蒼白などがその症候にあたる。これらは中枢神経症候が出現する前の警告とされる。

(2) 中枢神経症候

血糖値がさらに低下すると，ブドウ糖の欠乏により脳の神経細胞の働きが障害され，中枢神経症候が出現する。眠気，脱力，めまい，集中力低下，見当識の低下，攻撃的言動などである。血糖値が30mg/dL 程度になれば大脳機能が著明に低下し，意識レベル低下，けいれん，昏睡をきたす。通常は，脳血管障害を示唆する片麻痺が，低血糖でもまれに生じることがある。

(3) 低血糖の後遺症

重篤な低血糖が長時間継続すると死に至る場合がある。低血糖症は通常，ブドウ糖投与などによって血糖値が回復すれば速やかに消失する。しかし，低血糖が長時間続いた場合，血糖が回復しても意識障害などが遷延することがある。また，低血糖を繰り返すと，高齢期の認知機能低下が顕著になるとの報告もある。

(4) 無自覚低血糖

通常，血糖値が低下すれば空腹感を自覚し，拮抗ホルモンの分泌により交感神経症状が出現するため，食事やブドウ糖摂取が促され血糖値が上昇する。しかし，低血糖にさらされる頻度が増すと，低血糖を自覚する閾値が上昇し，拮抗ホルモンの反応も低下する。そのため，発汗，振戦などの警告症状なく，急激に意識障害などの中枢神経症状が出現する。これを無自覚低血糖という。

3）原　因

低血糖の原因にはさまざまなものがある（表4）。もっとも多いのは経口血糖降下薬やインスリン製剤などの糖尿病治療薬による薬剤性低血糖である。

(1) 薬剤性低血糖（表5）

血糖調節を薬剤に頼らざるを得ない状況で，薬剤の効果が糖の摂取量を上回る場合に生じやすい。

血糖降下薬やインスリン製剤の開始，増量，種類の変更や追加のほか，薬量の間違いも要因となる。薬剤や薬量の変化がなくても，その作用を増強させる薬物（ワルファリン，アスピリン，NSAIDs など）の使用や，腎機能や肝機能の低下による薬の代謝の遅延も誘因となる。

薬剤やその代謝に変化がなくても，血糖降下薬やインスリン製剤の使用後に，食事が摂取できなかったり，遅れたり，食事量が減ったり，下痢・嘔吐などで十分に消化吸収できない場合などでも低血糖が生じる。普段より激しい運動を行った場合も要因になる。

(2) その他の原因による低血糖

アルコール摂取は肝臓での糖新生を抑制し，低血糖の要因となる。また，アルコールの代謝のため肝機能が低下し，血糖降下薬の代謝が遅延し低血糖につながる。肝不全による糖新生の低下，悪性腫瘍による糖の消費量増大，胃切除後，インスリノーマ，副腎不全，下垂体機能低下症なども原因となる。

(3) シックデイ

糖尿病の傷病者が，感冒（かぜ症候群）や急性胃腸炎などによって，食欲低下，発熱，嘔吐，下痢などをきたし，食事が摂れない場合やその期間をシックデイと呼ぶ。感染などに伴うインスリン拮抗ホルモンの影響などによる血糖上昇と，食事量減少などによる血糖低下の影響が同時に生じるため血糖の変動が激しくなる。血糖値は上昇する場合が多く，高血糖や糖尿病ケトアシドーシスの誘因となる一方で，低血糖を生じる可能性も増える。主治医から血糖値の自己測定によるインスリン注射量の自己調整などを指導されていることも多い。

4）対　応

糖尿病の傷病者やその家族は，低血糖症を自覚した場合には10g 程度のブドウ糖タブレットやゼリー製剤などの摂取を主治医から指導されていることが多い。内服できない場合に備え，グルカゴン点鼻粉末剤（バクスミー®）を処方されている場合もある。グルカゴンは，肝臓でのグリコーゲン分解や糖新生を促進し血糖値を上昇させる作用がある。救急の現場で低血糖症を疑った場合

は，ブドウ糖摂取やグルカゴン製剤の使用の有無，使用時刻について確認する。グルカゴン製剤を使用していた場合，医師が使用済みの容器をもとにその投与状況を確認するため，使用済みの容器を傷病者とともに搬送する。

ブドウ糖摂取やグルカゴン製剤使用の有無にかかわらず，低血糖による意識障害(JCS10以上を目途)を疑う場合には，血糖測定器を用い血糖値を測定する。50mg/dL未満であれば，オンラインMC医師の指示に従いブドウ糖溶液を投与する。

低血糖による意識障害は，ほとんどの場合，ブドウ糖溶液投与後，数分程度で改善する。再度低血糖に陥る場合があるため，意識障害が改善しても医療機関に搬送する。その場合，かかりつけ医への搬送が望ましい。

ブドウ糖液投与にもかかわらず意識レベルが速やかに改善しない場合は，①低血糖以外にも意識障害をきたす原因がある，②低血糖状態が長時間続いたために脳が高度の障害を受けている，の2つの可能性を考慮し，救命救急センターやそれに準ずる救急医療機関を選定する。

4 糖尿病ケトアシドーシス

1) 病 態

多くは1型糖尿病にみられ，1型糖尿病の初発症候として生じる場合や，インスリン治療中の傷病者が，感染症や外傷，ストレスなどを契機にインスリンの作用が極度に不足して生じる場合がある。治療の自己中断によることもある。インスリンが極度に不足するために高血糖を呈する一方で，ブドウ糖をエネルギー源として利用できないために細胞内ではエネルギー不足となる。その結果，エネルギー源として脂肪酸に依存するようになり，脂肪組織から遊離脂肪酸の動員が亢進する。さらに肝臓では脂肪酸からのケトン体(エネルギー源になる)合成・分泌が亢進して，血中のケトン体濃度が高くなる。一部のケトン体は強い酸性を示すため，代謝性アシドーシスとなる(ケトアシドーシス)。高血糖による多飲多尿からケトアシドーシスへの進行は，通常24時間以内と比較的急速である。

糖尿病ケトアシドーシスの特殊な例としてペットボトル症候群(ソフトドリンクケトーシス)がある。ケトアシドーシスが1型糖尿病でみられることが多いのに対し，これは主に2型糖尿病でみられるケトアシドーシスで，肥満の若年男性に多い。ソフトドリンク(10%程度の糖が含まれる)を多飲することによって，高血糖→浸透圧利尿→口渇→さらなる多飲の悪循環が起こる。

2) 症 候

血糖上昇に伴い血漿浸透圧が上昇し，浸透圧利尿による多尿，脱水のため口渇，多飲，悪心・嘔吐，腹痛を訴え，低血圧，頻脈を認める。アシドーシスに対する呼吸性代償機転としての，速く深い規則正しい呼吸(クスマウル呼吸)が特徴的であり，呼気は甘酸っぱいフルーツ様のアセトン臭を呈する。腹痛や嘔吐・下痢などの消化器症状を呈することがある。

3) 対 応

1型糖尿病初発での発症では判断が難しい。すでに診断がついて治療中であれば，感染症候，外傷，治療の中断など誘因となる状況，意識障害，低血圧あるいはクスマウル呼吸などから本症を疑う。いずれにしても集中治療が可能な医療機関へ搬送する。

5 高浸透圧高血糖症候群

1) 病 態

高浸透圧高血糖症候群は，2型糖尿病患者に多くみられ，中高年に多い。感染や，利尿薬の使用などによる脱水などがきっかけとなる。また，治療の自己中断によることもある。著しい高血糖(600mg/dL以上)となり，血漿浸透圧の上昇に伴って，浸透圧利尿・脱水をきたす。脱水の程度は糖尿病ケトアシドーシスよりも高度である。時にショック状態となる。アシドーシス，ケトーシスはないか，あっても軽い。高血糖症状の出現から重篤化するまでに数日経過することも多い。

2) 症 候

多尿，体重減少，全身倦怠感などが生じ，脱水に基づく多飲，頻脈，血圧の低下，皮膚や口腔粘膜の乾燥が出現する。さまざまな程度の意識障害を認め，失語，けいれんなど多彩な神経症候を生じる。

3) 対 応

まず，バイタルサイン，意識レベルを評価する。気道に異常がある場合には，必要に応じて気道確保を行う。病歴と症候から判断する。原則としてかかりつけ医療機関へ搬送する。クリニックなどで対応困難であれば，対応可能な医療機関へ搬送する。

C その他の代謝異常

1 体液の異常

1) 脱水症

体内の水分が減少した状態を脱水という。程度の差はあるものの，同時に電解質(主としてナトリウム)の喪失を伴う。主に水分が失われた高張性脱水(水欠乏性脱水)とナトリウムの喪失が主体となった低張性脱水(ナトリウム欠乏性脱水)とに大別される。また，いずれもが同等に減少した場合を等張性脱水(混合性脱水)という。脱

水のほとんどは高張性脱水である。

高張性脱水は不十分な水分の経口摂取，大量の嘔吐・発汗，尿崩症，浸透圧利尿薬の投与などによって起こる。血清ナトリウム値および血清浸透圧値は上昇する。

低張性脱水は，下痢や大量の発汗に対して水分のみを補給した場合や，利尿薬の投与などにより生じる。血清ナトリウム値と血清浸透圧値は低下し，血漿蛋白やヘマトクリット値の上昇，循環血液量の減少をきたす。

初期には口渇感や食欲低下などがみられるが，高齢者では症候が出にくいため注意を要する。進行すると倦怠感や立ちくらみ，頻脈，頭痛などがみられるようになり，さらに進行すると意識障害やけいれんを伴う。

病院前医療においては，脱水によるショックの傷病者に対して，地域のメディカルコントロールによるプロトコールに従って乳酸リンゲル液投与の適応を判断する。

2）水分過剰

水分過剰の状態は溢水あるいは水中毒とも呼ばれる。体内の水分の増加に伴って，電解質の異常，とくに低ナトリウム血症を伴う場合が多い。原因のほとんどは統合失調症でみられる心因性多飲である。

2 電解質の異常

1）高ナトリウム血症

高ナトリウム血症の原因は，水分摂取の減少や水分喪失の増加（高張性脱水），あるいはナトリウムの過剰摂取であり，中枢神経障害，尿崩症，利尿薬投与，発熱，発汗，小児の下痢などでみられる。

主な症候は，意識障害，けいれん，筋力低下，四肢反射の亢進などの神経症候である。脱水を伴う場合には口渇，皮膚乾燥，乏尿などの脱水症候がみられる。治療法は原因によって異なるが，血清ナトリウム濃度を急激に是正すると脳浮腫を誘発するので時間をかけて行う。

2）低ナトリウム血症

ナトリウムの喪失あるいは水分の相対的な増加により生じる。ナトリウムの喪失は腎臓が原因のもの（種々の腎疾患，利尿薬，副腎不全）の場合と，細胞外液の喪失（嘔吐，下痢，熱傷，腹膜炎，重症外傷など）による腎臓以外を原因とするものがある。また，腎不全，肝硬変，ネフローゼ，うっ血性心不全などの浮腫性疾患では，主として水分過剰により低ナトリウム血症となる。

主な症候は，全身倦怠感，脱力感，意識障害，深部腱反射の低下，呼吸困難，悪心・嘔吐，低体温，病的反射の出現などである。慢性の低ナトリウム血症では，血清ナトリウム濃度を急速に是正すると脳障害を生じる危険性があるので，徐々に行う必要がある。

3）高カリウム血症

カリウムは神経や筋，とくに心筋の興奮性と関連が深く，カリウム濃度の異常は心電図変化に反映される。高カリウム血症は，腎不全によるカリウム排泄の低下，組織の破壊による細胞内カリウムの放出，医原性カリウム負荷（経口，経静脈），アシドーシスによる細胞内カリウムの移動，アルドステロン分泌低下，アルドステロン拮抗薬投与などが原因となって生じる。

主な症候は心電図変化，筋脱力感である。心電図ではT波がテント状に増高（テント状T波）する。血清カリウムが6 mEq/L以上では四肢のしびれ，下痢，乏尿，呼吸困難などがみられ，7 mEq/L以上になるとQRS幅が拡大し，さらに心室細動から心停止に至る。このような場合にはカリウム濃度を急速に補正することが必要で，炭酸水素ナトリウムの静脈内投与，グルコース・インスリン療法，カルシウム薬，イオン交換樹脂の経口・注腸投与，血液透析などが行われる。

病院前医療においては，クラッシュ（圧挫）症候群の傷病者に対して，地域のメディカルコントロールによるプロトコールに従い乳酸リンゲル液投与の適応を判断する。

4）低カリウム血症

低カリウム血症は食事からのカリウム摂取の低下，尿中への排泄増加（アルドステロン症，利尿薬），消化管からの喪失増加（嘔吐，下痢，腸瘻），細胞内へのカリウムの移動（インスリン過剰，アルカローシス），発汗の亢進などによって生じる。

全身倦怠感，食欲低下，嘔吐などの非特異的な症候のほかに，筋肉の障害，腎機能障害，耐糖能の低下を生じる。心電図ではT波の平低化，U波の出現などの変化がみられる。

5）高カルシウム血症

カルシウムの過剰摂取，尿中排泄の低下，骨融解の亢進（副甲状腺機能亢進症，悪性腫瘍の骨転移，多発性骨髄腫）などによって起こる。

主な症候は，食欲低下，脱力感，意識障害，多飲多尿，石灰沈着などであるが，副甲状腺機能亢進症のクリーゼでは昏睡，不整脈をきたして致死的となる。

6）低カルシウム血症

副甲状腺機能低下症，ビタミンD欠乏症，腎不全などによって起こる。

神経・筋の興奮性が増大し，テタニー，易興奮性，けいれんなどの症候が出現する。カルシウムのうち，生理的活性を発揮するのは血漿中の遊離カルシウムの濃度である。アルカローシス（過換気症候群など）では血漿アルブミンのカルシウム結合能が亢進して遊離カルシウム濃度が低下するため，低カルシウム血症の症状が出現しや

すい。

3 酸塩基平衡（へいこう）異常

　血液の pH は厳密にコントロールされており，pH 7.4 ±0.05 ときわめて限られた範囲にある。血液を酸性にする病態をアシドーシス，アルカリ性にする病態をアルカローシスと呼ぶ。その調節は，複数の緩衝系に加え，肺と腎臓の働きにより行われる（p.55「5 酸塩基平衡」参照）。

1）呼吸性アシドーシス

　高二酸化炭素血症（肺胞低換気）が原因でアシドーシスとなる病態を呼吸性アシドーシスという。窒息，中毒や中枢神経障害による呼吸抑制，慢性閉塞性肺疾患（COPD）や喘息発作などによる換気障害，胸郭運動障害，呼吸筋麻痺などが原因となる。急性の呼吸性アシドーシスでは動脈血二酸化炭素濃度（$PaCO_2$）が増加するため，水素イオンが増加して pH の低下をきたす。一方，COPD など換気量低下が慢性的に続く状態では，二酸化炭素の排泄障害があるため呼吸性アシドーシスの状態になるが，生体は腎からの酸排泄を増加させることにより，水素イオンの増加を抑えて pH の低下を軽減しようとする反応を生じる。そのため pH の低下は軽減される。このような腎臓による酸塩基平衡正常化の機序を代謝性代償という。

2）呼吸性アルカローシス

　低二酸化炭素血症（過換気）が原因でアルカローシスとなる病態を呼吸性アルカローシスという。過換気症候群が急性の呼吸性アルカローシスの典型である。動脈血ガス分析では，$PaCO_2$ の低下と pH の上昇がみられる。高山に長期間滞在する場合には，低酸素のために過換気状態が持続してアルカローシスとなるが，数日のうちに腎臓からの酸排泄が抑制されるため，pH の上昇が軽減される。これも代謝性代償である。

3）代謝性アシドーシス

　血中の過剰な二酸化炭素以外の原因で，血中の水素イオン濃度が増加してアシドーシスとなる病態を代謝性アシドーシスという。ショックに伴う乳酸の産生，糖尿病ケトアシドーシスにおけるケトン体の蓄積，酸の誤飲による中毒，腎不全による酸の排泄障害などでみられる。また，尿細管性アシドーシスや下痢による炭酸水素イオンの喪失によっても代謝性アシドーシスをきたす。代謝性アシドーシスでは pH の低下によって呼吸中枢が刺激される。これにより肺胞換気が増大して $PaCO_2$ が低下し，pH の低下が一定程度食い止められる。これを呼吸性代償という。

4）代謝性アルカローシス

　血中の二酸化炭素の異常な減少以外の原因で，血中の水素イオンが減少してアルカローシスとなる病態を代謝性アルカローシスという。体内でアルカリが産生されることは通常ないが，嘔吐によって胃液中の水素イオンや塩素イオンを喪失した場合にみられる。また，利尿薬の投与や炭酸水素ナトリウムの過剰投与などの医原性の原因によっても生じる。動脈血ガス分析を行うと，急性例では $PaCO_2$ に変化は生じないが，炭酸水素イオン濃度と pH の上昇を認める。この状態が長期間持続すると，呼吸性の代償機構が働き，$PaCO_2$ を上昇させることによって pH の変化を最小限にとどめようとする。これも呼吸性代償である。

4 高尿酸血症

　血中尿酸値の上昇によりさまざまな症状が引き起こされる。尿酸は，血中濃度が上昇すると，安定した状態で血中にとどまることができず身体のあちらこちらに沈着する。臓器機能として問題になるのが，腎臓への沈着に伴う腎不全である。また，尿酸塩結晶の沈着により急性関節炎をきたした状態は古くから痛風（つうふう）と呼ばれてきた。関節障害としては第 1 中足趾節関節（ちゅうそくしせつ）（母趾の付け根）（ぼし），足関節（そく），膝関節（しつ）によくみられる。熱感，腫脹，発赤（ほっせき）といった局所の炎症と激痛を生じる。

　尿酸ではなくピロリン酸カルシウムが関節内に蓄積する病態を偽痛風（ぎつうふう）と呼んでいる。

5 脂質異常症

　脂質の代謝異常は慢性疾患にかかわることが多く，血漿中のコレステロール，中性脂肪，リン脂質，遊離脂肪酸の異常をきたす。脂質異常症の多くは運動不足，偏食，あるいは肥満など生活習慣によって起こる。とくに血中のコレステロールは動脈硬化と関係しており，動脈硬化は高血圧，虚血性心疾患，脳梗塞などの危険因子となる。

　厚生労働省では生活習慣病予防の観点から，内臓脂肪蓄積に加えて血清脂質異常・高血圧・高血糖のうち 2 項目以上を満たすものをメタボリックシンドロームと名づけ，その解消をめざすように啓発している。

D　内分泌疾患

　内分泌異常はさまざまな機序によって発生し，ホルモン分泌の異常（過剰と欠乏）のほかに，標的臓器へのホルモン運搬（血流）の異常，標的臓器のホルモンに対する反応の異常，ホルモン制御機構の異常，拮抗作用を有するホルモンの増加，ホルモンに対する抗体の産生などが原

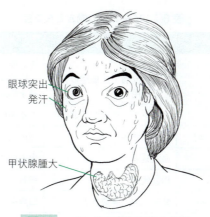

眼球突出
発汗

甲状腺腫大

図5　バセドウ病傷病者の外観

因となる。

　代表的な内分泌臓器は下垂体，甲状腺，副甲状腺（上皮小体），膵ランゲルハンス島，副腎，性腺などである。これらの臓器から分泌されるホルモンのそれぞれについて欠乏症と過剰症が疾患として存在するが，救急領域で重要度が高いのは意識障害や循環障害などの重篤な症状を呈するものである。

1 甲状腺機能亢進症

　身体全般の代謝を促進する作用をもつ甲状腺ホルモンの過剰分泌によるものである。多いのは甲状腺細胞に対する自己抗体による刺激のために甲状腺の機能が亢進した病態で，バセドウ病と呼ばれている。30〜50歳台で発症し，女性に多い。眼球突出を伴う特有の顔貌，体重減少，振戦，甲状腺腫大，頻脈，発汗がみられる（図5）。

　甲状腺ホルモンによる急性中毒の症状を呈するものを甲状腺クリーゼと呼ぶ。甲状腺クリーゼは，未治療ないしコントロール不良の甲状腺疾患の存在下に，感染，ショック，手術，外傷，分娩，服薬中止などの要因が加わった際に，甲状腺ホルモンの過剰作用（重篤な甲状腺機能亢進状態）をきたし，生体の代償機構が破綻することで生じる。複数の臓器が機能不全に陥るため，生命の危機的状態に直面し，緊急治療が必要となる。40℃以上の発熱，130/分以上の頻脈，心不全症候，消化器症候，意識障害をきたす。昏睡に至ると死亡率は高い。

2 甲状腺機能低下症

　甲状腺からのホルモン分泌量の減少またはホルモンに対する受容体異常により，甲状腺ホルモンの作用が発揮されない状態である。甲状腺に病変があるものを原発性甲状腺機能低下症といい，下垂体機能低下症によるものを二次性甲状腺機能低下症という。全身の代謝が低下して，無力感，傾眠，寒がりがみられる。身体所見としては下腿から全身に及ぶ非圧痕浮腫を特徴とする粘液水腫

を生じる。そのほか，甲状腺腫大，毛髪・眉毛の脱落，徐脈，心肥大，心囊液貯留を認める。通常は緩徐に進行するが，時に急激に進行し，基礎代謝量が極端に低下した状態を反映して，低体温，低換気，徐脈・低血圧，意識障害などをきたすことがある。これを粘液水腫性昏睡といい，20〜50％が死亡する。

　成人の甲状腺機能低下症の多くは甲状腺細胞に対する自己抗体による慢性甲状腺炎で，橋本病と呼ばれる。女性に多く，びまん性甲状腺腫大，浮腫，徐脈，易疲労感，寒がり，便秘がみられる。

3 副腎機能異常

1）褐色細胞腫

　副腎髄質のカテコラミン分泌細胞が腫瘍化したものである。過剰に分泌されたカテコラミンの作用により，高血圧，代謝亢進，高血糖をきたし，頭痛，動悸，発汗，悪心，瞳孔散大などの症候を呈する。重症では急性心不全をきたすこともある。血中カテコラミン濃度の増加などで診断し，治療として腫瘍摘出術が行われる。

2）副腎皮質機能不全

　副腎皮質から分泌されるステロイドホルモンのうちコルチゾールが不足すると，生命維持に危険をもたらす。副腎皮質ホルモンが急激に不足すると，急性副腎不全（副腎クリーゼ）となり，治療が遅れると生命の危険がある。原因としては副腎の細菌感染や血行障害，出血，下垂体の障害による副腎皮質ホルモンの分泌低下などがある。また，慢性副腎皮質機能不全に外傷や手術などのストレスが加わった場合も，急性副腎不全となることがある。長期のコルチゾール投与で副腎が萎縮している場合にコルチゾールを減量あるいは中止した場合にも副腎機能不全となる。この場合にはコルチゾール服用歴の有無が参考になる。症候としては腹痛，嘔吐，発熱，血圧低下，意識障害などが出現する。治療として不足したステロイドホルモンが補充投与される。

表6 ビタミンの働きと欠乏症

	ビタミン名	作用	欠乏症
脂溶性	ビタミンA	視覚の維持 粘膜・皮膚上皮細胞の分化 生殖作用	夜盲症 角膜乾燥症，皮膚角化症 精子形成不全
	ビタミンD	カルシウムの吸収促進	くる病(小児)，骨軟化症(成人)
	ビタミンE(トコフェロール)	抗酸化作用	溶血性貧血
	ビタミンK	血液凝固	出血傾向，新生児メレナ
水溶性	ビタミンB₁(チアミン)	糖質代謝	脚気，ウェルニッケ・コルサコフ症候群
	ビタミンB₂(リボフラボン)	糖質代謝，脂質代謝	口角炎，口唇炎，舌炎，結膜炎
	ビタミンB₆(ピリドキシン)	アミノ酸代謝	貧血，けいれん
	ビタミンB₁₂(シアノコバラミン)	アミノ酸代謝	貧血
	ビタミンC(アスコルビン酸)	還元反応	壊血病
	葉酸	アミノ酸代謝	貧血
	ビオチン	糖質代謝，脂質代謝	皮膚炎
	ナイアシン(ニコチン酸)	酸化還元反応	ペラグラ，皮膚炎，精神異常
	パントテン酸	多くの代謝の反応	ほとんどない

3) 原発性アルドステロン症

副腎からの過剰なアルドステロン分泌により，水やナトリウムが貯留し，高血圧や低カリウム血症，代謝性アルカローシスなどの症状を呈する病態である。かつてはまれな疾患と考えられていたが，検査精度の向上により，近年では高血圧傷病者の 5〜10% が本疾患による二次性高血圧であるとされている。手術による副腎摘出，または薬物治療を行う。

栄養疾患

1 肥 満

栄養状態の評価の一つとして body mass index〔BMI＝体重 kg÷(身長 m)²〕がある。BMI が25以上のものを肥満と判定する。

ヒトは飢餓に備えてエネルギー源を脂肪として備蓄する。この脂肪が過剰に蓄積した状態を肥満と呼ぶ。単なる肥満は単純性肥満と呼ぶが，肥満そのものは，必ずしも疾患ではない。しかし，人類は，進化の過程で長く飢餓と闘ってきたために，食料が過剰な状態に対する防御機能が不十分であり，肥満から，糖尿病，高血圧，高尿酸血症，脂質異常症などの代謝・栄養系の障害に結びつくことが多い。さらに，常に体重の負荷が運動器にかかることから，腰痛症や関節障害などの原因としても見過ごせない。

肥満は，皮下脂肪型肥満と内臓型肥満に分けられる。典型例では皮下脂肪型肥満はいわゆる下半身肥満が目立

ち，内臓型肥満では腹が出て上半身の肥満が目立つ。内臓型肥満は，代謝上の異常に結びつきやすい。例えば動脈硬化性病変の因子の一つとなり，急性冠症候群や脳梗塞のリスクを高める。

2 るいそう

BMI が18.5未満のものを低体重(痩せ)と判定する。低体重では脂肪組織だけでなく，筋肉などの脂肪以外の組織まで減少している。

病的に痩せている状態をるいそうと表現する。原因としては，神経性食思不振症などの精神的影響，短腸症候群やクローン病といった消化器疾患のために起こる吸収不良，甲状腺機能亢進症や下垂体機能低下症，アジソン病(副腎機能不全)，糖尿病などの内分泌・代謝系疾患の場合にもみられる。また，悪性腫瘍，結核などの感染症といった重症あるいは慢性消耗性疾患では，末期に高度のるいそうがみられる。小児の場合は虐待の可能性も考慮する。

3 ビタミン欠乏

ビタミンは栄養素の代謝に必須の有機化合物である。微量で作用するが，生体内では合成されないので食物から摂取する必要がある。作用は，補酵素，抗酸化，ホルモン様など多岐にわたる。

かつては，ビタミン欠乏は栄養失調の代名詞であったが，飽食の時代となりしだいにビタミン欠乏への一般の関心も低下している。しかし，高齢社会，格差社会の進展により，ビタミン欠乏が改めて注目されるようになり，

救急医療においても重要である。

　ビタミンは13種類存在し，水に溶ける水溶性ビタミン（ビタミンB1，B2，B6，B12，C，葉酸，ナイアシン，パントテン酸，ビオチン）と水に溶けない脂溶性ビタミン（ビタミンA，D，E，K）がある。

　ビタミンの欠乏は，さまざまな身体的障害をきたす（表6）。このうち，ビタミンB1は，糖質・アミノ酸代謝に欠くことができない物質であり，エネルギー代謝のみならず，細胞の機能維持にも必須の物質である。ビタミンB1が欠乏すると，主に心血管系および神経系臓器が障害を受けやすいが，主にどの臓器の機能障害が目立つかは個人やビタミンB1欠乏の原因によって異なる。ビタミンB1欠乏の影響が心筋や末梢神経に強く現れた場合には，高拍出性心不全や四肢の感覚・運動障害をきたす。

これを脚気という。ビタミンB1欠乏の影響が中枢神経，とくに小脳や大脳辺縁系に強く現れると，記憶障害や不眠，不安，運動失調などをきたす。これをウェルニッケ・コルサコフ症候群という。現代では，ビタミンB1欠乏のほとんどは長期間にわたる大量飲酒者に生じる。大量飲酒者では，ビタミンB1を含む食物の摂取量低下，消化管におけるビタミンB1吸収能の低下，および肝臓におけるビタミンB1貯蔵能の低下などにより，ビタミンB1欠乏に陥りやすいためである。大量飲酒以外の原因としては極端な低栄養（摂食障害）や胃切除後などがある。

　ビタミンB12は，胃粘膜で産生される内因子に依存して吸収される。欠乏すると悪性貧血を起こす。胃全摘後に起こりやすい。

07 血液・免疫系疾患

A 総論

1 救急医療における意義

血液・免疫系疾患では，感染，貧血，出血傾向などの病態を伴いやすく，肺炎や脳出血を併発して救急医療の対象となることがある。また，アナフィラキシーでは初期対応が予後を左右しやすく，居合わせた人や救急隊員の的確な判断と処置の比重が大きい。

2 血液・免疫系疾患の主要症候

1) 発熱

血液・免疫系疾患における発熱は，疾患による直接の骨髄障害や治療薬の副作用による免疫抑制から生じた感染によるものが多いが，腫瘍熱のこともある。発熱については，第Ⅲ編第4章「14 体温上昇」(p.538)で詳しく述べる。

2) 黄疸

黄疸は，ビリルビンが増加して組織に沈着し，皮膚や粘膜が黄色く着色した状態である。血液・免疫系疾患では，溶血(赤血球破壊の亢進)や肝障害を原因とするものが多い。黄疸については，第Ⅲ編第5章「4 消化系疾患」(p.586)で詳しく述べる。

3) 出血傾向

出血しやすい，あるいは止血しにくい状態をいう。出血性素因とも呼ばれる。血管壁の異常，血小板の異常(数の減少または機能の低下)，血液凝固能の異常(凝固因子

の減少)，線溶の亢進が原因となる。血小板の異常では皮下出血を，また凝固因子の減少では骨格筋・関節・臓器内への出血をきたしやすい。出血傾向により紫斑をきたしやすくなる疾患を総称して紫斑病と呼ぶ。

4) リンパ節腫脹

リンパ節の直径が1cm以上となった状態をさす。視診または触診で体表面からリンパ節を観察しやすい部位は頸部，腋窩，鼠径部などである。小児ではリンパ節を触れやすく，成人でも鼠径部で正常なリンパ節を触知することがある。感染に伴うリンパ節腫脹は軟らかくて圧痛があり，局所皮膚の発赤を伴うことがある。無痛性の固いリンパ節腫脹は悪性腫瘍でみられ，これをきっかけに悪性腫瘍がみつかることもある。

5) 肝脾腫

肝臓と脾臓が腫大した状態をいう。血液・免疫系疾患では，赤血球または血小板の破壊亢進や，腫瘍細胞による肝臓・脾臓の浸潤に伴う脾腫が多い。高度になると，腹部の触診で肝臓や脾臓を触れるようになる。

B 血液系疾患

1 貧血

1) 定義・概念

貧血とは，赤血球数またはヘモグロビン値が正常よりも減少した状態をいう。世界保健機関(WHO)の基準では，ヘモグロビン値(血液中のヘモグロビンの量)が成人男性で13g/dL未満，成人女性で12g/dL未満を貧血と

している。血液自体の疾患のほか，急性出血の後や種々の慢性疾患でもみられる頻度の高い病態である。貧血は，循環血液量減少とは別の概念である。

2）分　類

⑴ 成因による分類

赤血球産生の低下または破壊・喪失の亢進で貧血が起こる。貧血でもっとも頻度が高いのは，慢性出血によりヘモグロビンの合成に必要な鉄が失われて生じる鉄欠乏性貧血であり，出血源として女性では月経，男性では消化管出血が重要である。種々の原因で赤血球の破壊が亢進した状態を溶血といい，それによって生じる貧血を溶血性貧血という。慢性の肝疾患や腎疾患，感染症，悪性腫瘍などでも二次的な貧血を生じる。

⑵ 赤血球の性状による分類

鉄欠乏性貧血では赤血球が小さく（小球性貧血），大きさが不揃いである。ビタミン B_{12} や葉酸の欠乏症では大きな赤血球が特徴的である（大球性貧血）。急性出血後の貧血では赤血球の大きさは正常である（正球性貧血）。溶血性貧血は正球性または大球性である。

3）病　態

血中酸素の大部分はヘモグロビンと結合しているため，血中酸素含量は血中ヘモグロビン量にほぼ比例する。したがって，貧血では血中酸素含量の低下による組織低酸素症が生じる。ただし，急性出血などによる循環血液量の減少がなく，既存の臓器障害もなければ，安静を保つかぎり，かなりの貧血に耐えることができる。

4）症　候

自覚症状として頭痛，立ちくらみ，倦怠感，動悸，息切れが，他覚所見として皮膚や結膜の蒼白，頻脈などがみられる。心不全や狭心症の症状は貧血で悪化する。

2 血小板減少症

血小板数が減少した状態をいう。高度の減少では出血傾向が出現する。血小板産生の障害（白血病，再生不良性貧血など），血小板の消費・破壊の亢進〔播種性血管内凝固症候群（DIC），特発性血小板減少性紫斑病（ITP）など〕，希釈（大量輸血時など）が原因となる。高度の減少に対しては血小板輸血が行われる。

3 白血病

白血球が悪性腫瘍化する疾患である。経過（急性，慢性）と腫瘍化する白血球の種類により，多くの種類に分類される。各年齢層にみられるが，高齢者で罹患率が高くなる。骨髄は腫瘍細胞に占拠されて造血が障害される。正常な白血球，赤血球，血小板の産生が障害されて，感染症による発熱，貧血，出血傾向をきたす。また，腫瘍細胞は骨髄以外の臓器にも浸潤して臓器障害を起こす。治療には化学療法，骨髄移植などが行われ，近年は成績が向上しつつある。

4 好中球減少症

好中球数が減少した状態で，顆粒球減少症ともいう。高度になると細菌や真菌に対する抵抗力が減弱し，感染を起こして急激な悪寒・高熱や咽頭痛をきたす。原因は抗腫瘍薬，抗甲状腺薬，抗精神病薬などの副作用が多い。

5 血友病

血液凝固因子の産生が障害される先天性疾患であり，第Ⅷ因子が欠乏する血友病A，第Ⅸ因子が欠乏する血友病Bがある。X染色体連鎖の劣性遺伝病であり，大部分は男児に発症するが，時に孤発例もある。小児期に発症し，筋肉内や関節内への出血が特徴的である。治療には欠乏する凝固因子の注射（自己注射を含む）が行われる。

6 播種性血管内凝固症候群（DIC）

播種性血管内凝固症候群（DIC）は，重症外傷，敗血症，産科救急疾患，悪性腫瘍など種々の重篤な病態に合併する血液凝固障害である。血管内で血液凝固系が活性化されて至るところに微小血栓が形成され，血小板と凝固因子が消費されて減少し，二次的な線溶亢進も加わって出血傾向をきたす。また，血栓による虚血で臓器障害をきたす。基礎疾患の重篤さと相まって致死率の高い病態である。

7 抗血栓薬

抗血栓薬は，抗凝固薬と抗血小板薬に分類される。これらは，血栓症の既往がある患者や，血栓症を起こすリスクが高い患者によく処方される。これらの薬を服用している患者が外傷を負ったり，何らかの疾患で出血した場合，出血が止まりにくくなることがある。

1）抗凝固薬

血液凝固を阻害する薬剤であり，心房細動，深部静脈血栓症などで静脈血栓の予防に用いられる。ビタミンK依存性血液凝固因子の合成を阻害するワルファリンが長く使用されてきたが，最近ではより使いやすい新規経口抗凝固薬が普及しつつある。詳細は，第Ⅱ編第3章「⑨抗血栓薬」（p.198）を参照。

2）抗血小板薬

虚血性心疾患，脳梗塞・一過性脳虚血発作，末梢動脈閉塞症などで動脈血栓の予防に用いられる。解熱・鎮痛薬であるアスピリンは，少量で抗血小板作用を発揮するため，抗血小板薬としても用いられる。このほか何種類

かの抗血小板薬が使われる。

C　免疫系疾患

免疫は生体を外敵から守るためのシステムであるが，免疫反応が不十分，または過剰ないし不適切に発現される場合には，多くの疾患を引き起こす。

1 免疫不全

免疫系の欠陥により，病原性微生物に対する抵抗力が大きく低下し，感染が生じやすく重症化しやすい状態をいう。後天性免疫不全症候群（AIDS）が代表的であり（p.642参照），そのほかに先天性，薬剤性，重篤な基礎疾患，低栄養など，さまざまな病態を原因として免疫不全が発生する。

2 アレルギー性疾患

アレルギーは免疫反応に基づく障害（症状の発生）をさす。アレルギーを引き起こす抗原をアレルゲンという。アレルギーは，その発生機序によりⅠ～Ⅳ型に分類される。Ⅰ型は即時型ともいい，アレルゲンと接触してから発症までの時間が短く，気管支喘息やアナフィラキシーを起こすため救急にも関係が深い。

1）薬物アレルギー

アナフィラキシーと薬疹の頻度が高い。薬疹は多彩な皮疹をきたし，重症化することもある。発熱（薬剤熱），肝障害，腎障害，間質性肺炎，血液障害などを起こすこともある。

2）食物アレルギー

乳児期に多いが，成人でもみられる。原因となる食物は鶏卵，牛乳，小麦が多い。食物中の蛋白質がアレルゲンとなる。典型的にはアナフィラキシーまたはその部分症状（蕁麻疹，局所の浮腫，呼吸困難，口内の違和感，腹痛，嘔吐・下痢など）を呈する。

3）血清病

マムシ抗毒素血清のような異種蛋白を含む製剤の投与後，数日～数週間で発熱，皮疹，関節痛，リンパ節腫脹などをきたす。予後は概ね良好である。

3 自己免疫疾患

免疫系が自己の細胞・臓器を攻撃することによって傷害が発生する一群の疾患を自己免疫疾患という。膠原病，重症筋無力症，ギラン・バレー症候群，糸球体腎炎の一部，1型糖尿病，バセドウ病，橋本病など多系統にわたる疾患が含まれる。詳細は各疾患の項を参照されたい。

膠原病とは，自己免疫機序により全身の結合組織に炎症と変性を生じる一群の疾患をさす。関節リウマチ，全身性エリテマトーデス（SLE），強皮症，多発性筋炎/皮膚筋炎などが代表的である。症状は発熱，倦怠感，体重減少，皮疹，関節痛が多く，原因不明の発熱を精査してみつかることもある。臓器の障害として間質性肺炎，胸膜炎，腎炎などが高頻度に認められる。慢性に経過するが，時に急激に悪化して重症化する。

D　アナフィラキシー

1 定義・概念

アナフィラキシーとは，重篤な全身性の過敏反応である。気道・呼吸・循環器症状などが急速に生じ，生命の危機に至るおそれがある。緊急度が高い疾患であるが，迅速な対応により救命可能なことが多い。

アナフィラキシーへ対応する救急救命処置としては，自己注射が可能なアドレナリン製剤（エピペン®）の使用がある。

2 疫　学

ほかのアレルギー性疾患と同様に，アナフィラキシーも各国で増加傾向にある。国内の小・中・高校生でアナフィラキシーの既往を有するのは0.3～0.6%であり，食物アレルギーを有する者のおよそ9人に1人がアナフィラキシーの既往をもつ。アナフィラキシーの発生数は年間5,000～7,000件と推測されている。アナフィラキシーによる死亡数は国内で年間50～70例前後を推移しており，原因は薬剤とハチ刺症が多い。

3 発症の誘因

発症の誘因（表1）として，アレルゲンがはっきりしている例では食物が最多であり，わが国では鶏卵，乳製品，小麦，木の実類が多い。食物の次に薬剤が続く。薬剤が原因のアナフィラキシーは内服よりも注射で起こりやすい。

ハチ刺症ではハチ毒に含まれる酵素類がアレルゲンとなる。ハチ毒にアレルギーのある人は約300人に1人とされ，2回目以降の刺症で発症することが多いが，初回の刺症で発生することもある。また，必ずしも回数を重ねるたびに症状が悪化するとは限らない。ただし，短期間に続けて刺されると発症しやすい。

手術用ゴム手袋などに用いられるラテックス（天然ゴムの主成分）も原因となる。ラテックスアレルギーを有する人は，ある種の果物（キウイ，バナナ，栗，アボカドなど）の摂取でアナフィラキシーを起こすことがある。

表1　アナフィラキシー発症の誘因

薬　剤	抗菌薬，NSAIDs，抗腫瘍薬，局所麻酔薬，造影剤，輸血製剤
刺咬症	ハチ(アシナガバチ，スズメバチ，ミツバチ)，クラゲ，ムカデ，アリ，ハムスターなど
食　物	小麦，ピーナッツ，鶏卵，乳製品，そば，海産物(エビ，カニ，貝)，果物(キウイ，バナナなど)など
その他	ラテックス，食物摂取後の運動，アニサキス，免疫学的機序の関与しないもの(運動，低温，高温，日光など)など
特発性	誘因が不明

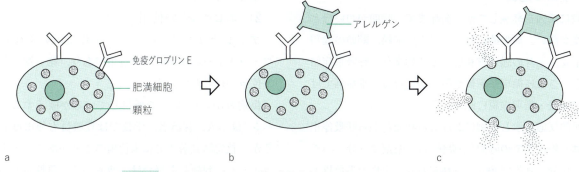

a　　　　　　　　　　　　　　b　　　　　　　　　　　　　　c

図1　免疫グロブリンE(IgE)依存性アナフィラキシーの発症機序

a：初回のアレルゲン曝露後にはIgEに属する抗体が肥満細胞などの表面に結合している
b：再び侵入したアレルゲンが抗体を橋渡しするように結合する
c：その刺激で細胞内の顆粒(生理活性物質)が放出される

アレルギー症状が軽減していた人でも，体調不良のときには発症することがある。

4　発症機序

1)　免疫グロブリンE(IgE)依存性

　もっとも頻度が高い。アナフィラキシーの原因となる抗原(アレルゲン)が体内に入ると，免疫グロブリンE(IgE)に属する抗体が産生される。抗体は肥満細胞(マスト細胞)または好塩基球の表面に結合した状態で経過するが，その状態では症状が出ない。後日に再び侵入したアレルゲンは，細胞表面に結合した抗体同士を橋渡しするように結合し，その結果細胞内に蓄えられていたヒスタミンなどの生理活性物質が放出され，全身反応が起こる(図1)。ヒスタミンは気管支平滑筋収縮，血管拡張，血管透過性亢進などの作用を有し，本症でみられる症候の多くを引き起こす。

　特定の食物を摂取して1〜2時間以内に運動したときに発症するものは，食物依存性運動誘発アナフィラキシーと呼ばれ，IgE依存性である。この場合，当該食物の摂取のみ，または運動のみでは発症しない。

　本来のアレルゲンとは違う抗原であっても，構造が似ている場合にはアナフィラキシーをはじめとするアレルギー反応を起こすことがある。この現象は交差反応と呼ばれ，花粉とある種の果物，種類の違う医薬品同士などの例がある。

2)　非IgE依存性(免疫機序は関与する)

　非ステロイド性抗炎症薬(NSAIDs)，造影剤などによるアナフィラキシーには，IgEの関与しない免疫学的機序で発症するものが含まれる。

3)　免疫学的機序の関与しないもの

　一部のアナフィラキシーでは，運動，日光，低温・高温，飲酒，薬剤などによって，肥満細胞内の生理活性物質が免疫系の関与なしに放出される。なお，詳細な検査にもかかわらず誘因が不明なことがある。

5　病　態

　呼吸障害の発生には，気管支攣縮による喘息様病態と，喉頭浮腫による上気道閉塞などが関与する。血圧低下の機序は，血管拡張による全身の末梢血管抵抗の低下と，血管透過性亢進による血漿成分の血管外移動で生じた循環血液量の減少が主であり，これに心機能低下も加わる。冠動脈の攣縮または冠動脈プラークの破綻により，アナフィラキシーと同時に急性冠症候群を発症することがある。消化系では，消化管粘膜の浮腫，平滑筋収縮，分泌亢進などを生じる。

　心停止の発生には，高度の血圧低下，気管支攣縮，喉

頭浮腫などが関与すると考えられる。死亡例では喉頭浮腫や空虚な心臓（高度の循環血液量減少を示す）などが認められている。

6 症 候

1) 発症時期

ハチ刺症では，刺されてから発症まで5分以内が約40％であり，30分以内が大部分を占める。食物摂取後には5分以内〜60分以上までと一定しない。

2) 症候の進展

一般に誘因を経験してから発症までの時間が短いほど緊急度が高い。典型的には，まず皮膚症候，咽頭の違和感，不安，全身の強い違和感などで始まり，呼吸系症候が続き，さらに循環系症候が明らかになる。重症例では急速に呼吸・循環虚脱に陥る。

致死的反応を示した例における症状発現から呼吸停止または心停止までの時間（中央値）は，薬剤で5分，ハチ刺症で15分，食物で30分とされており，死亡の半数以上は発症後30分以内に生じている。

3) 症候の種類

(1) 皮膚・粘膜症候

皮膚・粘膜の症候は大部分の例で出現する。紅潮，蕁麻疹，瘙痒感がよく知られ，麻疹に似た皮疹，立毛，結膜の瘙痒感と充血，流涙，眼瞼や口唇の腫脹，口腔粘膜の腫脹などもある。まれに瘙痒以外の皮膚の他覚所見を欠くことがあり，判断が難しくなる。

(2) 呼吸系症候

高率にみられ，気道の違和感や呼吸困難を主体とする。鼻炎様症状（くしゃみ，鼻汁，鼻閉），咽頭・喉頭の違和感，嗄声，乾性咳嗽，吸気性または呼気性の喘鳴，胸部絞扼感，チアノーゼなども観察される。喘息の既往があれば重症の喘息発作をきたすことがある。

(3) 循環系症候

およそ半数の例でみられ，動悸，頻脈，血圧低下，不整脈などがある。血圧低下による不安，めまい，失神もみられる。

(4) 消化系症候

腹痛，悪心・嘔吐，下痢，嚥下困難などが，およそ1/3の例でみられる。

4) 二相性の症候

一部の例では，症候がいったん軽快した後，多くは6〜12時間後ごろに再燃する二相性の経過を示す。

7 観察と評価

アレルギー反応がすべてアナフィラキシーではない。アナフィラキシーと判断するのは，上記症候(1)に加えて(2)〜(4)の少なくとも1つ，または(1)を認めなくてもアレルゲンへの曝露後に(2)または(3)を生じた場合である。

8 処 置

1) 体位と酸素投与

基本的に仰臥位で管理する。傷病者が望んだり，呼吸困難がある場合は半坐位〜坐位とし，血圧低下時は仰臥位のうえ下肢挙上を考慮する。体位変換で急変することがあり，急激な体位変換は避ける。状態に応じて高流量酸素を投与する。

2) エピペン®の使用

アドレナリンは，α・β₁・β₂作用のいずれもアナフィラキシーの病態改善に有用であり，第一選択薬として位置づけられている。

傷病者がエピペン®を所持しているか確認する。エピペン®は本人，保護者，学校では教職員も使用可能であるが，救急隊到着までに未使用のことがある。アナフィラキシーと判断した場合は，速やかに救急救命士が傷病者の所持するエピペン®を使用する。アレルギー反応であっても，全身症候がなく，局所的な軽い皮膚症候，消化器症候，鼻炎症状のみの軽症例はアナフィラキシーに該当せず，エピペン®は不要である。ただし，アナフィラキシーでないのにエピペン®を使用して重大な合併症を招いた例は報告されておらず，判断に迷う場合は使用する。一般向けエピペン®の適応を**表2**に示す。

救急救命士によるアナフィラキシーへのアドレナリン投与は，エピペン®を用いる方法に限定されており，それ以外の方法でアドレナリンを投与してはならない。

3) 気道確保

上気道狭窄に対しては用手的気道確保を考慮し，重度の呼吸不全に対してはバッグ・バルブ・マスク換気を考慮する。エピペン®は上気道および下気道閉塞の改善効果を有する。

4) 輸 液

ショックをきたしている場合には，心肺機能停止前の静脈路確保および輸液を考慮する。

9 予 後

適切な処置が行われたときは，迅速に反応して予後は通常，良好である。急激な上気道閉塞や循環虚脱をきたした場合や，野外での発症などで処置までに時間を要した場合には死亡することがある。喘息の既往のある場合は呼吸障害が重症化しやすい。アドレナリンの投与を躊躇した場合は死亡の危険が増す。

	表2　一般向けエピペン®の適応（日本小児アレルギー学会）	
消化器の症状	呼吸器の症状	全身の症状
• 繰り返し吐きつづける • 持続する強い（我慢できない）お腹の痛み	• のどや胸が締めつけられる • 声がかすれる • 犬が吠えるような咳 • 持続する強い咳込み • ゼーゼーする呼吸 • 息がしにくい	• 唇や爪が青白い • 脈を触れにくい・不規則 • 意識がもうろうとしている • ぐったりしている • 尿や便を漏らす

エピペン®が処方されている患者でアナフィラキシーショックを疑う場合，上記の症状が1つでもあれば使用すべきである
（日本小児アレルギー学会アナフィラキシー対応ワーキンググループ，一般向けエピペン®の適応，2013年，https://view.officeapps.live.com/op/view.aspx?src=https%3A%2F%2Fwww.jspaci.jp%2Fassets%2Fdocuments%2Fppt-epipen-01.pptx&wdOrigin=BROWSELINK［2025.2.6］より転載）

10 医療機関での診療

　気道確保と酸素投与，輸液負荷とともに，第一選択薬としてアドレナリンの筋肉注射が行われる。抗ヒスタミン薬，副腎皮質ステロイド，必要に応じて気管支拡張薬，グルカゴン（心収縮力増強，心拍数増加などの作用がある）なども用いられる。

Ⅲ

5

疾病救急医学

08 筋・骨格系疾患

A 総論

1 疫学と救急医療における意義

筋・骨格系疾患は，「救急・救助の現況」では「その他」に分類され，救急搬送の状況は定かでない。2020年の患者調査（医療機関を受診した患者の傷病状況，患者数等の全国調査）の傷病分類別でみると，「骨格系及び結合組織の疾患」の外来受診者数は3番目に多かった。対応する診療科としては，整形外科を中心に脳神経内科やリウマチ科なども含まれる。

筋・骨格系疾患は，強い疼痛や歩行困難のために救急搬送されることが少なくないが，緊急度は概ね低い。ただし，筋・骨格系疾患で一般的な主訴である腰痛をきたす疾患には大動脈疾患や腎疾患が，肩の痛みをきたす疾患には心筋梗塞などの急性冠症候群が含まれており，これらの事実を念頭に置いた慎重な判断が求められる。また，筋・骨格系疾患のなかには，頻度は低いが，横紋筋融解症や化膿性関節炎など緊急度・重症度の高いものもある。さらに，いわゆる整形外科的な疾患以外に全身性の筋疾患があり，呼吸筋の筋力低下による呼吸困難や，自宅療養中の容態悪化などで救急搬送されることがある。

2 筋・骨格系疾患の主要症候

体動時の痛みを主訴とすることが多い。

1）急性腰痛

「重い物を持ち上げようとしたときに腰が突然痛くなった」など，体動や作業をきっかけに発症することが多い。また，強い力によるものでなくても，高いところにある物を取ろうとしたとき，くしゃみをしたとき，靴下を履こうとしたときなどにも発症する。

2）関節痛

急性の筋・骨格系疾患では，1つの関節が痛むのが普通である。関節痛の原因は関節自体の障害によるものと，関節周囲組織の障害によるものがある。関節の疼痛に伴って腫脹や可動域制限を認められることが多い。関節内に血液や滲出液などの液体が貯留しているときは，関節の触診でゴムボールを押すような感触が認められる。炎症性疾患では関節部の皮膚に発赤がある。

3）筋肉痛

横紋筋融解症では罹患部に筋肉痛，しびれなどの症状がみられることもある。全身の筋肉痛は，感染症や膠原病が原因となることが多い。

4）筋力低下・感覚障害

脊髄，馬尾，神経根，末梢神経のいずれかが骨や椎間板などで圧迫されて生じることが多い。両側性の場合は脊髄や馬尾の障害が考えられる。筋疾患では障害された筋に筋力低下を認める。

3 基本的対応

1）緊急度・重症度の判断

全身性の筋疾患で重篤な呼吸障害や横紋筋融解を起こさない限り，直ちに生命危機につながる場合は少なく，一般に緊急度・重症度は低い。しかし，傷病者の苦痛は大きく，適切な対応が遅れると機能的予後が悪くなる場合もあるので，慎重な対応を要する。

新たに出現した対麻痺や直腸膀胱障害（尿閉，失禁，

頻尿，便秘など)を合併するときには脊髄や馬尾への圧迫が疑われ，緊急性がある。関節部の腫脹，発赤，著しい可動域制限があるときには化膿性関節炎が疑われるため迅速な対応が必要である。頸部痛，背部痛，腰痛などで発症し，筋・骨格系疾患に似た症候を呈することがある内臓疾患や血管疾患には緊急度・重症度の高いものが含まれるため，これらの症候では筋・骨格系疾患にとらわれない判断が重要である。

急性の腰痛・背部痛で注意すべき所見については p.536，表 3 も参照されたい。

2) 処置と搬送

救急救命処置や搬送に際しては，傷病者の疼痛がもっとも軽くなる体位をとらせるのがよく，仰臥位にこだわらない。大動脈疾患，心疾患など重篤な疾患が否定できないときは，頻繁にバイタルサインを観察して容態の変化に十分注意する。

3) 医療機関選定

頸部，背部，腰部，四肢の痛みを訴えるというだけで安易に整形外科を選択しないようにする。まずは重篤な内臓や血管の疾患を除外し，運動器の疾患と考えられる場合に整形外科を選定する。両側性の運動麻痺や感覚障害を訴える場合には，脊髄の疾患を念頭に置いて医療機関を選択する。

B 脊椎疾患

1 急性腰痛症

1) 定義・概念

急性腰痛症，いわゆる「ぎっくり腰」は，不用意な前屈や捻転，重量物の挙上に際して起こる急激かつ激しい腰痛発作の総称である。急性腰痛症の多くでは，脊椎骨折，椎間板ヘルニアといった明確な器質的病変を認めない。ここではこのような特定の原因疾患がみつからない急性腰痛症について述べる。

2) 病因・病態

急な体動による椎間関節の捻挫，筋線維・筋膜・靱帯の微細な損傷や椎間板の障害，およびその結果生じる炎症によって痛みが発生すると考えられているが，原因が特定できない場合が多い。

3) 症候

腰部の限局した部位に強い痛みがあり，物を拾い上げる，顔を洗うなどの前かがみ動作ができなくなる。発症直後はさほどでなくても，数分ないし数時間後に体動が困難になることもある。身体を動かそうとした瞬間に激痛が走る一方で，安静により痛みは著しく軽減するのが特徴である。

発熱や神経症状(下肢の筋力低下や感覚障害，下肢への放散痛，直腸膀胱障害)は伴わない。腰部の特定の部位に圧痛を認め，下肢伸展挙上テストは陰性である。安静臥床により数日で軽減することが多い。

> **▶ 参考：下肢伸展挙上テスト**
>
> 坐骨神経を伸展させて痛みを誘発する検査法である。傷病者を仰臥位とし，患側下肢の膝を伸ばしたまま踵をゆっくりと持ち上げる。股関節の角度が70°以下で下肢に放散痛が出た場合に陽性とする。

2 椎間板ヘルニア

1) 定義・概念

椎間板ヘルニア(図1)とは，椎間板の髄核を取り囲む線維輪が断裂して髄核が脱出するか，または髄核が線維輪を伴って膨隆した状態をいう。後方または後側方に脱出した場合に神経を圧迫して症状をきたす。頸椎と腰椎に多い。

2) 病因・病態

ヒトは立位や坐位で活動するため，椎間板に負荷がかかる。可動域の大きな椎間では負荷が大きくなり，椎間板の変性や線維輪断裂の誘因となる。椎体後方の正中には後縦靱帯が走行しているため，髄核は後側方に脱出して神経根を圧迫することが多い。時に線維輪が断裂せず，後縦靱帯とともに正中後方に脱出して脊髄や馬尾を圧迫することもある。椎間板ヘルニアの危険因子として，職業(長時間の座業や運転，重量物の扱い)，喫煙，肥満，遺伝などがある。

3) 症候

(1) 頸椎椎間板ヘルニア

20〜50歳台の下位頸椎(第5・第6頸椎間と第6・第7頸椎間)に好発する。作業やスポーツをきっかけに発症することもあるが，誘因なく起こることも多い。起床時に気づくこともある。痛みのため頸を動かせず，咳やくしゃみでも痛みが増強する。後側方へ脱出した場合は，通常1本の神経根を圧迫して患側の肩甲骨周辺の疼痛，上肢への放散痛，前腕や手指の局所的なしびれ感と脱力を認める。正中後方に脱出すれば脊髄を圧迫し，手指の巧緻運動(箸の使用，ボタンかけ，紐結びなどの細かく正確な運動)の障害，体幹・下肢に広がる感覚障害や脱力を訴える。当該頸椎の棘突起に圧痛を認める。

(2) 腰椎椎間板ヘルニア

20〜40歳台の下位腰椎(第4・第5腰椎間と第5腰椎・仙骨間)に好発する。急性の腰痛で発症し，数日後に下肢への放散痛を生じることが多い。通常は，片側の

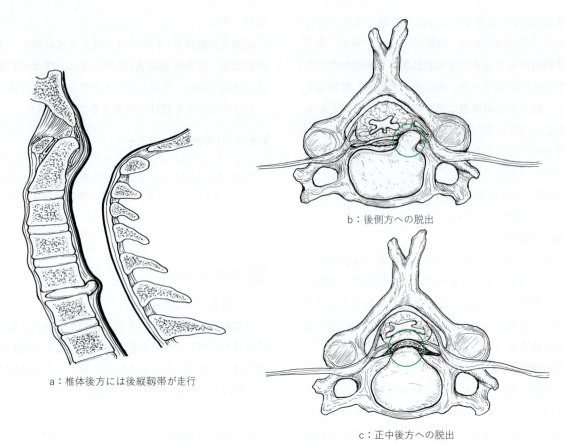

a：椎体後方には後縦靱帯が走行

b：後側方への脱出

c：正中後方への脱出

図1 椎間板ヘルニア

坐骨神経痛，すなわち殿部から下肢に沿って帯状に走る強い痛みを訴え，進行すると下肢の一部の感覚低下，筋力低下（下肢全体の運動麻痺でなく，特定の筋肉に限局した筋力低下）を伴う。腰痛よりも下肢痛の訴えが強いことがある。下肢伸展挙上テストは陽性となる。

馬尾の圧迫を生じた重度のヘルニアでは，腰痛の訴えとともに両下肢の運動・感覚障害と直腸膀胱障害を生じる。これらが急に出現した場合には緊急性がある。

4）現場活動

搬送に際しては，頸椎椎間板ヘルニアでは頸椎の中間位での安静を心がける。腰椎椎間板ヘルニアでは側臥位とするか，または膝の下に毛布などを入れ，股関節と膝関節を屈曲させた仰臥位とするのがよい。

医療機関選定では整形外科のある医療機関を基本とし，バイタルサインに異常を認める例は，大動脈解離などの致死的疾患も踏まえ，専門治療が可能な医療機関に搬送する。

3 後縦靱帯骨化症

後縦靱帯骨化症では，椎体の後縁に沿って縦走する後縦靱帯が肥厚，骨化し，神経根や脊髄を前方より圧迫する。50歳台以上の男性に多く，頸椎に好発する。後頸部痛，上肢の痛み・しびれ・筋力低下などで発症し，進行すると脊髄の圧迫により，手指の巧緻運動の障害，歩行

障害，直腸膀胱障害をきたす。症状の進行は緩徐であるが，前頭部を打撲するなどの頸部の伸展を伴う軽微な外傷で中心性脊髄損傷を起こすことがある。

4 脊柱管狭窄症

脊柱管狭窄症では，さまざまな原因で脊柱管が狭くなり，神経根，脊髄，馬尾が圧迫される。前方からは変性した椎間板による圧迫や靱帯の骨化，後方からは椎間関節の節くれ立ちなどが原因となる。頸部と腰部に多い。

腰部脊柱管狭窄症では，片側または両側の下肢のしびれ，疼痛，筋力低下をきたす。腰痛の有無は不定である。しばらく歩くとしびれが出現して歩行困難になるが，腰かけて休むと症候が軽減して再び歩けるようになる間欠性跛行が特徴的である。下肢の閉塞性動脈硬化症による間欠性跛行との相違点は，立っているだけでも発症すること，腰を伸ばすと悪化し前屈みで改善すること，前屈みで乗る自転車では症状が出にくいこと，下肢血流障害の所見（足背動脈の脈拍を触れにくいなど）を欠くことである。

C　関節疾患

1　化膿性関節炎

1) 定義・概念

化膿性関節炎は，細菌感染による関節の炎症である。関節が破壊されて障害を残しやすいため，早期の積極的な治療を要し，筋・骨格系疾患のなかでは緊急度が高い。半数は膝関節に生じ，足関節や股関節にも多い。

2) 病因・病態

多くは肺炎，扁桃炎，尿路感染といった他の感染巣からの血行性二次感染である。そのほかに，関節近傍の骨髄炎からの波及，外傷や関節内注射による関節内への直接感染がある。起炎菌は黄色ブドウ球菌やレンサ球菌が多い。ステロイドの服用，糖尿病，慢性腎不全，人工関節など易感染性の基礎疾患を有することも多い。

3) 症候

典型的には，悪寒・発熱とともに関節局所に疼痛，発赤，熱感，腫脹を認める。疼痛が強い場合には関節をほとんど動かすことができない。免疫抵抗力の低下した傷病者では，悪寒や発熱が出ないことがある。乳児の股関節に生じた場合は外見上から気づかず，股関節を動かさないこと，おむつ交換時に啼泣するなどにより疑われることもある。

2　結晶誘発性関節炎

体内で異常に生成された結晶に対する生体反応によって引き起こされる関節炎をいう。尿酸ナトリウムの結晶化による痛風がもっとも多く，ピロリン酸カルシウムの結晶による偽痛風もみられる。痛風関節炎は高尿酸血症を有する中年男性の第1中足趾節関節（母趾の付け根）に好発する。急激な激痛で発症し，患部の発赤，腫脹，熱感を伴う。発熱を伴うときには化膿性関節炎に似る。偽痛風は高齢者の膝関節や足関節に多く，症候は痛風よりも軽い。いずれもNSAIDsによる対症療法が行われる。

3　肘内障

肘内障は，軽微な外力により橈骨頭から輪状靱帯がずれた状態である。俗に"肘が抜けた"といい，就学前の小児に好発する（p.754「(3)肘内障」参照）。

4　肩関節周囲炎

肩関節周囲炎は，肩関節を取り巻く組織の退行変性によって炎症や癒着を生じ，肩の痛みと運動制限をきたす症候群である。40歳以降に発症しやすいことから四十肩または五十肩ともいわれる。肩の激しい痛みで発症し，指先や項部への放散痛を訴えることもある。疼痛は夜間睡眠時に増悪するのが特徴的であり，仰向けで眠れないことも多い。年余にわたって徐々に回復する。

5　肩腱板損傷

肩腱板損傷は，上腕骨頭を取り囲む4つの筋の腱が集合して板状となった肩腱板が，肩関節運動によるストレスで変性，断裂したものである。中年以降の男性の利き腕に，日常生活動作中に起こることが多いが，若年者でもボールを投げる，肩を強打するといった契機に発症する。症状は肩関節周囲炎に似るが，肩の挙上はできることが多い。

6　変形性関節症

変形性関節症は，関節軟骨の退行変性と反応性の骨増殖により関節の変形をきたす，頻度の高い慢性疾患である。関節裂隙（関節を構成する骨同士の間）が狭くなり，骨の端が棘状に突出する。高齢者の膝関節，股関節，脊椎に多い。変形性膝関節症は女性に多く，慢性的な膝の痛み，正座ができないなどの可動域制限，痛みによる歩行障害を呈する。関節液が大量に貯留すると疼痛が増強し，関節に腫脹と波動を認める。変形性脊椎症は，神経根症状や脊柱管狭窄症などの原因となる。

7　関節リウマチ

関節リウマチは頻度の高い自己免疫疾患の一つで，20～50歳台の女性に好発するが，高齢者の発症も増えている。関節の疼痛，腫脹，可動域制限，朝のこわばりを主な症候とする。当初は上下肢の小関節の滑膜に多発性，左右対称性の慢性炎症を生じ，進行すると関節は破壊されて高度に変形する。発熱や体重減少などの全身症状を伴うことがある。治療に用いられる薬物には免疫抑制作用をもつものがあり，傷病者は易感染性のことがある。

第1，第2頸椎の病変は頻度が高く，神経症状がなくても頸椎の不安定性をきたしている場合がある。また顎関節の病変で開口が制限されることもある。このため関節リウマチの傷病者における気道確保などの処置や搬送に際しては，頸椎の安静など細心の注意が必要である。

D　筋疾患

1　筋ジストロフィー

筋細胞の機能に不可欠な蛋白質の合成が障害され，骨格筋の変性・壊死と線維化・脂肪化を生じて，進行性に

筋力低下と筋萎縮をきたす遺伝性疾患の総称である。わが国に多いデュシェンヌ型の多くはX連鎖劣性遺伝を示し，大多数が男児に発症する。歩行開始後に，転びやすい，歩くのが遅いといった症状で気づかれる。多くは10歳前後で自力歩行が困難となり，脊柱の側彎もみられるようになる。以前は呼吸筋麻痺で死亡していたが，最近は人工呼吸器の使用などにより平均30歳台半ばまで生存する。心筋や平滑筋も障害され，死因は心不全が多い。

2 重症筋無力症

　重症筋無力症は自己免疫疾患の一つで，神経筋接合部のアセチルコリン受容体に自己抗体が結合したり，神経筋接合部が自己免疫機序により破壊されたりして神経伝達が阻害され，筋力低下をきたす。発症年齢は小児〜60歳台までさまざまである。外眼筋の筋力低下による複視や眼瞼下垂などの眼症状で発症することが多い。筋が疲労しやすく，四肢の脱力，構音障害，嚥下困難，表情筋麻痺などもみられる。夕方になるほど強くなり，睡眠で軽快する症状の日内変動，および症状の強さが日によって変わる日差変動が特徴である。筋の萎縮はみられない。経過中に，肺炎，薬剤使用，ストレスなどを契機にクリーゼ（急性増悪）を起こし，呼吸筋麻痺による呼吸困難をきたすことがある。

3 周期性四肢麻痺

　周期性四肢麻痺は，イオンチャネル（細胞膜にある特定のイオンの通路）の機能的障害により筋細胞の興奮に異常をきたし，発作的な筋力の低下をきたす疾患である。四肢および体幹の筋が急激に筋力低下し，しばらくして徐々に回復する。持続時間は数時間〜数日で，発作は繰り返しみられることが多い。血清カリウム値により低カリウム性，高カリウム性，正カリウム性に分類される。

わが国では若い男性の甲状腺機能亢進症に伴う低カリウム性が多く，運動や過食後に眠ったところ，「目覚めたら歩けなくなった」といって発症することが多い。意識と感覚は保たれ，呼吸筋や顔面・頸部の麻痺はない。

4 横紋筋融解症

1）概　念

　横紋筋融解症は，種々の原因による骨格筋細胞の広範な壊死・融解により，筋細胞内物質の血液中への逸脱とそれに伴う種々の全身性変化を引き起こす病態である。

2）原　因

　長時間の筋の圧迫，過激な運動，虚血，薬物，過剰なアルコール，熱中症，電撃症，感染症など，さまざまなものが原因となる。

3）病　態

　崩壊した筋組織内に血漿成分が大量に移行する結果，循環血液量が減少し，高度の場合はショックを呈する。これに筋細胞から流出した大量のカリウムとミオグロビンなどの影響が加わり，急性腎不全や致死的な高カリウム血症が誘発されることがある。災害時に多発しやすいクラッシュ（圧挫）症候群では，重篤な横紋筋融解がみられる。

4）症　候

　主な症候は，筋痛，筋力低下，局所の熱感・硬結・腫脹であるが，自覚症状を欠くことも多い。重症ではショック，ミオグロビン尿（黒褐色〜赤色の尿），乏尿を伴うことがある。

5）現場活動

　搬送中は心電図をモニターし，致死性不整脈に注意する。集中治療が可能な医療機関に搬送する。状況からクラッシュ症候群が疑われる場合や，ショックをきたしている場合は，輸液を考慮する。

09 皮膚系疾患

▶到達目標
1. 救急活動で注意すべき皮疹を原発疹と続発疹に分けてあげ，それぞれ簡単に説明できる。
2. 全身状態を反映する皮膚の所見をあげ，それぞれ説明できる。
3. 緊急度・重症度の高い皮膚疾患および皮膚の所見をあげることができる。
4. 皮膚の代表的な細菌感染症を病変の浅い順にあげ，それぞれ簡単に説明できる。
5. 疥癬(かいせん)について簡単に説明できる。
6. 発症にアレルギーの関与する皮膚疾患をあげ，それぞれ簡単に説明できる。

A 総 論

1 救急医療における意義

皮膚の所見は，皮膚自体の疾患によるもの以外に，ショック，アナフィラキシー，出血傾向，呼吸不全，肝障害など身体内部の病態を反映している場合もある。したがって，皮膚所見だけにとらわれず，全身疾患の部分症状の可能性を念頭に置いて対処する必要がある。

2 皮疹(ひしん)

皮膚に現れる肉眼的変化と手に触れて認められる病変を，広く発疹あるいは皮疹という（図1）。粘膜に生じた場合は粘膜疹と呼ばれる。湿疹とは，皮膚の表層（表皮，真皮上層(しんぴ)）に起こる炎症の総称である。発疹は，原発疹(げんぱつしん)と続発疹(ぞくはつしん)に大きく分類される。原発疹は皮膚に最初に現れるものであり，続発疹は原発疹から時間経過とともに現れるものである。

1) 代表的な原発疹

(1) 紅 斑

紅色の斑状の皮疹で，真皮の細小血管が拡張し，充血したものである。ガラス板などで圧迫すれば，血管内の血液が圧排されて色が消える。温熱刺激，ウイルス感染，アレルギー性疾患，膠原病(こうげん)などの原因がある。

(2) 紫 斑

出血斑ともいう。大きなものは俗に青あざとも呼ばれる。真皮または皮下組織内の出血による鮮紅色あるいは紫紅色の平坦な皮疹で，圧迫しても色調は消えない。小さいものを点状出血，大きいものを斑状出血(はんじょう)という。打撲，出血傾向，薬疹などでみられる。

(3) 丘 疹

皮膚が限局性に円錐状，半球状あるいは扁平状に隆起した病変である。直径1cm以下，高さ5mm以下のものをいう。麻疹(ましん)，水痘などの急性ウイルス感染症や，疣贅(ゆう)(いぼ)(ぜい)などでみられる。

(4) 膨 疹

類円形，線状，地図状などさまざまな形に皮膚が盛り上がった病変で，紅斑を伴う。真皮の限局性浮腫であり，通常は数時間以内に痕跡を残さず消失する。かゆみを伴うことが多い。蕁麻疹(じんましん)，虫刺症(ちゅうししょう)などでみられる。

(5) 水 疱

表皮内あるいは表皮と真皮の間に水様の液体が貯留して生じる皮膚の隆起をいう（いわゆる"水ぶくれ"）。内容物が血性のものを血疱，膿性のものを膿疱と呼ぶ。Ⅱ度熱傷，機械的刺激，感染症などが原因となる。水痘や帯状疱疹(たい)(じょうほうしん)では小さな水疱が多発する。

2) 代表的な続発疹

(1) 表皮剝離

外傷や搔破(そうは)（搔きむしること）などにより生じた表皮の部分的欠損をいう。

(2) びらん

水疱や膿疱などが破れて生じる表皮基底層に及ぶ皮膚の欠損をいう（いわゆる"ただれ"）。一般に紅色を呈して湿潤している。

(3) 潰 瘍

びらんよりも深く，真皮ないし皮下組織に達する深い組織欠損をいう。血行障害，感染症，創傷の治癒過程などでみられる。肉芽(にくげ)組織により修復され，瘢痕を残して治癒する。びらんと潰瘍は，粘膜にも生じることがある。

(4) 痂 皮

壊死(えし)した表皮の角質，膿，滲出液(しんしゅつ)などが固まってびらん面を覆ったものをいう（いわゆる"かさぶた"）。

3) その他の皮膚所見

(1) 蒼 白

皮膚に血の気がなく青白くみえることをいう。貧血や

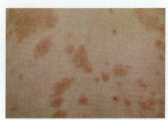
a：紅斑

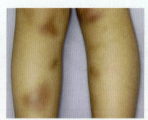
b：紫斑

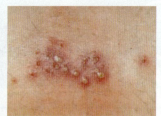
c：丘疹

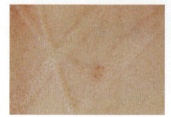
d：膨疹

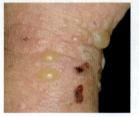
e：水疱

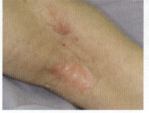
f：びらん

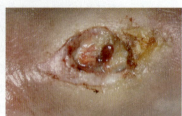
g：潰瘍

図1　主な皮疹

皮膚血管の収縮によって生じ，出血，循環不全，種々のストレスによる交感神経系の緊張などを反映する。

② チアノーゼ

皮膚・粘膜や指の爪が青紫色になることをいう。毛細血管血のデオキシヘモグロビン（酸素を離したヘモグロビン）が5g/dL以上になると認められる。救急傷病者においては重症の呼吸障害による低酸素血症，または末梢循環不全を意味する場合が多く，重要な所見である。先天性心疾患やある種の中毒も原因となる。詳しくは，第Ⅲ編第3章「1　呼吸不全」（p.454）を参照。

③ 網状皮斑

赤紫色の網目状の皮疹で，四肢，とくに下肢にみられ，皮膚の循環障害による徴候の一つである。皮膚の血管に酸素分圧の低い血液がうっ滞し，毛細血管の拡張による赤紫色の網目状の皮疹がみられる。ショック，寒冷刺激，膠原病などでみられる。

④ 黄　疸

ビリルビンが沈着して皮膚や粘膜が黄色に着色した状態をいう。肝障害，胆道閉塞，溶血などが原因となる。第Ⅲ編第5章「4　消化系疾患」（p.585）参照。

3 基本的対応

1）緊急度・重症度の判断

皮膚疾患では，自然光のもとでの視診による観察がもっとも正確である。顔面，頸部や手などの限られた露出部からでも情報は得られる。短時間に変化することがあるので，経時的観察が必要である。皮膚の疾患とすぐに断定せず，全身的な病態の可能性を検討する。

緊急度・重症度の高い皮膚の所見としては，チアノーゼ，蒼白・冷感，網状皮斑，全身の発赤・紅潮（敗血症，アナフィラキシー，一酸化炭素中毒などでみられる），

広範囲にわたる皮膚の壊死・紫斑・水疱などがある。

2）処置と搬送時の留意点

ショックや呼吸不全など全身状態の悪化があれば，それに対する処置が優先される。水疱は破れやすいので，患部への接触を避け，心電図モニターの装着や血圧の測定の際にも配慮する。かゆみが強くても掻かないように指導する。

発熱あるいは広範囲の紅斑・紫斑（点状出血）がみられるときには，重症感染症の可能性がある。また広範囲の紅斑や水疱もウイルス感染症などを原因とすることが多い。二次感染に留意する。

3）医療機関選定

ショックや呼吸不全などで全身状態が不良の場合は，集中治療の可能な医療機関に搬送する。深い潰瘍，皮下の波動触知（皮下膿瘍など），広範囲の壊死などがあれば，外科的処置が可能な医療機関を選定する。皮疹に加えて高熱を呈する場合や，全身に及ぶ皮疹では，内科系の医療機関を選定する。

小範囲の発疹以外に明らかな症候がなく，かつ，バイタルサインが安定している傷病者の場合，救急要請の対象となることは少ないが，皮膚科のある医療機関を選定することが望ましい。ただし，休日・夜間帯に皮膚科医が勤務する医療機関を探すことは困難なことが多く，内科系の医療機関も考慮する。

B 皮膚の感染症

1 細菌感染症

病変が浅い順に述べる。

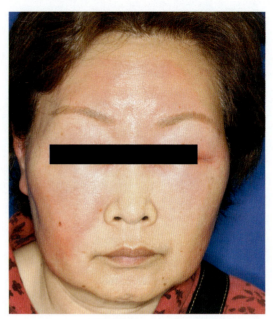

図2　丹　毒

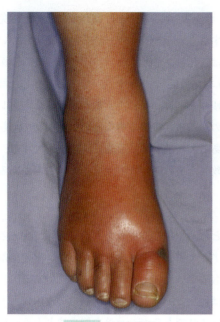

図3　蜂窩織炎

1)　ブドウ球菌性熱傷様皮膚症候群（SSSS）

　ブドウ球菌性熱傷様皮膚症候群（SSSS）は，咽頭，鼻腔などに感染した黄色ブドウ球菌が産生する表皮剥脱性毒素が血流によって全身の皮膚に達し，全身の皮膚が熱傷様に剥離してびらんとなる。大部分は乳幼児に発症する。発熱とともに口や鼻，眼の周囲に紅斑がみられ，その後全身に水疱や痂皮を形成する。粘膜には病変をきたさないのが特徴である。乳幼児では予後良好であるが，新生児および免疫力が低下した学童期以降の罹患者では重症化しやすい。

2)　伝染性膿痂疹

　鼻腔などに常在する細菌が，虫刺傷やひっかき傷から皮膚に侵入して感染を生じる疾患である。伝染力が強く，手指などを介して他部位の皮膚や他の人に接触感染を起こしやすいため，俗に"とびひ"と呼ばれる。黄色ブドウ球菌によるものは水疱とびらんが主体で，乳幼児に多く主に夏にみられる。A群β溶血性レンサ球菌によるものは厚い痂皮を主体とし，主に成人が罹患する。

3)　丹　毒

　丹毒（図2）は，A群β溶血性レンサ球菌による急性感染症であり，主に真皮浅層を侵す。顔面や下肢に好発する。悪寒，発熱，頭痛などの全身症状と同時に，油を流したような浮腫性の境界明瞭な発赤が急速に拡大する。局所の疼痛，灼熱感，圧痛を伴う。

4)　蜂窩織炎（蜂巣炎）

　蜂窩織炎（図3）は，ブドウ球菌やA群β溶血性レンサ球菌による真皮深層から皮下組織の急性炎症である。下肢に好発し，局所の疼痛，熱感，圧痛とともに境界不鮮明な発赤と腫脹が急速に出現する。しばしば点状出血や皮下のリンパ管に沿った発赤と圧痛（リンパ管炎の所見）を認める。発熱や倦怠感などの全身症状を伴う。

2 疥　癬

　小さなダニの一種である疥癬虫（ヒゼンダニ）の寄生による皮膚の感染症である。皮膚同士が直接接触して感染することが多く，従来は性感染症とみなされたが，最近は家庭内や介護施設・高齢者施設での集団発生が増えている。1〜2カ月の潜伏期を経て，腋窩，指間，下腹部，陰部など皮膚の軟らかい部位に，かゆみ，赤い小丘疹，線状の皮疹（疥癬トンネル）が出現する。ヒゼンダニを肉眼で見ることは困難である。疥癬トンネルはヒゼンダニが皮膚の角質層にトンネルを掘って卵を産みながら移動するためにできる。かゆみは非常に強く，とくに夜間に激しい。

　免疫力の低下した例に発生する重症型は角化型疥癬と呼ばれ，分厚い垢が付着したように角質が増殖する。この型ではヒゼンダニの数が非常に多いため感染力が強く，寝具や落屑にも感染力がある。傷病者搬送に際しては，とくに角化型疥癬例で接触感染の防止を徹底する。使い捨てのガウンと手袋を着用し，使用した資器材は50℃以上の湯に10分間以上浸ける。一般の消毒薬は無効とされる。

C　その他の皮膚疾患

1 接触皮膚炎

　特定の物質に皮膚が触れて生じる皮膚の炎症は接触皮

膚炎(いわゆる"かぶれ")と呼ばれる。そのうち免疫反応の関与するものをアレルギー性接触皮膚炎といい，急性の場合は，化粧品(染毛剤，シャンプーなど)，医薬品，装身具(ニッケル，コバルト，金)などと接触した部位に，強いかゆみ，紅斑，丘疹，水疱が現れる。非アレルギー性のものを刺激性接触皮膚炎といい，誰にでも起こる可能性がある。石油製品，肌着，洗剤などで生じ，接触部位に一致した境界明瞭な病変をきたすことがある。

2 薬疹

薬疹とは，全身投与された薬剤によって生じる発疹をさす。アレルギーの関与する例が多い。どの薬剤でも生じ得るもので，皮疹の種類もさまざまである。

多くは軽症であり，病変は限局性の皮疹にとどまる。重症型はまれであるが，高熱や倦怠感とともに広範囲の皮疹や粘膜疹が現れる。臓器障害によって死亡に至る場合もある。

3 アトピー性皮膚炎

アトピー性皮膚炎(図4)は，特徴的な慢性・反復性の湿疹をきたす疾患である。小児に好発し，かゆみを主症状とする。代表的な皮膚のアレルギー性疾患で，学童の約10%が罹患しているともいわれる。冬から春に悪化し，かゆみが強く，習慣的に掻破している。幼児・学童では頸部や四肢屈側に多く，思春期・成人期になれば顔，頸部，胸背部に出現する傾向がある。病変は日常的なストレスにより悪化する。本症では，種々の感染症をはじめとする皮膚疾患や，気管支喘息，アレルギー性鼻炎などの疾患を合併しやすい。

4 蕁麻疹

蕁麻疹は，頻度の高い疾患である。紅斑を伴う一過性の膨疹であり，かゆみが強い。食物，薬剤などによるI型アレルギー，発汗，寒冷などにより皮膚の肥満細胞からヒスタミンが放出されて生じる。過半数は原因不明である。摩擦や圧迫を受けやすい部位にできやすい。最初

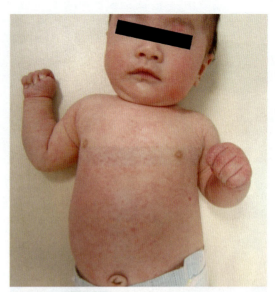

図4　アトピー性皮膚炎

に紅斑が出現し，その中央に楕円形，地図状などさまざまな形の膨疹が急激に現れる。急性の蕁麻疹は，数分〜数時間，長くても1日以内に消退することが多い。

5 血管性浮腫

血管性浮腫は，クインケ浮腫とも呼ばれ，蕁麻疹と同様の反応が真皮深層と皮下組織に生じる。遺伝性のものと，薬剤の副作用などによる後天性のものとがある。通常の症状は，口唇や眼瞼に出現する発作性，限局性の浮腫であり，蒼白で，かゆみや痛みはあっても軽い。蕁麻疹を合併することがある。1〜3日で自然に軽快するが，上気道の粘膜に生じた場合には気道閉塞の危険があり，また消化管粘膜では強い腹痛をきたすことがある。

6 褥瘡

褥瘡とは，長期間の臥床などによって体重で圧迫された部位に循環障害を生じ，皮膚の壊死に至った状態である。俗に"床ずれ"と呼ばれる。発赤，水疱，潰瘍の順に進行する。詳しくは，第Ⅲ編第5章「6褥瘡」(p.660)を参照。

10 眼・耳・鼻の疾患

▶到達目標

1. 眼の救急疾患で重要な症候をあげ，それぞれ簡単に説明できる。
2. 視覚の伝導路を図示し，各部の障害でみられる視野の異常を説明できる。
3. 視力と視野を簡便な方法で評価できる。
4. 急激な視力低下をきたす疾患を眼痛の有無で分けてあげ，それぞれ簡単に説明できる。
5. 結膜炎と角膜炎について，症候と救急活動において注意すべき点を説明できる。
6. 白内障について簡単に説明できる。
7. 耳の救急疾患で重要な症候をあげ，それぞれ簡単に説明できる。
8. めまいの原因となる耳疾患を蝸牛症状の有無で分けてあげ，それぞれ簡単に説明できる。
9. 外傷で生じる耳の障害をあげ，それぞれ簡単に説明できる。
10. 鼻出血の病態，処置，搬送先の選定について説明できる。

A 眼の疾患

1 主要症候

眼疾患の傷病者に多い症候は，視覚の異常（視力または視野の異常），眼痛，羞明，結膜充血などである。視覚器にかかわる急性症候と代表的な疾患を**表1**に示す。

1) 視覚の異常

視力と視野の異常をさす。眼球に入り，網膜で感知された光刺激は視覚の伝導路を通って後頭葉の視覚中枢に伝えられる。この経路のいずれかの障害により，さまざまな視覚の異常をきたす。

(1) 視力の低下

見たものの解像力が障害された状態をいう。急激な視力の低下をきたす疾患としては，無痛性のものには網膜血管閉塞症，網膜剝離，心因性視覚障害などが，眼痛を伴うものには急性緑内障発作，急性の角膜障害，視神経炎などがある。

視力は，眼鏡があれば着用させて健眼を遮断した状態で観察する。まず少し離れたところにある物が概ね普段どおりに見えるかどうかを確認する。見えにくいときには，指数弁（眼の前に差し出した指の数がわかる）を評価し，わからないときは手動弁（眼の前で手を動かすのがわかる），それもわからないときは，可能であれば光覚弁（周囲をできるだけ暗くして健眼を完全に覆った状態でライトの光がわかる。明暗弁ともいう）の順に大まかに評価する。

表1 眼の急性症候と代表的疾患

視力・視野の異常	眼痛	結膜充血
• 網膜血管閉塞症 • 急性緑内障発作 • 網膜剝離	• 急性緑内障発作 • 角膜炎 • ぶどう膜炎 • 視神経炎	• 結膜炎 • 眼内病変

(2) 視野の異常

視野は視線を固定した状態で見える範囲である。視野の半分が見えないものを半盲といい，両眼とも同じ側が見えないものを同名半盲という。視野は中央線より内側を鼻側，外側を耳側という。同名半盲は視交叉より後方の障害で起こることが多い。例えば，脳血管障害で視放線が障害されると，病側と反対側の同名半盲をきたす。また，下垂体腫瘍でみられる両耳側半盲は，視交叉中央部の障害で起こる（**図1**）。半盲が急激に生じた場合には脳血管障害が考えられる。学童期の女児では心因性の視野異常がみられることがある。

視野の簡便な観察には，健眼を遮断し，患側眼で検者の目をしっかり凝視させて視線を固定したうえ，検者の指を外側から正中に近づけ，見えはじめる指の位置を観察する。傷病者の右側と左側のそれぞれ上方と下方の計4カ所で調べる。

2) 眼痛

角膜上皮障害や急性緑内障発作などによることが多い。角膜が刺激されると，眼痛，羞明，流涙，異物感，反射性の閉眼などをきたす。眼の周囲や眼の奥に痛みを生じた場合も，傷病者は「眼が痛い」と表現することがある（**表2**）。

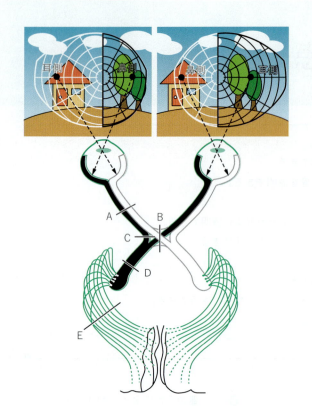

図1　視覚伝導路における障害部位と生じる視野異常

視野欠損

A：一側の全盲（視神経の障害）

B：両耳側半盲（視交叉中央部の障害）

C：一側鼻側の半盲（視交叉外側の障害）

D：同名半盲（視索の障害）
E：同名半盲（視放線の障害）

黒く塗りつぶした部分は視野欠損を示す

表2　眼，眼の奥，眼の周囲に痛みを起こす疾患（視覚器疾患以外）

脳血管障害	一次性頭痛	その他
• 脳出血 • くも膜下出血	• 片頭痛 • 群発頭痛	• 副鼻腔炎 • 三叉神経痛 • デング熱

3）羞　明

光刺激や明るさに対して，異常にまぶしく感じたり不快に感じたりする状態をいう。瞳孔異常（病的散瞳など）や水晶体の混濁による散乱などで光が過剰に眼内に入る場合と，光刺激に対して過敏になる場合（網膜変性疾患など）がある。髄膜炎などでは眼に異常がなくても羞明をきたす。

4）結膜の充血

結膜の血管が拡張して赤くみえる状態である。結膜の周辺部の強い充血は結膜炎などでみられる。これに対して毛様充血は虹彩との境界部に強くみられ，境界部から離れるに従い薄くなる深紅色の発赤を示す（p.311，図2参照）。毛様充血は急性緑内障発作，ぶどう膜炎，強膜炎など周辺組織の炎症に由来する。

5）瞳孔の異常

正常な瞳孔は正円形で径は3〜4mm程度，左右の径は同じであり，対光反射は直接，間接ともに迅速である。瞳孔の変形は，白内障や緑内障の手術後，ぶどう膜炎，眼外傷後などで観察される（図2）。瞳孔径の異常に

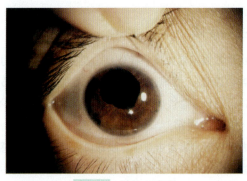

図2　瞳孔の変形

ついては第Ⅲ編第2章「A　瞳孔の観察」（p.320）で述べる。

2 急性緑内障発作

1）病　態

緑内障は，多くは眼の循環障害（視神経乳頭での虚血）から視神経障害をきたし，眼圧の低下で改善する頻度の高い疾患である。眼圧は高い場合と高くない場合がある。大部分は慢性緑内障であり，一側眼に緩徐に発症して気づかぬ間に視力と視野の異常をきたしていることが多い。緑内障は日本の失明の原因で第1位である。

急性緑内障発作は緑内障の一病型である。もともと隅角（角膜後面が虹彩の根部と接するところ）の狭い人が，散瞳などをきっかけに急激な眼圧上昇を起こす（図3）。

2）症　候

過労や精神的ストレスを契機に発症することが多い。

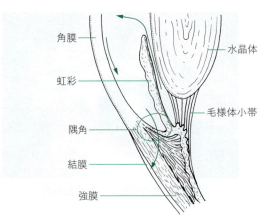
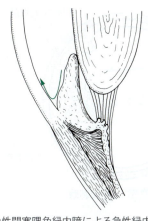

a：正常な状態
眼房水は虹彩と水晶体の間，前房，隅角を通って排出される。矢印は眼房水の流れる方向を示す

b：急性閉塞隅角緑内障による急性緑内障発作
散瞳により虹彩と水晶体の間で眼房水の流れが遮断され，うっ滞した眼房水により虹彩が押しつけられて隅角が閉塞し，眼房水が貯留して急激に眼圧が上昇する

図3　急性緑内障発作の発症機序

急激な眼痛，頭痛，悪心・嘔吐，視力低下を訴え，瞳孔の中等度散大，対光反射の消失，毛様充血，角膜の浮腫・混濁，瞳孔縁の不整が認められる（**図4**）。

3）対　応

頭痛と悪心がみられるため，脳血管障害や消化系疾患との区別が必要である。治療が遅れると失明する危険性があるので，疑わしいときは眼科の緊急処置が可能な医療機関に搬送する。

3　網膜中心動脈閉塞症

1）病　態

網膜中心動脈は内頸動脈の枝であり，直径は0.2mm程度である。閉塞の機序は，内頸動脈壁の血栓が遊離して生じた塞栓によることが多い。動脈硬化のある中・高年の男性に多い。

2）症　候

急に片側の眼が見えなくなる。視野が真っ黒になる，カーテンが下りてきたように見えなくなる，霧がかかったように真っ白になる，などと表現される。痛みはない。数秒間～数分間の一過性黒内障（一過性に目がまったく見えなくなる）も網膜の虚血によるもので，放置すれば脳梗塞のおそれがある一過性脳虚血発作である。網膜動脈の分枝の閉塞では，網膜虚血部位に応じた視力と視野の障害を生じ，黄斑部に及ぶと著しい視力低下をきたす。網膜静脈閉塞症でも同様の症候をきたすが，分枝の閉塞が大部分である。

網膜の細胞は短時間の虚血にしか耐えられず，本症の機能的な予後はあまり期待できないが，発症後24時間以内であれば緊急治療が試みられる。

4　網膜剥離

網膜剥離（**図5**）とは，神経網膜が網膜色素上皮から剥

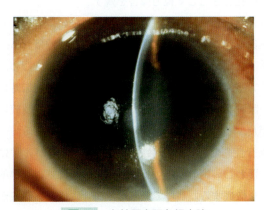

図4　急性閉塞隅角緑内障

散瞳，毛様充血，角膜の浮腫がみられる。縦に走る明るい弧状の線は，眼の検査に使う細隙灯顕微鏡の光である

離した状態である。大部分を占める裂孔原性網膜剥離では，硝子体の牽引により網膜に裂孔が生じ，硝子体液が網膜裂孔から神経網膜下に流れ込んで網膜が剥離する。20歳台と50歳台に好発し，危険因子として高度の近視，眼外傷，白内障手術後，アトピー性皮膚炎などがある。

症候は，進行性の視野欠損と視力低下である。眼痛はない。初期に光視症（光のようなものが一瞬見える），飛蚊症（眼の前に小さな虫が飛んでいるように見える）を伴うことがある。病変は日単位で進行し，放置すれば不可逆的な視覚障害や失明に至る。

5　結膜炎・角膜炎

結膜炎はウイルスや細菌の感染，アレルギー，薬品，紫外線などによる結膜の炎症であり，結膜の充血と浮腫，眼脂（目やに）などをきたす。角膜炎は結膜炎と概ね同様の原因で角膜に生じる炎症である。角膜には三叉神経の第1枝である眼神経の枝が分布し，敏感な感覚を有する。角膜炎の症候は，眼痛，異物感（眼がゴロゴロする），羞明，流涙，視力低下，角膜の混濁などである。コンタク

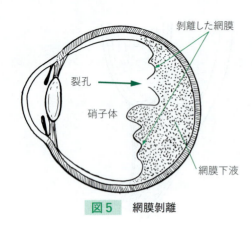

剝離した網膜

裂孔

硝子体

網膜下液

図5 網膜剝離

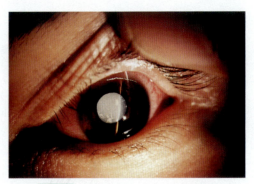

図6 白内障にみられる白色瞳孔

トレンズをはじめとする種々の原因で角膜上皮が損傷されると感染を起こしやすくなり、重症化すると角膜に潰瘍や穿孔をきたして視力障害を残す。

流行性角結膜炎はアデノウイルス感染により主として結膜炎を起こすもので、俗に"はやり目"と呼ばれる。異物感、強い充血、眼瞼の腫脹、漿液性の眼脂を認め、耳前リンパ節の腫脹を伴う。眼脂の量は多く、起床時に上下の眼瞼が眼脂でくっついていることがある。角膜に炎症が及ぶと遷延性の角膜混濁をきたすことがある。

流行性角結膜炎は接触感染による伝染力が非常に強い。疑わしい例では接触感染防止を念頭に置いた標準予防策を徹底する。職場で発症した場合には就業制限が必要である。使用した資器材の消毒にはエタノールか次亜塩素酸ナトリウムを用いる。

6 白内障

白内障は種々の原因によって水晶体が混濁した状態である。高齢の傷病者で偶発的な所見として高頻度にみかけるが、緊急性はない。視力低下(視野全体の見にくさとして自覚する)、羞明、白色瞳孔(**図6**)などをきたす。手術治療が有効である。

7 視神経炎

視神経炎は、原因不明の脱髄(軸索を囲む髄鞘の脱落)により数日の経過で高度の視力低下をきたす。眼球を動かしたときの眼球後部の痛みが特徴的である。視野の中心が見えず、入浴や運動で体温が上昇したときに症状が悪化する。視力はゆっくりと自然に回復することが多い。

B 耳の疾患

1 主要症候

1) 難 聴

音を感知する能力が低下した状態で、軽度のものから

まったく聞こえないものまである。外耳から中耳に至る経路の障害による伝音性難聴と、主に内耳の障害による感音性難聴に分けられる。テレビの音量を大きくしないと聞こえない、電話で相手の声が聞き取れないなどの訴えもある。急激な難聴は内因性疾患では突発性難聴やメニエール病で、外因性疾患では鼓膜穿孔や内耳窓破裂でみられる。難聴、耳鳴、耳閉塞感(耳に水が入ったような不快な感覚)を合わせて蝸牛症状という。

2) めまい

めまいは内耳疾患と神経疾患の重要な症候である。内耳の疾患によるめまいは、回転性または浮動性・動揺性である。蝸牛症状は伴うときと、伴わないときとがある。めまいは悪心・嘔吐を伴うことが多い。

めまいの詳細は、第Ⅲ編第4章「5 めまい」(p.506)参照のこと。

3) 耳 痛

急性中耳炎や外耳炎によるものが多い。歯、副鼻腔、咽頭、喉頭などの病変から放散することもある。

2 主な疾患

1)～5)はめまいの原因疾患として知られる。1)、2)は蝸牛症状がなく、3)～5)は蝸牛症状を伴う。

1) 良性発作性頭位めまい症(BPPV)

良性発作性頭位めまい症(BPPV)は、めまいの原因疾患でもっとも多い。半規管内への耳石の迷入が原因である。棚の上の物を取る、寝床から起き上がる、寝返りを打つ、靴を履くなど、特定の頭位をとったときに数秒間～数十秒間の回転性めまいが生じる。繰り返すと症状は軽減する(減衰という)。予後は良好である。

2) 前庭神経炎

前庭神経炎は、前庭神経のウイルス感染によると考えられている。感冒(かぜ症候群)症状から約1週間後、突然の激しい回転性めまいと悪心・嘔吐で発症する。めまいは数日間続き、平衡感覚障害(ふらつき)の期間を経て徐々に回復する。

3）メニエール病

メニエール病は，中年の男女に好発する。内リンパ水腫（内リンパの量が過剰となる）が原因である。典型的には，突然の蝸牛症状の後に激しい回転性めまいが30分～数時間続く。この発作を不定の間隔で反復するのが特徴である。発作のたびに聴覚と平衡覚の障害が進む。

4）突発性難聴

急激に起こる感音性難聴のうち，原因が明らかでない内耳性の障害を突発性難聴という。通常は一側性で30～60歳台に好発する。突然の難聴で発症し，その前後にめまいを伴うことがある。難聴の程度や失われる聴力の音域は不定である。メニエール病と異なり，反復はしない。

5）内耳窓破裂

内耳窓破裂では，いきむ，鼻をかむ，ダイビングなどの際に，中耳と内耳を隔てる内耳窓（前庭窓と蝸牛窓）が破れて内耳のリンパが中耳に漏れる。破裂と同時にめまいと蝸牛症状が出現する。バチッという音や水の流れるような音が聞こえることもある。

6）鼓膜穿孔

鼓膜穿孔は，耳かき，平手打ち，爆風などによる外傷や，中耳炎が原因となる。外傷性では瞬間的な騒音，激しい耳痛，耳鳴，耳出血をきたす。大きな穿孔や耳小骨に影響が及ぶ場合は難聴を，また内耳の損傷を合併した場合には高度の難聴とめまいをきたす。

7）中耳炎

急性中耳炎は鼓膜，鼓室，耳管などの急性感染であり，通常は上気道感染が咽頭から耳管経由で中耳に波及して生じる。冬期に多発し，主に乳幼児が罹患する。起炎菌は，肺炎球菌，インフルエンザ菌などである。耳痛，粘液膿性の耳漏（鼓膜に穿孔を生じて外耳道から膿が流出する），難聴，耳閉塞感が主な症状である。発熱の有無は一定しない。言葉で訴えられない乳幼児は耳に手をやり，機嫌が悪くなることが多い。多くは完全に治癒するが一部は慢性化する。

C　鼻の疾患

1 鼻の構造

鼻骨は鼻根部のみに存在し，そこから先の鼻背，鼻尖，鼻翼，鼻中隔は軟骨と軟部組織で構成される。鼻腔は前後と上下に広いが，外側から鼻甲介という板状の骨が突出しているため，左右には狭い。皮膚は外鼻孔から2cmほど奥で粘膜に移行し，その付近の鼻中隔には粘膜の毛細血管網が発達しており，キーゼルバッハ部位と呼ばれる。鼻腔の内面は鼻粘膜で覆われる。鼻腔には副鼻腔への通路が小さく開口している。

2 主要症候

1）鼻　汁

鼻汁は，鼻漏ともいい，いわゆる鼻水である。鼻粘膜からの粘液分泌が亢進した状態であり，上気道感染，寒冷な空気，刺激性ガスなどが原因となる。性状により漿液性，膿性，血性などがある。

2）鼻　閉

鼻閉は，いわゆる鼻詰まりであり，鼻腔または咽頭鼻部の狭窄または閉塞で生じる。急性の鼻閉は上気道炎やアレルギーによる鼻粘膜の浮腫によることが多い。

3 鼻出血

大部分はキーゼルバッハ部位から出血する。原因には鼻いじり，打撲，鼻を強くかむ，鼻炎が多く，まれに血液疾患や循環系疾患，上顎がんなどもある。動脈硬化のある高齢者で鼻腔後部の動脈から出血したときは，両側の外鼻孔から血液が流出し，しばしば大量出血を起こして救急搬送の対象となる。血圧は高いことが多い。

処置は，両鼻翼を母指と示指でやや強く，10分間持続的につまんで圧迫し口呼吸させる。成人であれば傷病者自身に行わせてもよい。この方法でキーゼルバッハ部位からの出血はたいてい制御できるが，鼻腔後部からの大量出血には病院前で効果的な止血法がない。

ショックでなければ，坐位にして頭部をやや前屈させ，開口したままの状態で搬送する。咽頭に流れた血液は，そのまま口から流出させる。飲み込むと，胃が刺激されて嘔吐をきたし，吐血や喀血と誤ることがある。大量の持続出血，著しい血圧上昇やショック，呼吸状態の悪化，出血傾向のいずれかを認めるときは迅速に専門治療が可能な医療機関に，それ以外は原則として耳鼻咽喉科へ搬送する。

4 急性副鼻腔炎

副鼻腔から鼻腔への開口部が上気道炎による粘膜の浮腫で閉じ，副鼻腔内の空気が吸収され陰圧となって疼痛をきたす。また副鼻腔内に貯留した滲出液が二次的に細菌感染を起こす。症状は，炎症を起こした副鼻腔の位置により，上顎部，鼻根部，前頭部，頭の中心などの痛み，歯痛，鼻汁，鼻閉，嗅覚減退などである。鼻汁は膿性で悪臭を伴う。発熱は軽いことが多い。重症化すると髄膜炎に進展することがある。

11 感染症

A 総　論

病原体が宿主の体内で増殖することを感染といい，感染によって生じる疾患を感染症という。感染症には感冒（かぜ症候群）や小さな化膿創から敗血症まで，多様で膨大な数の疾患が含まれる。そのうち各器官系の主な感染性疾患についてはすでに述べてきた。ここでは今までふれなかった感染症のうち，重要なものについて解説する。

1 疫学と救急医療における意義

感染症全体としての罹患者数や救急搬送件数については，感染症に含める疾患の範囲について広く一般の合意がなく，また多くの感染症が各器官系疾患に分散して分類されることから，特定し難い。強い感染力や高い致死率を示す感染症については，感染防止や公衆衛生の観点から，救急活動においても特別の配慮が必要である。

抗菌薬をはじめとする治療法の開発により，多くの感染症が治癒可能となった。しかし感染症はいまだに人類にとって脅威である。抗菌薬が効かない耐性菌の増加は，医療機関内だけでなく市中感染でも問題となっている（p.170「E　病原性微生物の薬剤耐性」参照）。

注目すべき感染症の類型を以下にあげる。

再興感染症：公衆衛生上の問題ではなくなったと考えられたが，その後再び問題となっている感染症をいう。免疫力の低下した高齢者などにみられる結核，青壮年層で急激な増加をみせる梅毒などがある。

新興感染症：1970年以降に初めて認識された重要な感染症をいう。後天性免疫不全症候群（AIDS），新型コロナウイルス感染症（COVID-19），腸管出血性大腸菌感染，エボラ出血熱などがある。移動手段や物流の発達によって瞬く間に世界各地に広がったものもある。

輸入感染症：主に国外で感染して国内にもち込まれる感染症をいう。マラリア，コレラ，細菌性赤痢，デング熱などがある。

2020年から始まったCOVID-19の流行に伴って，他の感染症の疫学にも変化がみられた。変化が一過性のものか否か，受診控えなどによるみかけ上のものか現実の現象なのかについては，今後の動向を踏まえて判断する必要がある。

2 感染症法

感染症法の正式名称は，「感染症の予防及び感染症の患者に対する医療に関する法律」（1999年施行）という。

表1　感染症法による主な感染症の分類（令和5年5月8日改正）

分　類	分類の目安	含まれる感染症
1類（7疾患）	危険性が きわめて高い	エボラ出血熱，クリミア・コンゴ出血熱，痘瘡，南米出血熱，ペスト，マールブルグ熱，ラッサ熱
2類（7疾患）	危険性が高い	急性灰白髄炎（ポリオ），結核，ジフテリア，重症急性呼吸器症候群（SARS），中東呼吸器症候群（MERS），鳥インフルエンザ（H5N1，H7N9）
3類（5疾患）	集団発生を 起こし得る	コレラ，細菌性赤痢，腸管出血性大腸菌感染症，腸チフス，パラチフス
4類（44疾患）	動物，飲食物を 介してヒトに感 染する	E型肝炎，A型肝炎，狂犬病，炭疽，鳥インフルエンザ（H5N1およびH7N9を除く），ボツリヌス症，マラリア，重症熱性血小板減少症候群（SFTS），デング熱，日本脳炎，レジオネラ症，その他
5類（49疾患）	動向調査を行う	インフルエンザ（鳥インフルエンザ及び新型インフルエンザ等感染症を除く），ウイルス性肝炎（E型及びA型を除く），後天性免疫不全症候群（AIDS），梅毒，麻疹，メチシリン耐性黄色ブドウ球菌感染症，アメーバ赤痢，RSウイルス感染症，A群溶血性レンサ球菌咽頭炎，感染性胃腸炎，急性脳炎，劇症型溶血性レンサ球菌感染症，細菌性髄膜炎，水痘，突発性発疹，破傷風，百日咳，風疹，先天性風疹症候群，流行性耳下腺炎，新型コロナウイルス感染症（COVID-19），流行性角結膜炎，その他
新型インフルエンザ等感染症		新型インフルエンザ，再興型インフルエンザ，新型コロナウイルス感染症
指定感染症		一〜三類や新型インフルエンザなど感染症と同様の対策が必要なもので，最長2年間に限って指定
新感染症		一類に準じた対策の必要なもの

表2　予防接種の種類

種　類	性　格	費　用	ワクチンの種類
定期接種	接種を強く勧める A類 疾患の発生・蔓延予防 （接種努力義務あり）	公費	5種混合〔ジフテリア，百日咳，破傷風，ポリオ，Hib（インフルエンザ菌b型）〕，MR（麻疹，風疹），水痘，日本脳炎，結核（BCG），小児用肺炎球菌，ヒトパピローマウイルス，B型肝炎，ロタウイルス
	B類 個人の発病・重症化予防 （高リスク例に実施） （接種努力義務なし）	一部自己負担	高齢者のインフルエンザ，高齢者の肺炎球菌，高齢者および特定の基礎疾患を有する60〜64歳のCOVID-19
任意接種	希望者のみに行う （自治体によっては助成）	自己負担 （一部で助成）	ムンプス，A型肝炎，狂犬病，高齢者等以外のインフルエンザ，高齢者等以外のCOVID-19など

主な感染症を感染力や重篤さによって分類し，その予防と医療上必要な措置について決めた法律である（表1）。この法律の施行に伴い，伝染病予防法，性病予防法，エイズ予防法，のちに結核予防法が廃止された。本法は感染症の動向に応じて頻回に改正されている。

3 ワクチンと予防接種

　ワクチンによって獲得した免疫で感染症予防を図ることを予防接種という。ワクチンは抗原性を保ったまま病原性を除いた製剤であり，これを接種することによって，発症することなく抗体産生を誘導できる。死滅させた病原体から作ったものを不活化ワクチン，弱毒化した病原体のワクチンを生ワクチンといい，後者では細胞性免疫の獲得も可能である。予防接種法に定期接種と任意接種が定められており（表2），定期接種の多くは小児期に計画的に実施される。

4 感染症の徴候

　細菌性肺炎の咳嗽，ウイルス肝炎の黄疸，ウイルス性脳炎の意識障害などの臓器特異的な症候を除くと，発熱がもっとも重要であり，倦怠感，体重減少，貧血なども一般にみられる。

1）倦怠感

　倦怠感とは，身体がだるく，元気が出ない状態をいう。多くの身体疾患だけでなく，精神障害や心理状態も原因となるため，病態把握の際には注意が必要である。

2）体重減少

　感染症では発熱（体温上昇により基礎代謝率が増加する），食欲低下，消化吸収不良，代謝異常などで体重が減少する。遷延すると，るいそうをきたす。るいそうでは脂肪だけでなく，内臓，筋，骨の重量も減少し，種々の疾患を合併しやすくなる。ただし，短期間に生じた急激な体重減少は，腸炎などによる脱水が原因であること

が多い。

3）貧　血

慢性感染症では貧血がしばしば認められる。鉄の利用障害，骨髄機能の低下，エリスロポエチン産生の低下，出血や溶血など，複数の因子が関与する。

5 基本的対応

観察と評価に関して感染症の傷病者に特別な点はない。感染力の有無や強弱は現場で判断できないことが多いので，すべての傷病者は感染症に罹患しているとの前提で標準予防策を遵守することが重要である（p.279「2 標準予防策（スタンダードプリコーション）」参照）。

搬送後，特別な対応が必要な感染症と判明した場合には，規定に従って情報収集，関係機関への連絡と届け出，救急車と資器材の消毒と処理，搬送にかかわった人員のサポートなどを行う。針刺し事故や明確な曝露が生じた場合も，規定に従って迅速に処置する。

B　敗血症

1 定義・概念

敗血症とは，感染症によって生じた制御不可能な反応により重篤な臓器障害が引き起こされた状態をいう。感染に対して，生体は炎症など種々の反応を起こして対抗するが，その反応が不適切なときに，かえって生体に障害を与えるのである。敗血症はさまざまな感染症で起こり，特定の感染症をさすものではない。敗血症性ショックは，敗血症に伴う急性全身性の循環不全である（p.468「2）感染性ショック（敗血症性ショック）」参照）。

2 病　態

肺炎，腹膜炎，急性腎盂腎炎，胆管炎など勢いの強い感染巣が存在し（感染巣は時に不明なことがある），そこから病原体や毒素が継続的に血中に流入する。これに反応して細胞から放出されるサイトカインという生理活性物質が全身的な生体反応を起こす。本来，炎症などの生体反応は疾患や創傷の治癒に不可欠な反応であるが，本症では感染症に対する生体反応が調節不能な状態となり，生命を脅かす臓器障害をきたす。起炎病原体では細菌が多いが，時にウイルスや真菌でも生じる。

3 症　候

原因となった感染症の症候に加えて，意識障害，呼吸不全，ショック，肝障害，腎障害，腸管麻痺，血液凝固障害，消化管出血など，多臓器に障害を認め，全身状態

は悪化する。典型的には高熱を伴うが，循環不全が進行したときには低体温を呈することもある。予後は原因となった感染症の治療の成否にかかっているが，一般によくない。

C　結核

結核菌による感染症であり，2類感染症に分類される。その大部分は肺結核である。呼吸系疾患としての肺結核については第Ⅲ編第5章「2 肺結核」（p.563）で述べたので，ここでは結核の感染症としての側面について解説する。

1 疫　学

世界保健機関（WHO）の推計では，2021年に世界で1,060万人が新たに結核に罹患し，約160万人（HIV感染者約18.7万人を含む）が死亡している。結核による死亡数は近年ようやく減少してきたが，結核とAIDSの合併が問題となっており，結核はAIDS患者の主な死因の一つでもある。

敗戦直後の昭和20年代前半，結核は日本人の死因の第1位であったが，その後の公衆衛生の向上と治療薬の出現によって死亡数は急激に減少した（p.24，図3）。近年も罹患者数，死亡数はともに徐々に減少し，2021年には新登録患者数が11,519人となり，罹患率が10（10万人当たり）を切って，死亡者数が1,844人となり，ようやく日本は低蔓延国に位置づけられるようになった。年齢層別にみた既感染率（生まれてからその年齢に至るまでに，結核に感染した人の割合。罹患率ではない）は高齢になるほど高く，若い世代ではきわめて低くなっている。しかし，感染症法の1類または2類に分類される感染症のうち，国内で感染者が発生しつづけているのは結核のみであり，依然として注意を要する重要な感染症である。

2 病　態

結核菌は一般の細菌とは性質が異なるため，別に扱われる。結核菌を含む飛沫核が肺胞に到達して感染する〔空気感染（飛沫核感染）〕。上部気道に付着した菌は排出されるので，飛沫感染は成立しない。

結核菌は自分を貪食したマクロファージ内で増殖し，これを破壊する。そのマクロファージの死骸を他のマクロファージが結核菌ごと貪食して菌が広がっていく。またマクロファージとリンパ球が引き起こす炎症によって，壊死巣を含む特有の病変がつくられる。

結核菌に曝露された人のうち感染するのは一部である。感染すると，肺局所と肺門リンパ節に初期の病変を

作るが，自覚症状に乏しい。ほとんどは免疫が成立して病変は治癒し，結核菌は休眠状態のまま生きつづける。ほとんどはそのまま生涯発症しないが，高齢や他の疾患の罹患などで免疫抵抗力が低下した場合には，結核菌が再増殖して一般にみられる二次性結核を発症する。

3 肺外結核

　結核は肺以外の器官に病変を作ることがあり，肺外結核という。肺結核から血行性に波及することが多い。さまざまな器官に発症し得るが，リンパ節がもっとも多く，髄膜，胸膜，脊椎，尿路などにもみられる。結核菌が血流によって全身に散布され，多数の病変を作った状態を粟粒結核（ぞくりゅう）といい，悪寒（おかん）高熱をきたして重篤となる。

4 予　防

　現場活動において，救急隊員は N95 マスクを着用し，車内の換気に留意する。定期接種のワクチンとして BCG がある。BCG は弱毒化したウシ型結核菌の生菌であり，生後 5 ～ 8 カ月の間に接種する。小児結核，粟粒結核，結核性髄膜炎の発症を減らす効果はあるが，成人後の結核発症は防止できないことがある。

D　インフルエンザ

1 季節性インフルエンザ

1）定義・概念

　インフルエンザはインフルエンザウイルスによる感染症であり，発熱や呼吸系症候をきたす急性疾患である。このうち毎年寒冷期に流行する通常の種類を季節性インフルエンザという。

2）疫　学

　例年 12 月ごろから 3 月ごろにかけて流行し，国内で 1 シーズン平均 1,000 万人といわれる多数の罹患者を出し，死亡数も多い。ただし罹患者数と死亡数は年によって大きく変動する。その理由の一つとして，インフルエンザウイルスが突然変異を起こしやすい（既存の免疫が通用しない）ことが考えられる。

3）病因・病態

　感染力は強い。感染経路は主に飛沫感染であるが，接触感染，まれに空気感染も起こす。流行を起こすのは A 型と B 型であり，大流行するのは大きな突然変異を起こしやすい A 型である。A 型はウイルス表面の糖蛋白である HA（ヘマグルチニン）と NA（ノイラミニダーゼ）の種類の組み合わせによって多くの亜型に分類され，H1N1 亜型などと表記する。

4）症　候

　潜伏期（せんぷく）は 1 ～ 3 日である。典型的には，急激な悪寒・戦慄の後に高熱を発する。頭痛，関節痛，腰痛などもみられ，軽度の咽頭痛，鼻汁，乾性咳嗽などの上気道症状を伴う。感冒（かぜ症候群）よりも全身症状が強いことが特徴である。一部では下痢をきたす。発熱は数日間で軽快する。予防接種などで不完全な免疫を有する場合には，感冒に似た非典型的な症候をきたして判断が難しくなる。

5）予　後

　基礎疾患のない青壮年では良好である。幼児は脳症で，高齢者や重篤な基礎疾患をもつ患者は肺炎（主に二次的な細菌性肺炎）で，それぞれ死亡することがある。

6）予　防

　感染経路の遮断として，飛沫感染にはサージカルマスクの着用，空気感染には車内換気，接触感染には手洗いや速乾性手指消毒薬による手指衛生を行う。高齢者には定期接種，高齢者以外には任意接種としてワクチンが接種される。インフルエンザワクチンの接種により発症率，入院率，重症化率，致死率の低下が示されている。

2 大流行が危惧されるインフルエンザ

1）新型インフルエンザと再興型インフルエンザ

　1918 ～ 1919 年にかけてパンデミック（世界的大流行）をきたし，推定で 2,000 万～ 4,000 万人とされる死者を出したいわゆるスペイン風邪（実体は A 型インフルエンザの新しい亜型）のように，一般市民が免疫をもたない新登場のウイルスにより，大流行して生命・健康に重大な影響を与えるおそれのあるインフルエンザを新型インフルエンザという。

　かつてパンデミックをきたした後に長期間再流行がないインフルエンザも，同様に一般市民が免疫をもたないために大流行のおそれがある。これを再興型インフルエンザという。

2）高病原性鳥インフルエンザ

　鳥が罹患するインフルエンザのなかで，罹患した鳥が高い致死率を示すものを高病原性鳥インフルエンザという。鳥からヒトへの感染は，鶏肉や卵の摂取程度では起こらない。しかし濃厚な接触により感染した場合，ヒトでも高い致死率を示す。ヒトからヒトへの感染は起こらないが，突然変異によりその能力を獲得することが懸念されている。

E　新型コロナウイルス感染症（COVID-19）

1 定義・概念

2019年末に出現したコロナウイルス（SARS-CoV-2）による新興感染症である。WHOはCOVID-19の呼称を用いているが，国内では新型コロナウイルス感染症と呼ばれることが多い。当初は指定感染症として2類相当の扱いを受けたが，2023年5月に5類感染症に移された。

2 疫学

急速に世界中に蔓延し，変異と流行を繰り返して多数の罹患者と死者を出した。累積死亡数は2023年9月現在で約700万人とされる。日本では2020年1月に初めての感染者を出して以来7万人以上が死亡し，その大部分は高齢者であった。重症化率や致死率は年月の経過とともに低下する傾向にある。

3 病因・病態

ヒトに感染症を起こすコロナウイルスとしては，ありふれた感冒（かぜ症候群）を起こす4種と，重症急性呼吸器症候群（SARS），中東呼吸器症候群（MERS）に続いて7種目である。感染力は強く，飛沫感染，エアロゾル感染，接触感染のいずれでも伝播する。

4 症候

1〜14日（平均4〜6日）の潜伏期の後，咽頭痛や発熱の感冒様症状で発症する。普通の感冒（かぜ症候群）に比べて咽頭痛などの症状が強く，味覚や嗅覚の障害が特徴的である。通常は数日の経過で軽快する。一部はウイルス性肺炎や多臓器障害を起こして重症化する。

5 予後

致死率は，季節性インフルエンザと概ね同程度と考えられている。基礎疾患のない若年者では予後良好である。重症化率と致死率は高齢になるほど高くなり，また慢性腎不全，がん，糖尿病，慢性閉塞性肺疾患などの基礎疾患を有する者でも重症化や死亡のリスクが高くなる。

6 予防

飛沫感染対策として対人距離の確保とサージカルマスクの着用を，エアロゾル感染防止に室内の換気を，接触感染の防止に手洗いまたは速乾性手指消毒薬による手指衛生を行う。ワクチン接種が行われる。

F　食中毒

1 定義・概念

食品や水に含まれる病原性微生物や有毒物質による健康被害を食中毒という。毒キノコやフグの中毒は食中毒に含めるが，外因性疾患である中毒としても扱われる。

2 疫学

わが国における食中毒の発生数は，件数，患者数ともに減少傾向にある。原因別にみると，件数ではアニサキスによるものが，患者数ではノロウイルスによるものがもっとも多い（図1，2）。

3 病態

細菌性食中毒は，発生機序により毒素型と感染型に大別される。毒素型は菌が産生した毒素によって発症する。

毒素型は2つのタイプがある。食品内毒素型は，産生された毒素を含む飲食物を摂取して起こる食中毒であり，潜伏期間が短いのが特徴である。生体内毒素型は，細菌が消化管内で毒素を産生して起こる食中毒である。

感染型食中毒は，食品中で増殖した細菌が飲食物とともに摂取され，腸内に定着後，粘膜上皮細胞に侵入して発症する。

生体内毒素型は，発症に生菌の摂取を必要とするため，感染型に分類されることもある。

食中毒の多くは，感染者の糞便に汚染された手指や器物を介して二次的に経口感染を起こし得る。このような感染経路を糞口感染という。

4 ノロウイルス

ノロウイルスは，ウイルス性食中毒の原因微生物の圧倒的大部分を占める。冬季の発生が多い。生ガキ摂食後の食中毒の原因として知られるが，他の食品の摂取でも感染する。食物の摂取によるよりも，感染者の糞便や吐物への接触によるヒトからヒトへの感染のほうが多い。ウイルスの付着した塵埃（細かい塵）を吸い込んで塵埃感染（空気感染に含められる）を起こすこともある。

24〜48時間の潜伏期を経て悪心・嘔吐で発症し，その後に頻回の水様下痢と倦怠感が出現する。腹痛，発熱は軽度である。症状はやや強いが通常は1〜2日で軽快し，予後は良好である。ただし，乳児や高齢者では脱水をきたしやすく，まれに吐物で窒息して死亡することがある。症候の軽快後，数週間にわたって便中にウイルスの排出がみられる。感染防止には手洗いを励行する。エタノー

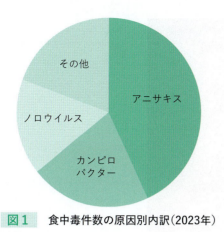

図1 食中毒件数の原因別内訳(2023年)
合計1,021件

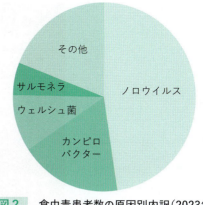

図2 食中毒患者数の原因別内訳(2023年)
合計11,803人

表3 その他の主な食中毒

	病原菌	潜伏期	症候	原因食品	菌の特徴
毒素型	黄色ブドウ球菌	1〜5時間	悪心・嘔吐, 下痢, 腹痛	穀類, 菓子, 乳製品	手指の傷, 耐熱性毒素
	ウェルシュ菌	2〜22時間	嘔吐, 腹痛, 下痢	鳥・家畜の肉, 植物性蛋白, 調理した食品("給食病")	芽胞形成
感染型	サルモネラ	12〜48時間	下痢, 嘔吐, 腹痛, 発熱	鶏卵, 食肉, 生クリーム	鶏・家畜の腸管内
	カンピロバクター	2〜7日	発熱, 腹痛, 下痢	調理不足の鶏肉, 水	
	腸炎ビブリオ	10〜18時間	嘔吐, 下痢, 腹痛, 発熱	海産魚介類	好塩性

ルや逆性石けんの効果は不十分のため, 流水下の手洗いを行い, 消毒には次亜塩素酸ナトリウムを用いるか, または加熱する。

5 腸管出血性大腸菌

1) 概念

大腸菌の多くは正常な大腸細菌叢を構成する常在菌であり, 腸管内で病原性をもたない。ヒトに下痢を起こすものを病原性大腸菌(下痢原性大腸菌)といい, 腸管出血性大腸菌はその代表的なものである。なかでも O157, O26, O111などの血清型が食中毒の原因として多い。3類感染症に指定され, 発症時には就業制限などの措置が講じられる。

2) 疫学

感染症法に基づく届け出数は年間数千例に達し, 食中毒として扱われるのはこの一部である。1996年には全国で大規模な集団発生がみられた。その後も飲食店などでの食中毒が頻繁に起こっている。

3) 病態

通常の食中毒では100万個以上の菌が摂取されて初めて発病するが, O157は感染力が強く, わずか100個程度の菌で発症する。菌はウシの腸管内に存在し, 不潔な処理をされた牛肉を十分に加熱せずに供したものが最初の感染源となる。生鮮野菜が感染原となる場合もある。

4) 症候

O157感染症では, 2〜9日の潜伏期を経て下痢, 腹痛, 発熱で発症し, 2〜3日後に血便が出現する。腹痛は通常の感染性腸炎よりも強い。一部の例では, 数日後に菌の産生する外毒素であるベロ毒素により溶血性尿毒症症候群(HUS)を合併し, 溶血性貧血, 血小板減少, 腎機能障害, 時に脳症をきたすことがある。

6 その他の食中毒

主な食中毒を表3に示す。毒素型食中毒の代表的起炎菌は黄色ブドウ球菌であり, 調理師の手指の創傷に付着した菌が原因となることもある。耐熱性の毒素エンテロトキシンを産生するため, 加熱調理後の食品でも中毒を起こす。ボツリヌス症は嫌気性菌によるまれな食中毒である。酸素のない環境の缶詰や瓶詰, 真空パックの食品などで増殖し, 体外毒素(神経毒)を産生する。乳児ではハチミツの摂取で感染することがある。ウェルシュ菌もまた芽胞をもつ嫌気性菌であり, 加熱調理後, 室温に置かれた食品を摂取しての食中毒を起こしやすい。

一方, 感染型ではサルモネラやカンピロバクターが代表的である。サルモネラは家畜やニワトリの腸管内に常在しており, 卵や肉類が感染源となることが多い。カンピロバクターの感染症は潜伏期間が比較的長く, 小児の罹患も多い。当初は感冒(かぜ症候群)と診断されることが多い。腸炎ビブリオは塩水を好み, その中毒は生鮮ま

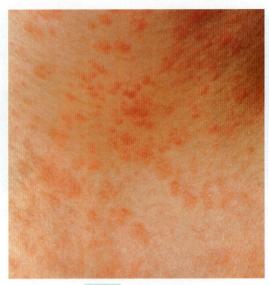

図3 麻疹の皮疹

たは加工された海産魚介類の摂取によって引き起こされることが多い。

アニサキス症については p.589「④アニサキス症」を参照のこと。

G 輸入感染症

マラリア

マラリアは，マラリア原虫を病原体とし，ハマダラカによって媒介される感染症である。亜熱帯・熱帯地方，とくにアフリカで重要な感染症であり，結核，AIDSと並んで三大感染症と称される。わが国では海外渡航後の発症者が毎年少数ではあるが出ている。ヒトからヒトへの感染はない。四類感染症に指定されている。

三日熱マラリア，四日熱マラリア，卵形マラリア，熱帯熱マラリアがあり，特徴的な熱型を示すものが多い。激しい悪寒・戦慄に続く高熱の発作が特徴的であり，頭痛，筋肉痛，関節痛を伴う。熱帯熱マラリアはアフリカからの帰国者に多く，意識障害，黄疸，腎不全，貧血，出血傾向をきたして重症化する。渡航後の発熱で考慮すべき疾患の一つである。

② 細菌性赤痢

細菌性赤痢は，赤痢菌を含むヒトの糞便に汚染された飲食物の摂取で広がる。感染力が強い。インドや東南アジアからの輸入例が多い。1〜3日の潜伏期を経て悪寒高熱で発症し，水様性下痢，腹痛，膿粘血便，しぶり腹（便意を催すが排便できない状態）をきたす。HUSを合併することがある。最近は軽症例が多い。

③ デング熱

デング熱は，デングウイルスによる感染症であり，ネッタイシマカやヒトスジシマカに媒介される。国内で毎年発生をみる。すべて熱帯・亜熱帯の外国で感染した例と考えられていたが，2014年に東京を中心に国内感染例が確認された。通常3〜7日の潜伏期を経て，急激な発熱，頭痛，目の奥の痛み，筋肉痛，骨の痛み，消化系症候，風疹に似た皮疹などの症候が出現する。これらは1週間程度で消失し，通常のデング熱にとどまる限り予後は良好である。

一部は重症型のデング出血熱に進展する。通常のデング熱として発症し，解熱する頃に出血傾向や血管透過性亢進が出現する。不穏，胸水・腹水，ショックをきたし，無治療の場合は死亡することがある。

H 発疹性感染症

発疹（皮疹）を主な症候とするウイルス性疾患の一群がある。小児期に罹患するものが多いが，成人に発生して重症化する例も少なくない。一般に感染力が強い。なお，突発性発疹については，p.651「1）突発性発疹」に記載する。

① 麻疹

麻疹（図3）は，俗に"はしか"と呼ばれる比較的重症の感染症である。主に空気感染，時に飛沫感染や接触感染によって伝播し，感染力はきわめて強い。感染した場合の発症率はほぼ100％である。わが国でもかつては多発していたが，ワクチン接種の普及などによって大幅に減少した。2015年に麻疹排除状態にあると認定され，2020

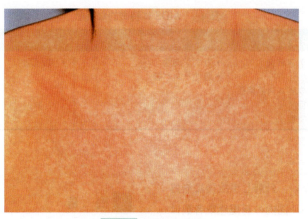

図4 風疹の皮疹

年以降は少数の輸入例をみるのみである。

　1〜2週間の潜伏期を経て38℃前後の発熱, 結膜充血, 感冒様症状で発症し, 2〜4日でいったん微熱となる。口腔粘膜にコプリック斑という独特の白色粘膜疹がみられた後, 再度の発熱とともに癒合傾向のある特徴的な紅斑が耳後部に出現して顔面, 体幹, 四肢へと広がる。二度目の発熱では高熱が3〜4日間続く。皮疹は落屑(角質層の表層が剝がれ落ちること)と褐色の色素沈着を伴って治癒する。

　麻疹は脳炎, ウイルス性肺炎のほか, 細胞性免疫の低下による細菌性肺炎, 腸炎, 中耳炎などを合併する。成人が麻疹に罹患すると重症化しやすい。

　麻疹の予防にMRワクチン(麻疹・風疹混合ワクチン)の定期接種が行われる。

2 風疹

　風疹(図4)の俗称は"三日ばしか"で, 通常は飛沫感染で広がり, 感染力は強い。小児から成人まで広い年齢層が罹患する。2013年に14,000人を超える患者がワクチン未接種者の間で発生した。潜伏期は2〜3週間である。症候は微熱, 皮疹, リンパ節腫脹などで麻疹よりも軽い。皮疹は顔から体幹, 四肢に広がり, 麻疹にやや似るが, 癒合傾向がなく落屑や色素沈着を伴わない。耳後部のリンパ節腫脹が特徴的である。

　妊娠20週未満の母親が風疹に罹患すると, 経胎盤的に胎児にも感染して臓器形成が障害され, 先天性風疹症候群を起こすことがある。妊娠早期であるほどリスクが高い。三大症候である先天性心疾患, 難聴, 白内障のほか, 精神発達遅滞, 緑内障, 網膜症, 脳炎などを起こす。

　風疹の予防にはMRワクチンの定期接種が行われる。妊娠を希望する女性に抗体検査や予防接種の費用を助成する自治体もある。

3 水痘・帯状疱疹

　水痘・帯状疱疹ともに水痘・帯状疱疹ウイルスの感染による。水痘は"みずぼうそう"の俗称で知られる感染症で, 主に小児にみられ, 空気感染, 飛沫感染, 接触感染のいずれでも感染する。感染力は非常に強く, 水疱液にも感染性がある。潜伏期は10〜21日間である。赤い丘疹, 水疱, 膿疱, 痂皮と変化していく皮疹が, 体幹から四肢にかけて多発する。同時期に種々の相の皮疹が観察されるのが特徴である。発熱の程度には個人差がある。通常の小児では全身状態がよいが, 進行がんや免疫抑制薬使用中の患者が感染すると重症化する。

　帯状疱疹は, 水痘の治癒後にウイルスが脊髄神経や三叉神経の神経節に潜伏し, 後年, 他の疾患, 過労, ストレスなどで免疫能が低下したときに, その神経領域の皮膚に痛みと皮疹をきたすものである。皮疹は痛みの数日後に出現し, 小皮疹の集簇(群がり集まること)を示す。例えば第7胸神経領域では, 概ね片側の肩甲骨の下〜側胸部〜剣状突起にかけて帯状に出現する。皮疹の経時的変化は水痘と同様である。帯状疱疹にも感染力がある。

I 性感染症

　性的接触によって伝播する感染症である。梅毒, 淋菌感染症, クラミジア感染症, 性器ヘルペス感染症, 腟トリコモナス症, 尖圭コンジローマ, HIV感染症などがある。B型ウイルス肝炎やC型ウイルス肝炎も性交渉で伝播することがある。

1 ヒト免疫不全ウイルス(HIV)感染症

　HIV感染症は, 血液, 精液, 腟分泌液, 母乳などの体液を介して感染する。わが国では男性同士の性交渉による感染が多いが, 異性間の性交渉, 薬物の回し打ち, 母子感染などもある。感染力は弱く, 握手や軽いキス程

表4 AIDS に特徴的な疾患

感染症	悪性腫瘍	その他
• ニューモシスチス肺炎 • 結核 • サイトメガロウイルス感染症 • カンジダ感染症 • トキソプラズマ症	• カポジ肉腫 • 悪性リンパ腫	• HIV 脳症

度の日常的な接触では感染しない。針刺し事故後に無処置であった場合の感染率も低い。国内の新規感染者数は2013年をピークに減少傾向にある。

感染の2～4週後にインフルエンザ様の症状をみるが、数日～数週で軽快する。その後数年～十数年間は症状がない。この間に、HIV はヘルパーT細胞の表面にある CD4という糖蛋白質を足がかりに細胞に侵入し、細胞を破壊する。ヘルパーT細胞は免疫系のコントロールにかかわるため、その数がしだいに減って一定数を割ると、免疫不全状態となって AIDS を発症する。

治療薬の進歩により、AIDS 発症前に治療を開始すれば、体内のウイルスは根絶できないものの、AIDS の発症は食い止めることができるようになった。かつて HIV 感染症は必ず死亡する疾患と考えられたが、近年予後は大幅に改善されている。活動中に HIV 感染者の体液曝露後の予防策をとる。

2 後天性免疫不全症候群（AIDS）

1）定義・概念

HIV 感染症の末期像であり、免疫能の低下によりさまざまな感染症や悪性腫瘍が出現する状態である。

2）病態

HIV によりヘルパーT細胞の数が減少して免疫能が障害されるため、通常は細胞性免疫によって破壊される腫瘍細胞が残存し、発育するようになる。また健康人はあまり発症しない感染症に罹患しやすくなる（日和見感染）。AIDS に特徴的な疾患を**表4**に示す。AIDS 指標疾患として23の疾患が指定され、HIV 感染者がこのうち1つにでも罹患すれば AIDS と判定される。

3）症候

症候は併発する感染症や腫瘍によるものであり、発熱、倦怠感、食欲低下、るいそうなどが多い。

4）予後

無治療の場合、AIDS 発症後1～2年で死亡する。治療例の予後は改善してきたが、AIDS 発症前に治療を開始した場合には及ばない。

3 梅毒

梅毒は、梅毒トレポネーマという細菌による慢性かつ全身性の感染症である。国内では近年、若い女性を中心に著しい増加を認める。初期には局所のしこりや潰瘍を生じ、次に全身の皮疹や、ゴム腫と呼ばれる弾性のある腫瘤状の病変が皮膚や筋などにみられ、10年以上経過すると脳、脊髄、大血管なども侵される。抗菌薬による治療が行われる。

J その他の感染症

1 破傷風

偏性嫌気性菌（酸素があると発育できない細菌）であるクロストリジウム属の破傷風菌による、国内でまれではあるが重篤な感染症である。破傷風菌は土壌や動物の腸管内などに芽胞の形で広く存在し、創傷から侵入して発育する。軽微な創傷からも感染することがある。潜伏期は3日～3週間である。

菌の産生した毒素は神経の軸索を通って脊髄前角細胞や脳神経運動核に達し、筋緊張の亢進をきたす。肩凝り、開口障害、嚥下困難などの初期症状に続き、しだいに顔面、体幹、四肢の筋強直が発作性に起こるようになる。身体が弓なりに反り返ることもあり、不随意の筋収縮に伴う疼痛は強い。意識は清明である。自律神経系は不安定となり、血圧や心拍数が急激に変化する。未治療例では呼吸不全、治療例では自律神経不安定に起因する急激な循環虚脱による死亡が多く、高次救急医療機関での集中治療が必要である。

予防には創傷の適切な処置が重要である。5種混合ワクチン（DPT-IPV-Hib ワクチン）が定期接種として投与されるのに加えて、ワクチン接種後10年以上を経た受傷例には破傷風トキソイドが追加投与される。

2 壊死性軟部組織感染症

軟部組織の細菌感染症は、有効な抗菌薬に反応して炎症が限局化し、一部は化膿を経て治癒していくのが通常

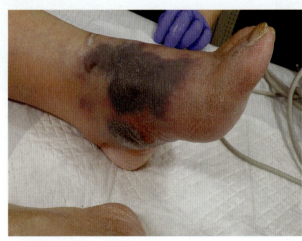

a：皮膚切開前

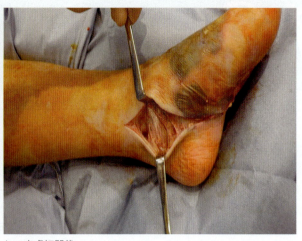

b：皮膚切開後

図5 壊死性筋膜炎

である。しかし，組織の壊死が急速に進行し，早急に積極的な外科的処置を講じなければ致死的となる一群の疾患もある。これらは壊死性軟部組織感染症と総称され，緊急度，重症度ともに高い。

1）ガス壊疽（クロストリジウム性筋壊死）

クロストリジウム属細菌の混合感染で起こるまれな感染症である。下肢に好発し，汚染や挫滅の強い創に感染して骨格筋を中心とする軟部組織の壊死が進展し，局所の激痛とともに高熱，ショックをきたす。病勢は時間単位で進行し，創は化膿することなく壊死に陥り，腐敗臭を伴う肉汁様分泌液を排出する。壊死部の皮膚は青黒く変色し，菌の産生したガスが皮下や筋内に認められる。高気圧酸素療法が可能な三次医療機関がある場合には，搬送を考慮する。

2）壊死性筋膜炎

壊死性筋膜炎（**図5**）は，皮下組織から筋膜に沿って広範囲の壊死が急速に進行する感染症である。糖尿病，肝硬変，腎不全などの基礎疾患をもつ人が罹患しやすい。先行する外傷の有無は不定であり，起炎菌もさまざまである。好発部位は下半身（下肢，腹部，鼠径部，背部）である。発熱とともに局所の激痛，浮腫性腫脹，発赤が出現し，数日後には患部の皮膚の感覚が鈍麻し，紫斑，水疱，壊死を生じて全身状態も悪化する。外見から予想されるよりも，はるかに広い範囲に皮下の壊死が及ぶのが特徴である。壊死性筋膜炎のうち，軟部組織内に菌の産生したガスの認められるものを，広い意味でのガス壊疽に含めることがある。

3）劇症型溶血性レンサ球菌感染症

基礎疾患のない30歳以上の成人例が多い。急激な発熱，四肢局所の激痛，発赤，腫脹を伴って軟部組織の壊死が急速に進行し，発症後数十時間以内に意識障害，多臓器障害と敗血症性ショックに陥る。壊死が広範囲の皮下と筋膜に及んで壊死性筋膜炎の形をとることもある。

12 小児に特有な疾患

A 総論

1 定義と概念

　出生から28日未満を新生児期，28日〜1歳未満を乳児期，1歳〜小学校就学前までを幼児期，小学生に相当する時期を学童期と分類する。思春期とは子どもから大人への移行期間で，学童期後半から始まり，具体的な年齢には個人差が大きい。

　一方，小児とは医療において子どもをさす言葉で，一般に具体的な年齢は決められていない。行政では18歳未満を児童と呼ぶことが多い。

　消防組織法（第40条）に基づく「救急事故等報告要領」では，生後28日未満の者を新生児，生後28日以上満7歳未満の者を乳幼児，満7歳以上満18歳未満の者を少年とした年齢区分を用いている。したがって，救急活動記録票や「救急救命処置録」の年齢区分，総務省消防庁の「消防白書」などはこの年齢区分による。

2 小児の生理学的特徴

　小児は身体各部の形態や臓器の機能において成人と異なる特徴をもつため，「小児は成人のミニチュアではない」といわれ，発育によって成人に近づく。成長は身体が形態的に大きくなること，発達は精神・運動・生理機能が成熟すること，発育とは成長・発達の両者をさす。発育には個人差がある。

　発育の指標にパーセンタイル値（百分位数）が用いられることがある。これは小さいほうから順番に並べたときに何パーセント目に当たるかを示す値である。例えば，頭位の50パーセンタイル値とは，100人の子どもを頭位の小さいほうから数え，50番目に位置する値である。身長や体重が発育曲線の10パーセンタイル以下または90パーセンタイル以上にある児は，何らかの医学的問題を抱えている可能性がある。

3 成長

1）体重

　平均出生体重は約3,000gであり，在胎週数，出生順位，母親の健康状態や年齢などの影響を受ける。新生児の体

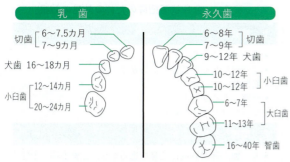

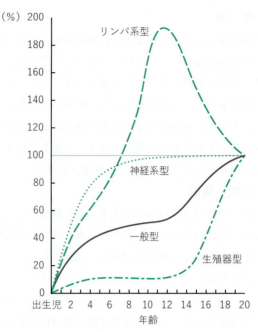

図1　生歯の時期

歯の数：
乳　歯〔切歯2，犬歯1，小臼歯2〕5×4＝20本
永久歯〔切歯2，犬歯1，小臼歯2，大臼歯2，智歯1〕
　　　（7〜8）×4＝28〜32本

図2　スキャモンの発育型（発育曲線）
体組織の発育の4型。図には，20歳（成熟時）の発育を100として，各年齢の値をその100分比で示してある

一般型	全身の外形計測値（頭径を除く），呼吸器，消化器，腎，心大動脈，脾，筋全体，骨全体，血液量
神経系型	脳，脊髄，視覚器，頭径
生殖器型	精巣，卵巣，精巣上体，子宮，前立腺など
リンパ系型	胸腺，リンパ節，間質性リンパ組織

重は生後3〜5日にかけて，5〜10％減少するが，これを生理的体重減少と呼び，哺乳量不足，胎便排泄によるものである。出生から満1歳までの1年間で体重は約3倍に増加する。

2）身　長

出生時の平均身長は約49cm であり，乳児期に伸びが著しい。1歳で出生時の約1.5倍，5歳で約2倍となる。

3）頭　囲

幼若な小児ほど身長に占める頭部の比率が大きい。このことは中枢神経系がもっとも先に発育することを反映している。出生時の頭囲は約33cm で胸囲よりも大きいが，1歳で同等となる。大泉門は出生時より認められ，頭蓋骨の成長に伴って1歳半〜2歳頃までに閉鎖する。

4）骨格系

骨は通常，身長の伸びと並行して成長する。小児の骨は骨化が完了しておらず，とくに手根骨や足根骨で軟骨の部分が多い。長骨の長さの成長は骨端軟骨で行われる。

5）歯

乳歯は生後6カ月頃より切歯から生えはじめ，年齢とともに増加し，2歳頃に生え揃い，就学の頃から順次永久歯に生え変わる（図1）。

6）中枢神経系

脳はもっとも早く発達する臓器である。その重量は，出生時に約350g 程度であるが，1歳で2倍以上，3歳で約3倍，10歳で成人並みとなる。

7）生殖器

学童期前半までは変化に乏しく，思春期が到来して二次性徴が発現するとともに急激に発育する。女児は思春期の到来がやや早い。

器官系ごとに特徴的な発育パターンは，スキャモンの発育曲線として知られている（図2）。

4　発　達

1）体　温

子どもは代謝が盛んなために成人よりも体温が高い。その反面，体温調節機構が未熟なため外界温の影響を受けやすい。2歳以降では午後に高くなるが，1日の体温変動の幅が1℃以内なら正常と判断する。腋窩温に比べて直腸温が約1℃，口腔温が約0.5℃高い。

2）呼　吸

乳児は胸郭が未発達のため腹式呼吸が主であり，幼児期から胸式呼吸が加わる。呼吸数は発育とともに減少する。

3）脈拍数

呼吸数と同様に発育とともに減少し，思春期に成人と同程度になる。

4）血　圧

血圧は発育とともに高くなるが，経年的な変化の度合いは呼吸数や脈拍数ほど大きくない。小児の年齢別の呼吸数，脈拍数，血圧の目安については，p.306，表3を参照されたい。収縮期血圧が1歳未満で60mmHg 以下，1歳以上で70＋（2×年齢）mmHg 以下であれば，血圧が低いと考える。

5）血　液

胎生期の造血は当初肝臓などで行われるが，途中から骨髄での造血が始まり，出生後の造血はすべて骨髄で行われる。乳児は健康であっても貧血を示すことがある。初経後の思春期女児も貧血を示すことが多い。このように病気でないのに貧血になることを生理的貧血という。腸内細菌叢の未熟な新生児期に，ビタミンK欠乏による消化管出血をきたすことがある（新生児メレナ）。

6）消化・吸収

生後3〜4カ月までは吸って嚥下する状態であり，口腔容積のわりには舌が大きい。生後6カ月頃になると噛むことが可能となり，唾液も増加し，流涎が目立ってくる。胃から食道への逆流が生理的に起こりやすく，溢乳しやすい。腸も加齢とともに長くなる。乳児期には蛋白質の消化力が不十分である。人工乳児の便は母乳児の便よりも硬いとされているが個人差が大きい。

7）肝機能

新生児期には，胎児型ヘモグロビンが大量に処理される一方で，肝臓のビリルビン処理能力が弱く，健康な新生児にも黄疸がみられることがある。これを新生児黄疸または生理的黄疸という。

8）免疫機能

生後3カ月までは，胎盤から移行した母体IgGが機能してウイルス感染は少ない。それ以後3歳くらいまでは，免疫グロブリンの産生が不十分のため感染症に罹患しやすい。

9）睡　眠

新生児の睡眠時間は，不規則で短い睡眠時間が蓄積されて1日に18時間程度となる。睡眠時間のリズムができて，夜間睡眠の割合が多くなるのは生後3〜4カ月以降である。

10）皮　膚

新生児の皮膚は弱くて薄い。日本人の大多数にみられる蒙古斑は，真皮内のメラニン細胞により殿部や背部の皮膚に薄青色の斑をきたしたもので，多くは3〜5歳頃までに消退する。

5 現場活動

乳幼児は症状を言葉で訴えることができないため，観察の重要性が高い。

1）病歴の聴取

迅速な観察による緊急度の判断を優先させ，続いて家族から手早く現病歴と既往歴（必要に応じて予防接種歴，アレルギー歴を含める）の聴取を行う。

現病歴では，「いつもとどう違うか」を確認し，家族がもっとも心配している点を聞き出す。食欲はあるか（ミ

表1　全身状態把握のための外見の観察

1．筋緊張
- 動いているか？
- 診察に対して抵抗しているか？
- 筋緊張はよいか？
- 元気はあるか？
- ぐったりしていないか？

2．周囲への反応
- 人，物，音が容易に注意を逸らすか，注意を引くか？
- おもちゃやペンライトなどに手を伸ばして遊ぶか？
- 遊びや保護者の干渉に無関心ではないか？
- 周囲に気を配っているか？

3．精神的安定
- 保護者があやすことで落ち着きを取り戻すか？
- 優しくすることで啼泣や興奮が落ち着くか？

4．視線/注視
- 視線が合うか？
- 眼に生気がなくぼんやりとしていないか？

5．会話/啼泣
- 泣き声や会話が力強く，自発的であるか？
- 弱く，こもった，かすれた声ではないか？

ルクを飲んでいるか），ぐっすり眠らず，うとうとしてすぐに目が覚めたりぐずったりしないかについても聴取する。これらに該当しなければ，重症の可能性がある。

2）観　察

全身状態の把握に基づいた重症度の判断がもっとも重要である。これには外見の観察による全身状態の把握と，客観的なバイタルサインと意識レベルの観察を組み合わせる。

(1) 外見の観察

全身状態把握のための外見の観察内容を**表1**に示す。

筋緊張の低下は，診察に抵抗しない，自発的な体動がない，四肢や頭部を自分で支えられない，坐位がとれないなどの所見から判断する。

泣き声が弱い，うめくように泣く，異常に甲高い泣き声などは状態が悪いと判断すべき所見であり，激しく強く泣くときには全身状態はほぼ保たれていると考えてよい。

起坐呼吸（三脚位）は呼吸状態の悪化を，エビのような前屈みの姿勢は腹痛を示唆する。ワナワナと震える，軽い刺激にビクッと大きく反応するなどの易刺激性では，脳の機能に影響が生じている可能性を示す。

皮膚の冷感・蒼白・網状皮斑（大理石様皮膚），チアノーゼなどは，呼吸または循環の状態がよくないことを示す。

(2) バイタルサインと意識レベルの客観的観察

状態が悪いと判断した場合には，すぐに救急車内などの救急救命処置が可能な場所に移動させ，バイタルサイ

表2	JCSによる意識障害の分類（乳幼児の場合）の例

Ⅰ．刺激しないでも覚醒している状態

1．あやすと笑う。ただし不十分で声を出して笑わない
2．あやしても笑わないが視線は合う
3．母親と視線が合わない

Ⅱ．刺激すると覚醒する状態（刺激をやめると眠り込む）

10．飲み物をみせると飲もうとする。あるいは，乳首をみせれば欲しがって吸う
20．呼びかけると開眼して目を向ける
30．呼びかけを繰り返すとかろうじて開眼する

Ⅲ．刺激しても覚醒しない状態

100．圧迫（痛み）刺激に対し，払いのけるような動作をする
200．圧迫（痛み）刺激で少し手足を動かしたり顔をしかめたりする
300．圧迫（痛み）刺激に反応しない

表3	乳児のGCS評価の例	
大分類	小分類	スコア
開 眼 （E）	自発開眼	4
	声かけで開眼	3
	痛み刺激で開眼	2
	開眼せず	1
発 語 （V）	機嫌よく喃語を喋る	5
	不機嫌，啼泣	4
	圧迫（痛み）刺激で泣く	3
	圧迫（痛み）刺激でうめき声	2
	声を出さない	1
最良運動 （M）	正常な自発運動	6
	触れると逃避反応	5
	圧迫（痛み）刺激で逃避反応	4
	異常な四肢の屈曲反応	3
	異常な四肢の伸展反応	2
	動かさない	1

ンを観察する。バイタルサインについては，年齢ごとの正常値を大まかに把握しておく必要がある。パルスオキシメータのプローブや血圧計のカフは，患児の年齢・体格に合ったものを用いる。

　乳幼児には成人用のコーマスケールが適用できないため，必要に応じて小児用のJCS（**表2**）またはGCS（**表3**）を用いる。

⑶ 緊急度・重症度の判断

　病歴聴取や外見の観察で重症を示唆する所見が認められる場合には，重症度が高いと判断する。バイタルサインが正常値から離れるほど緊急度が高くなる。

3）処　置

　処置の基本は，小児においても成人と基本的には変わらない。ただ，小児は体格が小さくて処置を実施しづらいので，日頃から経験を積むように努める。

⑴ けいれん

　側臥位もしくは回復体位で酸素投与を行う。けいれんが消失して意識が回復している場合は，自由な体位でかまわない。けいれんの誘発を避けるため，大声での呼びかけや圧迫（痛み）刺激による意識レベルの観察は控える。

　家族や教職員などにより特定の抗けいれん薬（ミダゾラム口腔用液［ブコラム®］），または低血糖治療薬（グルカゴン点鼻粉末［バクスミー®］）が投与されていた場合には，使用済みの薬剤容器を医療機関に持参する。

⑵ 呼吸障害

　起坐位にして酸素を投与する。低年齢児は興奮しやすいため，保護者に抱きかかえさせて安心できる姿勢で酸素を投与する。酸素マスクをいやがる場合には，保護者の協力を得て酸素マスクを顔面に固定せず口元に当てるようにして投与する。

⑶ 発　熱

　顔面蒼白で四肢末端が冷たく，悪寒・戦慄（おかん・せんりつ）がみられた

ら毛布で温める。顔が紅潮して四肢末端が温かく，発汗している場合には薄着にする。

4）医療機関選定

　乳幼児は小児科医の常駐する医療機関に搬送するのが望ましい。緊急度・重症度が高いと判断したときには，地域の小児救急医療を担う専門治療が可能な医療機関に搬送する。遠距離搬送は極力避けるため，近距離にある適切な医療機関を日頃から把握しておく。

B　主な疾患

　小児の救急疾患には好発年齢がある。また，同じ疾患でも年齢が低いほど重症化しやすい。

　小児の主な救急疾患の好発時期を**図3**に示す。

1 神経系疾患

1）熱性けいれん（熱性発作）

⑴ 定義・概念

　生後6カ月〜5歳の間に起こる38℃以上の発熱を伴う発作性疾患（けいれん性，非けいれん性の両方がある）のうち，脳炎，髄膜炎，代謝異常などの明らかな原因を認めず，てんかんの既往がないものを熱性けいれんという。非けいれん性発作とは脱力，一点凝視，眼球上転などに限局した発作であり，熱性けいれんがけいれん性のみと誤解されないよう，非けいれん性も含めた疾患名を表すものとして，熱性発作が提唱されている。

　熱性けいれんには単純型と複雑型がある。発作が，①

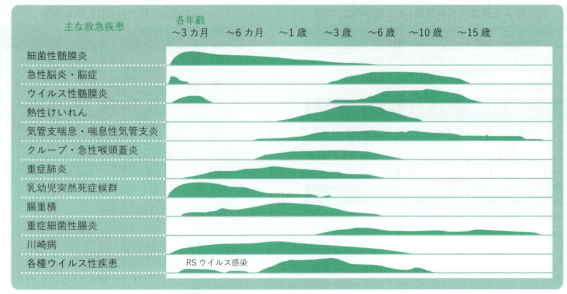

図3　小児の主な救急疾患の好発時期（年齢）

全身性・左右対称性でないもの（部分発作），②15分以上続くもの，③24時間以内に2回以上起こるもの，のうち1つでも当てはまれば複雑型熱性けいれん，1つも当てはまらないものを単純型熱性けいれんという。

(2) 疫　学

頻度の高い疾患であり，多くは単純型である。熱性けいれんには遺伝性があり，家族歴を認める場合が多い。

(3) 病因・病態

発達過程にある脳の未熟性と，神経細胞の遺伝的な興奮性亢進が基礎にあり，そこに発熱が加わって発症すると考えられる。発熱の原因は中枢神経系以外の細菌またはウイルス感染であり，具体的には突発性発疹，急性上気道炎，インフルエンザなどが多い。

(4) 症　候

発熱してから24時間以内に，突然，全身性左右対称性の強直性または間代性けいれんをきたすのが典型的である。けいれんは数分以内に自然に軽快し，発作後に入眠することが多い。非けいれん発作の発作継続を睡眠と見誤ることがある。瞳孔散大，対光反射消失，四肢の筋緊張異常（弛緩または硬直）があれば発作継続の可能性がある。緊急の処置が必要な髄膜炎，脳炎とは，発熱とけいれんがある点で共通しているので留意する。

(5) 予　後

短期的な予後は良好である。後年のてんかん発症のリスクは一般の児に比べると高くなる。約1/3の例で再発がみられる。

2）髄膜炎

髄膜炎では，主にくも膜，軟膜，くも膜下腔に感染を生じる。ウイルス性と細菌性がある。

(1) ウイルス性髄膜炎

幼児期後半から学童期にかけて好発する。感冒症状の数日後に発症するものが多い。夏季には嘔吐・下痢などを起こすエンテロウイルスによるものがみられる。ムンプス（流行性耳下腺炎）でも髄膜炎の合併が少なくない。ムンプスに罹患して3〜5日後，耳下腺の腫脹が消退しはじめる頃に発症する。

主な症状は発熱，頭痛，嘔吐であり，項部硬直などの髄膜刺激症候を認める。細菌性髄膜炎と違って重症化することは少なく，予後は概ね良好である。

(2) 細菌性髄膜炎

緊急度，重症度ともに高い重篤な感染症である。免疫力の低い新生児〜幼児期前半に好発する。多くは血行性と考えられるが，明らかな細菌感染巣を認めない場合が多い。

起炎菌は，新生児〜生後3カ月未満児では産道感染に起因すると思われる大腸菌とB群溶血性レンサ球菌が多い。生後3カ月以降には，インフルエンザ菌b型（Hib）と肺炎球菌によるものがみられたが，ワクチンの普及により激減した。

症状の進展は速く，幼若な児ほど症候は非特異的となる。発熱，頭痛，嘔吐を呈し，乳児ではミルクを飲まなくなることが多い。言葉のしゃべれない幼少児は不機嫌，活動低下，易刺激性を示す。年長児では項部硬直などの髄膜刺激症候がみられるが，乳児では認めにくい。頭蓋内圧亢進があれば大泉門の膨隆が認められる。重症化すると，炎症が脳実質に波及して意識障害やけいれんが出現する。

細菌性髄膜炎は致死率が高く，救命後の後遺症も多いため，高度の小児救急医療に対応できる医療機関に搬送

する必要がある。

3）急性脳炎・脳症

主にウイルス感染に伴って発症する急性かつ重篤な脳障害である。脳症は中枢神経系から病原体がみつからない点で脳炎と異なる。症候は両者とも同様であるが，脳症では進展がより速い。原因となるウイルスは，インフルエンザウイルス，ヘルペスウイルス，ロタウイルス，RSウイルスなどが多い。小児の集中治療が可能な施設への搬送が必要である。

⑴ 急性脳炎

脳実質の急性炎症である。髄膜炎を合併し，髄膜脳炎となることも少なくない。発熱や髄膜刺激症候が過半数でみられ，加えて意識障害，けいれん，精神症状などの脳症状が出現する。けいれんは，熱性けいれんと見誤るような短時間のものから，数時間以上も継続するけいれん重積，あるいは何度も反復するけいれんまで多様である。異様な不機嫌や興奮，傾眠状態から，幻視，異常な会話，異常行動など，さまざまな精神症状がみられる。

⑵ 急性脳症

感染に伴って血中に出回った炎症性サイトカインにより臓器障害が発生すると考えられており，脳浮腫のほか肝機能障害，血液凝固能障害などもみられる。根本的治療が確立されておらず，予後は不良である。

2 呼吸系疾患

1）クループ症候群

本来クループとは，ジフテリアによる上気道狭窄により，犬吠様咳嗽（けんばいようがいそう）（犬の吠えるような甲高い，または粗く太い音を伴う咳），吸気性の呼吸困難・喘鳴などを呈する病態をさした。しかし，国内でジフテリアの発生がなくなった現在では，ウイルス性クループ，すなわちウイルス性の急性喉頭気管気管支炎により上気道が狭窄した病態をさすことが多い。

クループ症候群とは，上気道狭窄によりクループに類似した症状をきたす疾患の総称である。クループ症候群，およびそれに似た症状をきたす疾患としては，ウイルス性クループがもっとも多く，急性喉頭蓋炎，気管支喘息，百日咳，気道異物などがある。

⑴ ウイルス性クループ

発熱，吸気性呼吸困難，吸気性喘鳴，犬吠様咳嗽（ぞうあく）をきたす。冬季に多く，夜半に症状が増悪することが多い。呼吸困難のために起坐位で咳き込んでいることもある。呼吸困難がある程度強くても，適切な治療に反応して予後は良好である。

⑵ 急性喉頭蓋炎

①定義と概念

喉頭蓋とその周囲の軟部組織に生じる重篤な細菌感染症である。

②疫　学

1〜5歳に多い。かつて小児で主であったインフルエンザ菌b型（Hib）によるものは，Hibワクチンの普及により激減した。

③病因・病態

現在では黄色（おうしょく）ブドウ球菌や肺炎球菌によるものが比較的多い。感染を起こした組織が腫脹し，喉頭のレベルで気道の狭窄や閉塞をきたす。全身的な感染症としても重症のことがある。

④症　候

ウイルス性クループと比べて，症状はより重篤であり進行も速い。高熱を呈して全身状態が悪化し，強い咽頭痛，流涎（りゅうぜん）（嚥下困難による），吸気性喘鳴（ぜんめい）をきたす。低酸素血症で不穏状態のこともある。上気道閉塞を防ぐための自発的な三脚位（坐位で上半身を前傾させ，開口して下顎を前方に突き出し，頸を後屈した姿勢）は特徴的である。気道が完全閉塞すれば急激に心・呼吸停止に陥る。呼吸停止は発症から24時間以内に起こることが多く，成人の急性喉頭蓋炎と比べても進行が速い。

⑤現場活動

加湿した高流量酸素を投与する。処置で興奮して泣き叫んだ際に，腫脹した喉頭蓋が喉頭にはまり込んで呼吸停止を起こすおそれがあるため，泣かさないように注意する。保護者に縦に抱かせて搬送するのも一法である。舌圧子（ぜつあっし）などを使った咽頭の観察も，気道閉塞の誘因となり得るため控える。オンラインメディカルコントロールを積極的に利用し，高度の気道確保を含む処置が可能な医療機関に搬送する。

2）急性細気管支炎

主に冬期のRSウイルス感染により，細気管支の粘膜に浮腫性の狭窄ないし閉塞を生じる。2歳以下に好発し，2〜3日間の感冒症状の後，呼吸困難，呼気延長，呼気性喘鳴，陥没呼吸などの，気管支喘息発作や気道異物に似た症候をきたす。通常は1週間前後で治癒するが，早産児は重症化することがある。

3）気管支喘息

⑴ 定義・概念

気道の慢性炎症と過敏性を基礎とし，気道狭窄により咳嗽，呼気性喘鳴，呼吸困難を発作性に繰り返す疾患である。

⑵ 疫　学

学童の数％が罹患する頻度の高い疾患である。有病率

は年齢とともに徐々に低下し，多くは思春期までに軽快する。小児喘息による死亡は順調に減少し，現在ではきわめてまれになっている。発作は季節の変わり目である春季と秋季に，また副交感神経系の緊張する夜間と早朝に多い。

(3) 病因・病態

小児気管支喘息のほとんどは，免疫学的機序の関与するアトピー型喘息である。吸入抗原はダニ，ハウスダスト，カビなどが多い。発作的な気管支の狭窄は，気管支平滑筋の収縮，気管支粘膜の浮腫，気道分泌の亢進によって生じる。

(4) 症候

発作の症候は，特有の胸内不快感に続く呼気性呼吸困難，呼気延長，呼気性喘鳴，咳嗽である。重症例では咳嗽や軽度の呼気性喘鳴が毎日みられる。発作の誘発因子として，アレルゲンの吸入，気象の変化，煙の吸入，ストレスなどがある。運動誘発性喘息は，比較的激しい運動や，笑い転げることなどにより発作が誘発されるもので，運動開始後間もなく発症することが多い。

気管支喘息の重症度は，発作の頻度と程度をもとに判定されるが，現場活動では発作強度の把握が重要である。発作強度は小発作，中発作，大発作などに分類され，一般に重症になるほど喘鳴，陥没呼吸，呼気延長，体動の制限，興奮，SpO_2値の低下が著しくなる。

中発作ではかろうじて歩けるが横になれない。大発作では歩行不能で会話が困難となる。中発作以上ではSpO_2値の低下を認める。重篤な発作の目安は，意識水準の低下，会話不能，喘鳴やラ音の減弱または消失（いわゆるサイレントチェスト），チアノーゼ，SpO_2値の著しい低下（90%以下）などである。これらの所見を認めた場合には，肺胞換気が極度に低下して心・呼吸停止が切迫しているおそれがあり，緊急度が高い。

(5) 処置

体位は起坐位を基本とし，SpO_2値の低下があれば酸素投与を行う。換気不全には補助換気を行うが，気道抵抗が大きくバッグが固いときには，胃内に送気しないように細心の注意が必要である。医療機関においては，発作の強度に応じて酸素投与，気管支拡張薬やアドレナリン，ステロイドの投与，あるいは気管挿管のうえ人工呼吸などが行われる。

3 消化系疾患

1) 腸重積

(1) 定義・概念

腸管が，蠕動とともに肛門側の腸管内に入り込む疾患である（**図4**）。回腸末端部が結腸に嵌まり込むことが多

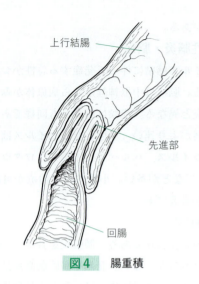

図4 腸重積

い。引き込まれた腸管の先端部分を先進部という。

(2) 疫学

小児の急性腹症として比較的頻度が高く，乳幼児の腸閉塞の原因で最多である。生後数カ月〜3歳に多く，生後10カ月前後に発症のピークがある。男児に多い。

(3) 病因・病態

小児では発生原因は不明のことが多いが，暴飲・暴食，腸管感染症などが先行する場合もある。入り込んだ腸管の腸間膜が締めつけられ，腸管の血行障害を伴う腸閉塞（複雑性腸閉塞）を生じる。蠕動が収まると絞扼が解除されて痛みが消える。時間の経過で締めつけられた腸管が壊死を起こすと，腹膜炎をきたし生命の危険を生じる。

(4) 症候

突然の腹痛により火のついたように泣き出し，顔面蒼白となって嘔吐する。腹痛は腸管の蠕動に伴って入り込んだ腸管が締めつけられるために生じ，10〜20分ごとの間欠痛を呈する。腹痛のある間はエビのように腰と膝を曲げることが多い。時間が経つと，循環障害を起こした腸管粘膜にびらんを生じ，いちごゼリー様の血便（粘血便）が出る。腹部を触診すると，右上腹部に重積した腸管をソーセージのようなしこりとして触れることがある。

(5) 医療機関での診療

発症から24時間以内であれば，高圧浣腸を用いた整復が行われる。時間の経過した例では開腹手術が行われる。

(6) 予後

早期に適切な治療を受ければ良好である。約1割に再発がみられる。

2) 急性虫垂炎

どの年齢層にもみられるが，小児では学童期以降に多い。症候は成人の虫垂炎に準じる。すなわち心窩部痛，嘔吐，微熱ではじまり，その後，右下腹部に痛みが移動して，同部に圧痛，筋性防御を認めるようになる。ただし幼若児では典型的な所見を示さないことがあり，対応

が遅れて穿孔性腹膜炎に至ることがある。

3）急性胃腸炎

頻度が高い。嘔吐，下痢，腹痛，発熱などをきたす。感冒症状に伴う場合や，食中毒のこともある。ウイルス性，細菌性ともにみられるが，乳幼児ではウイルス性が多く，年長児では細菌性もみられる。一般に細菌性のほうが症状は重い。現場活動では感染防護策を講じる。

4）鼠径ヘルニア嵌頓

鼠径ヘルニアが脱出したまま還納されず，脱出した腸管などが締めつけられて循環障害を生じたもので，主な症候は鼠径部の痛みと腫瘤である。腹痛を訴える小児の観察では，鼠径部と陰部（男児）まで観察することが重要である。早急に処置が必要であり，時間を経過すると脱出したヘルニア内容が壊死に陥って腹膜炎を併発する。

5）その他

消化系疾患ではないが，急激な下腹部痛をきたす疾患として，思春期の男児で精索捻転症，女児で卵巣の捻転や異所性妊娠破裂がみられることがある。

4 感染症

1）突発性発疹

唾液にいるヒトヘルペスウイルス6型と7型による感染症である。母親由来の抗体が枯渇した生後6カ月以降に発症する。生後初めての発熱の多くは本疾患が原因である。病原ウイルスが2種類あるため，本症にも2度罹患することがある。

3日間前後の39℃前後の高熱で発症する。活気があり呼吸・循環も安定しているが，解熱後に不機嫌になりやすい。解熱後に紅斑が全身に出現するのが特徴的である。下痢を伴うことがある。熱性けいれんの誘因として頻度が高い。

予後は一般に良好である。ただし，まれに脳炎・脳症を合併することがある。

2）流行性耳下腺炎

耳下腺炎を起こすウイルスは何種類か存在するが，本症はムンプスウイルスによる感染症である。ムンプスとも"おたふくかぜ"とも呼ばれる。感染経路は飛沫感染と接触感染で，感染力は強い。潜伏期は3週間前後である。発熱，耳下腺（耳の前下方にある）の痛み・腫脹・圧痛，嚥下痛をきたす。当初は片側性で，その2〜3日後に両側性となることが多い。

流行性耳下腺炎には髄膜炎，難聴，膵炎，精巣炎，卵巣炎などの合併症がある。予後は一般に良好であるが，まれに難聴を残すことがある。ワクチンで予防できる。

3）溶血性レンサ球菌（溶連菌）による急性咽頭扁桃炎

溶連菌は上気道や消化管などに常在する強毒菌である。本症は学童期の小児に好発し，冬季から春季にかけて発生のピークがみられる。主に飛沫感染で伝播し，感染力は強い。急激な発熱と咽頭痛で発症する。咽頭粘膜の発赤は高度であり，口蓋扁桃にも白色の膿苔が付着する。口腔粘膜の点状出血や，いちご舌をみることもある。通常の感冒（かぜ症候群）とは，咳嗽や鼻汁を欠く点で区別される。経過中に肺炎や髄膜炎を併発することがある。また，まれにリウマチ熱や急性糸球体腎炎を続発することもある。治療には抗菌薬投与が行われる。

5 その他の疾患

1）溶血性尿毒症症候群（HUS）

（1）定義・概念

溶血性尿毒症症候群（HUS）は，全身の血管の内皮細胞が傷害され，微小血栓が多発して腎障害，出血傾向，貧血などをきたす重症の病態である。大部分は小児にみられる。

（2）病因・病態

腸管出血性大腸菌感染症に合併するものが多い。一部の腸管出血性大腸菌が産生するベロ毒素により，細小血管の内皮細胞に傷害をきたし，微小血栓が多発する。血小板が消費されて減少し，血栓との接触で赤血球が破壊されて溶血を生じ，腎臓の細小血管が血栓で閉塞して腎障害を生じる。

（3）症候

腸管出血性大腸菌感染症の罹患後5〜10日頃に発症する。溶血は急速に生じ，溶血性貧血のために顔色は不良となる。血小板減少のため紫斑や鼻出血をきたす。急性腎不全による乏尿または無尿，全身の浮腫，血圧上昇も認められる。脳症を生じれば意識障害，けいれんもみられる。

（4）予後

大部分は救命が可能である。腎障害は通常，可逆的であるが，慢性の腎障害を残すこともある。

2）川崎病

全身の中小動脈に原因不明の血管炎をきたす症候群である。乳児期から幼児期前半に発症する。日本ではある程度の頻度でみられ，アレルギー体質の子どもに多いといわれる。主な症状は，①発熱，②眼球結膜の充血，③口唇の発赤・亀裂，いちご舌，④四肢末端の浮腫と手掌・足底または指趾先端の発赤腫脹，⑤発疹（BCG接種部位の発赤・腫脹を含む），⑥頸部リンパ節腫大，である。血管炎の結果，冠動脈の近位部に動脈瘤を形成すること

があり，まれに瘤内の血栓が剝がれて冠動脈の末梢に塞栓を生じ，心筋梗塞で急死する。川崎病患児の急性期致死率は0.1%以下である。

3) 乳幼児突然死症候群（SIDS）

(1) 定義・概念

乳幼児突然死症候群（SIDS）は，それまでの健康状態および既往歴からその死亡が予測できず，しかも死亡状況調査および解剖検査によってもその原因が同定されない，原則として1歳未満の児に突然の死をもたらした症候群と定義される。

(2) 疫　学

生後2〜6カ月に多い。発生数は減少傾向にあり，最近では年間数十件程度である。2022年現在，0歳児の死因の第4位を占める。解剖しなければ診断されないので，解剖が行われない例の多い日本では，実際にはさらに多い可能性がある。危険因子として，うつ伏せ寝，両親の喫煙，ミルク栄養，低出生体重，早産をはじめ，多くの事項があげられている。

(3) 病因・病態

詳細は不明である。窒息が原因ではない。脳幹機能が未熟のため，無呼吸が生じても対応できず，そのまま心停止に陥るとの仮説が有力である。

(4) 症　候

急変する前には重篤な症状がないが，約半数で軽い感冒症状が先行する。先ほどまで異状なく寝ていたのに，保護者が気づいたときには心停止状態になっていたという例が多い。

(5) 予　防

うつぶせ寝の回避，母乳栄養の励行，家族の禁煙が推奨される。さらに，妊婦の安静を図って低体重での出産や早産を避ける。このほかにも，推定される多くの危険因子に対応した多くの予防策が提唱されている。

4) 乳幼児突発性危急事態（ALTE）

乳幼児突発性危急事態（ALTE）は，呼吸の異常，皮膚色の変化，筋緊張の異常，意識状態の変化のうちの1つ以上が急激に発症し，児が死亡するのではないかと観察者に思わしめるエピソードで，回復のための刺激の手段・強弱の有無，および原因の有無を問わない徴候と定義される。生後10〜12週に発症のピークがある。予後良好であるが，詳しく検査すれば重大な疾患がみつかることがある。再発はまれで，乳幼児突然死症候群の発症リスクにもならない。最近では，保護者や医療者が深刻にとりすぎないように，精査で原因疾患がみつからないものをBRUE（短時間で消失した原因不明の症状）と呼ぶことが提唱されている。

5) 被虐待児症候群

(1) 定義・概念

保護者による児童への虐待によって生じる障害の総称である。身体の外傷だけでなく，栄養，成長，情緒，学習能力などの障害を含む。

(2) 疫　学

2022年度に児童相談所が対応した児童虐待の件数は22万件近くに達し，年々増加の一途にある。内訳では心理的虐待がおよそ6割を占め，身体的虐待，ネグレクト，性的虐待の順に続く。毎年50人前後が虐待で死亡している。虐待者の過半数は実母であり，次に実父が多い。被虐待児の年齢層では7〜12歳が最多であるが，死亡例に限れば3歳以下が大部分を占める。

(3) 類　型

児童虐待には以下の4類型がある。

①身体的虐待：殴る，蹴る，激しく揺さぶる，熱傷を負わせる，水に浸ける，など

②ネグレクト：食事を与えない，鍵をかけた部屋に残して長時間外出する，病児を受診させない，など

③心理的虐待：言葉で脅す，無視する，子どもの前で家族に暴力を振るう，など

④性的虐待：子どもへの性行為，性行為をみせる，ポルノグラフィの被写体にする，など

なお，類型の一つではないが，他者に負わせる作為症（代理ミュンヒハウゼン症候群）も児童虐待の一種である。これは，保護者（母親が多い）が子どもに薬物や異物の投与などの傷害を加え，意図的に病児を作り出すことである。病児の保護者となって関心や同情を集めるのが目的とされる。傷害行為は執拗に反復され，児の死亡に至ることがある。

(4) 病因・病態

児童虐待の発生には，親自身の成育歴を含めた親側の因子，ハンディキャップ児など子ども側の因子，夫婦不仲や経済的困窮などの家庭因子，地域社会からの孤立などの社会的因子など，多くの要因が関与する。虐待者自身も子どもの頃に虐待を受けていたことが多い。

(5) 症　候

低身長，痩せなどの成長障害や精神遅滞などの発達障害を有することが多い。心的外傷に起因する精神障害も重要であり，成人後にも持続する。身体的虐待では，新旧混在した骨折や皮下出血，熱傷などが特徴的である。虐待で生じた熱傷は，タバコ痕やアイロン痕など熱傷面から熱源がわかるほど一様にくっきりとして，境界鮮明であることが多い。死因は急性硬膜下血腫などの頭部外傷が多い。ネグレクトによる栄養失調も死因となる。

虐待を疑う状況と虐待を受けた子どもにみられる特徴

表4　虐待を疑う状況と虐待を受けた子どもにみられる特徴

虐待を疑う状況	虐待を受けた子どもにみられる特徴
• 全身に新旧混在の外傷が存在 • 外傷は，みえにくく，起こしにくい箇所（殿部，大腿内側など）に多い • 外傷の受傷機転が不明瞭・不自然で本人も話したがらない • 齲歯（虫歯）が多く，ほとんど未治療である • 身体・髪・着衣が異様に汚い • 着替えがない，おもちゃを持たない • 保護者と離れても泣かない • 触られることを異常にいやがる • 他人行儀 • 原因不明の精神遅滞や成長障害，低身長・痩せが認められる • 持続する疲労感・無気力・活動性低下がみられる • 急な成績の低下と品行の粗悪化	• 表情が暗く，感情をあまり外に出さない • 自分からの発声や発語が極端に少ない（無気力） • 知的レベルが低く，言動が幼稚である • 多動/注意散漫で落ち着きがない • 協調性がみられず，注意されても聞かない • 保護者がそばにいるときといないときで行動・表情が変わる • 大人の顔色や言動を窺ったり，怯えたりする • 食行動の異常が繰り返される（過食・異食・拒食など） • 家に帰りたがらない，家出をする • 食物を主とした盗み・万引き（集団ではなく単独行動が特徴） • 異様に大人びた性的表現や性的行動の出現 • 乱暴な言動・注意を引く言動が多い • 初対面でも大人にベタベタと甘える • 夜尿・昼間の遺尿

表5　虐待を行っている保護者に多い特徴

• 妊娠拒否の経歴がある
• 母子健康手帳をもっておらず，定期の妊婦健診を受けていない
• 子どもの世話をしない，子どもを激しく（常識を超えて）叱る
• 子どもの発達に対して非現実的な期待をもっている
• 子どもの発達に対する知識があいまいで症状や行動の把握が不的確である
• 症状の発現から受診まで時間がかかっている
• 不自然な状況説明があり，説明内容が時間経過とともによく変わる
• 予後や治療法に対して関心がなく質問がみられない
• 病気・傷害への対応が不適切で，しばしば受診の遅れや投薬の不履行などを起こす
• 重症でも入院を拒否する・入院後はすぐ帰ってしまう
• 付き添いを拒否したり，面会や問い合わせが極端に少ない
• 通常の病状説明にも納得せず，病院を転々とする（ドクター・ショッピング）
• 精神障害や薬物中毒・アルコール中毒などの疾患を有している
• 家庭に経済的困窮があったり，夫婦不仲がある

を表4に，また虐待を行っている保護者に多い特徴を表5に示す。

⑥ 現場活動

身体的損傷には通常の外傷などに準じて対応する。虐待に特有な点としては，虐待の可能性があると判断すれば，その証拠を記録しておくことである。通報者や保護者の反応，子どもの状況，保護者から説明された受傷機転と損傷状況との矛盾に留意する。保護者の説明内容は，聴取時刻とともに保護者の言葉のまま記録しておく。保護者の説明の変遷などは児童虐待の立証の手助けとなり，児童相談所などから情報提供を求められることもある。

児童虐待防止法では，児童虐待を受けたと思われる児童を発見した者は，速やかに福祉事務所または児童相談所等に通告しなければならないと定めている。救急救命士は，虐待の可能性のある児童に対応した場合，現場状況などを搬送先の医療機関の医師に伝えるとともに，必要に応じて，福祉事務所または児童相談所などに直接，または消防本部などを通じて通告する。

13 高齢者に特有な疾患

A 総論

高齢者では，加齢により各臓器の機能が衰え，身体の予備能が低下する。神経系，感覚系，循環系，消化系などの機能低下が顕著で，複数の疾患を抱えやすい。また精神機能も変化し，記憶力の低下や性格の変化がみられる。高齢者の疾患は症状が非典型型的で発見が遅れがちであり，合併症を起こすと重症化しやすい。

1 加齢による変化

1) 加齢による身体機能の変化

人体には，臓器に何らかのストレスが加えられた場合でもすぐに支障をきたさないように，それぞれの臓器には通常必要とする能力以上が備わっており，これを予備能という。予備能は加齢とともに徐々に減少するため，高齢になると軽微なストレスでもその予備能を超え，日常生活の継続が困難となる。

加齢に伴い体脂肪の割合は増加するが，体重から体脂肪量を引いた除脂肪体重は減少する。細胞内水分量は減少し，水・電解質バランスが崩れやすくなることで，容易に脱水状態に陥る。

神経系では，脳の萎縮やドパミンなどの神経伝達物質

の合成低下がみられる。疼痛閾値が上がり，痛みを感じにくくなる。環境温度への適応能力低下から熱中症や偶発性低体温症を生じやすくなる。

視覚器では，眼の調節機能が低下し老視（老眼）となり，水晶体が不透明化することで白内障を引き起こす。暗所での瞳孔の開きが悪くなり（老人性縮瞳），視界の明度・彩度が下がり，転倒リスクが高まる。

聴覚器では，加齢による聴覚機能の低下（加齢性難聴）が生じる。加齢性難聴は感音難聴であり内耳や聴覚中枢の機能低下が原因となるが，なかでも蝸牛の有毛細胞の数や機能の低下が大きく関与する。高音域（周波数が高い音）から聴力が低下する傾向があり，とくに高音域に分布する子音の聞き取りが困難となる。音が聞こえにくくなるだけでなく，言葉を聞き取る力（語音明瞭度）も低下する。温痛覚，触覚，味覚などの感覚機能も低下する。

循環系では，安静時の心収縮力は大きく変化しないものの，予備能低下によりストレス時の心拍数や心筋収縮力の増加反応が鈍くなり，心不全を引き起こしやすくなる。動脈壁の弾性低下により収縮期血圧が上昇する。

呼吸系では，肋軟骨の骨化や肺の弾力性の低下から胸郭・肺コンプライアンスが低下し，呼吸筋の筋力低下と相まって肺活量と1秒率の減少がみられる。動脈血酸素分圧（PaO_2）は低下する。咳嗽反射，気管の線毛細胞機能，

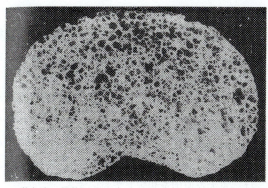 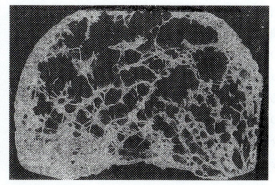

a：若年者の椎体　　　　　　　　　　b：高齢者の椎体

図1　骨の加齢変化（横断薄片）

高齢者の椎体は若年者に比較して，骨量が著明に減少している

咀嚼や嚥下の機能低下がみられ，誤嚥性肺炎の原因となる。免疫機能低下と相まって肺炎が遷延化・重症化しやすくなる。

消化系では，齲蝕（虫歯）や歯周病により歯の数が減少し，唾液分泌や咀嚼，嚥下の機能低下がみられる。腸管の筋層の萎縮と運動性の低下から，消化管内容物の通過時間が長くなり便秘傾向となる。

泌尿・生殖系では，腎血流量と糸球体濾過量の低下がみられ，薬剤の代謝が遅延する。男性では加齢とともに前立腺が肥大し，女性では閉経に至る。

筋・骨格系では，筋肉量とその収縮力が低下するとともに，関節の軟骨組織などの変性によって運動器官の不安定性が増す。これらにより運動機能が低下し，転倒・転落のリスクが高まる。さらに，骨量・骨密度も低下して骨が脆弱化し（**図1**），椎体の圧迫骨折，大腿骨頸部骨折などが生じやすくなる。

皮膚は，全体的に萎縮し薄くしわが目立つようになる。頭髪などのメラニン色素産生が低下すると白髪になる。脂腺機能の低下は皮膚の乾燥をもたらす。汗腺機能の低下は体温調節に支障をきたし，熱中症のリスクを高める。

内分泌・免疫系では，血糖の調節機構が衰え血糖が上昇しやすくなる。免疫能は低下し，感染症への罹患リスクと重症化リスクが高まる。とくに，獲得免疫における機能低下がより顕著であり，抗体産生能が低下する。免疫反応が低下し，感染症でも発熱しにくくなる。

2）加齢による精神機能の変化

加齢とともに物忘れの頻度が増え，新しい知識の記憶力も低下する。すでに記憶している知識を利用する能力は必ずしも低下しない。また，従来の性格が前面に出て強調されたり，反対の傾向を示したりする。一般的には加齢とともに思考の柔軟性が失われ，頑固，保守的，周囲への関心低下，無精，依存的などの特徴が現れやすくなる。身体・生理機能低下の自覚，多種の疾病への罹患，家族や友人との死別，子の独立，退職などが相まり，喪失感，不安，孤独感を感じやすくなる。結果，憂うつで気持ちの晴れない状況に陥り，抑うつ状態になりやすい。

3）修復力の低下

前述したような生理的機能の低下，ホメオスターシス（恒常性維持機能）の低下，低栄養状態の合併により，組織の修復能力は加齢とともに低下する。創傷治癒は遷延し，感染症などのリスクが増大する。

2 高齢の傷病者の特徴

身体・精神機能の変化を背景とし，高齢傷病者には次のような特徴がある。

①同じ年齢でも個人差が大きい。

②基礎疾患に動脈硬化，高血圧，糖尿病，脳梗塞などを複数もつことが多い。結果，病歴が複雑で，本人ですらその把握が困難となり，「以前に心臓が悪いといわれた」といった漠然とした情報しか得られないことがある。

③降圧薬，抗血栓薬，抗不整脈薬，鎮痛薬，血糖降下薬などの多剤を服用していることが多い。例えば，腰痛に対して非ステロイド系抗炎症薬を頻繁に服用することで，上部消化管潰瘍が生じるなど，薬剤による副作用も発現しやすい。

④痛みのない急性心筋梗塞，発熱のない肺炎など，典型的な症状が現れないことがある。そのため，発症時期や経過が不明確となり，とくに独居や高齢者のみの世帯では，疾病の発見が遅れやすい。

⑤各臓器の予備能，免疫力，修復力の低下のため，合併症を起こしやすく，ひとたび合併症が生じると重症化・長期化しやすい。

⑥急性期の病状から回復しても，長期臥床による筋力低下や関節拘縮のため廃用症候群に陥りやすい。

3 高齢者の置かれた状況

65歳以上人口は3,623万人となり，総人口に占める割

合（高齢化率）は29.1%（2023年）となっている。5人に1人は独り暮らしで，その割合は年々上昇している。75歳以上の23.4%が要介護の認定を受けている。介護が必要になった原因では，「認知症」が多く，「脳血管疾患」「高齢による衰弱」「骨折・転倒」が続く。同居している主な介護者の高齢化も進み，いわゆる「老老介護」が増えている。要介護認定者のうち約7割は在宅で介護を受け，介護施設などの利用が約3割である。

4 高齢傷病者への対応

1）病歴聴取

高齢者には，加齢性難聴などに配慮したコミュニケーションが求められる（p.247「□高齢傷病者とのコミュニケーション」参照）。

主訴は，疾病や病態の推定に不可欠な情報であるが，高齢者の場合，本人の訴えよりも，家族などから「いつもより元気がない」「食欲がない」「普段と様子が異なる」「立ち上がれない」「動けない」などと漠然と表現されることが多い。一方で，このような訴えの背後に，急性心筋梗塞，脳卒中，重症肺炎など重篤な病態が潜んでいる可能性も高い。体調の悪い高齢者ではとくに，自身の症状を適切に言語化することが困難である場合が多く，「いつから，いつもと何が違うのか」が明確になるように，状況に応じて具体的な質問を織り交ぜながら慎重に聴取する。ADL（食事，移動，トイレ，入浴）の状況などもその参考になる。

治療中の疾患や既往歴も，主訴と同様に重要な情報である。通院先医療機関，具体的な治療内容，服用薬剤なども含め確認する。複数医療機関を受診している場合も多く，丁寧な確認が欠かせない。薬剤情報提供書やお薬手帳，利用中の介護サービスおよびその担当者からの情報（p.41，表2参照）などは有用な参考となる。

2）身体観察における留意点

高齢者では状況認識力や理解力の低下がみられることが多い。とくに身体的接触を伴う場合は，心の準備ができるよう，「血圧を測ります」などと，事前に，他の年齢層に比べてより細かく，わかりやすく伝える。

認知症や意識障害がある場合も，肌の露出などに伴うプライバシー保護と尊厳に配慮する。一般的に厚着で動作が緩慢であり，衣服の着脱や体位変換に時間を要するが，必要な観察を怠らない。急かすことなく，病態の緊急度が許容する範囲で，傷病者のペースに合わせる。

室温，換気状態，居室の清潔さなど環境要因も確認する。これらは，病態把握，処置判断，医療機関への引き継ぎに活用する。

3）緊急度・重症度の評価

高齢者は，緊急度・重症度の高い疾病でも症状が顕著でないことがある。逆に，明確な症状がある場合は緊急度・重症度が高いことが多い。

急性心筋梗塞，消化管穿孔，急性大動脈解離など，通常は強い痛みを伴う疾患でも，高齢者では疼痛をはっきりと訴えないことがある。そのため，より丁寧な身体観察が重要となる。反対に，明確な疼痛の訴えがある場合は，重大な原因を想定して対応する。

加齢により免疫反応が弱まり，肺炎などの感染症でも発熱が顕著でないことがある。バイタルサインを含めた身体所見から総合的に評価する必要がある。明確な発熱がある場合は重度の感染症の可能性が高くなる。

4）処置の注意点

気道確保では，頸椎の脆弱性や変形により過度な頸部伸展を避け，義歯装着に留意する。

胸骨圧迫では，骨粗鬆症による胸郭脆弱性から肋骨・胸骨骨折の合併リスクが高い。やむを得ない合併症であるが，適切な圧迫深度と頻度を維持し最小限にする。

循環管理では，血管脆弱性により末梢静脈路確保が困難である。体位変換時は循環予備能の低下による循環動態の変動に注意し，とくにショック状態や心不全例では慎重に管理する。

皮膚・創傷管理では，皮膚が菲薄化し損傷しやすいため，皮膚の把持やテープの貼付・除去，体位変換に注意する。抗血栓薬の使用者が多く，創傷部からの止血困難に留意する。

終末期では心肺蘇生など積極的な処置を望まない者もおり，その対応に留意する（p.250「D 人生の最終段階にある者への対応」参照）。

5）医療機関選定と搬送の留意点

かかりつけ医療機関に関する情報は，搬送先医療機関にとっても必須の情報となる。聴取内容や診察によって確認する。薬剤情報提供書やお薬手帳は，搬送時に携行するよう，傷病者あるいは家族に伝える。

外来診療を受けている，また在宅医療を利用している場合は，病態の評価や搬送先医療機関の選定に際し，かかりつけ医への連絡を考慮する。訪問看護師からも，病態の経時的な変化や医療介入の状況などを得ることができる。

アドバンス・ケア・プランニング（ACP）に基づく事前の意思決定がなされている場合には，その内容を十分に確認し，適切な搬送先医療機関を選定することが求められる。

表1	身体的虐待を疑う所見

- 身体に複数のあざがある
- 傷の説明があいまい
- おびえた表情
- 発言内容に「怖い」「叱られる」など
- 介護関係者とのかかわりを躊躇する
- 劣悪な住居環境（異臭，冷暖房の欠如）
- 身体の異臭，のびた髪や爪
- 汚れた衣服，寝具
- るいそう
- 医療サービスの拒否

5 高齢者虐待

1）概　念

高齢者の虐待は暴力的な行為だけではなく，さまざまな行為によるものが該当し，施設での身体拘束も虐待となる。もっとも頻度が高いのが身体的虐待，次いで多いのが心理的虐待である。

2）種　類

⑴ 身体的虐待

暴力行為によって身体的苦痛を与える行為，また外部との接触を意図的に継続して遮断する行為である。身体的虐待を疑う所見を**表1**に示す。

⑵ 心理的虐待

侮辱や脅しの言葉や態度，無視や嫌がらせにより精神的に苦痛を与える行為が虐待になる。

⑶ 経済的虐待

本人の承諾なしに金銭や財産を使ったり，財産を処分したりする行為，また本人が使うことを不当に制限する行為である。

⑷ 日常の世話や介護の放棄

日常生活における世話や介護をせず，また介護サービスの利用を妨げる行為である。

⑸ 性的虐待

性的な嫌がらせや強要である。

3）背　景

被虐待者は80歳以上の認知症の高齢者が多く，虐待する者は家族，とくに子どもによる虐待が半数にのぼり，施設の従業員による虐待もある。認知症の異常行動対応や排泄介助に腹を立てる，といったことも背景にある。介護する側の精神的ストレス，身体的疲労，経済的要因もある。しかし事の性質上，表沙汰にならない場合が多数あると考えられている。虐待が繰り返されたあげくに，明らかな身体の異常をきたしてから119番通報されることが多い。医療機関受診例の約10％は，生命に危機を及ぼすほどの重症といわれる。

表2	高齢者によくみられる救急疾患

神経系
- 脳梗塞
- 脳出血
- 慢性硬膜下血腫
- 異常行動（認知症）

循環系
- 心筋梗塞
- 大動脈瘤破裂，急性大動脈解離
- 心不全
- 閉塞性動脈硬化症

呼吸系
- 慢性閉塞性肺疾患
- 誤嚥性肺炎
- 気管支喘息
- 異物誤飲・気道異物

消化系
- 腸閉塞・イレウス
- 上腸間膜動脈血栓症
- ヘルニア嵌頓

その他
- 排尿障害
- 悪性腫瘍
- 熱中症
- 高齢者虐待
- 廃用症候群
- 骨折（大腿骨近位部骨折，脊椎圧迫骨折）

4）対　応

高齢者虐待を疑うべき所見としては，著しい脱水，低栄養，不潔，新旧混在した損傷，受傷機転が不自然な損傷，怯え，付き添いの者に対する過度の遠慮などがある。

高齢者虐待防止法（2006年4月施行）では，虐待を受けている可能性があり，生命または身体に重大な危険が生じている高齢者を発見した場合，市区町村への通報が義務づけられている。この通報は，守秘義務違反や秘密漏えいには当たらないとされている。救急救命士は，虐待の可能性のある高齢者に救急対応した場合，現場状況などを搬送先の医療機関の医師に伝えるとともに，必要に応じて，市区町村などに直接，または消防本部などを通じて通報する。

B 高齢者に特徴的な疾患

高齢者によくみられる救急疾患を**表2**に示す。高齢者の特徴的な疾病・病態・合併症として，疾病である認知症，誤嚥性肺炎，骨粗鬆症，病態であるせん妄，脱水，合併症である褥瘡，廃用症候群があり，救護にあたり知識が必要である。

表3　認知症の主な原因疾患	
アルツハイマー病（アルツハイマー型認知症）	**前頭側頭葉変性症（前頭側頭型認知症）**
脳の至るところでアミロイド斑とタウ蛋白からなる神経原線維変化が生じ，ニューロンが機能しなくなって起こる。通常は60歳以降に発症し認知機能が不可逆的に低下する	脳の一部である前頭葉や側頭葉前方の萎縮がみられ，社会性の欠如（軽犯罪を起こす，身だしなみに無頓着になる），暴力を振るうなど抑制が効かなくなる，同じことを繰り返すといった症状がみられる
脳血管障害（脳血管性認知症）	**慢性硬膜下血腫**
脳出血，脳梗塞，くも膜下出血といった脳血管の障害により神経細胞が破壊されて起こる。障害の起こった部位により症状は異なる。脳血管障害が生じるたびに段階的に脳機能が低下していく	比較的軽微な頭部外傷の2週間〜3カ月後に，頭蓋骨直下にある脳を覆う硬膜と脳との間隙に緩徐に血腫が貯留する疾患である。認知機能低下のほかに頭痛，麻痺，歩行障害，失語などをきたす。手術で血腫を除去することにより改善する
レビー小体病（レビー小体型認知症）	**正常圧水頭症**
レビー小体という異常な蛋白を大脳皮質に広範囲に認める。早ければ40歳で発症し進行が速い。症状としては，認知機能の障害であるが，よいときと悪いときでムラがあり，幻視やパーキンソン症状がみられることを特徴とする	髄液が通常より増加し脳室が拡大して水頭症となっているが，髄液圧は正常である。高齢者では原因不明（特発性）のものが多い。物忘れ（認知症），歩行障害，尿失禁が緩徐に進行する。髄液シャントの手術で認知症は改善する

1 認知症

　認知症とは，「一度正常に達した認知機能が後天的な脳の障害によって持続性に低下し，日常生活や社会生活に支障をきたすようになった状態」をいう。言い換えれば，記憶障害ならびに認知機能障害（思考，判断，言語，動作，計画性など）が存在し，生活の質が低下する"症候群"である。

　85歳以上ではその半数以上が認知症となる。高齢化の進展とともに今後も増加が見込まれる。

　認知症の主な原因疾患には，アルツハイマー病（アルツハイマー型認知症），脳血管障害（脳血管性認知症），レビー小体病（レビー小体型認知症），前頭側頭葉変性症（前頭側頭型認知症）などがある。約60％がアルツハイマー病，約20％が脳血管障害，約10％がレビー小体病であり，これら3疾患で認知症全体の約90％を占める。これらは発症すると，症状を和らげたり進行を遅らせたりすることはできるが，確定的な治療法がない。慢性硬膜下血腫や正常圧水頭症といった疾患も認知症の原因となるが，これらは手術で治療可能な場合がある。それぞれの疾患の特徴を表3に示す。

　記憶障害があっても日常生活に問題がない場合は，加齢による物忘れや軽度認知機能障害と呼ばれており，認知症という診断はつかない。認知症は脳の障害によってその部位が担っていた役割が失われることで起こる中核症状と，中核症状があることにより引き起こされる二次的な行動・心理症状であるBPSDからなる。

1）中核症状

　中核症状は主に記憶，見当識，理解・判断力，実行機能などの障害である。これらが障害されることにより，周囲の出来事の把握が困難になる。

　アルツハイマー病では，記憶が初期より障害されることが明らかになっている。学生時代に学んだ"意味記憶（日常生活に必要な世間一般の知識の記憶。「辞書」のような記憶）"は保たれているのに，最近の日常的なこと（エピソード記憶：朝食を食べたこと自体を忘れるなど）は覚えていないといったことが生じる。

　認知症の特徴として，取りつくろいがみられる。記憶の障害があって，返事に困ってもうまくその場を切り抜ける（取りつくろい反応）ため，日常会話だけでは変化に気づくのが難しい。

　記憶の貯蔵時間からすると，近時記憶障害が特徴である。即時記憶は保たれているため，その場での会話では問題なく，遠隔記憶も保たれ，過去の話も想起可能である。しかし，徐々に即時記憶も障害されて会話の内容が正確に保持されなくなり混乱してくる。最終的には遠隔記憶も障害される。

　見当識障害は，記憶障害と同様に初期より現れる障害である。見当識で初期に障害されるのは時間に関してであり，長時間待つとか，予定を合わせて準備するといったことが困難になる。さらに進むと，時間だけでなく日付や季節，年次などがわからなくなる。

　場所の見当識障害では，方向感覚が低下し，近所の通りなれた道でも迷子になったりする。初期には周囲の景色を手がかりに道を間違えないこともあるが，暗くなったりすると迷子になりやすくなる。進行すると，家でもトイレや台所の場所がわからなくなったりする。

　人物に関する見当識障害は，病状がかなり進行してから生じる。遠隔記憶が障害されたりすると，人との関係がわからなくなる。子どもと親を間違えたり，家族・親類に対して他人行儀なあいさつをしたりして，家族を混乱させることがある。

2）理解・判断力の障害

物事の判断ができなくなる。思考速度が遅くなったり，一度に処理できる情報量が減ったりする。また，些細な変化についていけず，予想外の出来事で混乱をきたしやすくなる。

3）実行機能障害

段取りや計画を立てるのが困難になる。代表的な例としては，料理がある。食事の段取りが悪くなるのは，ご飯を炊き同時におかずを作るなどが困難だからである。味付けも変わってくる。また，他の例として，家電製品のリモコンが使えなくなることなどもよくみられる。

その他の症候としては，失認，失語，失行などがある。失認は，それが何かわからないといった症候である。アルツハイマー病では，視空間失認が特徴である。まとまりのある形態の動き，奥行き，位置など空間的に把握する能力が障害される。検査では，立方体の模写ができないなどがある。失語は物や人の名前が出てこないなどである。アルツハイマー病では，超皮質性感覚失語と呼ばれる失語が特徴であり，滑らかな会話ではあるが，言い間違いが頻発し内容にそぐわない空疎な話し方である。症状が進むと失行が認められるようになり，手足に麻痺はないのに洋服のボタンがとめられなくなったり，うがいをして水を出すといった一連の動作ができなくなる。

4）BPSD（認知症の行動と心理症状）

BPSDの分類を**表4**に示す。

認知症のBPSDは，患者のみならず家族・介護者に大きな苦しみを与え，施設入所を早めたり，生活の質を大きく低下させる。家族・介護者にとっては，もっとも負担となる症候ともいわれている。

BPSDのなかで，"感情の症状"は認知症の初期に起こりやすい。焦燥や精神病的症状（妄想など）は認知機能が中等度障害になると多くなるとされている。

⑴　妄　想

物盗られ妄想が代表的である。「自分が置いた物を忘れてしまう」「置いたはずの財布がない」などで，誰かが"盗んだ"といった妄想になる。つまり，記憶障害があり，それに人間関係が加わり，物盗られ妄想に発展する。

⑵　場所がわからない

方向がわからないといった，場所の見当識障害や視空間認知の障害にさまざまな心理的要因が加わり，徘徊が認められる。家庭内でもトイレの場所もわからず排泄してしまうようになる。排泄の失敗は自尊心を傷つけ，不安・焦燥が大きくなる要因の一つとなる。

⑶　暴言・暴力

代表的なBPSDである。認知症が進行すると着替え，着脱で介護が増える。しかし，介護者が何もいわずにい

表4　BPSDの分類

行動症状	心理症状
本人の観察により認められる • 攻撃的行動 • 不穏 • 焦燥 • 徘徊 • 性的脱抑制 • 収集癖 • ののしり • つきまとい　など	本人や家族との会話・面接によりわかる • アパシー • 不安 • 抑うつ • 幻覚 • 妄想　など

きなり着替えをしたりすると，自分では理解できないため"なぜ？"と感じたり，攻撃されているのではと感じたりする。このようなことから恐怖心・猜疑心が生じ，暴言・暴力に発展する。

⑷　アパシー

活動性の低下の代表はアパシーである。周囲に関心を払わなくなる。周りからは意欲がないようにみられがちであるが，本人は自覚していない。

5）搬送時における注意

BPSDが問題となることが多いため，"傷病者を鎮めるための対応"（p.679，表4参照）を実践するのが重要となる。とくに，情報処理能力は低下しているため，単文や簡潔な言葉を用いる。

2　誤嚥性肺炎

肺炎はわが国の死亡原因の第5位（2023年）であり，死亡者の多くは高齢者である。抗菌薬が進歩した現在でも決してその予後はよくない。誤嚥性肺炎による慢性閉塞性肺疾患（COPD）の急性増悪が問題となることがある。

高齢者では誤嚥に対する防御機能の低下が背景にあり，組織の脆弱化から胃の一部が縦隔に移動する食道裂孔ヘルニアになりやすく，胃内容物の逆流による誤嚥性肺炎の危険性が高まる。胃液は酸性度が高いので，誤嚥すると重症の化学性肺臓炎を起こす。また，日常の口腔内ケアが不十分な場合は，口腔内に嫌気性菌が増加する。明らかな誤嚥のエピソードがなくても，食事中や睡眠中に口腔咽頭の細菌を含む分泌物を吸引することが肺炎発生の一因となる。

意識レベルの低下，脳卒中後遺症による嚥下障害，寝たきり状態，その他全身の消耗衰弱が高度な場合などにより嚥下機能が低下している状況下，あるいは胃チューブの留置中などに誤嚥性肺炎が起こりやすい。食事中の嘔吐や咳，胃チューブが抜けかかっていたというような場合はとくに注意が必要である。

前述のように高齢者の肺炎では発熱，咳などの症候がはっきりしないことがあり，全身状態，肺野聴診所見，

SpO₂値などから積極的に疑う姿勢が必要である。

3 骨粗鬆症

　全身の骨量が減少して骨の微細構造が失われ，骨折しやすくなった状態をいう。正常な骨では骨形成と骨吸収がバランスよく繰り返されているが，骨吸収が骨形成を上回ると骨粗鬆症となる。加齢に伴う腎機能低下によりビタミンDの産生が低下することが原因になる老人性骨粗鬆症と，閉経後の女性でエストロゲン分泌量の低下が原因になる閉経後骨粗鬆症があり，これらは原発性骨粗鬆症と呼ばれる。続発性骨粗鬆症は，内分泌疾患や薬剤の影響によって発症するものである。

　骨粗鬆症の傷病者で発生しやすい骨折では，脊椎の圧迫骨折（胸腰椎移行部付近に好発），大腿骨近位部骨折（大腿骨頸部骨折と大腿骨転子部骨折），手関節部の骨折（橈骨遠位端骨折など）が代表的である。脊椎の圧迫骨折や大腿骨近位部骨折は，軽い転倒や尻餅をつく程度で容易に発生し，痛みが少ないときはその発生が見逃されることさえある。高齢者が急に起立や歩行に障害をきたしたときは，これらの骨折の発生を考える。

4 せん妄

　せん妄とは軽度の意識障害に幻覚，妄想，興奮などを伴った状態のことである。

　種々の身体疾患，向精神薬の投与，入院などの急激な環境変化などが引き金になる。高齢者は，若年者に比べると，脱水や尿閉程度の軽微なストレスでも，せん妄に陥りやすい。脳卒中，認知症，パーキンソン病など，脳疾患の既往がある場合に発症しやすくなる。

5 脱　水

　高齢者では，細胞内水分量の減少，環境温度に対する感覚の低下，口渇感の低下，腎臓機能の低下，（トイレにあまり行きたくないと）排尿回数軽減を目的とした飲水制限などから脱水をきたしやすい。また，脱水の自覚にも乏しい。そのため発見が遅れ，意識障害やけいれんなどの重篤な症候が出現して初めて気づかれることも多い。脱水では血液粘稠度が高くなって脳梗塞や心筋梗塞を合併しやすくなるといわれる。また，温熱環境では体温調節能の低下もあって熱中症に陥りやすい。口渇を感じる前に積極的に飲水を促すことが必要である。

6 褥　瘡

　褥瘡は俗に"床ずれ"ともいい，代表的な皮膚の慢性潰

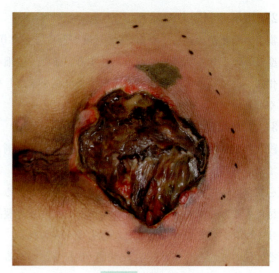

図2　褥　瘡

瘍である（図2）。長期臥床者の仙骨部，肩甲部，踵部などにみられ，局所の持続的な圧迫による血流障害によって発生する。全身衰弱，栄養不良，神経障害があれば発生しやすく，治癒も遅れて慢性化する。当初は圧迫を受けた部位に紅斑，浮腫，硬結を生じる。進行すれば，水疱を形成してびらんから潰瘍となり，やがて深い壊死に至る。感染を合併すれば悪臭を伴う。

7 廃用症候群

　廃用症候群とは，過度の安静により身体各部の機能低下をきたした状態である。廃用症候群自体は高齢者に特有のものではないが，脳血管障害などさまざまな疾病をきっかけに長期の臥床（いわゆる寝たきり状態）となり，四肢あるいは身体全体を積極的に使う機会が少なくなるため，連鎖的に二次的な障害が発生し廃用症候群となる。

　臥床が長引き筋肉を動かさない状態が続くと，まず筋肉の萎縮，関節の拘縮が起こり，そのためにさらに動かしづらくなる。同様に運動しないことにより骨に対する荷重などの刺激がなくなるために，骨の萎縮が起こる。仙骨，踵骨など骨が突出している部分に褥瘡を作る。身体を動かさなくなると静脈血栓を形成しやすくなり，心拍出量の低下，起立性低血圧もみられる。

　日常生活動作の低下から身体的・精神的に刺激の少ない状態が続くために自発性，意欲，食欲の低下が進行し，栄養状態の悪化から褥瘡の回復は遅れ，免疫機能の低下から肺炎など感染症が治りにくくなる。このような身体能力の低下に加えて，知的能力低下や人格の変化および認知能力低下をしだいにきたすこともある。

14 妊娠・分娩と救急疾患

III
5
疾病救急医学

A 正常妊娠と妊娠経過

1 妊娠の成立

月経周期28日型の女性では，最終月経初日から約2週間後に卵巣から卵子が放出される（排卵）。その後，1つの精子と結合し，それぞれの核が癒合し（受精），受精卵となる。受精卵は，排卵から約10日間で子宮内膜に入り込み，埋没する（着床<small>ちゃくしょう</small>）。月経周期28日型の女性では，最終月経初日から4週間弱で妊娠が成立することになる。

したがって，前回の月経から28日以上経過した時点で月経が発来していない場合は，妊娠している可能性を考慮する。しかし，月経周期が不規則な女性も多く，その場合は妊娠時期の推定が難しい。妊娠可能年齢の女性については，妊娠の可能性を常に念頭に置く。

2 胎児

着床した受精卵は，さらに細胞分裂を繰り返しながら，胎児になる部分と胎盤になる部分に分かれて発育する。

胎児は，妊娠週数が進むにつれて，各器官が発生・発育し，機能が成熟する。あまりに早期に生まれてしまうと各器官が未成熟なため，現在の最善の医療をもってしても，生命維持が困難であったり，さまざまな後遺症を残したりする可能性がある。現在，出生して成育可能なのは，妊娠22週以降と考えられている。

子宮内での胎児の発育は**図1**のグラフを用いて評価さ

れている。このグラフから，平均の体重は，おおよそ妊娠22週で500g，27週で1,000g，30週で1,500g，33週で2,000g，36週で2,500g，39週で3,000g ということがわかる。

3 妊娠週数と分娩予定日

妊娠のどの時期にあるかは，最終月経初日を0週0日として，分娩予定日を妊娠40週0日とする妊娠週数という表現で表す。

妊娠期間は以下に分けられる。

- 第1三半期（妊娠初期）＝妊娠～13週6日
- 第2三半期（妊娠中期）＝妊娠14週0日～27週6日
- 第3三半期（妊娠後期）＝妊娠28週0日～

月経周期が28～30日型で不順ではない女性の場合，おおよその分娩予定日は，最終月経初日の月数に9を加えるか，3を引いて予定月数として，日数に7を加えることにより計算できる（ネーゲレ概算法）。

月経周期が不順な人では，上記のように計算した妊娠週数と実際の胎児の発育（大きさ）に不一致が生じる。そのため，最近では妊娠初期に超音波検査で胎児の大きさを計測して，胎児の大きさから妊娠週数を決める方法が一般化しており，妊婦が産科医療施設で教えられた妊娠週数や分娩予定日が，最終月経初日から計算したものと異なることも多い。

4 産褥期

分娩が終了し，妊娠・分娩に伴う母体の生理学的変化

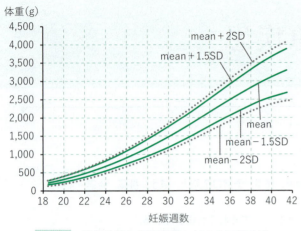

体重(g)

図1　胎児体重の妊娠週数に対する回帰曲線

（J Med Ultrasonics 30(3)：J430, 2003より引用）

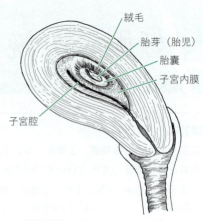

図2　妊娠初期の子宮縦断像

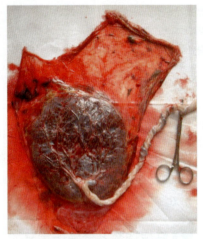

a：胎児側からみた胎盤
臍帯から胎児側の血管が胎盤表面を広がっていくのがみえる。胎盤の周辺から広がる膜様のものは卵膜

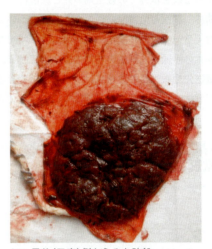

b：母体（子宮）側からみた胎盤
肉眼的には血管はみえない

図3　分娩直後の胎児付属物（胎盤, 臍帯, 卵膜）

が非妊娠時の状態に復するまでの状態・期間を産褥期と呼ぶ。産褥期間は，通常6〜8週間である。

　正期産

1 胎児と付属物

　胎児以外の部分，すなわち胎盤，臍帯，卵膜，羊水は胎児付属物と呼ばれる。

　妊娠初期の胎児（初期には，胎芽と呼ばれることもある）は胎嚢と呼ばれる腔内にいる（**図2**）。胎盤は，妊娠15週頃に完成する。妊娠後期には，直径約15〜20cmで，一番厚い部分で約2cm，重さ約500gになる（**図3**）。臍帯は，動脈2本，静脈1本の計3本の血管とそれらを覆う白い組織からなり，胎盤と胎児をつないでいる。妊娠後期の長さは，30〜100cmと個人差が大きい。母体から胎児への酸素や栄養の供給と，胎児から母体への老廃

物の排泄は，すべて臍帯と胎盤を介して行われ，胎児にとってはまさに命綱である。

　卵膜は，羊水および胎児を入れる袋である。卵膜が破れると羊水が流出するため，卵膜が破れることを破水と呼ぶ。胎児はその破れた孔を通じて生まれ出る。

　羊水は，胎児の尿や肺からの分泌液などであり，弱アルカリ性の液体である。正常の腟内は酸性に保たれているが，破水して羊水が腟内に流れ出るとアルカリ性に変わるため，腟内のpHを調べることによって破水の有無が確認できる。羊水量は，妊娠末期では500mL前後である。

　妊娠中期以降の胎児と付属物を**図4**に示す。

2 胎児の発育

　妊娠4〜12週までを器官形成期と呼び，大部分の器官がこの期間に形成される。週数とともに発育するが，生育不可能な22週未満での分娩は流産とされる。胎児の生

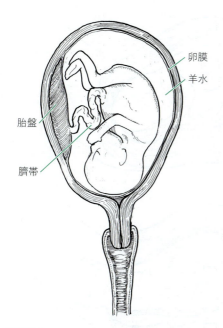

図4　胎児と胎児付属物（妊娠中期以降）

卵膜
羊水
胎盤
臍帯

存にかかわる重要な発達因子として，肺成熟がある。肺成熟は，妊娠24週頃より開始され，出生するまで発達する。週数が早いほど，肺成熟が進んでいないため，出生直後の呼吸管理の可能性が高まる。妊娠37週以降は，母体外生活に十分な適応性を備えた状態に成熟していると考えられ，妊娠37週以降での分娩を正期産とし，児を正期産児と呼ぶ。

情報収集

妊娠の有無を確認し，妊娠している場合は，妊娠週数，かかりつけ医療機関を確認し，医療機関選定の参考にする。妊娠8週以降の場合は，母子健康手帳が発行されているため，確認することで情報が得られる。可能なかぎり，妊娠・分娩回数，既往歴，現病歴などを聴取する。

C　妊娠による母体の変化

1 呼吸系

妊娠による体重増加と体液貯留によって気道構造が変化し，さらに喉頭・咽頭粘膜の浮腫と毛細血管の充血によって気道の狭小化が生じ，また粘膜は刺激で容易に腫脹する。これに粘液分泌量の増加も加わり，気道確保は非妊娠時と比べて困難となる。胃食道括約筋の緊張低下，妊娠子宮増大による胃の圧迫などから，嘔吐しやすく誤嚥の危険性が高まる。

機能的な点としては，妊娠による子宮の増大によって，横隔膜が上昇し機能的残気量が減少し，とくに仰臥位では顕著となる。妊娠は，これらの生理学的変化に加えて，

酸素消費量も増加することから，酸素予備能が低下し低換気・無呼吸によって，非妊娠時と比べて迅速に酸素飽和度が低下する。

2 循環系

妊娠中は，循環血漿量が増加し，心拍出量も増加して心臓に負担がかかる。循環血漿量は，妊娠32〜34週にピークとなり，非妊娠時の約50％増となる。増大した子宮は，下肢や会陰部から心臓に戻る血流を障害したり，尿管を圧迫したりして，下肢や会陰部の浮腫や静脈瘤，あるいは水腎症を起こす。また，血液凝固能が亢進しているうえに，肥大した子宮により下大静脈が圧迫されるため，深部静脈血栓症や肺血栓塞栓症を起こしやすくなる。仰臥位になったとき，増大した子宮が下大静脈を圧迫し，心臓への還流を障害して低血圧を起こす仰臥位低血圧症候群がよく知られている。

3 つわり・妊娠悪阻（おそ）

妊娠初期には，つわりと呼ばれる悪心（おしん）や嘔吐がみられることがある。つわりが重症化し，体重減少，脱水などを呈する場合は妊娠悪阻と呼ぶ。最重症例では，ビタミンB_1不足によるウェルニッケ脳症，脱水による静脈血栓塞栓症を発症することがある。

4 その他の変化

顔面，乳頭，乳輪，外陰，腹壁などに色素沈着が起こる。妊娠後期には，子宮や乳房の著明な増大や，脂肪組織の増加により，下腹部，乳房，大腿に赤紫色の妊娠線が生じることがある。妊娠中は，ホルモン系や，糖や脂肪などの代謝にも変化が現れる。

D　正常分娩

分娩は，第1〜3期までの3つの段階に分けられる（**図5，6**）。大まかに陣痛開始から初産婦では約半日，経産婦ではその半分の時間で児分娩に至る。分娩の進行を評価するためには，子宮口の開大度を評価する必要がある。子宮口は，胎児が娩出される経路である子宮頸部をさし，子宮口の開大度は内診によって評価する。ただし，内診が実施できる医療資格は医師などに限られ，救急救命士は実施できない。

分娩第1期

分娩のための痛みを伴う規則的な子宮収縮を「陣痛」と呼ぶが，これが10分おきに規則正しく起こるようになったときを陣痛開始とみなす。陣痛開始前に産徴と呼ばれ

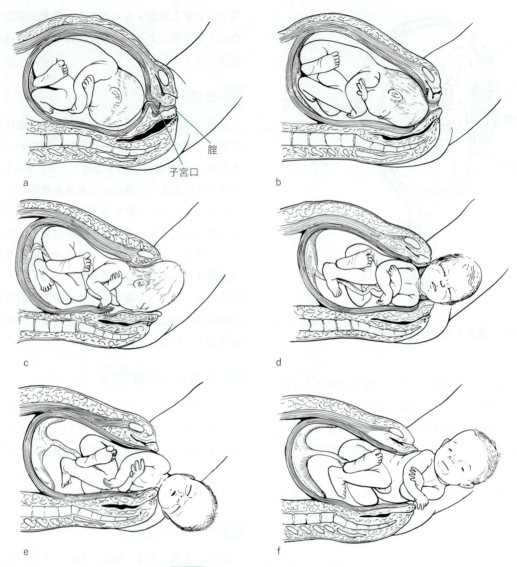

腟

子宮口

a

b

c

d

e

f

図5　**正常分娩（分娩第1～2期）**

正常分娩すべてがまったく同じ経過をとるわけではないが，一般的な経過を図示する

陣痛開始前には，子宮口は閉じている（a）。分娩第1期（b）は，陣痛開始から子宮口全開まで。分娩第2期は子宮口全開から胎児が完全に娩出するまでである。児頭は下向き（母体の背中側を向いて）で出てくる（c）。顔まで完全に出ると児頭は右または左を向くように回転する（d）。児頭を下方に誘導すると上側の肩が娩出する（e）。上側の肩の娩出後，児頭を上方に誘導すると，下側の肩も娩出する（f）。両肩が娩出されると，軀幹は速やかに娩出され分娩第2期が終わる

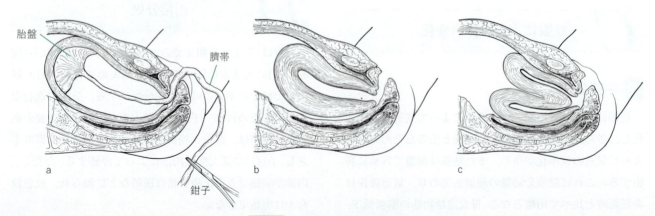

胎盤

臍帯

鉗子

a

b

c

図6　**分娩第3期と子宮内反**

胎児が娩出された後，胎盤が子宮内に残る（a）。胎盤が娩出され，子宮が強く収縮することによって，子宮内面からの出血が抑えられる（b）。胎盤娩出時に子宮内反（c）が起こると，子宮内面から大量出血をきたし，激痛を伴い，ショックを起こすことがある

る少量の性器出血がみられることもある。陣痛開始から子宮口が全開(10cm)するまでを分娩第1期と呼び，所要時間は一般的に初産婦10〜12時間，経産婦4〜5時間である。

陣痛が開始した時点では痛みを伴わないこともあるが，分娩進行に伴い子宮が収縮している時間は長くなり，痛みを伴うようになる。また，陣痛と陣痛の間隔は短くなり，第1期の終わり頃には，1回の陣痛発作が1分近く続き，陣痛と陣痛の間隔は1〜2分程度になる。分娩第1期には，少量の性器出血が続くことが多い。

2 分娩第2期

子宮口が全開してから，児が娩出するまでを分娩第2期と呼ぶ。児頭が腟を押し広げながら下降して児が娩出するが，所要時間は一般的に初産婦2〜3時間，経産婦1〜1時間半程度である。

児頭が下降してくると，陣痛に一致していきみを生じたり，児頭が直腸を圧迫して便意を訴えたりするようになる。通常は，分娩第1期末期から分娩第2期に卵膜が破れ，羊水が流出する(これを「適時破水」と呼ぶ)。

児頭がさらに下降してくると，左右大陰唇の間の腟口から児頭(破水していない場合は膨隆してくる卵膜)がみえるようになる。陣痛のあるときだけ児頭がみえ，陣痛がなくなるとみえなくなる状態を「排臨」という。陣痛がなくなっても児頭が引っ込まなくなった状態を「発露」と呼ぶ。

児頭が骨盤のかたちに合わせて骨盤内で回転しながら下降し，分娩に至る。通常は，母体背側に児の顔は向き，首まで出ると児頭は左右いずれかに回転して横を向いた状態で体が娩出する。児の全身が娩出した時刻を出生時刻とする。

3 分娩第3期

児娩出から胎盤娩出終了までを分娩第3期と呼び，通常は10〜30分である。胎盤娩出により分娩が終了するが，胎盤娩出後に子宮収縮が不良になって大量の弛緩出血を起こすことがあるので，胎盤娩出後も性器出血の量には十分に気をつける。

E 妊娠に関する異常

妊娠に関係した疾患の主な特徴として，以下3つがあげられる。

①母体だけでなく子宮内の胎児も考慮する必要がある
②しかし，子宮内の胎児の状態は，母体を介して知ることは困難である
③状態が安定しているようにみえても，予兆なしに突然急変し，重症化することがある

大半の傷病者は妊娠していることを自覚しているが，妊娠初期に下腹部痛や不正性器出血を訴えて緊急搬送を依頼する傷病者のなかには，妊娠に伴う不正性器出血を月経と誤解している女性もいる。さらに月経が遅れていても妊娠の可能性があるという自覚がない女性もいる。このため，生殖可能年齢の女性(中学生のような若年者や閉経前後の中年女性であっても)の場合は，常に妊娠の可能性も考慮して，最終月経や妊娠の自覚症状である月経停止(無月経)，つわり(妊娠6〜12週頃にみられる，早朝空腹時の悪心・嘔吐，食欲低下)の有無を注意深く聴取する。

母体の状態が比較的安定していても子宮内の胎児が呼吸・循環不全を起こしていて，帝王切開術など緊急の処置をしないと子宮内胎児死亡，あるいは新生児仮死，新生児死亡に至るほど重篤なこともある。

搬送中，異所性妊娠の破裂，常位胎盤早期剥離，子癇など突然急変して重症化することもある。

1 妊娠初期の異常

1) 流　産

妊娠22週未満の妊娠の中断(児娩出)を流産という。大部分は，妊娠12週未満に起こる。症候は，不正性器出血と下腹部痛であるが，程度は軽重さまざまである。

流産が進行する際，性器出血と子宮収縮に伴う(周期的な)激しい下腹部痛を伴うことがある(進行流産)。胎児や胎嚢(胎児を包む袋)が子宮頸部を通過して腟内に出ると症候は和らぐことが多い。この場合でも，子宮内に絨毛や脱落膜組織が残っていると，子宮内容除去術によって子宮内の組織が完全に除かれないと出血は治まりにくいことが多い。同じ下腹部痛，性器出血でも，切迫流産の場合は，胎児が子宮内にとどまっており入院安静などによって妊娠継続が可能なことがある。切迫流産と進行流産の判断は，医療機関で検査を受けないと困難である。

近年，妊娠の4〜5週といった早い時期から超音波検査で胎児の状態がわかるようになり，性器出血などの症候が出現する前に稽留流産(胎児は死亡しているが子宮内にとどまり自覚症状がない状態)と診断されることも多く，病歴として聴取できることがある。

2) 異所性妊娠

受精卵が子宮体部の内腔以外に着床した場合を異所性妊娠と呼ぶ。異所性妊娠自体の症候は下腹部痛，性器出血であることが多く，流産の症候と区別し難い。卵管妊娠では，胎芽が卵管を通って腹膜腔内に排出される卵管

流産と，卵管壁が破れて出血とともに直接腹膜腔内に排出される卵管破裂がある。症候は破裂のほうが強く，激しい下腹部痛を呈し，腹腔内出血により出血性ショックをきたしやすい。

2 妊娠中期以降の異常

1）切迫早産・前期破水

妊娠22週以降，37週未満の時期に，陣痛のような子宮収縮を認めたり頸管や子宮口が開いてきたりして分娩（早産）になる危険性が高くなった場合を，切迫早産という。症候は，周期的な子宮収縮（痛みを伴うことも伴わないこともある）と性器出血であるが，自覚症状がない場合もある。切迫早産は，子宮収縮のモニター，内診（ここでは子宮口の開大や展退といった分娩が進行している所見をみることをさす），経腟超音波検査により診断される。

前期破水とは分娩開始以前に卵膜の破綻をきたし破水した場合をいう。前期破水は，早産の原因の30%を占め，陣痛を誘発するため，破水を認めた場合は分娩が切迫している可能性を考慮する。

切迫早産の場合，母体には重症感がない場合が多い。しかし，早産になった場合は，児の未熟性によって出生直後から児の生命に危険が及び，重篤な後遺症（脳障害，視覚障害，肺障害など）を残してしまう危険性があるため，速やかに産婦人科に搬送する必要がある。とくに妊娠28週未満の早産は重篤な後遺症を生じやすく，新生児集中治療室（NICU）を完備した医療医機関への搬送が必要になることがある。

2）妊娠高血圧症候群

妊娠高血圧症候群の原因はいまだに解明されていないが，妊娠負荷に伴う母体の血圧の上昇やそれに伴う臓器障害が主な症候である。診断の定義は，「妊娠20週以降から分娩後12週までに，高血圧，または高血圧に加えてさまざまな臓器障害（肝機能障害，腎障害，中枢神経障害，心機能障害，子宮胎盤機能不全など）を発症する疾患」とされている。収縮期血圧が140mmHg 以上または拡張期血圧が90mmHg であれば妊娠高血圧症候群であり，それぞれ160mmHg 以上または110mmHg 以上であれば重症妊娠高血圧症候群である。妊婦以外の場合と数値基準が異なることに留意する。

重症例では，DIC（播種性血管内凝固症候群），子癇，出血性脳卒中，（周産期）心筋症など母体の生命にかかわる合併症を発症することがある。加えて，子宮内の胎児の発育が極端に不良であったり，常位胎盤早期剝離を起こすなど，胎児に生命の危険が及ぶことがある。

3）子癇

子癇は，妊娠高血圧症候群の関連疾患で，妊娠20週以降に初めてけいれん発作を起こし，てんかんや二次性けいれんが否定されるものをいい，大脳皮質での可逆的な血管原性浮腫によって引き起こされる。急激な意識消失とてんかん発作にも似た強直性けいれんを起こし，その後，間代性けいれんが続く。収縮期血圧は200mmHg 以上になることもあるが，血圧が正常でも子癇を起こすことがある。発作前に頭痛や目がチカチカすると訴えることもある。発作を起こしている間，胎児が低酸素状態に陥ってしまう危険性がある。

救急搬送時の救急救命処置は，気道確保，誤嚥防止，酸素投与である。発作は時間が経つと自然に治まることが多いが，ちょっとした刺激で再発することも少なくないため，目を覆うことで光刺激を避け，大声で呼びかけたり揺さぶったりするなどの刺激は与えない。

医療機関到着後は，鎮静薬などが投与され，胎児の状況によっては緊急帝王切開術が行われる。

4）HELLP 症候群

溶血（hemolysis），肝機能異常（elevated liver enzymes），血小板減少（low platelet）の頭文字をとって，HELLP 症候群という。自覚症状は，上腹部痛，倦怠感，悪心・嘔吐であり，胆石症や胃腸炎などと間違われやすいが，重症の場合，数時間で急激に悪化し，母子ともに生命に危険が及ぶことがある。子癇を起こすことも少なくない。

妊娠中期以降に発症し，もともと妊娠高血圧症候群がある場合が多いが，ない場合でも発症することがある。高血圧以外の症候として，上腹部痛を訴えることがあり妊婦が上腹部痛を訴えたときは，この疾患を疑う必要がある。

HELLP 症候群の原因はわかっていないが，帝王切開術などにより速やかに分娩を終了すると数日で回復することが多い。

5）前置胎盤

妊娠中期以降，胎盤が内子宮口を覆っている状態である（図7）。妊娠中期以降になって内子宮口が少しずつ開いてくると，突然，性器出血を起こすことがある。出血の量は，はじめは少量のこともあるが，大量出血を起こし，母子ともに生命に危険が及ぶことがある。診断は超音波検査で胎盤の位置を確認することでなされ，経腟分娩では大量出血につながることから，分娩は帝王切開術によって行われる。

6）常位胎盤早期剝離

正常位置にある胎盤は，分娩時，胎児を娩出した後に自然に子宮壁から剝離するが，妊娠中あるいは分娩進行中の児娩出前に剝離してしまうことを常位胎盤早期剝離

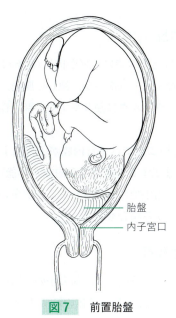

図7　前置胎盤

胎盤が内子宮口を覆っている

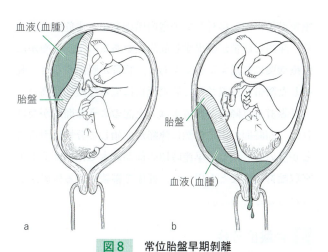

図8　常位胎盤早期剝離

胎児が娩出する前に，胎盤が子宮壁から剝離し，子宮壁と胎盤の間に出血する

という（**図8**）。典型的な症候は，急激に子宮が持続的に収縮して硬くなる（板状硬）ことと，腹痛である。子宮に圧痛があり，触られるのを嫌がる。性器出血を認めることが多いが，胎盤が子宮底部よりに付着している場合や，剝離が胎盤中央部だけの場合（図8a）は性器出血を認めないこともある。胎盤が剝離した部分からの出血が多いとショックになることもある。

　早期剝離は胎児にとって母体側からの酸素供給が途絶えることを意味し，すぐに児を娩出（帝王切開術など）しなければ死に至る危険性が高く，緊急性がきわめて高い。母体が急性のDIC（播種性血管内凝固症候群）を発症して止血困難に陥り，母体死亡を起こすこともある。

　早期剝離の危険因子は早期剝離の既往，妊娠高血圧症候群，前期破水，外傷（交通事故など）であるが，何の異常もない妊婦でも早期剝離を起こすこともあり，原因はいまだ解明されていない。

7）子宮内胎児死亡

　奇形のような胎児側の理由あるいは胎盤早期剝離によって胎児が子宮内で死亡することがあるが，子宮内胎児死亡の多くは原因不明である。胎盤早期剝離の場合は，母体に急性DICを起こす危険性が高いため，緊急に処置を行う必要がある。胎盤早期剝離以外の子宮内胎児死亡では，胎動感の消失以外に自覚症状がなく，緊急搬送を依頼されることは少ない。

　子宮内胎児死亡が超音波検査で確認されれば，分娩誘発による経腟分娩，または帝王切開術によって児が娩出される。

8）外傷

　妊婦は転倒しやすく，転倒した場合に腹部を打撲することがある。また，妊婦の約2.9％が交通事故に遭うと

の試算がある。転倒や交通事故により腹部を打撲した場合，子宮破裂や常位胎盤早期剝離のリスクがある。遅発性に発症することもあるため，たとえ腹部症状がなくとも，産婦人科医の診察を受けることが望ましい。妊娠中も3点式シートベルト装着が推奨されるが，肩ベルトは乳房の間を通し，腰ベルトは両腸骨陵にかかるようにして，妊娠子宮を避けるかたちで装着する。

F　分娩・産褥に関する異常

　分娩中は，胎児が低酸素状態に陥りやすく，胎児を救命し，あるいは脳障害といった後遺症を防止するために，緊急帝王切開術が必要になることがある。

　前述の常位胎盤早期剝離，子癇，HELLP症候群，子宮内胎児死亡は分娩時にも起こることがある。前置胎盤は妊娠中に診断がついていることが多いが，十分な妊婦健診を受けていない妊婦では，陣痛開始後の大量出血によって初めて診断されることもある。

1　早産

　妊娠22週以降37週未満の分娩を「早産」と呼ぶ。切迫早産や前期破水から早産に至ることが多い。とくに妊娠28週未満の早産は，児の未熟性や予備能力の欠如などのために，脳，眼，呼吸器などに後遺症を残したり，生命予後を悪くしたりする危険性が高い。未熟児の集中治療が可能な周産期母子医療センターなどでの分娩が望ましい。

2　前期破水

　陣痛開始前に破水することを「前期破水」と呼ぶ。羊水が腟から流出してくるため，容易に判断されるが，流出する量が少ない場合は腟内を詳しく調べないとわかりにくい。破水すると，陣痛を誘発することに加え，腟から

細菌が子宮内に移行して子宮内感染を起こす危険性があり，腟内に臍帯が脱出する危険性があるので，速やかに医療機関に搬送する必要がある。臍帯が脱出すると，脱出した臍帯が圧迫されて胎児死亡に至る危険性が高い。

妊娠37週以降の前期破水は，上記のような問題がなければ，24時間以内に自然に陣痛が開始して分娩に至ることが多い。しかし，早産時期の前期破水では抗菌薬や子宮収縮抑制薬などを用いて，妊娠を継続させる処置がとられることもある。

3 骨盤位分娩

分娩の多くは児頭から生まれてくるが，殿部や足から生まれてくる場合を骨盤位分娩と呼ぶ（いわゆる「逆子」）。子宮口や腟が十分開き切っていない状態で殿部と体幹が娩出されると，一番大きい頭部が子宮口などをスムーズに通過できず，児の死亡や後遺症を生じることがある。また，殿部や足の隙間から臍帯が腟内に脱出するなどのリスクが高い。そのため，骨盤位の場合は経腟分娩ではなく帝王切開術が行われることが多くなっている。

4 子宮破裂

子宮の裂傷であり主に分娩時に発生するが，子宮筋層を切開した既往のある（帝王切開や筋腫核出術など）場合には，妊娠中に起こすこともある。裂傷の程度，部位によって症候は変わるが，典型的には持続的な下腹部痛ではじまり，大量に腹腔内や後腹膜に出血しショックを呈する。性器出血（外出血）は必ずしも多くない。強い陣痛が急に消失する症候のこともある。大量出血により母体生命に危険が及び，分娩前であれば胎児も危険である。分娩直後であれば，子宮収縮が良好なのにもかかわらず，大量の性器出血が持続することが多い。

診断は，超音波検査，CT検査などによって行われ，開腹手術（縫合手術，または子宮全摘術）が行われる。

5 弛緩出血

通常は，分娩後に子宮が持続的に強く収縮することによって，子宮内面（主に胎盤剥離部分）に開口している血管が圧迫止血される。子宮収縮が不良であると，胎盤娩出後も大量の性器出血が持続する。これを弛緩出血という。分娩後の子宮は，母体腹部に硬く明確に触れるが，弛緩出血では，触診しても子宮がはっきり触れない。

比較的頻度が高い異常であるが，速やかに子宮輪状マッサージなどを行い子宮収縮を促すことで，止血されることも少なくない。子宮収縮薬などにより治療されるが，大量出血に伴ってショックや凝固障害を起こして重症化することもある。

6 子宮内反

分娩後，胎盤娩出時に子宮が内反（図6c）することがある。まれな疾患ではあるが，激しい腹痛，大量の性器出血により，ショックに陥りやすく，緊急性が高い疾患の一つである。

視診，内診（ここでは子宮内腔が子宮口より脱出していないかを確認する：医師のみ内診が可能），超音波検査で診断し，用手的に修復されることが多いが，子宮全摘術を必要とする場合もある。

7 羊水塞栓症

妊娠中，とくに分娩中に，何らかの原因により羊水成分が母体血中に流入し，母体の呼吸不全，ショック，DICなどを引き起こす疾患である。流入した胎児成分による肺毛細血管の機械的閉塞に加え，ケミカルメディエータを介した肺血管攣縮，アナフィラキシー反応などがその病態として考えられている。

典型的な症候は，分娩中から分娩後の急激な呼吸困難と血圧低下であり，急速に意識消失，心停止に至り，発症後1時間以内に死亡することもある。破水後に多く発症し，呼吸困難を訴えた際には急激な状態悪化に注意が必要である。一方で，呼吸困難を伴わないDICと子宮からの大量出血が主症状となる場合もある。

緊急処置と集中治療により救命できる可能性があるものの，DICや多臓器不全により死亡する例も少なくなく，妊産婦死亡の主な原因の一つとなっている。

G 分娩にかかわる疾患以外での妊産婦の死亡原因

わが国の妊産婦死亡（妊娠から分娩後1年未満）は年間40例ほど発生し，その原因として自殺，産科危機的出血，脳出血，肺血栓塞栓症，大動脈解離，急性心筋梗塞，敗血症，けいれん重積，羊水塞栓症，無痛分娩に関連した麻酔合併症（局所麻酔薬中毒，全脊髄くも膜下麻酔）などが報告されている。妊産婦にも，脳出血，大動脈解離などの緊急性の高い救急疾患が生じ得ることを十分に認識する必要がある。

わが国において出生場所の約半数が一次施設であり，急変時は総合病院などへの救急搬送を要することも少なくない。妊産婦死亡症例の初回心停止は，31％が搬送前，5％が救急車内で発生している。このため，妊産婦の転院搬送においては，搬送元・搬送先医療機関の医師などの救急車への同乗を積極的に求め，同乗が得られない場合は，医師などの指示や助言に基づき厳重な管理が必要となる。

H　妊産婦の観察と処置

1　問　診

　妊娠中と確認されれば，妊娠週数，かかりつけ医療機関，母子健康手帳の内容を確認する。妊娠週数不明時は最終月経を確認し，余裕があれば妊娠・分娩回数，既往歴，現病歴などを聴取し，胎動（胎児が子宮内で動く感じ）の有無を確認する。

　腹痛があれば，持続的な痛みか，陣痛のように周期的な痛みかを確かめる。痛みの程度と部位を尋ね，周期的な痛みであれば何分おきかを尋ねる。破水感の有無や性器出血の有無と程度を尋ねる。破水感がある場合は，歩かせない。

　妊娠高血圧症候群が指摘されている場合や母子健康手帳の健診記録で高血圧がある場合は，頭痛や心窩部痛の有無も尋ね，症状がある場合は子癇発作や HELLP 症候群の可能性に注意する。

　緊急帝王切開や止血目的の開腹術など緊急手術の可能性がある場合は，医療機関到着までにアレルギーや喘息の有無，内服薬，既往歴・手術歴，最終食事，現病歴，妊娠経過，胎動感を確認しておく。

2　観察と処置

　通常の傷病者と同様にまずは意識レベルやバイタルサインを確認し，気道・呼吸・循環の異常を把握する。搬送元医療機関や現場では，気道・呼吸管理など生命維持に不可欠な処置のみを迅速に実施する。妊娠に関連する異常は急速に進行し急変も多いため，医療機関まで全身状態の観察を慎重に継続する。また，情報収集を行いながら，実施した処置が適切に維持されているかも確認する。これらを含めて，医療機関に事前に情報伝達を行う。

1）気　道

　妊婦は気道狭小化と粘液分泌増加によって気道確保が困難なため注意を要する。気道粘膜は刺激で容易に腫脹するため吸引や喉頭鏡の操作は慎重に行う。嘔吐しやすく誤嚥リスクに留意する。

2）呼　吸

　頻呼吸やSpO₂値低下の原因には羊水塞栓症，肺血栓塞栓症，周産期心筋症による肺水腫などがある。現場での原因特定は困難であるが，妊娠中は血液凝固能が亢進しているため，深部静脈血栓症に続く肺血栓塞栓症を起こしやすい。そのため，胸痛やSpO₂値の低下が認められる場合は，それを疑う根拠の一つとなる。不安の強い妊婦は陣痛増強で過換気症候群となりやすく，病的状態

による呼吸数の増大と区別が難しいこともあるため，SpO₂値と併せた評価が必要である。

3）循　環

　ショックの原因には，前述の羊水塞栓症，肺血栓塞栓症などのほか，子宮からの出血がある。出血に対し救急救命士による止血は実質的に不可能であり，迅速な搬送を優先する。妊産婦のショックにおいても地域プロトコールに従い，静脈路確保と輸液を考慮してよい。ただし，静脈路確保は車内で行う。妊婦の血圧は，収縮期140mmHg 以上，拡張期90mmHg 以上で妊娠高血圧症，収縮期160mmHg 以上，拡張期110mmHg 以上であれば重症域となるため，ショックのみならず高血圧においても緊急度が高くなる。

4）その他

　体温が高い場合には敗血症の可能性を考慮し，呼吸数，収縮期血圧，意識の変容の変化に留意する。

　陣痛が強く，陣痛発作時にいきみがある場合は，排臨や発露の状態の有無を確認するため，会陰部を確認する。医療機関到着前に分娩となると判断されれば，後述の手順に従って車内分娩に備える。

3　妊婦搬送中の注意

　妊娠後半（概ね20週以降）の妊婦を仰臥位のままにしておくと，大きくなった子宮で下大静脈が圧迫されて静脈還流が低下し，血圧が低下する仰臥位低血圧症候群を起こしやすい。それを防ぐため，左側臥位，または枕や毛布などを使って右側を高くするように傾けた体位とする。

　妊婦が陣痛の痛みを強く訴えていても，医療機関に速やかに搬送すれば車中分娩を回避できる場合が多い。搬送時に強い陣痛を訴える場合は，まず妊婦を安心させ，全身の力を抜くように指導する。陣痛発作時にいきんでしまうようなら，胸のところで両手を軽く組ませ，発作時に口を軽く開けて「ハッ，ハッ，ハッ」と浅く速い呼吸（短促呼吸）をして，腹部に力を入れないように指導する。陣痛発作が治まったら，次の陣痛までは全身の力を抜き自然の呼吸に戻すようにする。陣痛間欠期も短促呼吸を持続していると，過換気症候群を起こすことがある。

　分娩が差し迫っている場合もある。どうしてもいきみが止められない場合，妊婦が排便したいと訴えた場合（分娩が進むと排便したい感覚を訴える），何かが出てきて足の間に挟まっていると訴えた場合などには，会陰部を観察する。経産婦では排臨，初産婦では発露の状態になっている場合は，現場や車内で分娩に至る可能性を考慮して分娩の準備を行う。自宅分娩や車内分娩に至るような事例では，多くの場合，急速に分娩が進行する。新生児が勢いよく娩出される場合もあるため，取り落とさず

キャッチすることに留意する。児の全身が露出した時間が出生時間となるため，必ず時間を確認して記録する。搬送中の分娩であれば出生した場所の記録も行う。臍帯の結紮や切断は優先して行う必要はなく，慌てずに落ち着いてから行えばよい。

胎盤が娩出された場合には，会陰部の血腫や出血の有無を確認し，子宮収縮の状態を確認する。子宮収縮不良な場合には子宮輪状マッサージを行う。子宮輪状マッサージを行うと疼痛を訴えることが多いが，医療機関到着までマッサージを継続する。娩出した胎盤は，破棄せずに保存して搬送先の医療機関に引き渡す。

分娩介助の手技については，「U　産婦人科領域の処置」(p.414)を参照されたい。

I 妊産婦の心肺蘇生

妊産婦の心肺蘇生は，基本的には成人と変わらないが，胸骨圧迫の用手的子宮左方移動など妊産婦特有のものがある。

1 一次救命処置 (図9)

妊婦に特有な点は，バッグ・バルブ・マスク換気が困難な場合があること，胸骨圧迫の際に用手的子宮左方移動を追加すること，回復体位とする場合には左側臥位が優先されることである。胸骨圧迫，人工呼吸，電気ショックの実施については成人蘇生と同様である。

1) 気道確保

妊婦は気道狭小化と粘液分泌増加によってバッグ・バルブ・マスクが困難な場合がある。経鼻エアウエイを挿入する場合，通常よりも細いサイズを使用する。嘔吐しやすいことに留意し，事前に吸引器を用意しておく。

2) 用手的子宮左方移動

仰臥位になると妊娠子宮が下大静脈を圧迫し，静脈還流量が減少する。下大静脈圧迫の軽減のため用手的子宮左方移動を行う。

傷病者の左側から行う場合，左腹側に向かって子宮を持ち上げるように力を加える(図10a)。右側から行う場合は，左腹側に押し上げるようにして子宮を移動させる(図10b)。子宮を誤って母体背側方向に移動させ，下大静脈を圧迫しないように注意する。あくまで用手的子宮左方移動は胸骨圧迫に付随する処置であり，胸骨圧迫の中断や遅延を生じさせないことが重要である。

用手的子宮左方移動は，概ね妊娠20週以降が適応となる。妊娠20週相当では子宮底が臍高となる。妊娠が想定されるものの妊娠週数が不明の場合，触診で子宮底の高さを確認する。

2 二次救命処置 (図11)

妊婦の気道は浮腫状になっており，気管挿管を行う場合は，通常よりも細いサイズの器具を用いる。気道粘膜は刺激で容易に腫脹するため，吸引や喉頭鏡の操作は慎重に行う。投与薬物が子宮により圧迫された下大静脈を通らずに心臓に達する経路が望ましく，静脈路確保は，横隔膜より頭側で確保するのが原則である。薬剤投与については通常の成人蘇生と同様である。

医療機関においては，初期蘇生に反応がなければ，可及的速やかに死戦期帝王切開により胎児を娩出し，妊娠子宮の影響を解除して母体の心拍再開を図ることが重視されている。現場で，心肺蘇生やアドレナリンなどの二次救命処置を実施しているにもかかわらず，蘇生に反応していないことを医療機関に伝達することで，医療機関において，死戦期帝王切開を含めた受け入れ体制を準備することが可能となる。

J 出産時の新生児の蘇生

1 新生児仮死

新生児仮死とは，出生時に子宮内環境から子宮外環境への呼吸・循環動態の移行が円滑に行われない結果生じる病態である。分娩前・分娩中・出生後において，さまざまな要因で胎盤または肺でのガス交換が障害され，それにより全身の臓器・細胞が低酸素・虚血に陥る。重症例では多臓器不全の状態にまで至る。

新生児仮死とその重症度の評価は，一般的にアプガースコアを用いる(表1)。生後1分でのスコアで3点以下を重度仮死，4〜7点を軽度仮死とする。アプガースコアは蘇生行為への反応の評価や予後の予測に用いられる。ただし，蘇生を要するかどうかはアプガースコアで決めるものではないことに留意する。

正期産児では，出生後85％の児は何ら介助なく30秒以内に自発呼吸が出現する。15％の児は何らかの蘇生を要するが，その多くは羊水の拭き取りに伴う刺激や背部や足底への刺激で自発呼吸が出現する。人工呼吸などの蘇生が必要となるのは出生の5％ほどである。胸骨圧迫や薬物投与まで必要とするのは出生の0.1％程度に限られる。

2 新生児救急蘇生法の適応

新生児とは，出生後28日を経過しない乳児をさす。新生児に対して，救急救命士が新生児蘇生法に基づいて蘇生を行うか，それとも28日以降の乳児と同じ蘇生法を用

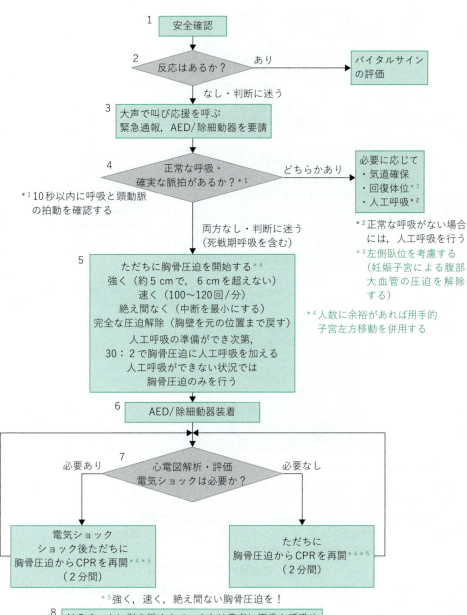

1 安全確認

2 反応はあるか？ ──あり→ バイタルサイン の評価

なし・判断に迷う

3 大声で叫び応援を呼ぶ
緊急通報，AED/除細動器を要請

4 正常な呼吸・
確実な脈拍があるか？*¹ ──どちらかあり→ 必要に応じて
・気道確保
・回復体位*³
・人工呼吸*²

*¹10秒以内に呼吸と頸動脈
の拍動を確認する

*²正常な呼吸がない場合
には，人工呼吸を行う
*³左側臥位を考慮する
（妊娠子宮による腹部
大血管の圧迫を解除
する）

両方なし・判断に迷う
（死戦期呼吸を含む）

5 ただちに胸骨圧迫を開始する*⁴
強く（約5 cmで，6 cmを超えない）
速く（100〜120回/分）
絶え間なく（中断を最小にする）
完全な圧迫解除（胸壁を元の位置まで戻す）

人工呼吸の準備ができ次第，
30：2で胸骨圧迫に人工呼吸を加える
人工呼吸ができない状況では
胸骨圧迫のみを行う

*⁴人数に余裕があれば用手的
子宮左方移動を併用する

6 AED/除細動器装着

7 心電図解析・評価
電気ショックは必要か？

必要あり← →必要なし

電気ショック
ショック後ただちに
胸骨圧迫からCPRを再開*⁴*⁵
（2分間）

ただちに
胸骨圧迫からCPRを再開*⁴*⁵
（2分間）

*⁵強く，速く，絶え間ない胸骨圧迫を！

8 ALSチームに引き継ぐまで，または患者に正常な呼吸や
目的のある仕草が認められるまでCPRを続ける

図9 妊産婦BLSアルゴリズム

ALS：二次救命処置，CPR：心肺蘇生，AED：自動体外式除細動器
（日本蘇生協議会監：JRC 蘇生ガイドライン2020．p.267，医学書院，2021．より転載）

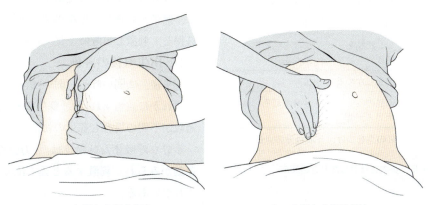

a：左側から行う場合　　　　b：右側から行う場合

図10 用手的子宮左方移動

妊娠子宮による腹部大血管の圧迫を解除するために，用手的に子宮を左方に移動させる
（日本母体救命システム普及協議会監：J-MELS 母体救命 Advanced Course Text．改訂第2
版，へるす出版，2024，p.133．より引用）

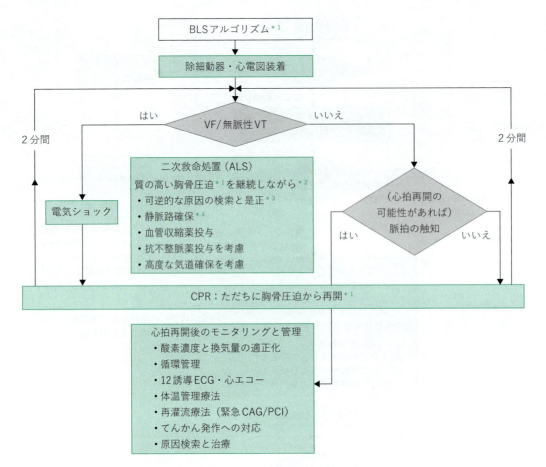

*1 児娩出までは用手的子宮左方移動を併用する
*2 可及的速やかに死戦期帝王切開の準備を開始する
*3 以下の特殊な状況下での治療を行うことは臨床上理にかなっている
　　・局所麻酔薬中毒が疑われる場合は，補助療法として脂肪乳剤投与を考慮
　　・マグネシウムの持続静脈投与時は，マグネシウムを停止してカルシウム製剤投与を考慮
*4 上肢など横隔膜上の輸液路を用いることは理にかなっている

図11　妊産婦ALSアルゴリズム

BLS：一次救命処置，VF：心室細動，VT：心室頻拍，CPR：心肺蘇生，ECG：心電図，CAG：冠動脈造影，PCI：経皮的冠動脈インターベンション
（日本蘇生協議会監：JRC蘇生ガイドライン2020．p.268，医学書院，2021．より転載）

表1　アプガースコア

	0点	1点	2点
心拍数	なし	100/分未満	100/分以上
呼　吸	なし	弱く泣く	強く泣く
筋緊張	だらりとしている	少し四肢を曲げる	四肢を活発に動かす
反　射*	なし	顔をしかめる	泣く
皮膚色	全身蒼白またはチアノーゼ	四肢のみチアノーゼ	全身淡紅色

表の各項目について，0，1，2の点をつけ，5項目分の点数の合計をアプガースコアとする
* 反射は，吸引カテーテルで鼻内を吸引したときの反応

いるかは，メディカルコントロール協議会の方針による。新生児蘇生法ではAEDを用いない。

3　新生児救急蘇生法の実際

　施設外分娩で出生した新生児の処置・管理のポイントは，臍帯を処理し，児を迅速に評価し，保温し，気道を確保し，刺激して呼吸を促すことである。

1）　出生直後の評価

　①早産，②弱い呼吸・弱い啼泣，③筋緊張の低下，のいずれかに該当すれば，「蘇生の初期処置」に進む。在胎週数が不明の場合も蘇生の初期処置に進む。

　十分な呼吸または啼泣は，「力強く泣いている」「呼吸運動がみられ，刺激すると強く泣くことができる」のいずれかである。

　元気な新生児は，上肢・下肢をともに体幹に引きつけ「W-M」の姿勢を取る。この状態からいずれかの肢を体幹から離す方向に軽く引っ張り姿勢を崩しても，瞬時に元の「W-M」の姿勢に戻ろうとする。しかし，筋緊張低

下のある児は上下肢ともにだらりとなり，「W-M」の姿勢を保持できない。

3項目いずれにも該当しない場合は，皮膚の乾燥，保温，気道の確保を行いつつ児の評価を続ける。出生直後にチアノーゼがあってもすぐに酸素投与する必要はない。

2）蘇生処置の手順

出生直後の評価によって蘇生が必要と判断したら，以下の順に対応する。

(1)　蘇生の初期処置

(2)　人工呼吸

(3)　胸骨圧迫

(1) 蘇生の初期処置

①皮膚の羊水の拭き取り，保温

出生後，体温は急速に低下する。体温低下により低酸素血症や循環不全が増悪し，それはさらなる体温低下を招く。悪循環を断ち切る必要がある。環境温を高く保ち，児に付着した羊水などを乾いたタオルで十分拭き取り，別の乾燥したタオルで児を包む。アルミシートで全身を覆ってもよい。

②体位の保持と気道開通

仰臥位で気道確保を図る。新生児は後頭部が大きいため前屈気味になる。肩枕を入れる（肩の下に巻いたハンドタオルを敷く）と気道が確保されやすい。

この体位を保持しても呼吸が弱い場合や十分な換気が得られない場合は，ゴム球式吸引器でまず口腔，次いで鼻腔を吸引する。鼻腔を先にした場合，吸引による刺激で自発呼吸が誘発され，口腔内分泌物を誤嚥する危険性が高まるため順序を間違えない。吸引カテーテルを用いる場合，正期産児では10Frを基本サイズとする。羊水混濁があれば12Frを用いると吸引しやすい。吸引操作は口・鼻とも4秒程度にとどめる。吸引カテーテルを深く押し込まない。後咽頭の刺激は徐脈や無呼吸の原因となる。吸引は気道閉塞が疑われた場合にのみ行う。ルーチンに行う必要はない。吸引に用いる陰圧は100mmHg（13.3kPa）を超えないように設定する。

③皮膚乾燥と刺激

タオルでの拭き取りは，保温だけでなく呼吸誘発刺激にもなる。児の足底を2，3回平手で叩くか指で弾く（足底刺激）。児の背部を優しくこすってもよい。刺激により体位が崩れることがあるので注意する。これらの刺激により，出生後の初期の一次性無呼吸は解除され自発呼吸が出現する。

刺激で解除されない二次性無呼吸に対しては，刺激の強度を上げたり時間をかけたりしても自発呼吸が出現する可能性は低い。時間を浪費することなく人工呼吸を開始する。人工呼吸が必要な場合は，出生から60秒以内に

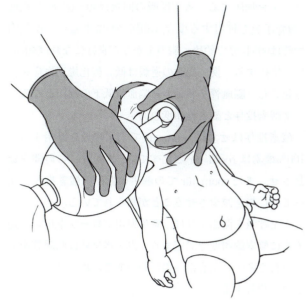

図12　IC クランプ法
母指と示指でマスクと顔を密着させ，中指で下顎を軽く持ち上げる
（日本救急医療財団心肺蘇生法委員会監：改訂6版　救急蘇生法の指針2020，医療従事者用．へるす出版，2022．より引用）

開始することを目指す。

④初期処置の評価

蘇生の初期処置を済ませ，その効果を呼吸と心拍で評価する。

しっかりとした呼吸・啼泣があるかどうかを評価する。成人の死戦期呼吸に相当するあえぎ呼吸は無呼吸と同様に扱う。

心拍は聴診器で左胸部を6秒間聴診して10倍し，1分当たりの心拍数とする。心電図を併用すればより正確に評価できる。新生児でも無脈性電気活動を生じることが報告されており，心拍評価は心電図のみにたよらず聴診も併せて行う。

無呼吸か心拍100/分未満の際に人工呼吸を開始する。無呼吸の場合であっても心拍を確認する。心拍は蘇生の必要性と効果を判定するためにもっとも鋭敏な指標となるからである。

(2) 人工呼吸

人工呼吸が必要な場合は，出生から60秒以内に開始することを目標とする。

①バッグ・バルブ・マスク換気（図12）

新生児の肺は生まれてくるまで肺水という液体で満たされている。陣痛・分娩に伴い，肺水は肺の間質に吸収されていく。分娩後に呼吸が始まると肺水の吸収と空気が置き替わる。ただし，空気の置き換えまでには30cmH₂Oかそれ以上の換気圧が必要となることがある。しかし換気が効果的かどうかは，圧を指標とするよりも胸部の上下動が信頼できる。胸の上がりが確認できる最小圧で

バッグを加圧する。人工呼吸の回数は40〜60回/分程度（胸骨圧迫を併用する場合は30回/分）であるが，換気開始時は60回/分で始め，胸の上がりが良好になれば40回/分で維持する。換気回数の過剰は低二酸化炭素血症を引き起こし，脳血管を収縮させ脳血流低下の原因となる。

②酸素投与と酸素飽和度の測定

酸素投与はせずに room air で人工呼吸を開始する。100%酸素は room air と比べて第一啼泣までの時間を延長させ，また room air での蘇生の開始は酸素投与と比べて死亡率を減少させることが知られている。

人工呼吸を開始すれば，新生児用プローブを用いて速やかに酸素飽和度を測定する。出生後早期は動脈管を介した右心系から左心系への短絡があるため，プローブは右手に装着する。

③人工呼吸後の評価

人工呼吸の評価は，処置を適切に30秒以上実施したのちに評価する。単に処置開始後30秒で評価するものではない。バッグ・バルブ・マスク換気が適切に行われれば，通常は速やかに心拍数が増加し，次いで皮膚色（SpO_2値），自発呼吸，刺激に対する反応と筋緊張が改善する。

　a．心拍≧100/分

　　心拍数が100/分以上で自発呼吸が認められるようになれば人工呼吸は中止する。あえぎ呼吸または呼吸停止があれば人工呼吸を継続する。

　b．60≦心拍<100/分

　　酸素投与下に人工呼吸を継続する。

　c．心拍<60/分

　　高濃度酸素での人工呼吸を行い，胸骨圧迫を加える。

（3）胸骨圧迫

①新生児への胸骨圧迫

胸骨圧迫は，胸骨の下1/3の部位または両側乳頭を結ぶ線のすぐ下方の部位を，児の胸郭前後径の約1/3がへこむくらいの深さまで陥没するように圧迫する。胸郭包み込み両母指圧迫法と二本指圧迫法があるが，胸郭包み込み両母指圧迫法が2本指圧迫法と比較して実施者の疲労などの面から効果的であるとされる。

②人工呼吸との組み合わせ

胸骨圧迫は1秒間に2回のテンポで反復する。人工呼吸と胸骨圧迫の回数比は1：3とし，1セット2秒で行うため，およそ1分間に人工呼吸約30回，胸骨圧迫約90回になる。胸骨圧迫を行う場合の人工呼吸では高流量酸素を使用する。

③評　価

人工呼吸と胸骨圧迫後を適切に30秒以上実施したのちに心拍を評価する。

　a．心拍<60/分

表2　生後の SpO_2 値の目標値

生後時間（分）	目標 SpO_2 値（%）
1	60
3	70
5	80
10	90

プローブを右手で測定した値

高流量酸素を使用した適切な人工呼吸が行われているかを確認したうえで，人工呼吸と胸骨圧迫を継続する。

　b．心拍≧/60分

胸骨圧迫を中断して人工呼吸を継続する。心拍が100/分以上であっても，呼吸の有無を確認することなく人工呼吸を継続する。

3）蘇生が必要ない場合の対応

自発呼吸があり，心拍も100/分以上であれば，努力呼吸とチアノーゼ（酸素化不良）の有無を確認する。

新生児の場合，鼻翼呼吸，呻吟（うめくような呼吸），陥没呼吸，多呼吸の4つの症状のいずれかがあれば努力呼吸があると判断する。チアノーゼは，全身性チアノーゼをもってチアノーゼありと判断し，末梢性チアノーゼはチアノーゼなしとする。パルスオキシメータが表示されていれば，経過時間に応じた SpO_2 値（**表2**）未満の場合を酸素化不良とする。いずれかの症状がある場合は酸素投与を考慮するが，経過時間に応じた SpO_2 値の目標値を下回っていても数値が上昇傾向であれば，慌てて酸素投与する必要はない。酸素を使用した状態で SpO_2 値95%以上が持続する場合は減量を考える。保温と安定的な酸素投与のために，可能であれば保育器に収容する。

4）搬送先の選定

人工呼吸以上の蘇生を行った場合，酸素使用が必要な場合は，地域周産期母子医療センターかそれと同等，もしくはより高次の医療機関を基本的に選定する。胸骨圧迫を要する状況などでは周産期母子医療センターの医師に指示，助言を求める。10分間を超える持続的な人工呼吸が必要な場合は，低体温療法などを要する場合があることから，総合周産期母子医療センターなどの選定が望ましい。

5）搬送時の注意点

（1）搬送用保育器

新生児搬送用保育器を用いると，新生児の体の固定が安定するなどの利点があるため利用が望ましい。利用できない場合は，転落などが起こらないよう十分留意する。

(2) 体温管理

新生児では低体温が予後に大きく影響する。蘇生を実施しながら可及的速やかに体温を測定するのが望ましい。搬送時の体重別器内温度の設定基準を**表3**に示す。体温が36℃未満の場合は，搬送先医療機関などの医師の助言に基づいて器内温度を再設定するとよい。

(3) 酸素投与

可能であれば新生児用プローブを用いて酸素飽和度を測定する。95%以上を保つように保育器内の酸素投与量を調整する。100% が継続する場合は酸素投与量を減らすことを考慮する。

K　医療機関の選定

産婦人科は分娩を取り扱う産科と分娩以外の婦人科疾患を取り扱う婦人科に分けられ，産科と婦人科の両方を取り扱っている医療機関が産婦人科と標榜している。昨今は産婦人科を標榜している医療機関でも分娩を扱わなくなってきているため，事前に最新の情報を把握しておく必要がある。

分娩を取り扱う医療機関は，一般の病医院，地域と総合の周産期母子医療センターがある。一般の病医院である「一次施設」から，病状に応じて地域で決められている「高次施設」へ救急搬送が行われる。

妊娠12週未満の流産時期なら，婦人科または産婦人科があれば，必ずしも分娩を取り扱っている医療機関に搬送しなくてもよい。妊娠22週以降あるいはそれに近い妊娠週数であれば，分娩を取り扱っている医療機関に搬送する必要がある。その際，早産や新生児仮死が予測されるような場合には，NICU（新生児集中治療室）を有する医療機関を選定する。各医療機関で扱うことができる新生児の在胎週数（あるいは出生時児体重）について事前に確認しておくと，いざというときに速やかに搬送先を決定できる。

1　かかりつけ医療機関の役割と搬送先選定

多くの妊婦にはかかりつけ医療機関があり，母子健康手帳に妊婦健診結果が記録されている。かかりつけ医療機関ではかかりつけ妊婦の妊娠経過をもっとも把握できているため，バイタルサインに異常をきたさないような軽微な症状であれば，かかりつけ医療機関に搬送する。妊娠週数が少なく未受診の場合や，里帰りや旅行中などでかかりつけ医療機関が遠方の場合は，地域の高次施設に搬送する場合もある。妊娠後半にもかかわらず未受診である妊婦は合併症リスクが高く，高次施設搬送になることが多い。

表3　保育器内温度の目安	
出生体重	器内温の目安
<1,000g	35〜36℃
1,000〜1,500g	34〜35℃
1,500〜2,500g	33〜34℃
2,500〜3,500g	32〜34℃
>3,500g	31〜33℃

表面体温が36.5〜37.5℃の範囲になるよう調節する

2　周産期母子医療センター

周産期母子医療センターは地域周産期と総合周産期に分かれる。いずれも指定されている医療機関はさまざまであり，産婦人科と新生児科に特化した医療機関から総合病院まで幅広い。例えば，HELLP症候群に伴う脳出血であれば脳神経外科の治療が必要であり，周産期心筋症に伴う心不全であれば循環器科の治療が必要であるため，各周産期センターの対応可能診療科は把握しておく必要がある。また，早産や新生児仮死が予測されるような場合にはNICUを有する医療機関を選定する必要があるが，各医療機関で扱うことができる新生児の在胎週数（または出生時児体重）はさまざまであり，事前に確認しておくといざというときに速やかに搬送先を決定できる。

3　妊産婦の重症救急疾患と救命救急センター

前述したような妊産婦が死亡に至るような病態（羊水塞栓症，重症肺血栓塞栓症，敗血症など）では，母体の集中治療や多領域の専門診療科による集学的治療が必要となる。場合によっては死戦期帝王切開や体外循環装置の装着など，高度な救急救命処置が必要となるため，重症救急病態の可能性があれば，産婦人科を擁する救命救急センターへの搬送が望ましい。重症救急病態の妊産褥婦に対し，どこの救命救急センターに搬送するのかなどのその地域での取り扱い手段を，地域の周産期医療協議会とメディカルコントロール協議会で話し合っておくことが望ましい。

> **▶ 参考：母体搬送と産褥搬送**
>
> 医療機関から他の医療機関に妊婦や褥婦を搬送することを母体搬送，産褥搬送という。通常は，一般産科医療機関から地域の周産期母子医療センターへの搬送である。搬送中の急変，搬送先への引き継ぎのため，原則として，搬送元医療機関の医師，助産師または看護師の同乗を依頼する。産褥搬送では，とくに性器からの大量出血やバイタルサインの変化に注意する。

15 精神障害

A 総 論

1 分 類

　精神障害の分類は，大きく精神障害の原因から分類する方法と，症状によって分類する方法とに分けられるが，ここでは主に原因による分類について述べる。

1) 精神障害の原因からの分類

　精神障害の原因は大きく外因，内因，心因に分けられる。実際には外因，内因，心因のすべて，または複数が関与しているものも多く，最近では原因を区別して扱わない傾向があるが，理解していくうえでは役に立つ。

(1) 外因性精神障害

　身体的原因が明らかな精神障害である。老化，血管障害，外傷，炎症などによる脳の器質的損傷や機能的障害が原因で生じる器質性精神障害，全身性エリテマトーデス(SLE)などの膠原病や甲状腺疾患などの脳以外の全身疾患が原因で生じる症状性精神障害，アルコールなどの精神作用物質が原因で生じる中毒性精神障害に分けられる。

(2) 内因性精神障害

　生物学的な原因が推定されてはいるが，原因がいまだに解明されていない精神障害である。統合失調症，および双極性感情障害(躁うつ病)などに対する総称である。

(3) 心因性精神障害

　心理的，環境的原因から生じると考えられている精神障害である。例えば災害，近親者の死亡，経済的破綻などの急激な状況の変化や，家庭や職場の対人的葛藤などの持続的・慢性的なストレス状況にうまく適応できずに生じる精神障害をいう。心的外傷後ストレス障害(PTSD)，適応障害，解離性(転換性)障害，境界性パーソナリティ障害などがある。

2) 精神障害の症状からの分類

　精神障害を原因ではなく症状によって分類している代表的なものには，国際疾病分類(ICD)などがある。

2 疫 学

　表1に主な精神疾患の有病率を示す。精神疾患の有病率は高く，2016年発行の世界精神保健調査(WMHS)によれば，日本における精神疾患の生涯有病率は22.9%と報告されており，精神疾患は約5人に1人が生涯に一度は罹患する身近な疾患といえる。一般人口を対象にした疫学は上記のようであるが，精神障害の合併がもっとも多いのは身体疾患患者であることが知られている。例えば，身体疾患に罹患している患者のうつ病有病率は15～20%とされている。

3 主要症候

1) せん妄

　せん妄とは軽度の意識障害に幻覚，妄想，興奮などを伴った状態のことである。急性(通常数時間～数日の間)に発症し，意識，注意，知覚の障害が出現し，日内変動を示す症候群である。質問に集中できず，ボーッとしていて周囲の状況がわかっていなかったり，見当識障害や幻覚・妄想などもみられる。夜間に悪化することが多い。種々の身体疾患，向精神薬の投与，入院などの急激な環境変化などがきっかけになり発症する。高齢者では，脱

| 表1 | 主な精神疾患の有病率 |

うつ病	12カ月有病率1〜8％, 生涯有病率3〜16％(わが国では12カ月有病率1〜2％, 生涯有病率3〜7％と欧米に比べると低い)
双極性障害	双極I型1％前後, 双極I型II型合わせて2〜3％(わが国では0.7％くらいとされている)
統合失調症	生涯有病率0.3〜2.0％, 時点有病率0.19〜1.0%
不安障害	生涯有病率9.2％, 12カ月有病率5.5%
アルコール乱用・依存	アルコール乱用:生涯有病率8.4　アルコール依存:生涯有病率1.2%

(平成18年度「こころの健康についての疫学調査に関する研究」分担報告書2 『特定の精神障害の頻度, 危険因子, 受診行動, 社会生活への影響』ならびに厚生労働省ホームページより抜粋)

水や尿閉程度の軽微なストレスでも, せん妄に陥りやすい。認知症との区別が困難であるが, せん妄は意識の混濁と変容であり, 認知症は記憶などの認知機能の障害である。ただし, 認知症患者はせん妄を呈しやすい(認知症はせん妄の危険因子である)。

2) 精神運動興奮(表2)

意欲が亢進し激しい行動過多がみられる状態をいう。いわゆる多弁・多動を伴う不穏な状態で, "わけのわからないことをいって暴れている"状況に該当する。交感神経の緊張状態を伴う。統合失調症でみられる緊張病性興奮や躁状態でみられる躁病性興奮が代表的である。前者は興奮の背景が了解できず, 奇妙で不自然な運動が多い。後者では高揚した感情がもとにあり, 周囲との接触は保たれていることが多い。とくに急性発症の場合には, 器質因子(身体疾患)や薬物・薬剤による関与が少なくない。

また, パーソナリティ障害の衝動性亢進に起因するものや, 精神遅滞・発達障害での不適応などによってもみられることがある。

3) 昏　迷

意識は清明であるが, 外部からの反応にまったく反応せず, 何ら意志の発動がない状態である。動かず, 話さない状態で, 話しかけてもまったく返事がなく, こちらのいうことを聴いていないかのような印象を受けるが, 意識障害はないのですべて理解している。緊張病性昏迷をきたす精神疾患は, 統合失調症が代表的とされてきたが, 気分障害(躁うつ病, うつ病)で生じることがもっとも多い。次に多いのは一般身体疾患によるものである。したがって, 昏迷症例に遭遇した場合に, "精神症状"と頭から決め込むのではなく, せん妄と同様に, 身体疾患の存在を念頭に置く必要がある。

緊張病性昏迷は, 表情は硬く拒絶的で, 受動的にとらされた姿勢を, たとえそれが不自然な姿勢であっても,

| 表2 | 精神運動興奮を呈する代表的な精神疾患 |

統合失調症

幻覚や妄想に左右されて生じるものや緊張型統合失調症による緊張病性興奮などがある

躁　病

高揚した気分や言動が他者に妨げられたりして生じる, 怒りっぽさが高じて生じる躁病性興奮がある

うつ病

著しい不安, 焦燥感からじっとして落ち着いていられず, 運動過多に至ることがある

パーソナリティ障害

問題となることが多いのは, 反社会性パーソナリティ障害と境界性パーソナリティ障害
- 反社会性パーソナリティ障害
  衝動的に反社会的な行動をする
  他人に対する共感的な感情が喪失している
  行動面において他者に対する攻撃性が目立つ
  社会規範が守れない
  些細なことを我慢できず易怒的となる
- 境界性パーソナリティ障害
  人格のさまざまな領域で不安定性と自己の空虚感がある
  強い不快気分, いらいら, 不安が多い
  衝動的な行為をすることが多い

パニック障害などの不安障害

不安・焦燥がみられることがある

せん妄

認知症の行動と心理症状(BPSD)

過度に長く保ちつづけて元に戻そうとしないといったカタレプシーが認められることがある。うつ病性昏迷は重症うつ病でまれにみられ, 表情には悲哀感があり, 拒絶的ではなく, 接し方によっては反応しようとする努力がみられる。解離性昏迷は若い女性に多く, 解離性(転換性)障害などでみられ, 無表情で四肢が弛緩する弛緩性昏迷の形をとることが多い。人のいないところでは長く続かない, 暗示的に励ましながら動作を促すと反応が出やすい, などの特徴がある。

4) 幻覚・妄想

幻覚は対象なき知覚である。"実際には外界からの入力がない感覚を体験してしまう"症状である。幻聴(聴覚の幻覚), 幻視(視覚性の幻覚), 幻嗅(嗅覚の幻覚), 幻触(触覚の幻覚), 幻味(味覚の幻覚)に分けられる。

妄想は非合理的であり訂正不能な思い込みである。妄想をもった本人は, 病識はない場合が多い。妄想内容により, 被害的, 誇大的, 微小的な内容に分けることも可能である。

他人から危害を加えられるといった被害妄想(統合失調症でよくみられる), 自分は高貴な血統であり, 救世主であるといった誇大妄想(躁病でみられることが多い), 金銭的な余裕があるにもかかわらず"明日の食事代

もない"といった貧困妄想(うつ病でみられる)，取るに足らないことをしても，「○○をして，取り返しのつかないことをしてしまった」などと訴えて自分を責める罪業妄想(うつ病でみられる)，身体的には健康であるにもかかわらず「がんになってしまった」といった心気妄想(うつ病でみられる)などがある。

5) 躁状態

思考，感情，意欲がともに亢進した状態で，観念奔逸(考えが次々と方向も定まらずほとばしり出る状態)，爽快(高揚)気分，行為心迫などの症状が特徴的である。次々に考えが現れ，陽気で自信に満ちた態度で，絶え間なく行動している状態から，些細なことに腹を立てて他人と衝突し，時に興奮して暴力行為に至る状態まである。"騒いで，しゃべりまくっている"状況に該当する。統合失調症や躁病エピソードなどでみられる。一般に，躁状態にある傷病者は，受診動機が乏しく，対応に苦慮する家族や周囲の人々によって救急要請されることが多い。

6) 抑うつ

躁状態と対照的で，思考，感情，意欲がともに減退した状態で，思考抑制(制止)，抑うつ気分，精神運動抑制(制止)などの症状が特徴的である。考えがなかなか出てこないため口数が少なく，気分が減入って，行動は渋滞している状態である。うつ病でみられるが，統合失調症，神経症性障害，ストレス関連障害，パーソナリティ障害でもみられることがある。

7) 不安・パニック発作

不安とは，明確な対象をもたない漠然とした恐怖をいう。漠然とした危険が迫り，自分がそれに対処できないと感じることに対応する感情ということもできる。恐怖や逃げたいなどの不快な情動を示す。自律神経症状の変化を伴うことも多く，動悸・口渇・振戦などの症状がみられることも多い。

パニック発作は，動悸・頻脈，発汗，息切れ，窒息感，めまい，悪心などの症状が場所や状況にかかわらず，急激に生じる。"死んでしまうのではないか"といった恐怖感も伴う。こうした急な発作を繰り返すうちに，以前発作の起こった場所や状況に身を置くと，緊張が高まり(予期不安)，発作が起こりやすい状況を作り，結果的に発作を引き起こしてしまう。パニック障害が典型的であるが，その他の精神疾患でもよくみられる。

4 基本的対応

1) 精神症状への対応

(1) 幻覚・妄想状態

幻覚は実際には存在しないものであるし，妄想は誤った思考内容であるが，傷病者にとっては現実である。一般に幻覚・妄想は傷病者にとっては苦痛を伴うものであるので，それらを否定しようとすると傷病者は自分を理解してもらえないと感じて心を閉ざす。幻覚・妄想への対応としては，幻覚・妄想についての有無を確認するようなことは避け，そのような状態である傷病者の苦しみや不安・恐怖に焦点を当てて，共感的な声かけをする必要がある。

統合失調症による幻覚は幻聴が多い。幻視や幻触などがある場合には，器質的疾患(身体疾患)や薬剤による精神障害(せん妄を含む)を考慮する。

(2) 昏迷

昏迷では意識障害はなく，周りの出来事はすべて理解している。したがって，不用意・不適切な発言もすべて理解・記憶しているので，言動には注意する。

精神疾患が起因となっている場合には，問診が決め手となることも多く，初期対応が大切となる。傷病者本人から話を聞くのは困難なことが多いため，家族など関係者からの情報収集が重要である。具体的には，精神科通院歴の有無，過去にも同様のエピソードがあったかどうか，最近の精神状態や，環境の変化，ストレスとなった出来事などである。

(3) 躁状態

躁状態の場合，刺激に敏感で，容易に興奮し，不眠・多弁・多動となっていることが多い。上機嫌で話していることもあるが，些細なことで激昂し，不機嫌となり興奮することも多い。刺激を避けることが大切であり，何をするにも事前に声かけをして，脅かされたと感じないようにすることが重要である。議論や説得をしても無意味であったり，興奮を助長することが多いので，できるだけ聞き手となるようにする。

(4) うつ状態

うつ状態に対しては，できるだけ時間をとってゆっくり話すことが重要とされているが，救急搬送時には困難なことが多い。うつ病の症状の一つに思考抑制(制止)があり，話の内容が頭に入りにくいので，傷病者への指示は具体的に，わかりやすく，繰り返し伝える。不安・焦燥感が強いタイプは不機嫌であったり，頻回の訴えがあるため，救急隊にとって"嫌な傷病者"という陰性感情が生じることがある。傷病者本来の性格によるものではなく，症状の一つであると認識することが重要である。

2) 自殺企図者・自殺高リスク者への対応

自殺企図者とはじめに接触する医療関係者は救急隊であることが多い。自殺企図で搬送される傷病者の精神疾患は多岐にわたっている。幻覚・妄想に左右されて自殺企図に至る統合失調症から，喧嘩から衝動的に企図に至るような事例までさまざまである。自殺企図例の90～

表3	自殺企図者への対応

1. 誠実に対応して"あなたを心配している"ことを告げる
2. 死にたいと思っているかどうか，率直に尋ねる
3. 聞き役に徹して相手の絶望的な気持ちを傾聴する
4. 危ないと思ったら，まず本人の安全を確保して周囲の人の協力を得て，適切な対処をする

表4	傷病者を鎮めるための対応

- 対応する人は，落ち着いているようにみせる。こちらの不安が相手側に伝わると，さらに焦燥・興奮がエスカレートすることが多い
- 話し方は，穏やかで，はっきりとした口調で話す。こちらが不安になると，声のトーンは高くなり，ピッチが早くなるので注意
- 傷病者と物理的に同じ視線で話す
- アイコンタクトを保ちすぎないようにする
- 笑顔をみせない。嘲っているように感じさせたり，こちらの不安を伝えてしまうことになる
- 物理的な間合いをとる。傷病者の手が届く距離はもっとも危険であるため，距離を保つ。具体的には，腕2本分の距離を保つ
- 聴診器などを首からかけている場合には外す
- 必要時以外は身体的接触を避ける。興奮している傷病者の場合，認知が歪んでいることが多く，身体的接触を攻撃されていると勘違いすることがある
- 急激な動作は避ける
- 相手の言葉尻をとらえて，議論することを避ける
- 興奮・焦燥のある傷病者でも敬意をもって話す。傷病者は蔑みなどに敏感になっており，敬意を欠くとさらなる興奮につながる
- 何人かで傷病者を囲んでいる場合には，話しかけるのは1人にする。何人かで話しかけた場合，混乱がひどくなることが多い
- 単文や簡潔な言葉にする。傷病者は情報処理能力が落ちているので，混乱がひどくなる
- もっとも大切なのは，"危ない"，"これ以上はどうしようもできない"と思ったら撤退すること。防ぎ得る危険の回避は，傷病者と医療者双方に有益で，その後の相互の関係性に影響を与える

95％以上は精神科的な問題を抱えており，精神科通院中でない傷病者にとっては救急医療が精神科医療への入口となる。

自殺企図が疑われた場合，本人が会話可能であれば，今回の出来事が自殺であるのかを直接尋ねることが大切である。"今も死にたい気持ちは強いですか？"と直接尋ねてもよい。自殺念慮や計画のある傷病者は，言語化していないことを語ることができる人物をみつけると苦痛が軽減することはあるが，感情を害することはない。自殺念慮がまだ存在しているようであれば，再度の自殺企図の可能性は非常に高く，適切な安全管理が必要である。最初に接触した救急隊としか会話をしない傷病者もあり，その後の非常に重要な情報源となる。また，身元の確認もしておく。

接触した時点での対応でもっとも注意しなければならない点は再度の自殺企図である。自殺企図歴がある例は，その後，再度自殺企図に至る危険性が高いことがわかっている。搬送途中でも再度の自殺企図を行う可能性が高い点に留意しておく。高いところでボーッとしている，縊首用の道具を準備しているなどの自殺に至る具体的手段を考えている際は，緊急性が高く自殺をする可能性が高い。

自殺の手段・身体症状の重症度と自殺への願望とは必ずしも一致しない。現場で自殺企図者に遭遇した際には，重症度が低くても常に再度の自殺企図を考慮する。そのため，初期介入現場で決して1人にしないことが大原則である。自殺企図例への初期対応では注意してしすぎることはない（**表3**）。自傷行為が可能な物は，搬送中手の届くところから取り除いておく。医療器具や針，ガラスのボトル，食器などは，近くから取り除いておく。

▶ 参考：「TALK」の原則

　『PEECガイドブック』（日本臨床救急医学会監）では，自殺企図傷病者への対応として「TALK」の原則を示している。

　T（Tell）：誠実な態度で話しかける
　A（Ask）：自殺についてはっきりと尋ねる
　L（Listen）：相手の訴えに傾聴する
　K（Keep safe）：安全を確保する

3）精神運動興奮・他害行為への対応

救急隊接触時に興奮している傷病者に対応するのは，非常なストレスである。戒めるような高圧的な態度や，喧嘩腰になるとかえって興奮を助長するので行ってはならない。

まず注意を要するのは，非言語的なコミュニケーションである。つまり，態度が重要となる。態度と言語が矛盾したメッセージを発した場合には，相手は態度から受ける印象をより認識することがわかっている。例えば，うんざりして腕組みをしながら（腕組みはうんざりしている，蔑みといった態度としてとらえられることが多い），"あなたを心配している"と伝えた場合，相手は"心配されている"と感じるより，うんざりされている，軽蔑されているといった認識をもつことが多い。したがって，傷病者に接する態度は非常に重要となる。

傷病者を鎮めるための具体的な対応を**表4**に示す。

表5　うつ病の診断に必要な症状

1. 患者の言明（例えば，悲しみまたは空虚感を感じる）か，他者の観察（例えば，涙を流しているようにみえる）によって示される，ほとんど1日中，ほとんど毎日の抑うつ気分
2. ほとんど1日中，ほとんど毎日の，すべての，またはほとんどすべての活動における興味，喜びの著しい減退（患者の言明，または他者の観察によって示される）
3. 食事療法をしていないのに，著しい体重減少，あるいは体重増加（例えば，1カ月で体重の5%以上），またはほとんど毎日の，食欲の減退または増加
4. ほとんど毎日の不眠または睡眠過多
5. ほとんど毎日の精神運動性の焦燥または制止（他者によって観察可能で，ただ単に落ち着きがないとか，のろくなったという主観的感覚でないもの）
6. ほとんど毎日の易疲労性，または気力の減退
7. ほとんど毎日の無価値感，または過剰である不適切な罪責感（妄想的であることもある。単に自分をとがめたり，病気になったことに対する罪の意識ではない）
8. 思考力や集中力の減退，または，決断困難がほとんど毎日認められる（患者の言明による，または他者に観察される）
9. 死についての反復思考（死の恐怖だけでない），特別な計画はないが反復的な自殺念慮，自殺企図，または自殺するためのはっきりとした計画

上記の症状のうち5つ（またはそれ以上）が同じ2週間の間に存在し，病前の機能からの変化を起こしている；これらの症状のうち少なくとも1つは，「1.抑うつ気分」，または「2.興味または喜びの喪失」である

B　主な精神障害

1 統合失調症

　前述したとおり，統合失調症の有病率は高く，病像の特異性，治療の困難さなどから精神医学の臨床においてもっとも重要な位置を占めている疾患の一つである。一般的には，10歳台，20歳台の比較的若い時期に発症する。統合失調症では，認知，行動をはじめとしたさまざまな精神機能に障害が生じる。

　統合失調症の症状は，陽性症状，陰性症状，認知機能障害の大きく3つに分けられる。陽性症状は幻覚（幻聴が多い），妄想，思考の混乱，異常行動など，簡単にいうと"正常人には存在しないもの"の症状である。急性期や再発増悪期によくみられる。陰性症状は，"正常人にはなくてはならないが，欠落したもの"の症状である。感情鈍麻（喜怒哀楽がなくなる，興味・関心がなくなるなど），人とのかかわり合いを避ける，社会的引きこもりなどがある。発症より時間が経過してから長期的にみられる。また，認知機能障害として，注意，思考，判断などが障害される。注意力が散漫になったり，作業能力が低下する。逆に，わずかな刺激や情報に対しても反応してしまうこともある。間違った情報を結びつけたりすることも多い。

　統合失調症の傷病者は急性期，再発増悪期には，幻覚・妄想状態となっていることが多い。昏迷や精神運動興奮に至っていることも少なくない。しかし統合失調症では，意識障害は存在しない。意識障害が存在する場合には，身体疾患に起因する精神症状・障害を考える。

　統合失調症の傷病者への対応にあたっては，精神科救急と法律に関する知識が必要となる。精神科救急とは，身体症状がない，もしくは軽度であるが精神症状が著しく精神科治療の必要性が切迫している場合である。傷病者の幻覚・妄想状態や興奮状態などが著しく危険な状態と判断したら，警察の応援を要請する。

　警察官職務執行法（警職法）第5条は，このように危険が予測される際に警察の応援を要請する，さらに，医療機関への搬送時に警察官の同行を要請するための法的根拠となる。傷病者に自傷・他害の危険が切迫していると判断した場合は，警察官より精神保健福祉法第23条に基づいて通報してもらい，さらに，自治体の指定する精神科施設に警察官によって搬送してもらう。警職法第3条は，警察保護となった傷病者のうち，自傷・他害の危険が切迫しているため措置入院の可能性のある傷病者を医療機関に搬送するための法的根拠となる。

2 気分障害

　気分障害は大きく，うつ病と双極性障害（躁うつ病）の2つに分類される。

　うつ病の診断は，診断基準に沿って行われる。**表5**に診断に必要な症状を示す。抑うつ気分あるいは興味の喪失が2週間以上・毎日持続しているのが必須である。"週末は気持ちが楽で趣味も楽しめるが，日曜の夜や月曜の朝になり仕事のことを考えると憂うつ"といった場合には診断基準は満たさない。うつ病というより，適応障害が考えられる。睡眠障害がよくみられるが，典型的なうつ病の不眠では，早朝覚醒（中途覚醒）が特徴的である。高齢者のうつ病の場合には，抑うつ感よりも焦燥が目立つことが多い。落ち着きなく部屋を歩き回ったりすることも少なくない。うつ病の症状が進むと妄想をもつことが，高齢者に多いとされている。うつ病の三大妄想は，

貧困妄想，罪業妄想，心気妄想である。

　うつ病で問題となるのは，自殺企図である。診断基準にもあるように，自殺念慮は診断基準の一つに数えられており，うつ病の症状の一つとして生じる。

　うつ病による自殺企図であっても，「TALKの原則」に従って接していく必要がある自殺企図症例は，自傷・他害のおそれのため措置入院の適応にはなるが，自殺企図による身体疾患が存在していることが多いため，措置診察などの精神科救急の適応となることは少ない。

　うつ病が"うつ"の症状のみが現れる（単極）のに対して，双極性障害（躁うつ病）は"躁"と"うつ"の症状を繰り返す。

　躁状態の症状としては，精神症状として，気分爽快，高揚感，多幸感，自信過大，過度に楽観的，自尊心肥大，誇大妄想などがあり，行動面では多弁，多動，無遠慮，多買などがあげられる。不眠も認められるが，苦痛はない。万能感に包まれ，自信に満ち溢れているうえに楽観的になっているため，結果的にトラブルに巻き込まれることも少なくない。

③ 器質性精神障害と症状性精神障害

　脳そのものの器質的病変，または脳以外の身体疾患のために，脳が二次的に障害を受けて何らかの精神障害を起こすことがある。これを器質性精神障害という。身体疾患に伴う精神障害を症状性精神障害として分けることもある。器質性精神障害という病名は，精神症状の病因を考慮した診断名である。前述した統合失調症や双極性障害も"脳"に病因があるため，器質性精神障害には違いがないが，頭部外傷や脳梗塞など脳機能に直接影響を与えるのが明らかな身体疾患がある際にこの診断がなされる。

　器質性精神障害にはさまざまな原因がある。外傷，腫瘍，感染症，炎症性疾患，脳卒中，変性疾患（アルツハイマー型認知症を含む）などがあげられる。昨今の人口老齢化に伴い，認知症が増加しているため，認知症による器質性精神障害も増加している（p.658「①認知症」参照）。

　脳以外の身体疾患による症状性精神障害の代表的な身体疾患としては内分泌・代謝系疾患があげられる。甲状腺機能低下症による認知機能障害やうつ状態はよく知られている。膠原病による精神症状も多く，全身性エリテマトーデス（SLE）によるさまざまな精神症状も知られている。薬剤性の精神障害も症状性精神障害の一つであるが，とくに多くみられる薬剤として，ステロイドがある。そのほかの薬剤でも精神症状が引き起こされることが多く，常に服用中の薬剤による精神障害を考えておく必要がある。

　器質性精神障害の場合，あらゆる精神症状が引き起こされる。幻覚・妄想状態，躁状態のこともあれば，重度のうつ状態のこともある。症状だけから，器質性精神障害と診断されるほど特徴的なものはない。ただし，前述した統合失調症や双極性障害などの"機能性（通常の）"精神障害の場合には，意識障害はない。意識障害（せん妄など）が認められた場合には，器質性精神障害を疑う。

④ 中毒性精神障害

1）アルコール関連障害

　節度ある適度な飲酒は，1日平均純アルコールで20g程度とされている。20gとはだいたいビール中瓶1本，日本酒1合，酎ハイ（7％）350mL缶1本，ウイスキーダブル1杯（約60mL）とされている。1日60gを超える場合には，多量飲酒と定義される。

　通常，問題飲酒はアルコール乱用とアルコール依存に分けられる。アルコール乱用は，家庭や社会生活上で障害や苦痛を引き起こす飲酒の仕方であり，依存症には至っていないものである。アルコール依存症は，"飲酒を最優先する"状態である。家族，仕事，趣味よりもアルコールを優先する。依存症では，飲酒のコントロールができない，離脱症状がみられる，耐性ができる，健康問題などの原因が飲酒とわかっていながら断酒できないなどが症状である。

　胃・十二指腸潰瘍，高血圧，肝障害，ミオパチー，栄養障害，膵炎，認知症，けいれん，慢性的な不安，法律・婚姻上のトラブル，頻回の転倒やけが，あいまいな消化系の訴え，不眠，自殺企図などの傷病者でアルコール乱用・依存が疑われることが多い。傷病者が自らアルコール歴を語ることはまれで，身体疾患が唯一のアルコール依存・乱用を疑わせるきっかけとなることも多い。

　アルコールの中止（耐性の形成された傷病者では減量）で離脱症状が出現することがある。アルコールの中止後12〜18時間で出現し，ピークは24〜48時間である。症状は振戦，悪心・嘔吐，頻脈，高血圧，発汗などである。離脱時期にけいれんも頻繁に認められる。けいれんはアルコール中止後7〜38時間で出現することが多く，ピークは24〜48時間である。

　アルコール離脱せん妄は，アルコール中止後2〜3日で出現することが多い（ピークは4〜5日）。離脱症状をもつ例の7％が離脱せん妄に進展するとされている。著明な振戦を伴うことが特徴とされており，小動物（虫など）の多彩な幻視が現れることが多い。錯視などもあり，天井のシミなどが人の顔にみえたりする。眼瞼上から眼球を圧迫し，暗示を与えると幻視が出現することもある。焦燥の激しいせん妄をきたすことが多い。

2）　アルコール依存・乱用と関連が強い身体疾患

肝障害，膵炎などのほかに，中枢神経系の障害にも注意する。

長期にわたるアルコール摂取による栄養障害などから，ビタミンB_1（チアミン）欠乏によりウェルニッケ脳症が発症する。失調性歩行，眼球運動障害（外転筋麻痺が多い），意識障害が特徴である。早期にビタミンB_1を血管内投与することで回復の可能性がある。ウェルニッケ脳症の80%はコルサコフ症候群に進展するとされている。症状は記銘力障害，健忘，作話である。コルサコフ症候群では日常生活が不能となり，リハビリ施設などへの長期入所が必要となることが多い。

アルコール依存症の患者は，記憶のない酩酊時の転倒で頭部を打撲し慢性硬膜下血腫を生じていることもある。

3）　覚醒剤乱用・依存

法令で規制されている薬剤を使用した場合には，1回でも乱用となる。耐性獲得と使用コントロール喪失が認められた場合には依存となる。

覚醒剤乱用・依存者が身体疾患に罹患する可能性は高い。シリンジ，注射針の回し打ちに頻度は高く，とくに感染症（HCV，HIV）の危険性が高い。覚醒剤の急性中毒は頻脈や高血圧などを合併して救急医療の対象になることが多い。また，覚醒剤により精神病症状が認められ，統合失調症との区別が困難なことも多い。覚醒剤を中止しても精神病状態が持続あるいはフラッシュバックすることが多い。極度のうつ状態も使用後に頻繁に認められる。覚醒剤依存者には底つき体験（薬物使用の結果として，自分の本来あるべき姿と現在の姿を自分で比較し，どん底を味わい，"このままの自分ではダメだ"と痛感すること）がみられる。

4）　危険ドラッグ

危険ドラッグは，責任成分の同定が困難である。致死性不整脈，横紋筋融解，けいれん重積などの身体管理が必要な場合も少なくない。典型例では意識障害や精神病症状は数時間〜3日間続くといわれている。

覚醒剤乱用・依存者と比べて，危険ドラッグ使用者は，高学歴で犯罪歴を認めないことが多い，有職者であり，家族と同居していることが多い，乱用・依存期間が短期である，などの傾向がある。さらには覚醒剤乱用・依存者と比べて，医療者の指示に比較的素直に従う傾向があるが，一方で覚醒剤依存者にみられる底つき体験が欠如し，専門病院入院やリハビリ施設入所を拒むことも少なくない。

5　その他の精神障害

1）　パニック障害

パニック障害の日本での生涯有病率は男性0.43%，女性0.70%である。パニック障害の症状は，"急性の身体症状"が主となることが多いため，救急車を呼び救急搬送されることがある。

パニック障害の症状は身体疾患の症状に類似し，心疾患とよく似た症状を呈する症例も多い。急激に生じる激しい動悸や発汗，頻脈，ふるえ，息苦しさ，胸部の不快感，めまいといった身体の異常とともに，「このままでは死んでしまう」というような強い不安感に襲われる。この発作は"パニック発作"といわれ，10分くらいから長くても1時間以内にはおさまる。パニック発作で，救急車を呼んで医療機関に搬送されると，医師の診察を受ける頃には発作は消え，血液検査や心電図検査をしても異常はみられないことが多い。

パニック発作を繰り返すうちに，「また発作を起こしたらどうしよう」という，パニック発作に対する強い恐怖感や不安感が生まれるようになる（予期不安）。逃げ場のないような場所でのパニック発作や，大勢の人に見られることの羞恥などから不安や恐怖を生み，大勢の人が集まる場所や，過去に発作を起こした場所を避ける行動をとるようになる（広場恐怖）。パニック発作，予期不安，広場恐怖は悪循環となってさらに症状を悪化させる。うつ病の併発も多い。

過換気症候群はあらゆる精神疾患で起こり得るが，過換気症候群患者の25%程度しかパニック障害の診断基準を満たさない。精神疾患に伴う過換気症候群の場合，推奨される治療としては経過観察でよい。一般的に発作は20〜30分で軽快するため，病院に着く頃や検査の頃には症状は軽快することが多い。胸式呼吸になっていることが多いため，腹式呼吸の指導を行うのもよい。症状が落ち着いたところで，不安や困っていることについて聴取する。ペーパーバッグ再呼吸法は過換気発作の鎮静法として有名であるが，重篤な低酸素を引き起こす危険性があり，現在では推奨されていない。

2）　心的外傷後ストレス障害（PTSD）

心的外傷後ストレス障害（PTSD）とは，災害，事故，犯罪，児童虐待など生死にかかわる衝撃的な出来事を直接に体験した，もしくはその出来事を目撃したトラウマ（心的外傷）によって生じる精神疾患である。主要症状として，原因となった心的外傷的な体験が意図しないのに繰り返し思い出されたり，夢に登場する（再体験），体験を思い出すような状況や場面を意識的あるいは無意識的に避けつづけるという症状，および感情や感覚などの反

応性の麻痺（回避・反応麻痺），交感神経系の亢進状態が続くことによる不眠やいらいらなど（過覚醒）がある。

PTSD の診断には，上記の主要症状がその出来事の後に出現し，1 カ月以上続いていることが必要である。症状継続が 1 カ月未満に改善した場合には急性ストレス障害（ASD）と診断される。

わが国における年間有病率は0.4%，米国では3.5%とされている。性的暴行を受けた人，戦災・自然災害の被害者などで有病率は高くなる。PTSD の生涯有病率は女性が男性よりも高く，幼少期の負の体験や他の精神疾患に罹患している人では有病率は高くなる。予後はさまざまで，認知行動療法や薬物療法などによって軽快することもあれば，難治性で症状が長期にわたって持続する，または，うつ病を合併することもある。

3) 解離性（転換性）障害

以前はヒステリーと呼ばれていたが，現在ではこの用語は使われない。ストレス負荷の多い出来事や対人関係上の問題など社会的・環境的・心理的な問題が心因となって，それらに対する不安や葛藤からの現実逃避として，けいれん様発作，運動障害，知覚障害などの身体症状（転換型），最近の重要な出来事が思い出せないという健忘，突然に家庭や職場を離れて放浪する遁走（とんそう），意識は保たれているが刺激にまったく反応できない昏迷状態などの精神症状（解離型）など多彩な症状を呈する。

解離性昏迷，解離性けいれん，過換気症候群により救急医療の対応となることがある。解離性昏迷や解離性けいれんは，心理的誘因があり，通常は目撃者のないところでは生じない。外傷を負うことが少ない，失禁がみられない，人のいないところでは長く続かない，暗示的に動作を促すと反応が出やすいなどの特徴がある。解離性昏迷では無表情で四肢の弛緩がみられる。身体疾患では説明することができない発作であることが多い，発作の持続時間が長く数十分〜数時間に及ぶことがあるなどの特徴がある。

4) 摂食障害

単なる食欲や食行動の異常ではなく，体重ならびに体型に対する過度のこだわりがある食行動の重篤な障害である。摂食障害は大きく分けて，神経性無食欲症と神経性大食症に分類される。

(1) 神経性無食欲症

神経性無食欲症には不食を徹底する制限型，あるいはむちゃ食いを伴ってもそれに対する排出行為で代償しながら低体重を維持しているむちゃ食い/排出型がある。体重が減少しているにもかかわらず，太ること，肥満になることへの強い恐怖が存在している。身体の一部分の変化に異常な執着をもつことが多い。食事摂取時の儀式

的行動，体重への異常なこだわりもよく認められる。体重が著しく減少しているにもかかわらず，肥満恐怖のために食事を制限し，あるいは自己誘発性嘔吐や下剤・利尿薬の乱用を伴う場合がある。隠れ食い，盗み食い，万引きなども認められる。

体重の著明な低下や低栄養状態などに合併する低血糖昏睡，感染症，腎不全，不整脈，心不全，電解質異常などの重篤な身体合併症を起こすことも珍しくない。

(2) 神経性大食症

むちゃ食いの反復と，それを解消し体重増加防止のための絶食や食事制限，あるいは自己誘発性嘔吐や下剤の乱用がみられる。むちゃ食いは，短時間に大量に食事を摂取し，コントロール感が失われていることが特徴である。神経性大食症にはむちゃ食いを繰り返しながらも体重増加を防ぐための種々の不適切な代償行為を伴い，痩せに至らない。

5) パーソナリティ障害

パーソナリティ障害として，問題になるのは反社会性パーソナリティ障害と境界性パーソナリティ障害である。

(1) 反社会性パーソナリティ障害

反社会性パーソナリティ障害は，法律や規範，他人の権利・感情を軽視して，不誠実，欺瞞（ぎまん）に満ちた行動，暴力などを伴う。一種のトラブルメーカーにあたり，アルコール依存症，薬物依存症，性的倒錯を伴いやすく，犯罪を起こしやすい。15歳以前より持続的な反社会的，攻撃的，反抗的な行動パターンがあり，年齢相当の社会規範や規則を大きく逸脱している。人や動物に対する攻撃性，所有物の破壊，嘘，重大な規則違反などの行為障害が存在する。

(2) 境界性パーソナリティ障害

青年期または成人初期から多く生じる，不安定な自己-他者のイメージ，感情・思考の制御不全，衝動的な自己破壊行為などを特徴とする障害である。感情，対人関係，行動などの人格のさまざまな側面で極度に不安定である。感情面では絶えずいらいらし，衝動性が強く，空虚感を抱えている。対人関係では，相手を理想化する一方で，受け入れられないと非難，攻撃に転じる。行動面では自傷行為や自殺企図，浪費，性的逸脱行為，薬物乱用，過食などを認める。自傷行為や自殺企図により救急医療の対応となることが多いが，時に反復するリピーターとして救急医療スタッフを悩ませる。

6) 精神遅滞

知的発達の障害である。全般的な知的機能が平均より有意に低く，社会行動における障害を伴い，その状態が発育期中にはじまっているものと定義される。知的機能は知能検査によって測られ，知能指数（IQ）70未満を有

表6　悪性症候群の診断基準
1．発症の7日以内に抗精神病薬投与を受けていること 2．38℃以上の発熱 3．筋強剛 4．以下のうち5項目を満たす 　•意識障害 　•頻脈 　•高血圧あるいは低血圧 　•頻呼吸あるいは低酸素血症 　•振戦 　•発汗あるいは流涎 　•尿失禁 　•CK上昇あるいはミオグロビン尿 　•白血球増多 　•代謝性アシドーシス 5．他の薬剤の影響，他の全身性疾患や神経精神疾患を除外できる

（Caroff SN, et al：Neuroleptic malignant syndrome. Adverse Drug React Bull 209：799-802, 2001. より引用・改変）

意な低下と判断する。精神遅滞の原因は，特発的要因，病理的要因，心理社会的要因の3つに分類される。特発的要因が75％を占めている。病理的要因は，出産前後の感染，中毒，外傷や発生異常，先天代謝異常，染色体異常などである。中等度以上の精神遅滞を示すことが多い。心理社会的要因は学習を刺激する家庭的，社会的環境を欠いていたために精神遅滞を生じたものである。養育・社会的接触，言語，その他の刺激の剥奪などによる。

さまざまな問題行動を起こすことがあるが，多くの場合，周囲の環境に適応できないための行動であることが多い。本人への治療よりも，周囲の環境を調整するほうが効果的であることが多い。

7）広汎性発達障害

広汎性発達障害は脳機能の発達が関係する生まれつきの障害である。コミュニケーションや対人関係が苦手である。自閉症，アスペルガー症候群などがある。自閉症は，言葉の発達の遅れ，コミュニケーションの障害，対人関係・社会性の障害，パターン化した行動・こだわりなどの特徴をもち，幼少期までに症状がみられる。半数以上は知的障害（精神遅滞）を伴う。アスペルガー症候群も同様にコミュニケーションの障害，対人関係・社会性の障害，パターン化した行動・興味・関心の偏りが特徴とされるが，自閉症のように言語発達の遅れがなかったり知的障害のある例は少ない。そのために，障害がわかりづらいが，成長とともに不器用さが目立つ。一見自閉症にみられないため，支援が遅れ，成人になってからの診断例も目立つ。

最近の分類（米国精神医学会による診断・統計マニュアル：DSM-5）では，アスペルガー症候群と自閉症の区別をなくし自閉症スペクトラム障害に一本化されている。

C　向精神薬の主な副作用

1 悪性症候群

筋強剛，高熱，意識の変動ならびに自律神経障害を示す。診断基準を**表6**に示す。

抗精神病薬服用患者の約3％が悪性症候群を発症するとされてきたが，最近は新世代の抗精神病薬の使用量増加などにより，約0.01～0.02％と発症率は低下している。

確かな病態生理学は解明されていないが，抗精神病薬のドパミン遮断が中心的な役割を果たしている。したがって，抗精神病薬以外でもドパミン遮断作用のあるメトクロプラミド（プリンペラン®）やプロクロルペラジン（ノバミン®），抗パーキンソン薬の中断などでも生じることがある。抗うつ薬ではアモキサピン（アモキサン®）はドパミン遮断作用があるので注意が必要である。

精神疾患がある症例で高熱や手足が硬直している症例では悪性症候群を疑うが，精神科単科では診療が困難な場合が多く全身管理が必要となる。尿の色調も聴取して，もし尿が赤ければ横紋筋融解も考えて腎不全に対応できる（緊急血液透析が可能な）医療施設への搬送を考慮する。悪性症候群の治療としては，まず被疑薬を速やかに中止することと，全身冷却，呼吸・循環管理（十分な補液）により全身管理を行う。エビデンスは十分ではないものの，末梢性筋弛緩薬のダントロレンやドパミン作動薬のブロモクリプチンが，治療薬として一般的に用いられる。

表7 セロトニン症候群と関連する主な薬剤

SSRI	セルトラリン(ジェイゾロフト®)，フルボキサミン(ルボックス®，デプロメール®)，パロキセチン(パキシル®)，エスシタロプラム(レクサプロ®)
SNRI	ミルナシプラン(トレドミン®)，デュロキセチン(サインバルタ®)
その他抗うつ薬	トラゾドン(レスリン®)，クロミプラミン(アナフラニール®)，イミプラミン(トフラニール®)，ミルタザピン(レメロン®，リフレックス®)
モノアミン酸化酵素阻害薬	セレギリン(エフピー®)
抗てんかん薬	バルプロ酸ナトリウム(デパケン®，バレリン®)
鎮痛薬	フェンタニル(デュロテップ®)，トラマドール(トラマール®)，ペンタゾシン(ソセゴン®)
制吐薬	オンダンセトロン(サンド®)，グラニセトロン(カイトリル®)，メトクロプラミド(プリンペラン®)
片頭痛治療薬	スマトリプタン(イミグラン®)
抗菌薬	リネゾリド(ザイボックス®)
鎮咳薬	デキストロメトルファン(メジコン®)
その他	炭酸リチウム(リーマス®)，西洋オトギリ草(セントジョーンズワート)，朝鮮人参
違法薬剤	メチレンジオキシメタンフェタミン(MDMA：通称エクスタシー)，5-メトキシジイソプロピルトリプタミン(通称ゴメオ)，リゼルギン酸ジエチルアミド(LSD)

2 セロトニン症候群

意識障害(精神症状)，自律神経系の亢進，筋神経系異常が特徴である。軽症例は振戦，下痢症状などであるが，重症例ではせん妄，筋強剛，高熱などを呈する。選択的セロトニン再取り込み阻害薬(SSRI)や，セロトニン・ノルアドレナリン再取り込み阻害薬(SNRI)の過量服用症例でセロトニン症候群がみられることも少なくない。昨今のセロトニン系薬剤の流通増加により，セロトニン症候群は増加している。

表7にセロトニン症候群と関連する主な薬剤を示す。セロトニン症候群の治療の基本は，被疑薬の速やかな中止，補液やクーリングなどの保存的加療であり，一般的に予後は良好とされている。

疾病救急医学

第 6 章

外傷救急医学

01 疫学と外傷システム

▶ 到達目標

1. 外傷の定義を述べることができる。
2. 入院患者数および救急搬送件数における外傷の位置づけについて説明できる。
3. 外傷をきたす状況としてどのようなものがあるか説明できる。
4. 死亡統計における外傷死亡の位置づけ，受傷者の年齢分布について説明できる。
5. 外傷による死亡時期を3つに分け，それぞれについて説明できる。
6. 防ぎ得た外傷死について説明できる。
7. ロード＆ゴー，トラウマバイパスについて説明できる。

身体に物理的・化学的な外的因子が作用して生じる器質的・機能的障害を外因性傷病という。このうち，機械的外力による傷病を外傷という。身体に障害をもたらす外的因子には機械的な外力以外に，温度異常，電気，化学物質，放射線などがある。高熱による障害は「熱傷」や「熱中症」，低温による障害は「偶発性低体温症」や「凍傷」，電気や雷による障害はそれぞれ「電撃傷」「雷撃傷」などと呼んで，外傷と区別することが多い。

A 外傷の患者数

外傷傷病者の発生数を正確にとらえることは困難であるが，診療を要した患者数として患者調査における「推計外来患者数」の初診外来数から推計すると，年間約1,900万人の外傷患者が発生していることになる。このうち，入院治療を受ける患者数は年間約140万人で，すべての原因を含む総入院患者数の約8％を占める。

一方，救急車による搬送人員（表1）でみると，疾病以外の搬送は全搬送人員の約24％を占め（令和5年版 救急・救助の現況，事故種別搬送人員），これがほぼ外傷に相当すると思われる。外傷の原因となった事故種別では，一般負傷，交通事故の順に多く，両者で外傷全体の約89％を占める。次いで，労働災害と自損行為が多く，それぞれ約4％と約3％である。

図1に消防防災ヘリコプターによる事故種別の救急出動件数を示す。救急車による搬送に比べて，一般負傷や交通事故，労働災害など，外傷によるものが多い。

表1 事故種別搬送人員

事故種別	令和4年中	
	搬送人員（人）	構成比（%）
急 病	4,186,450	67.3
交通事故	347,372	5.6
一般負傷	985,958	15.9
加 害	18,938	0.3
自損行為	40,256	0.6
労働災害	56,814	0.9
運動競技	34,890	0.6
火 災	4,937	0.1
水 難	1,879	0.0
自然災害	449	0.0
その他	539,340	8.7
合 計	6,217,283	100

（消防庁：令和5年版 救急・救助の現況．より引用）

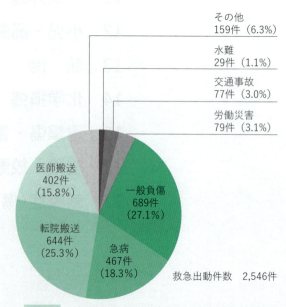

図1 消防防災ヘリコプターによる救急出動件数

（消防庁：令和5年版 救急・救助の現況．より作成）

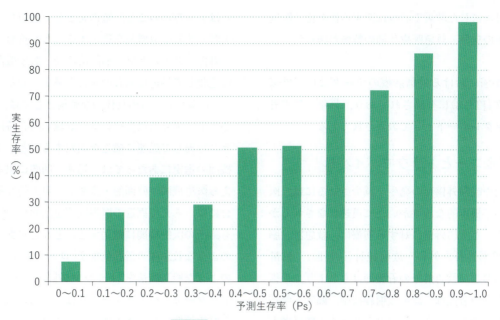

図2　予測生存率と実生存率

（日本外傷データバンクレポート2022．より作成）

B　外傷による死亡

1　外傷死の疫学

厚生労働省の人口動態統計（2023年）によれば，「不慮の事故」の死因分類のうち外傷によるもの（交通事故3,573人，転倒・転落・墜落11,784人）に，外傷による自殺・他殺を加えた外傷死亡者数は36,623人である。

交通事故による死亡者数は年々減少傾向にあったが，2023年には2,678人と前年から68人増加し，8年ぶりに増加に転じた。自動車乗車中および歩行中の事故による死亡が多く，それぞれ全体の1/3を占める。人口当たりの死亡者数を年齢層別にみると，20歳台がもっとも多く，次いで30歳台，40歳台である。交通事故による24時間以内の死亡者に65歳以上の高齢者が占める割合は，2003年には約40%であったがその後増加し，2023年には54.7%を占めるようになった。

2　外傷による死亡の時期

外傷による死亡は，受傷から死亡に至るまでの時間により，超早期外傷死，早期外傷死，晩期外傷死の3型に分類できる。実際の死亡時期が明らかな三峰性の分布を示すわけではないが，死亡原因と死亡に至る時間との関係を概念的に把握するには有用な分類である。

超早期外傷死は受傷とほぼ同時に発生する死亡で，脳脱を伴うような重症頭部外傷，心破裂・大動脈断裂，体幹離断などが原因となる。超早期外傷死を防ぐには，事故の発生そのものを防止する（一次予防），あるいは車両

などの安全装置を充実させる（二次予防）以外に有効な手段はない。

早期外傷死は受傷後数時間以内に発生する死亡で，徐々に進行する腹腔内出血・後腹膜出血や胸部外傷，頭部外傷などが原因となる。とくに腹腔内出血・後腹膜出血では，出血の原因となった臓器損傷が見逃される，あるいはそれに対する手術の時機を逸するなどのため，後述する「防ぎ得た外傷死」を招くことがある。

晩期外傷死は受傷後数週間で発生する死亡で，ショックの遷延や感染に伴う敗血症などによる多臓器不全が原因となることが多い。

3　予測生存率と「防ぎ得た外傷死」

外傷傷病者に適切な治療が行われたと仮定した場合の生存率を予測する手法の一つとして，TRISS法がある。TRISS法では生理学的重症度（病院到着時のバイタルサイン）や解剖学的重症度（組織や臓器が受けた損傷の程度），年齢などから予測生存率を計算する。図2に，予測生存率と実際の生存率との関係を示す。TRISS法は実際の生存率をほぼ正しく予測できていることがわかる。

予測生存率が0.5（50%）以上であるにもかかわらず実際には死亡したものを予測外死亡と呼ぶ。予測外死亡から，GCS合計点5以下の重症頭部外傷傷病者および80歳以上の高齢者を除いたものを修正予測外死亡と呼び，その診療経過などを検証した結果，適切な対応が行われていれば死亡が避けられた可能性があると判定されたものを「防ぎ得た外傷死（PTD）」と呼ぶ。2000年に全国の救命救急センターを対象にした実態調査では検証前の修正予測外死亡率が38.6%と高かったことを受け，以来，

外傷患者を対象にした救護や診療に関する標準化，医療機関選定基準の整備，救急医療体制の整備が図られてきた。

現在，わが国における外傷診療のデータは日本外傷データバンク(JTDB)に登録されており，毎年，日本外傷データバンクレポートとして公表されている。

4　ロード＆ゴーとトラウマバイパス

早期外傷死や晩期外傷死の発生を減少させるには，医療機関において根本的な治療がいかに迅速になされるかが重要となる。とくに外傷に対する初療は，救急医，脳神経外科，整形外科，外科，放射線科(IVR医)，麻酔科などの医師および救急外来の看護師はもとより，手術室や血管造影室の看護師，診療放射線技師，臨床工学技士，臨床検査技師など，多職種にわたる多くの関係者が関与するチーム医療の典型である。そこで，外傷患者への対応にあたっては，救急隊が適切な現場対応をするこ

とはもちろんのこと，搬送先として適切なチーム医療を実践できる医療機関を選定することが重要となる。

外傷システムとは，病院前活動と医療機関での診療を最適化して外傷傷病者の死亡を減少させるシステムである。外傷システムの具体的な戦術としては，①救急隊は，必要不可欠な処置を行いつつも現場滞在時間を可能なかぎり短縮して迅速に搬送を開始すること，②搬送先医療機関の選定にあたっては，迅速・的確に根本的治療を行える医療機関が時間的・距離的に現実的な範囲にある場合には，あえて直近の医療機関を迂回(バイパス)してでも，その医療機関に搬送することなどがあげられる。①のような救急隊の活動戦術を「ロード＆ゴー」と呼び，②のような搬送戦術を「トラウマ(外傷)バイパス」という。ドクターカーやドクターヘリは，外傷の発生現場が適切な医療機関から大きく離れている場合にトラウマバイパスを実現させるための重要な手段である。

受傷機転

▶ **到達目標**

1. 高リスク受傷機転の概念を説明し，具体例をあげることができる。
2. 外傷を外力の伝わり方から分類できる。
3. 外傷を成傷器の種類から分類できる。
4. 外傷を損傷部位の観点から分類できる。
5. 多発外傷の概念について説明できる。
6. 特徴的な受傷機転による外傷をあげ，それぞれについて説明できる。

A 受傷機転とエネルギー

1 受傷機転

受傷機転とは，外傷を引き起こすメカニズムのことである。受傷機転は，外傷傷病者の緊急度・重症度を判断する指標として，生理学的評価(初期評価)，解剖学的評価(全身観察または重点観察)に次いで重視される。例えば，高速車両による交通事故や高所からの墜落では相当の力学的エネルギーが身体に作用するため，重症になる確率が高くなる。身体に高いエネルギーが作用したと推測される受傷機転を高リスク受傷機転(高エネルギー事故)と呼ぶ(**表1**)。これらの受傷機転がある場合は重症である可能性が高いと考え，これにふさわしい現場活動を行ったうえで適切な医療機関を選定する必要がある。受傷機転からは，外力の加わった身体の部位や方向，エネルギーの大きさを推定することもでき，その結果，損傷臓器や損傷形態の類推が可能となる。

一方，外傷傷病者の病態と受傷機転が整合しないことがある。例えば小児外傷で，保護者の説明と傷病者の外傷の部位や程度が符合しない場合は虐待(ぎゃくたい)を考慮する。受傷機転から外傷を類推するだけでなく，逆に外傷傷病者の観察から受傷機転を再確認する姿勢も肝要である。

2 エネルギー

力学的エネルギーには，運動エネルギーと位置エネルギーがある。

運動エネルギーは速度をもった物体が有するエネルギーで，物体の質量(m)と速度(v)の二乗に比例する。

$$運動エネルギー = \frac{1}{2}mv^2$$

速度が同じであれば，質量の大きな物体ほど大きな運

表1 高リスク受傷機転

- 同乗者の死亡した車両事故
- 車外に放出された車両事故
- 車の高度な損傷を認める車両事故
- 車に轢かれた歩行者・自転車事故
- 5 m 以上もしくは30km/時以上の車に跳ね飛ばされた歩行者・自転車事故
- 運転手が離れていたもしくは30km/時以上のバイク事故
- 高所からの墜落(6 m 以上または3階以上を目安)
- 体幹部が挟まれた
- 機械器具に巻き込まれた

※小児：高所からの墜落(身長の2～3倍程度の高さ)

(消防庁：緊急度判定プロトコル Ver.3；救急現場. 2020. より引用)

動エネルギーをもっている。運動エネルギーは速度の二乗に比例するため，速度が2倍，3倍と増加するにつれ，運動エネルギーは4倍，9倍と増大する。

位置エネルギーは基準面(通常は地面)からの高さに応じて物体に蓄積されるエネルギーである。運動エネルギーと異なり速度として実感しにくいため，「潜在的エネルギー」とも呼ばれる。位置エネルギーは重力に逆らって移動した距離，すなわち高さ(h)，重力加速度(g = 9.8m/秒²)および質量(m)の積で表される。

$$位置エネルギー = mgh$$

外部とエネルギーのやり取りがないかぎり，運動エネルギーと位置エネルギーの和は一定である。例えば墜落では，墜落前に物体がもっていた位置エネルギーが墜落するにつれて運動エネルギーに変換されるため，落下するにつれてその速度が大きくなる。**図1**に交通事故のスピードと墜落の高さとの力学的エネルギーの関係を示す。

3 衝突と力学的エネルギー

運動中の人など生体と物体が衝突した結果，生体と物体の両方が静止した(両者の力学的エネルギーがゼロに

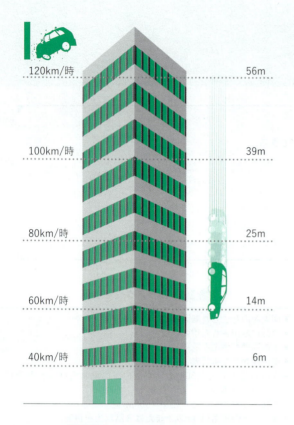

図1　交通事故と墜落の比較

車が衝突する速度と墜落の高さの関係を同じ力学的エネルギーで比較した

なった)場合,衝突前に物体がもっていた力学的エネルギーのほぼすべてが生体および物体を損傷(変形)させるエネルギー(仕事)に消費される。したがって,衝突前の物体のエネルギーが大きいほど生体の損傷が激しくなる。

衝突前の物体のエネルギーが一定の場合,物体の変形が大きいほど生体の損傷は小さくてすむ。例えば墜落の場合,軟らかい着地面が大きく変形することでエネルギーが消費されるため,硬い着地面に比べて生体の損傷は軽い。ヘルメット,車のバンパー(衝撃吸収帯)やエアバッグなどの安全装置は,安全装置自体が変形することでエネルギーを吸収して,生体の損傷を軽減する。

4 外力の種類

1) 直接的な外力(直達外力)

身体に直接的な外力が加わって生じる損傷を直達損傷と呼ぶ。生体に加わった力が同程度でも,接触する面積が異なると単位面積当たりの作用力(応力)に差が生じる。

鈍的な器物では外力が広い面に作用するため応力は小さいが,鋭的な器物では外力が狭い範囲に集中するため,応力がきわめて大きくなり容易に組織に傷がつく。その結果,鋭的な成傷器では切刺創などの穿通性(鋭的)外傷が生じる(図2)。

鈍的外力が組織の表面に沿った方向に力が働いた場合

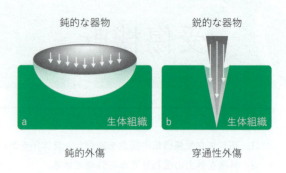

図2　力と作用面積

接触面積が大きい(a)と単位面積当たりに作用する応力が小さいが,接触面積が小さい(b)と応力は大きくなる。組織の強さが同じでも応力が大きいと破損しやすい。aは鈍的外傷,bは穿通性外傷に相当する

には,皮膚に伸張力が働いて擦過傷や裂創を生じる。同様の機序で生じる特殊な損傷として,デグロービング損傷やデコルマン損傷がある。

2) 間接的な外力(介達外力)

内部構造を介して伝播された外力によって直接的な外力を受けた部位から離れた部位に生じる損傷を,介達損傷と呼ぶ。体内構造で力を伝播する代表は骨である。以下,間接的な損傷を引き起こす代表的な機序を示す。

(1) 応力集中

比較的硬い構造物を介して力が伝播し,ひずみに対する強度の低い部分で破損する。代表的な例は骨折で,しなり,捻れなどの形で衝突部分以外にも損傷を引き起こす(図3)。また,胸部外傷では打撲直下の胸壁損傷だけでなく,側胸部や背部の肋骨が骨折することがある。

(2) 内圧伝搬

気体や液体で満たされた臓器に衝撃が加わると,それによる内圧上昇が気体や液体を介して伝搬され,離れた場所が損傷する場合がある。

(3) 減速機序

運動中の物体の速度や運動方向が急激に変化すると,加速度による間接的な外力が発生する。

衝突時に身体は急激に減速するが,内部の臓器は運動を続けようとする。その結果,体幹と臓器の間に相対的な位置のズレが生じ,その部位に剪断力が作用する。これが減速機序である。腎静脈損傷の例を図4に示す。

B 外傷の分類

外傷は,作用した外力の性状,損傷の部位や形態などに応じてさまざまな分類がなされる(表2)。

1 外力の性状による分類

外傷は外力の性状によって,鈍的外傷と穿通性(鋭的)

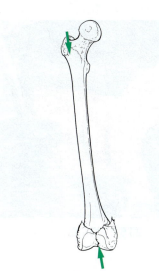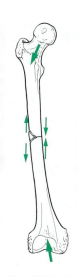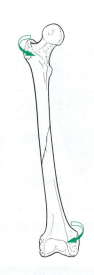

a：長軸加重では，顆上・顆間骨折　　b：曲げを伴う長軸加重では直達損　　c：回旋加重はらせん骨折となる
　　など骨折面が嵌入する　　　　　　　傷の横骨折に似た形状となる

図3　大腿骨骨折の起こり方

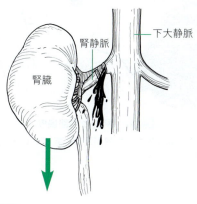

図4　減速機序による損傷（腎静脈損傷の例）

下大静脈は固定されている

表2　外傷の分類
1．外力の性状による分類 　　鈍的外力と鋭的外力
2．損傷部位による分類 　　頭部，顔面，骨盤など
3．損傷形態による分類 　　切創，杙創，擦過傷，挫滅創など
4．成傷の動機による分類 　　不慮の事故，他損（傷害），自損など

Ⅲ

6

外傷救急医学

外傷に大別される。

　鈍的外傷とは，鈍な形状をした物体が作用した結果生じる外傷である。交通事故や墜落で複数の部位を損傷した場合には，それぞれの損傷が異なる種類の外力によってもたらされることがある。

　穿通性外傷とは刃物による切刺創などで，特殊な例として杙創がある。穿通性外傷の発生機序は比較的単純で，損傷の部位が限定していることが多い。しかし，損傷が身体の深部に及ぶことも多く，重要臓器や大血管，神経などを損傷すれば重症となる。体表面の創口の位置のみから内部損傷の部位や程度を推定することは時に困難で，腹部の創が胸腔に達している場合や，その逆もある。また，創傷が多数に及んでいる，身体のみえにくいところに隠れていることもある。

2 損傷部位による分類

　損傷部位の分類方法はさまざまであるが，個々の損傷の重症度を評価する場合には全身を9部位（頭部, 顔面,

頸部，胸部，腹部・骨盤内臓器，脊椎，上肢，下肢，体表）に分類したうえで，各部位について損傷の程度をスコア化する。一方，総合的な重症度を評価する場合には全身を6部位（頭頸部，顔面，胸部，腹部・骨盤内臓器，四肢・骨盤，体表）に分類し，それぞれの部位の損傷をスコア化する。この場合，6部位のうち2つ以上の部位に重度の損傷が及んでいる場合を多発外傷と呼び，一般に重症度が高い。これらのスコアに年齢や病院到着時のバイタルサインを加味することによって傷病者の予測生存率を算出することもできる（TRISS法）。

　ただし，このようなスコアは画像診断などを経て事後に確定されるものであって，病院前救護において正確に評価することは困難である。多発外傷を発生しやすい高リスク受傷機転による外傷はすべて多発外傷であるものと仮定し，系統的に初期対応を行うのが原則である。なお，同一身体区分中における複数の臓器（例えば腹部で，肝臓・脾臓・腎臓・消化管など）に損傷が及ぶ場合を多臓器損傷と呼ぶ。

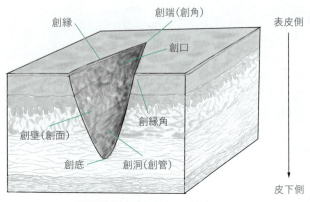

図5　損傷部位の名称（切創）

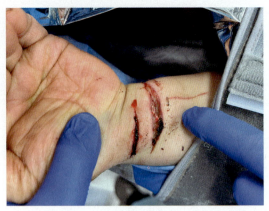

図6　切　創

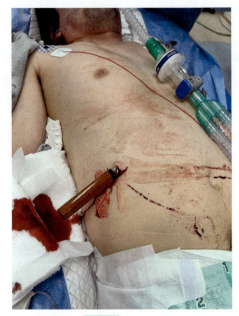

図7　刺　創

3 損傷形態による分類

　体表の損傷のうち，一般に皮膚の連続性（表皮・真皮）が破綻した損傷を「創」と呼び，皮膚の連続性が保たれた損傷を「傷」と呼ぶ。図5に，損傷部位の名称を切創を例として示す。

1）鋭的外力

(1) 切　創

　切創とは，ナイフのような刃物で切り裂いた線状の損傷をいう（図6）。創面は滑らかで，直線状であり表皮剥脱を伴わない。鋭利な刃による受傷では創縁・創面は平滑である。創口の大きさに比して深さは浅く，大血管損傷がなければ出血の危険度は低い。汚染創でなければ一次治癒が期待できる。創の程度により縫合処置が行われる。一般的に表皮のみの損傷であれば縫合は不要であり，真皮が完全に離断されていれば縫合が必要になる。真皮が露出しているような損傷（真皮は離断されていない）に対しては，医師の判断に委ねられる。

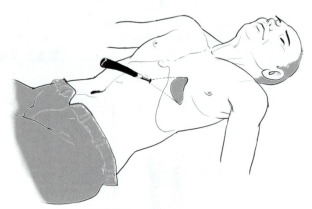

図8　刺創と内部損傷

刺入部の小さい刺創でも，損傷が及ぶ可能性がある範囲が円錐状に広がっている

(2) 刺　創

　刺創は，アイスピック，包丁など尖鋭な成傷器が刺入してできる創をさす（図7）。穿通性外傷の代表例であり，複数箇所に存在することがある。傷害や自損によることが多く，成傷器が到達した部分の内部組織・臓器も損傷される。損傷は刺入部より直線的な方向に生じ，その深達度は成傷器の長さに規定される。有刃器の場合は刃先の移動で内部の広い範囲に到達することがあり，刺入部を中心に円錐状の範囲に損傷が存在する可能性がある（図8）。

　異物（ナイフや包丁など）が刺さっている場合は，刃先などが体内の大血管に達している場合がある。このようなときに異物を抜くと体内で大出血を起こすため，異物は抜かずに固定して搬送する。

　刺創は，刺入部の解剖学的部位に応じて「胸部刺創」「腹部刺創」などと表現されるが，内臓損傷は刺入部の体幹区分と必ずしも一致しない。例えば，胸部の刺創は胸郭や肺の損傷と同時に，横隔膜を穿通して腹腔内臓器をも損傷することがある。

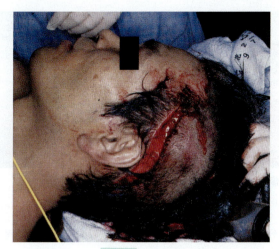

図9　割　創

(3) 割　創

割創とは，斧などの比較的重い鈍器により叩き切られた創傷をいう（図9）。皮膚組織がすべてを引き裂かれ骨などの内部組織が露出するような損傷であり，鈍的外傷と穿通性外傷の中間的な性状を呈する。創周囲の組織は挫滅や表皮剝脱を伴う。一般に応力が強大で，骨折や血管損傷を伴う例もあり生命に危険を及ぼすことがある。

(4) 杙　創

杙創とは，先端が鈍な棒状の物体が刺さってできる損傷をいう。固定された突起物に人体が串刺しになる場合や，飛来した棒状物が身体に刺入される場合がある。前者で多いのは，建築現場で施工中の鉄筋に墜落して受傷する場合である。後者には，鉄パイプや竹竿などが落下して，頭部や全身を串刺しにする場合がある。

損傷は腹腔内臓器にまで及ぶことがあるが，先端が鈍なため重要臓器の損傷は免れることが多い。成傷器によるタンポナーデ効果で自然止血が起こることがある。

(5) 銃　創

銃創とは，銃器から発射された弾丸により生じる外傷をいう（図10）。損傷の程度は，銃器の種類（弾丸の質量，形状，初速度），銃器と生体との距離，弾丸の射入部位，貫通する方向などで異なる。わが国では携帯用銃器によるものが大半で，傷害事件や取り扱い時の不注意で受傷することが多い。建築用の鋲打ち器による銃創も散見される。

弾丸の速度が速いほどエネルギーが大きく，内部損傷が大きい。内部には弾道に沿って生じた空洞化現象によって，紡錘形の損傷部ができる（図11）。また，弾丸は組織内で弾道を変えることがあるため，射入口と射出口を単純に直線で結んだ部位を損傷部と想定することは危険である。

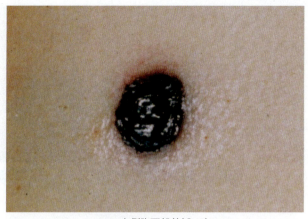

a：右側胸下部（射入口）

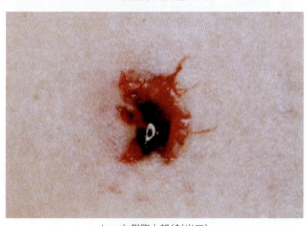

b：左側腹上部（射出口）

図10　銃　創

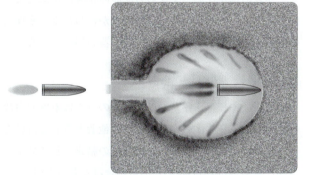

図11　銃創の弾道と空洞化

（日本外傷学会，日本救急医学会監：外傷初期診療ガイドラインJATEC. 改訂第6版，へるす出版，2021. より引用）

2）鈍的外力

(1) 裂　創

裂創とは，打撃や捻れ，過伸展などにより裂けた損傷をいう（図12）。外力の加わり方によってさまざまな形状を呈する。縫合し得るものについては一次治癒が期待できるが，縫合不能なものは挫創と同様に肉芽組織の増殖による治癒を待つ。

(2) 擦過傷

擦過傷は擦り傷とも呼ばれる（図13）。創面を清浄化した後，創保護により皮膚の再生を待つ。

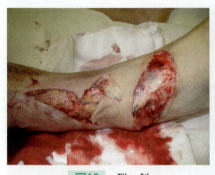 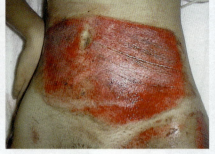 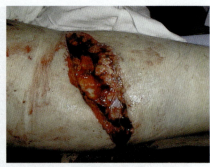

図12 裂　創　　　　　　　　図13　擦過傷　　　　　　　　図14　挫　創

⑶ 挫滅創

挫滅創は摩擦による損傷で，真皮や皮下組織，それ以下のレベルまで損傷したものである。急激な圧力によっても同様の損傷を生じる（急激でない圧力によるものは褥瘡という）。

⑷ 挫　創

挫創とは，打撃などの外力により組織が挫滅した創をいう（図14）。創面は粗雑であり，縫合は一般的に困難である。壊死組織の一般にデブリドマン（除去）や創保護を主とする治療が行われ，肉芽組織の増殖による自然治癒を待つ。

⑸ 挫　傷

打撃などの外力により内部の軟部組織が損傷したもので，体表に創がない，すなわち皮膚の連続性が保たれているものである。一般に保存的治療が行われる。筋挫傷のほか，脳挫傷，肺挫傷のような臓器の損傷がある。

4　成傷の動機による分類

交通事故や転落・墜落など，外傷の多くは不慮の事故の結果として発生するが，意図的に他者あるいは自己を傷害する他損（傷害）事件や自損事故の結果として発生することもある。他損の疑いがある場合はもちろんのこと，自損事故や不慮の事故の一部（交通事故や労災事故など）では警察の関与が必要となる。

C　主な受傷形態

1　四輪車の外傷

1）　前面衝突

自動車同士の正面衝突で発生することが多い。互いの車両前面が全幅にわたって衝突したものをフルラップ衝突と呼び，前面が部分的に衝突した場合をオフセット衝突と呼ぶ。フルラップ衝突では，車両の前面全体でエネルギーを吸収するため車両の変形は少ないが，そのぶん速度の変化は大きい。一方，オフセット衝突では，衝突部分の激しい変形がエネルギーを吸収するため，車両全体の減速度は小さいが，変形部分近くの搭乗者には重大な外力が働く可能性が高い。

前面衝突により車両は急激に減速するが，搭乗者は慣性の法則に従い前方に移動する。近年の自動車の多くは3点式シートベルトとエアバッグを備えており，車両に一定以上の加速度が加わった場合にはエアバッグが展開する。シートベルトは身体の前方への飛び出しを和らげる一方，エアバッグは生体に働く力を広く受け止め，単位面積当たりの生体への応力を小さくすることで損傷を小さくする。シートベルト装着により運転手，助手席の死亡率は41％減少し，エアバッグ搭載の車両事故ではシートベルト装着者の死亡率をさらに11％減少させるとされている。

シートベルトによって特有の損傷が生じることもある。腹部ベルトと脊椎との間で腸管や腸間膜が圧迫されて損傷したり，腹部ベルトを中心に腰椎が強く前屈して損傷したりする。後述の潜り込み現象の際には肩ベルトの部分で，頸部の血管や頸椎が損傷される。

シートベルトを装着していない状態でエアバッグが作動した場合には，エアバッグによる重篤な損傷が起こる。小柄な成人では，膨張したエアバッグが顔面に当たって頸椎の過伸展をもたらし，頸椎・頸髄損傷，頭部外傷，眼損傷が起こることがある。小児では心タンポナーデ，上位頸椎損傷，外傷性窒息などが報告されている。

エアバッグが装備されておらずシートベルトの着用もない場合の前面衝突では，搭乗者は客室前部の構造物であるハンドル，ダッシュボード，フロントガラスに衝突し，比較的特徴のある損傷を受ける（図15）。運転手の場合はまずハンドルに衝突し，ハンドルによる直接的な胸壁の損傷と，減速機序による胸腹部の臓器損傷が生じる（ハンドル外傷）。胸部，上腹部への圧迫では心臓，肝臓，膵臓，十二指腸，横行結腸などが損傷を受ける。

前面衝突後に身体が前下方へ移動したり（潜り込み現象），前上方へ移動したりする場合がある。前下方に移動した場合は膝や下肢がダッシュボードと衝突する。膝

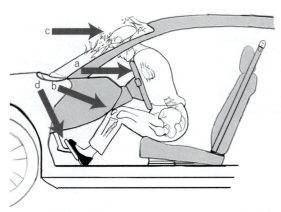

図15　自動車の正面衝突時の損傷

エアバッグ未搭載の車両。正面衝突の際，シートベルトを着用していないとハンドルで胸腹部（a）を，ダッシュボードで膝蓋部（b）を，フロントガラスで頭部（c）を，ペダル周囲に足部（d）を打ちつけそれぞれ特徴的な損傷が生じる

に加えられた外力は膝蓋骨や膝関節を損傷するとともに，大腿骨を伝わった介達外力により臼蓋骨折や股関節後方脱臼をきたす。外力が大きい場合は大腿骨骨折も合併する。膝関節より末梢部分がダッシュボードと接触した場合は膝関節の脱臼をきたし，時に膝窩動静脈損傷を合併する（ダッシュボード外傷）。足趾や足関節がペダルや床と接触して損傷を生じることもある（ペダル外傷）。

　衝突後に身体が前上方に移動すると，頭部や顔面が天井やフロントガラスに衝突して損傷される。フロントガラスが割れている場合には，頭蓋内損傷，頭蓋骨骨折，顔面骨骨折などに加え，頸椎・頸髄損傷を合併している可能性がある。

2）側面衝突

　自動車の側面に強い外力が作用した場合，ドアや窓が室内へ嵌入し乗員に衝突する。身体の側面すなわち肩，側胸部，側腹部，腸骨，大腿骨大転子に外力が作用し，鎖骨骨折，上腕骨骨折，肋骨骨折，脾損傷（肝損傷），腎損傷，骨盤骨折，大腿骨骨折などを生じる（図16）。骨盤では腸骨の内旋が生じ，側方圧迫型の不安定型骨盤骨折となる。頭部は慣性の法則によりそのままの位置を維持しようとするが，頭部の重心は頸椎より前上方に位置するため，頸部に側屈，回旋外力が加わって頸椎・頸髄損傷をきたす。

3）後面衝突（追突事故）

　追突によって急加速した車のシートによって体幹が前方に押しやられるが，頭頸部は慣性により後方へ残ろうとする。そのため頸椎は，はじめ過伸展（後屈）したあと次に過屈曲（前屈）となり，外傷性頸椎症候群（いわゆる，むち打ち症）や頸椎・頸髄損傷をきたす。

4）車外放出

　乗員が車外に放り出されている場合は，車内にとど

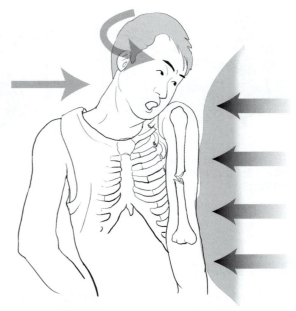

図16　自動車の側面衝突時の損傷

身体側面部の胸腹部や上下肢の損傷のほか，頸部も側屈，回旋して損傷を受ける

まっている場合に比べてより重症となる。衝突時の衝撃に加えて，放り出された後で地面などに激突して二次衝撃を受けるからである。放り出された場合は，そうでない場合と比べて約3倍の頻度で頭部外傷を合併し，死亡率は約5倍になるといわれている。

2 自動二輪車の外傷

　自動二輪車は自動車と同程度のスピードを出すことができるが，シートベルトやエアバッグなどの安全装置がなく，車両自体が変形することによる緩衝作用もない。そのため乗員に加わる外力は非常に大きい。事故は衝突と転倒によるものがあるが，いずれの場合でも投げ出され地面などに衝突して二次損傷が生じる。身体各部にさまざまなタイプの損傷が生じるが，自動二輪車に特異的な損傷としては，前方に投げ出された身体が燃料タンクに衝突して生じる会陰部・骨盤損傷，ハンドルによる腹部損傷，頭頸部の側屈・上肢の牽引による腕神経叢引き抜き損傷〔p.728「4引き抜き（腕神経叢）損傷」参照〕，転倒時の地面との摩擦で生じる擦過傷などがある。ヘルメットを装着していない場合は，装着している場合より4～6倍の頻度で重症頭部外傷をきたす。

3 自転車の外傷

　受傷形態は自動二輪車の事故と類似し，損傷の重症度はスピードに依存する。外力の大きさを測る目安は，自転車の変形の程度と自転車と乗員が倒れていた場所の距離である。

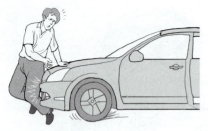

a：一次損傷
車との衝突により歩行者の下腿，大腿に損傷が生じやすい

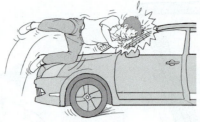

b：二次損傷
ボンネット，フロントガラスで頭部・顔面を打つことが多い

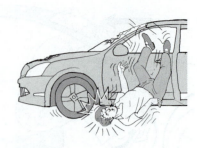

c：三次損傷
最後は，路面に衝突する

図17 歩行者外傷の種類

4 歩行者の外傷

　歩行者の重心と車との接触部位の位置関係により異なる。重心が車との接触部位より高い成人の受傷形態は3段階に分けられる（図17）。第一段階では自動車のバンパーが下肢に衝突して，下肢や骨盤が損傷される。第二段階では受傷者の身体がボンネットに乗り上がり，胸腹部や頭頸部・顔面がボンネットに打ちつけられて損傷される。衝突前の自動車の速度が20km/時以下の場合には，この時点で自動車はたいてい急ブレーキをかけて減速しており，歩行者はボンネット上から滑り落ちるようにして車の前方に投げ落とされる。自動車の速度が40km/時以上の場合やボンネットが短い車両の場合は，頭部・顔面がフロントガラスなどに激突し，頭部・顔面外傷をきたす。頸部にもストレスが加わり，頸椎・頸髄損傷を合併する。その後，歩行者はボンネットで跳ね上げられて逆立ちの状態になり，回転しながら車の前方に放り出される。第三段階では，放り出された歩行者が路上に落下した際，あるいは路上の構造物や他の車に衝突した際にさらなる損傷を受ける。身体が跳ね飛ばされた場合は，衝突地点と投げ出された場所との距離が受けたエネルギーの大きさを推測する目安になる。

　小児では，バンパーの高さに一致する頭部・顔面や胸腹部に直達外力が作用する。衝突した後に跳ね飛ばされたり，重心が低いため車の下に入り込んで轢過されたりする。轢過により皮膚・軟部組織のデコルマン損傷や胸腹部の臓器損傷が生じる。

5 墜落・転落による外傷

　墜落とは高所からの自由落下であり，転落とは斜面や階段などを転がり落ちることである。同じ高さからの墜落と転落は同じ位置エネルギーをもつが，落下速度は墜落のほうが速いため身体に加わる力学的な力は墜落のほうがはるかに大きい。

　重症度に影響する因子は，①高さ，②接地面の性状，③接地時の体位，④中間障害物の有無である。重症化する高さの目安は約6m以上とされる。接地面がコンクリートなどのように硬いと重症となる。

　地面と最初に接触した部分にはもっとも大きな直達外力が働く。頭部から落ちた場合（図18a）は，重篤な頭部外傷や頸椎・頸髄損傷をきたし，致死的となる。側面から落ちた場合は落ちた側の肋骨や上下肢，骨盤の骨折を生じる。

　地面と最初に接触した部位だけでなく，接触部位から離れた部位にも介達外力や減速機序による損傷が生じる。足から墜落した場合（図18b）は踵骨など足の骨折にはじまり，骨を介して下肢，骨盤，脊椎の骨折を合併しやすい。脊椎の骨折では胸腰椎移行部の圧迫骨折が多い。

　転落による外傷は墜落に比較して致死的となることは少ないが，転落面の性状や突起物で体表面にさまざまな創傷が生じ，頭部外傷，肋骨骨折，脾損傷や腎損傷を合併することが多い。

6 重量物落下による外傷

　重量物の落下の状況によって，身体のあらゆる部位に外傷が生じ得る。鋭利な落下物では，割創や挫滅創，四肢切断など，損傷形態はさまざまである。

7 動力機械による外傷

　ローラーなど回転する機械に四肢が巻き込まれた場合，皮膚・軟部組織のみが手袋状に引き抜かれることがある。これをデグロービング損傷という（p.748「8 広範囲剥皮創」参照）。タイヤによるデコルマン損傷と同様のメカニズムで生じる。皮膚の圧挫のみならず神経や腱も損なわれていることが多い。また，上肢の場合，脇まで巻き込まれると頸部の神経血管損傷，肋骨骨折，血気胸を合併して生命を脅かす。

　切断や剪断を行う機械の事故では，四肢や指趾の切断が多い。これら動力機械による四肢外傷は概して治療が難しく，切断治療を余儀なくされることも多い。プレス

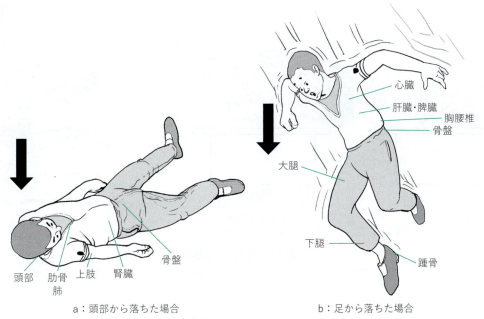

a：頭部から落ちた場合　　　　b：足から落ちた場合

図18　墜落外傷と損傷部位

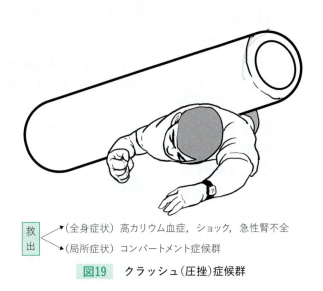

救出 → （全身症状）高カリウム血症，ショック，急性腎不全

救出 → （局所症状）コンパートメント症候群

図19　クラッシュ（圧挫）症候群

機に四肢を挟まれると圧挫創となり，皮膚，神経，筋・腱，血管および骨までが粉砕される。四肢の圧挫では骨折の有無にかかわらず，筋肉の損傷によりコンパートメント（筋区画）症候群を合併しやすい〔p.747「⑥コンパートメント（筋区画）症候群」参照〕。

8 挟圧外傷
きょうあつ

　胸部が圧迫されると，外傷性窒息をきたすことがある。殿部や四肢が長時間圧迫されると，救出後にクラッシュ（圧挫）症候群となる（図19）。骨格筋の融解（横紋筋融解症）が生じ，高カリウム血症，ショック，急性腎不全を発症する。局所の骨格筋が筋区画内で腫れ上がるとコンパートメント（筋区画）症候群を合併する（p.747参照）。

9 爆傷

　爆傷の発生機序は次の4つに分けられる（図20）。

　一次爆傷は，爆発の強大なエネルギーにより作られる圧力波（音波または衝撃波）による損傷である。鼓膜や肺胞など，内部に空気を含んでいる部分を損傷しやすい。鼓膜の破裂があれば圧力波を受けたことを示す一つの指標となる。爆傷患者のトリアージ，意識レベルの評価の際には，鼓膜破裂に伴う聴覚障害の可能性を考慮する。肺では，気道出血，肺水腫，肺挫傷，気胸，空気塞栓を生じ得る（爆傷肺）。圧力波は腹壁を通過するため腹部臓器の損傷もきたす。これらの損傷は体表所見を伴わないため見逃されやすい。

　二次爆傷は，爆発により生じた飛散物による損傷で，穿通性損傷が多い。

　三次爆傷は，爆風による損傷で，吹き飛ばされた身体

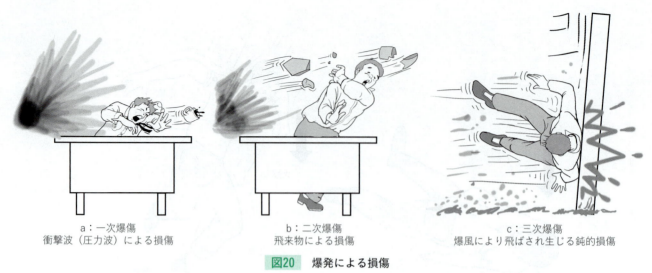

a：一次爆傷
衝撃波（圧力波）による損傷

b：二次爆傷
飛来物による損傷

c：三次爆傷
爆風により飛ばされ生じる鈍的損傷

図20　爆発による損傷

（日本外傷学会，日本救急医学会監：外傷初期診療ガイドライン JATEC. 改訂第6版，へるす出版，2021. より引用）

が壁や地面などに衝突して起こる。多くは鈍的損傷で，爆風が強大であれば四肢轢断や体幹の離断が生じる。

四次爆傷は，高温のガスへの曝露か吸入に伴う熱傷（気道損傷），中毒，窒息である。

10 高圧注入外傷

高圧洗浄機，ペイントガンや空気圧縮機など，ノズルから噴出された高圧の液体や気体が体内に注入されて発生する。噴出孔に誤って触れた手に生じることが多い。注入創は小さく目立ちにくいが，深部にまで及ぶことが多く，注入された物質による化学損傷と相まって重大な機能障害を残すことも多い。肛門などから液体や気体が注入され臓器損傷をきたす例もある。

11 スポーツ中の外傷

スポーツ中の外傷は，上肢では肩や肩鎖関節，鎖骨に多く，下肢では膝関節や足関節および指趾に多い。重症の脳挫傷やびまん性脳損傷，急性硬膜下血腫は，柔道やラグビー，アメリカンフットボールなどのコンタクトスポーツや，自転車，スキー，スノーボードなどの高速スポーツに多い。

12 受傷の要因となる疾病

不整脈やてんかん発作，低血糖発作など，急激な意識障害をきたす内因性疾患が外傷の原因となることがある。例えば自動車運転中の事故で意識障害がある場合，事故が原因で意識障害をきたしたのか，意識障害が原因で事故を起こしたのかの判断が難しい。

外傷の病態生理

A　侵襲への反応

1　循環動態

重症外傷ではショックを伴うことが多い。循環不全に伴う全身的な酸素供給能力の低下に対して，生体は主に交感神経系と内分泌系を介して循環機能の維持を図る。これを(循環機能障害に対する)代償という。代償とは本来，生命を維持させようとする反応であり，ショックによる弊害を最小限にとどめる働きがある。

ショックに対する代償反応は，①心機能の亢進，②心臓の前負荷増加，③血流の再分配に分けられる。交感神経系は心臓や血管に対して直接作用するだけでなく，内分泌系である副腎髄質を介したカテコラミンの分泌促進を通じて，①～③のすべてに関与する。いずれの系の反応もショックの発生とともに速やかに惹起されるが，その効果発現は，交感神経系によるものが速やかで明らかであるのに対し，内分泌系によるものは緩徐で目立たないことが多い。

1）心機能の亢進

ショックでは心拍数の増加や心収縮力の増加によって心臓のポンプ機能を高めようとする変化が起こる。これは交感神経による心臓への直接作用のほかに副腎髄質からのカテコラミン分泌を促進するという交感神経の間接的作用による。ショックの傷病者に認められる頻脈は代償のこのような一面のあらわれである。

2）心臓の前負荷増加

心臓の前負荷は1回拍出量を規定するもっとも重要な要素である。ショックでは交感神経系および内分泌系のメカニズムを通じて前負荷を高めようとする反応が起こる。交感神経による静脈(容量血管)の収縮は，静脈に貯留した血液を中心循環(心臓の近く)に移動させることによって心臓の前負荷を増加させる。このような反応はショックに続いて速やかに起こる重要な代償反応である。

一方，抗利尿ホルモン(ADH，バソプレシン)，およびレニン－アンギオテンシン－アルドステロン系の最終ホルモンであるアルドステロンは，それぞれ尿細管における水分およびナトリウムの再吸収を促進して，尿中への体液の喪失を最小限に抑える。水分再吸収の促進による前負荷の増加は短期的にはほとんど期待できないが，長期的には循環血液量，ひいては前負荷を増加させることにつながる。

出血により血管内容量が減少すると，毛細血管内の静水圧が低下するため，間質液(組織間液)が血管内に移動して循環血液量を回復させる機序が働く。この代償機転は比較的緩徐である。出血後に時間経過とともにヘマトクリット値が低下し，貧血が進行するのはこのためである。

前負荷を増加させようとする特殊な代償反応として頻呼吸がある。強い吸気努力の際に発生する胸腔内の陰圧は末梢の血液を中心循環に移動させて前負荷を増加させる。このため，不用意な陽圧呼吸が前負荷や心拍出量を減少させることに注意が必要である。

3）血流の再分配

交感神経の緊張によってもたらされる細動脈(抵抗血管)の収縮は，短期的な生命維持に必須ではない臓器，すなわち皮膚，脂肪組織，腹部臓器などにおいて強く起こる一方，冠動脈や脳動脈での反応は弱いため，拍出された血流が心臓や脳に重点的に分配されることになる。ショックの際にみられる皮膚の蒼白・冷感は，このような代償に伴って皮膚血流が著しく減少していることのあらわれである。

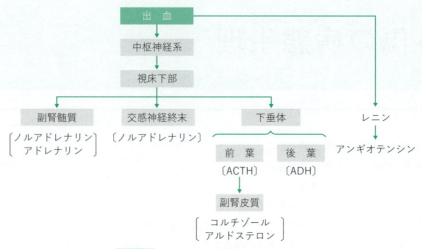

図1　出血によるホルモン分泌反応
ACTH：副腎皮質刺激ホルモン，ADH：抗利尿ホルモン

4）限定的な代償

　ショックに対する代償反応が有効に機能しないこともある。例えば，神経原性ショックでは交感神経の緊張やカテコラミン分泌の亢進が起こらないことがショックのそもそもの原因であり，ショックに対する代償反応は内分泌系によって緩徐に起こるのみである。高齢者では神経系・内分泌系の機能低下に伴って，また降圧薬服用中の傷病者では交感神経系の活動や血管平滑筋の収縮を妨げるような薬剤の効果によって，いずれもショックに対する代償反応が不十分になる。

2 ストレスホルモン

　侵襲による刺激や循環血液量減少の情報が中枢神経，とくに視床下部に伝わると，前述したアルドステロンや抗利尿ホルモンのみならず，コルチゾール，グルカゴン，成長ホルモンなどのストレスホルモンが分泌される（図1）。これらは細胞レベルでのエネルギー産生を増加させる，カテコラミンの作用を増強するなどの作用により，生体に加わった侵襲への代償を促進する。

3 代償反応の破綻

　重度のショックでは上記のような代償反応によっても心拍出量および酸素供給量の低下を食い止めることが困難となる。ショックの進行とともに血圧維持も困難となり，脳や心筋における自己調節能の限界を下回ると，脳や心筋においてさえも必要な血流量を維持することができなくなる。適切な治療がなされない場合には，酸素供給がさらに低下してATP（アデノシン三リン酸）の不足が生じる。血管内皮ではATPの不足と局所サイトカインの反応により血管透過性が亢進する。このため血管内水分が保持できず，十分な輸液を行ってもショックから

の離脱が困難になり，外傷死につながる。このような状態を不可逆的ショックという。

　不可逆的ショックが差し迫っていることを示す徴候として，血液凝固障害，アシドーシス，低体温がある。これらを「外傷の致死的三徴」（外傷死の三徴）と呼び，緊急に適切な対応が行われなければ死を招く。血液凝固障害は，線溶系の亢進や大量輸液による血液凝固因子の希釈によって発生し，止血機構が破綻して損傷部位からの出血を助長する。アシドーシスは細胞の好気性代謝がすでに障害されていることを示すだけでなく，血液凝固障害を悪化させる。低体温は血液凝固障害やアシドーシスの進行を助長する。

　外傷に対する根本的治療である手術が長時間に及ぶと，外傷の致死的三徴である体温低下や，それに伴う血液凝固障害やアシドーシスがさらに進行するという悪循環をきたす。そこで，手術中に外傷の致死的三徴が出現する，あるいはその可能性が高いと考えられる場合にはダメージコントロール手術が行われる。すなわち，手術では臓器の修復をあえて行わず，ガーゼを詰め込むなどして一時的な止血を図り，できるだけ速やかに手術を終了する。手術後は集中治療室で体温の回復と循環動態の安定化を図り，臓器の修復などは全身状態が改善してから行う。

　治療によりショックから離脱できても，上記の過程で生じた体液移動，血管内皮を含む細胞の障害などにより種々の臓器障害が発生する。代表的な臓器障害に急性腎不全（急性尿細管壊死）があり，腎機能改善までに数週間の透析療法が必要となる。また，局所損傷の修復機転として活性化されたサイトカインが過剰に産生されて，全身の炎症反応（SIRS）をきたす。SIRSの症状は発熱，頻脈，頻呼吸，白血球増多として現れる。このような現象

表1　出血量と生体反応，各種症状との関係

出血量	症状	循環動態	代謝変動
軽度 （15%未満）	軽度の頻脈，血圧不変	大静脈の収縮 間質液の血管内への流入	軽度
中等度 （15〜30%）	脈圧の低下，口渇，皮膚の蒼白・冷感，頻脈	細小動脈の収縮 皮膚・筋への血流減少 心拍出量の減少	血糖上昇↑ 脂肪分解↑ 乳酸値の軽度上昇
重度 （30〜40%）	興奮，混乱，血圧の低下，高度の頻脈，あえぎ	心拍出量は50%以下に低下 脳・心臓のみ血流維持	乳酸アシドーシス 乏尿
致死的 （40%〜）	意識障害，著しい血圧低下，頻脈	脳・心臓の血液減少	高度のアシドーシス 無尿

は，外傷による損傷の修復や虚血臓器に十分な酸素を供給するための代謝亢進の一側面ではあるが，代償し得る限界を超えると二次的に全身の臓器障害をもたらす。

4 急性期後の障害

　急性期の治療を終えたのち，頭部外傷では神経学的な脱落症状，けいれん，高次脳機能障害の対策が課題になる。脊髄損傷や末梢神経障害，四肢の骨折脱臼後の運動機能障害に対しては長期的な対応が必要である。体表の創傷では，瘢痕（はんこん）や疼痛への対策のほか，とくに顔面では整容的治療を必要とすることがある。

B 外傷に伴うショック

　外傷に伴うショックは，その原因が出血か否かによって出血性ショックと非出血性ショックに分けられる。

1 循環血液量減少性ショック（出血性ショック）

　外傷急性期のショックの原因としてもっとも多い。外傷ではどの部位の損傷であっても血管の破綻が生じ血液の喪失が起こるため，出血による循環血液量減少性ショックとなりやすい。大血管や実質臓器の損傷では単独でも大量の出血をきたすが，1部位の出血が大量でなくても，複数部位に出血が存在する場合にはショックの原因となる。

1）出血部位

　出血が体外に起こる場合を外出血といい，体腔や組織中に起こる場合を内出血という。外出血では出血の存在が明らかであり，また，直接圧迫止血などの処置によって止血可能なことが多い。

　内出血は出血の存在が必ずしも明らかではない。病院前での止血処置はほとんど不可能で，医療機関でも根本的な止血処置が行われるまでに時間を要することが多い。内出血は大量出血につながりやすく，外傷死亡の重

要な原因となっている。内出血の起こる部位としては，胸膜腔（血胸）や腹膜腔（腹腔内出血），後腹膜腔（骨盤骨折に伴うものなど）が重要である。また，四肢とくに下肢では，骨折に伴って筋肉や皮下の軟部組織中に大量の内出血をきたすことがある。

2）出血に対する生体の反応

　出血により循環血液量が減少すれば，心臓への静脈還流（前負荷）が減り，1回拍出量は減少する。これに対し，生体は心拍数や末梢血管抵抗を増加させることによって血圧を維持しようとする。これらのメカニズムで代償できなくなってから血圧が低下する。血圧低下はショックがある程度進行して初めて認められる徴候である。出血量からみた生体の反応や症状を表1，図2に示す。

⑴ 循環血液量の15%未満の出血（軽度）

　通常，脈拍は100/分以下で，血圧の変化はみられない。軽度の不安が生じることがある。

⑵ 循環血液量の15〜30%の出血（中等度）

　100/分以上の頻脈で，収縮期血圧は不変であっても拡張期血圧が上昇し，脈圧が低下する。不安，恐怖感などの精神神経症状が出現し，皮膚は蒼白で冷たくなる。グリコーゲン分解と糖新生の亢進により血糖値が上昇する。

⑶ 循環血液量の30〜40%の出血（重度）

　120/分以上の頻脈，頻呼吸，意識の異常とともに収縮期血圧の低下が認められる。輸液のみでは対応が困難で，輸血や外科的止血が必要となる。

⑷ 循環血液量の40%を超える出血（致死的）

　著明な収縮期血圧の低下，脈圧の低下が認められる。意識レベルも低下し，致死的な状態で，速やかな輸血と外科的止血が必要である。

3）止血

　生体には出血を止める機構が備わっており，軽微な出血では止血機構により自然に止血する。止血機構でもっとも重要なのは，血小板凝集と血液凝固による止血血栓の形成である。また，損傷された血管が反射的に収縮す

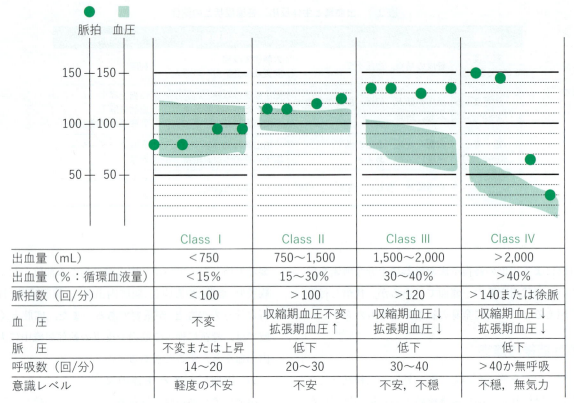

	Class Ⅰ	Class Ⅱ	Class Ⅲ	Class Ⅳ
出血量（mL）	<750	750〜1,500	1,500〜2,000	>2,000
出血量（%：循環血液量）	<15%	15〜30%	30〜40%	>40%
脈拍数（回/分）	<100	>100	>120	>140または徐脈
血　圧	不変	収縮期血圧不変 拡張期血圧↑	収縮期血圧↓ 拡張期血圧↓	収縮期血圧↓ 拡張期血圧↓
脈　圧	不変または上昇	低下	低下	低下
呼吸数（回/分）	14〜20	20〜30	30〜40	>40か無呼吸
意識レベル	軽度の不安	不安	不安, 不穏	不穏, 無気力

図2　出血量からみた脈拍, 血圧, 意識レベルとショックの重症度

体重70kg を想定

（日本外傷学会, 日本救急医学会監：外傷初期診療ガイドライン JATEC. 改訂第6版, へるす出版, 2021. より引用・改変）

ることや, 血腫の増大に伴って組織内圧が上昇すること（タンポナーデ効果）が止血を促進する。

　生体の止血機構が十分に機能しない場合には, 人為的な止血が必要である。ほとんどの外出血は直接圧迫止血などで対応可能であり, 外出血の制御は救急救命士ができる止血術としては優先順位が高い。これに対し, 内出血の止血は医療機関でしかできないことが多い。止血術として動脈塞栓術を主とする血管内治療による止血と, 手術による外科的止血に分けられる。循環が不安定な出血性ショックでは外科的止血が選択される。循環が比較的安定している場合は造影CTを撮像して血管外漏出像があれば動脈塞栓術を実施する。血管外漏出像がなければ保存的治療を選択する。大量出血の場合は, これらによる根本的止血までの時間が生死を左右する。

２ 非出血性ショック

１） 心外閉塞・拘束性ショック

　心臓への血液の流入あるいは流出の障害（閉塞）によるショックである。外傷急性期に心外閉塞・拘束性ショックをきたす原因としては, 心タンポナーデと緊張性気胸があり, それぞれ心囊内圧, 胸腔内圧の上昇により, 心臓への静脈還流が障害されるために生じる。迅速な診断と処置を要するもっとも緊急度の高い病態である。

２） 血液分布異常性ショック

　外傷急性期における血液分布異常性ショックとしては, 脊髄損傷による神経原性ショックが代表的である。頸髄や上位胸髄の損傷では, 交感神経の緊張低下のため静脈（容量血管）の収縮が不十分になり, 静脈内に血液が貯留して前負荷が減少, ひいては心拍出量が減少する。また, 主に細動脈の血管抵抗が低下するため, 血圧はさらに低下するのみならず, 短期的な生命維持には重要でない皮膚や脂肪組織, 筋肉などの臓器に不必要な血流が分配されるため, 脳や心臓などの重要臓器への血流量が不足しやすい。

３） 心原性ショック

　外傷による心原性ショックの原因として代表的なものは鈍的心損傷である。心筋挫傷や弁損傷, 不整脈などにより心臓のポンプ機能が障害され, 心拍出量が減少する。

 外傷傷病者に対する
静脈路確保と輸液

　外傷によってショックをきたした傷病者に対して, 病院前で救急救命士が静脈路を確保し輸液を行うことについては, その適応や臨床的有用性に関してさまざまな見解が存在する。実際の救急活動では地域のプロトコールとオンラインMC医師などの指示に従うことが原則となるが, 外傷に対する静脈路確保と輸液に関する主要な

見解として，以下について理解しておく必要がある。

1 静脈路確保の適応

病院前で静脈路を確保する最大の利点は，輸液による循環血液量の是正（容量補正）である。そのため維持輸液のみを目的とした静脈路確保は，本来の目的を逸脱した処置となる。また，不必要な静脈路確保は，時間を要するのみならず，それに失敗すれば血管を傷つけ，病院内での静脈路確保をより困難にする可能性がある。これらは，急速輸液による容量是正が必要な傷病者にのみ静脈路確保を限定すべきとする根拠となる。

一方で，出血性ショックの進行に伴い静脈路確保はしだいに困難となることから，早い段階での静脈路確保は，直ちに容量是正を行わない場合でも利点がある。また，当初は容量補正の適応ではなかった傷病者の状態が悪化した場合，すでに確保された静脈路があれば迅速な輸液療法が可能となる。

静脈路確保の適応は，これらの点を踏まえて総合的に考慮する必要がある。

2 静脈路確保のタイミング

現場で（搬送開始前に）静脈路確保を試みると，現場滞在時間の延長，ひいては生存率の低下につながる懸念があるため，現場ではなく搬送中の救急車内で行うのがよいとされる。ただし，救出までに時間を要する場合は現場での静脈路確保を考慮してよい。とくに挟圧外傷の場合には，救出作業開始前の静脈路確保が必要である。

3 急速輸液の適応

外傷で生じるショックのうち，もっとも多いのは出血性ショックである。出血性ショックによって組織への酸素供給などが破綻している場合，輸液や輸血によって循環動態を改善することは，少なくとも生理学的な観点からみるかぎり合理的な治療である。しかし，病院前での輸液が生存率などの最終転帰を悪化させる可能性が指摘されている。その理由として以下の点があげられる。

- 現場での静脈路確保や輸液実施による病院到着時間の遅延
- 根本的な止血が完了していない段階での血圧上昇（正常化）による損傷血管の止血血栓の遊離と，それに伴う出血の助長
- 輸液製剤による血液希釈に起因する，血液凝固能の低下

そのため，根本的な止血を行う態勢が整うまでは，急速輸液を控え，低血圧の状態を容認する方針（意図的な低血圧）が推奨されている。

ただし，著しい血圧・心拍出量の低下により心停止が目前に迫っている場合は，急速輸液で循環血液量を補正して心停止を防ぐ必要がある。その際の急速輸液の開始基準の一つとして，橈骨動脈の脈拍が触知できない場合，または頭部外傷のない傷病者の意識レベルの低下がある。収縮期血圧の目安としては80mmHg以下である。

急速輸液によって橈骨動脈の脈拍や意識状態が改善した場合，もしくは収縮期血圧が80mmHgを上回った場合は，速やかに維持輸液に切り替える。

4 輸液速度・量

輸液による容量補正の適応がある場合は，250〜500mLを目安に急速輸液を行う。最大投与速度（輸液回路のクランプを全開）で実施し，一定時間または一定量投与ごとに効果判定を行うことが合理的である。効果的な投与のため，輸液バッグをできるだけ高い位置に吊るすなどの工夫が望ましく，太径（18Gなど）の静脈留置針の使用が有利である。

5 その他

1）頭部外傷

頭部外傷では，低血圧や低酸素血症が予後を大きく左右する。そのため，輸液による血圧および脳灌流圧の維持というメリットと，前述のような輸液のデメリットとのバランスが問題となる。重症の頭部外傷が明らかな傷病者では，頭部外傷のない傷病者と比べれば，より積極的な輸液による容量補正が望ましいとする考え方がある。この場合，急速輸液を開始する収縮期血圧は100mmHg程度が目安となる。

2）穿通性外傷と鈍的外傷

刺創や銃創などの穿通性外傷では，より低い血圧が容認される傾向にある。例えば，急速輸液による容量補正を開始する指標として，鈍的外傷では橈骨動脈，穿通性外傷では総頸動脈の脈拍の有無を基準とする。

3）ゲージ数と穿刺部位

輸液速度の観点から太径（18Gなど）の留置針が有利であるが，傷病者の静脈の状態や実施者の技量を考慮して選択する。穿刺部位は，上肢の静脈を下腿の静脈より優先することが望ましい。

04 外傷の現場活動

▶ 到達目標

1. 状況評価で行うべきことをあげることができる。
2. 初期評価の目的，評価項目，および初期評価の段階で行う処置について説明できる。
3. 全身観察の目的，評価項目，および全身観察の段階で行う処置について説明できる。
4. 重点観察を行う状況と，その内容について簡単に説明できる。
5. ロード＆ゴーの適応を判断できる。
6. 傷病者の緊急度・重症度に応じて，適切な搬送先医療機関および搬送手段を選定できる。
7. 搬送中の体位管理，体温管理および輸液管理の注意点について説明できる。
8. 詳細観察および継続観察の観察項目について説明できる。

外傷傷病者のなかから致死的な状態の傷病者を見分け，その傷病者に対して外傷システムを有効に機能させることは，外傷に対する現場活動における重要な目的の一つである。致死的な外傷をきたしている可能性は，主に「初期評価」と「全身観察」の結果に，「状況評価」で得られる受傷機転を加味して判断する。その結果，致死的な外傷をきたしている可能性があると判断した場合には，「ロード＆ゴー」によって適切な医療機関へ搬送する。

傷病者の状態が安定しており，かつ受傷機転などから受傷部位が限定していることが明らかな場合には，全身観察の代わりに「重点観察」を行う。この場合，傷病者の苦痛を軽減し，損傷の増悪を防ぐために必要な処置を行った後に搬送を開始する。図1に現場活動の流れを示す。

A　状況評価

事故を覚知してから傷病者に接触するまでの間の活動を「状況評価」という。傷病者に接触してから観察を開始すると余裕がなくなるため，状況評価に含まれる以下の各項は，できるだけ接触前にすませるようにする。

1 出動要請時の情報収集

通信指令員から現場活動に必要な情報を収集する。

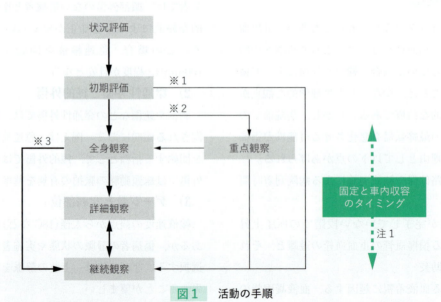

図1　活動の手順

※1　気道確保困難，心停止の場合，地域メディカルコントロール（MC）プロトコールに従う
※2　初期評価で異常がなく，かつ受傷機転・訴えから局所に限局，かつ全身観察なしでも不安がない場合
※3　ロード＆ゴーで，生理学的に不安定，または搬送が短時間
注1　ロード＆ゴーでは，全身観察終了後，直ちに傷病者の固定と収容を開始する

（JPTEC協議会編著：JPTECガイドブック．改訂第2版補訂版，へるす出版，2020．より引用・改変）

② 感染防御

外傷の現場活動では，傷病者の体液に接触するという前提であらかじめ標準予防策（手袋，ゴーグル，マスク，ガウン）を実施する。複数の傷病者に対応する場合には，別の傷病者に移るたびにあるいは単独傷病者の場合でも，手袋が著しく汚染した場合には手袋を交換する。

③ 携行資器材

現場で必要となる資器材を確認し，分担して携行する。

呼吸管理用資器材：吸引器，酸素，エアウエイ，バッグ・バルブ・マスクなど

外傷セット：ガーゼ，タオル，包帯，副子（ふくし），止血帯（たい），骨盤固定具など

脊柱固定具：バックボード，ベルト，頸椎カラーなど

④ 安全確認：二次災害の防止

最優先されるのは救助者自身の安全確保である。救助者自身の安全が確保されるまで，救護活動を開始しない。

⑤ 傷病者数の確認と応援要請

傷病者に対する救護活動を開始する前に状況を把握し，必要な応援要請を行う。以下のような状況であれば指揮隊，救急隊，救助隊，消防隊，医師，ドクターカー，ドクターヘリあるいは消防防災ヘリコプター（防災ヘリ），警察などの応援を要請する。

- 重症の傷病者が複数いる
- 救助活動が必要である
- 交通や衆人の整理が必要である
- 適切な医療機関まで長時間の搬送を要する
- 集団災害であると判断した場合は，初動の遅れによる防ぎ得た災害死を生み出さないようにする

⑥ 受傷機転の把握

受傷機転を把握するポイントは，最初に高リスク受傷機転かどうかを判断した後，それぞれの事故（または傷害）に特有な情報を入手することである。例えば，航空機，鉄道，自動車などが関与したいわゆる車両事故，墜落，動力機械類による労災事故，傷害暴行事件などでの傷病者は，重症である可能性が高い。事故車両の搭乗者なら事故前の搭乗位置と発見された場所，その車両の破損具合，シートベルト装着の有無，エアバッグの作動状況，同乗者の生死，ブレーキ痕，路面や車内の外出血の有無をみる。自動二輪車ならば，その損傷程度と傷病者の位置が重要である。乗用車に跳ねられた歩行者や自転車なら，衝突時の速度や接触位置，轢過（れきか）の有無を聴取する。

表1　穿通性外傷時に必要な情報（例）

- 成傷器の種類（登山ナイフ，包丁，アイスピック，銃器など）
- 受傷時刻
- 自損，傷害事件（他損），不慮の事故など
- 襲撃（刺す，斬りつける）の回数または発砲音の回数
- 創の数と部位（1カ所なのか複数なのか）
- 臓器露出の有無
- 現場および搬送中の推定外出血量

墜落なら，高さ，中間障害物の有無，着地面の性状（コンクリート，土，植え込みの有無）などである。傷害事件や自損行為では成傷器の有無とその種類が重要であるが，警察官が押収していれば搬送先の医療機関に持参または報告するように依頼する。

刺創や銃創などの穿通性（鋭的）外傷では，**表1**に示すような観点から受傷機転を評価するとよい。

B　傷病者の評価

① 初期評価

初期評価では，頸椎保護を継続した状態で生理学的観点に立って傷病者を評価する。主な目的は，傷病者がすでにショックをきたしているあるいはショックをきたす可能性があるかどうかを見極めることと，気道確保や人工呼吸など，緊急の処置が必要かどうかを素早く判断することである。15秒程度で行う。原則として傷病者の体位（ふくがい）を変換せずに評価するが，腹臥位の傷病者で，そのままの体位では評価が困難である，あるいは人工呼吸を必要とするなどの場合には，脊柱保護に注意しつつ仰臥位（ぎょうがい）にしたうえで評価を続行する。

1）反応と気道の評価

接触時に活動性外出血が認められれば，救急隊員に圧迫止血を指示する。呼びかけに対する反応から意識状態を大まかに把握し，気道の開通を確認する。正常に発声できれば気道は開通している。ゴロゴロ音や狭窄音があれば，頸椎保護の担当者に指示して，吸引，エアウエイ挿入，下顎挙上などを行わせる。経鼻エアウエイは頭蓋底骨折（ずがいてい）が疑われるような頭部外傷や顔面外傷では避けたほうがよい。経口エアウエイについては嘔吐を誘発する可能性があるため慎重に選択する必要がある。ヘルメットを着用している傷病者で気道が評価しにくい場合や人工呼吸が必要な場合には，下顎と後頸部を保持して頸椎を固定しながら，慎重にヘルメットを取り外す（**図2**）。

用手的気道確保やエアウエイの挿入によっても気道確保が困難であると判断した場合は，それ以降の観察・処置は最小限にとどめ，脊椎の動揺に注意しながら搬送に

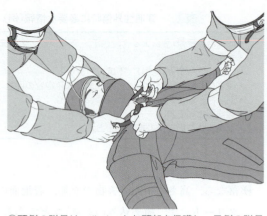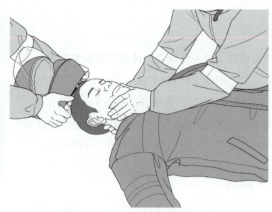

①頭側の隊員はヘルメットと頭部を保護し，足側の隊員 ②足側の隊員は下顎と後頸部を保持し，頭側の隊員はヘ
はシールドを開け，顎紐を外す ルメットの内側に手を入れて，ヘルメットを左右に広げ
つつ，手前に引き脱がす

図2　フルフェイス型ヘルメットの外し方

かかる。

2) 呼吸の評価

　傷病者の呼吸状態を迅速に把握する。呼吸を見て，聴いて，感じて，呼吸の有無，深い/浅い，速い/遅いを素早く判断する。必要に応じて高流量酸素(10L/分以上，リザーバ付きフェイスマスク)または補助換気を行う。

3) 循環の評価

　橈骨動脈の脈拍の強さと速さを確認し，触れなければ頸動脈で観察する。次に前腕などで皮膚の性状(色,湿り，温度)を観察する。脈が速く，皮膚が冷たく湿っていればショックと判断する。頸動脈で拍動が触れなければ以下の観察・処置を中断し，CPRを行いながら脊椎運動制限を行って搬送を開始する。活動性の外出血があれば，ほかの救急隊員に指示して直接圧迫止血を行わせる。

4) 意識レベルの評価

　呼びかけた後に開眼していればJCSはⅠ桁または10であるため，循環の評価を終えたら速やかに全身観察を行う。反応がなかった場合は，呼吸と循環の評価後に痛み刺激を与えてJCSがⅡ桁かⅢ桁かを判断する。

5) 観察と同時に行う処置

　初期評価の結果に応じて，以下の緊急処置が必要となることがある。

- 気道の自力維持不能→気道確保
- 明らかな浅呼吸，徐呼吸→補助換気
- 呼吸停止→人工呼吸
- 低酸素血症→酸素投与
- ショック→高流量酸素投与(10L/分以上，リザーバ付きフェイスマスク)
- 活動性の外出血→直接圧迫止血
- 四肢切断，四肢開放創からの動脈性出血→ターニケットなどの止血帯止血
- 心停止→CPR

- 事故車両内での観察・処置が困難または危険→緊急に車外救出

② 全身観察

　全身観察では解剖学的観点から傷病者を評価する。主な目的は明らかな致死的外傷を同定することと，チェストシールや三辺テーピングなど緊急に行う処置があるかどうかを見極めることである。初期評価の時間を含め，2分以内に完了するのが原則であり，創傷の詳細にこだわって時間を浪費しない。注意すべき解剖学的異常(損傷)とそれぞれの徴候を**表2**に示す。

　全身観察は着衣を裁断して実施するのが原則であるが，気候や傍観者などの状況を考え臨機応変に対処する。以下のような手順で観察を行う。

1) 各部位の観察

(1) 頭　部

視診：変形，外表の損傷，脳脱
触診：動揺，圧痛(頭部の触診は愛護的に行う)
意識障害がある場合は，瞳孔の径と左右差を観察する。

(2) 顔面・頸部

視診：変形・腫脹，外表の損傷，頸静脈怒張・虚脱
触診：顔面の動揺・轢音・圧痛，気管偏位，皮下気腫，後頸部の圧痛
　顔面と頸部の観察が終了したら，必要に応じて頸椎カラーを装着する。

(3) 胸　部

視診：明らかな外表の損傷，開放性損傷(吸い込み創)，胸郭の変形・左右差，奇異運動，腹式呼吸，陥没呼吸
聴診：呼吸音の左右差を聴く。聴診は腋窩で行う
触診：動揺，圧痛，轢音，握雪感(皮下気腫)

(4) 腹　部

視診：打撲痕，擦過傷，皮下血腫，腹部膨隆，穿通性

表2 全身観察の所見および考慮すべき病態と処置

観察部位	観察所見	考慮すべき病態（生命にかかわる）	病態に対する処置
頭 部	口腔・気道内出血	気道閉塞，肺損傷	用手的気道確保，吸引，異物除去
顔 面	顔面変形・動揺	顔面骨折，気道閉塞	用手的気道確保，吸引，異物除去
頸 部	頸静脈怒張	緊張性気胸 心タンポナーデ	三辺テーピング，チェストシール
	皮下気腫	気胸，血胸	
	気管偏位	緊張性気胸	
	後頸部の圧痛	頸椎損傷	全身固定
胸 部	胸壁動揺 胸壁の奇異運動	フレイルチェスト	胸壁固定，補助換気
	皮下気腫	気胸，血胸	
	轢音	肋骨骨折，気胸，血胸	
	創からの空気漏れ	開放性気胸	三辺テーピング，チェストシール
	呼吸音の左右差	気胸，血胸	
腹 部	腹部膨満，圧痛，筋性防御	腹腔内出血，腹膜炎	
	腸管脱出	出血，腹膜炎	脱出腸管の被覆
骨 盤	圧痛，変形，動揺	骨盤骨折	骨盤固定具
四 肢	変形，短縮	骨折	
	運動麻痺	脊髄損傷	全身固定
	轢断	大量出血	ターニケット
背 面	脊柱の変形	脊椎骨折	全身固定
	皮下気腫	気胸，血胸	
	轢音	肋骨骨折，気胸，血胸	
	創からの空気漏れ	開放性気胸	三辺テーピング，チェストシール
体 表	異物，成傷器	穿通性異物，穿通性外傷	異物，成傷器の固定

外傷での刺入出痕などの有無

触診：圧痛の有無と部位，筋性防御の有無

(5) 骨 盤

視診：下肢長差，腹部〜骨盤部の皮下出血，変形

触診：恥骨結合の圧迫，次いで腸骨稜の内側圧迫で動揺性を確認するが，視診結果から骨盤骨折を疑う場合，あるいは受傷機転から骨盤骨折の可能性があり，かつ初期評価でショックと判断した場合は，触診は行わない。また，恥骨結合部の圧迫により疼痛を訴えた場合もそれ以上の触診は行わない。

(6) 四 肢

視診：腫脹，変形（開放創の有無），下肢長差，外表面の損傷

触診：動揺，圧痛，轢音の有無

さらに，運動麻痺や感覚障害の有無を観察する。

(7) 背 面

ログロールの手技に従い，後頭部から大腿部までの背面の明らかな損傷を短時間で視診・触診して，創傷や圧痛，腫脹，変形を観察する。

(8) 体 表

異物や成傷器による穿通性外傷では，搬送に際して異物や成傷器が動揺しないように確実に固定する。

2) 緊急に行う処置

全身観察の過程で，開放性気胸やフレイルチェストがみつかった場合にはそれぞれチェストシールや三辺テーピングおよび胸壁固定を行う。胸壁固定は，救急車内収容前の段階では用手的に行い，タオルなどを利用した胸壁固定は救急車内へ収容した後で行ってもよい。

骨盤骨折を疑うときには，原則としてログロールは避ける。専用の骨盤固定具が利用可能な場合には，それを用いる。骨盤固定は，バックボードなどに傷病者を移動させる前に行うか，あらかじめバックボードなどの上に骨盤固定具を敷いておき，その上に傷病者を移動してから行う。

脱出した腸管は腹腔内に還納せず，アルミシート・ラップ材やビニールなどで被覆し乾燥を防ぐ。穿通性異

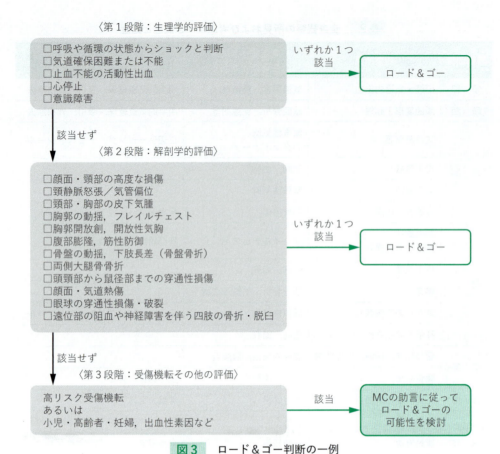

〈第1段階：生理学的評価〉

□呼吸や循環の状態からショックと判断
□気道確保困難または不能
□止血不能の活動性出血
□心停止
□意識障害

いずれか1つ該当 → ロード＆ゴー

該当せず

〈第2段階：解剖学的評価〉

□顔面・頸部の高度な損傷
□頸静脈怒張／気管偏位
□頸部・胸部の皮下気腫
□胸郭の動揺，フレイルチェスト
□胸郭開放創，開放性気胸
□腹部膨隆，筋性防御
□骨盤の動揺，下肢長差（骨盤骨折）
□両側大腿骨骨折
□頭頸部から鼠径部までの穿通性損傷
□顔面・気道熱傷
□眼球の穿通性損傷・破裂
□遠位部の阻血や神経障害を伴う四肢の骨折・脱臼

いずれか1つ該当 → ロード＆ゴー

該当せず

〈第3段階：受傷機転その他の評価〉

高リスク受傷機転
あるいは
小児・高齢者・妊婦，出血性素因など

該当 → MCの助言に従ってロード＆ゴーの可能性を検討

図3　ロード＆ゴー判断の一例

物や成傷器は抜去せず，動揺を防ぐために固定する。

3 重点観察

　初期評価の結果，生理学的な異常は認められず，かつ，現場で観察した受傷機転や傷病者の訴えから受傷部位が明らかに限局していると判断できる場合には，全身観察に代えて重点観察を行う。

　重点観察では，受傷部位を注意深く観察し，損傷の種類（骨折や打撲など）や程度を推定する。その結果，例えば眼球の損傷で緊急の眼科的処置が必要な場合，あるいは四肢の骨折・脱臼で遠位部の阻血や神経障害が認められる場合など，緊急度が高いと判断した場合にはロード＆ゴーを選択する。限局的な受傷であることが確認でき，かつロード＆ゴーの適応でないと判断できた場合には，創傷の被覆や固定などの処置を行って傷病者の苦痛を軽減し，損傷の悪化を防ぐ。

4 緊急度・重症度とロード＆ゴーの判断

　外傷の緊急度・重症度評価では，まずロード＆ゴーの判断を優先する。その判断は，生理学的評価（初期評価），解剖学的評価（全身観察または重点観察），受傷機転（状況評価）の3段階で行う。初期評価での異常や全身観察で該当外傷があれば，ロード＆ゴーと判断する。初期評価・全身観察に異常がない場合でも，高リスク受傷機転

が疑われる場合あるいは小児や妊婦，高齢者，出血性素因（抗血栓薬の服用を含む）のある傷病者などでは，医師からの助言も参考にしてロード＆ゴーと判断してよい。ロード＆ゴーの具体的な判断は，各地域の基準に従う（図3）。

　ロード＆ゴーと判断した場合，現場での処置は，気道確保や止血，三辺テーピングなど必要不可欠なものにとどめ，早期に現場を離れ車内収容を急ぐ。現場で必要不可欠な処置以外は搬送中の救急車内で行う。

5 医療機関選定と搬送開始

　救急車内に収容した後は，傷病者の保温，酸素吸入，心電図モニターの装着などを行いつつ，搬送先を選定し，できるかぎり速やかに救急医療機関に搬送する。

1）医療機関と搬送手段の選定

　処置と同様あるいはそれ以上に重要なのは，適切な医療機関への速やかな搬送である。ロード＆ゴー適応の場合，外傷に対して適切な診療を速やかに開始できる救命救急センターやそれに準ずる救急医療機関を選定する。

　適切な対応が困難な医療機関を選定することは「防ぎ得た外傷死」を招くことになる。そのため，トラウマバイパス（p.690参照）の考え方と地域の搬送実施基準などを考慮のうえ搬送先を選定する。

　ドクターカーやドクターヘリが運用されている地域に

おいて，傷病者の容態が医療機関への収容前に悪化する可能性がある場合などでは，搬送時間の長さにかかわらず現場へ医師を要請することも考慮する。

2）　医療機関との連携

医療機関への連絡は，選定した医療機関への受け入れを確認するために車内収容直後に行う第1報と，車内収容後に実施した観察の結果や傷病者から聴取した内容を医療機関に伝達する第2報に分ける。

ロード＆ゴー適応の傷病者は，搬送をできるかぎり早期に開始する必要がある。第1報では，「ロード＆ゴーの適応である」ことのほかは必要不可欠な情報だけを簡潔に伝えるにとどめる。搬送開始を少しでも早めるために，バイタルサインの測定や報告は，救急車の出発後に行う。搬送中に傷病者の容態が変化した場合には，搬送先医療機関に適宜，情報を伝える。

6 搬送中の活動

1）　体位と保温

重症外傷傷病者の搬送体位は，バックボード上仰臥位で水平位とするのが原則である。妊娠後期の傷病者は腹部大動脈や下大静脈に対する子宮による圧迫を避けるため左側臥位とするが，バックボード固定時にはバックボードごと左に15～30°傾ける。嘔吐が予測される傷病者は右側臥位とするほうが対処しやすい。

頭蓋内の単独損傷で，脊椎・脊髄損傷やショックの可能性が否定できる場合には，頭部からの静脈還流を促し，頭蓋内圧亢進を軽減する効果が期待できるため，頭部高位（セミファウラー位）とする。頭部が回旋していると，頸部の静脈が圧迫されて静脈還流を妨げるので，頭部は正中位に維持する。

ショック状態で，骨盤骨折が否定できる場合には，ショック体位をとってもよい。骨盤骨折傷病者のショック体位は，骨盤の動揺を招くため行わない。バックボードごと下肢を挙上した体位（トレンデレンブルグ体位）では，脳からの静脈還流が阻害されて頭蓋内圧が上昇したり，腹部臓器による横隔膜の圧迫によって換気制限が生じるなど，有害な場合が多いため行わない。

外傷傷病者は重症であるほど低体温をきたしやすい。体温低下は「外傷の致死的三徴」（体温低下，アシドーシス，血液凝固障害）の一要素であり，傷病者の予後を悪化させる。寒冷環境などの状況によっては，傷病者の車

内収容を優先することを考慮する。不必要な体表曝露を避ける，救急車内の室温を上げる，傷病者の体表を保温シートや毛布などで覆うなどの配慮が必要である。

2）　静脈路確保と輸液

ショックの増悪が危惧される傷病者では，医師の助言・指示を受け，静脈路を確保し，乳酸リンゲル液を投与する。傷病者のショックが進行すると静脈路の確保が困難になるため，静脈路確保はショックの進行が疑われた時点で速やかに行ったほうがよい。急速輸液開始のタイミングについては，「③急速輸液の適応」（p.705参照）に述べた点に留意する。

3）　詳細観察

現場での観察では評価できなかった生理学的異常や損傷をみつけるため，傷病者の全身を詳細に観察する。傷病者の状態が不安定な場合や搬送時間が短い場合には，詳細観察の代わりに継続観察を行う。ロード＆ゴーの適応でない傷病者の場合には，搬送開始前の現場で詳細観察を行ってもよい。

- バイタルサイン：脈拍数，呼吸数，血圧，SpO_2値，体温の測定を行う
- 心電図モニター：致死性不整脈や虚血性変化に注意する
- 神経学的観察：JCS や GCS による意識レベルの評価，眼位と瞳孔の観察（瞳孔径，対光反射，共同偏視などの異常の有無），四肢の麻痺や感覚異常の確認などを行う。脳ヘルニアの所見を見落とさない
- 全身の詳細な観察：頭の先から爪先まで観察する
- 傷病者から情報を聴取する

4）　継続観察

自覚症状，気道・呼吸・循環・意識レベルの変化を継続して観察する。

頸部，胸部，腹部について全身観察と同様の観察を行う。実際の損傷部位や受傷機転から損傷が予測される部位に関しては，とくに慎重に観察する。

次に，それまでに行った処置の効果を確認する（気道は確保されているか，十分な酸素が投与されているか，止血はコントロールできているか，固定の緩みはないか，緊急処置の効果は維持できているか，など）。

容態が急変したときには，直ちに初期評価に戻る。すなわち，気道・呼吸・循環・意識レベルを再評価し，必要な処置を行う。

05 頭部外傷

A 疫学

わが国において頭部外傷は，外傷のうち約33%を占める（日本外傷データバンク）。頭部外傷の原因として，2000年以前は交通事故が7割近くを占めていたが，車両安全装置の進歩などにより，現在では交通事故に伴う頭部外傷は頭部外傷全体の約半数以下となった。一方で，少子高齢化などにより，転倒・墜落，虐待などによる頭部外傷は増加傾向にある。交通事故による頭部外傷は10〜20歳台と60〜70歳台にピークをもつ二峰性分布を示すが，転落や墜落などによる頭部外傷では60歳以上に多発する。

外傷による死亡症例に限れば，全体の50〜60%は頭部外傷が主要な死因である。頭部外傷の5%，重症頭部外傷の15%程度に頸椎損傷を合併する。

B 受傷機転

外力による頭部の直達損傷としては，頭皮の創傷や皮下血腫，帽状腱膜下血腫，骨膜下血腫のほか，頭蓋骨骨折などがある。一方，頭蓋内の組織は強固な頭蓋骨で保護されているため，損傷の多くは介達損傷である。脳に介達外力が及ぶ機序には減速機序と角加速度機序がある。また，減速機序による損傷には直撃損傷と反衝損傷がある。実際の脳損傷は，これらの機序が複雑に作用し合い発生することが多い。

1 減速機序による損傷

脳が頭蓋骨に衝突し，外力が作用した直下の脳が損傷する。これが減速機序による直撃損傷である。

一方，外力を受けた側の反対側では，脳と頭蓋の間に生じる陰圧やその直後の脳実質の移動によって生じる脳実質と頭蓋骨の衝突で，脳挫傷や急性硬膜下血腫が発生する（図1）。これを反衝損傷といい，後頭部への外力によって生じる前頭葉の損傷や側頭部への外力によって生じる対側側頭葉の脳挫傷がその典型である（図2）。

2 回転による損傷

静止していた物体が急に回転運動をはじめると，回転方向に沿った向きに加速度が生じる。これを角加速度と呼び，頭部に急激な回転外力が作用する受傷機転を角加速度機序と呼ぶ。自動車の搭乗者の体幹がシートベルトで固定された状態で急減速した場合や乳幼児揺さぶられ症候群など，頭頸部が激しく前後屈した場合に発生しやすい。回転中心から離れた脳組織ほど大きな外力（角加速度）を受けるため，脳組織にズレの力（剪断力）が働いて脳の神経線維（軸索）や架橋静脈が損傷される（図3）。頭蓋骨骨折を合併することは少ないが，重症例ではびまん性脳損傷などにより意識障害が遷延する。

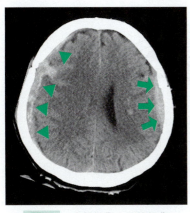

図1 直撃損傷と反衝損傷

左側頭部（向かって右側）の打撲による直撃損傷（急性硬膜外血腫：➡）と反衝損傷（急性硬膜下血腫：◀）

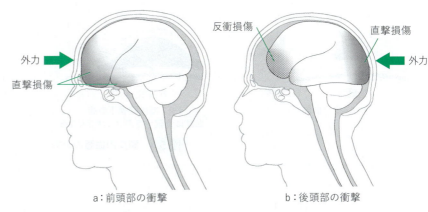

図2 減速機序による脳損傷の発生機序

a：前頭部の衝撃　　b：後頭部の衝撃

反衝損傷　　直撃損傷

外力　　直撃損傷　　外力

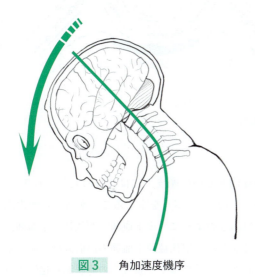

図3 角加速度機序

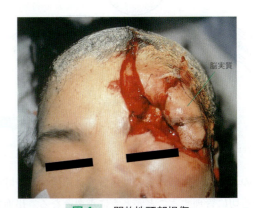

脳実質

図4 開放性頭部損傷

硬膜の裂開部から脳実質がみえている

C 病 態

1 開放性損傷と閉鎖性損傷

　創が皮膚，頭蓋骨および硬膜にまで達しており，くも膜や軟膜，脳実質が創を介して外界と交通する場合を開放性（または穿通性）頭部損傷といい，硬膜が破綻していない閉鎖性（または非穿通性）頭部損傷と区別する（**図4**）。開放性頭部損傷では頭蓋内感染を起こす可能性が高い。

2 一次性脳損傷と二次性脳損傷

　頭部外傷によって生じる脳組織の損傷は，その成因によって一次性脳損傷と二次性脳損傷に分類される（**表1**）。

　一次性脳損傷は外力によって直接生じる脳組織の機械的損傷で，脳挫傷やびまん性軸索損傷などがある。二次性脳損傷は受傷後に生じる間接的な損傷で，頭蓋内血腫や脳浮腫に伴う頭蓋内圧の亢進，あるいはそれに伴う脳ヘルニアなどである。低酸素血症，低血圧，高/低二酸

表1 頭部外傷における一次性脳損傷と二次性脳損傷

一次性脳損傷	二次性脳損傷
脳挫傷 びまん性脳損傷	脳浮腫，（急性）脳腫脹 ↓ ↑ 脳虚血，低酸素血症 ↓ ↑ 脳ヘルニア，二次的頭蓋内血腫

化炭素血症，貧血，高体温，高血糖など全身性の異常が原因となる。

　一次性脳損傷は受傷後の治療により回復させることができないため，ヘルメット装着やエアバッグを用いた傷害の予防・軽減が大切である。受傷後の治療の主眼は二次性脳損傷の発生を最小限にとどめることに置かれる。そのためには，頭蓋内圧亢進の防止と血圧の維持によって脳灌流圧を維持して脳血流を保つこと，および低酸素血症や高二酸化炭素血症・低二酸化炭素血症を防ぐことが重要である。肺胞低換気による高二酸化炭素血症は頭蓋内圧を亢進させるため，また，過換気による低二酸化炭素血症は脳血管を収縮させるため，いずれも脳血流を低下させて二次性脳損傷を助長する。

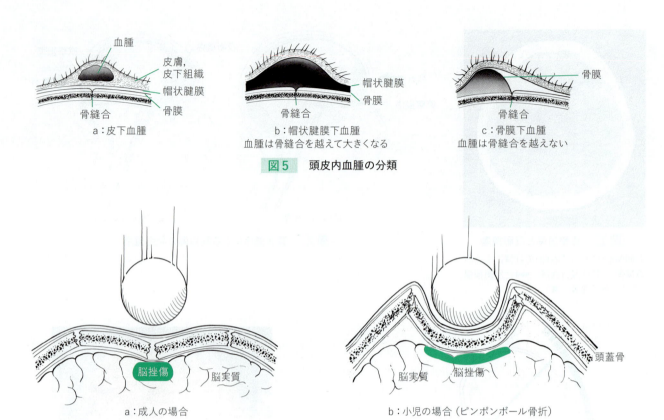

図5　頭皮内血腫の分類

a：皮下血腫

b：帽状腱膜下血腫
血腫は骨縫合を越えて大きくなる

c：骨膜下血腫
血腫は骨縫合を越えない

a：成人の場合

b：小児の場合（ピンポンボール骨折）

図6　頭蓋陥没骨折

このように，頭部外傷の傷病者では循環状態や呼吸状態を適切に管理することがとくに重要となる。出血性素因（抗血栓薬の服用を含む）は，頭蓋内の血腫形成を促進して二次性脳損傷を悪化させる。

3　頭蓋内圧亢進と脳ヘルニア

閉鎖空間である頭蓋内に脳浮腫が生じたり，血腫などの占拠性病変が出現したりすると，頭蓋内圧が亢進する。頭蓋内圧が亢進すると脳灌流圧が低下して脳血流が減少する。このことはさらに脳の浮腫を進行させ，頭蓋内圧をますます上昇させるという悪循環を生じる。

頭蓋内圧が著しく高まると，脳組織の一部が小脳テント切痕や大後頭孔などから脱出する，すなわち脳ヘルニアを生じ，脳が機械的に損傷される。頭蓋内圧亢進に伴う脳血流の低下や脳ヘルニアは二次性脳損傷を促進する。低酸素血症や高二酸化炭素血症では脳の血管が拡張するため，頭蓋内圧亢進や脳ヘルニアが悪化する。

D　主な外傷

 頭皮外傷

頭皮は血流が豊富なため，創傷は比較的多量の出血を伴う。とくに小児においては，頭皮損傷だけで循環血液量減少性ショックを生じることもまれではない。

頭皮内あるいは頭皮下には比較的大きな血腫（いわゆる「こぶ」「たんこぶ」）を生じることがある。頭皮内の血腫には図5のように，皮下血腫，帽状腱膜下血腫，骨膜下血腫がある。帽状腱膜下血腫の出血源は，頭皮から帽状腱膜と頭蓋骨を越えて頭蓋内の静脈洞に還流する静脈である。血腫は頭蓋骨縫合部を越えて広がるため，とくに小児では巨大化することもある。皮下血腫が比較的固く触れるのに対し，帽状腱膜下血腫は圧迫で容易に陥没するため，頭蓋骨の陥没骨折と見誤ることがある。一方，骨膜下血腫は頭蓋骨縫合部を越えることはない。

2　頭蓋骨骨折

頭蓋骨の骨折には頭蓋円蓋部（頭蓋の外面を構成する部分で，額および頭皮に覆われた部分に相当する）に生じる線状骨折や陥没骨折，および頭蓋底に発生する骨折がある。いずれも頭部に強い外力が作用したことを意味している。

線状骨折は骨折線が一方向に走る骨折で，鈍的な外力によって発生することが多い。頭蓋内の損傷を伴わない場合には治療の対象とならないことが多いが，時に骨折部からの出血により巨大な皮下血腫を生じる。

陥没骨折は頭蓋の狭い範囲に外力が作用した場合に発生しやすい。骨折部の陥没のため，損傷が脳実質にまで及ぶことがある。新生児や乳児では骨が軟らかいため特徴的な陥没骨折が生じる（ピンポンボール骨折，図6）。

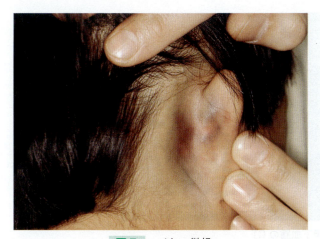

図7　バトル徴候
耳介後部の皮下出血

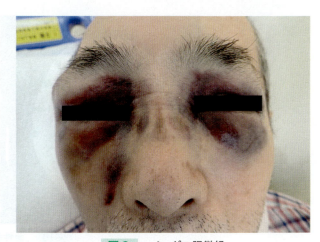

図8　パンダの眼徴候
ブラックアイ，あるいは眼鏡様出血ともいう

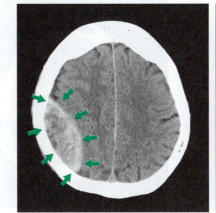

a：単純CT
凸レンズ型の硬膜外血種を認める（矢印）

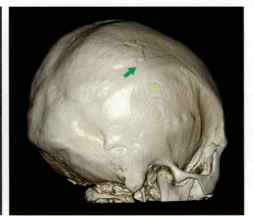

b：3D-CT
頭頂骨骨折（矢印）

図9　急性硬膜外血腫のCT

頭蓋底骨折は，前頭骨や側頭骨，蝶形骨など頭蓋の底面を構成する部分の骨折で，その骨折線は，力学的に弱い部分，すなわち動静脈や脳神経が通る孔から広がることが多い。このため，頭蓋底骨折では脳神経の合併損傷が多い。

漏れ出した髄液が血液とともに外鼻孔や外耳孔から流出することがある。それぞれ髄液鼻漏，髄液耳漏という。髄液漏を伴う頭蓋底骨折は開放骨折であるため，頭蓋内感染に対する注意が必要である。頭蓋底骨折に伴って発生した内出血は，やがて外表面に広がってバトル徴候（中頭蓋底骨折の場合，**図7**）やパンダの眼徴候（ブラックアイ：前頭蓋底骨折の場合，**図8**）を呈することがある。その出現には数時間以上を要することが多いため，外傷直後に観察されることはまれである。

3　急性硬膜外血腫

頭蓋骨と硬膜（頭蓋骨内面の骨膜に相当する）の間に生じる血腫で，その断面は両側凸レンズ型を呈する（**図9**）。頭蓋円蓋部，とくに側頭骨の骨折に伴って損傷された中

硬膜動脈からの出血によるものが代表的である。動脈性の出血であるため，血腫の成長は速やかで，放置すれば1〜2時間の経過で頭蓋内圧亢進や脳ヘルニアに進展することもある。典型例では，意識状態の特徴的な経過，すなわち受傷時には脳振盪による意識障害があり，その後，一時的に意識は回復するが，血腫の増大とともに再び意識状態が悪化する経過をたどる。

このように，意識が一時的に回復した時期を意識清明期と呼ぶ。ただし，受傷時の脳振盪による意識障害が長引いた場合や受傷時に脳実質の損傷（脳挫傷）をきたした場合には，意識清明期は認められない。意識清明期がある場合は脳挫傷の合併は少ないと考えられるため，早期に血腫が除去されれば予後はよい。高齢者は骨と硬膜の癒着が強固なため，硬膜外血腫をきたしにくい。

4　急性硬膜下血腫

急性硬膜下血腫は，硬膜とくも膜の間に生じる血腫で，血腫がくも膜表面に沿って増大するためその断面は三日月型である（**図10**）。出血源は脳表の挫傷部が多く，一部

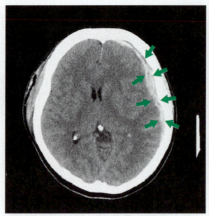
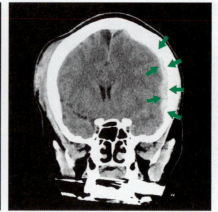

図10 急性硬膜下血腫の CT

皮下血腫のある打撲部位の対側に三日月型の硬膜下血腫を認める(矢印)

は脳表の静脈と静脈洞とを連絡する架橋静脈の破綻によるものである。

頭蓋腔に比較して脳が相対的に小さく，架橋静脈の走行距離が長い幼若小児や高齢者に多い。脳挫傷を伴うことが多く，急性硬膜外血腫に比べて予後は不良である。

5 外傷性くも膜下出血

外傷性くも膜下出血の多くは脳表面の小血管の破綻によるもので，前頭葉，側頭葉表面や小脳テントに接するくも膜下腔に出血が生じる。脳室内や脳底槽にみられることもある。

6 脳挫傷

脳挫傷は，外傷による脳実質の損傷である。病巣の周辺部に脳浮腫を伴い，多くは小出血を伴うが，これらの小出血が癒合して大きな血腫(脳内血腫)を形成することもある(**図11**)。急性硬膜下血腫や外傷性くも膜下出血を伴うことが多い。

7 外傷性脳内血腫

外傷性脳内血腫は前頭葉や側頭葉に好発するが，多くは脳挫傷や硬膜下血腫などを合併する。受傷後早期には血腫を認めず，その後少し時間が経ってから血腫が出現する「遅発性外傷性脳内血腫」も存在する。

8 びまん性脳損傷

びまん性脳損傷とは，外力により脳が全体的(びまん性)に損傷された状態のことで，急性硬膜外血腫や脳挫傷など，脳の局所的損傷に対比される損傷形態である。角加速度によって脳の実質に生じた剪断力で神経線維(軸索)に損傷が生じる。

びまん性脳損傷は，軽症，中等症，重症に分類される。

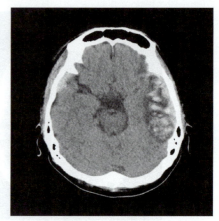

図11 脳挫傷の CT

左側頭葉内に多数の小出血を伴った脳挫傷を認める

1) 軽症(軽症脳振盪)

意識消失はみられないが，めまいや頭痛，記銘力障害などの一過性神経症候がみられる。

2) 中等症(古典的脳振盪)

受傷直後に意識消失や錯乱などの症候をきたすが，受傷後6時間以内に意識は回復する。意識が回復後も一過性神経症候がみられることがあり，軽症脳振盪の症候に加え，会話困難やふらつきなどの小脳失調症候，健忘，計算能力低下などが1週間以上継続することもある。

軽症とともに一般的には予後良好であるが，短期間に繰り返し衝撃を受けると，急性脳腫脹などの重症頭部外傷や高次脳機能障害をきたすことがある。

3) 重症(重症びまん性脳損傷)

受傷直後から意識消失が6時間を超えて遷延する場合で，血腫や脳挫傷，頭蓋内圧亢進など，意識障害の明らかな原因が同定できない場合に診断される。「重症びまん性脳損傷」は，病理学的診断である「びまん性軸索損傷」に該当する。永続的な意識障害のほか，意識が回復した場合でも高次脳機能障害を残すことがある。除脳肢位や

瞳孔異常，呼吸異常など脳幹徴候を示す場合は最重症で予後不良である。

9 続発症・後遺症

1）外傷性てんかん

頭蓋内損傷をきたした後1週間程度の時期には，脳挫傷部などを焦点とするけいれん発作をきたすことはまれではないが，多くは一過性に終わる。しかし，受傷後1週間以後の時期になっても発生するけいれん発作は，その後も反復する傾向がある。このような病態を外傷性てんかんという。外傷性てんかんの危険因子は若年者，前頭葉の脳挫傷で，ほとんどが受傷後2年以内に発症する。

2）慢性硬膜下血腫

軽微な頭部外傷で3〜4週間以上経ってから，頭痛などの頭蓋内圧亢進症候，片麻痺などの巣症状や認知機能の低下などの精神症状で発症する。ただし，慢性硬膜下血腫の傷病者の約半数では，外傷の既往を確認できない。発生機序については不明な点も多いが，高齢者や常習的な飲酒，抗凝固薬の服用が危険因子となる。予後は比較的良好であるが，再発しやすい。

3）高次脳機能障害

重症の頭蓋内損傷では，意識や神経機能が回復した場合でも記憶・記銘力や注意力，知的機能，言語能力の障害や人格障害（感情易変，攻撃性，羞恥心の低下，活動性の低下，妄想）など，高次脳機能の障害が持続することがある。その程度によっては傷病者の社会復帰の著しい障害となる。高次脳機能障害は，スポーツで脳振盪を繰り返した場合などにも発生し，ボクシングやラグビー，アメリカンフットボール，サッカーなどに多くみられる。

現場活動

1 観察と評価

1）受傷機転

傷病者に作用したと思われる外力の強さや方向，作用部位などを推測するための情報を収集する。自動車事故であれば衝突時の速度や衝突部位，車内の破損状況，墜落であれば墜落の高さや着地場所の性状などである。

フロントガラスにクモの巣状のひび割れがある場合，搭乗者または跳ねられた歩行者の頭部外傷は必発である。自転車や自動二輪車に乗車している場合は，ヘルメットの有無だけでなく形態や損傷の程度も確認する。意識障害を伴う場合には傷病者への問診は不可能であり，同乗者や目撃者からの情報収集が重要となる。明らかな外傷を伴わない乳幼児の意識障害では乳幼児揺さぶられ症

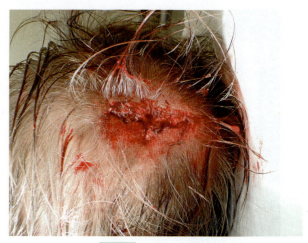

図12　頭部の挫滅創

候群など，虐待による損傷の可能性も考慮する。

2）初期評価

一般的な生理学的所見に加え，舌根沈下や口腔内の血液，吐物などによる気道障害の有無に注意する。

3）観察

受傷直後の意識障害や記憶の有無，意識レベル評価，瞳孔径，呼吸様式などを評価する。除皮質肢位（硬直），除脳肢位（硬直）は重度の脳損傷を示唆する徴候である。瞳孔不同は，散瞳側の頭蓋内病変によって脳ヘルニアが切迫していることを示唆する危険な徴候である。チェーン・ストークス呼吸や中枢性過換気，失調性呼吸などは脳幹部の損傷を示唆する。

創傷からの出血の有無と量，皮下血腫，顔面外傷の有無を観察する。創部が頭髪部にある場合，とくに凝血塊に頭髪が混じると創部の観察や出血部位の同定が困難となり，動脈性出血であっても見逃されやすい。観察が困難な後頭部からの出血ではとくに留意する。頭蓋骨に達するような挫滅創がある場合は頭蓋内損傷をきたしている可能性が高い（図12）。頭蓋底骨折を示唆するバトル徴候やパンダの眼徴候は受傷後数時間以上を経過してから出現するため，受傷直後はむしろ髄液漏の有無を確認することが重要である。外耳孔や外鼻孔からの出血に髄液が混じっている場合は頭蓋底骨折を疑う。髄液が混じった血液は，ガーゼにしみ込ませると「二重の輪」ができる（ダブルリングサイン，図13）。

出血性素因（抗血栓薬の服用を含む），薬物・アルコールの影響，けいれんの有無なども重要な情報である。

2 処　置

1）気道・呼吸

意識障害を呈する頭部外傷傷病者は，気道閉塞や呼吸パターンの変化から低酸素血症や低換気状態に陥りやすい。低酸素血症や高二酸化炭素血症はもちろんのこと，

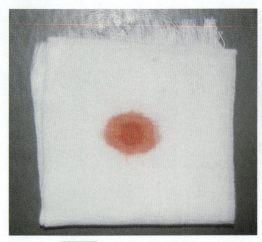

図13　ダブルリングサイン

髄液が混じった血液の場合，その血液をガーゼに滴下すると二重の輪ができる

低二酸化炭素血症も二次性脳損傷の原因となるため，確実な気道確保と適正な換気量の維持が必要である。意識障害があれば必要に応じて口腔内吸引やエアウエイを挿入するが，頭蓋底骨折が疑われる場合には経鼻(鼻咽頭)エアウエイの挿入を避けたほうがよい。高流量酸素を投与し，必要に応じて補助換気を行い，できるだけ正常な換気量を維持する。

2）循　環

低血圧は二次性脳損傷の原因となり予後を悪化させるため，血圧の維持も重要である。活動性の出血がある場合には止血を試みる。

静脈路確保や輸液については，医師の指示を得て各地域のメディカルコントロールによるプロトコールに従った対応が必要となる。

3）体　位

頸部の不自然な屈曲や回旋，あるいは頸椎カラーの不適切な装着による頸部の圧迫は，内頸静脈の還流を妨げ，頭蓋内圧の上昇を招く。頭部が体幹より下がった体位では静脈還流が妨げられ，頭蓋内圧が亢進する。単独の頭部外傷では，頭部からの静脈還流を促すために上半身を15〜30°挙上するのが理想であるが，脊椎損傷を否定できない場合やショックを伴う場合には，バックボードなどに固定した状態で水平位に維持せざるを得ない。

頭蓋内圧亢進を伴う傷病者では，しばしば嘔吐がみられる。頭蓋底骨折で内耳損傷(前庭神経損傷)を伴う傷病者でも同様である。不用意な体位の変換は嘔吐を誘発する。口腔内の吸引により嘔吐が生じることもあるので，口腔内吸引の際には誤嚥しないように注意する。とくに，バックボードに固定され仰臥位にされている場合には容易に誤嚥が生じるので，バックボードごと傷病者を横向きにするなどの対応が必要である。

4）創傷処置

頭皮からの出血が持続している際には圧迫止血を行う。この際，創傷部を注意深く触診し，骨の動揺や陥没など骨折を示唆する所見がある場合は，骨折部を避けて圧迫止血を試みる。外耳孔や外鼻孔からの髄液漏がある場合には，滅菌ガーゼを当てるだけとし，強く圧迫したりガーゼを詰め込んだりしないようにする。穿通性異物は抜去せず，固定して搬送する。

5）頸部の固定

頭部外傷では頸椎・頸髄損傷を伴う可能性が高い。バックボードやスクープストレッチャー上で全身固定を行って搬送する。頸部の圧迫を最小限にとどめるため，頸椎カラーは正しく装着する。

3 緊急度・重症度の判断

一般に，緊急度が高い JCS 30以上あるいは GCS 合計点3〜8を重症とし，JCS 10，20あるいは GCS 合計点9〜13を中等症，JCS 1〜3あるいは GCS 合計点14，15を軽症頭部外傷と判断する。瞳孔異常や呼吸の異常(過呼吸や失調性呼吸)を伴っている場合は緊急度が高い。

例えば急性硬膜外血腫では，当初は清明であった意識が急激に低下したり，逆に脳振盪では，当初は意識障害があってもその後まもなく回復したりする。麻痺などの症状が新たに出現する場合や経時的に意識レベルが低下する場合は，新たな頭蓋内病変が生じている可能性を示唆しており，意識レベル低下，瞳孔不同，片麻痺の三徴候があれば，手術を必要とする病変が頭蓋内に存在すると判断してよい。出血性素因(抗血栓薬の服用を含む)がある場合は，状態が悪化する危険性が高い。

○ 医療機関での診療

医療機関では必要に応じて気管挿管下に人工呼吸を行い，肺胞換気を維持しつつ，輸液・輸血によって血圧の正常化が図られる。高血糖や高体温は積極的に補正される。必要に応じて抗凝固薬に対する拮抗薬の投与，凝固因子や血小板の補充，線溶亢進予防のためのトラネキサム酸の投与が行われる。創傷に対してはデブリドマン，洗浄，陥没骨折部の整復，硬膜縫合などの処置が行われる。頭蓋内圧亢進がある場合には，頭蓋内圧センサーを頭蓋内に留置して圧をモニターしつつ，マンニトールなどの浸透圧利尿薬が投与されるが，それでも頭蓋内圧をコントロールできない場合には減圧開頭術(頭蓋骨の一部を除去する)が行われることがある。緊急開頭術は，急性硬膜外血腫・急性硬膜下血腫などの頭蓋内血腫や開放性陥没骨折なども適応となる。

06 顔面・頸部外傷

▶到達目標

1. 顔面・頸部外傷の疫学的な特徴について説明できる。
2. 顔面・頸部外傷における気道閉塞の原因について説明できる。
3. 顔面・頸部外傷における出血の原因と影響について説明できる。
4. 顔面外傷に伴う機能障害と整容的な問題について説明できる。
5. 主な顔面骨骨折をあげ，それぞれについて簡単に説明できる。
6. 眼および副眼器の主な損傷をあげ，それぞれについて簡単に説明できる。
7. 鼻，耳の主な損傷をあげ，それぞれについて簡単に説明できる。
8. 口唇・口腔・歯牙の主な損傷をあげ，それぞれについて簡単に説明できる。
9. 頸部の主な損傷をあげ，それぞれについて簡単に説明できる。
10. 観察および処置でとくに注意すべき点について説明できる。
11. 緊急度・重症度の評価について説明できる。

A 疫学

外傷のうち，顔面の外傷は約12％，頸部の外傷は約1％を占める（日本外傷データバンク）。重症の鈍的顔面外傷をきたした傷病者の約10％には頸椎損傷を合併する。原因としては，交通事故，墜落，スポーツ中の事故，暴力事件などが多い。

B 特徴

1 気道閉塞

顔面・頸部には鼻腔，口腔，咽頭および喉頭などの上気道が含まれている。重症の顔面・頸部外傷では，下顎骨折などに伴う舌根沈下のほか，上気道を構成する軟部組織の腫脹，あるいは異物（出血や吐物，骨折片，歯牙など）によって気道が脅かされることが多い。顔面・頸部外傷ではほかの部位の外傷に比べ，気道確保の重要性がとくに高い。

2 出血

顔面は頭皮と同様，血流の豊富な組織で，顔面外傷に伴う上気道からの出血は血腫や凝血塊による気道閉塞につながる。口腔・咽頭に流れた血液を傷病者が無意識に嚥下し，胃に貯留した血液を嘔吐・誤嚥することもある。

頸部を走行する内頸静脈や外頸静脈，総頸動脈などの太い血管が損傷されると，大量の外出血をきたしたり，

頸部の皮下に巨大な血腫を形成して気道を圧迫したりすることもある。坐位・立位の傷病者では，外頸静脈や内頸静脈の損傷部位から空気が流入して空気塞栓をきたすことがある。

3 機能障害

顔面には視覚や聴覚，嗅覚などの特殊感覚受容器がある。外傷に伴ってこれらの機能が損傷されると，傷病者の機能的予後（生活の質）は著しく障害される。

側頭骨の骨折では内耳機能の障害によって永続的な聴覚障害が生じることがある。眼球や外眼筋，視神経，動眼神経などの損傷に伴って視機能が障害されれば，傷病者の機能予後に重大な影響を与える。

顔面の側面の裂創や切創では，顔面神経や耳下腺管の損傷をきたす。また，上下顎骨や頬骨の骨折は開口障害や咬合（上下の歯の咬み合わせ）障害の原因となる。

4 整容的な問題

顔面は整容面でもっとも重視される部位であり，たとえ生命予後や機能予後に問題がないような軽症の外傷でも，形成外科による対応が求められる場合がある。

C 主な外傷

1 上顎骨（中部顔面骨）骨折

上顎骨は顔の中央部分にある左右1対の骨で，眼窩の内下側や上顎歯槽，硬口蓋，鼻腔側壁を構成する。比較

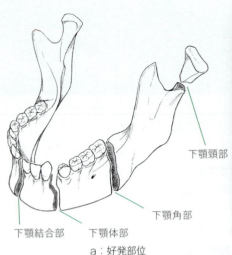

a：好発部位

b：立体CT画像

図1　下顎骨骨折

下顎結合部で骨折している。上顎骨，頬骨などの骨折も合併している（b）

的強固な骨で，その骨折は強い外力が働いたことを意味する。骨折の形態にはさまざまなものがあるが，顔面の変形，圧痛，腫脹，出血，咬合不全，上顎部の動揺を生じる。また上顎骨骨折は鼻腔閉塞，眼球運動障害，髄液漏などをきたすことがある。重症頭部外傷や頸椎損傷を合併することもまれではなく，内部構造の変形，腫脹，出血により，容易に気道が脅かされ生命の危険を生じる。

2 下顎骨骨折

　下顎骨骨折（図1）の好発部位は，下顎結合部（オトガイの中央部），下顎体部（犬歯からオトガイ孔にかけての部分），下顎角部（智歯がある部分）および下顎頸部で，40%に2カ所以上の骨折をきたす。咬合不全や咬合時の痛み，骨折部からの出血などを伴う。とくに危険なのは下顎体部が左右ともに骨折した場合で，舌の付着部であるオトガイが支えを失うため，仰臥位では容易に舌根沈下による気道閉塞をきたす。歯牙の脱臼を伴う場合には，脱臼歯牙の取り扱いに注意を要する（p.723「(4)　歯牙損傷」参照）。

3 頬骨骨折

　頬骨の内側を構成する頬骨体は眼窩の外側面と下面を形成するため，その骨折では，眼瞼を含む骨折部周辺の変形，腫脹や圧痛のほか，眼球運動の異常を伴う。頬骨体から側頭骨に向かって伸びる頬骨弓は咬筋の起始部であり，また，頬骨弓の内側には，同じく咀嚼筋の一部である側頭筋があるため，この部位の骨折では開口・咀嚼障害をきたす。

4 眼損傷

　軽微な結膜・角膜損傷から眼球内容物の逸脱を伴う眼

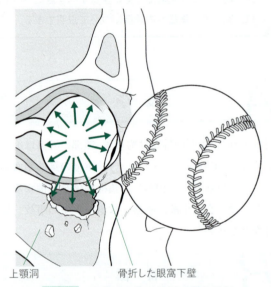

上顎洞　　　　　　　骨折した眼窩下壁

図2　眼窩吹き抜け骨折の発生機転

球破裂までさまざまな損傷形態がある。眼球破裂は穿通性異物や鈍的外力のいずれによっても生じる。視覚機能に重大な影響を与えるため，早急な眼科的治療が必要である。視力の著しい低下，瞳孔の変形，眼球内容物の逸脱などが認められる場合には，眼球破裂を疑う。

5 眼窩吹き抜け骨折

　眼窩の底部は上顎洞の天井でもあり，薄い骨で形成されている。眼球に直接物体が当たると，眼窩内圧が急激に上昇するため，もっとも弱い眼窩底の骨折が生じる。これを眼窩吹き抜け骨折（または眼窩底破裂骨折）という（図2）。急性期には眼瞼や眼窩内容物の腫脹を示すが，腫脹が軽減してくると，眼球運動にかかわる筋肉や脂肪組織が骨折部から上顎洞のほうへ挟み込まれた形で嵌入することがあり，この場合，眼球の陥凹と運動障害が顕著となる。眼球の上転が困難となり，自覚症状としては

複視(物が二重に見える)が出現する。

　視神経管(蝶形骨の一部で，視神経と眼動脈が通る)の骨折では，視神経や眼動脈が障害されて急激な視覚障害を生じることがある。多くの場合，眉毛外側部の外傷を伴うため，このような患者では対光反射を確認する。瞳孔を収縮させる動眼神経は温存されることが多いため，患側眼の直接対光反射は消失するが，間接対光反射は保たれる。

6 涙小管損傷

　涙道の上流部分にあたる涙小管が損傷すると，涙の排泄が障害されて流涙症(いわゆる涙目)の原因となる。涙小管は軽微な外力でも損傷されやすいので，涙小管のある鼻根部から内眼角の部分はもちろんのこと，眼窩周辺の軟部組織に損傷がある場合には涙小管損傷を疑う。

7 鼻損傷

　鼻骨の骨折は比較的弱い外力でも生じるため，顔面骨骨折のなかでもっとも多い。ほとんどの場合，鼻出血と鼻の腫脹があり，患部に圧痛を伴う。鼻の変形がある場合は数週間以内に整復が必要となることが多い。出血の多くは外鼻孔近傍の粘膜からで，鼻翼の圧迫により止血可能である。ただし，重大な受傷機転や意識障害がある場合には，髄液鼻漏の可能性に注意する。髄液鼻漏の場合，強く圧迫したりガーゼを詰め込んだりしない。

8 耳損傷

　耳介，とくにその前面は皮下組織が薄く，軟骨膜に感染が及ぶと，耳介全体の腫脹や変形をきたしやすい。

9 口唇・口腔損傷

　口唇および舌は歯牙により容易に損傷され(図3)，上口唇内側粘膜の損傷は皮膚まで貫通していることがある。これらの損傷がある場合には，歯牙の脱臼や破折を疑い口腔内の観察を行う。口腔内では口腔粘膜の損傷にも注意する。脱臼や破折により口腔内で遊離した歯は気道閉塞の原因となる。幼児が箸やスプーン，歯ブラシなどをくわえたまま転倒した際には，頬部や口蓋の深層にまで達する。まれに咽頭後壁から頸椎前面や頭蓋底に穿通する場合もあるので，受傷機転や異物の形状については十分な情報を得る必要がある。

10 頸部損傷

　頸部損傷の多くは刺創などの鋭的外力によって生じるが，交通事故やスポーツ中の事故では鈍的外力によっても生じる。頸部には内頸・外頸・総頸動脈や椎骨動脈，

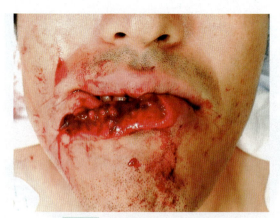

図3　口唇の損傷(右下口唇)

内頸・外頸静脈などの太い血管のほか，喉頭・気管などの気道，下咽頭・食道，迷走神経・横隔神経・腕神経叢など，生命の維持に重要な器官・組織がある。

　動脈の損傷では直ちに致死的な状態となるだけでなく，内出血をきたした場合には血腫の形成により気道が圧迫される。静脈の開放性損傷では出血のほか，坐位・立位における空気塞栓の可能性が生じる。

　気管や喉頭の損傷では，創部からの空気の漏れ，皮下気腫，血痰などが認められるが，鈍的外力による損傷では特有の症候に乏しいこともある。動脈性出血による頸部の血腫によって徐々に気道狭窄が進行することもある。喉頭損傷は自動車衝突時のハンドル外傷などで生じる。喉頭隆起部の変形がない場合でも，痛みや嗄声，発声困難などがある場合には喉頭損傷を疑う。時に喉頭浮腫が進行して上気道狭窄をきたす。

　下咽頭や食道の損傷は，感染などにより長期的予後を左右する。血管や気道の損傷を伴うことが多い。

　横隔神経の損傷では損傷側の横隔膜麻痺を，迷走神経(反回神経)の損傷では発声や嚥下の障害をきたす。内頸動脈の損傷に頸部交感神経節から瞳孔に至る節後神経損傷を合併すると，損傷側の瞳孔が縮瞳し，瞳孔不同を生じる場合がある(ホルネル症候群)。ホルネル症候群では対光反射は保たれる。

D　現場活動

1 観察と評価

1)　受傷機転

　顔面は露出部であり直達外力を受けやすく，その損傷は体表から比較的観察しやすい。一方，頸部は気管や気道など重要臓器が比較的浅層にあるため重篤な損傷を受けやすいが，鈍的外傷の場合，その観察は難しいことが少なくない。また，顔面外傷によって頸部に介達外力が

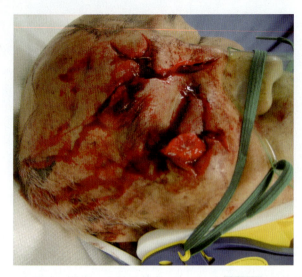 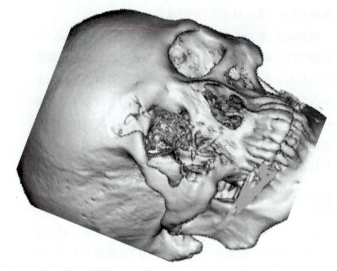

図4　顔面外傷と顔面骨立体CT画像

外観からは重篤な顔面損傷が想定される。CTでは眼窩上下縁に骨折がみられるのみであった

2）初期評価

（1）気道・呼吸

　顔面・頸部外傷において，傷病者に接触後，最初に行わなくてはならないのが気道と呼吸の評価である。すでに誤嚥を生じている可能性も考えて呼吸音を聴取し，頸部の呼吸補助筋の使用による努力呼吸の有無や胸郭の動きをみる。また，鼻腔・口腔内の出血や異物の有無を観察する。頸部では皮下気腫や創の有無，創からの泡（気道損傷）や唾液・吐物（下咽頭・食道損傷）の有無，頸静脈の怒張，気管偏位にも注意する。気道からの出血がある場合でも，意識があり，かつ発語が可能であれば気道は確保されていると判断してよいが，突然の嘔吐（嚥下した血液を吐く）には注意が必要である。非開放性頸部外傷において増大する腫瘤を認めた場合には，気管圧迫による気道閉塞の危険性があり，頸椎カラー装着後も厳重な観察が必要である。

（2）循　環

　顔面・頸部外傷では，血管損傷による大量出血の可能性を念頭に置いて循環の評価を行う。非開放性頸部外傷においても同様である。

3）観　察

（1）中枢神経系

　意識レベル，視覚，瞳孔，片麻痺の有無，頭蓋底骨折を疑わせる徴候（髄液鼻漏や髄液耳漏）の有無などを評価する。眼瞼を開けることができない場合でも，眼瞼上をペンライトで照らした際の間接対光反射（反対側の縮瞳）を評価する，あるいは傷病者に光を感じるかどうか尋ねることにより，ある程度の視覚機能をみることができる。

（2）顔　面

　顔面は構造が複雑なため，外傷により多彩な様相を呈

し，出血や腫脹により外傷の程度や内容の把握が困難な場合がある（**図4**）。その際には，バイタルサインをはじめ「2）初期評価」で述べた内容に留意しながら現場活動を行う。状態が安定し，意識が保たれ，コミュニケーションが十分とれる場合は，傷病者の主訴に基づき問診を行う。また，損傷の部位や程度に応じて，視覚異常，聴覚異常，触診による顔面の圧痛，開口障害，咬合不全，創傷，皮下気腫・血腫の有無などを確認する。

（3）頸　部

　頸部前面の正中線と胸鎖乳突筋の前縁および下顎下縁で構成される左右1対の三角形を「頸部前方三角」と呼ぶ（p.63，図9参照）。この部分には咽頭，喉頭，気管，総頸動静脈などの大血管などの重要臓器が比較的浅層にあるため，とくに注意深く観察を行う。頸部外傷では，甲状軟骨部の腫脹や圧痛，喉頭・気管の位置異常，四肢の感覚・運動障害，嗄声の有無などに注意する。

② 処　置

1）気道・呼吸

　頸髄損傷が疑われる傷病者で，用手的気道確保が必要な場合は下顎挙上法を用いる。下顎骨折による舌根沈下が疑われる場合は下顎引き上げを行う。頭蓋底骨折が疑われる場合は経鼻エアウエイ挿入は行わない。これらの方法で気道確保が困難な場合には，頭部後屈もやむを得ない。嘔吐・誤嚥に注意し，高流量の酸素投与を行う。

　鼻腔，口腔内の出血や分泌物，異物に対しては吸引を行う。ヤンカー式吸引管を用いる場合は，カテーテル先端を目視しながら粘膜を損傷しないように液体や異物を除去する。鼻腔の吸引は盲目的に行うと鼻出血を助長するため，注意して行う。頭蓋底骨折が疑われる場合は鼻腔内の吸引は行わない。口腔の吸引は，カテーテルを深

く入れすぎて嘔吐反射を起こさないよう注意する。仰臥位で咽頭側に流れ込む血液を自力で排出することが困難な場合には，頸椎保護のうえで側臥位とする。

2) 循 環

頸部から動脈性の出血がある場合には，手指で拍動を確認しながら直接圧迫を行う。拍動を伴わない静脈性出血であれば，ガーゼの上から創部を適度に圧迫する。外頸動脈と分岐した直後の内頸動脈にある頸動脈洞に強い圧迫が加わると，頸動脈洞反射により徐脈や血圧低下をきたすため，強く押さえすぎないよう注意する。

3) 体 位

重症外傷の傷病者に対しては，頸椎カラーやバックボードなどを用いて全身固定を行ったうえで水平位とするのが原則である。しかし，脊椎運動制限によって創傷部に対する重要処置や気道確保が困難になる場合には，頸椎保護を用手的に行う。意識のある傷病者で，口腔・咽頭への出血などのためにバックボードなどへの固定に激しく抵抗するときには，坐位にしたうえで，傷病者の頭部を両手で支えて頸椎への負担を軽減する必要がある。

4) 創処置

(1) 顔面挫創

挫創部をガーゼなどで被覆する。

(2) 眼球保護

眼球損傷がある場合には，紙コップなどを利用して眼球に直接の圧迫が加わらないように保護する。また，眼球運動を最小限にとどめるため，健側の眼球もガーゼなどで覆って視覚を遮る（**図5**）。

(3) 耳介損傷

耳介損傷で，基部がつながっている場合には，離断しないようガーゼなどで保護したうえで頸椎を固定する。離断している場合には指の離断と同様に，乾燥を防ぐために離断組織をガーゼで覆い，ビニール袋内に密閉して医療機関に持っていく。

(4) 歯牙損傷

脱臼しかけている歯牙は，原則として抜かずにそのまま搬送する。搬送途上に脱臼しそうな場合は誤嚥・誤飲に注意する。脱臼して遊離した歯牙は，歯根部に触れないように注意しながら，軽く汚れを流し生理食塩液ま

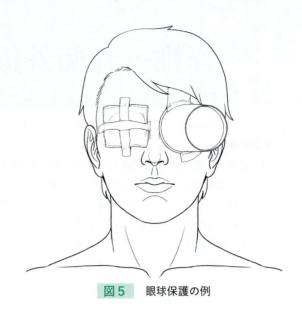

図5 　眼球保護の例

たは乳酸リンゲル液に浸す，または浸したガーゼで保護して傷病者とともに搬送する。

3 緊急度・重症度の判断

生命予後，機能予後，整容面の予後の順で緊急度・重症度を判断する。例えば，下顎の開放骨折や多発骨折，鼻腔・口腔の外傷によって気道狭窄，あるいは出血性ショックをきたしていれば緊急度は高い。バイタルサインが安定し止血できている場合は，視覚障害など機能予後で緊急度を判断する。整容面はあくまでも生命予後・機能予後に関して緊急度・重症度が低い場合に初めて考慮する。

○ 医療機関での診療

気道確保と出血のコントロールが最優先される。激しい顔面損傷では気管挿管が困難なことが多く，輪状甲状間膜（靭帯）切開などの外科的気道確保が行われることがある。圧迫でコントロールできない出血に対しては，経カテーテル動脈塞栓術（TAE）や血管の結紮・修復が必要になる。次いで創傷部の異物除去，デブリドマン，洗浄，縫合などが行われる。眼球破裂や顔面骨骨折に対する根本的な治療は，全身状態の安定化を待って待機的に行われる。

07 脊椎・脊髄外傷

A 疫 学

脊椎・脊髄外傷(損傷)は外傷全体の約21%を占める(日本外傷データバンク)。重症の頭部外傷の約15%, 重症の鈍的顔面外傷の約10%で脊椎・脊髄損傷, とくに頸髄損傷を合併するため, 鎖骨より上部の重症外傷では常に頸髄損傷を疑う必要がある。脊髄損傷のうち, もっとも多い頸髄損傷が全体の90%を占める。

B 受傷機転

脊椎・脊髄損傷は交通事故, 転落・墜落, 水中への飛び込みなどで脊椎に過大な外力が働いて発生するが, 高齢者では転倒による軽微な外力での発生も多い。

1 過伸展

自動車の後方から追突された場合や浅いプールへの飛び込みで前額部を強打した場合, 高所から墜落した場合, 転倒して前額部や顔面を打撲した場合など, 頭部に後方への外力が働いた際の頸椎・頸髄に発生しやすい。頸椎の過伸展により前縦靱帯や椎間板の損傷をきたすほか, 上位の椎骨が下位の椎骨に対して後方に偏位する後方脱臼が起こると, 脊髄に対する直接の圧迫や血流障害などによる脊髄損傷をきたす(図1)。

過伸展による第2頸椎(軸椎)の骨折はとくに高齢者の交通事故や墜落で発生する。過伸展の際に軸椎の後方要素が圧迫されて, 両側の椎弓根が骨折する。絞首刑など, 落下距離の大きな(紐が長い)縊頸によっても発生することがあるため, ハングマン骨折とも呼ばれる(図2)。

2 過屈曲

自動車が前方から衝突した際など頭部を強く前屈させる外力により, 後縦靱帯, 棘間靱帯など, 脊柱の後方にある支持組織の損傷と椎体の圧迫骨折などをきたすほか, 脊椎の前方脱臼では脊髄に対する直接の圧迫や血流障害などによる脊髄損傷をきたす(図3)。

3 圧 迫

墜落で殿部や下肢から着地した際に, 脊柱の長軸方向に働く介達外力によって椎体が強く圧迫され, 楔状の圧迫骨折を生じる(図4a)。胸腰移行部(下位胸椎や上位腰椎)に発生しやすい。高齢者では骨粗鬆症によって骨組織が脆弱になっていることが多いため, 尻餅をつくなど軽微な外力で発生するだけでなく, とくに外力がない場合でも無自覚のうちに発生して亀背を呈することがある。

圧迫骨折は通常, 神経症状を伴わない。外力が強い場合, 椎体後面まで骨折が及んで破裂骨折となる(図4b)。

破裂骨折では脊柱管内に突出した骨片により神経症状をきたすことがある。水中への飛び込みなどで頭頂部から長軸方向の強い外力が働いた場合, 環椎(第1頸椎)の破裂骨折をきたすことがある。これをジェファーソン骨折という(図5)。

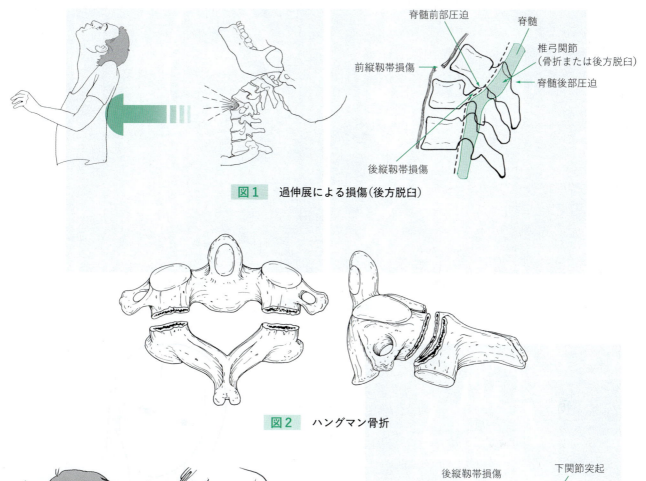

図1　過伸展による損傷（後方脱臼）

図2　ハングマン骨折

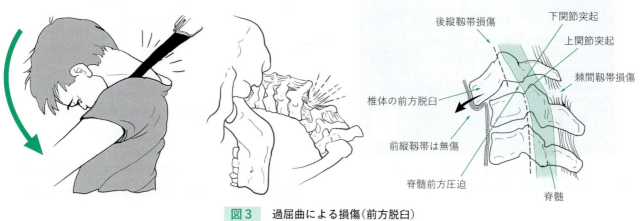

図3　過屈曲による損傷（前方脱臼）

4 回　旋

　自動車の側面衝突や下顎部を横殴りされた場合など，頭部を強く回旋させる外力が働くと，椎間関節の脱臼や椎体の圧迫骨折を生じる。歯突起（第2頸椎）の形成が未熟な幼児では，頭部の回旋に伴って環軸関節の亜脱臼が起こり，頭部を回旋した状態で固定されることがある（図6）。

5 伸　長

　縊頸やバンジージャンプなどで脊柱を長軸方向に伸長させる外力が過大になると，脊柱と脊髄が伸長されて損傷する。

C　病　態

　脊椎の骨折や脱臼を脊椎損傷と呼び，脊柱管の内部にある脊髄が損傷された状態を脊髄損傷と呼ぶ。脊椎損傷と脊髄損傷とは同時に発生することもあるが，明らかな脊椎損傷を伴わない脊髄損傷や，脊椎損傷のみで脊髄損傷を伴わないものもある。脊椎損傷の多くは数カ月で回復するが，脊髄損傷に伴う機能障害（神経障害）の多くは永続的に残る。

1 運動麻痺

　脳からの運動指令を伝える上位運動ニューロンが損傷

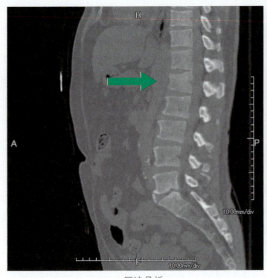 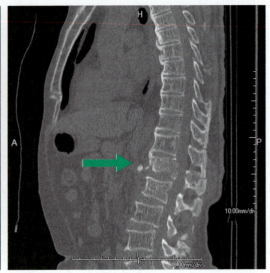

a：圧迫骨折　　　　　　　　　　　　　　b：破裂骨折

図4　骨折の種類

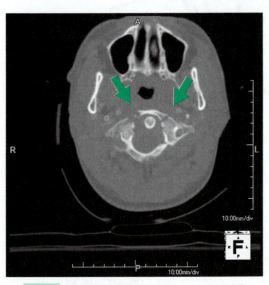

図5　環椎破裂骨折（ジェファーソン骨折）
両側の前弓・後弓が骨折して前後左右に広がる

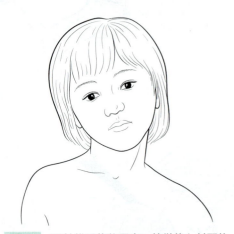

図6　環軸椎回旋位固定に特徴的な斜頸位

部位で遮断されるため，それより下位での両側運動麻痺が生じる。頸髄損傷では四肢麻痺，胸髄以下の損傷では両下肢麻痺となる。

2 感覚障害

末梢からの刺激を脳に伝える，脊髄の上位ニューロンが損傷部位で遮断されるため，それより下部での感覚の消失や低下，しびれなどが生じる。

3 脊髄ショック

脊髄損傷では，その損傷部位および近傍の脊髄が損傷するが，それより下位の脊髄の機能は保持されるため，下位脊髄の脊髄反射は残存し，最終的に形成される麻痺は痙性（けいせい）麻痺の形態をとる。しかし，受傷直後から1～2日の間は損傷部から下位の脊髄全体が損傷の影響を受

け，下位脊髄のすべての機能が消失して弛緩性麻痺の形態を呈することがある。これを脊髄ショック（し　かん）と呼ぶ。

4 神経原性ショック

交感神経は視床下部や脳幹の交感神経中枢から頸髄を下行し，第8頸髄節～第2腰髄節のレベルで脊髄を出て交感神経幹を形成する。とくに第1～4胸髄節からの交感神経は心肺内臓神経を形成するため，これより上位の脊髄損傷では徐脈，血圧低下など，交感神経機能の消失によるショックをきたす。これを神経原性ショックと呼ぶ。蒼白，発汗，頻脈は認めず，血圧が低いのに脈拍は正常か徐脈で，皮膚は温かく乾燥している。ショックの症状は受傷後数週間で徐々に軽快するが，低血圧や起立性低血圧などはほぼ永続的に残る。

5 呼吸筋麻痺

横隔膜の運動を支配する横隔神経は第3～5頸神経を経由し，脊髄の外を通って横隔膜に至る。一方，肋間筋

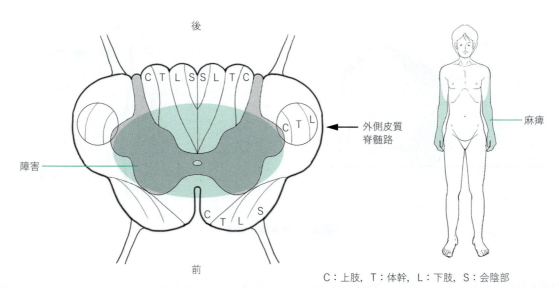

C：上肢，T：体幹，L：下肢，S：会陰部

図7　中心性脊髄損傷（頸髄レベル）と上肢の運動麻痺

の運動を支配する肋間神経は各髄節まで脊髄を下行する。このため，第3頸髄節より上位の頸髄損傷ではほぼすべての呼吸筋が麻痺し，受傷直後に呼吸停止をきたす。早急に人工呼吸を行わなければ呼吸原性の心停止となる。第3～5頸髄節以下の頸髄損傷では，横隔膜の機能が温存されるが肋間筋が麻痺するため，腹式呼吸を呈する。

 その他の神経症状

　仙髄より高位の脊髄損傷では，陰茎の勃起に対する上位中枢からの抑制が消失するため，陰茎へのわずかな機械的刺激で陰茎勃起が起こる。これを（外傷性の）持続陰茎勃起という。とくに横断性の脊髄損傷で起こりやすい。横断性の損傷では排尿や排便に関する機能が障害され，尿失禁や尿閉，肛門括約筋の弛緩などの直腸膀胱障害も起こる。体温異常として発汗障害により高体温をきたすことが多いが，熱産生低下による低体温もきたす。

D 　主な外傷

1 脊髄の完全損傷と不全損傷

　脊髄損傷は，完全損傷と不全損傷に分類される。

1）完全損傷

　横断性脊髄損傷ともいわれ，損傷部以下の恒久的な完全運動麻痺，感覚脱失を呈する。第6頸髄節の損傷の場合，機能が残存している最下位の髄節は第5頸髄節であるため四肢のうち上腕の側方挙上と肘の屈曲が可能であるが，四肢のほかの運動機能は障害され，前腕の橈側以下の感覚が消失する。ただし，脊髄レベルと脊椎レベルは必ずしも同一の高位にあるわけではなく，脊髄損傷の

レベルと脊椎損傷のレベルには多少のズレが生じる*。

2）不全損傷

　損傷部脊髄の機能が部分的に障害された状態を不全損傷という。不全損傷のなかには，受傷直後には完全損傷にみえても時間経過とともに麻痺や感覚の一部が回復する例もある。不全損傷の代表的なものとして，頸髄の中心部が選択的に障害されて発生する中心性脊髄損傷がある（図7）。頸部の過伸展によって脊柱管後方を走行する黄色靱帯が上下の棘突起に挟まれ皺状に折りたたまれて前方に突出し，頸髄を圧迫することによって頸髄の中心部に出血や浮腫をきたすことが原因と推定されている。後縦靱帯や黄色靱帯の骨化，椎間板ヘルニアなどで脊柱管狭窄している場合に発生しやすい。脊髄の側索にあって上位運動ニューロンの主要な走行路である外側皮質脊髄路は，上肢，下肢に至るニューロンがそれぞれ内側，外側に分布しているため，中心性脊髄損傷では上肢の運動が強く障害される一方で，下肢の運動障害は軽微にとどまる。変形性脊椎症や後縦靱帯骨化症などで脊柱管が狭窄している高齢者に好発する。

2 脊柱の損傷

1）頸椎の脱臼・骨折

　頸椎が過伸展された状態で伸長の外力が働くと，後頭骨と環椎（第1頸椎）を接合する靱帯が損傷されて環椎後頭骨脱臼をきたすことがある。多くは下部脳幹の障害による呼吸停止などを生じて致死的である。

---

* 脊髄レベルと脊椎レベルにはズレがある。脊髄は第1～2腰椎の高さで終わり，それ以下の脊柱管にあるのは馬尾神経である。したがって，仙髄の損傷は上位腰椎の損傷に伴って発生する。下位腰椎や仙椎の損傷では，馬尾神経が損傷されることはあっても脊髄の損傷は起こらない。

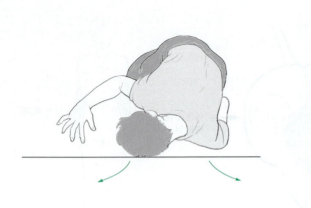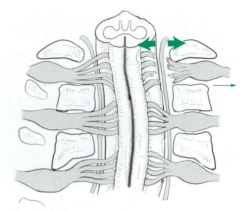

図8　引き抜き損傷

環軸関節亜脱臼は小児に多く，通常，無症候性であるが，漠然とした頸部痛，後頭部痛，時に間欠的な（そして致死的な可能性のある）頸部の脊髄圧迫を生じる。頭部や頸部を打撲した後に頸部の運動が制限され，頸部が斜めに回転しているときには本症を疑う。

ハングマン骨折やジェファーソン骨折では，脊髄に対する圧迫が起こりにくいため，重症頭部外傷の合併がないかぎり予後は良好である。傷病者の訴えは頸部の痛みや違和感が中心となる。

2）　胸腰椎の脱臼・骨折

墜落などでは胸腰移行部（下位胸椎と上位腰椎）の圧迫骨折や破裂骨折をきたしやすいが，損傷が著しくないかぎり脊髄は損傷を免れることが多い。

高齢者では骨粗鬆症のためにリスクが高い。脱臼では脊髄損傷を合併しやすい。

3）　椎間板損傷

椎体に外力が及んだ場合，椎間板内の髄核が変形して後方周囲の線維輪の弱い部分が膨隆する。その程度が強くなると髄核は脊柱管内へ脱出する。これを椎間板ヘルニアという。膨隆した椎間板や脱出髄核が神経根を圧迫すれば神経根症状を生じる。

4）　外傷性頸部症候群

自動車搭乗中に追突された場合，搭乗者の頸椎はまず過伸展し，次いで過屈曲する。この際に，頸椎を支持する前縦靱帯・後縦靱帯や黄色靱帯，僧帽筋などが障害されて発症すると推定されている。通常，受傷の翌日以降になって頭痛や悪心，上肢のしびれなどが出現する。時に頸部や背部の痛みは肩に放散する。症状は数カ月以上にわたって持続することがあり，不眠，集中力の低下，抑うつなどを引き起こす。俗に「むち打ち症」とも呼ばれる。追突事故以外にも，転落・墜落，スポーツ中の事故，乳幼児の揺さぶりなどで発生する。

5）　非骨傷性脊髄損傷

脊柱が激しく変形した場合，脊椎の骨折や脱臼がない

場合でも，後縦靱帯や黄色靱帯が上下より圧迫され皺状になって脊柱管内に突出して脊髄を損傷することがある。高齢者など，後縦靱帯骨化症などによる脊柱管狭窄症がある場合に発症しやすい。

③ 神経根損傷

神経根の出口である椎間孔近傍で脱出した骨折片や椎間板が神経根を損傷して発症する。症状は，神経根支配領域を中心とした筋力や感覚低下，痛みおよびしびれ感など，いわゆる神経根症状である。

④ 引き抜き（腕神経叢）損傷

肩を下方に押された状態で頭頸部が対側へ強く側屈された場合や，肩関節を外転した状態で上肢に強い牽引力が働いた場合に，頸部の脊髄から神経根が引き抜かれた状態を引き抜き損傷という。多くは自動二輪車の事故によって腕神経叢領域に発生する。損傷の程度により肩の挙上や肘の屈曲，手指の運動などが障害される（図8）。

　現場活動

① 観察と評価

1）　受傷機転

高リスク受傷機転であれば必然的に脊椎・脊髄損傷を念頭に置いて活動することになるが，それ以外でも，車両の破損状況や転落・墜落の現場状況，頸部への穿通性損傷の程度などから，状況によっては脊椎・脊髄損傷の可能性を考慮する。乳幼児では乳幼児揺さぶられ症候群の可能性に注意する。

2）　初期評価

気道，呼吸，循環に関する通常の観察以外に，下位頸髄損傷に伴う腹式呼吸や神経原性ショックに伴う徐脈，低血圧，温かい皮膚などに注意する。ただし，頸髄損傷

のある傷病者ではほかの部位の重症外傷を合併していることが多く，頸髄損傷に伴ったショック徴候がある場合でも神経原性ショックと決めつけず，出血性ショックやその他のショックを合併している可能性にも留意する。

3）観　察

頭部や顔面に重大な損傷がある場合には，脊椎・脊髄損傷の合併に注意する。ログロールの際に棘突起を触診し，並び（連続性）の乱れ，部分的な突出，圧痛などがあれば，その周辺の脊椎損傷が疑われる。脊椎近傍への穿通性損傷にも注意が必要である。

四肢の感覚・運動機能を簡潔に評価する。四肢麻痺または対麻痺に同部位の感覚障害を合併していれば，脊髄損傷を疑う。尿失禁・便失禁や持続陰茎勃起も脊髄損傷を示唆する所見である。意識障害を伴う頭部外傷が存在していると脊髄損傷を見逃しやすい。脊髄損傷を疑う場合の損傷高位の評価など，詳細な神経学的観察は搬送中の救急車内で行う。対麻痺があるが上肢の運動が可能であれば，損傷部位は胸髄以下である。下位頸髄の損傷では四肢麻痺または上肢の不全麻痺が出現し，上位頸髄の損傷では呼吸停止・腹式呼吸などの呼吸異常が加わる。

2 処　置

脊椎損傷を疑う場合は，脊柱の動揺によって脊髄が損傷されるあるいはすでにある損傷が悪化することを防ぐため，バックボードまたはスクープストレッチャー上で全身固定を行い，水平位で搬送する。胸腰椎の損傷で傷病者が痛みのために仰臥位になれない場合は，側臥位で搬送してもよい。頸髄の損傷で腹式呼吸をきたしている場合には，バッグ・バルブ・マスクによる補助換気が必要となることがある。神経原性ショックは，静脈路確保・輸液の適応である。地域メディカルコントロール協議会のプロトコールに従う。

3 緊急度・重症度の判断

脊椎の脱臼などで脊髄への圧迫が持続している場合には，脱臼整復するなど除圧が必要となる場合もある。頸髄損傷で呼吸障害がある場合や，神経原性ショックによる徐脈・低血圧を呈している場合の緊急度は高い。

脊髄損傷では，損傷高位が高いほど緊急度・重症度が高い。神経症状がない頸椎捻挫や高齢者の腰椎圧迫骨折などの緊急度は低い。

○ 医療機関での診療

医療機関では，呼吸・循環管理や頭部外傷などの合併損傷に対する治療が優先される。脊椎・脊髄の損傷程度はX線検査，CT・MRI検査および神経学的所見によって評価され，それに応じて脊髄の除圧や脊柱を固定する手術を検討する。

08 胸部外傷

A 疫学

外傷のうち胸部外傷が占める割合は約26％である（日本外傷データバンク）。胸部外傷のほとんどは鈍的外傷であり，交通事故に次いで転落・墜落によるものが多いが，交通事故の占める割合は，近年減少傾向にある。多発肋骨骨折や肺挫傷の頻度が高い。

B 受傷機転

胸部外傷のほとんどを占める鈍的外傷では，減速機序や圧迫によって損傷をきたす。

減速機序は，交通事故で搭乗者の胸部が車両の内部構造に衝突したり墜落で地面に衝突したりした場合に作用する。まず外力が直接作用した胸壁に損傷が起こり，さらに内部の肺や心臓などが胸壁に衝突して挫傷などの損傷が起こる。減速機序によって胸部前面に強い外力が働いた場合には，大動脈に剪断力が働いて大動脈断裂をきたすことがある。

圧迫による機序は，重量物による胸部の狭圧（きょうあつ）や衝突時のシートベルトによる締めつけによって起こり，心臓や大動脈，気管・気管支を損傷する原因となる。胸部に前後方向の圧迫が加わった際に反射的に声門が閉鎖すると，胸腔内の圧力が高まり，肺破裂や横隔膜損傷，気管・気管支の断裂をきたすことがある。

下部胸郭の内部には腹腔内臓器がある。鈍的外傷か穿通性外傷かにかかわらず，この部分に外力が働いた場合には，腹腔内臓器（肝臓，脾臓など）の損傷が起こる。

胸部の穿通性損傷では，成傷器や異物が通過した部位によってさまざまな臓器が損傷される。心損傷の危険域の穿通性外傷では心・大血管を損傷する可能性が高い。

C 病態

胸部には気管・気管支，肺，心臓，大血管など呼吸・循環を維持するための重要臓器がある。気管・気管支の断裂や肺挫傷を含む呼吸器の障害だけでなく，胸郭・横隔膜の損傷や気胸・血胸などに伴う呼吸運動の障害は呼吸不全の原因となる。

循環不全は，肺や胸郭，心・大血管からの出血による循環血液量減少性ショック（出血性ショック）のほか，心臓自体の損傷による心原性ショック，緊張性気胸や心タンポナーデに伴う心外閉塞・拘束性（こうそく）ショックなど，さまざまな要因が関連して発生する。重篤な場合には病院前における外傷死の主要な原因となる。緊張性気胸では呼吸不全と循環不全の両者が問題となる。

D 主な外傷

1 心損傷

心筋挫傷は胸壁からの鈍的外力によって生じる心筋の損傷で，不整脈や心原性ショックの原因となる。前胸壁に面した右心室自由壁に起こることが多い。軽微な挫傷までを含めれば，前胸部に打撲痕がある場合の80％以上に合併するとの報告もある。挫傷部分の筋組織や冠血管（かん）からの出血がある場合には心タンポナーデを合併する。

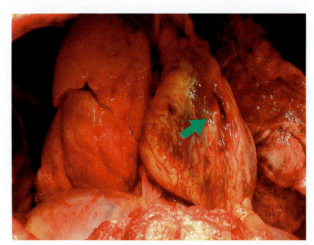

図1　心破裂

強い鈍的外力では心破裂をきたす（図1）。鈍的外傷は解剖学的に身体の前面に位置する右心室や右心房に多いが，刺創では心臓のあらゆる部位に損傷が発生し得る。心室の破裂ではほとんどは医療機関到着前に心停止となるが，心房の破裂では救命されることもある。

2 心タンポナーデ

外傷性の心タンポナーデは，心囊内に血液が貯留して心臓の拡張障害をきたした状態である（図2）。心筋挫傷や冠動脈からの出血，心破裂に伴って発生し，心外閉塞・拘束性ショックの代表的原因である。ベックの三徴（外頸静脈怒張，低血圧，心音減弱）や奇脈などが出現する。右心房・右心耳の損傷では血液が徐々に貯留するため，症状も比較的緩徐である。心膜切開による心タンポナーデの解除と心損傷部の修復をごく早期に行う。

3 心臓振盪

胸壁への外力，とくに球技用ボールなどによって比較的狭い領域に瞬間的な外力が加わった場合，心臓に器質的な損傷が起こらない場合でも心室細動・心室頻拍をきたすことがある。これを心臓振盪と呼ぶ。胸壁が比較的軟らかい若年者の，スポーツ中の心停止の原因となる。

4 大血管損傷

鈍的外力による大動脈損傷は，減速機序によって左鎖骨下動脈が分枝した直下の大動脈峡部に好発する。自動車が衝突して急減速した場合，前胸壁がハンドルに衝突することで，胸郭および背部の胸壁に肋間動脈などで固定された下行大動脈も急減速する。しかし，可動性のある心臓および上行大動脈・弓部大動脈は慣性によって前方に移動するため，大動脈峡部に剪断力が働いて断裂をきたす。胸部が前後方向に強く圧迫された際に，大動脈が胸骨と脊椎に挟まれて断裂することもある（図3）。大

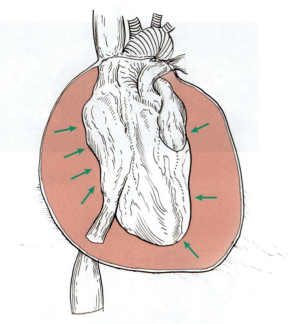

図2　心タンポナーデ

外傷では，60～100mL程度の少量の血液の貯留でも心タンポナーデの症候が出現することがある

動脈外膜や縦隔胸膜が保たれている場合は，解離や仮性動脈瘤あるいは縦隔血腫を形成するにとどまるが，そうでない場合には急激かつ大量の出血により即死となる。

鈍的外力による肺動静脈や大静脈の損傷は比較的まれである。鋭的外力では，成傷器の通過経路にあるさまざまな大血管が損傷される。

5 肺損傷

肺挫傷は肺組織の損傷である。内部に血腫を形成することもある。鈍的外力が胸壁を介して肺に作用して発生する。肋骨骨折を伴うことが多い。受傷後数時間をかけて肺胞内への微小出血や浮腫が進行し，しだいに呼吸不全となることが多いが，その程度によっては受傷直後から肺胞内出血に伴う喀血を認めることもある。

肋骨の骨折端によって肺の臓側胸膜が損傷すると，肺裂傷となる。声門を閉じた状態で胸部に強い外力が加われば，気道内圧が上昇するために肺破裂をきたし，喀血や血痰，血気胸による呼吸困難を生じる。短時間で緊張性気胸に進展することもある。

穿通性肺損傷は刺創や射創（銃創）などで生じる。受傷直後より喀血あるいは泡沫状血痰がみられる。血気胸の合併は必発で，創の状態によっては緊張性気胸へと進展する。創が深い場合には気管・気管支や肺動静脈の損傷を合併する。

6 気　胸

胸膜腔に空気が貯留した状態を気胸という。鋭的成傷

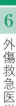

Ⅲ

6

外傷救急医学

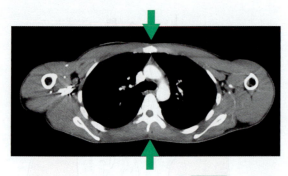
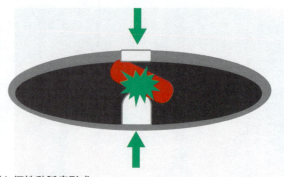

図3 大動脈断裂と仮性動脈瘤形成

胸骨と胸椎に挟まれて大動脈が損傷する

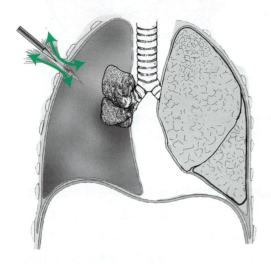

図4 開放性気胸

胸壁に開放創が存在すると，正常の気道よりも胸腔までの距離が短く，抵抗の低い胸壁欠損部から吸気により空気が胸腔内に流入する。胸腔内圧と大気圧が同じレベルとなり，肺は虚脱し，低換気と低酸素が生じる。身体所見から診断する

（日本外傷学会，日本救急医学会監：外傷初期診療ガイドライン JATEC. 改訂第6版，へるす出版，2021．より引用）

器によって胸壁に穿通創が生じた場合に発生する（開放性気胸，**図4**）ほか，肋骨の骨折端によって臓側胸膜が損傷した場合，あるいは鈍的外力によって肺裂傷や気管・気管支損傷をきたした場合にも発生する。胸腔内の陰圧が消失するため，肺はしだいに収縮して無気肺となり，患側肺の換気量が減少する。

自由に交通した開放性気胸において吸気の際には創部からの空気が吸い込まれ，呼気の際には気泡を混じた血液が出てくる。このような創を「吸い込み創」と呼ぶ。胸壁の創部や臓側胸膜の損傷部から胸膜腔へ向かう空気の流れに一方通行を許すような構造（一方向弁，チェックバルブ）が生じると，緊張性気胸へと進展するため，直ちに吸い込みを予防する処置が必要である

7 緊張性気胸

胸壁の創部や臓側胸膜の損傷部に胸膜腔へ向かう一方

向弁構造（チェックバルブ）ができると，吸気時に胸膜腔に流入した空気が呼気時にも排泄されず，しだいに胸膜腔に蓄積する。これによって胸腔内圧が上昇し循環動態にまで影響が及んだ状態を緊張性気胸という（**図5**）。患側胸郭の膨隆や呼吸音消失，打診上の鼓音のほか，静脈圧上昇による頸静脈怒張を認める。気管や縦隔は健側に偏る。皮下気腫は患側の胸壁だけでなく，頸部〜顔面，胸部〜大腿にまで及ぶことがある。心外閉塞・拘束性ショックの代表であり，緊急に胸腔穿刺による脱気を必要とする状態である。

8 血 胸

胸膜腔内に血液が貯留した状態を血胸という。多くは肋骨骨折や肺挫傷，気胸に合併する。気胸と同様に患側の換気不良をきたすだけでなく，出血量によっては循環血液量減少性ショックをきたす。大血管の損傷による大量血胸は致死的である。

9 気管・気管支損傷

刺創などの穿通性外傷に伴うものが多い。頸部の皮下気腫や気道内出血による呼吸困難を呈するが，その重症度はさまざまである。鈍的外傷では，胸郭が前後に強く圧迫された際に肺が上下方向に伸長されることに伴う気管・気管支の過伸展や，胸壁と脊柱の間に挟まれることによって損傷する。ほとんどの場合で縦隔気腫が起こり，増大すれば頸部，胸腹部に皮下気腫が出現する。重症では損傷部からの出血による気道閉塞を引き起こし，チアノーゼを伴った呼吸困難を呈する。胸腔内気管支損傷では気胸を合併し，急速に緊張性気胸に至る。

10 肋骨骨折

肋骨骨折（**図6**）は，胸部外傷でもっとも多い損傷である。骨折部を中心とする自発痛があり，深呼吸や咳嗽などの際に増強する。骨折部に骨折端同士が触れ合う轢音を聴取することがある。重要な合併症として多発肋骨骨

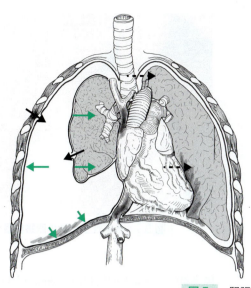
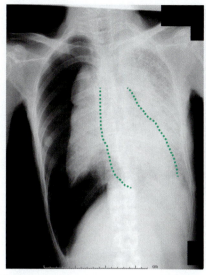

図5　緊張性気胸

→　肺もしくは胸壁の損傷に伴って生じた一方向弁により，空気が胸膜腔に流入し，閉じ込められる
→　患側の胸腔内圧が上昇し，胸郭は膨隆し，横隔膜は下方に圧排させる
┄➤　気管や心臓，大血管は，健側に圧排され，健側肺は圧迫される
┄┄　縦隔の圧排により心陰影は通常よりも左側に移動している

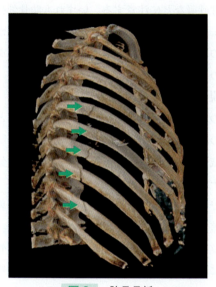

図6　肋骨骨折

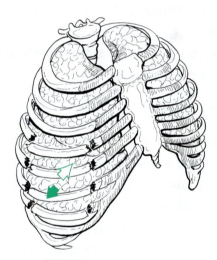

図7　フレイルチェスト

片側多発肋骨骨折による場合を示す。吸気時に患部が陥凹し（⇨），呼気時に突出する（➡）

折によるフレイルチェストや下位肋骨骨折時には肝臓，脾臓あるいは腎臓などの上腹部実質臓器損傷を合併しやすい。肺実質の損傷による気胸・血胸，あるいは肋骨下縁を走行している肋間動静脈からの出血による血胸を合併することがある。

11 フレイルチェスト

　連続する2本以上の肋骨が各々2カ所以上で骨折を起こすことによって，胸壁の一部が周囲の胸壁からの支えを失うと，呼吸の際にこの胸壁の支持を失った部分（フレイルセグメント）は周囲の正常な胸壁とは逆向きに，つまり吸気時に陥没し，呼気時には膨隆する奇異呼吸を示す。このような損傷形態をフレイルチェストという（図

7）。肺挫傷など重篤な損傷を伴っていることが多い。フレイルチェストでは骨折部の骨端が呼吸のたびにずれ合って激しい痛みが生じるため，傷病者の自発呼吸は強く抑制される。これによる無気肺のほか，合併する肺挫傷や血胸，気胸などと相まって呼吸状態が悪化する。胸壁固定によって痛みを緩和し，呼吸状態の改善を図る必要がある。

12 横隔膜損傷

　胸腹部への強い圧迫，とくに側胸部への強い外力により横隔膜が損傷して発生する。胸部，腹部の重大な内臓損傷を伴うことが多い。左横隔膜に好発する。下面を肝臓で保護されている右横隔膜の損傷は比較的少ないが，

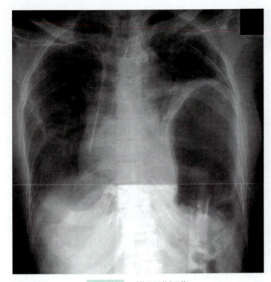

図8 横隔膜損傷

左横隔膜破裂部より，胃が胸腔内へ脱出している

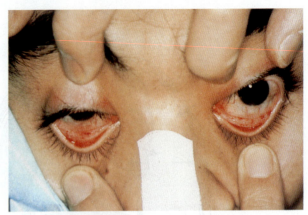

図9 外傷性窒息時の眼瞼結膜の溢血点

発生した場合には肝損傷を伴う重症例が多い。横隔膜の破裂部から腹腔内臓器（胃など）が胸腔へ脱出することがある（図8）。

下部胸郭や上腹部の刺創，銃創など鋭的外力による横隔膜損傷の予後は比較的良好である。

13 外傷性窒息

重量物の下敷きになった場合や群衆雪崩（多数の人が倒れて折り重なる，あるいは立った状態でも周囲から圧迫され身動きが取れなくなる状況）などで，胸部あるいは上腹部に持続的な圧迫が加わった場合に発生する。圧迫によって胸郭の呼吸運動が制限されると同時に，傷病者の防衛反応の一環として声門が閉じるために胸腔内圧が著しく上昇する。異常に上昇した胸腔内圧は上大静脈を経て頸部・頭部に逆行性に伝わり，上胸部から頸部，顔面，眼瞼結膜の点状出血（溢血点，図9）を生じる。肺挫傷や肋骨骨折，血気胸を伴うことが多い。心破裂の合併はまれである。早期に救出されれば予後は比較的良好である。

E 現場活動

1 観察と評価

1）受傷機転

自動車事故の場合は，ハンドルやダッシュボードの変形や搭乗者との位置関係，シートベルトやエアバッグの有無など，自転車や自動二輪車の事故では飛ばされた距離やハンドルの変形などに注意する。墜落の場合は，墜落の高さ，着地時の姿勢や着地面の性状，墜落経路上の障害物の有無などの情報が，病院前だけでなく救急外来における初療時にも重要な情報となる。穿通性外傷では成傷器の種類や大きさなどが重要である。

2）初期評価

バイタルサインの評価に加え，呼吸に伴う胸部の痛みや浅表性呼吸などに注意する。いずれも肋骨骨折やフレイルチェストなど，胸部外傷に起因する可能性がある。傷病者の不穏・興奮や攻撃的な態度は，ショックや低酸素血症の可能性があるため注意する。

3）観察

顔面のうっ血や腫脹，眼瞼結膜の点状出血などは外傷性窒息の特徴的所見である。頸部の皮下気腫は肺または気管・気管支の損傷を，頸静脈の怒張は緊張性気胸や心タンポナーデをそれぞれ示唆する。

胸部では，打撲痕を含む創傷，呼吸に伴う胸郭の動きの左右差，奇異呼吸，皮下気腫などを観察する。とくに打撲部位の圧痛や軋音，運動時痛などから肋骨骨折を疑う場合には，その周囲の皮下気腫を注意深く観察して気胸の合併を想定する。胸膜の軽微な損傷による気胸は徐々に進行し，初期には呼吸音の左右差や皮下気腫が認められないことも多いため，とくに陽圧換気を行う場合には継続的な観察が重要である。ただし，呼吸音の左右差は気胸や血胸のほか，外傷性横隔膜破裂や肺挫傷でも出現することに留意する。時に肋骨骨折に伴う痛みによって患側の胸郭運動が無意識に抑制されるために，呼吸音の左右差が生じる。直ちに処置が必要となる吸い込み創やフレイルチェストの観察はとくに重要である。一側の胸郭の膨隆や皮下気腫，肺胞呼吸音の消失，打診上の鼓音があり，ショック症状を呈する傷病者では，緊張性気胸を強く疑う。緊張性気胸であっても循環血液量の減少がある場合には，頸静脈怒張は必ずしも出現しない。

心損傷の危険域（cardiac box, 図10）に穿通創を認める場合には，心損傷やそれに伴う心タンポナーデに注意する。両乳頭を結ぶ線より下部での穿通性外傷では，胸

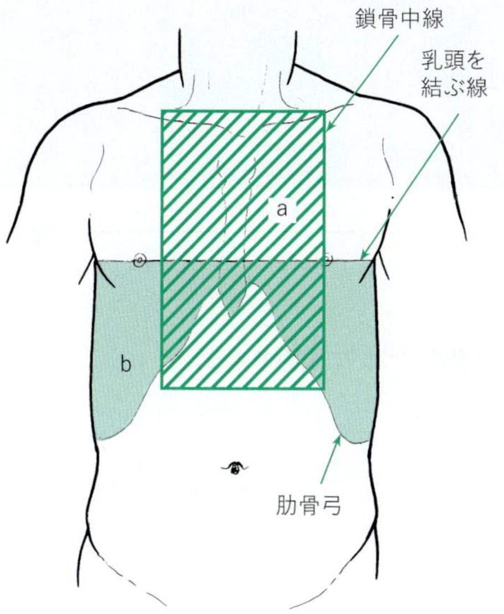

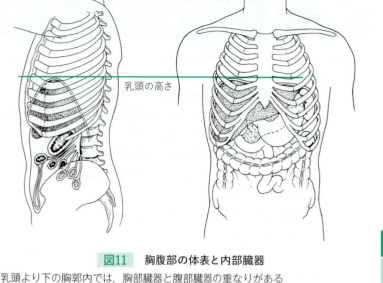

図10　穿通性胸部外傷における臓器損傷
　　　危険域

a：心損傷の危険域（cardiac box）
b：横隔膜を穿通して生じる腹腔内臓器損傷の
　　危険域

図11　胸腹部の体表と内部臓器
乳頭より下の胸郭内では，胸部臓器と腹部臓器の重なりがある

部だけでなく横隔膜や胸郭内腹部臓器（肝臓，脾臓，膵臓，胃など）を損傷している可能性も考慮する（図11）。

2 処　置

　気道確保，酸素投与，必要に応じた補助換気を行う。高リスク受傷機転では全身固定の適応となる。肺・気道の損傷では喀血（かっけつ）などによる誤嚥，窒息を防ぐため，上気道の頻繁な観察と吸引が重要である。

　緊急性を要する処置としては，活動性出血の止血以外に，開放性気胸に対する吸い込み予防処置，フレイルチェストに対する胸壁固定，穿通性異物の固定などがある。胸膜腔内への空気の流入を防ぎつつ胸膜腔内からの空気は排出する吸い込み予防処置として，三辺テーピングやチェストシールの使用がある。胸壁固定は呼吸に伴う痛みを軽減し，肋骨の骨折端による肺損傷を防止する。救急現場では傷病者や救急隊による用手的な固定や，タオルなどを用いたテープ固定（p.414，図131参照）を行い，補助換気できる体制とする。穿通性異物は抜去せず，そのまま固定し搬送する。

　ショックをきたしている場合の輸液については，地域メディカルコントロール協議会の定めたプロトコールに従って適応を判断する。胸部外傷では循環血液量減少性ショック，心原性ショック，心外閉塞・拘束性ショック，神経原性ショックなど多様な病態を生じるため，輸液の判断は難しい場合が多い。

3 緊急度・重症度の判断

　緊張性気胸や心タンポナーデによるショックおよび心臓振盪の緊急度は非常に高いが，他の合併損傷がなく，かつ医療機関において適切な治療がなされれば速やかな回復が期待できる。一方で，胸部外傷に気道・呼吸の異常，ショック，高リスク受傷機転などを伴うものでは緊急度・重症度ともに高い。

○ 医療機関での診療

　気管挿管または緊急気管切開を含む気道確保と人工呼吸，輸液・輸血のほか，気胸に対する緊急脱気や胸腔ドレナージの優先度が高い。外傷性の心タンポナーデは心嚢穿刺では対応できないことがほとんどで，緊急開胸下での心損傷部の修復が必要となる。そのほか，大量血胸をきたすような大血管損傷や肺挫傷，あるいは気管・気管支の損傷では開胸術が必要となるが，この際に一時的に下行大動脈の遮断（大動脈クランプ）が行われることがある。開胸後は開胸式心マッサージが可能となる。肋骨骨折は保存的に治療されることが多いが，フレイルチェストに対しては陽圧換気を行ったうえで，手術による整復固定術が検討される。

腹部外傷

▶到達目標

1. 腹部外傷の疫学的な特徴について説明できる。
2. 鈍的外傷および穿通性外傷の主な受傷機転と，それぞれで損傷されやすい臓器について説明できる。
3. 腹部外傷の出血と消化管損傷の病態について説明できる。
4. 腹部の主な実質臓器損傷について説明できる。
5. 腹部の主な管腔臓器損傷について説明できる。
6. 腹部の血管損傷について説明できる。
7. 後腹膜臓器損傷について説明できる。
8. 腹壁損傷について説明できる。
9. 観察および処置でとくに注意すべき点について説明できる。
10. 緊急度・重症度の評価について説明できる。

A　疫　学

外傷のうち，腹部（骨盤内臓器を含む）の外傷は約9％を占める（日本外傷データバンク）。大多数が交通事故や墜落による鈍的外傷であり，刺創などの穿通性外傷は約3％である。臓器別では肝臓，脾臓，腎臓，小腸に多い。肝臓の鈍的外傷では死亡率が高い。

B　受傷機転

鈍的外傷

腹部の外傷の大半は鈍的外傷で，交通事故，労災事故，墜落，暴力などで生じる。鈍的外傷による組織の損傷機序としては，減速機序，圧迫，内圧伝搬などがある。

急減速を受けた場合，肝臓は重く，その一部のみが靱帯によって部分的に前腹壁や横隔膜に固定されているため，剪断力（せんだん）によって断裂しやすい。また，脾門部や腎茎（じんけい）部の血管も，可動性が高い実質臓器との間に剪断力が働くため損傷を受けやすい。

圧迫による外傷は，重量物やハンドル，シートベルトなどによって腹部が強く圧迫されて起こる（図1）。腹部の臓器が脊柱に押しつけられることによる膵臓や肝臓，小腸・腸間膜，腹部大動脈の損傷が代表的である。まれに胸腰部の脊椎骨折をきたす。内圧伝搬では消化管や膀胱，横隔膜などの損傷をきたす。

穿通性外傷

穿通性外傷による重症度は，成傷器の種類や大きさ，腹部臓器や大血管への穿通の程度に依存する。肝臓などの実質臓器や大血管を穿通すると循環血液量減少性ショックをきたす。下胸部や上腹部を穿通した場合は，胸郭内腹部の臓器と，横隔膜や肺，心臓などの胸腔・縦隔内臓器のいずれもが損傷され得る。腹部刺創における代表的な損傷臓器は，肝臓，小腸（および腸間膜），横隔膜，大腸などである。

C　病　態

出　血

腹部外傷の最大の問題は出血である。脾臓や肝臓の鈍的外傷では腹膜腔内に多量の血液が貯留して，急速に循環血液量減少性ショックに至る。腹腔内出血では腹痛や腹膜刺激症候を伴うことが多いが，症状がはっきりしないこともある。

大量の出血では，腹部膨満やバイタルサインの異常などから腹腔内出血の判断は難しくないが，バイタルサインに異常をきたしていない状態での腹腔内出血の判断は容易ではない。腸間膜損傷に伴う腹腔内出血はよくみられるが，出血の進行は比較的緩やかである。

腎臓や腹部大動脈など，後腹膜臓器の損傷に伴う出血は後腹膜血腫の形をとることが多い。とくに，少量の出血が持続する場合は腹部膨満などの所見に乏しく，初療の際に見落とされて「防ぎ得た外傷死」の原因となり得る。

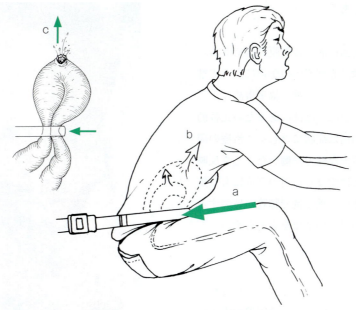

図1　シートベルトによる腸管損傷

前腹部への外力（a）により腹圧が上昇，横隔膜（b）が破裂。また，同時に2カ所で絞扼された閉鎖腸管の内圧が上昇し，腸管（c）が破裂する
（日本外傷学会，日本救急医学会監：外傷初期診療ガイドライン JATEC. 改訂第6版，へるす出版，2021．より引用）

 消化管損傷

　腹部外傷にみられる特徴的な損傷は，消化管破裂（または穿孔）である。腹部を圧迫されたときに脊椎との間で挟まれることによる腸管の挫滅・穿孔，または腸管内圧の急激な上昇による破裂をきたす。出血を伴わないときには直ちにショックに陥ることはないが，漏れ出した消化管内容物によって腹膜に化学刺激と炎症（腹膜炎）をもたらす。時間経過とともに腹膜刺激症候（反跳痛，筋性防御など）が進行し，さらに発熱や腸管麻痺をきたす。

　症状は小腸穿孔による消化液漏出の場合に強い。大腸穿孔では初期症状は比較的軽いが，細菌感染の進行は速い。十二指腸の損傷は比較的まれであるが，初期には後腹膜に炎症がとどまるため腹膜刺激症候が不明瞭となる。膵頭部の損傷を伴っている場合は重症である。

D　主な外傷

1 実質臓器損傷

1）肝損傷

　肝臓は右上腹部，横隔膜に接して位置する大きな実質臓器で，上腹部や下部胸郭が強く圧迫されたときに損傷をきたしやすい（図2）が，墜落や交通事故における減速機序によっても損傷される。肝臓は血管の豊富な臓器であり，損傷の程度によっては腹膜腔内への大出血を伴う。

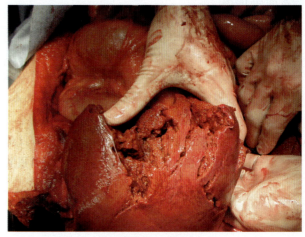

図2　肝損傷

とくに肝後面の下大静脈の合併損傷では外科的な血管修復が困難なこともあって致死的になる。

2）脾損傷

　脾臓は左上腹部にある実質臓器で，とくに左側腹部・背部への衝撃による圧挫や，剪断力による脾門部の血管損傷をきたす。鈍的外傷によって損傷されやすい腹部臓器の一つで，腹腔内出血による循環血液量減少性ショックの原因となる。

3）腎損傷

　背部あるいは側腹部への衝撃で腎破裂などの腎損傷が生じる。減速機序による剪断力が作用して腎門部の血管損傷が起こることもある。損傷の程度によっては後腹膜腔に大きな血腫を形成する。腎盂や尿管が損傷し，尿が

後腹膜腔に漏出する場合もある。

4) 膵損傷

膵臓は，上腹部の椎骨前面にある後腹膜臓器である。自動車のハンドル外傷では，心窩部への圧迫によって椎骨との間で圧挫されて損傷する。自動二輪車事故によるハンドル外傷でも起こる。腹部の深部にあるため比較的まれな損傷であるうえ，初期は症状に乏しく，治療の開始が遅れることがある。重大な外力が働いたことを反映して，脾静脈や十二指腸だけでなく周辺の部位にも重篤な損傷を合併することが多い。重症例で膵管が破裂すると，膵液が漏出して後腹膜組織の壊死をもたらす。

2 管腔臓器損傷

鈍的外傷では，空腸，回腸などに多く，十二指腸や胃の損傷は比較的少ない。損傷機序としては圧迫や内圧伝搬が多く，穿孔，壁内血腫・浮腫，出血などを生じる。穿孔による内容物の漏出は急性腹膜炎の原因となる。

穿通性外傷は，鈍的外傷と比較して管腔臓器損傷の頻度が高い。

3 血管損傷

小腸間膜は，圧挫もしくは牽引により比較的容易に裂傷を生じる。同時に腸間膜内の血管が損傷されて，腹腔内出血の原因となる。腸間膜の血管損傷では，腸管の循環障害により，腸管麻痺や腸管壊死が起こることもある。

鈍的外傷による腹部大動脈の損傷は，脊柱への圧迫によって生じる。比較的まれな損傷であるが，死亡率は高い。シートベルト損傷に伴う大動脈損傷では，腸管損傷を合併することがある。

4 腹壁損傷

刺創などの穿通性腹部損傷では，小腸などの消化管が創から脱出することがある（図3）。腹圧が加わると腸管脱出の程度はさらに増加する。脱出した腸間膜が捻れたり圧迫されたりすると，腸管の循環が障害される。

腹部外傷のまれな合併症として，腹直筋内血腫がある。比較的軽微な外力でも生じ，予後は良好である。

E　現場活動

1 観察と評価

1) 受傷機転

腹部の臓器損傷は特異的所見に乏しいため，受傷機転の把握がとくに重要である。自動車事故の場合は，衝突の形態，ハンドルやダッシュボードの変形，それらと搭

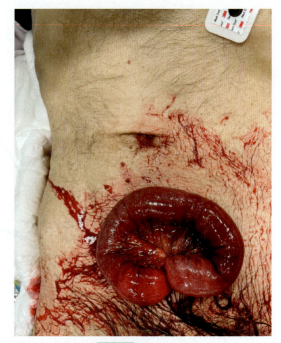

図3　腸管脱出

乗者との位置関係，シートベルトやエアバッグの有無などから，身体に外力が及んだ部位・方向・強さを推定し，圧迫や減速機序に基づく臓器損傷を予測する。例えば，自動車事故で頭部・顔面に損傷がありフロントガラスへの衝突が疑われる場合には，腹壁表面に痕跡を残さないハンドル外傷やダッシュボード外傷が隠れている可能性がある。自転車や自動二輪車の事故ではハンドルによる腹部の損傷に注意する。墜落の場合は，墜落の高さ，着地時の姿勢や着地面の性状，墜落経路上の障害物の有無などの情報が救急外来における初療時に重要となる。下部胸郭への外力も腹部外傷の原因となることに注意する。

2) 初期評価

腹部の単独外傷で肺でのガス交換に異常を生じることは少ないが，嘔吐による誤嚥には注意が必要である。もっとも緊急性の高い生理学的異常は出血に伴う循環血液量減少性ショックであり，血圧の低下がない場合でも浅表性呼吸，頻脈や冷汗はショックの徴候である。

3) 観察

腹壁は軟らかく，鈍的腹部外傷のほとんどは非開放性損傷であるため，腹部の身体所見から損傷臓器の種類や損傷の程度を推測することは困難である。

腹部，あるいは乳頭より下の胸部に打撲痕がある場合には，その周辺の臓器損傷が疑われる。とくに腹壁の軟らかい部位にある打撲痕は，強い外力が作用したことを示す。例えば，骨盤の腸骨稜より上の腹壁にシートベルト痕がある場合には，腹部臓器の損傷が生じている可能性が高い。ただし，打撲痕から離れた場所の臓器損傷の可能性を否定することはできない。

腹膜刺激症候（反跳痛や筋性防御など）は腹部臓器の損傷に伴って出現する出血や消化管内容液によって現れる徴候である。しかし，腹腔内出血の傷病者のうち，腹膜刺激症候が出現することはそれほど多くなく，意識障害がある場合の出現率はさらに低い。

腹部の膨隆は，腹腔内に大量の血液が貯留していることを示唆する。後腹膜腔の出血ではさらに大量の血腫が形成された場合に初めて出現する。この時点ではバイタルサインに明らかな異常が認められる。

腹部の鈍的外傷における解剖学的評価では，体表の損傷（腹部以外の損傷を含む）と受傷機転とを組み合わせて，出血をきたすような損傷の有無や程度を推測することが重要である。また，高リスク受傷機転や生理学的評価で異常が認められる場合には，解剖学的評価の如何にかかわらず，出血を伴う臓器損傷があると判断する。

穿通性外傷では，創傷部の位置や推定の深さから，損傷臓器を推定する。乳頭の高さより下，恥骨より上の穿通創があれば，腹部臓器の損傷を疑う。刺創は1カ所とは限らないため，背部を含め注意深く観察する。

2 処 置

気道確保，酸素投与，必要に応じて補助換気を行う。高リスク受傷機転では必要に応じて脊椎運動制限を行う。創傷部からの出血には圧迫止血を行う。

腸管脱出は汚染，乾燥を防ぐため被覆し，穿通性異物は固定する。腹部に限局した穿通性損傷などで，頸椎を保護する必要がない場合には腹筋の緊張（腹圧の上昇）を防ぐため，傷病者を膝屈曲位とする。

体腔内の出血によってショックをきたしている傷病者に対する輸液の適応やその量については，地域メディカルコントロール協議会のプロトコールや医師の指示・助言に従って行う。

3 緊急度・重症度の判断

気道・呼吸の異常，ショックの場合，緊急度が高い。呼吸・循環に異常がなくても，腹部への外力が推測される高リスク受傷機転では，体腔内の出血を疑って重症度を高めに見積もる。

なお，医療機関においては，肝静脈損傷を伴う肝破裂，主膵管・十二指腸損傷を伴う膵損傷，消化管穿孔を合併する腹部大動脈損傷，および腹部大動脈断裂の緊急度・重症度は高いと判断される。

○ 医療機関での診療

輸液・輸血のほか，必要に応じて気管挿管を行って呼吸・循環動態の安定を図りつつ，超音波検査，X線検査，CT検査などの所見から臓器損傷の程度や手術（動脈塞栓術を含む）の適応が判断される。ただし，輸液・輸血によっても循環動態が安定しない場合には，直ちに緊急開腹術を行い血管の修復や損傷臓器の摘出が行われることもある。

肝静脈損傷を伴う重症の肝損傷や後腹膜・骨盤腔の大血管損傷などでは，根本的な修復に長時間を要するため，外傷の致死的三徴（低体温，アシドーシス，血液凝固障害）が進行してきわめて危険な状態となる。そのため，ショックを伴う腹腔内出血に対する初回手術はダメージコントロール手術を原則とし，手術による根本的な損傷部位の修復は行わない。すなわち，損傷臓器の修復は最小限にとどめ，そのうえで出血が持続する部分に対しては，ガーゼを詰め込んで圧迫止血した状態のままいったん手術を終了し，集中治療室での循環動態の安定化を優先させる。消化管の再建などは凝固能や循環動態の回復を待って二期的に行われる。

手術の有無にかかわらずショックを呈する重症の腹部外傷では，腹腔内（あるいは後腹膜腔内）に多量の血液が貯留することや，大量の輸液や輸血による腸管自体の浮腫によって腹腔内圧が病的に上昇し腹部コンパートメント症候群を生じる。腹腔内圧が上昇すると，腹部臓器への血流は減少し腎障害や腸管虚血が発生する。腹腔内圧上昇による横隔膜挙上は，換気機能障害だけでなく，胸腔内圧上昇もきたすため，静脈還流減少，心拍出量低下による全身の循環障害も生じる。このため，腹部コンパートメント症候群の予測される開腹症例では，根治的な閉腹術ではなく，一時的閉腹術で手術を終了する。

10 骨盤外傷

A 疫 学

骨盤外傷（骨折）は外傷データバンク登録症例の約12%に認められる。10〜40歳台では交通事故，60歳以上では転倒・転落によるものが多い。交通事故による負傷者は自動車搭乗者と歩行者がほぼ半数ずつであり，男性に多い。骨盤骨折の20%は不安定型である。骨盤外傷による死亡率は10〜30%であり，死亡原因のほとんどが出血によるものである。死亡者のうち半数近くは病院到着前に死亡する。

B 受傷機転

軽微な骨盤外傷では高齢者の転倒によるものが多いが，ほとんどの重症骨盤外傷は交通事故や墜落などの減速機序で発生する。骨盤は強靭な靱帯で支持された頑丈な骨組織であり，その骨折は強力な外力が作用したことを意味する。

骨盤に骨折を生じさせる外力には，前後方向の外力（前後圧迫外力），側方からの外力（側方圧迫外力），骨盤を垂直方向に剪断する外力（垂直剪断外力）などがあり，それぞれによって骨盤骨折の形態が異なる。

C 病 態

骨盤内の臓器には，骨盤壁を走行する主要な動脈から多数の血管が集まって血液を供給している。また，骨盤内の後腹膜腔には発達した静脈叢がある。骨盤骨折に伴いこれらの動静脈が損傷すると，後腹膜腔，時に腹腔内に大量の出血をきたすことがある。これが骨盤骨折の最大の問題である。

骨盤骨折による出血の多くは静脈性の出血であるが，動脈性の出血ではショックの進行が速い。骨盤輪の構造破綻によって骨盤腔の容積が広くなっている場合，あるいは腹膜が損傷して腹腔内へ出血した場合には，出血に対するタンポナーデ効果が失われるため，ショックが速やかに進行する。ログロールや骨盤動揺性の確認によって骨折した骨盤が動揺すると，止血血栓が破綻して出血が助長される。

骨盤骨折では尿道や膀胱，腟，直腸など骨盤内臓器の損傷を合併する。これらは機能的予後を大きく左右する。骨盤骨折の多くが強い外力によって発生することを反映して，腹部・胸部外傷の合併も多い。

D 主な外傷

骨盤は後方の仙骨を中心として左右に腸骨が広がり，前方では左右の恥骨が結合して全体として輪状の構造をなしている。これを骨盤輪という。骨盤の2カ所以上で骨折または脱臼が起こると，輪状構造が破綻して骨盤内臓器や血管が損傷される可能性が高まる。

骨盤の骨折は主に輪状構造の破綻の有無に応じて，安定型骨盤骨折と不安定型骨盤骨折に分類される。

1 安定型骨盤骨折

腸骨や恥骨，坐骨の単独骨折は安定型骨盤骨折である（図1）。一般に骨盤腔の大量出血をきたすことは少ないが，時に尿道・膀胱や外性器の損傷を合併する。

寛骨臼の骨折は，ダッシュボード外傷や墜落などで，大腿骨頭が寛骨臼に強く押しつけられて発生する。出血性ショックに至ることは少ないが，強大な外力が働いた場合に発生するため，大腿骨骨折のほか，重大な臓器損傷を合併することが多い。治癒後も股関節の重篤な機能障害を残しやすい。

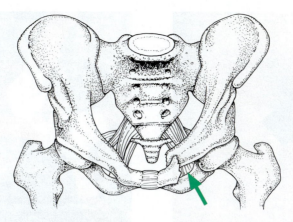

図1　安定型骨盤骨折

（日本外傷学会，日本救急医学会監：外傷初期診療ガイドライン
JATEC. 改訂第6版，へるす出版，2021. より引用）

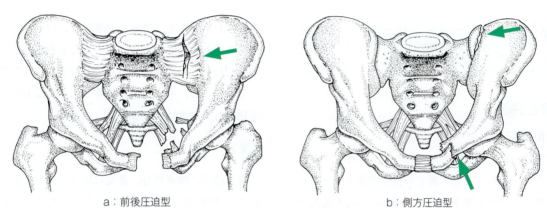

a：前後圧迫型　　　　　　　　　　　　　　　　　b：側方圧迫型

図2　部分不安定型骨盤骨折

（日本外傷学会，日本救急医学会監：外傷初期診療ガイドライン JATEC. 改訂第6版，へるす出版，2021. より引用）

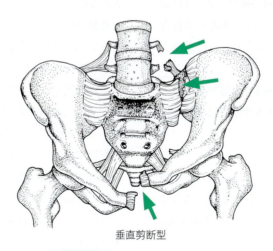

垂直剪断型

図3　完全不安定型骨盤骨折

（日本外傷学会，日本救急医学会監：外傷初期診療ガイドライン
JATEC. 改訂第6版，へるす出版，2021. より引用）

2　不安定型骨盤骨折

　外力が作用した方向により，前後圧迫型，側方圧迫型，垂直剪断型などの骨折形態を呈する。このうち前後圧迫型と側方圧迫型は，仙腸関節など骨盤輪の後方要素の構造がある程度は保たれていることから，部分不安定型骨盤骨折という（図2）。対して，後方要素が完全に破綻した垂直剪断型は，骨盤輪が横（回旋）方向にも縦（垂直）方向にも不安定であり，最重症の損傷形態である（図3）。

Ⅲ

6

外傷救急医学

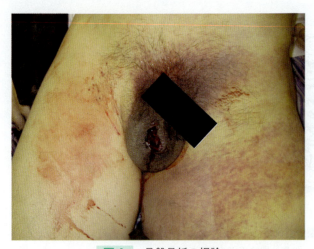

図4 骨盤骨折の視診
恥骨結合部，陰嚢，左大腿内側に皮下血腫を認める

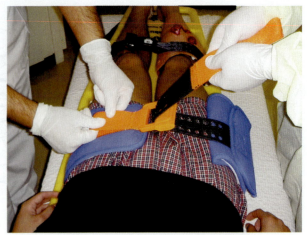

図5 サムスリング®による骨盤固定

E 現場活動

1 観察と評価

1）受傷機転

自動車事故の場合は，衝突の形態，ハンドルやダッシュボードの変形，それらと搭乗者との位置関係，シートベルトやエアバッグの有無などから，身体に外力が及んだ部位・方向・強さを推定し，圧迫や減速機序に基づく臓器損傷を予測する。

歩行者対自動車の事故では，車両が衝突した位置（高さ）と傷病者の関係を把握する。例えば，成人の歩行者がボンネット型乗用車に跳ねられた場合には，骨盤や大腿を受傷することが多い。

墜落の場合は，墜落の高さ，着地時の姿勢や着地面の性状などの情報は，救急外来における初療時に重要な情報となる。

2）初期評価

もっとも緊急性の高い生理学的異常は出血に伴う循環血液量減少性ショックであり，血圧の低下がない場合でも浅表性呼吸，頻脈はショックの徴候であると判断する。

3）観察

骨盤骨折の解剖学的評価では視診が重要である。受傷機転から推測される外力の強さや部位・方向と，体表面の痕跡とを組み合わせて，骨盤骨折の有無を推定する。骨盤部・会陰部の創傷，打撲痕，皮下血腫・腫脹，表皮剥離，あるいは下肢長の左右差（下肢骨折がないのに，患側が短縮）がある場合は骨盤骨折を疑う（図4）。

恥骨結合部あるいは腸骨稜を左右から愛護的に圧迫することによって骨盤の動揺性を確認し，骨盤固定の必要性を判断できることもある。しかし，強く圧迫したり揺さぶったりすると，骨盤を必要以上に動揺させて出血を助長させる可能性があり，用手的な骨盤動揺性の確認は慎重に行う。受傷機転や視診で骨盤骨折が少しでも疑われる場合には，不安定型の骨盤骨折があるものとみなして活動し，触診は行わない。

2 処置

気道確保，酸素投与，必要に応じて補助換気を行う。高リスク受傷機転では脊椎運動制限を行う。創傷部からの出血には圧迫止血を行う。会陰部から出血している場合には，出血部にガーゼを当てがい，創内にガーゼを挿入しない。

骨盤骨折，とくに不安定型骨盤骨折では，骨盤の動揺を最小限にとどめる必要がある。そのために，サムスリング®やT-PODレスポンダー®など，専用の器具を用いて骨盤固定を行うこともある（図5）。両下肢を内旋し膝関節近位で緊縛することでも一定の効果があり，併用することもある。骨盤固定により骨盤の動揺に伴う痛みを軽減できるだけでなく，骨盤内臓器や骨折端からの出血に対する止血効果が期待できる。とくにショックをきたしている場合には，できるだけ早急に骨盤固定を行うほうがよい。骨盤固定具を装着する場合には，傷病者の大腿転子部（恥骨結合とほぼ同じ高さ）に装着することが重要である（図6）。装着位置が高すぎる場合には，骨盤の固定力が著しく減弱する。体位を変える場合は，原則としてログロールは行わずフラットリフトを用いる，もしくはスクープストレッチャーに収容する。

ショック例に対する輸液の方針は地域メディカルコントロール協議会のプロトコールに従う。

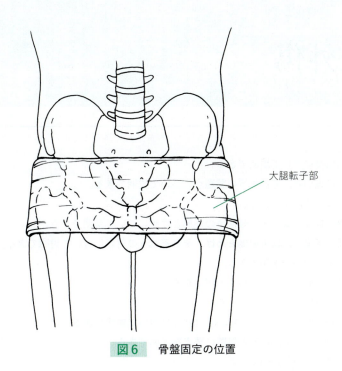

大腿転子部

図6 骨盤固定の位置

3 緊急度・重症度の判断

呼吸・循環の異常を認めれば，緊急度は高い。また，呼吸・循環に異常を認めなくても，骨盤骨折を疑えば緊急度・重症度が高くなる。開放創を伴う場合には，重症度がさらに高くなる。

○ 医療機関での診療

輸液・輸血のほか，必要に応じて気管挿管を行い呼吸・循環動態の安定を図りつつ，超音波検査，X線検査，CT検査，血管造影検査などの所見から臓器損傷の程度や手術の適応が判断される。骨盤部の腹腔や後腹膜腔の出血に対しては，経カテーテル動脈塞栓術（TAE）によって出血の責任動脈を塞栓したり骨盤内側にある小骨盤腔にガーゼを詰め込んだりすることによって，仙骨前面や坐骨後面の圧迫止血を図る，骨盤（後腹膜）パッキングが行われる。さらに，創外固定などで骨盤の安定化により止血効果を期待する。腹部臓器の損傷を合併することも多く，しばしばダメージコントロール手術の対象となる。骨盤の動揺性に対しては，骨盤の創外固定が行われる。

11 四肢外傷

A 疫学

外傷のうち，上肢の外傷は約21%，下肢の外傷は約42%を占める(日本外傷データバンク)。上肢外傷，下肢外傷ともに20〜60歳に多く，男性が約2/3を占める。四肢外傷単独の場合，重症度は高くない。一方で，2018年人口動態統計では全外傷死亡者数のうち，下肢の損傷の死亡数が，頭部外傷(約47%)に次いで2位(約16%)となっており，そのほとんどは高齢者の大腿骨近位部骨折である。これは今日の高齢者人口の増加を反映した現象である。

B 病態

1 骨折

1) 種類

骨組織の連続性が失われた状態を骨折という。骨折の原因のほとんどは，強大な外力が働いて発生する外傷性骨折である。日常的な外力によっても生じる特殊な骨折として，病的骨折と疲労骨折がある。病的骨折は骨粗鬆症や骨腫瘍などによって力学的に弱くなった部分の骨に発生する。疲労骨折はスポーツなどにおいて，通常では骨折に至らない程度の外力が繰り返し作用した際に発生する骨折であり，中足骨や脛骨，肋骨にみられる。

外傷性骨折のうち，骨折部が創を通じて外界と交通しているものを開放骨折，そうでないものを閉鎖(皮下)骨

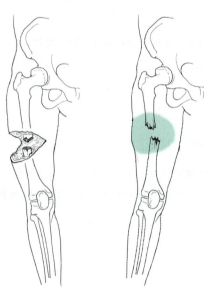

a：開放骨折　　b：閉鎖(皮下)骨折

図1 開放骨折と閉鎖(皮下)骨折

折という(図1)。開放骨折に伴う創は，骨折端が内側から皮膚を貫いて生じることが多いが，受傷時に何らかの物体が皮膚に挫滅・裂創などを起こすことによって生じることもある。

2) 合併症

骨折の合併症には，骨髄や周辺組織からの出血および骨折部周辺を走行する血管や神経の損傷がある。

骨髄は血管の豊富な組織であり，骨折端に露出した骨髄からは持続的な出血が起こる。また，骨折によって生じた骨折端は鋭利であり，周囲の組織や血管を傷つけることによってさらなる出血を招く。閉鎖骨折では，ある程度のタンポナーデ効果が期待されるものの，下腿骨骨

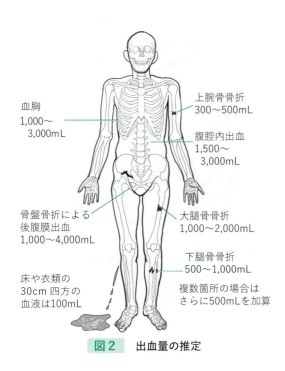

血胸
1,000〜
3,000mL

上腕骨骨折
300〜500mL

腹腔内出血
1,500〜
3,000mL

骨盤骨折による
後腹膜出血
1,000〜4,000mL

大腿骨骨折
1,000〜2,000mL

下腿骨骨折
500〜1,000mL

床や衣類の
30cm四方の
血液は100mL

複数箇所の場合は
さらに500mLを加算

図2　出血量の推定

折では約500〜1,000mL，大腿骨骨折では1,000〜2,000mLにも及ぶ内出血をきたす（図2）。開放骨折では出血に対する組織のタンポナーデ効果が作用しないため，出血量はさらに増える。

　骨折端が骨の近傍を走行する血管を損傷すれば，出血量はさらに増加する。骨折端による損傷は骨近傍の神経にも及ぶことがある。骨折部位の副子固定には，骨折端の不用意な動揺による血管・神経の合併損傷を最小限にとどめる効果がある。

　開放骨折では，創を通じての細菌感染によって骨膜炎や骨髄炎をきたす可能性が高い。

2 脱　臼

　関節を構成する2つの関節面の相対的位置関係が破綻した状態が脱臼である。関節面の接触が部分的に保たれている状態を亜脱臼，完全に失われている状態を脱臼（完全脱臼）という。脱臼では，関節を支持する関節包や靱帯の損傷を伴うことが多い。多くの場合，関節部の変形が明らかで，強い痛みを伴う。関節部の強い変形により，周囲を走行する神経や血管が障害を受けることがあるため，早期の整復が望まれる。時に関節を構成する骨の骨折を合併する。この場合を脱臼骨折という。

3 筋肉・腱損傷

　筋肉・腱の挫傷は，打撲などの直達外力によって生じる。筋肉・腱の断裂は，損傷筋自体，または拮抗筋の強い収縮に伴って発生する介達外力，あるいは穿通性異物による直達外力によって発生する。筋・腱の断裂は，下腿三頭筋（アキレス腱を含む），大腿屈筋群，大腿四頭筋

などに多い。筋肉・腱の完全断裂では損傷筋の収縮による関節運動が不可能になる。

4 捻　挫

　捻挫は，外力によって関節が生理的な可動範囲を越えた動きを強制された際に発生する靱帯の損傷である。軽症の捻挫では靱帯の過伸展ないし不全断裂にとどまるが，重症例では靱帯の完全断裂や靱帯付着部の剝離骨折をきたす。損傷された靱帯の周囲に激しい痛みと腫脹，時に血腫が出現する。受傷後の関節の外固定など，適切な治療がなされない場合には靱帯の治癒が阻害され，関節の不安定性を残すことがある。

5 血管・神経損傷

　四肢の神経や血管の損傷は，脱臼や骨折の合併症として発生するだけでなく，刺創などの穿通性外傷や，打撲・挟圧などによる圧迫によっても発生する。血管と神経は並走していることが多いため，両者が同時に損傷されることが多い。

　穿通性外傷で太い動脈が破綻すると大出血を起こす。大腿動脈の破綻による出血は致死的となる。打撲や挟圧外傷では，動脈が外部から圧迫される，あるいは血管内膜の損傷に伴う血栓形成により閉塞し末梢肢の急性阻血を起こす。拍動性の外出血，急速に増大する皮下血腫，あるいは末梢側の阻血徴候（急性阻血の5P，p.747参照）などを認めた場合には，主要な動脈の損傷を疑う。

C　主な外傷

1 骨　折

1）大腿骨骨幹部骨折

　大腿骨の骨幹部に生じる骨折で，大腿の変形や著しい腫脹をきたす。ほとんどは交通事故や墜落などの高リスク受傷機転であり，ほかの部位の重症外傷を合併している可能性に留意する必要がある。多くは閉鎖骨折であるが，その場合でも1,000〜2,000mLにも及ぶ出血をきたすため，両側の大腿骨骨幹部骨折ではそれだけで循環血液量減少性ショックをきたす。

2）大腿骨近位部骨折

　大腿骨の頸部や転子部に生じる骨折で（図3），高齢者，とくに骨粗鬆症を有する者の転倒によって発生する。転倒直後から股関節部の疼痛を生じる。ほとんどの場合，体動時の痛みのために体位を変換することすらままならないが，骨折部の転位がない場合には，痛みが軽く歩行可能なこともある。高齢の傷病者は認知症のほか，呼吸・

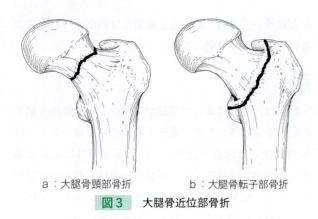

a：大腿骨頸部骨折　　　b：大腿骨転子部骨折
図3 大腿骨近位部骨折

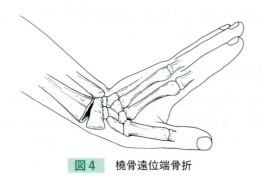

図4 橈骨遠位端骨折

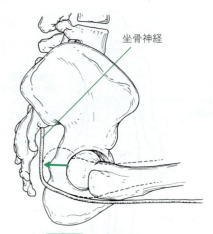

坐骨神経

図5 股関節後方脱臼

大腿骨が後方に押され，正常な位置から後方に脱臼する。股関節の後方を走行する坐骨神経が伸展されることがある

循環系の基礎疾患をもっていることが多い。保存的治療には長期臥床が必要となるが，これは基礎疾患の増悪を招きやすくひいては生命予後を悪化させるため，早期の手術が望まれる。

3）膝蓋骨骨折

膝をついて転倒した際などに生じるが，高リスク受傷機転の結果として生じることもある。膝関節周囲の骨折でもっとも多い。

4）脛骨・腓骨骨折

交通事故やスポーツ中の事故，労災事故などで生じる。腓骨の遠位端骨折は足関節を強く捻った際にも生じ，周囲の靱帯損傷を伴うことが多い。脛骨の遠位端骨折では皮下組織が薄いため，骨癒合が遅れたり，癒合不全を合併したりすることもある。

5）橈骨遠位端骨折

橈骨遠位端骨折は，転倒の際に手をついて手関節が背屈を強制されることによって発生する。骨折部の遠位端が手背側に突出しているのが観察できる（図4）。

2 脱臼

1）肩関節脱臼

肩関節脱臼は，脱臼ではもっとも多く，ほとんどはスポーツ中に発生する。後方（背面方向）に腕をついて倒れた場合などに上腕骨頭が前方に転位する前方脱臼を生じる。傷病者は上肢を動かしたがらず，健側の手で患側の上肢を支えていることが多い。脱臼を繰り返すと，関節

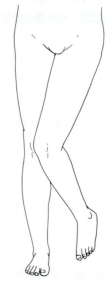

図6 股関節後方脱臼の肢位

周囲の組織が脆弱化して反復性脱臼をきたすことがある。

2）股関節脱臼

股関節脱臼（図5）は，自動車が衝突した際のダッシュボード外傷で起こることがある。股関節を屈曲した状態の搭乗者の大腿骨が膝から後方に向かって押され，大腿骨頭が臼蓋の後方に転位する（股関節後方脱臼）。強い外力が働いたことを意味しており，高リスク受傷機転であることがほとんどである。傷病者の股関節は内旋・内転・軽度屈曲位で固定され，自動運動・他動運動ともに不可能である（図6）。大腿骨頭壊死や坐骨神経損傷を合併することがある。

3 筋肉・腱損傷

アキレス腱断裂がよく知られている。アキレス腱は，下腿三頭筋（腓腹筋・ヒラメ筋）と踵骨とをつなぐ腱で，人体でもっとも大きい腱である。スポーツなどで腱に過大な負荷がかかったときに断裂すると，断裂音または断

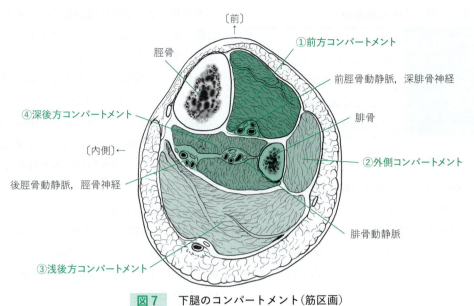

〔前〕

脛骨

④深後方コンパートメント

〔内側〕←

後脛骨動静脈，脛骨神経

③浅後方コンパートメント

①前方コンパートメント

前脛骨動静脈，深腓骨神経

腓骨

②外側コンパートメント

腓骨動静脈

図7　下腿のコンパートメント（筋区画）

下腿はコンパートメント（筋区画）症候群の好発部位である。下腿には，4つのコンパートメント（筋区画）
が存在し，これらの内圧上昇が血管，神経を圧迫する

裂感とともに激痛を生じる。断裂部を外表から陥凹（かんおう）として触知することができ，同部に圧痛や運動痛を認める。

4 靱帯損傷

1）足関節

足関節の捻挫は，高頻度に発生する靱帯損傷で，着地の際などに足関節が過度の内反（足底が内側を向く）を強制されて生じる前距腓靱帯（ぜんきょひ）や踵腓靱帯（しょうひ）の損傷がほとんどである。外踝部（がいか）の骨折も足関節の内反で生じ，外踝部付近の疼痛と腫脹が著しく，しばしば皮下出血を伴う。

2）膝関節

スポーツや交通事故では，前後十字靱帯や内側・外側側副靱帯を損傷することがある。膝関節内の出血により，膝関節部の腫脹と可動域制限をきたすことが多い。

5 四肢・指趾（しし）切断

上腕・前腕や大腿・下腿の切断は，重量物の落下や機械への巻き込み，交通事故などによって生じるまれな外傷である。多くは切断部の組織の挫滅を伴う。初期には切断端から大量の出血が生じるが，生体の防御機転により損傷部周辺の血管が収縮し，出血は少量となる場合が多い。切断部の挫滅が甚だしくないかぎり，医療機関において再接着が試みられる。切断後，再接着が可能とされる阻血時間は最大で6時間（冷却しない場合）または12時間（冷却した場合）とされている。阻血時間が長くなると，切断部より遠位の組織，とくに筋の壊死が進み，再接着による血流再開の際にクラッシュ（圧挫）症候群と同様の病態が急速に進行することもある。再接着術が不可能な場合には，術後の機能予後が最良となるような部位

で断端形成術を行って切断端の創癒合（ゆごう）を促す。

指趾切断は，主に労災事故によって発生する。四肢切断と同様に，切断部組織の挫滅が甚だしくない場合には再接着が試みられる。指趾には筋肉組織がないため，長時間の阻血に比較的耐えやすく，近年では切断後24時間以上での再接着成功例（切断指趾を冷却した場合）もある。

6 コンパートメント（筋区画）症候群

骨格筋は筋膜に包まれている。四肢では，伸縮性に乏しい丈夫な筋膜が，単独の筋または複数の筋群を囲んでコンパートメント（筋区画）を構成する（図7）。閉鎖空間である筋区画内に，血腫や筋自体の浮腫などスペースを占拠する病変が生じると，筋区画内の血管が圧迫されて血流が障害される。これにより細胞が低酸素状態に陥ると，筋細胞のさらなる膨化が生じて筋区画内圧が上昇し，筋区画内の循環障害がさらに進行するという悪循環に陥る。これをコンパートメント（筋区画）症候群という。

筋区画内圧の上昇に伴って最初に出現するのは末梢神経の障害に伴う自覚症状で，初期には異常感覚（paresthesia：長時間正座をしたときに下肢に生じるようなビリビリという感覚）や疼痛（pain）が出現する。疼痛は局在性に乏しい強い痛みで，骨折部の固定によっても軽快せず，しだいに増悪する。この時期に判断することが重要である。神経機能がさらに障害されると麻痺（paralysis）が出現する。筋区画内圧がさらに上昇すると，やがて動脈が圧迫されて障害部末梢の蒼白（paleness）や脈拍消失（pulselessness）へと進展する。これらの「P」で始まる5つの徴候を「急性阻血の5P」と呼ぶ（表1）。5Pのうち，蒼白と脈拍消失はコンパートメント症候群の末期

表1　四肢の急性阻血徴候（5P）

異常感覚：Paresthesia	阻血領域の感覚障害
疼　　痛：Pain	直接の損傷に起因しない痛み
麻　　痺：Paralysis	阻血領域の運動麻痺
蒼　　白：Paleness	阻血領域の皮膚の蒼白化
脈拍消失：Pulselessness	四肢末梢動脈の拍動消失

的状態における徴候であり，放置すれば，障害部より末梢の四肢に恒久的な障害を残す。

コンパートメント症候群は，下腿，次いで前腕に発生しやすい。これらの部位の骨折や高度な変形をみた場合には，コンパートメント症候群の発生を念頭に置いて対応する。

7　クラッシュ（圧挫）症候群

崩壊した瓦礫（がれき）など，重量物などによる四肢への圧迫が長時間に及んだ場合には，圧迫によって骨格筋細胞膜が過度に伸展されたり筋組織の虚血が起こったりするために，骨格筋の壊死（横紋筋融解）が起こる。救出後，重量物による圧迫が解除されると，これに伴って骨格筋の内容物であるカリウム（K^+）やミオグロビンが間質液（組織間液）に漏れ出すほか骨格筋における嫌気性（けんき）代謝が亢進するため，間質液や血液中の乳酸濃度が上昇する。これらの物質を高濃度に含む血液が全身循環を巡るため，高カリウム血症に伴う不整脈や高ミオグロビン血症に伴う急性腎不全，乳酸によるアシドーシスの原因となる。長時間の虚血にさらされた部分の毛細血管では血管透過性が高まっているため，再開通に伴って流入した血液から水分が漏れ出し，患部では浮腫が進行する一方，全身では循環血液量が減少する（図8）。患部の圧迫が解放された直後には一時的に多呼吸（呼吸困難）が生じる。

通常は圧迫状態が2〜4時間以上続いた場合に発生するが，時には1時間程度の圧迫の後に発生することもある。圧迫による虚血が全骨格筋の30％以上に及んだ場合にはとくに重症化しやすい。局所の痛みを訴える以外にはバイタルサインなど全身状態に大きな問題がないことが多いが，救出後には急激に状態が悪化するため，救出に際しては十分な注意が必要である。

圧迫された部位が四肢であれば，コンパートメント症候群を合併する。

8　広範囲剝皮創（はくひそう）

皮膚が広い範囲にわたって剝離したものを広範囲剝皮創という。代表的なものとしてデグロービング損傷（図9）とデコルマン損傷（図10）がある。

デグロービング損傷は自動車のタイヤに四肢をひかれた際，あるいはベルトコンベアなどに四肢を挟まれた際などに発生する。強くひかれた皮膚・皮下組織が筋膜から剝離して前腕などに生じた場合には，ちょうど手袋（グローブ）が脱げたような形態となる。

四肢や体幹部にデグロービング損傷と同様の機序が働いて生じる広範囲剝皮創のうち，皮膚の断裂（創）を伴わない，あるいは小さな裂創のみを伴うものをデコルマン損傷という。

いずれの損傷においても皮膚への血行が途絶しており，なおかつ皮膚自体も圧挫されていることがあるため，剝離した皮膚は壊死に陥る可能性がある。デコルマン損傷でみかけ上の皮膚の創傷や変色や腫脹が軽度な場合には，初療で見逃され最終的に広範囲の皮膚壊死をきたすことがある。

D　現場活動

1　観　察

1）　受傷機転

傷病者の評価に際して，受傷機転から損傷部位や損傷形態を予測することの重要性はほかの部位の外傷と同様である。骨は強靱な組織であるため介達外傷の原因となりやすい。例えば踵（かかと）から墜落した場合には，下肢の骨を介して膝関節，股関節，骨盤，脊柱にも外力が及ぶ（図11）。同様に膝への外力は大腿骨を介して股関節や骨盤にも及びやすいことに注意する。

穿通性外傷では成傷器の種類や大きさ（刃の長さ）に注意する。

2）　初期評価

気道，呼吸，循環に関する通常の観察以外に，出血に注意する。ただし，止血に専念するあまりにほかの所見の観察がおろそかになってはならない。

3）　全身観察・重点観察

ショックなど，ロード＆ゴーの対象となる傷病者については全身観察を行い，速やかな搬送を優先する。頭部から胸腹部，骨盤部にかけての観察は四肢の観察より優先度が高い。

損傷が局所に限局していることが明らかな場合には重点観察を行う。鈍的外傷では，四肢の腫脹や変形，創傷の有無・種類をみる。関節部の腫脹や変形，関節可動域の著しい制限は，捻挫，脱臼または関節付近の骨折を疑わせる所見であるが，これらを区別する必要はない。損傷部より遠位の感覚・運動機能や動脈拍動の評価も重要である。「急性阻血の5P」のいずれかを認める場合には，

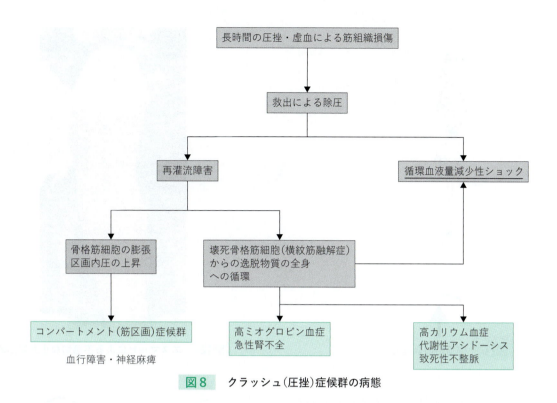

図8　クラッシュ（圧挫）症候群の病態

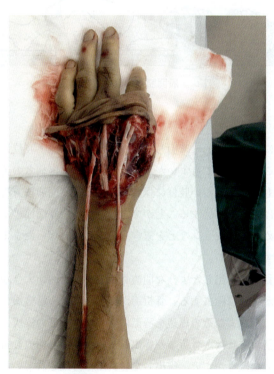

図9　デグロービング損傷

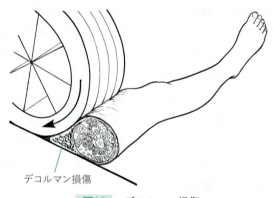

デコルマン損傷

図10　デコルマン損傷

車輪やローラー機械に挟まれた場合，皮膚と四肢本体とに引っ張り応力が作用するが，力の軸が同一でないため筋膜上で剝がれる

骨折や脱臼のほか，血管・神経への直接損傷，コンパートメント（筋区画）症候群などを疑う。

　穿通性外傷では，各創傷の位置と成傷器の種類などから血管や神経を損傷している可能性を探るだけでなく，複数の損傷がある可能性に注意する。

2 処　置

　活動性出血など，生命に危険を及ぼす状態への対応を優先する。時間が許せば損傷の種類に応じて個別の処置を施すが，とくにロード＆ゴーの傷病者では，止血以外の処置は搬送中の救急車内で行う。

1）出　血

　ほとんどの外出血は直接圧迫止血で対応可能である。止血できない場合には，まず圧迫する位置や方向が適切か否かを確認する。それでも十分な止血が得られない場合には，止血点圧迫止血法や止血帯止血法を試みる。

　止血帯は，装着部より遠位の組織に障害をもたらすことなどが懸念されてきたが，近年では比較的安全に使用できることが明らかになっている。とくにほかの方法で止血が不十分な場合や四肢の動脈性出血が持続する場合には，有効な手段である。

　止血帯止血法にはいくつかの方法がある。三角巾と棒を組み合わせる方法（p.402，図106参照）は一般市民も行う応急処置であり，救急隊接触時にすでに行われてい

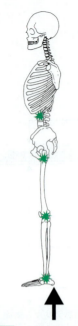

図11　墜落時の介達外力

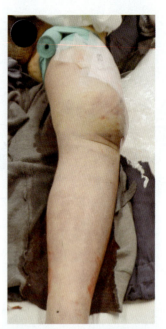

図12　エスマルヒによる不適切な止血帯処置

る場合も多い。不十分な場合も見受けられるため注意が必要である。専用ターニケット（p.401，図104，図105参照）を用いる方法がより効果的であるが，講習を受けた救急救命士がメディカルコントロール下で行う必要がある。血圧測定用のマンシェットを用いる場合には，マンシェットの圧を収縮期動脈圧より100mmHg以上高く保つ必要がある。いずれの場合でも，締め付けが不十分な場合には動脈血流が残存したまま静脈のみが駆血され，止血帯より遠位の部分がうっ血して，かえって出血量が増大する（図12）。

　止血帯は出血部より5～8cm近位の上腕または前腕，大腿，下腿に装着するが，その部位が関節にあたる場合には，関節より近位に装着する。

　止血帯止血法を行った場合には，駆血開始時刻を記録して，受け入れ医療機関に報告する。原則として，止血帯は受け入れ医療機関到着まで緩めてはならない（2時間までは許容される）が，搬送が長時間に及ぶ場合にはメディカルコントロール医師の助言を受ける。

2）骨折・脱臼・捻挫

　副子（ふくし）などを用いて傷病者の痛みがもっとも少ない肢位（しい）で固定する。可能なら，骨折部の遠位と近位の2関節を含めて固定するのがよい。患肢が動揺した際に強い痛みを訴える場合には，固定がとくに重要である。搬送に長時間を要する場合には，いわゆるRICE（Rest：患部の安静，Ice：冷却，Compression：圧迫，Elevation：挙上）によって傷病者の苦痛軽減を図ることが早期の治癒にもつながる。

　骨折した四肢が異常な角度になっており，血流障害をきたしている，あるいは傷病者の体位の確保が難しい場

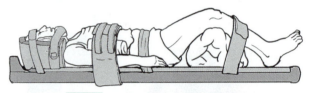

図13　股関節脱臼傷病者の固定例

合には，愛護的に牽引して徐々に正常な状態・肢位に戻すことを試みてもよいが，無理な場合には傷病者の苦痛がもっとも少ない肢位に保つ。例えば，股関節後方脱臼では下肢を伸展することができないため，膝関節の下に丸めたクッションなどを置き，その姿勢を保ったまま固定する（図13）。

　骨端が露出したような開放骨折で，創周囲に大きな異物があれば除去する。骨折端が露出している場合などでは，創およびその周辺を清潔に保つ。骨折部の皮膚に開放創があれば，骨折端が露出していなくても開放骨折と考えたほうがよい。露出した骨折端は汚染されているため，整復操作に伴って骨折端が創内に引き込まれると創・骨髄感染の可能性が高まる。全身固定や傷病者の搬送に際してやむを得ず，あるいは筋の収縮などにより自然に骨端が創内に還納されることはあるが，無理に骨端を創内に戻してはならない。

　創傷の性状，骨折端の露出・汚染の程度について，最初に評価した時点および固定前後の状況を記録して医療機関へ申し送る。

3）四肢・指趾切断

　切断された肢や指趾は，再接着可能性の有無にかかわらずできるだけ回収し，切断端に異物が付着している場

合は目に見える範囲で取り除く。切断指趾の場合は，ガーゼで軽く包んだうえでビニール袋に入れて密封し，氷を浮かべた水に袋ごと浸して冷却する（p.405，図110参照）。指趾を直接水に浸したり，氷やドライアイスに直接接触させたりしてはならない。上腕や大腿で切断された肢の場合も同様の処置を施すのが理想的である。

切断近位端からの活動性出血に対しては直接圧迫止血を原則とし，止血できない場合には止血帯を用いる。

4）クラッシュ（圧挫）症候群

救出後にクラッシュ症候群の発生が危惧されるような傷病者には，その時点でショックの徴候が出現していない場合でも，救出前に静脈路を確保したうえで1,000〜1,500 mL/時の速度で乳酸リンゲル液の投与を開始することが望ましい。救出後の心室細動発生を念頭に置き，あらかじめ除細動パッドを貼付して心電図をモニターしておく。理想的には輸液製剤は生理食塩液とし，炭酸水素ナトリウムやマンニトールの同時投与も必要なため，救出作業に長時間を要する場合には，輸液を開始しつつ可能なかぎりドクターカーなどを利用して医師の出場を要請する。

救出を待つ間も可能なかぎり保温に努める。

5）広範囲剥皮創

創部を清潔なガーゼやアルミシートで保護して乾燥を防ぐ。活動性出血に対しては直接圧迫止血が基本である。

３ 緊急度・重症度の判断

損壊の激しい四肢外傷は見た目にも明らかで，救助者の注意をひきやすい。四肢の外傷を伴う傷病者の評価にあたってもっとも重要なことは，外傷の表面的初見に目を奪われるあまりに，頭部・胸部・腹部の臓器損傷など，生命に危険を及ぼす外傷への対応がおろそかにならないようにすることである。

活動性の出血がある場合には止血が優先されるが，骨折・脱臼による四肢の変形や腫脹，出血を伴わない挫滅創などに対する評価や処置の優先度は低い。高リスク受傷機転，ショック，止血困難な活動性出血，脱臼・骨折に伴う急性阻血や神経損傷がある場合には緊急度が高い。四肢の切断や開放骨折の重症度は高い。

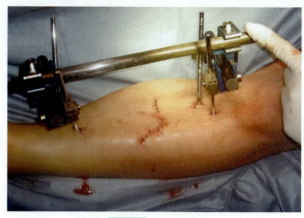

図14　創外固定

４ 医療機関選定

一般に四肢外傷の多くは，整形外科による対応が中心となる。しかし，頭部から骨盤部にかけての臓器損傷やクラッシュ症候群の発生が疑われる場合にはそれに対する処置が優先され，通常のロード＆ゴーと同様に三次救急医療機関などを選定する。四肢切断で再接着が期待できる場合は，高度救命救急センターなど地域メディカルコントロール協議会のプロトコールや都道府県で策定された搬送と受け入れの基準に従って医療機関を選定する。

◯ 医療機関での診療

四肢外傷では，X線検査などの画像診断に基づいて損傷の形態や重症度が評価される。

脱臼に対しては鎮静・鎮痛下に脱臼整復術が行われる。骨折では金属プレートなどによって骨を接合する内固定が行われることが多いが，開放骨折では創の汚染状況により，まずは創外固定が行われることがある（図14）。高齢者に多い大腿骨近位部骨折では，骨折部位に応じて骨接合術や金属製の人工骨頭を用いた骨頭置換術が選択される。

四肢・指趾切断に対する再接着術は近年の技術の進歩により，冷却できている場合は切断後に最大12時間まで再接着が可能になっているが，再接着術には長時間を要するため，切断指趾の冷却や早期の搬送が重要なことに変わりはない。

12 小児・高齢者・妊婦の外傷

▶到達目標

1. 小児の生理学的・解剖学的特徴を外傷の観点から説明できる。
2. 小児に特徴的な外傷をあげ，それぞれについて説明できる。
3. 小児の外傷における観察および処置で，とくに注意すべき点について説明できる。
4. 小児の外傷における緊急度・重症度の評価について説明できる。
5. 高齢者の生理学的・解剖学的特徴を外傷の観点から説明できる。
6. 高齢者に特徴的な外傷をあげ，それぞれについて説明できる。
7. 高齢者の外傷における観察および処置で，とくに注意すべき点について説明できる。
8. 高齢者の外傷における緊急度・重症度の評価について説明できる。
9. 妊婦の生理学的・解剖学的特徴を外傷の観点から説明できる。
10. 妊婦の外傷に特徴的な合併症とその留意点をあげることができる。
11. 妊婦の外傷における観察および処置で，とくに注意すべき点について説明できる。
12. 妊婦の外傷における緊急度・重症度の評価について説明できる。
13. 妊婦の外傷における医療機関選定について考慮すべき点を説明できる。

A 小児の外傷

1 特 徴

小児の身体的・機能的特徴は，成長に伴って大きく変化する（第Ⅲ編第5章「12 小児に特有な疾患」p.644参照）。とくに外傷に関連する項目を以下に列挙する。

1）頭 部

小児は相対的に頭が大きく，重心が高いため，交通事故や転倒・転落に際して頭部を打撲しやすい。頭蓋骨に弾性があり，陥没骨折（p.714，図6参照）が起こりやすい。また，後頭部が突出しているために，仰臥位では頭部が前屈しやすく，気道確保の妨げになる。

2）気 道

口腔内に占める舌の相対的体積が成人に比べて大きいために，舌根沈下による気道閉塞を起こしやすい。気管の径が小さいので，気道内の血液や喀痰，気道粘膜の浮腫は，成人では問題にならない程度のわずかなものでも気道抵抗を上昇させる。乳児は鼻呼吸が主体となるので，血液や粘膜浮腫などによる鼻腔の狭窄が換気障害につながりやすい。

3）胸 部

小児の肋骨は成人に比べて柔軟性が高い。胸壁への外力によって心臓振盪や肺挫傷，肝損傷など，胸部や胸郭内腹部の臓器が損傷を受けやすい反面，肋骨骨折は少なく，胸壁の損傷も目立ちにくい。

4）腹 部

小児は肝臓や脾臓が相対的に大きい。さらに肋骨や横隔膜を側面からみた場合の走行方向が水平に近い。このため肝臓のうち胸郭によって保護されない部分が大きく，外力を受けやすい。

5）四 肢

とくに10歳未満の小児は骨化が未熟で骨組織が弾力性に富むため，若木骨折（図1）がみられる。また，骨に比べて靱帯の強度が相対的に高いため，成人に比較して脱臼が少なく，関節周囲の剥離骨折や，強度の低い骨端軟骨の障害をきたしやすい。骨端軟骨の障害に対して適切な治療が行われない場合には骨の成長障害を生じる。

6）出 血

小児は出血に対し，主に末梢血管抵抗と心拍数を上げて対応する。末梢血管抵抗の上昇は強力で，出血量が循環血液量の20％近くに達するまで血圧の低下は目立たないため，血圧はショックを判断する指標とはならない。しかし，心拍出量を維持する能力は比較的低いため，血圧が正常の場合でも組織の血液灌流は出血の初期から低下する。心拍数の増加は出血の初期から認められる。

2 主な外傷

1）頭部外傷

⑴ 頭部外傷後嘔吐症

小児は嘔吐を起こしやすい。軽度の頭部打撲後1時間前後で嘔吐がはじまり，4〜5回以上続くことがある。

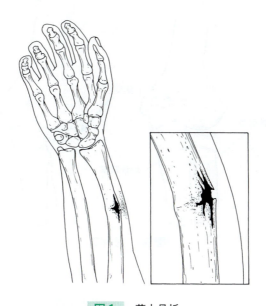

図1　若木骨折
片側の皮質の連続性が保たれた状態で折れる

中枢側

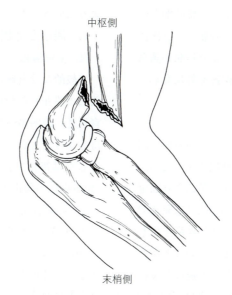

末梢側

図2　上腕骨顆上骨折

⑵ 虐待による乳幼児頭部外傷

　乳幼児の外傷で考慮する必要がある受傷機転の一つとして，虐待（ぎゃくたい）があげられる。かつては「乳幼児揺さぶられ症候群」がその代表とされていたが，揺さぶられ以外のさまざまな要因で発生することから，現在ではそれらも含め「虐待による乳幼児頭部外傷」と称される。半数が1歳以下で，1/4が致死的経過をたどるとされている。

　画像所見として，硬膜下血腫が高頻度に認められ，これに脳実質損傷，網膜出血を合わせた三徴が虐待を疑う所見として知られている。軽微な外力とされる病歴が聴取されたにもかかわらず硬膜下血腫が確認された場合，約半数に頭部以外の損傷が認められるとされるため，頭部以外の観察も重要である。

　医療機関では，病歴や身体所見も併せ多職種で総合的

な評価を行うが，病院前での情報も重要な判断材料となる。これらのことから，乳幼児の頭部外傷では聴取された受傷機転のみではなく，現場の状況確認と頭部以外の身体所見に基づいた活動が求められる。

2）四肢外傷

　小児の骨折は転倒や転落によるものがほとんどで，肘（ちゅう）関節周囲に生じることが多い。

⑴ 上腕骨顆上骨折（かじょう）

　上腕骨顆上骨折（**図2**）は，肘関節周囲の骨折でもっとも多い。肘関節が強制的に過伸展された場合に起こり，上腕骨の遠位端が後方に転位する。肘関節上部に圧痛を伴う腫脹や皮下出血を生じる。骨端線損傷を伴うことも多く，早期に適切な治療が行われない場合には変形治癒をきたす。上腕動脈の血行障害や橈骨・正中神経麻痺な（とうこつ）

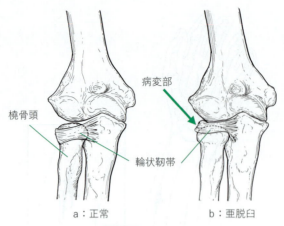

図3 肘内障

a：正常　　　　　　　　　　b：亜脱臼

（橈骨頭，輪状靭帯，病変部）

どの合併症も多い。

(2) 上腕骨外顆骨折

上腕骨外顆骨折は，手をついて倒れた際に，橈骨を介する外力が上腕骨の外顆に働いて生じる。上腕骨顆上骨折に次いで多い。上腕骨外顆部の圧痛・腫脹・皮下出血がみられ，肘の屈伸や前腕の回旋運動により疼痛が誘発される。骨端線損傷を伴う場合には偽関節や外反変形，外顆部の壊死をきたすことがある。

(3) 肘内障

肘内障（図3）は，軽微な外力で生じた橈骨頭の亜脱臼である。橈骨頭は，前腕の回旋運動を可能にするため，尺骨との間で関節面を形成しながら輪状靭帯により固定される。2〜6歳の子どもの橈骨頭は形態的に未発達であり，固定する輪状靭帯も強固でないために本症を生じる。子どもは痛がって患肢を動かそうとしないことが多い。肘関節の腫脹や変形はなく，「手を引っ張った後に子どもが腕を動かさない」「寝返りの後から腕を痛がる」などの訴えから判断される。傷病者は患肢をだらりとぶら下げているか，健側の手で支えている。徒手的に容易に整復され，整復後の固定も必要ない。6歳以上になると自然に再発しなくなる。

3 現場活動

小児の評価・処置においては，傷病者や保護者との良好なコミュニケーションを確立することが重要である。そのためには以下の点に注意する。

保護者の助けを借りる：状況が許す場合は，保護者に抱かれた状態，あるいは付き添ってもらった状態で接する。保護者から得られる情報も非常に重要である。

接触に細心の注意を払う：表情や視線，呼吸数，四肢の動きなどは患児に直接触れなくても評価できる。脈拍数や冷汗の確認などで小児に接触するときには，例えば足から始めるなどによって小児の恐怖感を軽減する。

説明する：小児に触れるときや処置を施す際には，できるだけ丁寧な説明を心がける。また，痛みを伴う処置を行う際には，「ちょっと痛いけどがまんしてね」というようにできるかぎり声かけをする必要がある。

1) 観察と評価

(1) 受傷機転

一般的な受傷機転に加え，虐待の可能性にも配慮する。新旧の混在した全身の皮下出血・打撲痕，四肢骨折，発育遅延，説明のつかない外傷などは虐待を疑わせる。虐待を受けたと思われる小児を発見した者には児童相談所もしくは福祉事務所へ通告する義務が課せられている（児童虐待の防止等に関する法律第6条）。

(2) 初期評価

バイタルサイン（p.306，表3参照）や意識レベル（p.647，表2，表3参照）の評価に際しては，年齢別の基準値や評価方法に従う。ショックの指標として，血圧は成人における以上に診断的価値が低い点に注意する。四肢の冷汗や蒼白，心拍数の増加は小児においても比較的早期に出現する徴候である。

(3) 観察

上気道狭窄をきたしやすい，外表面の目立った損傷を伴わない頭部・胸部・腹部外傷があり得る，頭蓋内血腫による症状の出現が遅い，などの点に注意する。乳児では大泉門の所見が頭蓋内圧亢進の参考になる。

2) 処置

頸椎カラーや気道管理のための資器材は，年齢に見合ったサイズを選定する。

仰臥位にした場合には頭部が前屈しやすいため，背中にタオル・毛布を敷くなどの工夫をする。体表面積が相対的に大きいため，体温低下に注意する。

4 緊急度・重症度の判断

小児は成人に比べ主訴や身体所見の把握が困難なた

め，緊急度・重症度をより高めに見積もることを考慮する。バイタルサイン以外に活発度，元気さなどの評価が重要である。小児では急性ストレス障害が重症化して，心的外傷後ストレス障害(PTSD)につながりやすい。

B 高齢者の外傷

1 特　徴

加齢に伴って身体に生じるさまざまな変化は，複合的に作用して高齢者の外傷の頻度と重症度を増加させるだけでなく，その治療や回復を妨げる(第Ⅲ編第5章「13 高齢者に特有な疾患」p.654参照)。とくに外傷に関連する項目を以下に列挙する。

白内障や老眼による視力の低下，聴力・平衡感覚の低下などと，筋力の低下が相まって身体の平衡を維持する機能が低下する。転倒しやすいだけでなく，転倒した際の自己防御機序が働きにくい。

外傷の原因として，一過性脳虚血や不整脈などの循環障害が隠れていることがある。例えば自動車運転中の事故が原因で意識障害をきたしたのか，意識障害が原因で事故を起こしたのかの判断が難しい。

降圧薬(交感神経β受容体遮断薬やカルシウム拮抗薬など)を服用中の患者は，循環血液量減少に対する頻脈が出現しにくい。抗血栓薬を服用中の患者は，軽微な外力によって皮下血腫や頭蓋内血腫をきたす。

脳の萎縮のために頭蓋内で脳が動揺して頭蓋内血腫をきたしやすい一方で，くも膜下腔が広いため，血腫増大による症状が出にくい。

骨粗鬆症や変形性関節症，筋力低下，靱帯・腱の脆弱性のため，外傷性頸椎症や骨折など筋・骨格系の損傷をきたしやすい。転倒に伴う大腿骨近位部骨折や橈骨遠位端骨折が典型である。皮膚も脆弱で，創傷を生じやすい。

2 主な外傷

発生が高齢者層に偏る外傷として，大腿骨近位部骨折，橈骨遠位端骨折，胸腰椎圧迫骨折，中心性頸髄損傷，慢性硬膜下血腫などがある。

大腿骨近位部骨折や橈骨遠位端骨折は，つまずきによる転倒などによって生じる。いずれも背景に骨粗鬆症による骨の脆弱化がある。大腿骨近位部骨折では，長期臥床による合併症の発生を防ぐため，外科的手術(骨接合術など)を行い，早期の離床を促すことが望ましい。

骨粗鬆症による骨の脆弱化は胸腰椎の圧迫骨折の原因ともなる。尻餅をついたなどの軽微な外力で主に胸腰移行部の椎体が圧迫骨折をきたす。明らかな受傷機転を伴

わずに骨折をきたすことも多く，高齢者の亀背の原因となっている。

高齢者は，後縦靱帯骨化症や変形性関節症などによって脊柱管が狭窄していることが多い。交通事故などで頸椎が前後屈した場合に，脊柱管前方の後縦靱帯，あるいは脊柱管後方の黄色靱帯が上下より圧迫され皺状になって突出し頸髄を圧迫することがある。このため，骨折や脱臼などの骨傷を伴わずに中心性頸髄損傷をきたすという特徴がある。

脳が萎縮してくも膜下腔が広がるため，自覚できない程度の軽微な外力で慢性硬膜下血腫を生じることがある(p.717「2」慢性硬膜下血腫」参照)。

3 現場活動

1) 観察と評価

(1) 受傷機転

受傷の原因として，不整脈などの循環障害や虐待の可能性にも配慮する。受傷時の記憶が定かでない場合には，麻痺や感覚障害，心電図の所見が参考になる。

身体の随所にみられる新旧の外傷，入浴しておらず垢だらけ，髪が伸び放題，脱水，栄養失調などは虐待を疑うべき状況である。虐待を受けたと思われる高齢者を発見し，その高齢者に生命または身体に重大な危険が生じている場合は市町村へ通報しなければならない(「高齢虐待の防止，高齢者の養護者に対する支援等に関する法律」第7条)。

(2) 初期評価

傷病者に難聴がある場合には，周囲の雑音源を可能なかぎり排除し，話しかけるときには相手の目を見ながら，やや大きな声でいつもどおりのトーンとテンポを保つ。極端な大声，高すぎるトーン，遅すぎるテンポではかえって聞きにくい。傷病者の耳元に極端に近づくと救助者と傷病者双方の表情がみえなくなり，円滑なコミュニケーションを妨げる。

加齢のために，あるいは常用薬の影響によって，痛みや呼吸困難などの症状，頻脈・冷汗・発熱などの徴候が出現しにくいことに注意する。日常の血圧値を聴取できれば，血圧変化を評価しやすい。常用薬については「お薬手帳」などが参考になる。

(3) 観　察

一般的な解剖学的評価に加え，変形性関節症などによる関節の可動域制限，亀背，褥瘡，褥瘡をきたしそうな骨の突出(とくに仙骨部，背面)の有無などを評価する。

2) 処　置

傷病者をストレッチャーやバックボード上に収容する際には，関節可動域や褥瘡，亀背を考慮して，苦痛の少

図4　関節可動域や褥瘡, 亀背などを考慮した高齢者の固定

ない体位を工夫する。とくにバックボードに固定する際には, タオルや枕を利用して体位を維持する(図4)。高齢者では胸椎の後彎(こうわん)が強まっており, 頸椎の中間位を保つには分厚い枕が必要なことが多い。活動全般にわたって, 通常の対応よりもさらに愛護的な処置を心がける。

4 緊急度・重症度の判断

高齢者は成人に比べ基礎疾患や服用薬が多いため, 緊急度・重症度をより高めに見積もることを考慮する。とくに糖尿病や心不全, 慢性閉塞性肺疾患(COPD), 出血性素因(抗血栓薬の服用を含む)などがある高齢傷病者の緊急度は高い。

C　妊婦の外傷

妊婦が外傷を負う確率は高くないが, 妊婦または胎児死亡の原因としては外傷が全体の半数近くを占める。外傷の原因としては交通事故, 転倒・転落, 暴行(家庭内暴力を含む)などが多い。妊婦の外傷傷病者に対応する際には, ①母体の外傷は胎児の健康にも影響を与える, ②母体の救命に全力を尽くすことが胎児の生命を救うことになる, という原則に留意する。

妊娠中にはさまざまな生理的変化が起こるが, とくに重要なのは呼吸・循環系の変化である。妊婦の外傷への対応にあたっては, これらの生理的変化を理解したうえで, 以下のような注意が必要である。

妊娠後期には子宮サイズの増加によって横隔膜が4〜5cm押し上げられる。これに伴う機能的残気量の減少と生理的な酸素消費量の増加のために, 低酸素血症をきたしやすい。嘔吐などに伴い, 無呼吸が数十秒間続いただけでもSpO₂値の明らかな低下が起こる。ロード&ゴー

の傷病者以外でも早期に酸素投与を行う必要性が高い。

胃内容物の停留時間が延長することから, 胃内容物の誤嚥に注意が必要である。

妊娠25週以降は循環血液量が30〜40%増加する。このため, 出血量が循環血液量の15〜20%に至るまでは頻脈や血圧低下などの徴候が出現しにくい。出血量が30%程度に達した段階でもバイタルサインの変化はわずかであるが, この時点で胎盤血流量は10〜20%低下している。

妊娠後期の妊婦の10〜30%は仰臥位低血圧症候群(ぎょうがい)をきたす。仰臥位では, 子宮による下大静脈と大動脈の圧迫により血圧が急激に低下して, 悪心(おしん)・嘔吐, めまい, 蒼白をきたしやすい状況になる。妊娠後期の妊婦を搬送する際には, 左側臥位(ひだりそくがい)とする(またはバックボードを左に15〜30°傾ける)。

子宮サイズの増大により子宮が外力を受ける確率が高まる。自動車の3点式シートベルトは適切に装着するかぎり子宮を損傷する原因にはならないが, 腹部ベルトの位置によっては子宮に外力が加わる。作用した外力が強い場合には子宮破裂をきたすが, 比較的弱い外力であっても胎盤剝離の原因となる。胎動が感じられない, 持続的な腹痛があるなどの自覚症状や, 不正性器出血, 腹部の板状硬(ばんじょうこう)(子宮の収縮による)を認めた場合には, 胎盤剝離を強く疑う。胎盤剝離では, 軽症のものも含め, 胎児の死亡率は20〜40%にも達する。きわめて緊急度の高い状態である。

妊婦には流産・早産, 胎盤剝離, 子宮破裂や深部静脈血栓症(および肺塞栓)などの合併症が外傷により, あるいは外傷を契機として発生し得る。

胎盤剝離などで胎児の障害を疑う場合には, メディカルコントロール医師の助言を得たうえで, 周産期母子医療センターなどへの搬送を考慮する。

13 熱　傷

▶到達目標
1. 熱傷の原因と疫学的な特徴について説明できる。
2. 熱傷の受傷機転とそれぞれの特徴について説明できる。
3. 熱傷の病態について説明できる。
4. 熱傷の病期について説明できる。
5. 気道損傷(気道熱傷)について説明できる。
6. 特殊部位の熱傷について説明できる。
7. 初期評価と全身観察について説明できる。
8. 熱傷深度の評価方法について説明できる。
9. 熱傷面積の評価方法について説明できる。
10. 熱傷の重症度分類について説明できる。
11. 観察および処置でとくに注意すべき点について説明できる。
12. 医療機関選定について考慮すべき点を説明できる。

A　疫学と受傷機転

　熱傷とは，熱湯や火炎などの熱によって生じる皮膚および生体の損傷をいう。熱傷の原因を**表1**に示す。

　小児では高温液体による受傷が多い。皮膚は，70℃以上の温度に曝露(ばくろ)された場合におよそ1秒，60℃ではおよそ10秒で熱傷を生じる。低温であっても長時間曝露されると熱傷を生じる可能性がある。例えば，44℃の温度でも6〜7時間曝露されると熱傷が起こる(低温熱傷)。乳幼児や高齢者は皮膚が薄いため，熱傷を生じるまでの時間は短くなる。熱傷が広範囲な場合や深度が深い場合は，局所の炎症反応だけでなく全身性炎症反応が引き起こされ，ショック，播種性血管内凝固症候群(DIC)，多臓器障害などの重篤な全身症状を引き起こす。また，気道損傷(気道熱傷)では気道閉塞(窒息)や呼吸不全の危険がある。

B　病　態

1 皮膚熱傷

　皮膚は表皮・真皮(しんぴ)・皮下組織と付属器からなる(p.146，図3参照)。熱によって皮膚蛋白が変性すると，細胞の変性・壊死(えし)を生じる。結合組織や血管壁を構成するコラーゲンも変性するため，表皮と真皮が剝離して水疱(Ⅱ度熱傷)を形成する。重症熱傷では，皮膚および皮下組織，筋組織に至る広範な変性・壊死を生じる(Ⅲ度

表1	熱傷の原因
熱　傷	**原　因**
高温液体による熱傷	熱湯，ミルク，スープ，油など
火炎による熱傷 (気道損傷を含む)	火災，炎など
高温固体による熱傷	ストーブ，調理器具，車のマフラーなど
化学損傷(熱傷)	酸，アルカリ，重金属，毒ガスなどの化学物質
電撃傷	ジュール熱，電気スパーク，アーク放電
雷撃傷	落雷
その他	放射線，摩擦熱，紫外線，爆発に伴って生じる熱など

熱傷)。損傷細胞から放出されるヒスタミンなどの炎症性メディエータによって熱傷部位に白血球が遊走し，Tリンパ球などが放出するサイトカインによって局所の炎症を生じるが，広範囲熱傷では炎症は全身性となる(全身性炎症反応症候群)。熱による直接の血管損傷および炎症による毛細血管の透過性亢進によって，血漿成分が血管外に漏出し広範囲の浮腫が起こる(図1)。

　熱傷の病期は，ショック期，利尿期(リフィリング期)，感染期，回復期の順に経過する。

　熱傷の受傷直後から急性期にかけて生じるショック期では，循環血液に含まれる体液が大量に血管外へ流出するため，循環血液量減少性ショックを生じる。この血管外への漏出は6〜12時間で最大となる。この時期に適切な輸液が行われなければ，循環不全をきたし死亡する。

　受傷数日後に生じる利尿期(リフィリング期)では，血

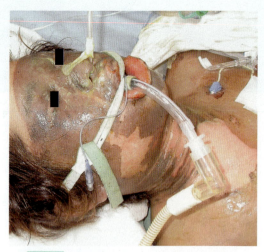

図1　顔面熱傷のショック期（入院翌日）

顔面・頸部には浅達性Ⅱ度熱傷による著しい浮腫を認める。眼瞼の浮腫によって開眼できない。一部では深達性Ⅱ度熱傷による表皮剝離を認める

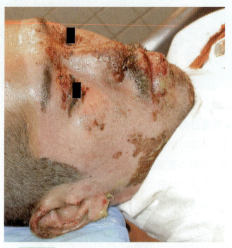

図2　顔面熱傷の回復期（2週間後）

浮腫が消失して，浅達性Ⅱ度熱傷の表皮は完全再生している。深達性Ⅱ度熱傷には痂皮を認める

管透過性亢進は治まり，循環血液量減少性ショックから回復する。むしろ循環血液量は増大するため，適切な利尿が得られない場合は心不全や呼吸不全を生じる。

　受傷3～7日後に生じる感染期では，熱傷部分に細菌・真菌感染などの創部感染を生じる。重篤な場合は，局所感染のみならず菌血症や敗血症，DIC，多臓器障害を生じる。感染したⅢ度熱傷皮膚の切除や感染治療が適切に行われない場合は死亡する。

　回復期（数日～数カ月後）では，熱傷創部の表皮が完全に元どおりになる完全再生（図2），または結合組織が表皮に置き換わって創部を覆う不完全再生の結果，瘢痕化（図3）して治癒する。

　Ⅲ度熱傷は，保存的治療では創部皮膚の再生は見込めないため，多くの場合，植皮手術の適応となる。植皮された表皮は発汗機能を失うため，寒暖の変化に適応できないなど体温調節が困難となる場合がある。瘢痕化した場合は，伸展・収縮，発汗などの皮膚機能を失う。瘢痕拘縮に対しては形成外科手術が必要となる場合がある。慢性的な疼痛や痒みに苦しむことも多い。筋力低下や，関節の可動域制限などの後遺症に対しては，継続的なリハビリテーションが行われる。

2 合併症

　ビル火災や閉所火災では不完全燃焼による一酸化炭素中毒の危険がある。アクリル製品が燃焼するとシアン化水素ガスを発生するため，急性シアン中毒の危険がある。激しく燃焼する火災現場では酸素欠乏症や熱中症の危険がある。

　熱傷創部は皮膚機能を失うため創部からの水分蒸発が増加し，気化熱が奪われて体温低下を生じやすい。

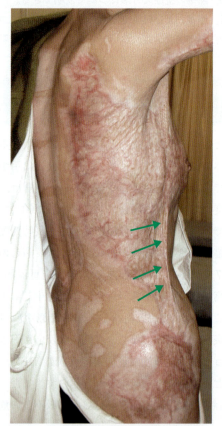

図3　熱傷後瘢痕

右上腕から背部，腰部にかけてのⅢ度熱傷植皮術後の瘢痕。側腹部には瘢痕拘縮による皮膚の「ひきつれ」（矢印）がみられる

C 注意を要する熱傷

1 気道損傷（気道熱傷）

　気道損傷は火災や爆発の際に生じる熱風や高温ガス，高温水蒸気，煙，化学物質などを吸入することによって

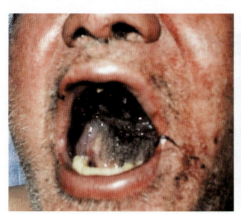

図4　口腔内スス
咽頭〜舌根部にススがこびりついている

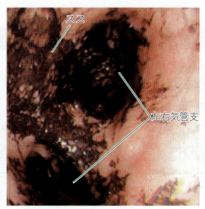

a：気管支粘膜にススが大量にこびりついて，その内腔を塞いでいる

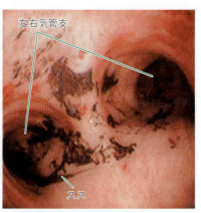

b：生理食塩液で洗浄しススを吸引したところであり，ススの量が大幅に減少し気管支内腔がみえている

図5　重症気道損傷の気管支ファイバー検査写真

Ⅲ
6
外傷救急医学

生じる。主に咽頭・喉頭，声門で生じる上気道型，気管・気管支，肺胞が障害される肺実質型に分類されるが，混在することもある。上気道型では，熱風や高温ガスによって咽頭・喉頭，声門の浮腫が生じるため，上気道閉塞（窒息）の危険が高い。肺実質型では，煙や化学物質によって肺胞に炎症を生じる。気道損傷はいずれの型も重症であり，集中治療が必要な呼吸・循環管理が必要となる。

② 特殊部位の受傷

　機能上，整容上の問題から配慮が必要な熱傷部位として以下のものがある。
　顔面・頸部：気道損傷，眼部熱傷，眼瞼（がんけん）熱傷，または口唇（こうしん）周囲の熱傷。頸部熱傷では，瘢痕拘縮による重大な機能障害を生じることもある。
　大関節：肩・肘・膝または足関節・手関節の熱傷は，機能上の問題となりやすい。
　会陰部：感染制御が困難なことや，排尿・排便管理や機能とかかわることがある。

D　評　価

　状況評価では受傷機転を把握する。通報者や関係者，目撃者から，現場の状況，熱傷の発生状況，傷病者の状態などの情報収集を行う。火災現場などにおける不用意な初期活動は救助者の二次熱傷を招くため，先着隊の救急隊員はまず自身（救助者）の安全確保を優先する。複数の傷病者がいる場合は応援要請が必要となる。状況によっては，傷病者を安全な場所へ移動させる必要がある。

① 初期評価（生理学的評価）

　初期評価において意識，気道・呼吸，循環動態に異常を認める場合は，酸素投与を行い，意識状態の評価，気道・呼吸管理，循環管理を重点的に行う。必要に応じて補助換気または人工呼吸を行う。この際，必ず気道損傷を確認する。気道損傷を疑う所見には，顔面熱傷，咽頭痛，呼吸困難，ビル火災や閉所火災，意識障害，嗄声（させい），鼻毛焼失（びもう），口腔内スス付着（図4，5），一酸化炭素ヘモグロビン血症（CO-Hb ＞10%）などがある。気道損傷の緊急度は高く，ロード＆ゴーの適応となる。

② 全身観察（解剖学的評価）

　初期評価において意識，気道・呼吸，循環動態が安定している場合は，傷病者に対する問診および詳細な全身観察を行う。重篤な気道損傷による低酸素血症や一酸化炭素中毒，急性シアン中毒，酸素欠乏症，熱中症，偶発性低体温症でなければ，傷病者は意識清明であることが多い。
　全身観察では，熱傷の部位および範囲，性状（深度）などを観察・記録し，熱傷の熱傷深度および概算面積を速やかに把握して緊急度・重症度を評価する。脱衣の際は水疱を破壊しないよう注意する。

1）熱傷深度の推定

　日本熱傷学会における熱傷深度分類では，浅いほうから，Ⅰ度（発赤；表皮のみ），Ⅱ度（水疱形成；真皮まで），Ⅲ度（皮膚の壊死・白色で固く伸展性のない皮膚；皮膚全層）の3段階が用いられる。熱傷深度推定法を表2に示す。Ⅱ度熱傷は浅達性Ⅱ度と深達性Ⅱ度に細分類されるが，現場では判別困難なことが多い。Ⅱ度熱傷の例を図6に，Ⅲ度熱傷の例を図7に示す。
　熱傷深度の推定は，熱傷面積の計算や緊急度・重症度評価において重要な要素となる。ただし，熱傷の受傷直後に熱傷深度を正確に推定するのは必ずしも容易でない。とくに高齢者は，表皮・真皮が薄いため熱傷深度の推定が困難になる（図8）。

表2	熱傷深度推定法	
表記	所見	治癒までの期間
I度(EB：表皮熱傷)	発赤のみ	1〜3日
II度(真皮熱傷：2つに分ける)		
浅達性II度熱傷(SDB)	水疱形成，強い自発痛，圧痛	2週間
深達性II度熱傷(DDB)	表皮剥離，水疱形成，鈍痛，感覚鈍麻	3〜4週間
III度(DB：皮膚全層の熱傷)	白色で固く伸展性のない皮膚，疼痛なし 疼痛のない容易な抜毛	数カ月 (手術を要する)

I度は熱傷面積算定には含めない

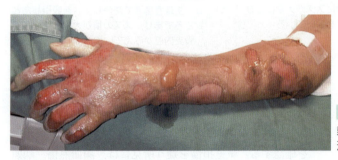

図6　火炎によるII度熱傷の例
熱傷受傷直後の左前腕と左手のII度熱傷。浅達性II度熱傷には水疱形成を認める。一部の深達性II度熱傷には表皮剥離を認める

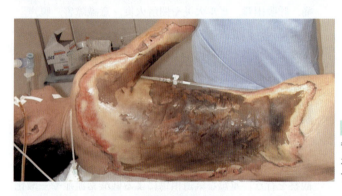

図7　火炎によるIII度熱傷の例
背部・右上腕部・腰部に至るIII度熱傷。焼きついた表皮が黒ずんでおり，剥がれた部分は白色で固く伸展性がない。辺縁を取り巻くわずかな発赤部は，表皮の剥離した深達性II度熱傷である

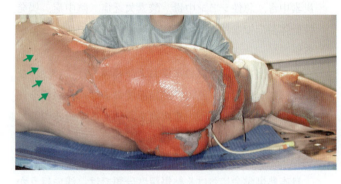

図8　高齢者の熱湯による熱傷の例
熱湯風呂への転落によるII度熱傷。深達性II度熱傷の腰・殿部は表皮剥離して発赤が強い。右背面上部・肩甲部付近は明らかな水疱形成がなく，皮膚色調の変化をわずかに認めるだけで，I度熱傷と浅達性II度熱傷の判別が難しい(矢印)

2) 熱傷面積の推定法

9の法則，5の法則，ルンド・ブラウダーの法則，手掌法などがある(**図9**)。9の法則は，簡便で成人に適している。5の法則は，計算法が幼児，小児，成人に分かれているが，小児に適している。ルンド・ブラウダーの法則は，計算法が年齢によって細分されており，医療機関での測定で使用される場合が多い。手掌法は，傷病者の手掌を1%体表面積とする測定法である。散在する熱傷面積の計算に適しているが，小児や成人における広範囲な熱傷にも適用できる簡便な測定法である。

なお，これらの計算法ではいずれもI度熱傷は熱傷面積に含まない。

3) 重症度分類

(1) アルツ(Artz)の基準

1957年に米国軍医のアルツ(Artz)が報告した熱傷の重症度分類が現在でも使用されている(**表3**)。熱傷面積，熱傷深度に加えて，熱傷部位や合併損傷も考慮している点に特徴がある。

(2) 熱傷指数(BI)

熱傷指数(BI)は，1/2×II度熱傷面積%＋III度熱傷面

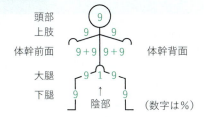

❶ 9の法則

頭部
上肢
体幹前面　　　　　　　体幹背面
大腿
下腿　　　陰部　　（数字は％）

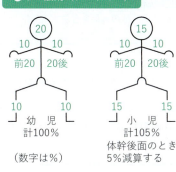

❷ 5の法則（ブロッカー）

幼児
計100％
（数字は％）

小児
計105％
体幹後面のとき
5％減算する

成人
計95％
前胸部あるいは
両足のとき5％
加算する

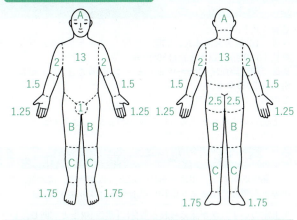

❸ ルンド・ブラウダーの法則

年　齢（歳）	0	1	5	10	15	成人
A：頭部の 1/2	9.5	8.5	6.5	5.5	4.5	3.5
B：大腿部の 1/2	2.5	3.25	4	4.25	4.5	4.75
C：下腿部の 1/2	2.5	2.5	2.75	3	3.25	3.5

図9　熱傷面積の主な測定法

表3　熱傷重症度：アルツの基準

軽症熱傷（外来通院で治療可能なもの）

- Ⅱ度熱傷15％未満
- Ⅲ度熱傷2％未満

中等症熱傷（一般病院での入院加療が必要）

- Ⅱ度熱傷15％以上30％未満
- Ⅲ度熱傷で顔面，手，足を除く部位で10％未満

重症熱傷（総合病院での入院加療が必要）

- Ⅱ度熱傷30％以上
- Ⅲ度熱傷10％以上
- 顔面，手，足の熱傷
- 気道損傷合併
- 軟部組織損傷・骨折合併

積％で算出され，10以上は重症と推定する。

⑶ 熱傷予後指数（PBI）

熱傷予後指数（PBI）は，熱傷指数に年齢を加味した分類で，熱傷指数＋年齢で算出される。100以上は予後不良である。

4）緊急度・重症度の判断

救急振興財団が作成した症状別重症度・緊急度判断基準（**表4**）などがある。

E　現場活動

1 気道・呼吸管理

上気道型の気道熱傷では，上気道閉塞（窒息）の危険が高い。肺実質型では，煙や化学物質による肺炎から呼吸不全を生じる。一酸化炭素やシアン化水素ガスを吸入した場合は，全身性の急性中毒が起こる。明らかな気道損傷の所見がない場合であっても，気道・呼吸状態の継続的な観察・評価を行う。受傷機転や傷病者の状況から一酸化炭素中毒や有毒ガス吸引を疑う場合は高流量酸素投与を行う。一酸化炭素中毒ではSpO_2値が参考にならないことがあること，シアン中毒では細胞の酸素利用障害が本態であるためSpO_2値が高くても安定しているとはいえないため，SpO_2の値にかかわらず酸素投与が必要である（p.798「④青酸（シアン）」参照）。

2 局所処置

熱傷面積が10％未満の局所熱傷の場合は，時間があれば熱傷創部を10〜15分程度冷却してよい。四肢末梢では，水道水を流したままの洗面器やバケツに患肢を浸す。この際，蛇口の水を創部に直接当てると表皮剝離を生じるため注意する。冷却後は熱傷創部を滅菌されたガーゼなどで被覆する。水疱は破かずそのままにしておく。熱傷面積が10％以上の広範囲に及ぶ場合，基本的に局所処置は行わずに搬送する。

Ⅲ

6

外傷救急医学

表4	熱傷の重症度・緊急度判断基準

第1段階　生理学的評価

意識：JCS100以上
呼吸：10回/分未満または30回/分以上，呼吸音左右差，異常呼吸
脈拍：120回/分以上または50回/分未満
血圧：収縮期血圧90mmHg 未満または収縮期血圧200mmHg 以上
SpO₂：90％未満
その他：ショック症状

＊上記のいずれかが認められる場合は「重症」以上と判断
＊認められなければ，「熱傷の程度等」の判断へ

第2段階　熱傷の程度等

Ⅱ度熱傷20％以上，Ⅲ度熱傷10％以上，化学熱傷，電撃傷，気道熱傷，顔・手・足・陰部・関節の熱傷，他の外傷を合併する熱傷
小児・高齢者の場合はⅡ度10％以上あるいはⅢ度5％以上

＊上記のいずれかが認められる場合は「重症」以上と判断し，いずれも認められなければ「中等症」以下と判断する
＊重症度・緊急度を評価する優先順は，第1段階，第2段階の順とする
＊重症以上と判断した場合の医療機関の選定は，救命救急センター等の三次救急医療機関，あるいはこれに準ずる二次救急医療機関および地域の基幹病院とすること
＊各判断基準に示された観察項目から，傷病者の重症度・緊急度を評価して医療機関を選定した場合，オーバートリアージ（重症度・緊急度を高めに見積もること）になることも考えられるが，限られた資器材で観察を実施している救急隊員にとっては，オーバートリアージでないと救命する可能性が低くなる。防ぎ得た死亡(preventable death)をなくすための重要なポイントは，アンダートリアージ（重症度・緊急度を低く見積もること）を行わないことである

（財団法人救急振興財団：平成15年度　救急搬送における重症度・緊急度判断基準作成委員会報告書．より引用）

3 保温

　熱傷の傷病者は，脱衣および冷却による低体温症のリスクがある。熱傷創部は皮膚機能を失うため創部からの水分蒸発が増加し，気化熱が奪われて体温低下を生じやすい。熱傷面積が10％以上の場合は，冷却によって低体温症のリスクがあること，低体温による循環不全によって病態を悪化させる可能性があることから，創部の冷却は行わない。とくに小児や高齢者は低体温症をきたしやすいため保温に努める。重症熱傷では，全身性浮腫および水疱による循環血液量減少と冷却・気化熱による体熱喪失によって，意識状態および循環動態が悪化する可能性があることに十分注意する。搬送時は傷病者の体温に留意し毛布や保温シートなどで全身を保温し，搬送中は車内温度を上げるなど最大限配慮する。

4 輸液

　中等症・重症の熱傷では，循環血液量減少性ショックの予防または治療のために大量輸液が必要となる。医療機関では，細胞外液補充液（乳酸リンゲル液あるいは酢酸リンゲル液など）の輸液，または代用血漿剤やアルブミン製剤などのコロイド輸液が行われる。救急現場では静脈路確保および輸液の適応となる場合があり，地域メディカルコントロール協議会のプロトコールに従う。

5 医療機関選定

　初期評価において重症と判断した場合および気道損傷を疑う場合，全身観察において重症の熱傷と判断した場合は，救命救急センターや熱傷センター，またはこれに準じる二次救急医療機関および地域基幹病院に搬送する。搬送中は，傷病者の意識，気道・呼吸，循環評価を行う。中等症以下と判断した場合は，近接する適切な医療機関に搬送する。熱傷の搬送実施基準および緊急度・重症度判断基準がすでに運用されている地域では，その取り決めに従って搬送先医療機関を選定する。

　医療機関では，Ⅱ度熱傷15％以上，Ⅲ度熱傷2％以上で入院治療となることが多い。重症熱傷では集中治療を要する。Ⅲ度熱傷には植皮術が施行される。

6 虐待による熱傷

　小児の熱傷では，成人に比べ虐待が原因である割合が高くなる。小児の身体虐待の約1割は熱傷であり，タバコによる熱傷がもっとも多い。虐待による熱傷には，不慮の事故とは異なる特徴が認められる。受傷部位は，普段露出しない殿部・大腿内側・腋窩・腹部に多い。接触熱傷の場合，熱傷痕が境界明瞭であり損傷器が推定できるパターン痕を認めることが多い。高温液体による熱傷では，不慮の事故の際に認められる液体が飛び散るような熱傷痕(splash burn)を認めない，境界明瞭で熱傷深度が均一であるといった特徴がある。乳幼児の口腔熱傷は通常は起こらないため，口腔熱傷を認めた場合は，加熱飲料を強制的に飲ませた状況が疑われる。虐待による熱傷を疑った場合，熱傷の程度が軽度であっても，入院加療が可能な医療機関を搬送先として選定する。

14 化学損傷

▶到達目標

1. 化学損傷の概念について説明できる。
2. 化学損傷の原因となる主な物質を，酸，アルカリ，その他に分けてあげることができる。
3. 酸による化学損傷の病態と症候について説明できる。
4. 酸による化学損傷のうち，全身状態が悪化しやすいものについて説明できる。
5. アルカリによる化学損傷の病態と症候について説明できる。
6. 金属その他による化学損傷のうち主なものについて簡単に説明できる。
7. 化学損傷における観察および緊急度・重症度判断について簡単に説明できる。
8. 化学損傷に対する処置について説明できる。

体表面の皮膚・粘膜が，化学物質（酸，アルカリ，金属，毒ガスなど）に曝露されて生じる損傷を化学損傷という。特徴として，以下のようなものがある。

- 化学物質の種類によって損傷の性状が異なる
- 化学反応の進行とともに損傷も進行する
- 体表面の化学物質を除去しても，皮膚・粘膜内部へ浸透した化学物質によって損傷が継続する
- 初期には化学損傷の最終的な深度を評価できない
- 生体内へ吸収された化学物質によって，肝・腎機能障害や中枢神経障害などの臓器障害を生じる場合がある

化学物質が皮膚・粘膜を強く刺激したり重度の損傷を起こしたりすることを，腐食という。強酸および強アルカリは腐食を起こす代表的な親水性化学物質である。そのほか弱酸（フッ化水素酸など）や脂溶性化学物質（腐食性芳香族化合物や脂肪族化合物など），金属でも強い腐食を生じる場合がある。

化学損傷の原因となる化学物質を表1に示す。化学損傷はこれら化学物質を扱う事業所において労災事故として発生する場合が多いが，学校，研究施設，家庭内でも発生する。自殺企図で化学物質を使用する場合もある。わが国における化学損傷の症例報告では，原因物質として，酸（塩酸，硫酸，硝酸，フッ化水素酸，酢酸），アルカリ（水酸化ナトリウム）によるものが多い。

A 各種の化学損傷

1 酸

酸には，塩酸，硫酸，硝酸，フッ化水素酸，酢酸などがある。事業所で用いられる化学薬品だけでなく，一般家庭で用いられるパイプクリーナーやトイレ用洗剤，錆取り剤にも強酸性の製品がある。酸は蛋白質変性，酵素活性阻害，吸水作用をもち，損傷部位は凝固して乾燥する。病変部分は，塩酸では灰白色から黄褐色，硫酸では黒色，硝酸では黄褐色を呈する。真皮へ損傷が及ぶことは少ない。酸の経口摂取では胃穿孔の危険がある。酸の吸入・誤嚥による化学性肺臓炎は致死的となる。

化学損傷を生じる酸のうち，特殊な酸としてフッ化水素酸がある。フッ化水素酸は，皮膚および粘膜から生体内へ速やかに吸収される。吸収されたフッ素イオンは骨や血中のカルシウムと結合するため，低カルシウム血症を生じる。50%以上の高濃度では吸収部位の急激な腐食作用による激しい痛みが起こる。時に致死的な循環・呼吸不全をきたす。

シュウ酸が生体内へ吸収されると，代謝性アシドーシスと過呼吸，頻脈，心不全やショックを生じる。シュウ酸による化学損傷でも低カルシウム血症を生じることがある。

2 アルカリ

アルカリには水酸化ナトリウム（苛性ソーダ），水酸化カリウム（苛性カリ），水酸化カルシウムなどがある。一般家庭で用いられる漂白剤，カビ取り剤，換気扇用洗剤，パイプクリーナーやトイレ用洗剤にも強アルカリ性の製品がある。セメントを原料に含むコンクリートにも強アルカリ（水酸化カルシウム）が含まれており，曝露されるとアルカリ損傷を生じる（図1）。アルカリは蛋白質変性，酵素活性阻害，脂肪組織の鹸化，細胞脱水作用をもち，損傷部位は融解して湿潤が強い（図2）。損傷は真皮下などの深部に及びやすい。アルカリの経口摂取では食道穿孔の危険がある。さらに，時間が経つにつれ食道狭窄が

表1 化学損傷の原因となる化学物質の例

化学物質の種類	代表的な化学物質
酸 (その他の性質)	塩酸(還元剤), 硫酸, 硝酸(酸化剤), フッ化水素酸(腐食作用が強い), 過塩素酸(酸化剤), シュウ酸(還元剤), ギ酸(還元剤), 硫化水素(還元剤), 二酸化硫黄, リン酸, 酢酸, トリクロロ酢酸, スルホサリチル酸(芳香族化合物), タンニン酸(芳香族化合物) など
アルカリ (その他の性質)	水酸化ナトリウム, 水酸化カリウム, 水酸化カルシウム, 水酸化バリウム, 次亜塩素酸ナトリウム, 石灰硫黄合剤, 炭酸ナトリウム, アンモニア, エチレンジアミン(脂肪族化合物), ジエタノールアミン など
金属およびその化合物 (水溶液中の特性)	ナトリウム(反応熱と強アルカリを産生), カリウム(反応熱と強アルカリを産生), カルシウム(反応熱と強アルカリを産生), 酸化カルシウム(反応熱と強アルカリを産生), 四塩化チタン(反応熱と強酸を産生), 次亜塩素酸ナトリウム(アルカリ), 炭酸ナトリウム(アルカリ), 二クロム酸カリウム(酸化剤), 過マンガン酸カリウム(酸化剤), アルキル水銀を含む有機水銀, 塩化亜鉛(酸), ベリリウム塩, バリウム塩, 塩化スズ(酸), 塩化アンチモン(酸), 塩化タングステン(還元剤), タングステン酸塩, 四塩化鉛(酸), マグネシウム, クロム酸塩, 二クロム酸塩 など
非金属およびその化合物 (その他の性質)	リン, 黄リン, リン化合物, 硫化水素(酸, 還元剤), 二酸化硫黄(酸), 過塩素酸(酸, 酸化剤), 臭素ガス(酸化剤), 塩素ガス(酸化剤), 四塩化炭素 など
腐食性芳香族化合物 (その他の性質)	フェノール, クレゾール(消毒剤の場合は強アルカリ), ナフタリン, フェニルヒドラジン, 無水フタル酸, ピクリン酸(強酸), スルホサリチル酸(酸), タンニン酸(酸) など
脂肪族化合物	灯油, ガソリン, ホルムアルデヒド, エチレンオキサイド, パラコート, イソシアネート, エチレンイミン, エチレンジアミン(アルカリ), スルホサリチル酸(酸), タンニン酸(酸) など
その他の化学物質 (主な性質)	びらん剤:ルイサイト(有機ヒ素化合物), マスタードガス(アルキル化剤) 催涙ガス:クロロベンザルマロノニトリル

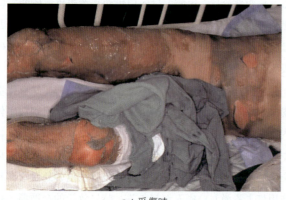
a:受傷時

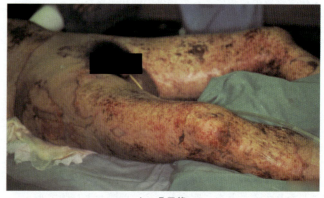
b:5日後

図1 セメント化学損傷

作業中に転倒して下半身にセメントを浴びた。受傷当初は疼痛が強く水疱形成・表皮剝離が主体の浅達性Ⅱ度熱傷のようにみえたが(a), 5日後には深達性Ⅱ度熱傷からⅢ度熱傷の状態となっている(b)

進行することがある。アルカリの吸入・誤嚥による化学性肺臓炎は致死的となる。

3 金属およびその化合物

ナトリウム, カリウム, カルシウムは強い反応性をもつ金属元素である。皮膚・粘膜に対して強い刺激・腐食作用をもつ。ナトリウム, カリウム, カルシウム, 酸化カルシウムを水に混ぜると反応熱を発生して強アルカリを生成するため, これらに曝露すると熱傷およびアルカリ損傷を起こす。次亜塩素酸ナトリウムや炭酸ナトリウムではアルカリ損傷を起こす。二クロム酸ナトリウムや過マンガン酸カリウムは強力な酸化剤であり, これらに接触・曝露すると酸と同様の化学損傷を生じる(図3)。
二クロム酸ナトリウムなどの二クロム酸塩, およびクロム酸塩に含まれる六価クロムが生体内へ吸収されると, 化学損傷の範囲が小さい場合であっても著しい中毒症状や発がんの危険がある。六価クロムはメッキに使用されていることがあるため, 注意が必要である。

4 非金属およびその化合物

リン, 硫化水素, 二酸化硫黄, 塩素, 臭素などがある。ニンニク臭が特徴であるリンは, 化学肥料, 農薬, 殺虫剤, 殺鼠剤などの原料として使用される。リンは空気中で発火しやすく, 発火によって強力な脱水作用をもつ五酸化二リン酸を生成し, 曝露されると熱傷および腐食を起こす。生体内に速やかに吸収されるため, 化学損傷の範囲が小さくても高リン血症による低カルシウム血症と致死性不整脈を生じる場合がある。黄リンが生体内へ吸

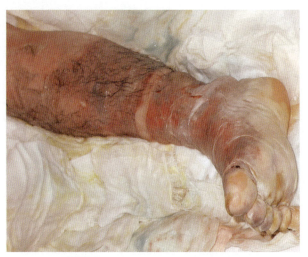

図2　水酸化ナトリウム化学損傷

短時間の接触であったが，急激に腫脹し，表皮が脱落，深部へと進行している。薬品との接触が避けられた靴下の一部分は損傷がない（なお，ガーゼの青色は軟膏の色である）

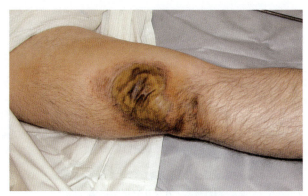

図3　ニクロム酸カリウム化学損傷

薬品に接触していた膝周辺の皮膚が黒褐色に変色している

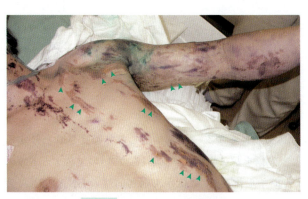

図4　フェノール化学損傷

染色工場での受傷で，除染後である。胸部，左上肢には付着した染料のほか飛散したフェノールによる褐色の皮膚損傷が散在しており，左胸壁下部は表皮が剥離している（矢頭）

収されると，中枢神経障害（けいれん，昏睡），全身脱力，循環虚脱，ショックなどの急性中毒症候を生じる。

　硫化水素（酸）は火山ガスや温泉に含まれており，温泉臭気のもとになっている。夏場は都市部でも生ゴミや下水から発生する。二酸化硫黄（酸）は火山ガスや温泉に含まれており，やはり温泉臭気のもとになっている。石油コンビナートや溶鉱炉などの工業地帯でも発生する。塩素は，塩素系洗剤と酸性洗剤を混合すると発生する。プールの消毒に使用される次亜塩素酸ナトリウムのタンクに，凝集剤で酸性のポリ塩化アルミニウムを誤って投入した場合にも発生する。硫化水素，二酸化硫黄，塩素，臭素には強い酸化作用があり，これらに曝露されると酸と同様の化学損傷を起こす。二酸化硫黄は水に溶けると亜硫酸を，塩素は水に溶けると亜塩酸を生成する。

5 腐食性芳香族化合物

　芳香族化合物にはフェノール，クレゾール，ナフタリンなどがある。フェノールやクレゾールは医薬品や染料など化学物質の原料として，また消毒剤として使用される。クレゾール石けん液は強アルカリである。ナフタリンは衣類の防虫剤やトイレ消臭剤として使用される。腐食性芳香族化合物は蛋白質変性作用があり，高濃度では皮膚・粘膜の刺激と腐食が起こる。高濃度フェノール水溶液による皮膚・粘膜の腐食部位は白色あるいは褐色を呈する（図4）。フェノール，クレゾール，ナフタリンはいずれも皮膚からよく吸収されるため，メトヘモグロビン血症によるチアノーゼ，溶血性貧血，黄疸，肝・腎機能障害，中枢神経障害などの急性中毒症状を生じる場合がある。フェノールおよびクレゾールには局所麻酔作用があるため，疼痛を感じないことがある。

6 脂肪族化合物

　灯油，ガソリン，ホルムアルデヒド，エチレンオキサイドなどの脂肪族化合物には脱脂作用と蛋白質変性作用があり，皮膚・粘膜を刺激して腐食を起こす。ホルムアルデヒドは接着剤，塗料，防腐剤として建材に使用されたり，医療機器の滅菌に使用されたりする。エチレンオキサイドは樹脂やゴムの原料として，また消毒剤として使用される。

　エチレンオキサイドガスに曝露されると遅発性の浮腫，水疱を生じる。吸入すると激しい咳や気道分泌亢進，咽頭・喉頭浮腫，肺水腫を起こす。液体のエチレンオキサイドに曝露されると気化熱を奪われて凍傷を生じる。

　ホルムアルデヒドには発がん性（鼻咽腔がん）がある。ホルムアルデヒドガスを吸入すると，激しい咳や気道分泌亢進，咽頭・喉頭浮腫，肺水腫を起こす。ホルムアルデヒド水溶液（ホルマリン）に曝露されると接触皮膚炎を生じる。

　灯油，ガソリンでは脱脂作用によってⅡ度熱傷と同様の表皮剥離が起こり，長時間曝露されると表皮全層に損傷が及ぶ（図5）。吸入・誤嚥すると重篤な化学性肺臓炎

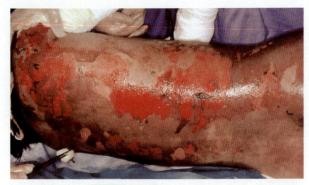

図5 ガソリン化学損傷

自動二輪車の横転で漏れ出たガソリンに浸っていた傷病者。背部の表皮が剝離し，発赤している

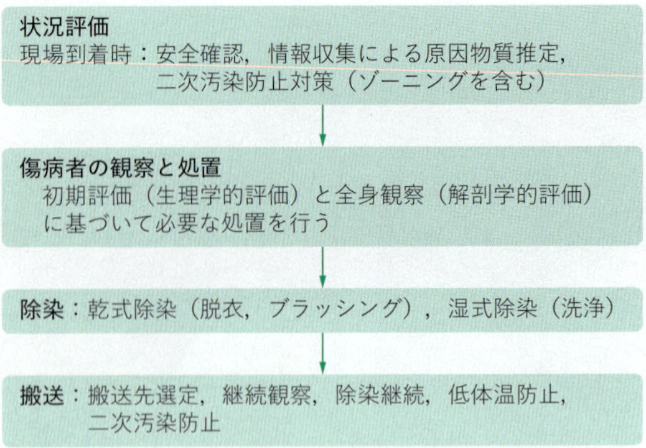

状況評価
現場到着時：安全確認，情報収集による原因物質推定，二次汚染防止対策（ゾーニングを含む）

↓

傷病者の観察と処置
初期評価（生理学的評価）と全身観察（解剖学的評価）に基づいて必要な処置を行う

↓

除染：乾式除染（脱衣，ブラッシング），湿式除染（洗浄）

↓

搬送：搬送先選定，継続観察，除染継続，低体温防止，二次汚染防止

図6 化学損傷の判断と救急救命処置の手順の例

を生じて致死的となる。ガソリンによる化学損傷は自動車事故においてしばしば発生するため，傷病者の下半身や背部，衣類が汚染していないか注意が必要である。

7 その他

高温のコールタールに接触したり曝露されたりすると，熱傷を起こす。化学兵器（毒ガス）のマスタードガス（アルキル化剤）では抗がん剤と同様のDNA，RNA変性が生じるため，皮膚・粘膜に遅発性の強いびらんを生じる。痴漢撃退用スプレーに含まれるカプサイシンやクロロベンザルマロノニトリル（催涙ガス）にも皮膚・粘膜刺激作用があり，皮膚・粘膜に接触すると疼痛，びらん，水疱を起こす。眼に入った場合は激しい痛みと充血，場合によっては角膜損傷を生じる。

B 観察

化学損傷の判断と救急救命処置の手順の例を図6に示す。

1 状況評価と初期評価

まず，状況評価を行って受傷機転を把握する。通報者や安全管理担当者など関係者や目撃者から，発生状況，化学物質の種類および発生量，火災の有無，傷病者の状態などの情報収集を行う。複数の傷病者がいる場合もある。不用意な初期活動は救助者の二次汚染を招く。CBRNE災害〔p.225「4特殊災害（CBRNE災害）」参照〕を強く疑う状況では，先着隊の救急隊員はまず自身（救助者）の安全確保を行って現場活動は状況評価にとどめ，現場保存および応援要請，同僚および関係者，必要な場合は市民の避難誘導を優先する。管理区域上は汚染区域がホットゾーンとなる。その外側に設定されたウォームゾーンおよびコールドゾーン（セーフゾーン）に化学物質を含む汚染物質を持ち出さない。ホットゾーンの傷病者

に対しては脱衣などの乾式除染（これで7～8割の汚染物質が除去できる）を行い，必要であれば水洗などの湿式除染を行ったのちに医療機関へ搬送する。初期評価において，意識，気道・呼吸，循環動態の観察を行い，いずれかで重症と判断される場合はロード＆ゴーの適応となる。

2 受傷機転と原因物質の特定

特徴的な化学損傷を認める場合は原因物質を特定するための参考になるが，非特異的な化学損傷も多い。可能であれば受傷機転と合わせて原因物質の推定を行う。体表面や衣類に汚染がある場合は，その性状，汚染範囲，皮膚・粘膜の状態を観察する。経口摂取の場合は口腔内の着色，発赤やびらん・腫脹，咽頭痛を確認する。臭気を感じる場合には参考にする。

多くの化学損傷は進行性のため，初期には深度を評価しにくい。したがって，特徴的な化学損傷を生じる一部の化学物質でなければ，皮膚・粘膜所見だけで原因物質を推定するのは困難な場合が多い。家庭で発生した場合は洗剤による酸・アルカリ損傷をまず念頭に置く。そうでない場合は全身の詳細観察で得られた所見に加え，受傷機転，傷病者に対する問診，同僚や安全管理担当者など関係者からの情報収集の内容も考慮したうえで総合的に化学物質の推定を行う。

なお，化学物質の適切な管理の改善を促進するため，化学物質の有害性に関する情報などを記載した安全データシート（化学物質等安全データシート）が交付されているため，安全管理担当者に提供を求めることも考慮する。

3 全身所見

フッ化水素酸，シュウ酸，六価クロム，リン，黄リン，フェノール，クレゾール，ガソリン，灯油，四塩化炭素など，化学物質の種類によっては，生体内へ吸収された結果，肝・腎機能障害や中枢神経障害，全身倦怠感，頭

表2　化学損傷の原因となる化学物質と処置

化学物質の種類		救急現場で行う処置
酸・アルカリ		• できるだけ汚れを除去して大量の流水で洗浄
金属およびその化合物		• 粉状の場合はブラッシング • 洗浄 • ナトリウム，カリウム，カルシウム，酸化カルシウム，四塩化チタンは水と反応して著しい反応熱を発生するため，付着している化学物質をできるだけ除去してから洗浄
非金属およびその化合物粉		• 粉状の場合はブラッシング • 洗浄
腐食性芳香族化合物 脂肪族化合物		• 洗浄（水に溶けにくいため，洗浄効果が弱い場合がある）
その他の化合物	ルイサイト（びらん剤）	• 洗浄 • ジメルカプロール（商品名：BAL®，キレート剤） • ルイサイトはゴム手袋を容易に透過する
	マスタードガス（びらん剤） クロロベンザルマロノニトリル（催涙ガス）	• 洗浄 • 石けん • マスタードガスはゴム手袋を容易に透過する • クロロベンザルマロノニトリルは，水，あるいは石けんで容易に分解する

痛，めまい，悪心・嘔吐などを生じる場合がある。経口摂取では腹痛，下痢，嘔吐などの消化器症状を伴うこともある。とくにフッ化水素酸，シュウ酸，リンが生体内へ吸収された場合は低カルシウム血症による致死性不整脈に注意する。

酸・アルカリなどを吸入・誤嚥した場合や，ガス（硫化水素，二酸化硫黄，塩素ガス，臭素ガス，エチレンオキサイドガス，マスタードガスなど）が発生した場合は，気道・肺胞が刺激されて激しい咳および気道分泌亢進が起こる。場合によって咽頭・喉頭浮腫や肺水腫など重篤な呼吸器症状を生じる。ルイサイト（有機ヒ素化合物）では著しい呼吸困難を生じる。時間が経過すると接触・曝露部分には局所の炎症によって浮腫や水疱を生じるため，化学損傷の範囲が広い場合は熱傷の場合と同じように循環血液量減少性ショックを生じる危険がある。

4　局所の所見

化学損傷部位の皮膚・粘膜には，発赤，発疹，腫脹，びらん，水疱，表皮剝離，潰瘍，出血，色調の変化（塩酸では灰白色から黄褐色，硫酸では黒色，硝酸では黄褐色），凝固（酸）あるいは融解・湿潤（アルカリ）を生じる。化学損傷部分にはフェノールやクレゾールなどの例外はあるが，化学物質の刺激によって疼痛を生じるのが普通である。化学損傷が進行すれば，真皮，皮下脂肪組織，皮膚付属器（脂腺，汗腺，毛など），末梢神経，血管などが損傷される。エチレンオキサイドガスやマスタードガスでは化学損傷が遅れて生じる。

眼に化学物質が入った場合は，眼の強い痛み，眼が開けられない，羞明，ヒリヒリ感，しょぼしょぼ感，ゴロゴロ感などを訴える。流涙，充血，眼瞼・眼球結膜の浮腫や，重篤な場合は角膜損傷を生じる。

5　緊急度・重症度の判断

熱傷における緊急度・重症度の判断基準に従うが，初期には化学損傷の深度を評価できない場合が多いため，現場での正確な判断は難しい。したがって，化学損傷を認める場合は程度・範囲にかかわらず重症以上と判断したほうがよい。浮腫や水疱によって循環血液量減少性ショックを生じた場合は輸液を考慮する。

C　処　置

化学損傷を生じる代表的な化学物質と救急現場での処置について表2に示す。

1　気道・呼吸管理

初期評価においてロード＆ゴーの適応となる場合は生理学的異常による生命の危機が迫っているため，酸素投与を行い，意識状態の評価，気道・呼吸管理，循環管理を重点的に行う。必要に応じて補助換気または人工呼吸を行う。悪心がある場合は，傷病者の意識が清明であれば傷病者の楽な姿勢をとらせるか，坐位または半坐位（ファウラー位）を考慮する。傷病者の意識障害が強い場合は原則として回復体位をとる。嘔吐した場合は，誤嚥を防止するために回復体位をとる。嘔吐後は口腔内の吸引および清拭を行って窒息・誤嚥を防止する。

酸・アルカリ，ガソリン，灯油の経口摂取では，誤嚥による化学性肺臓炎が致死的となるため，催吐はもちろん，嘔吐も避けるよう努める。

2 汚染除去と洗浄

化学物質が衣類を汚染している場合は，脱衣などの乾式除染を行う。これだけで汚染物質の7～8割が除去できる。傷病者の衣類は密封して二次汚染を防止する。皮膚・粘膜や眼球に汚染および化学損傷を認める場合は，化学物質が金属粉など粉状であれば皮膚・粘膜を柔らかい布などで払い落とし（ブラッシング），流水による洗浄（湿式除染）をバイタルサインが安定していれば現場で15分以上行う。金属とその化合物のうち，ナトリウム，カリウム，カルシウム，酸化カルシウム，四塩化チタンは水と反応して著しい反応熱を発生するため，洗浄を行う前に体表面に付着する化学物質をできるだけ除去しておく。可能であれば搬送中も流水による洗浄を継続して行う。腐食性芳香族化合物および脂肪族化合物は水に溶けにくいため，洗浄の効果が弱いことがある。

3 保　温

傷病者は，脱衣および洗浄による低体温症に陥る危険がある。化学損傷の面積が10％を超えると，洗浄による除染効果を得る前に体温低下が起こる。シバリングなどの寒冷反応が生じた場合は，温水による洗浄を行うほうがよい。搬送中は，毛布および車内温度の管理による積極的な保温を行う。化学損傷の範囲が広い場合は，浮腫および水疱による循環血液量減少と洗浄による体熱喪失により，意識状態および循環動態が悪化する可能性があることに十分注意する。液体のエチレンオキサイドに曝露された場合には，凍傷の処置も必要となることがある。

4 中和剤

酸・アルカリに対する中和剤の投与は行わない。中和滴定量が不明であること，中和熱による熱傷の危険があること，皮膚・粘膜内へ浸透した酸・アルカリには効果がないこと，原因物質の特定と中和剤を調達するための時間的余裕がないことなどが理由である。酸化剤や還元剤による化学損傷も，現場で酸化・還元滴定を考慮する必要はない。

5 医療機関の選定

化学損傷を認める場合は重症以上と判断し，救命救急センターまたはこれに準じる二次救急医療機関に搬送する。搬送中は，傷病者の意識，気道・呼吸，循環評価を行う。搬送時には，救助者および同乗者の二次汚染には十分注意する。硫化水素や二酸化硫黄，塩素ガス，臭素ガスなど，化学物質の種類によっては呼気や吐物からこれら化学物質が大量に放出される場合がある。吐物は密封処理するとともに，車内換気に最大限配慮する。化学物質や汚染された衣類を密封容器に入れて搬送しても，化学物質の揮発性が高い場合や化学反応を続けている場合は，発生したガスや反応熱によって蓋や封印が吹き飛ぶ危険がある。二次汚染のリスクがある場合はドクターヘリによる空路搬送は行わず，陸路搬送を原則とする。

救急隊員（救助者）の安全確保に少しでも不安がある場合は，中毒物質を含む汚染物質を無理して医療機関へ持参する必要はない。とくにCBRNE災害では，救急車内へはもちろん，ホットゾーンより外へ中毒物質を含む汚染物質を持ち出すことは避ける。

医療機関でも引き続き除染・徹底した流水による洗浄が行われる。並行して毒劇物分析が進められることがあるが，施行可能な施設は限られている。

15 電撃傷・雷撃傷

A 電撃傷

1 疫学と受傷機転

電撃傷とは，通電，感電，電気スパーク，アーク放電，落雷などによって，生体に電流が流れて生じる損傷をいう。落雷による電撃症は雷撃症と区分することが多い。

電撃症は労働災害によるものが多いが，家庭内でも発生し死亡例がみられる。労働災害統計によると2018〜2021年の4年間における感電事故件数は405例，うち死亡例が35例であった。電撃傷には，①通電によるジュール熱（電熱加温）が深部組織を損傷する真性電撃傷と，②通電によって生じるジュール熱や電気スパーク・アーク放電・着衣着火による火災などの熱そのものによって，皮膚の広範囲な熱傷を生じる電気火傷（熱傷）がある。電撃傷ではその受傷機転の特徴から，しばしば二次的損傷（外傷）を合併する。

通電とは生体に電流が流れること，感電とは通電した結果，生体に生理反応が起こることをいう。空気などで絶縁されている物質の間に放電が生じる際，一瞬の火花が飛ぶものを電気スパークという。雷は電気スパークの一つである。放電の際，継続して閃光の架橋を生じるものをアーク（弧光）放電という。空気中への放電（電気スパークやアーク放電，雷）や，絶縁体の表面に沿った放電（沿面放電）をフラッシュオーバーという。

電撃傷による損傷の程度は，①電流の種類（直流か，交流か），②電圧，③電流，④組織の電気抵抗，⑤通電時間，⑥通電経路で規定される。組織で発生するジュール熱は組織の電気抵抗に比例する。つまり，組織の抵抗値が大きければ発生するジュール熱も大きくなる。

①電流の種類

交流電流では，直流電流と比較して同じ電圧でも組織

表1 主な電圧

種　類	電　流	電　圧
落　雷	直流	100,000,000V
新幹線架線	交流	25,000V
JR在来線	交流	20,000V
電柱の高圧電線	交流	6,600V
JR直流電化路線	直流	1,500V
大手私鉄	直流	1,500V
市営地下鉄	直流	750V
家庭用電源	交流	100V

損傷が強く，筋硬直，けいれん，心室細動，呼吸筋麻痺を生じる危険が高い。また，家庭用交流電源の周波数を含む40〜100Hz の低周波交流は，高周波交流と比較して致死性不整脈を生じる危険が高い。

②電　圧

電圧が高ければ，流れる電流も大きくなる。主な電圧を表1に示す。

③電　流

流れる電流が大きければ，発生するジュール熱も大きいため組織の損傷はより強くなる。

④組織の電気抵抗

組織の電気抵抗は，骨＞脂肪＞皮膚＞筋肉＞血管＞神経の順に高い。組織の電気抵抗が高ければ，その組織で発生するジュール熱も大きくなる。

⑤通電時間

通電時間が長いほど発生するジュール熱は大きくなる。

⑥通電経路

手から下肢など，通電経路に心臓がある場合は致死性不整脈を生じる危険が高くなる。

そのほか，電流の流入・流出部の接触面積，現場・事故の状況，安全対策の有無，傷病者の基礎疾患なども発

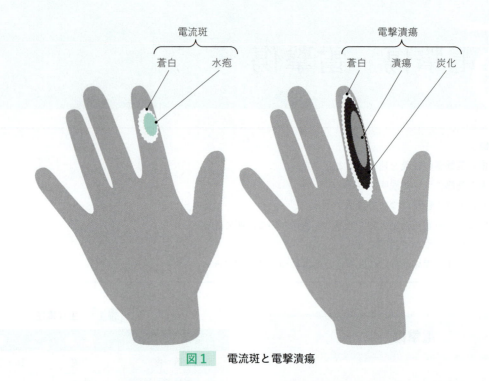

電流斑　　　　　　　　　　　　　　電撃潰瘍
蒼白　　水疱　　　　　　　　蒼白　潰瘍　炭化

図1　電流斑と電撃潰瘍

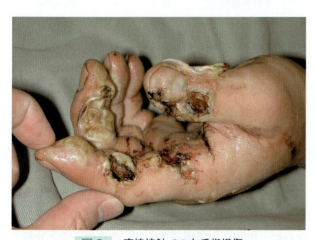

図2　直接接触での左手指損傷

左母指，示指，中指に電流斑を認める。母指と示指の一部には炭化を伴う電撃潰瘍を認める

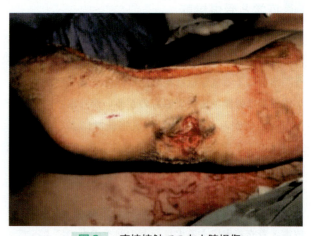

図3　直接接触での左上腕損傷

電流の流出部であった左上腕外側皮膚には電撃潰瘍を認めるが，炭化は少ない。体幹には着衣着火によるⅢ度熱傷を認める

熱量に影響する。また，ヒトでは男性よりも女性のほうが通電に対する感受性が高く，感電しやすい。

2 交流と直流

　交流電流による電撃傷は，家庭用電源や変圧器，高圧電線や電車架線，電気設備などへの接触・接近で生じる。生体への流入部（接触部）が明確な場合でも，生体からの流出部（接地部）ははっきりしないことが多い。持続的な筋収縮を生じるため，手で電線をつかんだ場合などは不随意な筋収縮によって流入部（接触部）に固着され，通電が長引くことがある。筋収縮によって四肢が屈曲する場合や発汗によって屈側皮膚の組織抵抗が低くなっている場合は，電流が屈側を短絡して流れるため，手掌や腋窩，鼠径部，膝窩部など，普通の熱傷では生じにくい四肢屈側の熱傷を生じる。

　直流電流による電撃傷は，落雷，地下鉄架線への接触・接近，カーバッテリーへの接触などで生じる。直流では生体への流入部と流出部が比較的明確で，流入部と比較して流出部の組織損傷が強いことが多い。直流による通電では一瞬の筋攣縮を生じるため，電源から跳ね飛ばされて転倒・墜落する場合がある。

3 真性電撃傷と電気火傷

　直接接触では，電熱加熱によって皮膚および生体内部にジュール熱が発生し，通電範囲に真性電撃傷を生じる。乾燥した皮膚の電気抵抗は比較的高いため，電流が生体内へ流入・流出した部位では表皮が隆起して蒼白あるいは灰白色に変色する電流斑と呼ばれる熱傷を生じる（図1，2）。電圧が高く，発生するジュール熱が大きい場合は，熱傷が炭化して潰瘍（電撃潰瘍）となる（図2，図

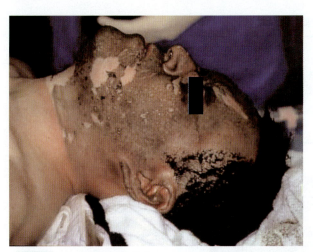

図4　配電盤工事作業中にアーク放電で受傷した顔面
顔面にアーク放電（間接接触）による広範囲の電気火傷を認める

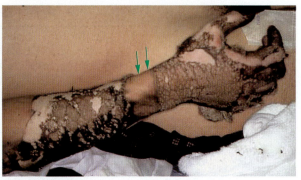

図5　配電盤工事作業中にアーク放電で受傷した右上肢
右上腕にもアーク放電（間接接触）による広範囲の電気火傷を認める。リストバンド部分（矢印）は電気火傷を免れている

3）。一方，皮膚が濡れている場合や傷がある場合は皮膚の電気抵抗が1/10以下となるため，電流斑や電撃潰瘍を認めないこともある。

　生体内部の通電経路に存在する皮下組織，骨，脂肪，筋肉，血管にもジュール熱による損傷が起こる。とくに関節は断面積が小さく電流密度が高くなるため，骨，腱など電気抵抗が高い組織のほか，電気抵抗が低い筋肉，神経にも強い損傷を生じる。

　このように，真性電撃傷は体表面の損傷（電流斑および電撃潰瘍，熱傷）と比較して，通電範囲の深部組織および臓器が広範囲にわたって強く損傷されるため，体表面から損傷の重症度を推測することはできない。

　電気スパーク・アーク放電・着衣着火による火災などの熱そのものによる皮膚の広範囲な熱傷を電気火傷という。高電圧の電線や電源に直接接触しなくても，近傍にいるだけで電気スパークやアーク放電などのフラッシュオーバーによって通電する場合，体表面の放電接触部は500～2,500℃に達する高熱を受けて，重篤で広範囲の電気火傷（熱傷）を生じる（図4，5）。アーク放電による電撃傷では，皮膚が乾燥・硬化して暗黒色の鉱質様となる鉱性変化や表皮剥離を認めるほか，ごくまれに皮膚の表面に沿った放電（沿面放電）によって電紋（雷紋）と呼ばれるシダの葉状のⅠ度熱傷を認める場合がある。傷病者の着衣に着火した場合は，広範囲の電気火傷（熱傷）を生じる。アーク放電に跳ね飛ばされて，転倒・墜落による二次的損傷（外傷）を伴う場合もある。アーク放電は通電時間が短く，生体を通過する電流はごくわずかであることが多いため，損傷は皮膚にとどまり深部組織および臓器の損傷はほとんどない。

4 病　態

　電撃傷における死亡原因の第1位は心室細動である。

通電によって不整脈および持続的な呼吸筋の収縮による呼吸筋麻痺も起こる。これらはいずれも，交流による電撃傷で起こりやすい。頭部の通電では，意識障害やけいれん，脳幹機能障害による呼吸停止などの中枢神経障害を生じることもある。まれに，冠動脈が通電によって収縮し心筋虚血を生じることがある。真性電撃傷では，電流の流入部（接触部）は上肢や頭部が，流出部（接地部）は体幹または下肢（踵）が多く，それぞれ電流斑および電撃潰瘍を生じる。離れた場所に複数の電流斑や電撃潰瘍，熱傷を生じる場合も多い。交流では，流出部の電流斑がわかりにくい場合もある。

　通電経路には，広範囲にわたって皮下組織の壊死，筋肉の浮腫，血管壁損傷，循環障害などが起こる。その結果，コンパートメント（筋区画）症候群による横紋筋融解およびクラッシュ（圧挫）症候群を生じる危険がある。末梢血管が損傷された場合には，出血，血栓（血管閉塞），動脈瘤などを生じ，受傷1週間以後の二次的出血により致死的になることがある。通電による著しい血管収縮と血管破壊，血栓形成のため，末梢動脈の拍動を触れなくなることが多い。そのほか，末梢神経障害による感覚・運動異常，記銘力低下などの中枢神経障害，自律神経障害，白内障などを生じる。

　電撃傷を疑う身体所見として，心停止，意識障害，末梢動脈の拍動触知不能，説明のつかない感覚・運動障害（麻痺），電流斑，電撃潰瘍，四肢屈側の熱傷などがある（表2）。着衣の損傷も判断の参考になる（図6）。転倒・墜落によって二次的損傷（外傷）を生じた場合は，それぞれの外傷に応じた症状が出現する。

5 観察と処置

　まず，状況評価を行って受傷機転を把握する。通報者や関係者，目撃者から，現場の状況，電撃傷の発生状況，傷病者の状態などの情報収集を行う。その際，電源を遮断したかどうかを必ず確認する。電源が遮断されていて

表2　電撃傷を疑う身体所見
・意識障害 ・説明のつかない四肢の麻痺 ・橈骨動脈や足背動脈の拍動触知不能 ・手掌や腋窩，鼠径部，膝窩部などの屈側面の熱傷 ・現場での呼吸停止，心停止 ・感覚異常 ・運動麻痺　　　　　　　　　　　　　　　　　　など

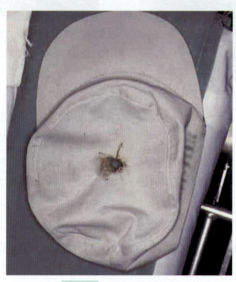

図6　傷病者の帽子

電線を握った手から流入し，頭上にあった金属管に抜けたために帽子をかぶっていた頭頂部が電流の流出部となった。電流の流出部が焼け焦げている

も，電気設備や地面に残った電界によって左右の足の間に電圧差を生じ，接地電流が流れて電撃傷を起こすこともある（図7）。不用意な初期活動は救助者の二次的な電撃傷を招く。先着隊の救急隊員はまず自身（救助者）の安全確保を優先し，複数の傷病者がいる場合は応援要請が必要となる。

初期評価において意識，気道・呼吸，循環動態に異常を認める場合は，生理学的異常による生命の危機が迫っているため，酸素投与を行い，意識状態の評価，気道・呼吸管理，循環管理を重点的に行う。必要に応じて補助換気または人工呼吸を行う。とくに頭部の通電によって顔面や口腔内の熱傷を生じている場合は，咽頭・喉頭浮腫による気道閉塞の危険がある。呼吸が停止しており，頸動脈の拍動を触知しない場合は速やかにCPRを開始する。二次的外傷を生じている場合や脊髄損傷を疑う場合は，全身固定を含む外傷処置を行う。

全身観察で体表面に電撃傷や熱傷などの創傷を認める場合は，熱傷に準じた処置を行う。ただし，局所の処置よりも全身管理を優先する。真性電撃傷で生じた深部組織および臓器の損傷を判断するのは難しい。呼吸・循環動態が安定している場合であっても，集中治療管理が可能な医療機関へ搬送する。搬送中は意識状態および呼吸・循環動態の評価を継続して行い，心電図をモニターして致死性不整脈の出現の早期発見に努める。適応があれば医師の指示の下に心肺機能停止前の輸液を行う。

B　雷撃傷

1 落雷のメカニズム

人体に直接落雷することを直撃雷という。直撃雷による雷撃傷では心停止の危険が高い。落雷を受けた物体やヒトの近くにいて，空気を介して通電することを側撃雷という。雨宿りの際などでみられる直撃雷や側撃雷を受けない場合でも，落雷によって生じる地面の強い電界によって，接地電流が流れて電撃傷を生じることがある。このことは，四足歩行の家畜が落雷で死亡しやすい理由の一つになっている。

雷雲では，マイナスに帯電したステップリーダと呼ばれる放電が発生する。このとき，ステップリーダ直下の地面から，プラスに帯電したストリーマと呼ばれる地上から上向きの放電が発生するため，雷雲直下ではこのストリーマによる通電と電撃傷を生じる可能性がある（図8）。このため，落雷では同時に複数の雷撃傷傷病者が

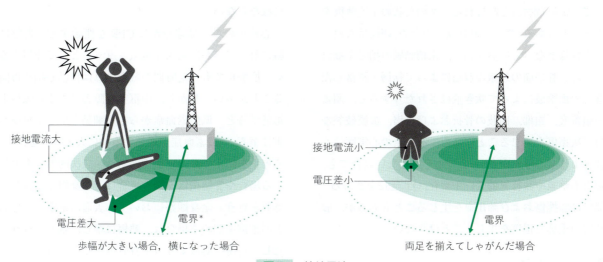

接地電流大

電圧差大

電界*

歩幅が大きい場合，横になった場合

接地電流小

電圧差小

電界

両足を揃えてしゃがんだ場合

図7　接地電流

* 電圧がかかっている範囲

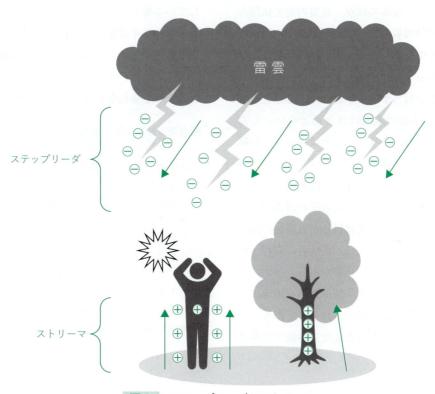

雷雲

ステップリーダ

ストリーマ

図8　ステップリーダとストリーマ

発生する場合が多い。落雷による負傷者および死亡者数は年によってばらつきがあるものの，毎年発生している。

　山や河原などの開けた場所での落雷を避けるためには，高所を避けて低い場所に避難する。できるだけ姿勢を低くするが，地面に横になると接地電流が流れるおそれがあるため，両足を揃えてしゃがむほうがよい。ゴム靴やゴムのレインコートを着用していても，莫大な電圧をもつ落雷を防ぐことはできない。一方，身に着けた金属類は，落雷を誘導するわけではないので外す必要はない。可能であれば，車内か鉄筋コンクリートの建物に避難する。4m以上の立木がある場合は近くに避難してもよいが，側撃雷を避けるために木の高さの半分程度の距離を置く。

2 病　態

　雷撃傷では，きわめて大きい電流がごく短時間で頭部から下肢に流れるため，電流そのものによって心停止，呼吸停止，意識障害などを生じる。中枢神経に物理的な損傷がない場合でも，機能的な障害によって一過性神経麻痺としての雷撃傷麻痺（対麻痺や四肢麻痺）を生じることがある。重度の皮膚熱傷は起こらないが，濡れて電気抵抗が低くなった体表面には線状の熱傷を生じる。フラッシュオーバーによる数mm～数cmの穿孔性熱傷を複数生じる。皮膚の表面に沿った放電（沿面放電）に

よって，雷紋（電紋）と呼ばれるシダの葉状のⅠ度熱傷を認めることもある。著しい血管収縮のため，四肢は蒼白・まだら紋様となって冷感が強く，末梢動脈の拍動を触れなくなる。骨格筋の急激な収縮によって転倒・墜落したり落雷の衝撃波によって吹き飛ばされたりすると，頭蓋骨・頭蓋底，頸椎，四肢の骨折および外傷，鼓膜破裂などの二次損傷を生じることがある。心停止の心電図は心室細動よりも心静止が多い。心停止を生じない場合でも，多彩な不整脈や非特異的ST-T変化，QT延長を認める。胸部では肺挫傷および肺出血を生じることもあるが，腹部臓器の重篤な損傷を生じることは少ない。

3 観察と処置

まず，状況評価を行って受傷機転を把握する。通報者や関係者，目撃者から，現場の状況，落雷の発生状況，傷病者の状態などの情報収集を行う。不用意な初期活動は救助者の二次雷撃傷を招くため，先着隊の救急隊員はまず自身（救助者）の安全確保を優先する。傷病者が複数の場合はトリアージを行うが，雷撃傷では，心停止でなければとりあえずは生命の危険はほとんどない。したがって，一般的な災害時のトリアージとは異なり，心肺停止傷病者の発見と処置を優先する（リバーストリアージ）。必要な応援の内容と規模を的確に把握することが重要である。同じ場所や同じ範囲に複数回の落雷が起こることは珍しくないため，救助者は自らが雷撃傷の傷病者とならないよう留意するとともに，傷病者の収容・撤退のタイミングを的確に判断する必要がある。

初期評価では意識，気道・呼吸，循環動態を迅速に評価する。雷撃傷では瞳孔機能が障害されることが多いため，瞳孔径や対光反射は脳障害の重症度を評価する参考

にはならない。

心停止の場合は速やかにCPRを開始する。雷撃は心臓に対していわば過大な電気ショックとして作用するため，心静止でも一定時間が経過すれば自己心拍を再開することが多い。しかし，中枢神経障害による呼吸停止が遷延すると，低酸素血症から心室細動を生じて再び心停止に至る。低酸素血症が増悪する前に人工呼吸を行えば，心停止を防止できる可能性がある。二次的外傷を生じている場合や脊髄損傷を疑う場合は，全身固定を含む外傷処置を行う。全身観察において体表面に電撃傷や熱傷などの創傷を認める場合は，熱傷に準じた処置を行う。ただし，局所の処置よりも全身管理を優先する。

雷撃傷では深部組織および臓器の損傷をきたすことは少ないが，評価するのは難しい。呼吸・循環動態が安定している場合であっても，集中治療管理が可能な医療機関への搬送を考慮する。搬送中は意識状態および呼吸・循環動態の評価を継続して行い，心電図をモニターして致死性不整脈の出現に注意する。適応があれば医師の指示の下に心肺機能停止前の輸液を行う。

> **▶ 参考：皮膚の電気抵抗**
> 皮膚の電気抵抗は個人によって大きく異なる。工具を使用する作業者の場合，手の皮膚は硬く厚いため，手掌の電気抵抗は10,000Ω以上になる。足底ではさらに抵抗値が高い。一方，事務作業者の場合，手の皮膚は軟らかく薄いため，手掌の電気抵抗はおよそ1,000Ωである。手が濡れていたり傷があったりする場合は，乾燥している場合と比較して電気抵抗が1/10以下に低下する。また，電圧が高くなるに従って皮膚の電気抵抗はしだいに低下する。およそ1,000V以上になると皮膚組織が破壊（絶縁破断）されるため，電気抵抗が消失して内部組織の損傷が強くなる。

16 縊頸・絞頸

▶到達目標
1. 縊頸の定義，病態，症候について説明できる。
2. 絞頸と扼頸の定義，病態，症候について説明できる。
3. 縊頸・絞頸に対する処置について説明できる。

A 縊頸・絞頸とは

縊頸（縊首）および絞頸（絞首）は，頸部が締めつけられたことによって致死的になった状態をいうが，それぞれ発生機序と病態が異なる。

1 縊 頸

縊頸（縊首）は，いわゆる「首つり」の状態であり，自殺の手段として選ばれることが多い。縊頸で死亡することを縊死という。人口動態統計によれば，2023年における全国の自殺者数は21,837人であり，そのうちもっとも多いのが「首つり（縊死）」で自殺全体の64.6%であった。

縊頸では，一端を何かに固定した索状物を頸部に巻きつけ，この索状物に自己の体重をかけて頸部を圧迫する。索状物が前頸部では舌骨と甲状軟骨の間にかかり，左右

対称に側頸部では後上方に上がって耳介後方を通り，身体が完全に宙に浮いて全体重が索状物にかかっている場合を定型的縊頸，それ以外のすべての場合を非定型的縊頸という（図1）。

定型的縊頸では，索状痕（索痕。索状物で圧迫された痕跡で，陥凹して表皮剥脱を伴う）が前頸部を最下部として左右側頸部を後上方向に斜走する（図2）。定型的縊頸によって頸部の動静脈および椎骨動脈の血流が完全に遮断された場合は，顔面のうっ血や眼瞼結膜の溢血斑を生じることなく短時間で死に至る。頸動脈洞や迷走神経などの頸部神経が刺激された場合も，うっ血や溢血斑は起こらず高度徐脈と著しい血圧低下によって急速に死亡する。非定型的縊頸により頸部の静脈還流だけが阻害されて動脈血流が保たれる場合は，うっ血や溢血斑を生じやすい。

縊死の発生機序には，①気道閉塞（窒息），②頸部血管

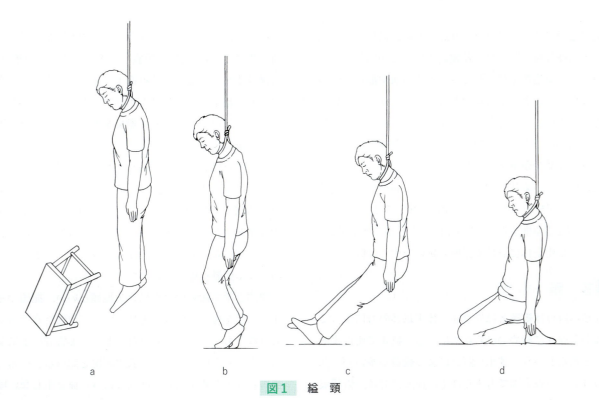

a   b   c   d

図1 縊 頸
定型的縊頸（a）と非定型的縊頸（b～d）

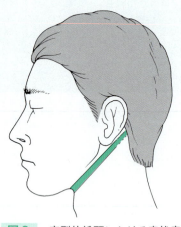

図2 定型的縊頸における索状痕

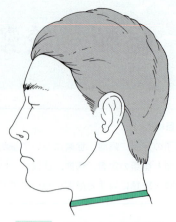

図3 絞頸における索状痕

表1 縊頸と絞頸

	縊 頸	絞頸・扼頸
原 因	自殺が多い	他損(他殺)が多い
顔面のうっ血・溢血斑	少ない	多い
舌の腫脹・突出	少ない	多い
気道閉塞(窒息)	少ない	多い
流 涎	多い	まれ
索状痕	後上方へ斜走する 索状痕は非連続 前頸部では舌骨と甲状軟骨の間 索状痕基部は白色,硬化して光沢がある	水平方向に走る 索状痕は全周性 前頸部では甲状軟骨上 索状痕基部は発赤して軟らかく,出血がある
ひっかき傷・擦過傷	まれ	多い 扼頸では加害者による指頭大・紫赤色の変色斑
頸 部	引き伸ばされる 骨格筋の損傷なし	― 骨格筋の損傷あり
頸椎骨折・脱臼	少ない(高齢者に比較的多い)	きわめてまれ

の血流途絶,③頸部神経(頸動脈洞や迷走神経など)の圧迫,④頸椎骨折・脱臼による頸髄損傷などが関与する。しかし,①気道閉塞(窒息)で生じるうっ血や溢血斑が縊死では少ないこと,気管切開されている傷病者の縊死が報告されていることなどから,縊死の発生機序としては気道閉塞(窒息)よりも②頸部血管の血流途絶による脳灌流の急激な減少が重要であると考えられている。

絞首刑や長い索状物による縊頸では,頸椎の強い過伸展により上部頸椎の骨折と後方脱臼を生じることがある。脱臼は,第2/3頸椎または第3/4頸椎に生じることが多い。しかし,縊死全体における頸椎骨折の発生率は低い。

② 絞 頸

絞頸(絞首)は縊頸とは異なり,体重以外の力によって頸部が全周性に締めつけられて生じる。絞頸で死亡することを絞死という。他損(他殺)による絞殺が多いが,偶発的事故や自殺企図でもみられる。前頸部では,索状痕(索痕)が甲状軟骨上をほぼ水平方向に走る(図3)。索状

痕より上部は高度にうっ血して,皮膚や眼瞼結膜に溢血斑を生じる。舌も高度に腫脹して突出することが多いが,流涎はまれである。索状痕直下の皮下・筋肉内に出血を生じる。他損では傷病者が索状物を取り除こうとして索状痕周囲にひっかき傷や擦過傷を残す。舌骨骨折や甲状軟骨骨折は少ない。

絞頸の特徴を縊頸と比較して表1に示す。

絞死は気道閉塞(窒息)による場合が多いが,頸部神経(頸動脈洞や迷走神経など)の圧迫も関与している。頸部の静脈還流だけが阻害されて動脈血流は保たれる場合が多いため,頸部血管の血流途絶は少ない。頸椎骨折・脱臼による頸髄損傷はきわめてまれである。

頸部を手で締めつけた場合を扼頸といい,扼頸で死亡することを扼死という。扼死はすべて他傷行為であるため扼殺ともいう。扼頸の痕跡として,加害者の手による指頭大・紫赤色の変色斑や表皮剝脱を認める。扼頸後に加害者は手を離すため,顔面にはうっ血を生じない場合もある。扼死(扼殺)も気道閉塞(窒息)による場合が多い。

頸部神経の圧迫による扼死も起こる。扼死傷病者の多く
に舌骨骨折または甲状軟骨骨折を認める。甲状軟骨の骨
折を伴う場合が多く，舌骨骨折は縊頸と比較して少ない。

観察と処置

　状況評価で縊頸・絞頸を確認した場合は，まず傷病者
が頸部を締めつけられている状況を解除して，安全な場
所に移動する。頸椎損傷の可能性がある場合は，用手的
頸椎保護を行いながら索状物を除去する。頸部が過伸展
されている場合は頸椎骨折・脱臼の可能性がある。高齢
者の縊頸では，舌骨骨折や甲状軟骨骨折，頸椎骨折の発
生に注意する。

　初期評価において，意識，気道・呼吸，循環動態のい
ずれかに異常を認める場合は，酸素投与のうえ必要な処
置を行う。心停止の場合はCPRを開始するが，頸部切
断や全身の死後硬直など明らかな死の徴候を認める場合
は，所轄の警察署に連絡する。

　全身観察では，顔面のうっ血や眼瞼結膜の溢血斑・浮
腫の有無を観察する。二次的損傷や頭部外傷など解剖学
的異常の有無を確認する。薬物や毒物による急性中毒の
可能性にも注意する。

　索状痕の部位と性状は，縊頸と絞頸を区別するうえで
重要である。索状物も後に証拠となる場合があるため，
結び目などはそのままにしておく。現場および傷病者周
辺の状況はできるだけ保存する。

17 刺咬症(傷)

A 刺咬症(傷)とは

動物に刺されてできる傷を刺傷，咬まれてできる傷を咬傷と呼ぶ。刺咬傷による感染や，生体内への毒物(毒素)注入などによって生じる各種の障害を含めて刺咬症という。刺咬傷を生じた場合，創傷処置だけでなく，感染や毒物(毒素)注入によって生じる刺咬症に対する処置も必要となる。

B 哺乳類による咬症

哺乳類による咬傷は，イヌ，ネコ，ヒトなどによって生じる。創傷の形は歯列に沿った形状となる場合が多い。外力による損傷だけでなく，口腔内に常在する細菌またはウイルスによる創傷感染，全身感染症，アナフィラキシーが問題となる。ハムスター，ヘビ，ダニなどの咬症後にアナフィラキシーを生じることがある。

状況評価では，いつ，何に咬まれたかの情報収集を行う。初期評価において意識，気道・呼吸，循環動態のいずれかに異常を認める場合は，酸素投与のうえ必要な処置を行う。活動性出血を認める場合は直接圧迫止血法を行う。全身観察では咬傷の部位と性状を確認する。多数の咬傷を認める場合や組織の挫滅が広範囲に及ぶ場合，深達度が著しく深い場合は，外傷傷病者に対する病院前救護の方針に基づいて外傷の緊急度・重症度を判断する。咬傷部分は感染症を防ぐために流水で洗浄して，滅菌ガーゼで被覆する。

1 イヌ

動物咬傷でもっとも多い。咬合力が強いため，骨や腱などの深部組織に及ぶ挫滅をきたしやすい。咬んだまま強い力で引っぱられると，組織が引きちぎられて重症化することがある。口腔内細菌による感染では黄色ブドウ球菌，溶血性レンサ球菌，パスツレラ菌などが多いが，ネコによる咬傷に比較すれば創感染の確率は低い。咬傷が深い場合は骨髄炎を生じることがある。パスツレラ菌による創感染では蜂窩織炎を生じることもある。全身感染症として，破傷風，Q熱(コクシエラ症)，サルモネラ症などが起こる可能性がある。

狂犬病は狂犬病ウイルスによる人畜共通感染症で，発症すれば予後はきわめて不良である。イヌのほか，ネコ，キツネ，アライグマ，コウモリなどからも感染する。1956年以降，国内での感染は認められていないが，海外ではいまだに多く，海外でイヌに咬まれたのちに国内で発症した例が最近でもみられる。

2 ネコ

イヌ咬傷に次いで多い。咬合力は比較的弱いが，歯が鋭利なため創が深部に及びやすい。また，創口が小さいため創内に細菌が残存しやすく，20～80%の頻度で何らかの創感染をきたす。創感染はパスツレラ菌によるものが多く，そのほかに黄色ブドウ球菌や溶血性レンサ球菌などによるものがある。とくに，手の咬傷では腱や腱鞘などに細菌が残存しやすいため創感染のリスクが高い。

特有の感染症として，咬傷やひっかき傷から感染するネコひっかき病(バルトネラ症)がある。バルトネラ・ヘンセラ菌による感染症で，受傷後1週間～10日後に創傷の紅斑・丘疹と，鼠径部や腋窩，頸部に痛みを伴う鶏卵大のリンパ節腫脹を認める。発熱や倦怠感，食欲低下，頭痛などを伴う場合もある。情報収集が重要となる。

また，カプノサイトファーガ・カニモルサスはイヌやネコの健康な歯肉の細菌叢の構成細菌で，国内のイヌの約8割，ネコの約6割が保菌しているとされる。イヌやネコ咬創で感染し，発熱，倦怠感，腹痛，悪心，頭痛などを前駆症状とし，重症化例では敗血症や髄膜炎を起こす。

3 ヒ ト

　喧嘩や不穏の際には人間に咬みつかれることがある。また咬傷と同様の機序で発生する外傷として，拳で顔面を殴った際に中手指節関節背側(握り拳の先端)が歯に当たって生じる創がある。拳を握った状態では腱や腱鞘，骨との位置関係が手を開いたときとは異なるため，歯牙によって持ち込まれた細菌が腱・腱鞘の動きに伴って深部に移動し，感染を引き起こすことが多い。起炎菌としては口腔内嫌気性菌や黄色ブドウ球菌，溶血性レンサ球菌などが多く，重症の場合は壊死性筋膜炎を含むコンパートメント(筋区画)症候群を生じることがある。そのほか，全身感染症として破傷風に感染する可能性がある。ヒトによる咬傷では，B型肝炎ウイルスやC型肝炎ウイルスなどに感染する可能性がある。HIV(ヒト免疫不全ウイルス)が感染する可能性はきわめて低いと考えられている。

C　爬虫類による咬症

　毒ヘビおよびウミヘビによる咬傷が重要である。

　状況評価では，いつ，何に咬まれたかの情報収集を行う。以前にも毒ヘビに咬まれたことがある場合は，アナフィラキシーを生じる危険がある。初期評価において，意識，気道・呼吸，循環動態のいずれかに異常を認める場合は，酸素投与などの必要な処置を行う。

　全身観察では咬傷の部位と性状を確認する。マムシやハブでは1〜数個の牙痕が残るのが一般的であるが，咬まれた際に患肢を引っ込めたために擦過傷が多数できていると判別が困難となる。強い疼痛と腫脹を認める場合は，マムシまたはハブによる咬傷の可能性が高い。患肢のアクセサリーや腕時計などは除去する。患肢(咬傷部分)の周囲長や腫脹範囲を記録・マーキングしておくと，医療機関における治療の参考になる。

　咬傷部分は流水で洗浄し，滅菌ガーゼで被覆する。毒素が循環に入るのを防ぐため，患肢は概ね心臓の高さで安静に保つ。切開・緊縛および吸引は効果が少ないうえに，むしろ阻血や感染，神経損傷，毒物滞留の危険があるため行わない。ウミヘビ類など局所作用の強くない咬傷では，咬傷部分を含む患肢全体を弾性包帯で巻く圧迫固定法(PIB)が毒素の血中への移行を遅らせる。

　ヘビ咬傷の搬送実施基準および緊急度・重症度判断基準がすでに運用されている地域では，その取り決めに従って医療機関を選定する。それ以外の地域では，マムシやハブ毒素の解毒薬である抗毒素血清の取り扱いが可能な医療機関が限られているため，取り扱いの有無や在庫を事前に確認しておく。

1 マムシ

　マムシは，琉球列島を除く日本全土に生息する。体長45〜60cm程度の毒ヘビで，保護色をしているため気づきにくい。上顎の先端に2本の長い毒牙があり，咬むと毒牙から出血毒のマムシ毒素が注入される。マムシ毒素の毒性はハブ毒素よりも強いが，注入量が少ないため死亡率は低い。ただし，ヘビ咬傷による死亡のほとんどはマムシが原因である。毎年およそ3,000人がマムシ咬傷を受傷し，年間でおよそ4〜6人が死亡している。

　マムシ毒素によって，出血傾向(凝固異常，血小板減少，血管透過性亢進)，蛋白分解酵素(プロテアーゼ)による骨格筋の腫脹・壊死，そのほか溶血，血管拡張，血圧低下などを生じる。重症では急性腎不全やショック，播種性血管内凝固症候群(DIC)を呈する。マムシ毒素には神経毒も少量含まれ，重症では霧視や複視，斜視，視力低下を生じる場合がある。

　マムシ咬傷でマムシ毒素を注入された場合は，受傷直後に電撃性の痛みを生じ，牙痕部分に灼熱感と強い疼痛が持続する。牙痕部分の出血を伴う場合もある。20〜30分で牙痕周囲に強い腫脹を生じて，四肢の場合は数時間かけて中枢側に腫脹が拡大するが(図1)，1〜2日かかる場合もある。さらに進行すると，コンパートメント(筋区画)症候群による末梢循環障害，皮下出血，水疱，骨格筋壊死を生じる。悪心・嘔吐，腹痛，下痢を生じる場合もある。

　マムシ咬傷のおよそ25％は無毒咬傷(乾性咬傷，ドライバイト)であり，その場合はこれらの症状を欠く。

2 ヤマカガシ

　ヤマカガシは，本州，四国，九州に生息する。体長60〜120cm程度のおとなしい毒ヘビで，毒牙をもたない。上顎の奥に2mm程度のナイフ状の牙があり，深く咬まれるとこの牙で皮膚が傷つき，牙根部の毒腺から創傷に出血毒のヤマカガシ毒素がしみ込む。ヤマカガシ毒素は強いプロトロンビン活性化作用をもち，凝固線溶系活性化の結果，出血傾向を生じる。

　受傷直後には疼痛や腫脹はほとんどないが，4〜30時間経過してから全身の出血傾向を発症する。およそ半数がDICを，20％が急性腎不全を合併して，10％が死亡する。

　ヤマカガシ咬傷の多くは無毒咬傷(ドライバイト)であり，その場合はこれらの症状を欠く。

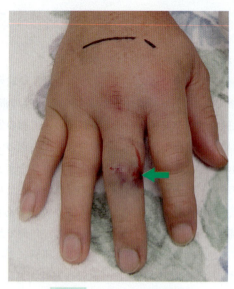

図1　マムシによる咬傷

3　ハ　ブ

　ハブは琉球諸島に生息する体長1～2m程度の毒ヘビで，攻撃性が強い。上顎の先端に2本の長い毒牙があり，咬むと毒牙から出血毒のハブ毒素が注入される。ハブ咬傷の経過はマムシ咬傷と同様であり，マムシ咬傷と比較してハブ咬傷では局所症状が強く，広範囲の骨格筋壊死を生じる。重篤な場合は急性循環不全のため24時間以内に死亡することがある。ハブ毒素に神経毒はない。

4　ウミヘビ

　熱帯や亜熱帯の海に生息する爬虫類のウミヘビには，咬むと毒牙から神経毒を注入するものが多い。神経毒によって筋肉痛，脱力，麻痺，呼吸困難などを生じる。呼吸筋麻痺を生じて死亡する場合もある。魚類でエラがあり，ウナギやアナゴと同じ仲間のウミヘビもいるが，こちらは毒素をもたない。

D　節足動物による刺咬症

　ハチによる刺傷が重要である。

　状況評価では，いつ，何に刺された/咬まれたかの情報収集を行う。以前にも刺されたことがある場合は，とくにハチではアナフィラキシーを生じる危険がある。初期評価において意識，気道・呼吸，循環動態のいずれかに異常を認める場合は，酸素投与のうえ必要な処置を行う。全身の発赤や水疱，瘙痒感，気道狭窄，血圧低下を認める場合は，アナフィラキシーの可能性が高い。エピペン®の処方・持参の有無を必ず確認し，持参している場合は傷病者に使用を促すか，代行して使用する。

　全身観察では刺傷の部位と性状を確認する。刺傷部分

は，感染症を防ぐために流水で洗浄し，滅菌ガーゼで被覆する。疼痛・腫脹が強い場合は，冷却で緩和することが多い。

1　ハ　チ

　ハチによる刺傷は，ミツバチ，アシナガバチ，スズメバチによるものが多い。ハチの毒針は産卵管であり，刺すのはメスのみである。刺されると，腹部末端の毒針（産卵管）からハチ毒素が注入される。毒針は，ミツバチでは一度刺すと脱落して刺入部に残るが，スズメバチでは脱落しない。ハチ毒素は血液毒（出血毒）がほとんどであるが，微量の神経毒も含んでおり，ヒスタミン，セロトニン，アセチルコリンなどのアミン類，蛋白分解酵素（プロテアーゼ）などの高分子蛋白，そのほか発痛物質であるハチ毒キニンなどの低分子ペプチドが主な成分である。刺されると激痛を生じ，発赤，腫脹をきたす。

　ハチ刺傷による刺咬症には，ハチ毒素による直接作用と，アレルギー反応の2種類がある。多数のハチに同時に刺された場合は，ハチ毒素の直接作用による急性中毒症状を生じるが，ハチ刺傷による死亡の多くは，アナフィラキシーを含むアレルギー反応が原因である。

2　ク　モ

　ほとんどのクモは咬むと毒牙からクモ毒素を注入するが，在来種で死亡例はない。在来種のクモで咬傷が問題となるのはカバキコマチグモだけである。カバキコマチグモのクモ毒素は神経毒で，咬まれると強い痛みを感じ，咬傷部分は発赤，腫脹する。重症では頭痛，発熱，悪心・嘔吐，ショック症状などを生じる。一方，セアカゴケグモ（図2），ハイイロゴケグモ，クロゴケグモなどのクモ毒素は比較的強い神経毒で，咬まれると鋭い痛みを感じ，

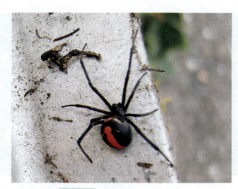

図2　セアカゴケグモ
〔日本中毒学会臨床中毒フォトライブラリー作品(日本中毒学会より許諾を得て転載)〕

30分～2時間で激しい筋肉痛や筋けいれんを生じる。発熱,悪心・嘔吐,血圧上昇,流涎(りゅうぜん),呼吸困難を伴う場合もある。咬傷部分は,セアカゴケグモでは発赤・腫脹するが,それ以外では白色,硬結を呈する。なお,外来種でペットとして飼育されるオオツチグモ科のクモはタランチュラの別名で知られるが,クモ毒素は弱い。

3　サソリ

サソリは尾の先に毒針をもつが,小笠原諸島,宮古島,八重山諸島,硫黄島に生息する在来種はいずれも弱毒種である。南九州から沖縄にかけて生息するサソリモドキは外観がサソリに似ているが,毒針がないので容易に判別できる。在来種に刺された場合の疼痛,発赤,腫脹はいずれも軽微で,放置しても数時間～数日で軽快する。一方,中東のオブトサソリなど外来種のサソリには強い神経毒をもつ種類がある。

4　マダニ

マダニは森林や草地などの屋外に生息する3～8mmの比較的大きなダニであり,春から秋にかけての活動期に咬傷が発生する。マダニは皮膚に口器を突き刺し数日～10日間以上吸血するため,吸血後は10～20mm程度まで膨れる。無理に引き剝がすとマダニの一部が皮膚内に残り炎症や化膿の原因となるほか,マダニの体液が生体へ逆流するおそれがあるため,除去は医療機関で行う。マダニ咬傷から日本紅斑熱(リケッチア感染症),ツツガムシ病(リケッチア感染症),ライム病(スピロヘータ感染症)に感染することがあるため,数週間は体調の変化に注意する。

2011年,マダニ咬傷から重症熱性血小板減少症候群(SFTS)ウイルス感染が報告され,2013年には国内でも海外渡航歴のない罹患者が報告された。SFTSは6日～2週間程度の潜伏期を経て,主に発熱,消化器症状(腹痛,下痢,悪心・嘔吐)を発症する。頭痛,筋肉痛,中枢神経障害(意識障害,けいれん),リンパ節腫脹,呼吸不全,出血傾向(紫斑(しはん),下血)を伴うこともある。SFTSは重症化しやすく,2013年以降に年間40～101人の感染例が届け出られ,死亡例もある。現場活動では,傷病者に発熱を伴う消化器症状とマダニ咬傷の既往を認める場合はSFTSを疑う。空気感染(飛沫核感染)や飛沫感染はしないが,血液感染が報告されているため標準予防策に加えて接触予防策を行う。SFTSウイルスは中水準消毒液やオートクレーブ(80℃,10分),台所用洗剤,紫外線照射などで容易に失活するため,搬送後の車内消毒はインフルエンザウイルスに対する処置と同じでよい。

E　海洋生物による刺咬症

状況評価では,いつ,何に咬まれたかの情報収集を行う。初期評価において,意識,気道・呼吸,循環動態のいずれかに異常を認める場合は,酸素投与のうえ必要な処置を行う。全身の発赤や水疱,瘙痒感,気道狭窄,血圧低下を認める場合は,アナフィラキシーの可能性が高い。エピペン®を処方・持参している場合は傷病者に使用を促すか,代行して使用する。全身観察では刺傷の部位と性状を確認する。

1　クラゲ(刺胞動物)

クラゲ,イソギンチャク,サンゴなどの刺胞動物は刺胞をもち,刺激で発射された刺胞が皮膚に刺さると疼痛を生じる。刺胞から毒素が注入されて,軽症では局所の疼痛と全身脱力を,中等症では軽症の症状に加えて咳,全身のしびれ,胸部絞扼感(こうやく)を,重症では中等症の症状に加えて悪心・嘔吐,筋肉痛,呼吸困難,歩行困難を生じる。カツオノエボシ(図3)や沖縄地方に生息するハブクラゲ(図4)による刺傷では死亡例もある。クラゲによる刺傷では,患部に刺胞や触手が残っている場合は患部に海水をかけて慎重に除去する。手でこすったり払ったりすると毒素が注入されることがあるため注意する。患部は,海水による洗浄と20分以上の温浴(45℃)を行う。食酢による洗浄はハブクラゲには有効であるが,カツオノエボシでは残った刺胞から毒素が注入されることがあるため,クラゲの種類が同定されていない場合は基本的に実施しない。

イソギンチャクおよびサンゴによる刺傷では,患部に刺胞や触手が残っている場合は患部に海水または水をかけて慎重に除去する。患部は海水または水による洗浄と冷却を行う。

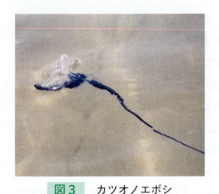

図3　カツオノエボシ

（沖縄県衛生環境研究所提供）

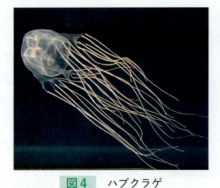

図4　ハブクラゲ

（沖縄県衛生環境研究所提供）

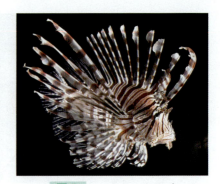

図5　ハナミノカサゴ

（沖縄県衛生環境研究所提供）

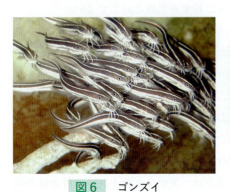

図6　ゴンズイ

（沖縄県衛生環境研究所提供）

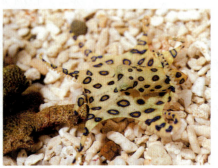

図7　オオマルモンダコ

（沖縄県衛生環境研究所提供）

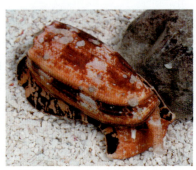

図8　イモガイ（アンボイナ）

（沖縄県衛生環境研究所提供）

2 ミノカサゴ・ゴンズイ

　ミノカサゴ（図5），ゴンズイ（図6），エイ，オコゼなどの魚類は，尾びれ，腹びれ，背びれなどに毒棘をもつ。刺されると激しい痛みと発赤，腫脹を生じる。重症では悪心・嘔吐，腹痛，下痢，呼吸困難などを生じるが，ショックはまれである。これらの毒素は不明な点が多いが，熱にきわめて弱いという特徴が共通しており，加温で速やかに分解する。刺傷部分に棘が残っている場合は除去して洗浄した後，45℃以下の患部の温浴を30〜90分行う。

3 ヒョウモンダコ属

　ヒョウモンダコやオオマルモンダコ（図7）は10cm程度の小型のタコで，熱帯から亜熱帯の海に生息しているが，近年，日本沿岸で目撃されるようになった。ヒョウモンダコの唾液にはフグ毒素と同じテトロドトキシンが含まれており，咬まれるとフグ中毒と同様の骨格筋麻痺

と呼吸停止を生じる。咬傷にはほとんど痛みがないため注意が必要である。

4 イモガイ

　イモガイ（図8）は房総半島以南の海に生息する捕食性の巻き貝の種類で，歯舌が変化した毒銛をもつ。九州南部から沖縄地方に生息するアンボイナは10cm程度の大型イモガイであり，ハブガイやハマナカーとも呼ばれる。拾い上げてポケットなどに入れると，毒銛で刺されることがある。毒素のコノトキシンは強力な神経毒であり，刺されるとフグ中毒と同様の骨格筋麻痺と呼吸停止を生じる。刺されてもほとんど痛みがないため，海水浴やダイビング，磯遊びの最中に刺されると水死する危険がある。貝殻の模様や色が鮮やかで，毒をもたないタカラガイなどと同じように収集されることが多いため注意が必要である。

第 7 章

急性中毒学・環境障害

01 中毒総論

A 中毒とは

中毒とは，外的・内的な物質によって引き起こされる臨床的な徴候や症状を伴う病的な過程であり，さまざまな物質が許容量を超えて体内に取り込まれることにより生体の正常な機能が阻害されることをさす。

中毒の原因となる物質を中毒起因物質，中毒起因物質によって生じる生体機能の異常を中毒症状と呼ぶ。中毒起因物質が生体内に吸収されてから比較的短期間で中毒症状を生じる場合を急性中毒，中毒起因物質が比較的長期間にわたって生体内に蓄積して中毒症状を生じる場合を慢性中毒と呼んで区別する。

B 中毒起因物質

1 中毒起因物質とは

わが国の中毒事例のすべてを把握している機関や，全国の医療機関を受診した中毒患者の総数を集計した資料は存在しない。厚生労働省，消費者庁，警視庁などの統計資料が公開されているが，それぞれ扱う中毒が異なるため，正確に急性中毒患者の疫学を把握することは困難である。しかし，市民や医療機関などからの急性中毒の問い合わせに対応している日本中毒情報センターの受信記録は参考になる。

日本中毒情報センターにおいて2023年1年間に電話で受信したヒトの急性中毒に関する相談受信件数は計24,367件であった。同年の中毒起因物質の内訳を図1に示す。もっとも問い合わせが多いのは家庭用品であり，医療用医薬品，一般用医薬品と続く。家庭用品では，化粧品，洗浄剤，たばこ関連品の問い合わせが多い。医療用医薬品および一般用医薬品ではともに中枢神経系用薬が最多であり，農業用品では殺虫剤，除草剤が多く，自然毒では植物，きのこ，刺咬傷が，工業用品では炭化水素類(灯油，シンナーなど)が多い。

2 小児(5歳以下)の中毒起因物質

日本中毒情報センターが2023年に問い合わせ受信した5歳以下の小児における家庭用品の中毒起因物質を表1に示す。受信総数は16,223件と全数の約67%を占めていた。過去にはたばこ関連品が最多であったが，現在は化粧品が最多であり，たばこ関連品，洗浄剤と続く。

小児の問い合わせの約9割は無症状であり，誤飲・誤食事故による健康被害を懸念したものである。発生頻度は高いが，本当に誤飲・誤食をしたのか不明である問い合わせも多く，中毒に至らない場合がある。ただし，パッ

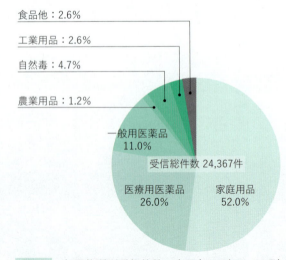

図1 起因物質別受信件数の内訳(2023年1〜12月)

(日本中毒情報センター：2023年受信報告　https://www.j-poison-ic.jp/jyushin/2023-2より作成)

表1 起因物質分類別 受信件数上位品目（誤飲誤食による）：5歳以下（2023年1～12月）

品　目	受信件数（件）	割合（%）	品　目	受信件数（件）	割合（%）
家庭用品	8,983	－	自然毒	792	－
化粧品	1,722	19.2	植　物	725	91.5
たばこ関連品	1,337	14.9	きのこ	33	4.2
洗浄剤	1,122	12.5	水生動物	8	1.0
文具・美術工芸用品	777	8.6	咬刺傷	5	0.6
乾燥剤・鮮度保持剤	453	5.0	工業用品	194	－
医療用医薬品	4,053	－	炭化水素類	54	27.8
中枢神経系用薬	758	18.7	建築材料	22	11.3
アレルギー用薬	705	17.4	化学薬品	21	10.8
呼吸器官用薬	563	13.9	ガス・蒸気	21	10.8
外皮用薬	525	13.0	金　属	11	5.7
血液および体液用薬	259	6.4	食品, 他	421	－
一般用医薬品	1,729	－	食　品	367	87.2
中枢神経系用薬	630	36.4	水泳プール, 飼育水槽用品	20	4.8
外皮用薬	391	22.6	スポーツ用品	7	1.7
感覚器官用薬	243	14.1	乱用薬物, ストリートドラッグ	6	1.4
消化器官用薬	128	7.4	催涙剤	2	0.5
ビタミン剤	77	4.5	計	16,204	－
農業用品	32	－			
除草剤	14	43.8			
肥料類	7	21.9			
殺虫剤	6	18.8			
殺菌剤	1	3.1			
殺虫・殺菌剤	1	3.1			

（日本中毒情報センター：2023年受信報告　https://www.j-poison-ic.jp/jyushin/2023-2より引用）

ク型洗剤，ボタン電池，循環器官用薬，血糖降下薬などは重篤化する場合があるので注意が必要である。

3 高齢者（65歳以上）の中毒起因物質

　日本中毒情報センターが2023年に問い合わせ受信した65歳以上の高齢者における家庭用品の中毒起因物質を**表2**に示す。もっとも多いのは洗浄剤であり，化粧品，乾燥剤・鮮度保持剤と続く。入れ歯用洗剤や紙おむつなど，高齢者特有の中毒起因物質が存在することも特徴である。日本中毒情報センターの統計によれば，小児と比べて有症状率が高く，4割以上に症状が認められた。味覚や嗅覚の衰え，認知症の存在などにより，味がおかしなものであっても大量摂取する可能性があり，有症状率が高くなると考えられている。また，高齢者の中毒は発見が遅れやすく，医療機関への入院が必要となる場合が多いことに注意が必要である。

4 中毒死の原因となる中毒起因物質

　中毒死事例に関しては，「人口動態統計」（厚生労働省）や「薬物による中毒事故等の発生状況」（科学警察研究所）などから把握できる。これらによると，死亡原因となった中毒起因物質としては，一酸化炭素中毒，農薬中毒，医薬品中毒が上位にある。

C 病態生理

1 吸　収

　一般に，中毒起因物質の量が多いほど吸収は速く，それによってもたらされる中毒症状も強くなる。物質の状態としては，気体（ガス）＞液体＞固体の順に吸収が速くなる。吸収経路別では，経静脈＞吸入＞経口＞経皮の順での吸収が速い。また，脂溶性の物質は水溶性の物質と比較して吸収が速い。中毒事例でもっとも多い吸収経路は経口吸収（経口摂取）であり，8割を超える。

　生体吸収における吸収経路別特徴を**図2**に示す。経静脈投与では物質が血管内へ直接注入されるため，中毒症状発現はもっとも速く，強い。吸入でも物質は肺胞内か

表2 起因物質分類別 受信件数上位品目（誤飲誤食による）：65歳以上（2023年1～12月）

品　目	受信件数（件）	割合（%）	品　目	受信件数（件）	割合（%）
家庭用品	1,059	－	農業用品	48	－
洗浄剤	305	28.8	除草剤	19	39.6
化粧品	293	27.7	殺虫剤	17	35.4
乾燥剤・鮮度保持剤	105	9.9	殺菌剤	5	10.4
殺虫剤	65	6.1	殺虫・殺菌剤	3	6.3
防虫剤	32	3.0	肥料類	2	4.2
医療用医薬品	309	－	自然毒	80	－
循環器官用薬	69	22.3	植　物	46	57.5
中枢神経系用薬	63	20.4	咬刺傷	25	31.3
外皮用薬	38	12.3	水生動物	4	5.0
呼吸器官用薬	21	6.8	きのこ	4	5.0
血液及び体液用薬	19	6.1	工業用品	44	－
一般用医薬品	121	－	炭化水素類	15	34.1
外皮用薬	59	48.8	ガス・蒸気	5	11.4
中枢神経系用薬	14	11.6	化学薬品	3	6.8
呼吸器官用薬	14	11.6	建築材料	3	6.8
動物用医薬品	9	7.4	洗浄剤	2	4.5
感覚器官用薬	6	5.0	食品，他	13	－
			食　品	10	76.9
			計	1,674	－

（日本中毒情報センター：2023年受信報告　https://www.j-poison-ic.jp/jyushin/2023-2より引用）

ら肺胞毛細血管へ速やかに移行するため，中毒症状発現は静注に次いで速く，強い。物質が筋肉内や皮下に注入された場合は，血管内やリンパ管内へ移行するまである程度時間がかかるため，中毒症状の発現には比較的時間を要する。

　経口吸収では，物質が胃内で一定時間停滞したのちに小腸から吸収されるため，中毒症状の発現までに時間を要するほか，門脈を経由して肝臓で代謝を受ける初回通過効果によって中毒作用が減弱する場合がある。経口摂取で固有の特性を示す中毒起因物質もある。催眠・鎮静薬および睡眠薬はアルコールに溶けやすいため，アルコールとともに内服すると吸収が促進される。青酸（シアン）化合物は胃酸によってシアン化水素を遊離するため，炭酸飲料とともに経口摂取するとさらに多くのシアン化水素が発生して青酸（シアン）の吸収が促進される。一方，水銀を経口摂取しても消化管からはほとんど吸収されないが，水銀蒸気（ガス）を吸入すると肺胞から速やかに吸収されて急性水銀中毒を生じる。

　経皮吸収はもっとも中毒作用が遅く，弱いが，粘膜や創傷からの吸収は健常皮膚からの吸収より速い。

　物質が角膜または結膜から眼球内へ浸透すれば眼局所作用を生じる。物質が涙に混入し鼻涙管を経由して鼻粘膜を介し身体症状をきたすこともある。これらの場合，

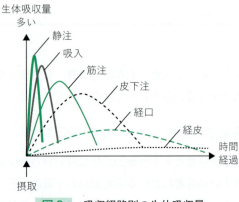

図2 吸収経路別の生体吸収量

吸収される物質量は微量であることが多いため，吸収の特徴は経皮吸収に準じる。

2 代謝・排泄

　体内へ吸収された中毒起因物質は，肝臓で代謝を受けて無害な代謝産物まで分解される場合や，代謝を受けずにそのまま尿中や胆汁中，呼気中に排泄される場合がある。物質の代謝・排泄はさまざまであり，臨床経過の推定や薬物相互作用，解毒拮抗を考えるうえでは，対象となる物質の代謝・排泄についての知識が有用となる。

　患者の背景にある肝臓・腎臓といった臓器の機能低下

が，それらを代謝経路としてもつ中毒起因物質の排泄・代謝の遅延につながる。そのような場合，中毒症状が強く出ることや症状の遷延(せんえん)を想定する必要がある。

　胆汁中に排泄された物質が小腸から再び吸収されることを，腸肝循環という。腸肝循環をする薬物のうち，薬物中毒患者の中毒起因物質としてよく知られているものにフェノバルビタールやテオフィリンがある。これら薬物に対しては，腸管内に排泄されているタイミングで活性炭による薬剤吸着をさせ，腸肝循環のサイクルを断ち切ることを期待した活性炭反復投与が効果的であるといわれている。

　生体内へ吸収された物質そのものが中毒作用(中毒症状)の原因となる場合が多いが，化学物質が代謝を受けた結果，中毒起因物質に変化することもある。例えば，燃料アルコールであるメタノール(メチルアルコール)の代謝産物であるギ酸は，視神経障害など中枢神経障害の原因となる。アクリルの原料であるメタアクリロニトリルは無害であるが，吸入したガスが肝臓で代謝されると有毒なチオシアンを遊離する。これら代謝産物が中毒起因物質となる場合は，中毒症状の発現までにある程度時間を要することが多い。

3 解毒・拮抗

　生体内に吸収された中毒起因物質には，生体の反応により代謝・排泄が促進され，生理学的解毒を受けるものがある。肝臓における分解・代謝は生理学的解毒の例である。一方，薬理学的解毒は生理学的作用を介さず，中毒起因物質に結合して排泄を促進する薬剤を投与し，作用させることによる解毒である。薬理学的な解毒として，例えばルイサイト中毒や重金属中毒の治療薬であるジメルカプロール(BAL®)などのキレート剤などがあげられる。キレート剤は中毒起因物質と強く結合して尿からの排泄を促進することで効果を発揮する。このほか，マムシ毒素の解毒薬であるまむしウマ抗毒素は，ウマが産生する抗マムシ毒素免疫グロブリンである。これをヒトに投与して受動免疫による抗原抗体反応によって解毒を図るが，これも広義の解毒に含まれる。

　中毒起因物質の酵素活性部位や結合部分に作用することで，中毒起因物質の中毒作用を特異的に減じる解毒薬を拮抗薬という。拮抗薬は対象となる物質に対しては特異的な解毒作用を発揮するが，それ以外の物質に対しては効果がないか，著しく弱い。ベンゾジアゼピン系睡眠薬の拮抗薬であるフルマゼニル，神経毒ガスおよび有機リン殺虫剤の拮抗薬であるプラリドキシムヨウ化メチル(PAM)，モルヒネの拮抗薬であるナロキソンなどがそれにあたる。

表3　急性中毒を疑うべき状況

1．原因不明の意識障害
2．咽頭痛，突然の嘔吐，下痢，腹痛
3．以下の症状を呈する傷病者で発生機序が不明確な場合
　①ショック
　②呼吸不全
　③過呼吸
　④発熱
　⑤全身性けいれん
4．自殺企図の既往のある傷病者
5．自損傷を有している傷病者
6．精神疾患を有する傷病者
7．集団発生

D　観察と処置

1 中毒の判断

　状況評価において，急性中毒を疑うべき状況を**表3**に示す。とくに，原因不明の意識障害や集団発生の状況では，常にCBRNE災害を含む急性中毒を念頭に置く〔p.225「4特殊災害(CBRNE災害)」参照〕。

2 安全確保と除染

　救急活動においては安全確保，なかでも救急隊員自身の安全確保を第一とする。化学物質の漏洩(ろうえい)やテロ事案が疑われる場合はなおのことである。

　薬物過量内服事例で単独傷病者の場合であっても，自殺企図(きと)の背景がある場合はとくに，直接・間接に救急活動を脅かすリスクがある(患者の暴れや硫化水素発生時の二次被害など)。

　集団発生が疑われるもしくは懸念される場合は，先着隊の救急隊員はまず自身の安全確保を行いつつ，現場活動は状況評価にとどめ，現場保全および応援要請，市民の避難誘導を優先する。後着隊はウォームゾーンおよびコールドゾーンに中毒起因物質を持ち出さないよう注意する。ホットゾーンの傷病者に対しては脱衣などの乾式除染を行い，必要であれば水洗などの湿式除染を検討する。医療機関への傷病者搬送は，現場除染の後に行う。汚染リスクのある傷病者を未除染のまま医療機関へ搬送することは基本的に避ける。

3 バイタルサイン

　初期観察において，①意識の評価，②気道と呼吸の評価，③循環動態の評価，④神経学的評価を行い，いずれかで重症と判断される場合はロード＆ゴーの適応となる。

4 中毒起因物質の推定

　ロード＆ゴーの適応でない場合は，全身の観察に基づ

表4　中毒物質に特有の随伴症候

随伴症候	中毒物質
咽頭痛・びらん	パラコート除草剤，クレゾール，酸・アルカリ，酸性洗剤・アルカリ性洗剤
縮瞳・流涎・発汗・線維束性収縮	有機リン系殺虫剤，神経毒ガス，カーバメート（有機リン系殺虫剤）
高熱・過呼吸（クスマウル呼吸）	アスピリン
全身性けいれん	三環系・四環系抗うつ薬，タバコ（ニコチン），樟脳，有機塩素
低血糖症状	非定型抗精神病薬，経口血糖降下薬，インスリン，有機フッ素
意識障害のみ（ほかはすべて正常）	ベンゾジアゼピン系睡眠薬
意識障害と縮瞳	モルヒネ（麻薬）
意識障害と散瞳	覚醒剤，コカイン

いて傷病者の緊急度・重症度を評価し，できれば中毒起因物質の推定を行う。経口摂取の場合は口腔内の着色，発赤やびらん・腫脹，咽頭痛の有無などが中毒起因物質推定の参考になる。臭気が参考になるという知見もあるが，その有用性が限定的であるうえに，現場活動において救急隊員自らが臭気を確認する行為は救急隊員に二次被害をきたすリスクとなる。そのため，現場で臭気情報を積極的に収集することは避ける。

体表面や衣類に汚染がある場合は，色などの性状，表皮の化学損傷の有無，汚染の範囲を確認しておく。傷病者の吐物や排泄物がある場合は，その性状に気を配る。これらの観察では二次汚染の可能性に十分注意する。

特徴的な中毒症状がある場合は中毒起因物質推定の参考になる（**表4**）。中毒起因物質の推定に有用な症候の組み合わせをトキシドロームという。トキシドロームとしてはさまざまなものが提唱されているが，一般的な薬物中毒起因物質想定のためのトキシドロームの例を**表5**に示す。しかし，多くの中毒症状は非特異的である。加えて，吸収されてから中毒症状が発現するまでに時間を要する薬剤もある（**表6**）。このような場合，初期症状がないか，あっても軽症の場合が多いため見逃されやすい。したがって，特徴的な一部の急性中毒を除けば，中毒症状だけで中毒起因物質を推定するのは困難な場合が多い。

全身の観察で認められた症状に加えて，傷病者に対する問診や病歴聴取，同僚や家族など関係者からの情報収集の内容もあわせ，総合的に中毒起因物質の推定を行う。傷病者や現場の周辺にある原因と思われる物質そのもの，容器やラベル，空薬包，傷病者の処方薬などの情報も中毒起因物質を推定するための参考になる。「何が」「いつ」「どのくらい」生体内へ吸収されたかの推定に役立つ情報にフォーカスして現場情報を収集する。中毒診療においては，そのような情報が傷病者の身体診察から得られる情報よりも有用となることが多い。

5 処　置

初期評価においてロード＆ゴーの適応となる場合であっても，化学物質の曝露事例など，救助者・医療従事者の二次被害が想定される中毒であった場合は傷病者除染が優先される。乾的除染としての脱衣のみで体表汚染の90％が除染できるといわれているため，除染を要する傷病者であれば，最低限，脱衣は行う。

生理学的異常による生命の危機が迫っていると判断された場合は酸素投与を行い，意識状態の評価，気道・呼吸管理，循環管理を重点的に行う。必要に応じて補助換気または人工呼吸を行う。

体表面や眼球に中毒起因物質による汚染を認める場合は，流水による洗浄を含む湿式除染を15分以上行う。酸・アルカリ汚染に対する中和は原則として行わない。中和滴定量が不明であること，中和熱による熱傷の危険があることが，その理由である。

悪心（おしん）がある場合は，傷病者の意識が清明ならば傷病者の楽な姿勢をとらせるか，坐位または半坐位（ファウラー位）を保持する。傷病者の意識障害が強い場合は原則として回復体位をとる。嘔吐した場合は，誤嚥を防止するために回復体位を保つ。嘔吐後は口腔内の吸引および清拭を行って窒息・誤嚥を防止する。

酸・アルカリ，ガソリン・灯油の経口摂取では，誤嚥による化学性肺臓炎が致死的となるため，催吐はもちろん，嘔吐も避けるよう努める。

6 中毒起因物質の保存

中毒起因物質そのもの，容器やラベル，空薬包は可能なかぎり医療機関に持参する。これらをもとに医薬品情報や安全データシート（SDS）が得られれば，治療の参考になる。また，傷病者の吐物や排泄物，汚染された衣類からも中毒起因物質を検出できる場合があるため，可能ならば持参する。ただし，この際も二次汚染には十分注

表5 一般的な薬物中毒起因物質想定のためのトキシドローム

観察項目	交感神経作動薬	抗コリン薬	コリン作動薬	オピオイド	鎮静薬・睡眠薬
呼吸数	↑	→	↑〜→	↓	→〜↓
心拍数	↑	↑	↓	→〜↓	→
体温	↑	↑	→	→〜↓	→
血圧	↑	→〜↑	→	→〜↓	→
意識状態	過覚醒，興奮，幻覚，妄想	過覚醒，興奮，幻覚，妄想，昏睡	錯乱，昏睡	中枢神経抑制，昏睡	中枢神経抑制，錯乱，昏迷，昏睡
瞳孔	散瞳	散瞳	縮瞳	縮瞳	→
粘膜	湿潤	乾燥	湿潤	→	→
皮膚	発汗	乾燥	発汗	→	→
反射	↑	→	→〜↓	→〜↓	→〜↓
腸蠕動音	↑	↓	↑	↓	→
その他の特徴	けいれん	けいれん	線維束攣縮，けいれん，嘔吐	−	−
想定される薬毒物	• コカイン • テオフィリン • アンフェタミン • カフェイン • エフェドリン 　　　　など	• 抗ヒスタミン薬 • TCA • 抗パーキンソン薬 • 鎮痙薬 • フェノチアジン系薬 • アトロピン • スコポラミン • 麦角アルカロイド • チョウセンアサガオ 　　　　など	• 有機リン化合物 • カーバメート系殺虫剤 • 神経ガス • ニコチン • ピロカルピン • フィゾスチグミン • エドロホニウム 　　　　など	• オピオイド(ヘロイン，モルヒネ，メサドン，ほか) 　　　　など	• ベンゾジアゼピン • バルビツレート • アルコール • ゾルピデム 　　　　など

表6 摂取後，症状発現まで時間がかかる中毒物質

中毒物質	発症までの時間
アセトアミノフェン	肝臓のグルタチオンが枯渇して1〜3日後に肝機能障害を発症する
アマトキシンを含む毒キノコ（タマゴテングタケ，ドクツルタケ）	RNA合成阻害によって蛋白合成が抑制される。6〜24時間後に消化器症状(下痢)，腸肝循環によって1〜3日後に肝機能障害，2〜7日後に肝不全を発症する
グルホシネート除草剤	数時間後，場合によっては24時間以上経過して中枢神経症状を発症
コプリンを含む食用キノコ（ヒトヨタケ，ホテイシメジ）	アルデヒド脱水素酵素を阻害するため，飲酒前後に摂取するとアルデヒドが蓄積して二日酔い症状を発症する
メタノール	6〜24時間経過して視神経障害を発症する
エチレングリコール	12〜24時間経過して代謝性アシドーシス，尿細管壊死，ショックを発症する
ナフタリン	3〜5日後にメトヘモグロビン血症およびチアノーゼを発症する
ヤマカガシ	4〜30時間経過して全身の出血傾向を発症する

意する。

 医療機関での診療

医療機関で行われる中毒に対する初期対応は，図3のような流れで行われる。

1 安全確保

前述のとおり，汚染のリスクのある患者に対しては現場除染が施行済みであることが大前提であるが，診療にあたっては患者の吐物などから医療従事者が二次被害に遭うことがないよう，PPE装着を原則とし，安全確保に努める。

2 Primary survey

適切なモニタリングのもと，気道・呼吸・循環・神経症状・体温について評価し，それぞれの異常に対して介入し安定化を図る(広義の蘇生)。

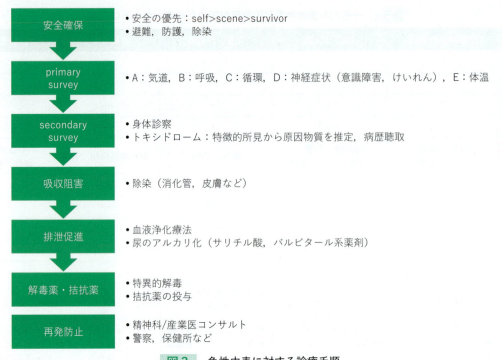

図3　急性中毒に対する診療手順
（日本中毒学会監：新版 急性中毒標準診療ガイド. へるす出版, 2023. より引用）

3 Secondary survey

　詳細な身体診察，トキシドロームの評価，現場情報などから中毒起因物質の推定を行う。

　推定された中毒起因物質に対し4〜6の対応を検討する。具体的な対応の適応は中毒起因物質の化学的性状によるところが大きいため，以下の対応の適応検討に際しては，中毒起因物質の推定がどの程度の確からしさであるかが非常に重要となる。

4 吸収阻害

　体表付着したものに対しては，追加除染の要否を検討する。内服したものに対しては，内服内容や内服後経過時間を考慮し適応があれば胃洗浄を，また腸管吸収を阻害するための活性炭投与（単回または反復），下剤投与，腸管洗浄を検討する。

5 排泄促進

　血液浄化療法により体外排泄が促進される物質が中毒起因物質であった場合は，血液浄化療法の施行を検討する。一部の薬剤（サリチル酸，バルビタール系薬剤）では，尿のアルカリ化で尿中排泄の促進が期待できる。

6 解毒薬・拮抗薬投与

　中毒起因物質に特異的解毒薬がある場合は，その使用を検討する。

　拮抗薬は中毒起因物質の診断に有用なことがあるが，拮抗薬のほうが半減期が短いことも多く，いったん症状が改善したようにみえても拮抗薬の効果減衰とともに中毒症状が再燃するリスクがある。そのため，拮抗薬を使用したことで必ずしも治療が完遂したととらえることはできない。中毒起因物質と解毒薬・拮抗薬の組み合わせの代表的なものを表7に示す（わが国で入手可能なものに限る）。

7 再発防止

　中毒をきたす背景（患者の背景疾患や環境因子など）に目を向け，医療機関として再発防止のための介入を行う。

　一部研究機関を除くと，医療機関での中毒起因物質の分析・同定は困難なことが多く，中毒起因物質を正確に推定し患者に適切な治療介入を行うためには，現場情報（患者内服薬・薬剤空包の確認，発生現場で使用されている薬品，現場環境など）が非常に重要である。そのような意味では病院前医療にかかる救急隊員の情報収集がその後の治療を左右するといえる。

F 医療機関選定と搬送中の注意

　初期評価や全身の観察において傷病者を重症以上と判断した場合は，三次救急医療機関あるいはこれに準じる二次救急医療機関および地域基幹病院を搬送先医療機関として選定する。傷病者が中等症以下と判断した場合は，二次救急医療機関への搬送を考慮してよいが，急性中毒

表7　中毒起因物質と解毒薬・拮抗薬（一般にわが国で入手可能なもの）

中毒起因物質	解毒薬・拮抗薬
アセトアミノフェン	N-アセチルシステイン
シアン化合物	亜硝酸アミル，チオ硫酸ナトリウム，ヒドロキシコバラミン
有機リン	プラリドキシム（PAM），アトロピン
ベンゾジアゼピン系薬剤	フルマゼニル
オピオイド	ナロキソン
メタノール エチレングリコール	ホメピゾール
タリウム	ヘキサシアノ鉄（II）酸鉄（III）水和物
ヒ素，ほか	ジメルカプロール（BAL）
鉄	デフェロキサミンメシル酸塩
鉛・銅，ほか	ペニシラミン
鉛	エデト酸カルシウムニナトリウム
フッ化水素	グルコン酸カルシウム，塩化カルシウム
イソニアジド	ビタミン B_6 製剤
ギンナン	ビタミン B_6 製剤
ヘビ毒	はぶウマ抗毒素，まむしウマ抗毒素，ヤマカガシウマ抗毒素
ワルファリン	ビタミンK，4因子含有プロトロンビン複合体
局所麻酔薬	静注用脂肪乳剤
一酸化炭素	酸素

に対応できる二次救急医療機関は限られているため，搬送実施基準および急性中毒の緊急度・重症度判断基準がすでに運用されている地域では，その取り決めに従って搬送先医療機関を決定する。

　搬送時は，救助者および同乗者の二次汚染に十分注意する。呼気や吐物からこれら中毒起因物質が放出され二次汚染をきたす危険がある。吐物は密封処理し，搬送中は窓を開けるなど，車内換気に最大限配慮する。

G　中毒情報

1　中毒起因物質の特定

　適切な中毒治療を行うためには，中毒起因物質を迅速に特定する必要がある。全国の消防では，CBRNE災害対策の一環として，検知管式有毒ガス測定器および携帯式化学剤検知器の運用が開始されており，大気中の一酸化炭素や硫化水素など20種類以上の中毒性ガス測定が現場で可能となった。これが急性中毒の迅速な治療を開始するための大きな原動力の一つになっている。消防の現場活動で得られた情報については搬送先医療機関と速やかに共有する。

2　中毒および治療に関する情報

　中毒診療では情報を得ることが重要である。

　公益財団法人日本中毒情報センターでは，中毒110番・電話サービスによる中毒に関する問い合わせを受け付けており，ホームページで中毒事故の情報提供も行っている。ここでは，新たに発生した中毒に関する注意喚起や対処法の指導など，市民に向けての啓発も行っている。

　一般社団法人日本中毒学会は，学術的評価を加えた急性中毒の標準治療を医療関係者向けに公開している。

02 中毒各論

▶ 到達目標

1. 主な医薬品中毒を睡眠薬，向精神薬，解熱・鎮痛薬などに分けてあげ，それぞれの病態と症候について説明できる。
2. 有機リン系農薬中毒の病態，症候，観察，処置，搬送について説明できる。
3. 中毒の原因として重要な工業用品をあげ，それぞれの用途および中毒の病態と症候について簡単に説明できる。
4. 一酸化炭素中毒の病態，症候，観察，処置，搬送について説明できる。
5. 一酸化炭素中毒以外に中毒の原因として重要な毒ガスの種類をあげ，それぞれの発生状況，性状と中毒の病態，症候，処置について説明できる。
6. エタノール中毒の症候，処置について説明できる。
7. エタノール以外のアルコール中毒をあげ，それぞれ簡単に説明できる。
8. 毒キノコによる中毒の主なものをあげ，それぞれ簡単に説明できる。
9. フグ中毒とトリカブト中毒の病態，症候，処置について説明できる。
10. 家庭用品中毒の代表的なものをあげ，その病態，症候，処置について説明できる。
11. 薬物乱用，薬物依存について説明できる。
12. 主な乱用薬物による中毒について簡単に説明できる。
13. 化学テロに使用されることのある化学剤の種類，特徴について説明できる。

A 医薬品中毒

1 睡眠薬

1) ベンゾジアゼピン系睡眠薬

ベンゾジアゼピン系睡眠薬は，医療機関における睡眠障害に対する薬として処方されており，超短時間作用薬から長時間作用薬まで多種多様の製品が存在する。中枢の抑制系神経（GABA 受容体）に作用し，睡眠の導入・維持，鎮静，抗不安，抗けいれん作用を発揮する。大量内服した場合でも，全身管理が適切であれば比較的予後は良好である。内服による急性中毒では，傾眠，構音障害，複視，運動失調などの中枢神経障害を生じるが，呼吸・循環抑制は比較的軽い。

拮抗薬としてフルマゼニルが知られている。しかし，フルマゼニルは競合拮抗により作用を発揮していることに加え，その半減期の短さからフルマゼニルの効果消失とともにベンゾジアゼピン系薬剤の作用が再燃する。そのため一般的には治療には用いられず，あくまで診断としての役割にとどまる。

特異的な治療はなく，医療機関においては全身管理下での経過観察となる。

2) バルビツール酸系睡眠薬

過去に，バルビツール酸系薬剤であるフェノバルビタールを含有する合剤であるベゲタミン®による重症中毒例が散見されていたが，2016年にベゲタミン®が販売中止になって以降，バルビツール酸系薬剤の過量内服事案は減少した。しかし，いまだバルビツール酸系睡眠薬自体は存在しているため，その過量内服事例がなくなったわけではない。バルビツール酸系睡眠薬は中枢の抑制系神経（GABA 受容体）に作用し，睡眠作用を発揮する。内服による急性中毒では，意識障害，呼吸・循環抑制，体温低下など中枢神経抑制作用がきわめて強く，重症例においては死亡転帰を取る場合がある。主な死因は呼吸不全や循環不全である。

医療機関においては，とくに気道管理を含めた全身管理が最優先となる。また，腸肝循環する薬剤特性をもつことから，重症例においては活性炭反復投与，場合によっては血液浄化療法が適応となる場合がある。

3) ブロモバレリル尿素系睡眠薬

ブロモバレリル尿素系睡眠薬は，以前は市販薬として容易に入手できたことから過量内服の頻度が高い薬物であったが，主力商品であったリスロン®の2001年販売中止に伴い中毒事例は減少している。

中毒症状としては，意識障害，呼吸・循環抑制などの中枢神経抑制作用が強い。ブロモバレリル尿素系睡眠薬とその誘導体は，市販されている解熱・鎮痛薬の一部にも配合成分として含まれており，解熱・鎮痛薬中毒において中枢神経障害を生じる原因の一つになっている。

本剤も，急性中毒事例においては死亡例があるため注意が必要である。本剤に対する特殊治療はない。医療機関では全身管理下での経過観察となる。

2 向精神薬

1) 第一世代（定型）抗精神病薬

第一世代（定型）抗精神病薬は統合失調症の治療薬である。主にフェノチアジン系（クロルプロマジンなど）とブチロフェノン系（ハロペリドールなど）がある。中枢のドパミン受容体を遮断するドパミン拮抗薬である。一般処方量から鎮静，抗コリン作用（頻脈，口渇，便秘，尿閉，および発汗減少），錐体外路症状（パーキンソン症候群やアカシジア，ジスキネジー，ジストニア），交感神経α受容体遮断作用による低血圧を生じる場合がある。悪性症候群が起こる場合もある。過量内服による急性中毒では，意識障害，けいれんなどの中枢神経障害，低血圧，QT延長などの循環不全，トルサードドポアンツを含む心室頻拍，心室細動などの致死性不整脈を生じる。

特異的治療はない。医療機関においてはモニター下での全身管理を行いつつ，致死性不整脈などのイベント出現時に適宜対応していくこととなる。

2) 第二世代（非定型）抗精神病薬

第二世代（非定型）抗精神病薬は統合失調症の新世代治療薬である。具体的にはリスペリドン，オランザピン，クエチアピンなどが相当する。非定型薬は①SDA（D2受容体・5-HT$_2$受容体遮断薬），②MARTA（多元受容体標的化抗精神病薬），③DSS（ドパミン・システム・スタビライザー）の3つに分けられているが，それらに共通する作用はセロトニン・ドパミン受容体拮抗作用である。第一世代抗精神病薬と比べ，一般処方量での抗コリン作用，錐体外路症状，低血圧は少ない。急性中毒では第一世代抗精神病薬と同様の症状を呈するが，症状自体は比較的軽い。糖尿病ケトアシドーシス，高浸透圧高血糖症候群，低血糖発作などの耐糖能異常によって重篤となることがある。

特異的治療はない。医療機関においては一般的な全身管理を行う。

3) 三環系抗うつ薬

三環系抗うつ薬は，抗うつ作用は強いが，一般処方量から鎮静，抗コリン作用，交感神経α受容体遮断作用による低血圧を生じる場合がある。とくに第一世代三環系抗うつ薬といわれているイミプラミン，クロミプラミン，アミトリプチリンなどは心毒性が強く，過量内服による急性中毒では著明なQRS幅増大を伴う特徴的な心室性不整脈，QT延長，心不全，肺水腫などの循環不全や，意識障害，けいれんなどの中枢神経障害を生じる。急性中毒における重症度を反映する指標としてはQRS幅が有用である。第一世代三環系抗うつ薬よりも治療効果に優れ，副作用の少ない薬剤の開発過程でできた三環系抗うつ薬を第二世代三環系抗うつ薬と呼んでいる。第二世代三環系抗うつ薬としてはアモキサピンが知られている。過量内服時の中毒症状としては，心毒性より意識障害，けいれん発作，けいれん重積といった中枢毒性が前面に出る。

医療機関においては，心毒性軽減のための血液アルカリ化目的で炭酸水素ナトリウム投与が検討される。また，難治性の心室性不整脈に対しては静脈脂肪乳剤療法も検討され，循環破綻する場合にはECMOの導入も選択肢となる。

4) 四環系抗うつ薬

四環系抗うつ薬は，三環系抗うつ薬と比較すると比較的即効性があるうえに半減期が長く，1日1回の投与で効果が期待できるという特徴をもつ。急性中毒においては中枢毒性としてけいれん閾値を下げることが知られており，けいれん重積が問題となることが多い。心毒性が問題になる場合の重症度指標は，三環系抗うつ薬と同様，QRS幅の増大である。

医療機関においては全身管理が中心となる。特異的治療はないが，中枢毒性としてけいれん重積をきたした場合はけいれんコントロールを，心毒性としての血圧低下や心室性不整脈が前面に出た場合は，三環系抗うつ薬と同様に血液のアルカリ化，場合によってはECMOの導入を検討する。

5) SSRI

SSRI（選択的セロトニン再取り込み阻害薬）は第三世代の抗うつ薬であり，現在，医療機関における軽症および中等症のうつ病の治療薬として多く処方されている。三環系・四環系抗うつ薬と比較して，処方量での抗コリン作用，低血圧，心毒性，けいれんなどの副作用は少ないが，抗うつ作用も比較的弱い。急性中毒では重症化することはまれであるが，錯乱，興奮などの中枢神経障害やセロトニン症候群（体温上昇，発汗過多，頻脈，血圧上昇，悪心，下痢）を生じることがある。

6) SNRI

SNRI（セロトニン・ノルアドレナリン再取り込み阻害薬）は第四世代の抗うつ薬である。三環系・四環系抗うつ薬と比較して，処方量での副作用が少なく，口渇や排尿障害などの副作用はあるものの，いずれも軽症の場合が多い。急性中毒では，SSRIと同様，重症化することはまれであるが，セロトニン症候群や高血圧クリーゼを生じることがある。

表1　リチウム中毒の症状

重症度	症　状
軽度〜中等度	• 消化系：嘔吐，腹痛，口渇 • 神経系：運動失調，めまい感，構音障害，眼振，傾眠または興奮，筋脱力
中等度〜重度	• 消化系：食欲低下，持続性の悪心・嘔吐 • 神経系：視調節障害，筋線維束攣縮，間代性四肢運動，深部腱反射亢進，舞踏病様運動，けいれん，せん妄，失神，脳波変化，昏迷，昏睡
重度	全般性けいれん，乏尿および腎不全
重症度にかかわらず	T波の平低化，脚ブロック，房室ブロック，徐脈，洞停止などの心電図異常，白血球増多など

7）炭酸リチウム

炭酸リチウムは気分安定薬として双極性障害（双極症）の治療に用いられる。血中濃度の治療域と中毒域が近いうえに腎機能・脱水・薬物相互作用などの影響を受けやすいため，定期的な血中濃度測定が必要な薬剤である。

中毒症状としては，悪心・嘔吐，腹痛に始まり，重症化すると傾眠，意識障害，けいれん発作といった中枢毒性，QT延長・徐脈・洞停止といった心毒性をきたすことがある（表1）。

中枢神経系に入りにくく出にくいという薬物特性から，患者の病態評価や治療プランを検討するうえで，①非常用者の過量服用による急性中毒，②常用者の過量内服による急性中毒，③慢性中毒の3パターンに分けて考えることとなるため，内服歴の聴取は重要である。

医療機関では全身管理を行いつつ，上記①〜③のいずれのパターンの中毒症状であるかの評価のもと，脱水補正，循環モニタリングを行う。薬物排泄促進のため血液透析が有効であることから，血液透析導入の適応判断を行う。血液透析が適応となった場合，血中の分布容積が大きいことから，複数回の血液透析を要することがある。

8）バルプロ酸

バルプロ酸は抗てんかん薬として，また気分安定薬として双極性障害（双極症）の治療などに用いられる薬剤である。片頭痛の予防薬に使用されることもある。過量内服では，傾眠，意識障害，呼吸抑制，電解質異常，血圧低下，高アンモニア血症などが認められることがある。処方されているバルプロ酸製剤のなかには徐放剤もあるため，後に症状が増悪する可能性があることに留意する。

医療機関では，一般的な全身管理に加え血液浄化療法の適応が考慮される場合がある。また，バルプロ酸誘発性高アンモニア血症に対してL-カルニチンの投与も検討され得る。

3　解熱・鎮痛薬

1）アセトアミノフェン

アセトアミノフェンは総合感冒（かぜ症候群）薬の配合成分として，また解熱・鎮痛薬として市販されている。

通常処方量の内服では，主に肝臓でグルクロン酸抱合を受けて胆汁中に排泄される。一方，過量内服では中間代謝産物のNアセチル-P-ベンゾキノニミン（NAPQI）を経由した代謝が増える。NAPQIは肝毒性をもつもののグルタチオン抱合を受けて無毒化される。しかし，グルタチオンの基質であるシステインは枯渇しやすい。過量内服でアセトアミノフェンを多量に代謝する必要が生じるとシステインが枯渇し，肝毒性が強いNAPQIが無毒化されず蓄積する。その結果，肝障害をきたすこととなる。

アセトアミノフェン中毒の治療薬であるN-アセチルシステイン（NAC）はシステインの前駆物質であり，システインの枯渇を予防することで肝障害の発現を防止する。アセトアミノフェンの大量内服後できるかぎり早期（可能なら8時間以内，遅くとも24時間以内）にNACを投与すれば，肝障害の出現の予防が期待できる。

内服による急性中毒では，初期症状として悪心・嘔吐，下痢を認めるが，軽症の場合が多い。その後，肝機能障害に進展する場合は1〜3日で肝逸脱酵素の上昇を認める。重症の場合は肝不全，出血性膵炎，心筋壊死およびショック，代謝性アシドーシス，腎機能障害，播種性血管内凝固症候群（DIC）などを生じる。

内服による肝機能障害発症の閾値は，成人で150mg/kg以上または7.5g以上である。本来であれば，内服からの経過時間とアセトアミノフェン血中濃度を指標にNAC治療の適応を決定するのが望ましいが，わが国でリアルタイムに血中濃度測定ができる施設は限られているため，上記内服量で治療適応を考えることが多い。そのため，内服量の見積もりが重要な治療決定因子となる。

アセトアミノフェン中毒は，当初の症状が軽微である

ことから重症感がなくアンダートリアージされることがあるが，肝障害出現前に適切な予防治療を行うことが必要であるため，患者接触時の症状で重症度を判断することは避ける。

2）アスピリン（アセチルサリチル酸）

アスピリン（アセチルサリチル酸）は総合感冒（かぜ症候群）薬の配合成分として，また解熱・鎮痛薬として市販されている。アスピリンは生体内へ吸収されると速やかに，加水分解を受けてサリチル酸に変化する。

急性サリチル酸中毒では内服直後に胃痛や嘔吐を認める。1〜3時間後に過換気，耳鳴り，難聴，めまい，頭痛，不穏，口渇，下痢が起こる。このうち，「悪心・嘔吐」「過換気」「耳鳴り・難聴（第8脳神経障害）」がアスピリン中毒の古典的三徴とされている。また，錯乱，興奮，けいれんなどの中枢神経障害および過高熱を生じる場合がある。重症の場合は意識障害，心不全，肺水腫などの循環障害や，呼吸不全，肝・腎機能障害，消化管出血を含む出血傾向，重篤な代謝性アシドーシスなどを生じる。

内服による急性中毒発症の閾値は，成人で150mg/kg以上であり，240mg/kg以上では重篤な中毒症状を発症，480mg/kg以上は致死的とされる。急性中毒発症量を内服している場合は，初期症状に関係なく重症と判断する。

特異的な拮抗薬はないが，重症例は致死的な経過をたどるため，医療機関では積極的な全身管理が行われる。尿アルカリ化や血液透析を用いた排泄促進も検討される。

4 その他の医薬品

1）β遮断薬

βアドレナリン受容体をブロックすることで作用する薬剤である。βアドレナリン受容体にはβ_1，β_2，β_3のサブタイプがあるが，β_1，β_2を標的にした薬剤が心臓病，具体的には高血圧症，狭心症，上室頻拍などの治療に用いられている。β_1アドレナリン受容体は主に心拍数，心収縮力，伝導速度増加に寄与し，β_2アドレナリン受容体は主に血管および気管支平滑筋弛緩に寄与する。したがって，それらをブロックすることを臨床利用したものが本薬剤である。

β遮断薬の中毒症状は主にその薬効成分が強く出るものと考えればよい。過量内服に伴う症状としては，徐脈，房室ブロック，QRS幅の増大，QT延長，血圧低下，急性循環不全などが主となるが，せん妄，昏睡，けいれん発作などの中枢症状をきたすこともある。また，気管支攣縮が問題となることもある。

医療機関では循環管理を中心とした全身管理を行うが，特異的治療としては，高用量インスリン療法，グルカゴン，ホスホジエステラーゼ阻害薬などが知られており，患者状態に合わせてその適応が検討される。

2）カルシウム拮抗薬

カルシウム拮抗薬は，主に高血圧症や頻脈性不整脈の治療薬として用いられるが，狭心症や脳動脈攣縮，片頭痛の予防などにも用いられ，その適応範囲は広い薬剤である。

カルシウム拮抗薬にはいくつかの種類があるが，降圧薬の作用として考えると整理しやすい。陰性変時作用（徐拍化・伝導抑制）によって降圧を期待するもの，血管拡張（末梢血管抵抗低下）によって降圧を期待するもの，そして両者の作用を併せもつものである。

中毒症状としては，それらの薬効が強く出たものとして理解する。軽症であれば洞徐脈程度であるが，重症化すると，房室ブロック，洞停止，接合部調律，心室調律，血圧低下，急性循環不全，急性呼吸促迫症候群（ARDS），低カルシウム血症，代謝性アシドーシスなどをきたし，医療機関での治療に難渋することもある。特殊治療としては，密な循環管理を中心とした全身管理に合わせ，カルシウム製剤の投与，高用量インスリン療法などの適応を検討することとなる。

3）テオフィリン，カフェイン

テオフィリンとカフェインは，ともにキサンチン誘導体で，その化学構造が非常に類似している（図1）。そして，その代謝，中毒症状がほぼ同一であることから中毒起因物質としては一緒に扱われることが多い。

テオフィリンは喘息治療薬としての処方薬であるが，カフェインは眠気覚ましなどのサプリメントとして流通している。昨今問題となっているのは，サプリメントとして容易に入手できるカフェインの急性中毒である。

これらは副腎髄質からのカテコラミンの遊離を促進し，カテコラミン代謝を阻害するため循環カテコラミン濃度が上昇する。また，細胞内cAMPを増加させ，筋小胞体からのカルシウム遊離を促進させ筋小胞体へのカルシウム再取り込みを阻害する。その結果，中枢神経刺激作用，心刺激作用，骨格筋興奮作用などが生じる。急性中毒の症状としては，悪心・嘔吐，頻呼吸，せん妄，けいれん，洞頻拍，心室期外収縮，心室頻拍，心室細動，急性循環不全，低カリウム血症，乳酸アシドーシスなどを呈し，時として致死的である。

医療機関では厳重な循環管理を中心として全身管理を行うが，排泄促進のための血液浄化療法（血液透析）も検討され得る。また，致死性不整脈などで循環破綻した際はECMOなどの循環サポートを要する場合がある。

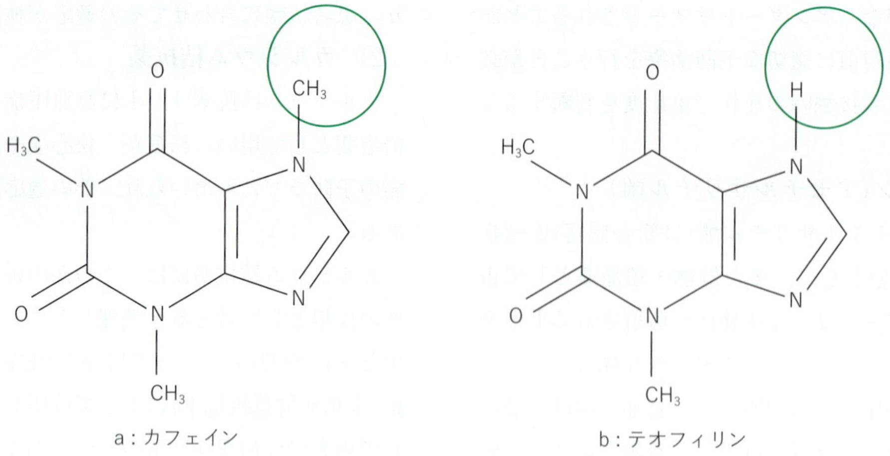

　　a：カフェイン　　　　　　　　　　b：テオフィリン

図1　カフェインとテオフィリンの化学構造式

表2　有機リン中毒の症状

ムスカリン作用	著明な縮瞳，腹痛，下痢，嘔吐，流涎，流涙，気道分泌亢進，気道攣縮，徐脈，血管拡張による血圧低下と四肢の温感，発汗過多
中枢神経刺激作用	不穏，錯乱，興奮，筋攣縮，けいれん，意識障害
ニコチン（神経節）作用	頻脈，血圧上昇，四肢冷感，顔面蒼白
ニコチン（神経筋接合部）作用	線維束性収縮，筋力低下，呼吸筋麻痺

B　農薬中毒

1　パラコート除草剤

　現在，パラコート除草剤として，パラコート5％，ジクワット7％の混合液製品（プリグロックスL®）のみが販売されており，催吐剤，着味剤（強い苦味），着色剤（緑），着臭（青臭い）が添加されている。パラコートの生体毒性は強く，50％致死量（LD_{50}）はおよそ3～5gであり，市販のパラコート除草剤でも60～100mL以上の経口摂取で死亡する危険がある。大量摂取の場合は急性副腎不全やショックで早期に死亡する。当初の全身状態が安定していても，致死量が吸収された場合には後に肺線維症により死亡する可能性が高い。

　経口摂取による急性中毒では，まず含有する催吐剤によって激しく嘔吐し，腹痛，下痢，咽頭痛を生じ，口腔内にびらんを認める。傷病者にはパラコート除草剤特有の呼気臭（こきしゅう）がある。吐物のみならず口腔内（口唇や舌）や汚染された衣類，皮膚は緑色に着色される。1～3日後にかけて肺水腫などの呼吸不全，肝・腎・膵機能障害を生じる。その後，しだいに間質性肺炎から肺線維症を発症して増悪（ぞうあく）し，およそ7～10日で完成する。搬送中は呼吸・循環管理を行い，嘔吐による窒息や誤嚥に注意する。酸素投与は肺線維症を増悪させると考えられるため，可能

なかぎり避けることを原則とする。

　医療機関における特異的な治療はない。非常に致死率の高い中毒起因物質である。

2　有機リン系殺虫剤

　有機リン系殺虫剤は，アセチルコリンの分解酵素であるアセチルコリンエステラーゼを阻害して殺虫作用を発揮する。神経伝達物質のアセチルコリンは，ヒトでは主に副交感神経末端から放出されて平滑筋や分泌腺のムスカリン受容体（アセチルコリン受容体の一つ）と結合する。

　有機リン系殺虫剤の中毒症状は，アセチルコリン過剰の結果生じるムスカリン作用（コリン作用）と，中枢神経への直接刺激が主体となる（**表2**）。有機リン系殺虫剤は，皮膚からも容易に吸収されるため注意が必要である。

　大量摂取時は気道分泌亢進と気道攣縮，および呼吸筋麻痺によって呼吸停止を生じる危険があるため，搬送時は気道・呼吸管理がとくに重要となる。また，呼気や吐物から有機リン系殺虫剤成分が放出されるため，標準的防護に加え呼吸防護を要する場合もある。必要に応じて除染し，吐物を密封処理し，搬送中は窓を開けるなど，車内換気にも注意を払う。

　医療機関における治療では，拮抗薬であるプラリドキシムヨウ化メチル（PAM）の投与が検討される。一定時間が経過すると有機リンとアセチルコリンエステラーゼが不可逆的に結合するエージングが生じてPAMが無効

となるため，摂取時間を聴取し医療機関と共有すること
が重要となる。ムスカリン作用に対する対症療法として，
抗コリン薬(抗ムスカリン薬)である硫酸アトロピンも使
用される。

3 グルホシネート除草剤

グルホシネート除草剤はリンを含むアミノ酸系除草剤
で，着色剤(青)が添加されており，甘味臭がある。経口
摂取による急性中毒では，腹痛，下痢，嘔吐を生じるが，
その後，軽快する。しかし，数時間後(場合によっては
24時間以上経過した後)に急激な意識障害，けいれん，
呼吸抑制などの遅発性中枢神経障害を発症する場合があ
る。また，30%程度含まれる界面活性剤が原因とみられ
る咽頭・喉頭浮腫，全身浮腫，消化管穿孔，ショックを
生じることがある。初期症状が軽症の場合が多いため，
現場では中等症以下と判断されることが多いが，できる
かぎり中毒治療および全身管理が可能な医療機関へ搬送
する。搬送中も急激な意識障害やけいれん，呼吸抑制に
備える。

4 界面活性剤

界面活性剤は，農薬のほか，石けん，洗剤，消毒薬，
化粧品，防腐剤などに含まれており，皮膚・粘膜刺激作
用がある。経口摂取した場合は口腔・咽頭の疼痛，およ
び腹痛，下痢，嘔吐を生じる。また，咽頭・喉頭浮腫，
口腔内や消化管にびらんや出血，場合によっては穿孔を
起こす場合がある。界面活性剤は血管透過性を亢進させ
るため，生体内に吸収された場合は全身浮腫および循環
血液量減少，血圧低下の原因となる。重症では肺水腫，
ショックを生じる。眼が汚染された場合は疼痛や充血，
出血の原因となるため，流水で15分以上洗浄する。

特異的な治療法はなく，医療機関においては症状に応
じた全身管理を行うこととなる。

C 工業用品中毒

1 重金属

1) ヒ素(As)

ヒ素(As)およびその化合物の用途は，わが国では液
晶用ガラス原料，化合物半導体・シリコン半導体材料，
木材防腐剤，ヒ酸塩(とくにヒ酸石灰，ヒ酸鉛)原料，医
薬品原料，そのほか染料の原料などがあげられる。ヒ素
そのもの(単体ヒ素)およびヒ素化合物は人体に対して有
害であるが，とくにヒ素化合物には毒性の強いものがあ
る。ヒ素化合物は，ヒ素と炭素の間に化学結合をもつ有

機ヒ素化合物とそうでない無機ヒ素化合物に分類され，
毒性は無機ヒ素化合物で強い。

無機ヒ素化合物は3価のヒ素(As^{3+})による無機化合
物と5価のヒ素(As^{5+})による無機化合物に分けられ，
それぞれ毒性のメカニズムが異なる。3価のヒ素(As^{3+})
は生体内のチオール基(SH)と結合して，酵素・蛋白活
性を阻害する。

一方，5価のヒ素(As^{5+})は構造的にも化学的にもリ
ン酸と類似しているため多くの化学反応においてリン酸
と置換され，酸化的リン酸化が阻害される。結果，
ATPが枯渇し生体毒性をきたす。一般的には3価のヒ
素(As^{3+})は5価のヒ素(As^{5+})よりも毒性が高い。

経口摂取による急性中毒では，まず嘔吐し，腹痛(疝
痛)，激しい下痢(水様便，場合によっては血性便)など
の消化器症状を生じる。これは，消化管粘膜に作用し血
管拡張や粘膜組織の脱落が生じた結果と理解されてい
る。全身倦怠感が強く，頭痛，しびれ・けいれんなどの
中枢神経障害，脱水による血圧低下および電解質異常，
心室性不整脈，QT延長・ST-T異常などの心臓刺激伝
導異常および心不全，肺水腫による呼吸不全が起こる。
搬送中は嘔吐に注意して，呼吸・循環管理を行う。

医療機関における治療では，解毒薬としてジメルカプ
ロール(BAL®)などのキレート剤投与と，輸液による体
液・電解質異常の補正を含めた全身管理が行われる。

2) 水　銀

水銀には水銀体温計に含まれる金属水銀以外に，無機
水銀化合物と有機水銀化合物がある。金属水銀は経口摂
取しても消化管からはほとんど吸収されないが，気化し
た水銀ガスを吸入すると肺胞から速やかに吸収されて，
咳嗽，呼吸困難，化学性肺臓炎などの呼吸器症状と，全
身倦怠感，頭痛，けいれんなどの急性水銀中毒を発症す
る。また，無機水銀化合物である塩化水銀のうち，塩化
第一水銀(甘汞)は水に溶けにくく塩化第二水銀に比べて
毒性は低いが，有毒な物質であり劇物に指定されている。

一方，塩化第二水銀(昇汞)は，傷害性が強く毒物指定
されている。経口摂取すると口腔，食道，胃，腸管の粘
膜に広範な壊死が生じて腹痛，下痢，嘔吐，出血性胃腸
炎などの消化器症状が生じる。消化管潰瘍や穿孔をきた
す場合もある。重症では血管透過性亢進からショックを
生じて致死的となる場合がある。

ヒ素とは異なり，水銀はメチル水銀など有機水銀化合
物の毒性も高く，消化管から速やかに吸収されて経口摂
取後1週間～数カ月後に小脳失調，後頭葉視覚中枢障害
(視野狭窄)，頭頂葉感覚野障害(しびれ)，前頭葉運動中
枢障害(運動麻痺，けいれん)，錐体外路症状などの重篤
な中枢神経障害を生じる。メチル水銀は生物濃縮性が高

く，周産期摂取の慢性中毒症状として児に精神発達遅滞や認知機能障害，脳性麻痺が生じることがあり，わが国の事例でも水俣病として知られている。

医療機関においては全身管理を行いつつ，傷害臓器への対応を行うこととなる。

2 有機溶剤

有機溶剤は揮発性が高く，閉鎖空間で使用すると室内に充満して吸入による急性中毒を発症する。また，脂溶性が高いため，生体内に吸収されると脂肪組織に蓄積して中毒症状が遷延しやすい。トルエン，キシレン，アセトン，メタノールなどの有機溶剤を含む塗料・接着剤の希釈液はシンナーと呼ばれる。有機溶剤の中毒症状は麻酔作用が主となる。気化した有機溶剤の濃度が高く酸素分圧が低くなる環境においては，低酸素に起因する傷害も発生し得る。吸入による急性中毒では，悪心・嘔吐，咳嗽を生じ，幻覚，頭痛，めまい，耳鳴り，酩酊状態，興奮，けいれん，意識障害，呼吸抑制などの中枢神経障害が起こる。重症では横紋筋融解，代謝性アシドーシス，腎不全，致死性不整脈，肺水腫などを生じる。経口摂取した場合は誤嚥による化学性肺臓炎が問題となるが，時として致死的となるため，嘔吐時に誤嚥しないよう十分な配慮が必要である。主な死因は嘔吐による窒息，呼吸抑制，致死性不整脈である。

救急現場ではまず気道確保と酸素投与を行い，新鮮な空気のある安全な場所に移動する。有機溶剤は皮膚から容易に吸収されるほか，発赤，水疱，びらん，潰瘍を生じるため，汚染がある場合は除染が必要である。眼が汚染された場合は流水で十分洗浄する。傷病者が幻覚，酩酊・興奮状態の場合は，暴力行為や傷害行為を起こすことがあるので安全確保にも十分注意する。

また，呼気や吐物から有機溶剤が大量に放出されるため，標準的防護に加え呼吸防護を要する場合もある。必要に応じて除染し，吐物を密封処理し，搬送中は窓を開けるなど，車内換気にも注意を払う。

特異的治療はなく，医療機関では呼吸管理を中心とした全身管理を行うこととなる。

3 天然ガス，プロパンガス

天然ガスとは，メタンを主成分とする天然の可燃性ガスである。一方プロパンガスとは，プロパンとブタンが主成分となる液化石油ガス（LPG）のうち，主成分がプロパン（プロパン含有率95%以上）となるものをさす。かつてはこれら燃料ガス含有の一酸化炭素が問題になったこともあったが，現在供給されている燃料ガスには一酸化炭素は含有されていない。都市ガスは空気よりも軽く，プロパンガスは空気よりも重いという特徴がある。

天然ガスの主成分であるメタン，プロパンガスの主成分であるプロパンともに吸入により速やかに吸収されるが，そのほとんどが未変化体として呼気中に排泄される。いずれもそれ自体の毒性は低いとされているが，高濃度のプロパン吸入ではめまいなどの中枢神経抑制作用が出現する。密閉空間でのガス漏れが生じると，空気と置換され酸素分圧の低下が生じる。そのようなななかでの天然ガス・プロパンガス中毒の本態は，低酸素血症である。具体的な症状としては，軽症であれば悪心，頭痛，めまいなどの症状を呈し，重症であれば意識障害，昏睡，呼吸停止，ARDS，致死性不整脈などをきたす場合がある。

現場での対応としては，新鮮空気下へ患者を移すことがもっとも重要である。現場の換気をすることはもちろんであるが，プロパンガスのように空気比重よりも重いガスは床面により高濃度で存在するため，現場に仰臥位としておくことにメリットはない。

医療機関における治療としては，新鮮空気下での呼吸管理が主体となる。

4 青酸（シアン）

青酸（シアン）はメッキ，冶金，燻蒸などで使用されている。火災現場で衣類や樹脂などのアクリル製品が燃焼して産生されるシアン化水素ガスを吸入すると，急性シアン中毒を発症する。また，アクリル原料であるメタアクリロニトリルのガスを吸入すると，肝臓で代謝されて有毒なチオシアンを遊離するため，30分〜2時間でシアン中毒を発症する。

経口摂取されるのは青酸化合物のうち毒性が高い青酸ナトリウムや青酸カリウムである。青酸は，ミトコンドリアのシトクロムオキシダーゼに含まれるヘム鉄（Fe^{3+}）と結合してATP（アデノシン三リン酸）産生を阻害するため，細胞内窒息を生じる。酸素が利用できないので静脈血の酸素分圧は高く，傷病者の皮膚は鮮紅色を呈する。急性中毒では呼吸困難，呼吸促迫，頻脈・動悸などの症状と嫌気性代謝亢進による代謝性アシドーシスを生じ，頭痛，めまい，けいれん，意識障害などの中枢神経障害が起こる。重症ではショックを生じて早期に死亡する。搬送時は大量酸素投与および呼吸・循環管理を行う。

青酸化合物の経口摂取では，胃酸と反応してシアン化水素が大量に吐出されるため，標準的防護に加え呼吸防護を要する場合もある。吐物は密封処理し，搬送中は窓を開けるなど，車内換気に注意する。

医療機関における治療としては，全身管理を行いつつ，解毒薬の投与が検討される。シアン中毒に対する解毒薬

は，ヒドロキシコバラミンが第一選択薬である。含有するコバルトにより，シトクロムオキシダーゼ中の Fe^{3+} からシアン成分を奪い取ることがその作用機序である。

第二選択として亜硝酸薬(亜硝酸アミルなど)とチオ硫酸ナトリウムを併用し，シアンイオン(CN^-)や硫化水素イオン(HS^-)を排出させる治療も検討し得る。これは，亜硝酸薬にてメトヘモグロビンを誘導し，シトクロムオキシダーゼの Fe^{3+} から CN^- や HS^- を遊離させ，その後チオ硫酸ナトリウムにて回収・排泄させるものである。

5 フッ化水素(酸)

フッ化水素(HF)は無水フッ化水素酸とも呼ばれており，フッ化水素の水溶液が一般的にフッ化水素酸と呼ばれている。製造業などで広く使用されており，主な用途は代替フロン(だいたい)の原料，電球の内側のつや消し，ガラスの表面加工，ステンレス鍋などの表面処理，半導体製造プロセスにおける表面処理剤，フッ素樹脂加工したフライパンなどのフッ素樹脂原料などである。フッ化水素は弱酸であるものの強い腐食性をもつ。また経皮・吸入など，経口以外の曝露(ばくろ)でも体内に容易に進達・吸収され，局所症状としての組織障害のほか，吸収量が多い場合は全身症状をきたし致死的となる場合がある。

局所の曝露の場合，高濃度のものであれば直ちに疼痛を伴う化学熱傷が生じるが，低濃度であった場合は遅発性に症状の進展および範囲の拡大が認められる。全身症状としては，フッ素イオンがカルシウムやマグネシウムと結合することによる低カルシウム血症・低マグネシウム血症に伴う症状が主となる。具体的にはテタニーやQT延長，心室細動などの致死性不整脈，けいれん発作などが生じる可能性がある。

現場活動では，着衣汚染がある場合は速やかに脱衣を行う。救助者も二次汚染被害に遭わないよう十分に配慮する。皮膚汚染が明らかな場合は速やかに十分な流水を用いた除染を行う必要があるが，具体的な処置の優先順位においてはメディカルコントロール医と相談するとよい。活動中には致死性不整脈の出現に十分留意する。

医療機関では，局所曝露に対してはカルシウム製剤の局注などが，全身症状に対しては循環モニタリング下でのカルシウム製剤の投与が検討される。

ガス中毒

1 一酸化炭素

一酸化炭素(CO)中毒は，閉鎖空間における不完全燃焼で発生する。室内では石油ストーブやガス給湯器，木炭・練炭の不完全燃焼，屋外ではトンネル工事現場などで使用される発電機の不完全燃焼，車内では排気ガスの逆流や自殺企図(と)の引き込みなどが多い。一酸化炭素は無色・無臭のガスで，中毒ガスとしては例外的に空気よりわずかに軽い。ヘモグロビンとの親和性が酸素の250倍以上と高く，一酸化炭素とヘモグロビンが結合することにより生成された一酸化炭素ヘモグロビン(CO-Hb)は酸素と結合できなくなるため，赤血球の酸素飽和度が低下して組織への酸素供給が障害される。

CO中毒においては，CO-Hb が鮮紅色を呈するため傷病者は血色がよくみえる。通常のパルスオキシメータでは CO-Hb と O_2-Hb を分別できないため，CO-Hb も O_2-Hb としてカウントされてしまう。その結果，表示された SpO_2 値は実際の動脈血酸素飽和度(SaO_2)よりも高値となるため注意が必要である。

CO-Hb の血中濃度が10％を超えるとまず頭痛を生じる。頭痛は CO 中毒の初期症状として頻度が高く，重要な所見である。その後，CO-Hb 濃度が上昇するに従って判断力低下，易疲労感(い)，悪心・嘔吐，めまい，視覚障害，けいれんを生じる。CO-Hb 濃度が70％以上になると死亡する危険がある。全経過を通じて呼吸困難の自覚症状はない。

空気呼吸における CO-Hb の半減期はおよそ500分であるが，100％酸素投与では30〜40分，高気圧酸素療法では15〜20分まで短縮される。呼気中への一酸化炭素排泄量は分時換気量にも依存する。傷病者の意識が清明な場合はリザーバ付き酸素マスクで大量酸素投与を行うが，意識障害がある場合や呼吸抑制を生じている場合はバッグ・バルブ・マスクによる補助換気，または人工呼吸を行い，十分な換気量を保つ。CO 中毒では，急性期の中枢神経症状が消失または改善した2〜40日後に，神経精神症状が急速に発現・悪化することがある(遅発性脳症)。その予防のためには急性期の高気圧酸素療法が期待されている。

2 硫化水素

硫化水素(H_2S)は火山ガスや温泉に含まれており，いわゆる温泉臭気のもとになっている。夏季は都市部でも生ゴミや下水から発生する。自殺企図に際して入浴剤と酸性洗剤，または石灰硫黄合剤(いおう)と酸性洗剤を混合して意図的に産生されることがある。硫化水素は無色で空気より重く，腐った卵のような特有の刺激臭がある。皮膚粘膜刺激作用もあるため，直接曝露によって角結膜炎や咽頭炎，気管支炎を生じるが，亜硫酸ガス(二酸化硫黄)と比較して症状は軽い。生体に吸収された硫化水素は，ミトコンドリアのシトクロムオキシダーゼに含まれるヘム

鉄(Fe^{3+})と強く結合してATP産生を阻害する。酸素が利用されないので静脈血酸素分圧は高く，傷病者の皮膚は鮮紅色を呈する。SpO_2値は信頼できるが，組織の状態は反映しない。長時間曝露ではヘモグロビンが硫化ヘモグロビンに変化するため，死亡した傷病者の死斑は赤紫色や緑色を呈する。50ppm以上になると悪心・嘔吐，発汗，頭痛，めまい，全身倦怠感，脱力，せん妄，傾眠，昏睡などの中毒症状を生じ，500ppm以上では意識障害と呼吸抑制，低血圧，致死性不整脈のため30〜60分で死亡する危険がある。1,000ppm以上では数呼吸で昏睡，呼吸停止を生じる「ノックダウン」として知られており，数分で死亡する。

現場活動では，不用意な初期活動は救助者の二次被害を招く。硫化水素中毒を強く疑う状況では，先着隊の救急隊員はまず自身(救助者)の安全確保を行って現場活動は状況評価にとどめ，現場保存および応援要請，市民の避難誘導を優先する。避難は風上，または高所に向かって移動する。硫化水素は強い刺激臭がするが，短時間で臭気を感じなくなるので，臭気を根拠に判断するのは危険である。10ppm以下の場合はとくに防護対策を必要としないが，0.4ppm以上で不快な臭気を自覚するため，救助者にもしばしば悪心・嘔吐や気分不良を生じる。傷病者の衣類は硫化水素で汚染されているので脱衣などの乾式除染を行い，皮膚の露出部分は水洗などの湿式除染を行う。眼，粘膜は流水で15分以上洗浄する。搬送中は高流量酸素投与のうえ，呼吸・循環管理を行うが，呼気や吐物から硫化水素が大量に放出されるため，二次汚染の危険がある。吐物は密封処理し，搬送中は窓を開けるなど，車内換気に最大限配慮する。

医療機関では，シアン中毒と同様，亜硝酸ナトリウムとチオ硫酸ナトリウムによる治療が行われる。

3 亜硫酸ガス

亜硫酸(SO_2)ガスは二酸化硫黄とも呼ばれる。火山ガスや温泉に含まれており，温泉臭気のもとになっている。石油コンビナートや溶鉱炉などの工業地帯でも発生する。四日市ぜんそくの原因物質であり，大気汚染防止法における監視対象物質の一つである。無色で空気より重く，硫化水素と同じように腐った卵のような特有の刺激臭がある。水と反応して亜硫酸となるため，粘膜や気道に対する刺激および化学損傷が強い。10ppm以上で鼻やのどに刺激を感じて咳が出る。20ppm以上では眼にも刺激を感じて咳がひどくなる。30〜40ppm以上では呼吸が困難となり，気管支喘息様発作，咽頭・喉頭浮腫，声帯けいれん，肺水腫，角結膜炎・潰瘍を生じる。400〜500ppm以上では数呼吸で窒息する。

現場活動は硫化水素中毒に準じるが，気道浮腫による窒息の危険が高いことに十分注意する。

4 塩素ガス

塩素系洗剤と酸性洗剤を混合すると塩素ガスを発生する。塩素ガスは空気より重く，高濃度では黄緑色で，漂白剤やカルキと同じ刺激臭がある。水と反応して塩酸となるため，粘膜や気道に対する刺激と化学損傷が強い。3〜5ppm以上で粘膜刺激のため鼻炎，流涙，流涎，咳を生じる。30ppm以上では呼吸困難となり，激しい咳，胸痛が起こる。40〜60ppm以上では肺炎，肺水腫などの重篤な呼吸機能障害を生じる。眼の直接曝露では角膜剥離を生じる。傷病者の毛髪や衣類は脱色される。重症では血圧低下，致死性不整脈などの循環障害を生じる。

現場活動は硫化水素中毒に準じるが，気道浮腫による窒息の危険が高いことに十分注意する。

E アルコール

アルコールはヒドロキシル基(-OH)を有する炭水化物の総称である。中毒事例として臨床的に遭遇する一般的なアルコールは，エタノール，メタノール，イソプロパノール，エチレングリコールである。

1 エタノール

エタノールは食用酒の主成分であり，アルコール中毒とはエタノール中毒をさすことが多い。内服では，胃および小腸上部から吸収され，肝臓のアルコール脱水素酵素によってアセトアルデヒドに代謝される。アセトアルデヒドはアルデヒド脱水素酵素によって酢酸に代謝される。一般にアルコール臭と表現されている酩酊者の臭気はアセトアルデヒドによるケトン臭である。

エタノール血中濃度に応じた身体症状を表3に示す。

急性中毒重症例では，視床下部の体温中枢障害によって生じる低体温が目安となる。抗利尿ホルモン分泌抑制作用による多尿と脱水，血管拡張作用による低血圧，肝臓の糖新生抑制作用による低血糖と乳酸アシドーシスを生じることもある。搬送時は気道・呼吸管理を行い，嘔吐による窒息や誤嚥を防止する。搬送中は保温に努め，低体温症の発症や悪化を防止する。医療機関では，輸液による脱水の補正などが検討されるが，輸液により尿量が増加してもエタノール排泄量は増加しない。

2 メタノール

メタノール(メチルアルコール)は，燃料アルコールや有機溶剤，塗料，染料，洗剤，化粧品に使用されている。

表3 血中エタノール濃度と身体症状

血中エタノール濃度 （mg/dL）	症　状*	日本酒 （ビール大瓶）
30～50	爽快期 多くは無症状 酒気帯び運転として処罰の対象	0.5～1合 （0.5～1本）
50～100	興奮期 ほろ酔い状態 全身の熱感，味覚・嗅覚鈍麻，顔面紅潮，多幸感	1～2合 （1～2本）
100～250	軽度～中等度酩酊 千鳥足状態 判断力低下，歩行障害などの小脳失調，言語不明瞭	2～5合 （2～5本）
250～350	強度酩酊 意識混濁，歩行不能 嘔吐による誤嚥や窒息のリスクが高まる	5～7合 （5～7本）
350～	泥酔期 低体温症，昏睡，呼吸抑制 死亡の危険が高まる	7合～ （7本～）

* 実際には個人差が大きい

経口，吸入，経皮のいずれの場合も生体内へ速やかに吸収される。生体内へ吸収されたメタノールは，肝臓のアルコール脱水素酵素（ADH）によってホルムアルデヒドに代謝され，ホルムアルデヒドはアルデヒド脱水素酵素によってギ酸に代謝される。

メタノール自体の毒性は非常に弱いが代謝物の生体毒性は強く，とくに最終代謝物であるギ酸の毒性（主に視神経毒性）が問題となる。経口摂取による急性中毒では，まず酩酊を生じるが，その後6～24時間は無症状となる。それからギ酸の蓄積に伴い代謝性アシドーシスと過呼吸，悪心・嘔吐や腹痛などの消化器症状，複視・視野狭窄を含む視覚障害，頭痛，けいれん，昏睡などの中枢神経障害を生じる。視神経障害は不可逆的な障害を残す場合がある。代謝性アシドーシスの程度とメタノール中毒の予後はよく相関する。

医療機関では，エタノールの並列消費もしくはホメピゾールによるADH抑制によりメタノールの代謝を抑え，ギ酸生成に至る前にメタノール除去する治療が検討される。また，メタノールは透析にて除去可能であるため，透析の適応も検討される。

3 イソプロパノール

イソプロパノール（イソプロピルアルコール）は，医療用消毒剤，オーディオヘッドクリーナー，芳香剤，しみ抜き剤などに含まれている。経口，吸入，経皮のいずれの場合も生体内へ速やかに吸収される。

生体内へ吸収されたイソプロパノールは，肝臓のアルコール脱水素酵素によってアセトンに代謝される。経口摂取による急性中毒における毒性の主体はエタノールのおよそ2倍といわれているイソプロパノール自身の中枢抑制作用である。また，血管拡張作用・心筋抑制作用も認められる。酩酊が強く，昏睡，呼吸抑制，低血圧，徐脈，低体温を生じる。重症ではけいれんが起こる場合もある。

4 エチレングリコール

エチレングリコールは，車のラジエーターに用いる不凍液の主成分である。保冷剤にも含まれる。強い甘味臭があり実際にも甘いため，誤食事故も散見される。

生体内へ吸収されたエチレングリコールはADHにより代謝されグリコアルデヒドへ，その後アルデヒド脱水素酵素（ALDH）によってグリオキシル酸とシュウ酸に代謝される。経口摂取による急性中毒では，まず酩酊状態となり回復するが，12～24時間後からシュウ酸の蓄積に伴う代謝性アシドーシスと過呼吸，頻脈，心不全やショックを生じる。生成したシュウ酸と血中内カルシウムが結合してシュウ酸カルシウムを生成するため，1～3日後に重篤な低カルシウム血症，急性尿細管壊死および急性腎不全を生じる。重症例においては，血液透析・ホメピゾール療法の導入が検討される。

F 生物毒中毒

1 毒キノコ

毒キノコ中毒は9～10月の発生が多く，甲信越地方以北に多い。キノコの種類はきわめて多いが，代表的な毒キノコ中毒の症状および発症経過を知っておくことが重要である。

1）摂取後3時間以内に症状が出現するタイプ
⑴消化器症状

毒キノコ中毒ではもっとも典型的な症状・経過をたどる。ツキヨタケ，クサウラベニタケ，カキシメジ，ニガクリタケなどが多く，経口摂取から3時間以内に腹痛，下痢，嘔吐などの食中毒症状を発症するが，3～4時間で軽快する。治療は対症療法が中心となる。

⑵幻　覚

マジックマッシュルームは，幻覚物質のサイロシビンによって経口摂取から15分～3時間で色彩幻覚，気分高揚，錯乱などのLSD様精神症状を発症するが，数時間～12時間で軽快する。サイロシビンは「麻薬，麻薬原料植物，向精神薬及び麻薬向精神薬原料を指定する政令」

第2条で麻薬原料植物に指定されており，輸出入および所持が禁止されている。

(3)中枢神経系症状

ベニテングタケに含まれる中毒起因物質のイボテン酸は抗コリン作用をもつ。経口摂取すると，数時間うとうとした後に急性アルコール中毒に似た症状を発症する。めまい，嘔吐，運動失調，昏迷，幻覚，錯乱などを生じて24時間以内に軽快する。

(4)アルコール摂取による症状

ヒトヨタケ，ホテイシメジなどの食用キノコに含まれる中毒起因物質のコプリンは，アルデヒド脱水素酵素を阻害する。そのため，これらキノコを飲酒前後に摂取すると，アセトアルデヒドが蓄積してひどい二日酔い症状（紅潮，動悸・頻脈，腹痛，下痢，悪心・嘔吐，脱力，めまい，不安）を生じる。

2）摂取後6時間以上経過して症状が出現するタイプ

(1)消化器症状と肝機能障害

ドクツルタケやシロタマゴテングタケ，タマゴテングタケに含まれる中毒起因物質のアマトキシンは，RNA合成阻害によって蛋白合成を抑制し，強い肝毒性をもつ。経口摂取による急性中毒では，6〜24時間で急速に激しい嘔吐，水様下痢，腹痛を生じるが，およそ1日で軽快する。その後，腸肝循環によって1〜3日で黄疸などの肝機能障害を生じる。重症では肝不全および多臓器不全によって2〜7日で死亡する。毒キノコ中毒死の半数以上はアマトキシンによるものであり，死亡率の高い危険な毒キノコ中毒である。

(2)四肢末梢の発赤・腫脹・疼痛

ドクササコやヤブシメジに含まれる中毒起因物質のアクロメリン酸は，末梢神経変性作用をもつ。経口摂取後，6時間〜数日で指趾の灼熱感，発赤，腫脹，疼痛を生じる。疼痛は温めると増悪し，冷やすと緩和する。6〜10日が症状のピークで，その後30〜50日かけて軽快する。

2 フグ（テトロドトキシン）

フグの卵巣や肝臓などに含まれる中毒起因物質のテトロドトキシンは，末梢感覚神経および末梢運動神経を遮断する。経口摂取による急性中毒では20〜30分，遅くとも2〜3時間で口唇，舌，指先などのしびれ（知覚障害）を発症する。その後，全身に弛緩性の末梢運動神経麻痺が生じて四肢麻痺および呼吸筋麻痺が起こる。傷病者の意識は清明のまま保たれる。発症後8時間以上経過すれば中毒死の危険は少ない。搬送時は酸素投与を行い，気道・呼吸管理を行う。

表4　ヒスタミン中毒の原因となり得る魚
サッパ，マルソウダ，マカジキ類，マイワシ，ヒラソウダ，メカジキ類，カタクチイワシ，カツオ，シイラ，サンマ，マサバ，ムロアジ，サワラ類，ブリ，マグロ類，マアジ，ムツなど

3 トリカブト（アコニチン）

トリカブトは多年草で湿気の多い場所に自生する。葉の形状が食用のヨモギやニリンソウに似るため，誤って採取され食用とされることがあるが，自殺企図にも使用される。中毒起因物質のアコニチンは根に多く含まれ，植物に含まれる自然毒ではもっとも毒性が高い。ナトリウムチャネルを活性化して多彩な中毒症状を生じる。

経口摂取による急性中毒では，直後に口腔内の刺激を感じ，10〜20分で口唇や舌の灼熱感やしびれ，腹痛，下痢，嘔吐などの消化器症状，全身倦怠感，動悸を生じる。その後，不整脈，血圧低下，四肢のしびれ・脱力，四肢麻痺，呼吸筋麻痺，けいれん，意識障害が起こる。主な死因は呼吸筋麻痺および致死性不整脈である。発症後24時間経過すれば中毒死の危険は少ない。搬送中は酸素投与および気道・呼吸管理を行い，心電図をモニターして致死性不整脈に備える。

4 サバ亜目（ヒスタミン）

以前よりサバ中毒として知られているものの，中毒起因物質はヒスタミンである。ヒスタミン中毒の原因となる魚は表4に示すものがある。これら魚類の筋肉のなかには高濃度のヒスチジンが含まれている。ヒスチジンが腸内細菌，腐敗細菌，酵素，酸によって腐敗発酵した結果ヒスタミンが生成され，それを経口摂取することで中毒症状をきたす。ヒスタミンは加熱で分解されないため，一度ヒスタミンが生成されてしまうと，その後の品質管理・調理の方法にかかわらずヒスタミン中毒の原因になってしまう。

ヒスタミン中毒の症状としては，悪心・嘔吐，下痢，腹痛，頭痛，皮膚の紅潮・発赤・紅斑などを呈する。

一般的には予後良好な経過をたどるが，医療機関では，抗ヒスタミン剤の投与による治療が検討される。

G　家庭用品中毒

1 タバコ

タバコの成分であるニコチンによる中毒症状が問題になる。以前はニコチンの経口摂取致死量は成人で30〜60mg（0.5〜1.0mg/kg）といわれていたが，現在は成人

の最低経口摂取致死量は少なくとも500〜1,000mgと推定されている。タバコを口に入れても口腔内刺激のためすぐに吐き出され，飲み込んだ場合でも胃刺激のため大部分が嘔吐される。また，消化管から緩徐に吸収されるものの，吸収後速やかに肝臓で代謝されるため，タバコ誤食による重篤な中毒は実際にはまれである。一方，高濃度ニコチン溶液の過剰摂取では，代謝が追いつかずニコチンが体循環へ回り中毒症状をきたす。近年では電子タバコ用リキッドの経口摂取による中毒事例が散見されている。急性ニコチン中毒において，比較的ニコチン血中濃度が低いうちはニコチン受容体興奮作用から頻脈，血圧上昇，筋線維攣縮，錯乱，不穏，興奮が生じるが，高濃度となると逆にニコチン受容体遮断作用をきたすため，徐脈，血圧低下，運動失調，呼吸筋麻痺，呼吸抑制，ショックをきたすことが知られている。

現場では，何を（タバコの葉，灰，滲出液），いつ，どのくらい経口摂取したか，嘔吐の有無，吐物および口腔内残渣の確認などを行う。口腔内に残ったタバコの葉は除去する。

一般的には入院を要さないことも多いが，医療機関においては内服量を推定しその後の処遇を決定する。重症化が予測される場合は，一般的な全身管理のもと経過観察を行う。解毒薬や特異的治療はない。

2 防虫剤

家庭用防虫剤として樟脳（カンフル），ナフタリン，パラジクロロベンゼン，防虫シートなどがある。小児や高齢者の誤食が多い。

1）樟脳（カンフル）

樟脳は半透明の結晶で，特有の刺激臭があり，焼けるような苦味がある。主に和服の防虫剤として使用されるほか，医療用外用薬（貼付薬）にも配合成分として含まれる。経口摂取だけでなく吸入や経皮吸収でも中毒を発症する。経口摂取による急性中毒では，直後に口腔・咽頭の灼熱感，悪心・嘔吐を生じ，5〜90分で中枢神経刺激作用による突然のけいれんが起こる。そのほか，頭痛，めまい，錯乱，興奮，せん妄，幻覚，意識障害なども生じる。延髄の呼吸・循環中枢を刺激するため，頻呼吸，頻脈，高血圧を伴う場合が多い。

2）ナフタリン

独特の臭気がある。衣類の防虫剤やトイレ消臭剤として使用されてきたが，現在は毒性の低いパラジクロロベンゼンにほぼ置き換えられているため，急性中毒事例はまれである。

誤食などの経口摂取による急性中毒では，1〜2日で腹痛，下痢，嘔吐，食欲低下などの消化器症状を生じる。

3〜5日後に発熱，著しい発汗を認め，メトヘモグロビン血症によるチアノーゼ，肝・腎機能障害を発症する。また，頭痛，めまい，錯乱，けいれん，昏睡などの中枢神経障害を生じる。基礎疾患にグルコース-6-リン酸脱水素酵素（G6PD）欠損症がある患者においては摂取3〜5日で溶血および溶血性貧血が生じる。

ナフタリンの経口摂取直後に行える特異的治療はないが，経過のなかでメトヘモグロビン血症を呈した場合はメチレンブルーの投与が検討される。

3 洗剤（洗浄剤）

家庭用洗剤にはさまざまな種類および含有化学成分がある（表5）。洗濯・皿洗い用洗剤（衣料用洗剤，柔軟仕上げ剤，食器用洗剤，石けん）の主成分は界面活性剤であるが，口に入った程度の誤食で界面活性剤中毒を生じる危険は少ない。

住居用洗剤の主成分も多くの場合は界面活性剤であるが，一部にエチレングリコールを含む製品がある。一方，パイプクリーナーやトイレ用洗剤，換気扇用洗剤，カビ取り剤，塩素系洗剤・漂白剤では酸・アルカリ中毒の危険がある。また，しみ抜き剤には有機溶剤やイソプロピルアルコール（イソプロパノール），ミネラルスピリット（軽油）が比較的高濃度で含まれているため中毒の危険が高い。近年登場し，小児や高齢者の誤食が発生しているジェルボール型衣料用洗剤（パック型洗剤）や，スタンプ式ジェル型トイレ洗剤の主成分は界面活性剤であり，重篤な中毒は少量ではあまり起こらない。

4 ホウ酸

ホウ酸は無味無臭の白色粉末であり，小麦粉，砂糖，牛乳を混ぜて小さく固めたホウ酸団子としてゴキブリやアリの駆除に使用される。

中毒症状としては，経口摂取後しばらくして嘔吐，下痢を生じ，便は青緑色を呈する。皮膚には紅斑，落屑を生じる。重症例においては急性尿細管壊死による急性腎障害，代謝性アシドーシス，肝障害をきたす場合がある。頭痛，不穏，けいれん，昏睡などの中枢神経障害を生じる場合もある。

解毒薬・拮抗薬はないが，血液透析が有効であるため治療選択肢の一つとして検討し得る。

5 酸・アルカリ

酸・アルカリは家庭用品にも多い。主に漂白剤として使用される塩素系洗剤は強アルカリ性である。パイプクリーナーやトイレ用洗剤には強酸性のものがある。酸・アルカリ中毒では，曝露部分への直接作用としての化学

表5 家庭で使用される洗剤に含まれる主な化学物質とその作用

洗剤の種類	主な化学物質	発症の可能性がある中毒症状
洗濯・皿洗い用洗剤(衣類用洗剤,柔軟仕上げ剤,食器用洗剤,石けん)	界面活性剤	界面活性剤中毒
住居用洗剤(風呂,ガラス用)	界面活性剤 弱酸性〜弱アルカリ性 エチレングリコールを含む製品あり	界面活性剤中毒 酸・アルカリ損傷(軽症) エチレングリコール中毒
パイプクリーナー,トイレ用洗剤	塩酸(強酸性) 次亜塩素酸(強アルカリ性)	酸・アルカリ損傷
換気扇用洗剤	弱アルカリ性 水酸化ナトリウムを含む製品は強アルカリ性	アルカリ損傷
カビ取り剤	次亜塩素酸ナトリウム(強アルカリ性)	アルカリ損傷
塩素系洗剤・漂白剤	次亜塩素酸ナトリウム(強アルカリ性)	アルカリ損傷
酸素系洗剤・漂白剤	弱酸性〜弱アルカリ性 過炭酸ナトリウム(弱アルカリ性) 過ホウ酸ナトリウム(弱酸性)	酸・アルカリ損傷(軽症) ホウ酸中毒
しみ抜き剤	界面活性剤 有機溶剤 イソプロピルアルコール(イソプロパノール) ミネラルスピリット(軽油)	界面活性剤中毒 有機溶剤中毒 イソプロピルアルコール(イソプロパノール)中毒 化学損傷(軽油)
クレンザー	研磨剤,塩化イソシアヌール酸(漂白剤) 界面活性剤 有機溶剤	誤食程度では重篤な中毒なし
洗濯糊	加工でんぷん,化学糊,ポリ酢酸ビニル 防腐剤を含む製品あり	防腐剤以外は無害

損傷が大きな問題となる。とくに経口摂取の場合,上気道の化学損傷による窒息および誤嚥による化学性肺臓炎は致死的となる。現場では気道確保および呼吸管理,嘔吐および誤嚥の防止がとくに重要である。

酸の経口摂取では,胃穿孔を生じる可能性がある。アルカリの経口摂取による消化管穿孔は食道に多い。とくにアルカリは,水酸基(OH^-)が組織内で十分に中和されるまで浸透しつづけるため,組織深達度は進行することが多い。急性期の症状としては,組織障害からくる曝露部分の疼痛症状が主となる。医療機関においては対症療法が主となる。体表であれば十分な洗浄,経口摂取の場合は特異的な治療はないものの,上部消化管の傷害程度の重症度評価のため早期の上部消化管内視鏡検査が推奨されている。

6 殺鼠剤

1) クマリン系殺鼠剤

クマリン系殺鼠剤はビタミンK拮抗薬であるワルファリン製剤で,ネズミには致死的に作用する。ビタミンKに依存する凝固因子(Ⅱ,Ⅶ,Ⅸ,Ⅹ)の産生が抑制される。経口摂取による急性中毒では,24時間以降のプロトロンビン時間が延長して出血傾向をきたすが,中毒症状としての出血の発現には比較的大量の摂取が必要である。

医療機関においてはビタミンKの投与を行うが,凝固因子欠乏下で出血症状を呈したものに対しては,乾燥濃縮人トロンビン複合体の投与もしくは新鮮凍結血漿の投与が検討される。

2) モノフルオロ酢酸ナトリウム

毒性がきわめて強く,1 mgの経口摂取でも重篤な急性中毒を発症する。野ネズミ駆除用の殺鼠剤で,「毒物及び劇物取締法」で特定毒物に指定されている。その毒性の強さから誤食による中毒事故が問題となっていたが,現在はより安全なクマリン系殺鼠剤へ置き換わっている。着色(オレンジ色),着味(辛み)を添加された粉末で,トウガラシに似る。TCAサイクル(クエン酸回路)を阻害してATP産生を抑制する。経口摂取による急性中毒では,30分〜20時間後に消化器症状(悪心・嘔吐,下痢),中枢神経症状(けいれん,昏睡),およびチアノーゼ,血圧低下,QT延長,心室細動を生じる。

H 乱用薬物

薬物の不適切な摂取によって,仕事や学校・家庭生活に困難を生じる,身体機能を損なう,法令に抵触する,社会・対人関係が悪化する,などを繰り返すことを薬物乱用,または薬物の有害な使用という。薬物乱用では主

に社会生活が損なわれ，時に急性中毒を生じる。

　一方，薬物乱用の結果，①常に薬物を欲求・渇望する精神依存，②通常の摂取量では期待する効果が得られなくなる耐性，③薬物摂取の中止・減量によって離脱症候（禁断症状，退薬症候）を生じる身体依存のいずれかが起こることを薬物依存という。薬物依存では社会生活に加えて健康も損なわれ，組織・臓器疾患や中枢神経障害などの多彩な慢性中毒症状を生じる。

1 覚醒剤

　アンフェタミン，およびメタンフェタミンを覚醒剤という。「覚醒剤取締法」で規制されている。中枢のドパミン，ノルアドレナリンを増加させて中枢神経刺激作用と交感神経刺激作用を発揮する。精神依存が強く，身体依存はないが耐性が起こるため，しだいに使用量が増加して急性中毒量または致死量に達して死亡する場合がある。少量では，気分高揚，多幸感，性欲亢進，活動亢進，疲労感低下，過覚醒，食欲低下などを生じるため，過量摂取となりやすい。

　急性中毒では，中枢神経刺激作用（多弁・多動，興奮，焦燥，不安，不穏，錯乱），交感神経刺激作用（著しい散瞳，四肢冷感，顔面蒼白，発汗過多，頻脈，著明な血圧上昇，口渇，振戦）を生じる。覚醒剤の作用時間は4〜6時間と長いため，交感神経刺激が持続して過高熱を生じる場合もある。重症では高体温，けいれん，意識障害，ショック，致死性不整脈を生じる。

　医療機関では補液のうえで対症療法を行いつつ経過観察を行うこととなる。遅発性に横紋筋融解症をきたすことがある。

2 その他の違法薬物

1）大麻（マリファナ）

　大麻（マリファナ）は大麻草（アサ）の葉や花穂を乾燥させたもので，吸煙して摂取されることが多い。大麻草の栽培の規制に関する法律で規制されている。精神依存はあるが，身体依存はほとんどない。中毒起因物質のカンナビノイドは，中枢のカンナビノイド受容体（CB1受容体）を活性化して中枢神経作用を発揮する。頻脈，眼球充血，血圧上昇，鎮痛，多幸感，食欲亢進のほか，幻覚，時間・空間感覚の混乱，記憶障害，知能低下など多彩な中毒症状を生じる。

　通常は時間経過とともに症状が軽快するため，医療機関で行う特異的な治療はない。

2）コカイン

　コカインはコカの葉から抽出されるアルカロイドで，「麻薬及び向精神薬取締法」で規制されている。精神依存が強いが，身体依存はない。中枢のドパミン，ノルアドレナリン，セロトニンを増加させて，強い中枢神経刺激作用と強い交感神経刺激作用を発揮する。生体内では血中エステラーゼによって速やかに分解されるため，作用時間は5〜15分と短い。主な作用は覚醒剤と類似しているが，著しい交感神経刺激のため急性冠症候群や致死性不整脈，脳出血を生じる危険が高い。また，コカインは局所麻酔作用ももつ。

　著しい交感神経賦活症状が出現している場合，医療機関では脱水補正しつつ経過観察を行うが，高体温・不穏・興奮に対してはベンゾジアゼピン系薬剤による鎮静が有効である。

3）モルヒネ

　モルヒネはケシの実から抽出されるオピオイドで，ヘロインはモルヒネを精製して得られる。モルヒネ，ヘロインとも「麻薬及び向精神薬取締法」で規制されており，精神依存，身体依存，耐性はいずれも強い。ケシの実の抽出液を固めたものは阿片と呼ばれ，「あへん法」で規制されている。

　モルヒネは中枢のオピオイド受容体を活性化して鎮痛・鎮静作用を発揮する。急性中毒では，著しい縮瞳，意識障害，呼吸抑制，血圧低下を生じる。作用時間はおよそ4〜6時間である。モルヒネの作用は拮抗薬のナロキソンで特異的に拮抗できる。

4）LSD

　LSD（リゼルギン酸ジエチルアミド）は，中枢のセロトニン受容体を抑制して強い幻覚作用を発揮する。「麻薬及び向精神薬取締法」で規制されている。作用時間は8〜12時間と長い。交感神経刺激作用も強く，散瞳，頻脈，高血圧，発汗過多，振戦，高体温などを生じる。精神依存はあるが，身体依存はない。

5）MDMA，MDA

　MDMA（メチレンジオキシメタンフェタミン），MDA（メチレンジオキシアンフェタミン）は，覚醒剤の化学構造を一部置換した誘導体で，「麻薬及び向精神薬取締法」で規制されている。「エクスタシー」や「ラブドラッグ」などとも呼ばれる。主な作用は覚醒剤と同様であるが，MDMAおよびMDAは幻覚作用をもつ。医療機関としての対応は覚醒剤に準じる。

I 化学テロ関連

　多数傷病者が同時に同症状で出現した場合，化学テロによる事象を疑う必要がある。化学テロに用いられる化学物質として，代表的なものを以下にあげる。

　下記が疑われる場合は，まず適切な防護装備のもとで

自身の安全確保を優先し対応する。医療機関搬入前に十分な除染を行うことが必要である。

1 神経ガス

神経ガス（サリン，ソマン，タブン，VX，ノビチョク）はいずれも殺傷力が強い有機リン化合物である。神経終末において神経伝達物質であるアセチルコリンを分解する酵素であるコリンエステラーゼに結合し，その作用を阻害することで効果を発揮する。結果的にシナプス内に分解されないアセチルコリンが大量に貯留し，神経伝達作用が強く長く継続し症状をきたす。縮瞳，流涎，発汗などにはじまり，筋けいれんや呼吸停止に至る。

気道分泌物亢進に対しては，気道確保・人工呼吸にあわせ，頻回の吸引で対応する。過剰になったアセチルコリンを分解して神経剤の効果を抑制する目的でアトロピンが使用される。また，コリンエステラーゼに結合した神経剤を再度分離してコリンエステラーゼによるアセチルコリン分解能を改善させるためにプラリドキシムヨウ化メチル（PAM）の使用が検討され得るが，曝露した化学剤により有効とされるタイムウィンドウが異なる。けいれんに対しては，ジアゼパムが使用される。

2 びらん剤

びらん剤（マスタード，ルイサイト，ホスゲンオキシム）が皮膚・粘膜に接触することによって細胞レベルで局所障害を引き起こす。灼熱感，発赤，びらん・水疱といった皮膚症状のほか，眼は痛みと流涙，後には潰瘍を形成する。吸入によっては咳，喘鳴，肺水腫をきたす。

剤への接触後，一刻も早く水除染を施行する。マスタードであれば，曝露直後に症状が出現しにくいため，初期に症状がなくても曝露部位を中心に水除染を実施する必要がある。医療機関においては，ルイサイトの全身症状に対してヒ素のキレート作用を期待してBAL®の投与が検討される。

3 窒息剤

窒息剤（ホスゲン，ジホスゲン，クロロピクリン，塩素）は工場などの製造業でも使用されている化学物質であるため，テロに限らずその曝露は発生し得る。吸入曝露に伴い，人体の肺胞組織を破壊して肺水腫をきたす。一般に空気より重い気体であり，低所に貯留する。ホスゲンのように初期症状は流涙，鼻汁，のどの痛みのみであるものの，数時間後に肺胞損傷から肺水腫に至るものもあるため，初期症状だけで判断することなく経過観察が必要である。

特異的治療法は存在しない。眼や皮膚は流水での除染を行う。酸素投与，気道確保，人工呼吸器などの対症療法が主体となる。

4 血液剤

血液剤（シアン化水素・シアン化塩素・シアン化臭素・硫化水素）は，血液の酸素運搬能を阻害して人を死に至らしめる化学剤カテゴリーである。ミトコンドリア内でATP産生の過程に作用する複合蛋白にシトクロムオキシダーゼがあるが，シトクロムオキシダーゼにはFe^{3+}が含まれている。血液剤はFe^{3+}に結合することによりシトクロムオキシダーゼの作用を阻害する。その結果，細胞内での酸素有効利用ができなくなる。

症状・対応については p.798「4青酸（シアン）」，p.799「2硫化水素」の項目を参照のこと。

5 催涙剤

催涙剤〔CN，CS，CR，CA，OC（カプサイシン）〕は，暴動に対する鎮圧あるいは護身用スプレーとし使用されるものである。カプサイシンは唐辛子成分としても知られている。主に眼粘膜・鼻粘膜の感覚神経終末を化学的に刺激することで痛みや分泌亢進をきたし，人を一時的に行動不能にする化学剤である。通常，曝露後30分程度症状が続き，その後改善へ向かう。

特異的な治療はない。除染を行うことと，時間経過によって改善する。

03 異　物

▶到達目標
1. 異物の定義を述べることができる。
2. 気道異物の病態と観察，処置について説明できる。
3. 消化管異物の病態と観察，処置について説明できる。
4. その他の主な異物をあげ，それぞれ簡単に説明できる。

異物とは，生理的にはその位置に存在しないものが，外部から体内に侵入してとどまる状態をいう。

異物には，体腔内異物と組織内異物の2種類がある。体腔内異物とは，人体の開口部分から管腔（鼻腔・口腔とそれに続く気道・消化管，および外耳道，尿道，腟など）内に侵入した異物がそのままとどまっている状態をいう（図1，2）。組織内異物とは，皮膚や粘膜を貫通して侵入した異物が組織や臓器内にとどまっている状態をいう。

A　気道異物

気道異物とは，通常，咽頭・喉頭から気管支までの異物をいい，鼻腔内異物や口腔内異物とは区別する場合が多い。気道異物は嚥下反射や咳嗽反射などが低下している高齢者や，反射が未熟な小児で生じやすい。高齢者では咽頭・喉頭異物（上気道異物）が多く，乳幼児では気管・気管支異物（下気道異物）が多い。気道異物の症状は，異物の性状や部位によって異なるが，気管分岐部より上（咽頭・喉頭および気管）の完全閉塞（窒息）では換気不能となるため，緊急の対応が必要となる。

1 異物の種類と特徴

餅，ご飯，パンなど，穀物による気道異物が多い。高齢者では餅が多い。小児ではピーナッツなどの豆類，飴や小玩具（ゴム風船やスーパーボール）など，口に入るものすべてが気道異物の原因となる。遊戯中や啼泣時の急激な吸気によって吸い込まれることが多い。

2 病態と観察

気道の不完全閉塞では，意識があり，会話（発声），咳，呼吸が可能である。気道異物の部位を図3に，気道異物の症状を表1に示す。咽頭や喉頭など上気道の異物では，とくに吸気時に強い狭窄音を認める。また，努力呼吸，シーソー呼吸，陥没呼吸などの胸郭運動異常を生じる。

気管支（下気道）異物では，聴診で笛声音，いびき音など，とくに呼気時に強い雑音を聴取する。また胸郭運動の左右差などの胸郭運動異常を生じる。

気道の完全閉塞では，会話（発声），咳，呼吸が不可能となる。咽頭・喉頭（上気道）の異物が原因となる場合が多いが，気管異物でも生じる。呼吸音は聴取できず，激しい努力呼吸，シーソー呼吸，陥没呼吸などの胸郭運動異常を生じ，苦悶様表情を呈して不穏状態となることが多い。両手の指でのどのあたりをつかむ「窒息のサイン（チョークサイン）」を示す場合もある（図4）。肺への空気の流入が途絶するため，傷病者はチアノーゼを生じて急激に意識状態が悪化する。迅速に異物を除去しなければ心停止となる。

状況評価では，傷病者が会話可能な場合は呼吸困難の程度や気道異物の発生状況などを本人から聴取する。傷病者が会話不能な場合は「声が出せますか？」「のどが詰まりましたか？」など，うなずきなどの身振りで返答できる質問を行う。傷病者の意識がない場合や不穏が強い場合，乳幼児の場合は，家族や関係者，目撃者などから発生状況を確認する。高齢者では発生直前に食事や服薬をしていたかどうか，小児・幼児では発生直前に飴やゴム風船，スーパーボールなどを口にくわえていたかどうかの情報が重要である。気道異物の緊急度を表2に示す。

食事中に気道異物を生じ，突然，胸をかきむしって苦しがる傷病者を急性冠症候群と誤認する場合がある。このため，気道異物はcafé coronary（食堂心臓発作）とも呼ばれる。高齢者や小児では，無気肺や肺炎を起こして初めて気管支異物に気づく場合もある。小児のピーナッツによる気管・気管支異物では，重篤な喘息発作を生じる場合がある。

3 処　置

1）意識があり，完全閉塞の場合

成人および小児では，声をかけながら，まずは背部叩打を行い，それでも気道閉塞が解除できない場合には腹

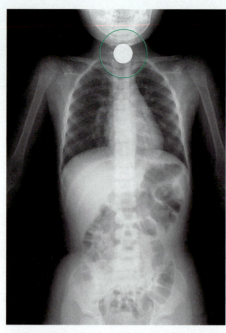

図1　食道異物（コイン）
3歳，女児。10円玉を飲み込んだ

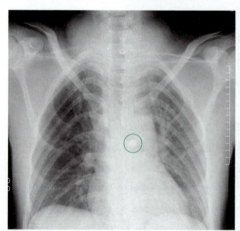 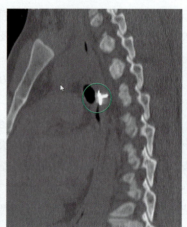 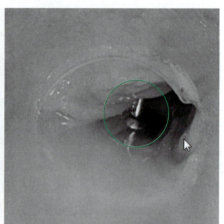

図2　食道異物（画鋲）

28歳，男性。知的障害にて口内に物を入れる癖がある。画鋲を飲んだ可能性があり，救急搬送された

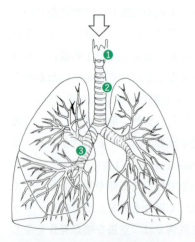

❶咽頭・喉頭，胸腔外気管異物
❷胸腔内気管異物
❸気管支異物

図3　気道異物の部位

表1　気道異物の部位別症状

異物の部位	症　状	聴診所見	胸郭運動
❶咽頭・喉頭 （上気道）	吸気困難 努力呼吸	吸気雑音 吸気時喘鳴（ストライダー） 喘ぎ	シーソー呼吸 陥没呼吸
❷気管 （下気道）		呼気雑音 呼気時喘鳴	
❸気管支 （下気道）	呼気困難	呼吸音の左右差 呼気雑音 笛声音（ウィーズ） いびき音（ロンカイ）	胸郭運動の左右差

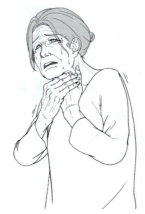

図4　窒息のサイン（チョークサイン）

表2　気道異物の緊急度

症　状		異物の部位	緊急度
咳	努力呼吸		
軽～強	なし	気道の不完全閉塞 気管支（下気道）および気管の小さな異物	低
激しい	あり	気道の不完全閉塞 咽頭・喉頭（上気道）および気管の比較的大きな異物	中
なし	激しい （陥没呼吸）	気道の完全閉塞 咽頭・喉頭（上気道）および気管の大きな異物	高

部突き上げまたは胸部突き上げを行う（p.350「C　気道異物除去」参照）。乳児の場合には腹部突き上げは行わず，背部叩打5回と胸部突き上げ5回の組み合わせを繰り返し行う。

2）　意識があり，不完全閉塞の場合

咳嗽を促して喀出を期待する。そして高流量酸素投与を行う。SpO₂値が維持できる場合は，安静を維持してそのまま搬送する。SpO₂値が著しく低い場合あるいは低下傾向にある場合は，まずは背部叩打，次いで腹部突き上げまたは胸部突き上げを行って異物の除去を図る。

3）　処置中に意識がなくなった場合

背部叩打，腹部突き上げ，胸部突き上げを行っているうちに傷病者が意識を失った場合は，仰臥位にしたうえで直ちに胸骨圧迫を開始する。この胸骨圧迫は迅速な異物除去を期待して行うものであり，胸部突き上げと目的は同じである。心停止による適応ではないため脈の触知を行う必要はない。速やかに喉頭展開して気道異物を確認する。異物を視認できる場合はマギール鉗子を用いて，または吸引を行って異物を除去する。人工呼吸において換気可能な場合は，脈の触知を行う。脈を触れない場合は胸骨圧迫を継続する。

4）　心停止状態の場合

現場到着時にすでに傷病者が意識を失っていた場合は，迅速に初期評価を行う。呼吸，脈ともに認めない場合は，仰臥位にしたうえで直ちに心肺蘇生（CPR）を開始する。この際，口腔内に異物を視認できる場合は，吸引または指拭法，マギール鉗子などで異物を除去する。人工呼吸において気道抵抗が高く胸の上がりを確認できない場合は，再び気道確保を行う。それでも気道抵抗が高ければ，喉頭展開して気道異物の有無を確認する。異物を視認できる場合はマギール鉗子を用いて，または吸引を行って異物を除去する。気管挿管の実施も考慮する。

5）　搬送中の管理

腹部突き上げまたは胸部突き上げを行った場合は，内臓損傷または骨折の危険があるため，異物除去によって傷病者の意識が清明となり，呼吸・循環に異常を認めなくなった場合でも，医療機関における残存異物の確認・除去が必要である。搬送中は酸素投与を行い，意識評価および気道・呼吸，循環動態の管理を行う。

異物除去がなされなかった場合，医療機関では気管支ファイバースコープなどによる異物除去が行われる。小児では全身麻酔が必要なことが多い。

　　消化管異物

消化管異物とは，誤って固形の異物を飲み込み，消化管内にとどまった状態である。食道異物が問題となることが多い。小児に発生しやすいが，高齢者や精神疾患の

ある傷病者にも生じる。

1 異物の種類と特徴

消化管異物は，小児では，硬貨（図1），瓶のフタ，ボタン，ボタン型アルカリ電池およびコイン型リチウム電池，玩具などが多い。高齢者では，魚骨，薬包（PTPと呼ばれるアルミニウム含有薬包など），義歯が多い。知的障害や精神疾患のある傷病者では，針やカミソリ，電池なども異物となることがある。

食道の生理的狭窄部位〔咽頭食道接合部（図1），気管分岐部直下，食道裂孔部〕では異物が停滞しやすく，異物が長期間とどまると食道粘膜を損傷して穿孔や縦隔炎を生じる危険がある。胃まで落下した異物のうち，表面が丸く滑らかな鈍的異物は消化管蠕動運動によって肛門から排泄される場合が多い。針状の異物や辺縁が鋭利な異物は，消化管穿孔の原因となる場合がある（図2）。ボタン型アルカリ電池やコイン型リチウム電池は，1カ所に停滞している場合は局所電流による消化管穿孔の危険があるが，24〜48時間以内に排泄されれば問題にならない。そのほか，性的刺激を求めて肛門から挿入した異物が直腸異物となる場合がある。

2 病態と観察

消化管異物のほとんどは無症状であり，軽症にとどまる。魚骨など，鋭利な針状の異物が咽頭や食道上部に刺入した場合は，軽度の痛みや違和感を生じる。食道に比較的大きな異物がとどまっている場合は，胸骨部の違和感や圧迫感，嚥下困難，咳，吃逆（しゃっくり）などを生じる場合がある。上部食道異物では気管膜様部を介して気管を圧迫することがあり，まれに呼吸困難を生じる。食道穿孔を生じた場合は，発熱や胸腹部痛を生じる。状況評価では，いつ，何を経口摂取したかを確認する。全身観察では自覚症状や身体所見がない場合が多いが，気道異物となっていないことを必ず確認する。

3 処 置

消化管異物に対する特別な現場処置はない。消化管異物であることが明らかな場合でも催吐はしない。傷病者には楽な体位をとらせるが，腹痛や悪心・嘔吐などの症状を認める場合は，それぞれの症状に対する体位管理および処置を行う。食道異物を疑う場合は，呼吸状態にも気を配っておく。

医療機関で必要と判断された場合は，内視鏡による異物除去が行われる。

C 鼻・耳・眼・性器の異物

1 鼻の異物

鼻腔内異物は幼児に多く，ボタン，ビーズ，豆類，玩具などが多い。主な症状は，鼻閉，異物感，不快感，疼痛などである。除去しようと指や箸を挿入して鼻出血を起こすこともある。時間が経過すると炎症や粘膜損傷を生じる。豆，野菜など吸湿性の異物は膨化して除去しにくい。ボタン型アルカリ電池およびコイン型リチウム電池による長期間の鼻腔内異物では，局所電流によって鼻中隔穿孔など重篤な組織損傷を生じる場合がある。

鼻腔の異物は問診で特定できる場合もある。ペンライトなどを使用すれば肉眼で視認できるが，視認できても除去できないことが多く，除去を試みるとむしろ奥に押し込んでしまう場合もある。容易に除去できる場合でないかぎり，無理をせずに耳鼻科的対応が可能な医療機関へ搬送する。

2 耳の異物

外耳道異物には，耳かきの先端や，ハエ・蚊などの昆虫，小児では豆類や玩具などが多い。

主な症状は，ゴソゴソ音が聞こえる，違和感や疼痛，難聴などである。時間が経過すると，外耳炎や耳だれ（耳漏），鼓膜穿孔を生じる。外耳道の異物は問診で判明する場合もあるが，外耳道異物が肉眼で視認できるかどうかは異物の部位による。

3 眼の異物

眼の異物にはさまざまな原因がある。その程度も，結膜表面に付着する程度の異物から，穿通性眼外傷を生じて眼内異物となる場合までさまざまである。角膜異物は感染による角膜炎や虹彩炎を起こしやすく，除去後も角膜混濁を残しやすい。

主な症状は，眼瞼裏の異物感，痛み，流涙，結膜充血，視力障害などである。発生状況などから，異物を特定できる場合もある。とくに重要なのは，鉄工所などで生じる角膜の鉄片異物である。鉄片を除去しても，錆による角膜鉄錆症を生じる場合があり，放置すると眼球鉄錆症から失明の危険がある。

眼の異物では，ライトを使用して結膜および角膜表面の異物の有無を観察する。視力障害を認める場合は，光を感じるかどうかを確認する。異物が結膜や角膜に刺入している場合は，紙コップなどを利用して眼球に直接の圧迫が加わらないように保護する。また，眼球運動を最

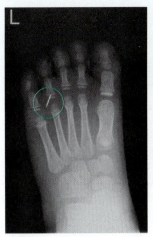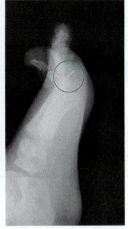

図5　足底部皮下異物（刺繍針）
5歳，男児。刺繍針を踏み抜いた

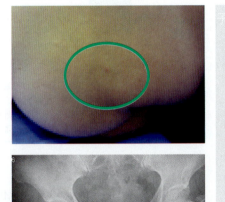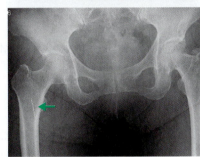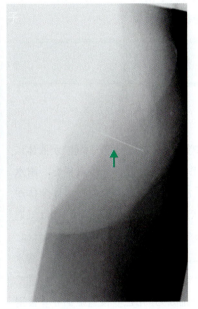

図6　殿部皮下異物（縫い針）
70歳，女性。昨夜より殿部に針で刺されたような痛みが出現し，殿部に赤い発疹が
あったため皮膚科を受診した。局所麻酔下に皮膚切開し，透視下異物除去術を施行した

小限にとどめるため健側の眼球もガーゼなどで覆って視覚を遮る（p.723，図5参照）。

酸・アルカリが眼に入った場合は流水で洗浄を行う。角膜異物や眼球内異物，酸・アルカリ損傷は眼科治療が必要となる。異物が除去された場合でも，鉄片の場合はのちに重大な障害を発症する場合があるため，必ず眼科を受診させる。

4 性器異物

主に性的刺激のため，尿道や腟内に異物を挿入して除去できなくなり，性器異物となる。羞恥心のため，問診では発生状況を把握できないことが多い。主な症状は，排尿痛，外尿道口や腟からの出血，感染や接触による腫脹や排液などである。全身観察では異物をみつけられない場合が多い。発見した場合も，除去せずにそのまま泌尿器科または婦人科診療が可能な医療機関へ搬送する。

D　組織内異物

組織内異物は，縫い針や木片（棘），釘，ガラス片，注射針などが偶発的または医療事故に伴って侵入して生じる（図5，6）。魚骨など，飲用または誤飲した物が消化管の粘膜を貫通して組織内異物となることもある。多くの場合，局所麻酔下で摘出可能であるが，深部に達しているなどの場合には，全身麻酔下での対応が必要となることもある。木片はCTなどのX線検査では見逃される可能性があり，注意が必要である。組織内異物が放置されると感染源となる。とくに糖尿病患者や免疫抑制のある傷病者では感染が重症化しやすい。

04 溺　水

厚生労働省人口動態統計によれば，2023年における不慮の溺死および溺水による死亡者数は8,993名であり，これは不慮の事故による死亡者数（44,440名）の2割ほどを占める。例年，このうち7割以上が浴槽で死亡している。溺水の危険因子を**表1**に示す。

A　病態生理

1 溺水と溺死

傷病者の身体全体や気道入口部（口腔・鼻腔）が液体に浸かり呼吸障害を生じた状態およびその過程を，溺水（drowning）という。「浸漬（submersion）」とは体全体が液体に沈んで没した状態，「浸水（immersion）」とは気道入口部が液体に浸かっている状態をいう。言い換えれば，溺水とは浸漬や浸水によって窒息することである。溺水によって死亡することを溺死という。ウツタイン様式では，溺水を傷病者の転帰から「死亡」「後遺症あり」「後遺症なし」の3種類に分類する。

2 溺水の過程

溺水の本質は低酸素血症であり，酸素欠乏の時間（水没時間）および低酸素血症の程度が溺水の予後を決定する。低酸素血症によって脳浮腫や低酸素脳症を生じ，不可逆的な中枢神経障害を残すことも多い。

浸漬や浸水では，傷病者の意識が清明であれば，まず口に入った水を飲み込むか吐き出す。次に誤嚥を防ぐため息こらえをする。その後1分程度で動脈血二酸化炭素分圧（$PaCO_2$）の上昇によって呼吸欲求が高まるか低酸素血症によって意識が障害されるため，声門が開く。咳反射が生じて咳き込むが，しだいに気管に液体が流入（誤嚥）して溺水を生じる。平均3〜4 mL/kg（体重60kgで180〜240mL）の液体を誤嚥すると溺水の可能性がある。溺水時の嘔吐物によって窒息，誤嚥を生じることもある。救助されなければ，低酸素血症による意識障害および呼吸停止を生じる。脈拍は頻脈から徐脈に転じ，無脈性電気活動を経て心静止に至る。溺水傷病者が心室細動を起こすことはまれである。

3 病　態

浸漬や浸水直後に，傷病者の意識状態に関係なく，喉頭や気管への刺激によって喉頭けいれんを起こして声門が閉じる場合がある。喉頭けいれんは気管への液体の流入を防止するが，窒息を生じる危険もある。このような，誤嚥のない（少ない）溺水は2%程度発生する。

肺胞内へ液体が流入すると肺胞のサーファクタント機能を障害するため，無気肺による肺高血圧および肺内シャントを生じて低酸素血症が悪化する。大量の誤嚥では，電解質異常や循環血液量の変化を生じることがある。少量の誤嚥であっても，肺胞の血管透過性が亢進して非心原性肺水腫を生じる場合がある。低酸素血症によって代謝性アシドーシスを生じる可能性がある。

冷水による浸漬・浸水では，潜水反射と呼ばれる徐脈と末梢血管収縮を生じる場合がある。潜水反射は心臓の冠血流および脳を含む中枢循環を維持し，心臓の仕事量を減少させて中枢保護に働くと考えられている。潜水反射は，成人よりも小児，とくに2歳以下で起こりやすい。実際に，成人と比較して小児では冷水による溺水の救命率が高い。潜水反射による高度徐脈や心室性不整脈から一過性意識障害を生じて溺水を起こすことがあり，これ

表1	溺水の危険因子
性　別	男性
年　齢	小児（4歳以下） 高齢者（65歳以上）
疾　患	てんかんや不整脈など 意識消失の既往
季　節	夏季（水難事故） 冬季（ヒートショック）
状　況	深い浴槽での入浴 飲酒しての入浴，水遊び 飛び込みによる外傷 入浴，水遊びによる低体温

を浸漬症候群という。

　長時間の浸漬・浸水では，温水による場合を除いて，傷病者の体温は低下して偶発性低体温症を生じる。低体温の程度は，水温と，浸漬・浸水時間に依存する。溺水を生じていない場合であっても，偶発性低体温症から呼吸筋の固縮，判断力低下，意識障害を生じて最終的に溺水に至ることがある。偶発性低体温症では，高度徐脈や心室性不整脈を生じやすく，著しい低体温では心電図上特徴的なJ波（オズボーン波）を呈する。一方，低体温は代謝および酸素需要量を低下させるため，脳（中枢神経）保護作用をもつ。体温が1℃低下すれば酸素消費量はおよそ6〜8％減少するため，低体温を伴う溺水では，低酸素ないし無酸素状態での生存時間が延びる場合がある。まれに，中心部体温が32℃以下の偶発性低体温症を伴う溺水の心停止傷病者が，蘇生を受けて後遺症なく社会復帰することがある。したがって，溺水の心停止傷病者では，明らかな死の徴候がなければ，著しい低体温であっても速やかに心肺蘇生（CPR）を開始する。

B 観察と処置

1 安全管理と傷病者接触

　状況評価では，溺水に至った状況や水没時間などの情報を収集する。可能なら傷病者と接触できるまでに，水温や受傷機転から生じ得る外傷を推測する。感染，飲酒・薬物の摂取，てんかんや不整脈などの心疾患，意識消失などの既往歴も重要な情報である。傷病者が複数の場合は応援要請も検討する。水没の状況によっては水難救助隊やレスキューによる救助を優先し，不用意な活動による二次災害を防止する。浴槽内の溺水では，傷病者の気道が水面下にある場合は，頭部・顔面を持ち上げて気道確保を行う。浴槽からの引き上げに時間を要する場合は，浴槽の栓を抜いて水面を下げるなどの措置を講じる。

　溺水傷病者に接触したら，迅速に初期評価（意識状態，気道・呼吸，循環動態の評価）を行う。呼びかけや刺激で反応しない場合には，できるかぎり早期に気道確保を行い呼吸の有無を確認する。呼吸停止と判断した場合は，まず2回の人工呼吸〔補助呼吸（rescue breath）〕を行う。呼吸停止のみであった場合，人工呼吸によって自発呼吸が再開することもあり得る。胸骨圧迫は傷病者を陸上に引き上げなければできないが，人工呼吸なら腰の深さ程度の浅瀬でも可能である。バッグ・バルブ・マスクが使用できない場合は，ポケットマスクを使用するか，口対口呼吸による呼気吹き込みを行う。脈がはっきり触知できなければ，心停止と判断してCPRを開始する。溺水

傷病者に対する正確な呼吸，脈拍の確認には30〜45秒を要する。とくに偶発性低体温症をきたしている場合，頸動脈拍動の触知は容易ではない。

　口腔内に吐物や異物がある場合は，吸引，清拭（せいしき）を行って窒息および誤嚥を防止する。誤嚥した水を肺胞や気道から除去するための処置は必要ない。多くの場合，溺水傷病者の誤嚥はわずかであり，肺胞内の水は肺胞毛細血管へ速やかに吸収される。

　溺水傷病者が頸椎損傷を合併している可能性は低く，発生率はおよそ0.5％である。したがって，すべての溺水傷病者に用手的頸椎保護やバックボード固定など脊椎運動制限を行う必要はない。飛び込み事故やジェットスキー事故，サーフィン事故などによる溺水や，明らかな外傷や運動麻痺を認める場合，飲酒している場合など，状況評価や初期評価，全身観察から頸椎損傷の可能性を考慮する場合は用手的頸椎保護など脊椎運動制限を行う。ただし，頸椎保護にこだわると適切な気道開通を損ない，CPRの開始が遅延して救命の可能性が低下する危険がある。

> **▶ 参考：水上安全法での救助中の人工呼吸**
> ライフセーバーや水難救助隊など熟練した救助者では，水面で傷病者の頭部を支えて口対口，または口対鼻呼吸による呼気吹き込みを行う場合もある。

2 心肺蘇生（CPR）

　前述のように，呼吸停止と判断した場合は，まず2回の人工呼吸〔補助呼吸（rescue breath）〕を行う。頸動脈の拍動を触知できない場合は，胸骨圧迫を開始する。通常のCPRはC-A-Bの順で行うが，溺水傷病者における心停止は液体による窒息，呼吸障害による低酸素の結果であるため，A-B-Cの順で行う。気道内の液体の排出させる目的で腹部突き上げ法，胸部突き上げ法などの手技を行うことの有用性を示すものはなく，むしろ推奨されない。迅速な心電図モニターを行い，必要があれば適切なタイミングで電気ショックを行う。電極パッドを装着する際は，前胸部を乾いたタオルで拭いて水滴を除去する。適応があれば，器具による気道確保，および静脈路確保，薬剤投与を考慮する。救命救急センターやそれに準ずる救急医療機関を選定する。

3 自己心拍再開後の管理

　自己心拍再開後は，低酸素脳症，肺水腫および急性呼吸促迫症候群（ARDS），肺感染症などの治療が必要となるため，集中治療室に収容する必要がある。心停止がなく意識清明で呼吸・循環が安定している溺水傷病者で

表2 溺水の重症度分類による治療介入と予後

重症度	意識	呼吸	循環	治療	生存率(%)
救助成功者(rescue)	呼びかけや刺激に反応あり	呼吸音正常・咳嗽なし	血圧正常ショックなし	• 治療不要 • 合併症なければ帰宅可能	100.00
Grade 1		呼吸音正常・咳嗽あり		• 医療機関での経過観察(酸素投与不要)	100.00
Grade 2		肺野の一部に肺雑音		• 二次救急医療機関などへ搬送 • 低流量酸素投与	99.00
Grade 3		全肺野に肺雑音(肺水腫)		• 高流量酸素投与(マスク, 気管挿管・人工呼吸) • ICU 管理	95～96
Grade 4			血圧低下あるいはショックあり	• 高流量酸素投与(人工呼吸) • ICU 管理 • 呼吸停止に備えモニタリング • 輸液・昇圧剤検討	78～82
Grade 5	呼びかけや刺激に反応なし	気道確保し呼吸確認呼吸停止なら補助呼吸(rescue breath)	頸動脈拍動蝕知あり	• 人工呼吸開始 →自発呼吸再開すれば Grede 4へ	56～69
Grade 6			頸動脈拍動蝕知なし	• 水没1時間以下で死の徴候なし • CPR 開始(A-B-Cの順) →自発呼吸再開すれば Grede 4へ	7～12
死亡				• 水没1時間以上または明らかな死の徴候あり →警察へ届け出	0.00

(Szpilman D, et al：Drowning. N Engl J Med 366：2102-2110, 2012. より引用・改変)

あっても，遅発性の肺水腫や誤嚥性肺炎を生じることがあるため，二次救急医療機関などへ搬送する。搬送中は酸素投与を行い，意識状態の評価および呼吸・循環管理を行う。溺水傷病者は偶発性低体温症の危険が高いため，濡れた衣類の脱衣を行い，乾いたタオルで体表面を拭いたうえで，毛布などによる保温に努める。

4 予後

　死亡，または重篤な神経学的後遺症を残す可能性は，5分以内の水没で10%，6～10分で56%，11～25分で88%，25分以上ではおよそ100%というデータがある。溺水の重症度分類と治療介入，予後を表2に示す。一般に，水没時間が25分以上，CPRの継続時間が25分以上，医療機関到着時に脈拍触知不能の三要素が揃った傷病者の予後はきわめて不良である。

05 熱中症

▶ 到達目標
1. 熱中症の概念，疫学，分類について説明できる。
2. 熱中症の病態と発症機序について説明できる。
3. 熱中症の重症度分類とそれぞれの症候について説明できる。
4. 熱中症の判断，観察，評価，処置，搬送について説明できる。

A 疫 学

熱中症とは，暑熱環境における身体適応の障害によって起こる状態の総称であり，さまざまな病態を含む。

近年，熱中症の救急搬送件数は増加傾向にある。原因として，①地球温暖化，都市部のヒートアイランド現象による環境温度の上昇（夏が暑くなった），②急激な高齢化を主とした熱中症弱者（表1）の増加，③疾患として“熱中症”の認知度が上昇し，熱中症と診断されることが多くなった，などがあげられる。

消防庁発表の，5〜9月（4カ月）における熱中症傷病者の救急搬送件数の推移を図1に示す。熱中症は季節性の高い疾患であり，夏季の発生が著明であるが，暑熱順化（暑さに慣れること）の進んでいない4〜5月でも発生し得る。また，厚生労働省人口動態統計のうち「熱中症による死亡数」による死亡者数の推移を図2に示すが，日本救急医学会「Heatstroke STUDY 2017-2018」によると，高次医療機関に搬送された熱中症患者の入院時死亡率は5％未満であった。つまり，実際の搬送件数と死亡者数は環境温度（夏の暑さ）に大きく影響され，年ごとの変動が大きい。

また「Heatstroke STUDY 2012」による，年齢層別・作業内容別発生数調査では，10〜19歳は屋外スポーツ中の男性，20〜59歳は屋外仕事中の男性に多いが，ほとんどが軽症であった（図3）。一方，60歳以上は日常生活・レジャーでの発生が多かった。高齢者（65歳以上）の熱中症は男女の差なく日常生活中に発生することが多く，屋内での発生が半数を占め，重症度が高いことが特徴であった（図4）。理由として，体内水分の減少，暑さを感知する能力の低下，発汗機能の低下，基礎疾患を有する，などがあげられるが，独居や認知症のため，発見が遅れやすいことも重症度が高くなる一因であろう。近年の熱中症による死亡者数をみると，その8割以上が高齢者であり，さらには75歳以上が6割以上を占めている（図2）。

表1 熱中症弱者

高齢者
- 体内水分量が少ない
- 汗をかきにくい
- 気温の上昇への感度が悪く，のどの渇きを感じない傾向がある
- エアコンを使いたがらない
- 持病がある

既往歴
- 高血圧〔利尿薬（脱水を招く），降圧薬（心機能抑制）〕
- 糖尿病（尿糖による多尿）
- 精神疾患〔向精神薬（発汗抑制），社会との接触が少なく暑熱順化が不十分，暑さを気にしない〕
- 脳卒中後遺症
- 認知症（暑さを気にしない，対応しない・できない）
- 低栄養状態　　　　　　　　　　　　　　　　　　　　　　　　　　など

日常生活
- 身体的ハンディキャップ（活動性が低い）
- 独居（家族の見守りがない，社会とのつながりが少ない）
- エアコンを設置していない
- 悪い住居環境

B 病態生理

重症の熱中症では，暑熱環境によって高体温をきたし脱水が進行する。脱水による臓器血流の低下と虚血，高体温による多臓器不全がその本質である。

1 発症機序

視床下部にある体温調節中枢は，高度で複雑な体温調節を行う。視索前野・前視床下部にある温熱中枢が体温上昇を感知すると，自律神経系を介して末梢血管拡張および発汗を生じて体表面からの熱放散を増加させるほか，体性運動神経系を介して骨格筋によるふるえ（シバリング）による熱産生を抑制する。服を脱ぐ，窓を開ける，水を飲む，冷房をつける，涼しい場所に移動するなど，体温低下や環境温度低下のために必要な行動も支配して体温低下に働く。体温に影響を与える因子には，①環境，

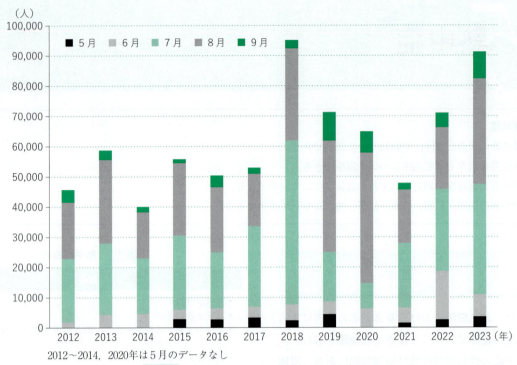

図1 月別（5〜9月）熱中症搬送件数の推移

2012〜2014，2020年は5月のデータなし

（総務省消防庁：熱中症情報；救急搬送状況. より引用・改変）

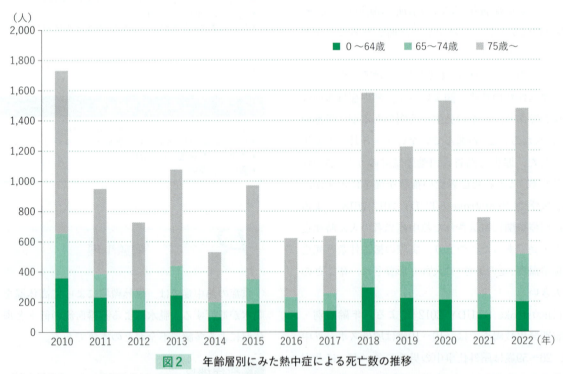

図2 年齢層別にみた熱中症による死亡数の推移

（厚生労働省：人口動態統計（確定数）. より引用・改変）

②熱産生，③循環，④代償がある。

　暑熱環境（①環境）では体温と環境温度の差が小さくなるため，熱放散の効率が低下して体熱が蓄積（蓄熱）しやすくなる。湿度が高い場合（①環境）や風がない場合（①環境）は，汗が蒸発しないため，気化熱による体温低下作用を生じにくい。この環境で肉体労働やスポーツなどを行うと，発汗による脱水と骨格筋による②熱産生によって熱中症の危険が高まる。

　一方，加齢による生理機能の変化によって，高齢者は動脈の柔軟性低下，体液量減少，心係数低下を生じている。このため，末梢に供給される血液量が減少して，体熱が体表面に伝播されにくくなっている（③循環）。汗腺の分泌も低下するため，汗の蒸発による体温低下作用がもともと起こりにくい。認知症や寝たきり，筋・骨格系疾患などのため，服を脱ぐ，窓を開ける，水を飲む，冷房をつける，涼しい場所に移動するなど，体温低下や環

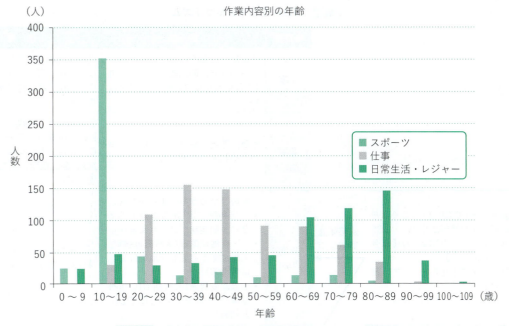

図3　熱中症の年齢層別・作業内容別発生数（2012年）

（日本救急医学会 Heatstroke STUDY2012 最終報告. より引用）

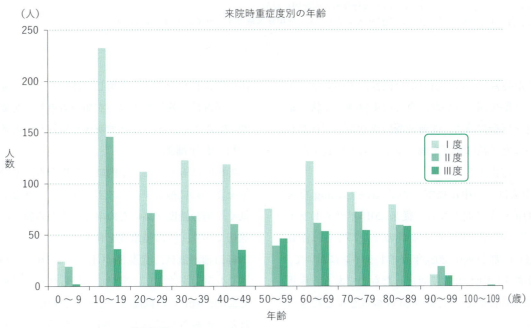

図4　熱中症の年齢層別・重症度別発生数（2012年）

（日本救急医学会 Heatstroke STUDY2012 最終報告. より引用）

境温度低下のために必要な行動をとりにくい（④代償）。これらが，日常生活において高齢者が熱中症を生じやすい背景となっている。利尿薬内服や塩分制限による脱水，心疾患（③循環）などがある場合は，日常生活における熱中症の危険がさらに高まる。

2 分　類

「熱中症診療ガイドライン2024」に準じた熱中症の重症度分類と診療アルゴリズムを表2に示す。これは重症度と処置の関係を分類するものである。

Ⅰ度熱中症は，現場で対応が可能であり，筋肉の症状（筋肉痛や筋肉の有痛性攣縮，クランプ，こむら返り）と，脱水に伴う症状に限定される。一瞬の失神が生じることはあるが，意識障害はない。大量の発汗を認める。

Ⅱ度熱中症は，医療機関への受診が必要となる。軽度の見当識障害（JCS 1 程度）を伴うことがある。脱水と高体温によって生体の恒常性が失われつつあり，悪心・嘔吐のために自力での水分摂取が不可能で，頭痛，倦怠感・虚脱感を伴う。

Ⅲ度熱中症は，入院治療，場合によっては集中治療室

表2 熱中症診療アルゴリズム

重症度	症　状	治　療
Ⅰ度	めまい，立ちくらみ，生あくび，大量の発汗，筋肉痛，筋肉の硬直（こむら返り），意識障害を認めない	通常は現場で対応可能→Passive Cooling，不十分ならActive Cooling，経口的に水分と電解質の補給
Ⅱ度	頭痛，嘔吐，倦怠感，虚脱感，集中力や判断力の低下（JCS≦1）	医療機関での診察が必要→Passive Cooling，不十分ならActive Cooling，十分な水分と電解質の補給（経口摂取が困難なときは点滴にて）
Ⅲ度 (2024)	下記の3つのうちいずれかを含む • 中枢神経症状（意識障害JCS≧2，小脳症状，けいれん発作） • 脳・腎機能障害（入院経過観察，入院加療が必要な程度の肝または腎障害） • 血液凝固異常〔急性期DIC診断基準（日本救急医学会）にてDICと判断〕	入院治療のうえ，Active Coolingを含めた集学的治療を考慮する
Ⅳ度	深部体温40℃以上かつGCS≦8	Active Coolingを含めた早急な集学的治療

q Ⅳ度：表面体温 40.0℃以上（もしくは皮膚に明らかな熱感あり）かつGCS≦8（もしくはJCS≧100）【深部体温の測定不要】
• 早急に深部体温を測定して，重症度を判断
• Active Cooling の早期開始

深部体温39℃以下 → Ⅲ度(2024)
深部体温40℃以上 → Ⅳ度

Passive Cooling：冷所での安静，Active Cooling：体温管理，体内冷却，体外冷却，血管内冷却
DIC：disseminated intravascular coagulation（播種性血管内凝固症候群）
（日本救急医学会熱中症診療ガイドライン2024タスクフォース：熱中症診療ガイドライン2024. より引用）

(ICU)管理が必要となる。明らかな臓器障害があり，①意識障害，小脳失調，けいれんなどの中枢神経症状，または，②肝・腎機能障害，③血液凝固異常のいずれかを認める。およそ半数に発汗を認めるが，著しい脱水が起こると発汗が停止する。

Ⅳ度熱中症は，集中治療室でのActive Coolingを含めた集学的治療が必要となる。従来（2015年ガイドラインで）Ⅲ度熱中症としてきた重症群のなかにさらに注意を要する最重症群があり，2024年ガイドラインにおいて，この最重症群を「Ⅳ度」として同定したものである。症状としては深部体温40℃以上かつGCS≦8を呈したものと定義される。

q Ⅳ度熱中症は，表面体温だけでも迅速に対応する指標として提唱されている。ここに該当した場合は集中治療管理が可能な医療機関へ搬送し，病院搬送後の深部体温測定および諸検査でⅢ度もしくはⅣ度の判断を行う。「表面体温 40.0℃以上（もしくは皮膚に明らかな熱感あり）かつGCS≦8（もしくはJCS≧100）【深部体温の測定不要】」として定義される。

3 予　防

熱中症予防のためには，①暑さを避ける，②水分を補給することが重要である。室内ではエアコンや扇風機，遮光カーテン，すだれなどを使用して室温を調節する。夏季の天気のよい日はできるだけ日中の外出を控え，外出の際は日傘や帽子を着用して休憩をとる。通気性がよく，吸湿性・速乾性の高い衣類を着用し，必要なら保冷剤，氷，冷たいタオルなどで身体を冷却して蓄熱を防ぐ。

1）水分補給

外出時はもちろん，室内にいる場合も，水分および塩分をこまめに補給する。スポーツドリンクは塩分濃度が低く，糖分濃度が高いため中等度以上の脱水補正には不適切であり，経口補水液を利用する。

経口補水液は，食塩3g（小さじ0.5杯）と砂糖40g（大さじ4.5杯）を水1Lに溶かして得られる。浸透圧はおよそ220mOsm/L の低浸透圧液（浸透圧0.7）で，吸収に優れる。市販されている経口補水液製品もある。熱中症予防で摂取する水分は，できるだけ塩分などの電解質が含まれたものがよい。

2）暑さ指数（湿球黒球温度，WBGT）

環境省熱中症予防情報サイトでは，毎年5〜10月に全国の「暑さ指数（湿球黒球温度，WBGT＊）」の予測値と実測値を公開している。暑さ指数の単位は気温と同じ℃表示であるが，意味することがまったく異なる。

暑さ指数はヒトの熱収支に影響を与える湿度，日射・輻射，気温を考慮した指標で，28℃（厳重警戒）を超えると熱中症が著しく増加する。夏季の熱中症予防対策に使用される。

C　観　察

1 初期評価

意識障害があれば全身管理のできる二次救急医療機関以上へ搬送する。昏睡(JCS 300)を認めた熱中症は最重症であり，死亡する危険がある。

暑熱環境にいるとき，あるいはいた後の体調不良では，常に熱中症を念頭に置き初期評価を行う。傷病者が暑熱環境にいる場合は，風通しがよく涼しい場所へ速やかに移動して衣類を緩め，安静を保つ。Ⅰ度およびⅡ度熱中症はともに症状が非特異的で見逃されやすく，冷却や水分摂取など，必要な処置が行われない場合は熱中症の増悪を招く危険がある。初期観察において，意識，気道・呼吸，循環動態に異常を認めた場合は，酸素投与，気道確保，補助換気・人工呼吸など必要な処置を行う。

2 熱中症の判断

意識，体温および発汗の有無は，熱中症の緊急度・重症度を判断するうえで重要である。ただし，意識障害に高熱を伴う疾患すなわち感染症(脳炎，髄膜炎)，中毒(アスピリン中毒，覚醒剤中毒)，脳卒中(脳出血，くも膜下出血)，向精神薬による悪性症候群などは，熱中症との判別が困難な場合がある。そのほか，機能性頭痛てんかん(けいれん発作)，心筋梗塞(ショック，意識障害)，脱水を伴う低栄養(ショック，意識障害)などとの判別が必要な場合がある。

症状や全身観察による身体所見に加え，問診や関係者からの情報収集の内容も参考にして熱中症の判断を行う。

1) 意識評価(初期評価)

Ⅰ度熱中症は意識清明であるが，一瞬の失神が生じることがある。Ⅱ度熱中症はJCS 1に相当し，集中力や判断力の低下(はっきりしない，ボーッとしているなど)を認める。JCS 2以上の意識障害はⅢ度熱中症に分類される。入院の有無と主訴の関係を図5に示す。

2) 体温の評価(全身観察)

本来，熱中症では中心部体温(深部体温)を測定して重症度を判断するが，救急現場で中心部体温を正しく測定するのは難しい。腋窩温，鼓膜温は時に不正確である。したがって，正しく測定された腋窩温が著しく高い場合は中心部体温も高いと判断されるが，Ⅱ度熱中症では体表面が冷たく湿っている場合もあるため，体表温が高くない場合でも重症の可能性があることに注意する。

3) 発汗の有無(全身観察)

Ⅰ度熱中症では大量の発汗を認めるが，著しい脱水が起こると発汗が停止するため，熱中症で皮膚が乾燥している場合はむしろ重症の可能性が高い。

4) 問診と情報収集

傷病者に対する問診，または関係者からの情報収集を行い，環境(天候，気温または室温，暑さ指数，湿度，風通し)，熱産生(10〜19歳は屋外スポーツ中，20〜59歳は屋外仕事中，60歳以上は日常生活中が多い)，病歴(とくに血液量および心機能などの循環に影響を与える疾患の有無)，冷却などの応急手当を行ったかどうか，熱中症弱者(表1)かどうかなどを確認する。

---

* WBGT
- 屋外 WBGT ＝0.7×Twb＋0.2×Tg＋0.1×Tdb
- 屋内 WBGT ＝0.7×Twb＋0.3×Tg

Twb(湿球温度)：温度計を常に湿布で覆い，直射日光下で測定した温度
Tg(黒球温度)：温度計を黒い金属球に入れ，直射日光下で測定した温度
Tdb(乾球温度)：直射日光を避けた状態で測定した温度

日常生活における熱中症予防指針

WBGT による 温度基準域	注意すべき 生活活動の目安	注意事項
危険 31℃以上	すべての生活活動で 起こる危険性	• 高齢者においては安静状態でも発生する危険性が大きい • 外出はなるべく避け，涼しい室内に移動する
厳重警戒 28℃以上31℃未満		• 外出時は炎天下を避け，室内では室温の上昇に注意する
警戒 25℃以上28℃未満	中等度以上の生活活動で 起こる危険性	• 運動や激しい作業をする際は，定期的に十分な休息を取り入れる
注意 25℃未満	強い生活活動で 起こる危険性	• 一般に危険性は少ないが，激しい運動や重労働時には発生する危険性がある

(日本生気象学会：日常生活における熱中症予防指針. 2022. より引用)

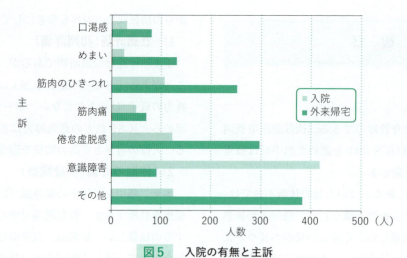

図5　入院の有無と主訴
（日本救急医学会：Heatstroke STUDY2010最終報告．より引用）

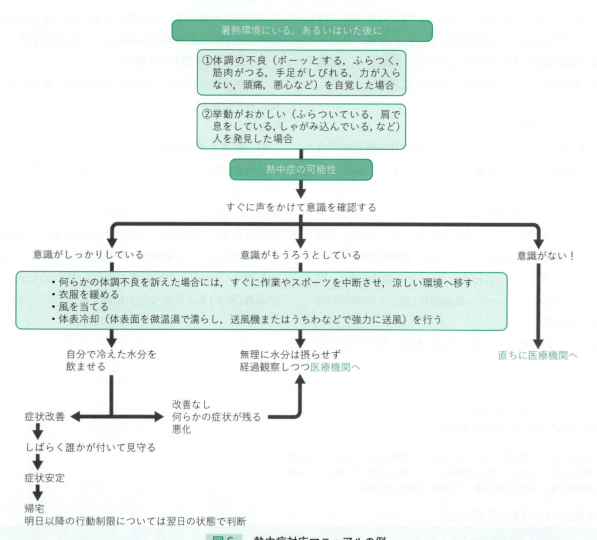

図6　熱中症対応マニュアルの例

　　処　置

　初期評価において，意識，気道・呼吸，循環動態に異常を認めた場合は，酸素投与，気道確保，補助換気・人工呼吸，輸液などの必要な処置を行う。傷病者が暑熱環境にいる場合は，風通しがよく涼しい場所へ速やかに移動して衣類を緩め，安静を保つ。熱中症対応マニュアルの例を図6に示す。

1 Ⅰ度熱中症

1) 市民による応急手当

体表面を微温湯（びおんとう）で濡らし，送風機またはうちわなどで強力に送風して体表冷却する。意識が清明な場合に限り，冷えた水分を自分で摂取させて冷却と脱水補正を図る。これらの応急手当で症状が改善した場合は，熱中症弱者と室内発症を例外として救急車を呼ぶ必要はない。

2) 救急隊の処置

市民による応急手当に準じた処置を行い，初期救急医療機関に搬送する。処置で症状が改善しない場合は，Ⅱ度熱中症と判断して全身管理のできる二次救急医療機関以上へ搬送する。

2 Ⅱ度熱中症

JCS 1以下の意識障害を認める場合はⅡ度熱中症と判断し，必要な処置を行って全身管理のできる二次救急医療機関以上へ搬送する。Ⅰ度熱中症と同様に体表冷却を行うが，自分で飲水できない場合は無理に飲ませない。

3 Ⅲ度熱中症

中枢神経障害（JCS 2以上の意識障害，小脳失調，けいれんなど），肝腎機能障害，血液凝固異常（急性期DIC基準にてDICと診断）の3つのうちいずれかを認め，深部体温39.9℃以下の場合はⅢ度熱中症である。Ⅲ度熱中症は入院による治療が必要となる場合が多く，場合によっては集中治療室（ICU）管理が必要となる。

4 Ⅳ度熱中症

深部体温40℃以上かつGCS≦8を呈したものであり，集中治療室でのActive Coolingを含めた早急な集学的治療が必要となる。

5 qⅣ度熱中症

病院前では深部体温および肝腎機能障害と血液凝固障害の有無を判断できないため，表面体温40℃以上（もしくは皮膚に明らかな熱感あり）および，GCS≦8（もしくはJCS≧100）であった場合はqⅣ度熱中症と判断する。これには病院搬送後に明らかとなるⅢ度熱中症とⅣ度熱中症が包含される。必要な救急救命処置と体表冷却を行いつつ，集中治療が可能な医療機関を選定する。

E 搬送時の注意

熱中症の本質は，脱水による臓器血流の低下と虚血および高体温による多臓器不全であり，意識障害の進行，ショックの発症と遷延（せんえん），体温降下不良は予後不良の因子となる。したがって，高体温に対しては体表冷却を確実に行い，救急車内の通気と車内温度に最大限配慮して積極的な体温降下を図る。意識障害に対しては，酸素投与，場合によっては補助換気・人工呼吸を行い低酸素血症を予防する。ショックに対しては，循環血液量減少性ショックの場合が多く，静脈路確保と輸液の適応を考慮する。

しかし，重症の熱中症では一刻も早い搬送を優先する。搬送に時間がかかる場合や搬送距離が長い場合は，ヘリコプターによる搬送を考慮する。

06 偶発性低体温症

中心部体温が35℃以下に低下した状態を低体温症といい，事故や不慮の事態に起因する低体温を，低体温麻酔のように意図的に低体温とした場合と区別するために，偶発性低体温と呼ぶ。

A 発症機序と病態生理

1 発症機序

視床下部にある体温調節中枢が体温低下を感知すると，自律神経を介する末梢血管収縮および発汗抑制によって体表面からの熱放散が減少する一方，運動神経系を介する骨格筋のふるえ（シバリング）によって熱産生が増加する。これを寒冷反応という。服を着る，窓を閉める，暖房をつける，暖かい場所に移動するなど，体温上昇や環境温度上昇のために必要な行動も支配して体温維持に働く。シバリングによる熱産生は，中心部体温が35℃まで低下すると最大となるが，32℃以下になると停止し体温は急激に低下する。偶発性低体温症の重症度とそれぞれの症候を表1に示す。

低体温を呈する原因とその因子を表2に示す。偶発性低体温症には，熱産生の減少，熱喪失の亢進，体温調節異常の三因子が関与する。通常，体温の日内変動は1℃以内で維持されているが，寒冷環境への長時間の曝露や極度の低温では熱喪失が大きくなって体温維持が困難となり，偶発性低体温症を生じる。中枢神経障害や脊髄損傷では体温調節異常を生じるため，環境温度の影響を受けやすくなり，偶発性低体温症の危険が高まる。高齢者は骨格筋量が減少しているため，骨格筋運動やシバリングが普段から減少している。日本救急医学会が実施した全国調査（Hypothermia STUDY 2018-2019）によると，低体温症の80.1％が65歳以上（54.9％が75歳以上）の高齢者に発生し，73.4％が屋内発生，49.3％が内因性疾患を原因としており，死亡率は24.5％と高かった。

2 呼吸・循環動態の変化

軽度低体温（35〜32℃）では交感神経刺激によって頻脈・頻呼吸を生じるが，中等度低体温（32〜28℃）では延髄の呼吸・循環中枢が抑制されて徐脈・徐呼吸に転じ，心室性不整脈を生じる。高度低体温（28℃未満）では呼吸停止，心室細動，心静止に至る。

3 意識障害

体温の低下に応じて意識障害が進行する。脱衣など，逆説的行動と呼ばれる異常行動を生じることもある。32℃以下になると，体温調節中枢が維持すべき体温を30℃以下に再設定してしまうため，むしろ体温低下に作用すると考えられている。実際に，中心部体温が32℃以下になるとふるえ熱産生も停止する。一方，低体温は代謝および酸素需要量を低下させるため，脳（中枢神経）保護作用をもつ。体温が1℃低下すれば酸素消費量はおよそ6〜8％減少するため，低体温では低酸素ないし無酸素状態であっても生存時間が延びる場合がある。

B 観察

1 初期評価

中等度・高度の偶発性低体温症傷病者は，徐呼吸，徐脈，末梢血管収縮や筋の硬直を生じているため，正確な呼吸，脈拍の確認のためには30〜45秒を要する。この際，心電図モニターが参考になる。意識，呼吸ともに認める場合は，軽度または中等度の偶発性低体温症である。意識，呼吸はないが脈拍を触知する場合は，高度の偶発性低体温症である。30〜45秒間観察しても呼吸がなく脈をはっきり触知できなければ，心停止と判断する。低体温による筋の硬直を死後硬直と間違わないようにする。偶発性低体温症処置アルゴリズムの例を図1に示す。

表1　偶発性低体温症の重症度と症候

症　候	軽度（35〜32℃）	中等度（32〜28℃）	高度（28℃未満）
中枢神経	健忘，昏迷	せん妄，呼びかけへの反応なし	昏睡
代　謝 シバリング	亢進 35℃で最大	低下	低下
呼　吸	頻呼吸，換気量増大	徐呼吸，換気量減少	無呼吸，肺水腫
循　環	頻脈，心拍出量増大 血圧上昇 PQ間隔延長	徐脈，心拍出量減少 血圧上昇から低下へ J波，心房細動，心室性不整脈	徐脈，心拍出量減少 血圧低下 J波，心室細動，心静止

重症度ごとの症候は，実際には個人差がある

表2　偶発性低体温症の原因と因子

因　子	原　因
熱産生の減少	低血糖 低栄養 甲状腺機能低下症 高齢者
熱喪失の亢進	寒冷環境 溺水 アルコール中毒 薬物中毒
体温調節異常	中枢神経障害 脊髄損傷

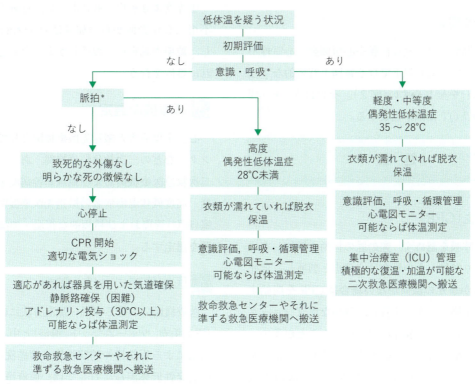

＊正確な呼吸，脈拍の確認には30〜45秒を要する

図1　偶発性低体温症処置アルゴリズムの例

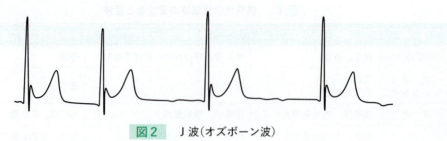

図2　J波(オズボーン波)
32℃以下の中等度偶発性低体温症に生じる

2 中心部体温

　本来，偶発性低体温症では中心部体温を測定して重症度を判断するが，救急現場で中心部体温を正しく測定するのは難しい。腋窩温，鼓膜温は時に不正確である。腋窩温は環境の影響を受けやすい。腋窩温を含む体表温が中心部体温を反映しているとは限らないことに注意する。

3 随伴症候

　腎不全，播種性血管内凝固症候群(DIC)，消化管出血，膵炎，肺炎などを合併することがある。四肢に凍傷を認めることがある。

4 心電図の観察

　偶発性低体温症では，高度徐脈や心房細動，心室性不整脈を生じやすい。32℃以下では心電図上特徴的なJ波(オズボーン波)を呈しやすい(図2)。そのほか，PQ間隔，QRS間隔，QT間隔が延長する。

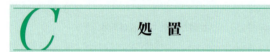

C　処置

1 心肺蘇生(CPR)

　初期評価で呼吸を認めず，頸動脈の拍動を触知しないまたははっきり触知しない場合は心停止と判断し，致死的外傷や明らかな死の徴候がない場合はCPRを開始する。迅速な心電図モニターを行い，適切な電気ショックを実施する。ただし，静脈路確保は困難なことが多い。
　偶発性低体温症では，心室細動や無脈性心室頻拍に対する電気ショックは無効な場合が多い。初回の電気ショックは通常どおりに行い，以降の電気ショックは医師の具体的な指示を受けたほうがよい。高度な偶発性低

体温症ではアドレナリン投与も無効な場合が多いため，中心部体温が30℃以上に復温されてから投与を考慮する。偶発性低体温症のプロトコールがある場合はそれに従う。

2 体位・体温管理

　偶発性低体温症の傷病者は，心臓の易刺激性が高く致死性不整脈を生じやすいので，体位変換や気道管理は愛護的に行う。衣類が濡れている場合は脱衣を行い，乾いたタオルで体表面を拭いて水滴を除去する。毛布などによる保温に努めて偶発性低体温症の増悪を防止する。救急車内はあらかじめ暖めておく。
　中等度より重症の低体温では，電気毛布などを使った不用意な体表面からの加温はrewarming shockをきたし，循環虚脱を招くおそれがあるため避ける。凍傷があれば処置を行う。

3 医療機関選定

　心停止傷病者の搬送先医療機関としては，救命救急センターなどの三次救急医療機関，あるいはこれに準ずる二次救急医療機関および地域基幹病院を選定する。中等度，高度低体温傷病者の搬送先医療機関には，集中治療室(ICU)管理および積極的な復温・加温が可能な医療機関を選定する。

4 医療機関における診療

　医療機関における復温・加温方法には，体表面加温法(電気毛布，ウォームマット，温浴)と中心加温法(温輸液，温水による胃洗浄や膀胱洗浄，腹腔洗浄)がある。高度の偶発性低体温症に対しては，血液浄化療法(血液灌流法，血液透析，腹膜透析など)やECMOなどの体外循環法を利用して復温・加温が行われることもある。

07 放射線障害

▶到達目標
1. 放射線の概念，種類，単位について説明できる。
2. 放射線の被ばくと汚染の種類について説明できる。
3. 放射線の人体への影響を，急性障害と晩発障害，確定的影響と確率的影響(組織反応)に分け，それぞれ説明できる。
4. 内部被ばく・外部被ばくの防護の原則について説明できる。
5. 放射線事故現場に出動する際に必要な装備について説明できる。
6. 放射性物質汚染の傷病者の除染について説明できる。
7. 放射線被ばく傷病者の観察，処置，搬送について説明できる。

A 放射線の概要

1 放射線とは

空間や物質内を伝搬するエネルギーを放射線という。広義では光や電波なども放射線に含まれるが，通常，高エネルギーを伝搬する粒子の流れまたは電磁波のうち，とくに通過経路にある物質をイオン化させる能力をもつものを放射線と呼ぶ。

放射能とは，放射線を照射する性質・能力のことである。ヨウ素131やプルトニウム239など，物理的に不安定な元素を放射性元素という。放射性元素は放射性崩壊を起こして放射線を発する，すなわち放射能を有する。

2 種類と透過力

放射線にはアルファ(α)線，ベータ(β)線，ガンマ(γ)線，X線および中性子線がある。α線はヘリウム(He)の原子核，すなわち陽子2個と中性子2個からなる粒子の流れ(粒子線)で，正の電荷をもつ。β線は原子核のβ崩壊によって中性子から放出された電子の流れで，負の電荷を帯びた粒子線である。γ線は原子核の崩壊に伴って発生する電磁波(光子)で，その波長は紫外線よりもさらに短い。γ線と同様の電磁波のうち，原子核崩壊によらず，電子ビームの照射によって人為的に発生させたものをとくにX線と呼ぶ。中性子線は高速で飛翔する中性子の流れで，電荷のない粒子線である。

いずれの放射線も物質を突き抜ける性質(透過力)をもっているが，その透過力は放射線の種類によって異なる(図1)。例えば，α線は紙1枚あるいは数cmの空気層で止まるが，γ線や中性子線は透過性が強い。放射線事故や放射線災害で遭遇する放射線のほとんどはβ線とγ線である。

3 単位と線量

放射線の単位には次のようなものがある。

ベクレル(Bq)：放射性物質の量(原子の個数)。1ベクレル(Bq)とは，毎秒1個の原子核が崩壊して放射線を放っている状態である。

グレイ(Gy)：単位質量当たりの物質が吸収した放射線エネルギーの累積量(吸収線量)を表す。1Gyは，物質(体重)1kg当たり1ジュール(J)の放射線エネルギーを吸収したことを示す。

シーベルト(Sv)：放射線によって生体が受ける影響は，吸収線量(Gy)だけでなく放射線の種類によっても異なり，β線やγ(X)線に比べ，α線や中性子線では生体に与える障害が大きい。これらの違いを考慮したうえで，被ばくした臓器の平均吸収線量を生体に対する影響に換算したもの，すなわち吸収した放射線の線量当量の単位をシーベルト(Sv)という。1時間当たりの線量当量として「シーベルト毎時(Sv/時)」が用いられる。

4 被ばくの分類

放射線の被ばくには，外部被ばくと内部被ばくがある(図2)。外部被ばくとは，放射性物質やX線発生装置のように放射線を発するもの(通常これらの放射線を発するものを放射線源という)が体外にあり，それらから発せられる放射線が身体を透過するような被ばくである。一方，内部被ばくは放射性物質が吸入や嚥下などにより体内に取り込まれ，組織や臓器に沈着してその周辺の組織や臓器を照射するような被ばくをいう。

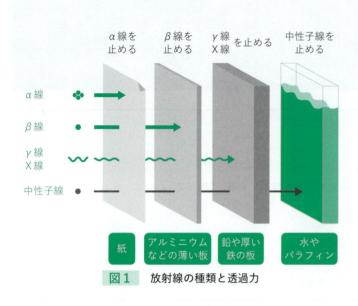

図1　放射線の種類と透過力

α線を止める β線を止める γ線 X線を止める 中性子線を止める

α線
β線
γ線 X線
中性子線

紙　アルミニウムなどの薄い板　鉛や厚い鉄の板　水やパラフィン

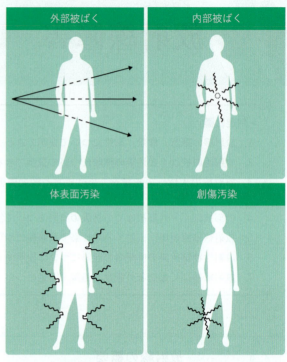

外部被ばく　内部被ばく　体表面汚染　創傷汚染

図2　被ばくの形式と汚染の種類

5 汚染の種類

　放射性物質が体表面や衣服に付着した状態を体表面汚染という(図2)。放射線による外部被ばくや二次汚染の原因となる。体表面汚染のうち, 創傷部の汚染をとくに創傷汚染といい, 外部被ばくの原因となるだけでなく, 創傷部から放射性物質が体内に吸収されると, 内部被ばくの原因ともなる。

B 人体への影響

　放射線が人体に与える影響は, ①影響を受ける細胞, ②障害発生の時期, ③線量当量と障害発生の関係, それぞれの観点から分類される(図3, 表1)。

1 影響を受ける細胞による分類

　放射線による影響(障害)が体細胞に及ぶ場合を身体的影響と呼ぶ。皮膚の紅斑・水疱形成, 消化管出血, 悪性腫瘍などは身体的影響である。

　放射線がもつ電離作用によって細胞のほぼすべての部分が障害を受け得るが, もっとも重大なのは遺伝情報を担うDNAの損傷である。DNAの損傷が軽微であればその自己修復機能によって自然修復されるが, 一定以上の損傷が起こると細胞分裂が不可能になる, または異常なDNAによって細胞のがん化や機能異常が起こる。DNA損傷によって細胞分裂が不可能になった場合は, 造血細胞や消化管粘膜など, もともと細胞分裂が盛んな

細胞がもっとも重大な障害を被る。

　放射線によって生殖細胞のDNAが突然変異をきたし, その生殖細胞の分裂によってできた配偶子(精子または卵子)が受精すると, 被ばくによる障害が子孫に現れる。これを遺伝的影響という。放射線による遺伝的影響は動物実験では認められているが, 広島・長崎の原爆被爆者の疫学調査においては確認されていない。

2 障害発生の時期による分類

　放射線による障害は, 被ばく後数時間〜数週間にかけて発生する急性障害と, 被ばく後, 長期間を経て発現する晩発障害に分類される。身体的影響のうち, 皮膚や消化管の障害の多くは急性障害であり, 白内障や悪性腫瘍は晩発障害である。

　全身が高線量(1Gy以上)のγ(X)線や中性子線に曝露されると, 数時間〜数週間後にさまざまな臓器障害が出現する。これを急性放射線症候群と呼ぶ。典型的な急性障害である。悪心や嘔吐, 全身倦怠に始まり, 骨髄の造血幹細胞の障害により血球数が減少する。5Gy以上の吸収線量では, 腸管の上皮細胞の脱落による下痢や下血のほか, 皮膚障害や中枢神経障害などが出現する。被ばくによる急性期死亡のほとんどは急性放射線症候群による。

3 吸収線量と障害発生の関係

　吸収線量がある一定量(閾値)を超えた場合にのみ発生する人体への影響(障害)を, 確定的影響(組織反応)とい

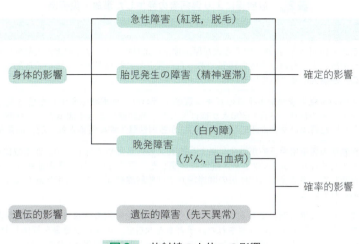

図3　放射線の人体への影響

表1　放射線量別の人体への影響

高線量放射線	致死的	～100Sv	がんの放射線治療を行うときの局所的な照射
		50Sv	(局部照射)壊死
		10Sv	(全身照射)1～2週間でほとんどが死亡，(局部照射)紅斑
	重症	5Sv	白内障
		4Sv	嘔吐，頭痛，発熱。約半数が死亡する
	軽症	3Sv	発熱・感染・出血・脱毛，不妊(女性)
		2Sv	倦怠・疲労感，白血球数低下，不妊(男性)
		1Sv (1,000mSv)	悪心・嘔吐などの前駆症状(死亡率は低い)
低線量放射線		250mSv	胎児の奇形発生(妊娠14～18日)
		～200mSv	(これ以下の被ばくでは放射線障害の臨床的知見はない)
		50mSv	原子力施設で働く人の基準(年間)
		2.4～12.9mSv	CT検査(1回)
		0.06mSv	胸部X線検査(1回)
環境放射線		4～6mSv	(医療機関も含めて)日本人が1年間に受ける平均の放射線量
自然放射線		1.5～2.5mSv	1年間に自然から受ける平均の放射線量
		1.0mSv	原子力施設の公衆への基準(年間)
		0.2mSv	成田・ニューヨーク間の国際線航空機片道飛行で宇宙線から浴びる量

う。白内障や皮膚障害，胎児への影響，不妊，急性放射線症候群などは確定的影響である。吸収線量が閾値に達しない場合，確定的影響による障害は発生しない。

一方，障害の発生する閾値の線量が明確になっていないため，吸収線量に応じた発生確率でしか表現できない人体への影響を確率的影響と呼ぶ。発がんや遺伝的影響は確率的影響である。

合計の吸収線量が同じであれば，局所への被ばくは全身の被ばくよりも一般に生命への影響が小さい。また，何回かに分けて被ばくした場合は，1回で全量を被ばくするよりも障害が軽い。

4　過去の放射線災害

放射線による障害は，放射線を利用するあらゆるところで発生している。放射線施設以外でも，放射性物質が廃棄または放置され，作業員や一般の人々が気づかないうちに被ばく，汚染される事故も起きている。近年では，

テロによる放射線被ばくも危惧されるようになった。今までに放射線が関与した傷病者の発生で最大規模のものは広島・長崎の原爆被爆である。過去に世界で発生した主な放射線事故・災害の例を表2にあげる。

　放射線への対応

放射線の関与した事故や災害において傷病者の救助，搬送などを行う際，自らの安全を確保し，適切な処置が行えるようにするためには，放射線防護に関するさまざまな知識が必要である。

1　放射線防護

ほとんどの放射線障害は確定的影響(組織反応)によって発生する。放射線に対する防護策によって吸収線量を一定以下に抑えることができれば，これらの障害を防止することができる。放射線の被ばくに対する救助者の防

表2 放射線により傷病者の発生した事故・災害例

放射線事故・災害例	概要
広島・長崎原爆被爆 (1945年)	広島で約14万人，長崎で約7万人が原爆投下により亡くなった。被害の大部分は爆風，熱線によるものであり，放射線によるものは全体の15％であった。現在われわれが所有している放射線障害の主な知見の多くは，この被爆調査に基づいている
マーシャル群島事故 (1954年)	米国の水爆実験が南太平洋のビキニ環礁で行われ，核実験で発生した核分裂生成物の放射性降下物によりマーシャル群島の住民約300人が被ばくした。放射線による皮膚障害と甲状腺障害がみられた。近海で操業していた日本のマグロ漁船"第五福竜丸"が放射性降下物に汚染され，23人の乗組員が被ばくした
チョルノービリ (チェルノブイリ) 原子力発電所事故 (1986年)	稼動中の発電用原子炉が爆発，炎上し約30人の作業員や消防士約30人が事故に巻き込まれたり被ばくしたりして亡くなり，300人以上が入院治療を要した。原子力発電所の周辺住民10万人以上がバスなどで遠隔地に避難した。事故後の周辺住民の健康調査では放射線被ばくによる甲状腺がんが小児で増加していることが認められている
ゴイアニア事故 (1987年)	ブラジルの地方都市であるゴイアニアで，放射線治療用の線源セシウム137が廃院となった医療機関から持ち出され，町の広場に放置された。子どもを含む多くの住民が線源を解体しセシウム137に接触して汚染，被ばくした。4人が被ばくのために亡くなり，1人が上肢切断された。10万人以上が放射性物質の汚染検査を受け約300人の汚染が確認された
東海村臨界事故 (1999年)	東海村のウラン加工施設で発生した臨界事故により，作業員3人が高線量の中性子線に曝露され，うち2人が被ばくのために亡くなった。一時，300人以上の周辺住民が避難した。3人の作業員の救護にあたった救急隊員3人が，4〜9mSvの二次被ばくを被った
福島第一原子力発電所事故 (2011年)	東日本大震災後の津波により，発電用原子炉の核燃料の冷却システムが作動しなくなり，炉心溶融や水素爆発などを起こした。ヨウ素131やセシウム137など大量の放射性物質が流出・飛散し，低線量(250mSv以下)ながら多人数が被ばくした。急性の放射線障害をきたした傷病者は出なかったが，当初10万人以上の住民が避難した

護は，外部被ばくと内部被ばくのそれぞれに対する防護からなる。

1) 外部被ばくの防護

外部被ばくによる吸収線量を少なくするためには，①放射線環境での作業時間を短くする，②放射線源からの距離をとる(吸収線量は距離の2乗に反比例する)，③放射線源との間に遮蔽物を設けることが重要である。これを放射線防護の三原則という。

(1)被ばく時間

作業計画を工夫し，放射線に曝露される時間を最小限とする。作業を交代で行うことによって1人当たりの作業時間を短縮できる。作業時間の管理にはアラーム付きの個人警報線量計が有用である。

(2)距離

明確に同定されている放射線源には，できるだけ近づかない。通常，救助者が接近する可能性がもっとも高い放射線源は，傷病者の身体や衣服に付着した放射性物質である。これを防ぐためには傷病者の除染が重要である。ただし，傷病者の衣服や体表面の汚染による救助者の被ばくはほとんど無視できるレベルである。少なくともGM式サーベイメータ(後述)で計測可能な範囲の汚染であれば，二次被ばくで救助者が放射線障害を起こすことはない。

(3)遮蔽物

α線は衣服や皮膚の角質層で遮蔽されるため，外部被ばくによる影響は無視できる。β線はプラスチックやアルミニウムなどの薄い板で遮蔽できる。ただし，遮蔽に鉛など原子量の大きな物質を使用すると，β線が減速された際にγ(X)線が発生する。γ(X)線の遮蔽には，鉛など原子量の大きい金属が必要であり，救助活動においては実際的でない。中性子線の遮蔽は大量の水を要するため，個人防護具(PPE)による防護は不可能である。中性子線が問題になった東海村のJCO(ウラン加工施設)臨界事故(1999年)では，水を積載した水槽付き消防自動車などを遮蔽物として利用することによって，待機中あるいは救護所などの救助要員の被ばくを減少させることができた。作業場所などの位置を工夫することにより，建物の壁なども遮蔽物として利用できる。

放射性物質の吸入が問題となるのは，α核種による内部被ばくである。ただし，α核種による汚染は再処理施設での事故・災害や放射能テロの場合に限られる。再処理施設での汚染事故では，傷病者を十分に除染する。放射能テロが実行された場合は，空気呼吸器などの呼吸防護装備をして傷病者の脱衣を行う。

2) 内部被ばくの防護

傷病者に付着した，あるいは環境中に浮遊する放射性物質による救助者の二次汚染(内部被ばくを含む)も重要な被ばく源となる。二次汚染を最小限にとどめるには，感染の標準予防策に準じた対処，すなわちガウン・手袋(二重)・ゴーグルの装着によって体表面汚染を防ぐとともに，空気呼吸器や防塵対応の防護マスクを装着して放射性物質の吸入(内部汚染)を防ぐことが重要である。

放射性物質の吸入によって内部汚染された傷病者からの呼気を通じて，救助者が吸入による二次的な内部汚染

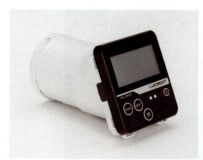
a：電離箱式サーベイメータ

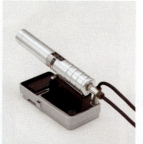
b：NaIシンチレーション式
サーベイメータ

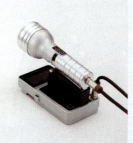
c：GM式サーベイメータ

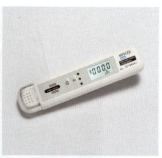
d：アラーム付き個人線量計

図4　放射線測定器

をきたす程度は比較的軽度である。その理由としては，傷病者が吸入した粒状の放射性物質の多くは傷病者の気管や肺に吸着されること，および汚染傷病者の呼気中に排泄されるガス状の放射性物質はきわめて微量であり，救助者が吸入したとしてもほとんどは呼気中に排泄されることがあげられる。これまでに，吸入による二次汚染によって救助者の健康に影響を与えるような被ばくが生じたとの報告はない。

2 線量測定

環境中を飛び交う放射線量を空間線量と呼ぶ。空間線量や表面汚染を測定するための小型・可搬型の装置をサーベイメータという。放射線の種類に応じた測定装置がある。測定にあたってはこれらの機器を扱い慣れている放射線管理要員（放射性物質を取り扱う事業所に常駐している）や診療放射線技師などの協力を得ることが望ましい。

放射線事故などで問題となることの多いβ線やγ線の測定機器を図4に示す。現場の空間線量（主にγ線）は，電離箱式サーベイメータやNaIシンチレーション式サーベイメータで測定する。測定の結果は時間当たりの線量当量（例えば3.5mSv/時）で示され，その数値から救助活動を行う環境の危険度を判断することができる。傷病者や資器材に放射性物質が付着しているか否かは，主にβ線とγ線の強度（時間当たりの線量）を測定するGM式サーベイメータを使用する。きわめて特殊なケースとして，使用済み核燃料の再処理施設の事故などでα核種による汚染が予測される場合にはα線測定専用の測定器が，また臨界事故により中性子線が放出されるときは中性子線専用の測定器が必要となる。

救助者個人の線量当量を測定・記録する装置を個人線量計と呼ぶ。さまざまなタイプのものがあるがいずれも小型で，各個人が汚染防護服の内側に装着して用いる。被ばく量が一定量に達したときにアラームが鳴る個人警報線量計を用いるのが望ましい。

3 養　生

傷病者に付着している放射性物質によって救急車の内部や救急・救助資器材が汚染されるのを防止するため，救急車の床や壁面，ストレッチャー，サーベイメータなどをビニールシートなどで覆うことを養生という（図5）。除染しやすい，または廃棄処分できるビニールシートや汚染水を吸収する濾紙シートが用いられる。傷病者の容態が悪く，搬送を急ぐために養生をする時間がない場合は，傷病者を毛布やシーツで包むだけでも汚染拡大を軽減できる（図6）。この場合，養生によって患者観察やバイタルサインの測定がおろそかにならないよう，心電図やパルスオキシメータの装着に工夫が必要である。

4 区域管理（ゾーニング）

消防機関の活動においては，放射線被ばくの可能性に応じて，放射線危険区域（ホットゾーン），準危険区域（ウォームゾーン）および消防警戒区域（コールドゾーン）を設定する（表3）。各区域の範囲はロープや標識などを用いて明示される。

汚染した傷病者の除染は風上側のウォームゾーンに設けた除染区域で行う。風上側のコールドゾーンに設置したトリアージポストでは，一般的な治療も行う。現場指揮本部はコールドゾーンに設置する（図7）。

移動させる必要のない資器材などを区域外に移動させることは避ける。より内層の（危険度が高い）ゾーンに侵入する際には，各ゾーンでの活動に必要な防護体制を確認する。逆に，より外層の（危険度が低い）ゾーンに退出する際にはスクリーニングによって汚染度を評価し，必要に応じて除染などを行う。内部汚染を防止するため，ホットゾーンおよびウォームゾーンでの経口摂取は，治療上やむを得ない場合以外は禁止する。

5 スクリーニング（汚染検査）

被ばくの軽減や汚染の拡大防止のため，傷病者や資器

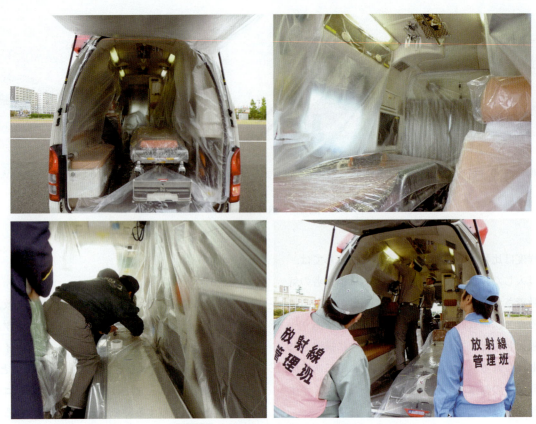

図5　救急車の汚染拡大防止（養生）

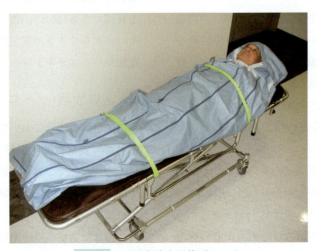

図6　汚染傷病者用搬送シート

材の放射性物質による汚染程度を評価することをスクリーニング（汚染検査）という。GM式サーベイメータによる体表面汚染の評価が中心となる。主にウォームゾーンに設けた除染区域で行い，スクリーニングの評価と傷病者の緊急度・重症度に応じて必要な除染方法を決定する。

原則として，スクリーニングは放射線関連施設の職員が実施する。スクリーニングに関与する救助者は，防護服，空気呼吸器，個人線量計など必要な放射線防護装置を装着する。

6 除 染

放射性物質に汚染された傷病者や救助者，資器材から汚染物質を排除することを除染という。除染は原則として自力で行い，脱衣，次に拭き取りを行う。スクリーニングの結果や傷病者の緊急度・重症度によって，必要な除染の程度は異なるが，もっとも重要なのは傷病者・救助者の脱衣と資器材の表面清拭である。除染プロトコールの一例を図8に示す。

表3 区域管理

区　域	目　的	設定の基準	留意点
消防警戒区域 （コールドゾーン）	消防活動エリアの確保 住民などの安全確保	• 放射線のレベル，放射性物質の汚染に関する施設関係者または専門家の意見を考慮し設定 • 進入統制ラインの外側に設定 ※輸送事故の場合は暫定的に輸送物から100mの範囲	• 原則，検出活動の結果を待つことなく，十分広い区域を設定 • 標識などにより範囲を明示 • 区域が事業所境界を越える場合，市町村と連携して周辺住民の迅速な避難・退避を実施
準危険区域 （ウォームゾーン）	汚染検査 除染を行う範囲の確保	• 関係者の情報を得て協議のうえ設定 • 現場に関係者がいない場合，汚染範囲（除染区域を含む）を管理できる位置に設定	• 準危険区域外へ汚染を拡大させない • 除染の際は，汚染，負傷の程度などを勘案しトリアージを実施 • 汚染物は容器や袋に収納
放射線危険区域 （ホットゾーン）	不要な被ばくと 汚染拡大の防止	• 関係者の情報を得て協議のうえ設定 • 関係者がいない場合，以下の条件を考慮し設定 ①0.1mSv/時以上の放射線が検出される区域 ②火災など発生時に放射性物質の飛散が認められる，または予想される区域 ③煙，流水などで汚染が認められる，または予想される区域	• 後刻に範囲が拡大されないよう，汚染のおそれを考慮して広く設定 • ロープおよび標識などにより範囲を明示 • 区域が事業所境界を越える場合，市町村と連携して周辺住民の迅速な避難・退避を実施

（消防庁：スタート！ R1　119；消防職員のための放射性物質事故対応の基礎知識．2015．より引用・改変）

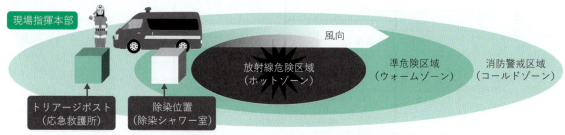

図7　風向きを考慮した各種区域設置の例

7 健康管理

原子力施設事故などで放射性ヨウ素がプルームにより環境に放出された場合，消防職員などは，消防活動に際しては，隊員の健康管理を支援する専門家などの助言に基づき，必要に応じて，安定ヨウ素剤を服用する。放射性ヨウ素が体内に取り込まれた後に服用しても効果はきわめて小さくなるため，適切なタイミングで速やかに服用することが必要である。

医療機関に勤務する救急救命士は，救急外来業務の一環として放射線防護の基本を理解しておく必要がある。現在，医療機関内では放射線はどんなに小さくとも有限のリスクがあるとして，「リスクを容認できる」ことを基準にした防護レベルが考えられている。放射線防護の原則として，「正当化」「防護の最適化」「線量限度の適用」が重要であるとされ，医療機関に勤務する救急救命士もほかの職業人と同様に，個人の線量限度について実効線量限度の概念が導入されるはずである。

D 観察と処置

出動時には，火災や爆発の有無，事故の規模など，事故に関してできるだけ詳細な情報の収集に努める。放射線に関する情報としては，傷病者に放射性物質による汚染があるのか否かが重要である。活動時の汚染管理に関する留意点を放射線管理の専門家（放射線管理要員など）に聞くことも忘れないようにする。

事故や災害で放射線の関与が示唆される場合は，救急車や資器材の養生に加えて，二次汚染を防ぐための標準予防策用の個人防護具やシューズカバー，サーベイメータ，個人警報線量計などが必要である。火災・爆発などで放射性物質が空気中に放出された場合には，空気呼吸器や防塵マスクなど，放射性物質の吸入を防護するための装備が必要となる。

1 傷病者の評価・処置

傷病者が放射性物質により汚染されている場合と外部被ばくのみの場合とでは，傷病者の取り扱いが異なる。

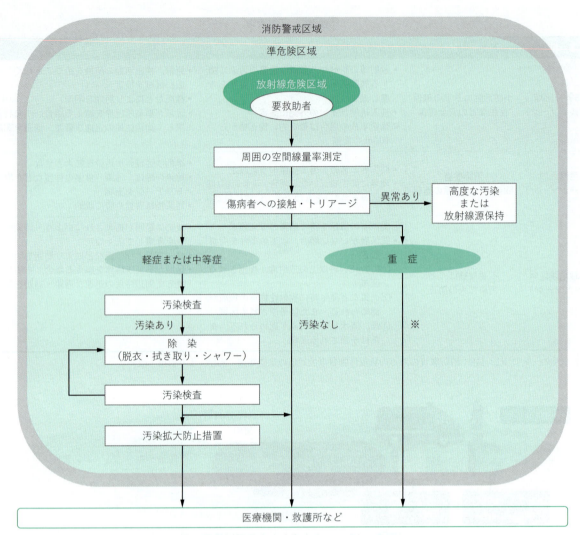

図8　放射線障害要救助者の対応（除染）のフローチャート
※救命を優先するため迅速な除染と汚染拡大防止措置（脱衣，パッケージの実施など）を行ったのち搬送する
（消防庁：スタート！ R1　119；消防職員のための放射性物質事故対応の基礎知識．2015．より引用・改変）

傷病者が放射性物質で汚染されているときは，傷病者の除染や救急車・器材の養生が必要であり，救助者は個人防護具や個人警報線量計を装着する必要がある。一方，傷病者は被ばくのみで放射性物質による汚染がないときは，救助者が二次被ばくする危険はないため，一般の傷病者と同様に対応してよい。

放射線被ばくによる傷病者の症候は，よほどの高線量でないかぎり，被ばく後数時間が経過するまで出現しない。したがって被ばく後早期の段階では，放射線による障害の程度は推定した線量当量から予測せざるを得ない。すでに生理学的・解剖学的な異常が認められる場合は，放射線のためではなく，重篤な脳血管障害や心血管障害などの救急疾患や外傷などによるものと考えて活動する。

2 緊急度・重症度の判断と医療機関選定

放射線障害の緊急度や重症度の評価は，推定した線量当量から予測せざるを得ない。ただし，被ばく後（事故発生後）1時間以内に傷病者が悪心・嘔吐をきたし，2時間以内に発熱，頭痛，下痢の発症などが確認されれば致死的な高線量被ばくの可能性が高い。

2011年の東日本大震災に伴う福島第一原子力発電所事故は，単なる原発内事故ではなく，地震・津波に発電所事故が加わった「複合型災害」であり，それまでの緊急被ばく医療体制では十分な対応ができなかった。この反省を踏まえ，2015年に原子力規制委員会は新しい原子力災害医療体制を制定した（図9）。

新しい体制の幹となる施設は原子力災害拠点病院であり，その協力機関と全国レベルの2種類のセンターが支援する。拠点病院は，被災地域内の原子力災害医療の中心となって汚染の有無にかかわらず傷病者などを受け入れるとともに，原子力災害医療派遣チームを所有し他地域での発災時にはチームを派遣する。高度被ばく医療支援センターは，平時では主に高度専門教育研修などを行い，原子力災害時には原子力災害拠点病院では対応できない高度専門的な診療および原子力災害拠点病院などへの医療支援などを行う。原子力災害医療・総合支援セン

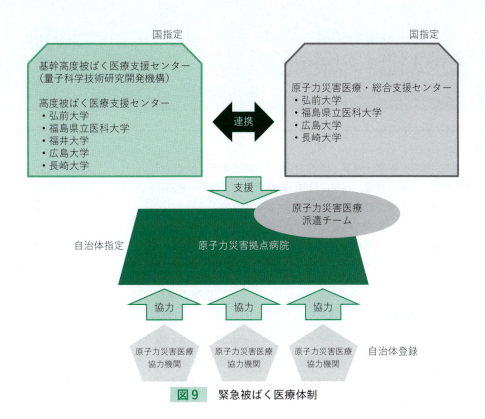

図9 緊急被ばく医療体制

ターは，平時において拠点病院に対する支援や関連医療機関とのネットワークの構築を行い，原子力災害時において原子力災害医療派遣チームの派遣調整などを行う。詳しくは，原子力規制委員会のホームページ「原子力災害時における医療体制」(https：//www.nsr.go.jp/activity/bousai/measure/medicalsystem.html) を参照されたい。

3 その他

1） 医療機関への情報提供

放射線を取り扱う事業所で発生した事故では，事故の内容や傷病者の放射性物質による汚染の有無，容態などの情報は，発災元の事業所などから指定された医療機関などに通知されることになっている。したがって，救急救命士などにより医療関係者に伝達すべき放射線に関する事項はその再確認となる。一方，放射線施設以外の場所で発生した放射線事故では，これらの情報を医療機関が事前に得ることは困難で，救急救命士らからの情報が最初の情報である場合が多い。いずれにせよ医療機関に伝達すべき放射線に関する事項は，傷病者への放射性物質の付着の有無，付着部位，汚染測定値または汚染している部位から10cm離れた場所の空間線量値，脱衣状況，嘔吐・下痢，体温上昇の有無，汚染検査を十分に行わなかった部位，除染実施状況などである。

2） 放射線管理の専門家の支援

放射性物質の管理になじみの少ない救助者が放射線事故や放射線災害に適切に対応するには，放射線管理の専門家である放射線管理要員の協力が不可欠となる。彼らは，事故現場や災害現場において救助者の安全確保に関する放射線情報の提供を行い，放射線の測定および放射性物質の管理を行うことができる。

放射線を取り扱う事業所以外の場所で発生した事故で放射線の関与が疑われる場合には，放射線管理や放射線災害に関する外部の専門家の協力が必要となる。また放射線被ばくによって傷病者が発生している場合は，緊急被ばく医療の専門家の協力も求められる。放射線災害では前述の放射線管理要員のほかに，放射線管理士の研修を積んだ診療放射線技師の支援も有用である。

08 その他の環境障害

▶到達目標
1. 高山病の病態，症候，観察，処置，搬送について説明できる。
2. 減圧障害の種類，病態，症候，観察，処置，搬送について説明できる。
3. 酸素欠乏症の病態，症候，救助，処置について説明できる。
4. 凍傷の病態，深度分類，観察，処置について説明できる。
5. 紫外線による障害について簡単に説明できる。

A 高山病

高山病とは，高所に達した際に生じる身体機能の異常をいう。高山病の本態は，大気中の酸素分圧低下による低酸素血症であり，数時間～数日にかけて徐々に生じる低酸素血症を生理的に代償できなくなって発症する。低地居住者が高所に登って発症する場合は急性高山病という。標高2,000m程度の大気圧に相当する約0.8気圧に与圧された航空機内から，標高約4,000mのラパス（ボリビア）や標高約3,600mのラサ（チベット）などの高所へ降り立った場合も，急性高山病を発症することがある。

1 発症機序と病態生理

大気中の酸素比率（濃度）は標高に関係なく0.21（21%）であるが，高所では大気圧そのものが低下するため，大気中の酸素分圧も低下していく。酸素分圧の低下に伴い，動脈血酸素分圧（PaO_2）および経皮的動脈血酸素飽和度（SpO_2値）も低下する。主な標高における気圧，気温，PaO_2，動脈血二酸化炭素分圧（$PaCO_2$），SpO_2の理論値を表1に示す。標高2,500mでは，呼吸機能が正常であってもPaO_2が60mmHg未満（SpO_2値 90%未満）となる場合があり，富士山（3,776m）以上の標高になると，理論上のPaO_2は常に60mmHg以下となる。エベレスト山頂（8,848m）のPaO_2は，標高0mにおけるPaO_2のおよそ30%まで低下する。標高2,500m以上の高所では身体に何らかの生理的変調を生じる。

1）急性高山病と高地脳浮腫

高山病の発症と悪化には，順応しないまま高度を上げる無理な登山計画や高度上昇に伴う気温低下，発汗や過呼吸による脱水，疲労，睡眠不足などが関与する。2,500m以上の高所へ一気に登ると25%の者が急性高山病を発症する。3,500m以上へ一気に登るとほとんどの者が急性高山病を発症し，10%が重症化する。

低酸素血症に伴う換気応答により，呼吸数と換気量が増加すれば低二酸化炭素血症を生じるが，十分な換気が得られない場合は相対的な高二酸化炭素血症となる。低酸素血症と高二酸化炭素血症はいずれも脳血管を拡張させ，脳血流量を増加させる。体液は血管内から間質に移動して貯留する。加えて，水・電解質代謝ホルモンの分泌異常（アルドステロン分泌の亢進，心房性ナトリウム利尿ペプチド分泌の低下など）によって尿量が減少する。

これらの結果，まず軽度の脳浮腫が生じて急性高山病を発症する。急性高山病の症状のうち，頭痛は頻度が高く重要な所見である。急性高山病は，新たな高度に達してから数時間以降に出現し2～3日でピークとなり，高地脳浮腫や高地肺水腫を発症しなければ5日程度で自然に回復する。さらに頭蓋内圧が亢進すると，重症化して高地脳浮腫を生じる。急性高山病および高地脳浮腫の判断基準を表2に示す。

2）高地肺水腫

急性高山病が重症化すると高地肺水腫を生じる場合もある。高地肺水腫では，低酸素血症のため肺動脈が収縮して肺高血圧をきたす。肺胞毛細血管の透過性亢進によって，血漿成分，時に赤血球が肺胞内へ漏れ出して非心原性肺水腫を生じる。傷病者には，ピンク色の泡沫様喀痰や起坐呼吸，頸静脈怒張を認め，発熱を生じることもある。

高地肺水腫の判断基準を表2に示す。高地脳浮腫および高地肺水腫は重症であり，死亡する危険がある。

2 観察と判断

急性高山病の判断は，医療機器のない山中では自覚症状に頼る部分が大きいが，特殊な環境での発症のため難しくない。そのほか，登山中に体調変化を生じる原因として，熱中症や偶発性低体温症，外傷，虚血性心疾患，脳血管障害，持病の悪化などがある。急性高山病の症状①～⑤（表2）の数が増加したり症状そのものが悪化した

表1　主な標高における気圧，気温，PaO₂，PaCO₂，SpO₂の理論値

標高(m)	気圧の理論値(mmHg)	酸素分圧の理論値(mmHg)	気温の理論値(℃)	PaO_2の理論値(mmHg)	$PaCO_2$の理論値(mmHg)	SpO_2の理論値(目安)(%)
0	760	160	15	100	40	100
航空機内(2,000)	607	127	20	68〜86	25〜40	92〜96(94)
2,500	560	118	−1	58〜76	25〜40	88〜95(92)
3,000	526	110	−5	51〜69	25〜40	84〜94(90)
3,500	493	104	−8	44〜63	25〜40	78〜91(85)
富士山3,776	476	100	−10	40〜59	25〜40	74〜90(82)
5,000	405	85	−18	28〜47	20〜35	52〜82(67)
チャカルタヤ5,260	391	82	−19	実測値45	実測値21	実測値80
エベレスト8,848	238	50	−42	〜31	8〜32	〜61
				実測値30.6	実測値11.9	実測値59

表2　急性高山病，高地脳浮腫，高地肺水腫の判断基準

疾患	症状	条件
急性高山病	①頭痛 ②消化器症状（食欲低下，悪心・嘔吐） ③疲労・脱力 ④めまい・ふらつき ⑤睡眠障害	①頭痛に加えて， ②〜⑤のうち1つ以上を認めた場合に判断する
高地脳浮腫	①精神状態の変化 ②運動失調	急性高山病の症状に， ①または②を認めた場合に判断する 急性高山病の症状がない場合は， ①②とも認めた場合に判断する
高地肺水腫	①安静時呼吸困難 ②咳 ③虚弱感または運動能力低下 ④胸部圧迫感または充満感	①〜④のうち2つ以上を認めた場合に判断する
	⑤少なくとも一肺野でのラ音または笛声音 ⑥中枢性チアノーゼ ⑦頻呼吸 ⑧頻脈	⑤〜⑧のうち2つ以上を認めた場合に判断する

りする場合は，重症化の可能性がある。SpO_2値が目安よりも低い場合や低下していく場合は，急性高山病の重症化を考慮する。

一方，急性高山病と高地脳浮腫の病態は連続的のため，この2つを明確に判別できない場合もある。鎮痛薬を内服しても治らない激しい頭痛，頻回の嘔吐，疲れきって周囲に無関心となり寝てばかりいる（傾眠）などの症状を生じた急性高山病傷病者では，高地脳浮腫が生じている可能性がある。慢性疾患をもつ場合や高齢者の登山は高山病のリスクが高く，繰り返し高山病を発症する傾向がある。

3 処置と医療機関選定

急性高山病のもっとも基本的な治療は「低地への移動・移送」であり，これはすべての高地関連疾患に共通する。軽症の場合は，症状が改善するまで高度を上げずに保温を行い，脱水に注意して十分な安静と休息を与える。悪化する場合や高地肺水腫または高地脳浮腫を生じた場合は，下山をはじめ酸素吸入を行う。自力での下山が不可能な場合は，ヘリコプターや救助隊による搬送を考慮する。山小屋の診療所で酸素吸入が可能な場合もある。高地肺水腫や高地脳浮腫を生じた傷病者の搬送先医療機関としては，救命救急センターやそれに準ずる救急

表3 減圧障害の病型と症状および所見

病型			症状・所見
減圧症	Ⅰ型	皮膚型	紅斑，浮腫，瘙痒感，丘疹，出血斑
		四肢型	関節痛，筋肉痛，しびれ感，感覚異常
	Ⅱ型	中枢神経型	頭痛，意識障害，けいれん，感覚障害，片麻痺，四肢麻痺，視覚障害，構音障害，振戦
		脊髄型	感覚障害，対麻痺，四肢麻痺，腰背部痛，尿閉，失禁
		内耳型	悪心，めまい，耳鳴，聴力障害，眼振，起立困難，頭痛
		呼吸循環型	胸痛，呼吸困難，ショック，心停止，チアノーゼ，喘鳴，血性痰
動脈ガス塞栓症			意識障害，呼吸困難，チアノーゼ，ショック，けいれん，見当識障害，片麻痺，気胸，喀血，腹痛，心停止

医療機関および地域基幹病院を選定する。

 減圧障害

　減圧障害は，潜函・潜水作業，スキューバダイビングなどの加圧された環境から急速に減圧されることにより発生する。潜函病，潜水病，ケーソン病などと呼ばれる。

　減圧障害の病型と症状および所見を**表3**に示す。減圧障害は，比較的軽症のⅠ型減圧症，比較的重症のⅡ型減圧症，重篤化しやすい動脈ガス塞栓症に分類される。

1 発症機序と病態生理

1）減圧症

　減圧により主に血管外に生じた気泡による組織・臓器の障害を減圧症という。水圧のかかった水中から水面へ急激に浮上すると，体液中に溶解していた窒素が気化して気泡となり，血管内にも微小な窒素気泡を生じる。気泡は組織や神経を圧迫して痛みやしびれの原因となる。長時間や頻回の潜水，水深の深い潜水で生じやすい。

　Ⅰ型減圧症には，皮膚型と四肢型がある。皮膚型では，皮膚の紅斑，浮腫，瘙痒感などを生じる。四肢型では，主に肩，肘，膝，などの関節痛（ベンズ）を生じる。四肢型の関節痛は深部の拍動性疼痛で，単独の関節で起こることが多い。Ⅱ型減圧症や動脈ガス塞栓症の前駆症状として，Ⅰ型減圧症を生じる場合がある。

　Ⅱ型減圧症には，中枢神経型，脊髄型，内耳型，呼吸循環型がある。中枢神経型では，頭痛，意識障害，けいれん，感覚障害，片麻痺，四肢麻痺など脳卒中と同様の症状を生じる。脊髄型では，感覚障害や対麻痺など脊髄損傷と同様の症状を生じるが，脊髄障害のレベルを明確に判断できない場合もある。尿閉・失禁などの自律神経系障害や，腹部・胸部を締めつけられるような感覚を生じることもある。内耳型では，悪心・嘔吐，めまい，耳鳴，難聴などを生じる。呼吸循環型（チョークス）では，

静脈内で発生した微小の気泡が肺胞毛細血管を閉塞して，前胸部痛，咳，呼吸困難，ショック，心停止を生じる。

2）動脈ガス塞栓症（空気塞栓症）

　例えば，息こらえをしたまま水深10m（2気圧）から水面（1気圧）に浮上すると，肺胞含気の体積は2倍になる。ダイバーがパニックとなったりタンクがエア切れになったりして息こらえをしたまま水面へ急速・緊急浮上を行うと，肺の空気が膨張して圧損傷（バロトラウマ）を生じる。このとき漏れた空気が肺静脈へ流入すると，左心系を経て動脈ガス塞栓症（空気塞栓症）を生じる。減圧症とは異なり，肺の圧損傷および動脈ガス塞栓症は比較的水深の浅い潜水でも発生する。減圧症でも窒素気泡による動脈ガス塞栓症を生じることがある。

　動脈ガス塞栓症は重篤で，脳塞栓による意識障害および心停止の危険が高い。ただし，動脈ガス塞栓症そのものはどこの動脈にも生じ得る。肺の圧損傷が原因となることが多いが，減圧症でも心臓に卵円孔開存および心臓内の右左シャントがある場合には，窒素気泡による動脈ガス塞栓症を生じることがある。そのほか，肺の圧損傷による気胸，緊張性気胸，皮下気腫，縦隔気腫，心囊気腫などを生じる。

2 観察

　傷病者の観察と評価のポイントを**表4**に示す。状況評価では，まず救助者の安全確保を行い，潜水の時間・回数・最大深度，急速・緊急浮上を行ったかどうかなど，情報収集を行って受傷機転を把握する。減圧停止（減圧症を予防するために，規定深度でいったん浮上を停止して窒素の排泄を図るプロトコール）の有無も確かめる。複数の傷病者がいる場合は応援要請が必要となる。初期評価において，意識，呼吸・循環のいずれかに問題を認める場合は重症の可能性が高い。

　全身観察では，全身の紅斑や浮腫，関節痛などの減圧

表4　減圧障害傷病者の観察と評価のポイント

- 減圧障害特有の症状・所見の把握(関節痛, 浮腫, 皮下気腫など)
- 呼吸音の聴取
- 神経症状の確認
- 体表の観察(外傷の有無)
- 現病歴・既往歴の聴取(呼吸器疾患, 歯科治療歴など)

表5　酸素欠乏症が発生しやすい環境

- メタン, エタンまたはブタンを含有する地層, 炭酸水を湧出している地層, 腐泥層に通じる井戸の内部
- 長期間使用されていない井戸の内部
- ケーブル, ガス管など地下の敷設物を収容するための暗渠, マンホールの内部
- 雨水, 河川, 海水が滞留した槽, 暗渠, マンホールの内部
- 長期間密閉された鋼製のボイラー, タンク, 船倉などの内壁が酸化した空間の内部
- 石炭, 硫化鉱, 鋼材, くず鉄, 原木, チップ, 乾性油, 魚油など空気中の酸素を吸収する物質を入れてあるタンク, 船倉などの貯蔵施設の内部
- 天井, 床, 周壁, 格納物が乾性油を含むペイントで塗装され, ペイントが乾燥する前に密閉された地下室, 倉庫, タンク, 船倉などで通風が不十分な施設の内部
- 穀物, 飼料の貯蔵, 果菜の熟成, 種子の発芽, キノコ類の栽培のために使用しているサイロ, 倉庫, 船倉などの内部
- 醤油, 酒類, 酵母など発酵する物質を入れてあるタンク, 醸造槽などの内部
- し尿, 腐泥, 汚水, パルプ液など分解しやすい物質を入れてあるタンク, 船倉, 槽, 暗渠, マンホールなどの内部
- ドライアイスを使用して冷蔵, 冷凍を行っている冷蔵庫, 冷凍庫, 保冷貨物自動車, 船倉などの内部
- 窒素, 二酸化炭素, フロン, アルゴンなどの不活性の気体を入れてあるボイラー, タンク, 船倉などの内部

症の症状, および気胸, 緊張性気胸, 皮下気腫など肺の圧損傷の症状を確認する。減圧症の6割は水面に浮上してから3時間後までに発症するが, 発症までに8時間以上を要する場合もある。一方, 肺の圧損傷および動脈ガス塞栓症は水面への浮上直後に発生することが多い。減圧性気胸の場合は, およそ30%が死亡する。溺水や偶発性低体温症を合併する場合がある。

3　処　置

初期評価で気道・呼吸に異常がある場合は, 気道確保および酸素投与を行う。補助換気や人工呼吸を行う場合は, 肺の圧損傷に対する配慮が必要となる。動脈ガス塞栓症では, かつては頭部を低くした左側臥位が推奨されたが, 現在では脳灌流と呼吸管理の観点から仰臥位を選択する。溺水や偶発性低体温症に対する処置が必要となる場合もある。

4　医療機関選定

減圧障害の傷病者を航空機で搬送すると, 減圧障害を悪化させる危険がある。やむを得ず与圧できないヘリコプターで傷病者を搬送する場合は, 高度150m以下の低空飛行を行う。救急車による搬送の場合でも, 標高には注意が必要である。

高高度を飛行中の航空機は標高2,000m相当に与圧されているが, レジャースキューバダイビング(ファンダイブ)は基本的に潜水後12時間以内の航空機搭乗を禁止している。伊豆でファンダイブを楽しんだ後, 帰宅途中

の箱根(標高800m)で減圧障害を生じたケースもある。

減圧障害は, Ⅰ型減圧症の皮膚型を除いて医療機関における高気圧酸素療法(再圧療法)の適応である。再圧療法が可能な医療機関は限られているため, 搬送先の医療機関選定はトラウマバイパスの考えに基づいて再圧療法が可能な医療機関を選定する。再圧療法では, 傷病者が入室した与圧チャンバーの内圧を2～3気圧まで高めて, 気泡を再溶解させる。その後, 再気泡化を防ぐためにゆっくり減圧を行い, 体外への排泄を図る。

C　酸素欠乏症

環境中の酸素濃度が低下して低酸素症を生じることを酸素欠乏症という。「酸欠」という場合もある。酸素欠乏症が発生しやすい環境を表5に示す。鉱山, 炭鉱, 船倉, サイロ, タンク, 地下下水道, マンホールなどで酸素欠乏症が発生しやすい。

労働災害による酸素欠乏症は年平均8.4件(1993～2022年)発生し, 死亡率は50.9%である。労働災害による酸素欠乏症では, 基本的な安全対策が行われていないことが多い。理由として, 酸素欠乏症や硫化水素中毒の危険が高い作業現場において, 労働安全衛生法に定められた作業主任者(酸素欠乏危険作業主任者, 酸素欠乏・硫化水素危険作業主任者)を選任しておらず, 管理・教育が十分でないことがあげられる。

表6	酸素濃度からみた酸素欠乏の症候など
酸素濃度(%)	症候など
21	正常の空気濃度
18	空間の持続的換気が必要(安全限界)
16〜12	頻呼吸・頻脈，頭痛，耳鳴，悪心，集中力低下 →墜落・溺水などの事故発生
14〜9	顔面蒼白，脱力，頭痛，意識混濁，悪心・嘔吐 →窒息，誤嚥
10〜6	昏睡，全身性けいれん(7〜8分以内に死亡)
6未満	昏睡，心停止(6分以内に死亡)

1 発症機序と病態生理

　酸素濃度と酸素欠乏症の症候の関係を**表6**に示す。人間が正常な活動を行うための酸素濃度は18%が安全限界とされる。標高2,300mの酸素分圧に相当する16%以下では，頭痛，悪心や集中力低下などの低酸素による症候を生じ，墜落，溺水など事故発生が危惧される。14%以下(標高3,500m相当)では，意識混濁を生じるとともに，嘔吐による窒息，誤嚥のリスクが高まる。酸素濃度10%未満(標高6,700m相当)では，数分で昏睡状態となり，6%未満(標高9,000m相当)では，呼吸困難をまったく訴えることなく数呼吸で昏睡・呼吸停止を生じて昏倒し，数分で心停止となる。一酸化炭素や硫化水素などのガスが発生している場合は，その中毒症状も加わる。ただし，ガスによる中毒では，酸素欠乏症よりも急性中毒症状そのものが問題となる場合が多い。例えば，硫化水素や亜硫酸ガス(二酸化硫黄)，塩素ガスなどの場合，濃度1,000ppmではいずれも致死的となるが，このときの大気中濃度はわずか0.1%にすぎないため，酸素濃度の低下は生じない。

　一酸化炭素の危険性は十分周知されているが，二酸化炭素もそれ自体に毒性を有する。二酸化炭素は，無味・無臭の気体で，空気より重く，山間部のくぼ地や古井戸の底に滞留している場合がある。自動消火設備の誤作動やドライアイス倉庫で二酸化炭素中毒が発生する場合もある。大気中の二酸化炭素濃度は0.03%であるが，3%以上になると頻呼吸，顔面温感などの二酸化炭素中毒症状を生じる。10%以上になると数分で意識を消失する。二酸化炭素の脱出限界濃度(自力で移動できる限界濃度)は5%である。

2 観　察

　まず，状況評価を行って受傷機転を把握する。鉱山，炭鉱，船倉，サイロ，タンク，地下下水道，マンホールなどの現場では，酸素欠乏症が発生しやすい。関係者や目撃者から事故の発生状況や傷病者の状態などの情報収集を行う。複数の傷病者がいる場合もある。

　現場活動では，不用意な初期活動は救助者の酸素欠乏症を招く。したがって，酸素欠乏症を疑う状況では，先着隊の救急隊員はまず自身(救助者)の安全確保を行って現場活動は状況評価にとどめ，現場保存および応援要請，関係者や市民の避難誘導を優先する。酸素濃度が14%未満になると，現場に入った救助者も数分で身動きがとれなくなる。酸素濃度は18%までが安全限界とされているが，中毒ガスが発生している場合は急性中毒に対する処置も必要となる。酸素濃度18%未満，または中毒ガスが発生している状況では，強力な換気・送風，または空気呼吸器や酸素呼吸器，場合によっては除染が必要となる。

3 処　置

　初期観察において意識，気道・呼吸，循環動態に異常を認めた場合は，酸素投与，気道確保，補助換気・人工呼吸など，必要な救急救命処置を行う。嘔吐を認める場合は吸引，清拭を行い，窒息や誤嚥を防止する。心停止の場合は速やかに心肺蘇生(CPR)を開始する。中毒ガスによる急性中毒を生じている場合は，乾式除染および湿式除染を含む除染が必要となる。酸素欠乏症の結果，墜落や溺水，外傷，偶発性低体温症などを生じている場合は，その処置も必要となる。とくに墜落など高リスク受傷機転による外傷では頸椎損傷に留意する。

D　凍　傷

　凍傷は，氷点下の寒冷に曝露されて生じる組織の損傷である。低温であるほど生じやすいが，0℃を少し下回る程度でも長時間曝露されれば生じ得る。冬期の登山・スキーなどのウインタースポーツ，寒冷下でのダイビング，寒冷地での遭難や海難事故，冷凍作業事故などで発症することが多いが，飲酒後に気温の低い屋外に倒れていた場合や，路上生活者でも発生することがある。

表7　凍傷の深度分類

分　類	深　度	傷害部位	加温後の所見
浅在性凍傷	Ⅰ度	表皮のみ	灼熱感，発赤，腫脹，浮腫
	Ⅱ度	真皮まで	血，疼痛，浮腫，水疱形成
深在性凍傷	Ⅲ度	皮下組織まで	暗紫黒色，壊死，潰瘍
	Ⅳ度	骨・筋組織まで	筋，軟骨，骨の壊死

受傷初期には評価できないことに留意する

凍傷の発生には，外気温のほか，風速や湿度も関与する。風が強く，湿度が高いと発生しやすい。金属や揮発性液体などに接触して発生する場合もある。手指や足趾など四肢末端部，耳，鼻，頬などの露出部に生じやすく，深い組織損傷を起こす。血管，神経，筋，皮膚，筋膜，結合組織の順に発生しやすい。

1 発症機序と病態生理

皮膚軟部組織の温度が0℃以下になると，直接作用によって細胞間質液が氷結する（氷となる）ため，氷結せずに残った細胞間質液の電解質濃度が上昇する。その結果，浸透圧較差を生じて細胞内の体液（水）が間質へ移動する。細胞内の脱水と電解質異常によって，細胞障害，壊死を生じる。また，間接作用による寒冷反応によって，四肢の末梢血管が収縮して末梢循環不全および壊死を生じる。患部への血流が改善しても，炎症性メディエータの放出によって強い炎症と細胞障害が発生する。

凍傷の深度分類を表7に示す。凍傷は，Ⅰ～Ⅱ度の浅在性凍傷とⅢ～Ⅳ度の深在性凍傷に分類される。加温を行うと，Ⅰ度では灼熱感，Ⅱ度では充血を生じる。Ⅲ度では色調変化を生じて，壊死，潰瘍を伴う。Ⅳ度では障害が筋，軟骨，骨までに至り，広範な壊死を生じてミイラ化する。Ⅰ～Ⅲ度の経過は，熱傷のⅠ～Ⅲ度に類似する。発症直後では，しびれを生じて感覚が低下し，受傷した四肢を動かしにくくなる。皮膚は変色して紫色，蒼白となる。その後，2～3週間かけて徐々に皮膚症状が進行して深度が確定する。凍傷は，進行性に症状が悪化することが特徴であり，受傷直後に深度を判断することはできない。

凍傷と似た病変に凍瘡（しもやけ）がある。凍瘡は非凍結温度（5～10℃）において生じる血管収縮と血管炎による局所障害であり，凍傷とは異なる。凍瘡は手指指尖部，耳介や鼻尖などに，浮腫，小結節，水疱，潰瘍を形成する。

2 観　察

まず，状況評価を行って受傷機転を把握する。関係者や目撃者から凍傷の発生場所や発生要因，傷病者の状態

などの情報収集を行う。複数の傷病者がいる場合もある。傷病者に付着した雪・氷を除去して，安全な場所に移動する。特殊な環境での発症のため凍傷の判断は難しくないが，気道・呼吸，循環，意識に異常がみられる場合や急性高山病や偶発性低体温症を生じている場合には凍傷に気づきにくい。全身観察では四肢末梢を視認して凍傷の有無を確認する。ただし，凍傷は受傷直後に深度を判断することはできないため，現場では過小評価となりやすいことに注意する。実際の凍傷を図1に示す。

3 処　置

処置の留意点を表8に示す。凍傷部位に接する冷却物，濡れている衣服，手袋，靴，靴下などを取り除き，圧迫を緩める。毛布で全身を覆い，温かい飲み物を与えて保温を図る。凍傷部位の加温やマッサージ，こすることは禁忌である。復温しても再凍結すれば凍傷がさらに悪化する。圧迫を加えると，細胞間質の氷の結晶によって細胞が傷害される。凍傷部位は乾燥したガーゼで覆う。水疱は破らない。凍傷部位は圧迫がかからないよう愛護的に扱い，挙上して浮腫を防止する。シーネなどの固定具が保護・体位保持には有効であるが，圧迫しないよう注意する。

4 医療機関における診療

医療機関では凍傷部位を40～42℃の温水に浸して急速加温が行われる。急速加温によって組織中の氷の結晶を速やかに溶かすことで，組織の損傷を最小限にとどめることができると考えられている。復温に伴って激しい疼痛を生じることが多い。浅在性Ⅱ度凍傷に対しては，Ⅱ度熱傷と同様に軟膏による被覆が行われる。深在性凍傷に対してもⅢ度熱傷と同様に，抗菌クリームが塗布される。およそ約2～3週間で壊死部分と非壊死部分の境界が明確になる。壊死部分には外科的切除や植皮術が行われる。偶発性低体温症や急性高山病，脱水，代謝性アシドーシスを認める場合は，全身管理が必要となる。

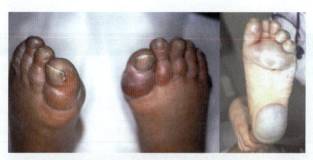

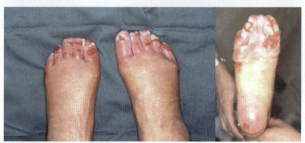

受傷日

受傷後
7日目

図1　凍傷部位の経時的変化の例

表8　凍傷に対する処置の留意点

- 冷却物を取り除く
- 衣服，手袋，靴下を取り除く
- 低体温症の合併に留意し，全身の適切な保温，心電図モニター装着を行う
- 患部をこすらない，マッサージしない，温めない
- 患部はガーゼ保護のうえ，シーネ固定し挙上する

E　紫外線による障害

　紫外線（UV）は，可視光線（波長390〜700nm）より波長の短い電磁波（10〜390nm）なので肉眼では見えない。このうち長波長域（320〜390nm）はUV-A，中波長域（285〜320nm）はUV-B，短波長域（190〜285nm）はUV-Cと呼ばれる。UV-Cを含む285nmよりも波長の短い紫外線は，成層圏のオゾン層に吸収されるため地上には到達しない。一方，人工光源由来の紫外線は大部分がUV-Cで，太陽光由来の紫外線よりも波長が短い。

1 発症機序と病態生理

　紫外線が皮膚に吸収されると，表皮のメラニン細胞がメラニン色素を産生して色素沈着（日焼け）を生じる。時に熱傷も起こる。UV-Aの日焼けは熱傷を伴わないが，UV-Bは発赤，紅斑，浮腫，水疱形成など熱傷の症状が強く，色素沈着は遅延性・遷延性である。UV-Bは炎症

を伴う日焼けや，皮膚の早期老化，悪性腫瘍などの原因となる。眼組織に吸収されると，角膜炎や結膜炎を生じる。雪上や氷上では地面にUV-Bが吸収されないため，雪眼炎（いわゆる雪目）を生じる。アーク溶接でもUV-Bが発生するため，電気性眼炎を生じる。水晶体が障害されると白内障を起こす。日焼けサロンなどの紫外線浴ではUV-Cを防護するため，ランプ（光源）前面にはフィルターが付けられている。フィルターが外れていたり，破損していたりした場合には，発赤，紅斑，水疱，色素沈着，皮膚炎，潰瘍などの熱傷を生じる。

2 症　候

　紫外線による傷害は，曝露してから数時間以降に発症する。紫外線による皮膚傷害は多くの場合Ⅰ度熱傷であるが，瘙痒感，疼痛，脱水症状を伴うこともある。浮腫や水疱，潰瘍を生じてⅡ度熱傷となる場合もある。紫外線による角結膜炎では，異物感，流涙，羞明，激しい眼痛，結膜充血，角膜浮腫を生じる。

改訂第11版
救急救命士標準テキスト

索 引

索　引　＊太数字は当該用語が詳述されているページを示す。

著作権者一覧 <small>(五十音順)</small>

救急救命士標準テキスト編集委員会

相川　直樹	小川　武希	黒田　泰弘	杉田　学	中谷　壽男	箕輪　良行
浅井　康文	奥寺　敬	小池　薫	鈴木　邦彦	中野　公介	宮川　幸子
浅利　靖	小倉　真治	小井土雄一	鈴木幸一郎	中村　俊介	三宅　康史
安心院康彦	岡本　征仁	興水　健治	相馬　一亥	西村　匡司	森田　正則
有賀　徹	織田　順	小谷　穰治	髙山　隼人	野口　宏	森村　尚登
池田　寿昭	織田　成人	近藤　久禎	瀧野　昌也	畑中　哲生	森脇龍太郎
池田　弘人	小野　一之	坂田　育弘	田勢長一郎	馬場　一憲	安田　康晴
石倉　宏恭	桂田　菊嗣	坂本　哲也	田中　秀治	比良　英司	山口　芳裕
石松　伸一	上條　吉人	坂本　照夫	田邉　晴山	平出　敦	山本五十年
井上　貴昭	川井　真	阪本　敏久	谷川　攻一	福岡　範恭	山本　保博
大久保一郎	丸藤　哲	櫻井　淳	玉川　進	福家　伸夫	行岡　哲男
大谷　典生	北野　光秀	定光　大海	丹正　勝久	堀　進悟	横田順一朗
大友　康裕	喜熨斗智也	佐藤　友子	辻　友篤	益子　一樹	横田　裕行
大橋　教良	木下　順弘	重光　修	堤　晴彦	益子　邦洋	㈱へるす出版
岡田　保誠	木村　昭夫	渋谷　正徳	寺井　親則	桝井　良裕	
尾方　純一	清田　和也	島崎　淳也	中川　隆	松本　尚	
小川　理郎	久志本成樹	嶋津　岳士	中田　康城	溝端　康光	

改訂第11版
救急救命士標準テキスト

定価（本体価格 19,000円＋税）

1991年 7 月31日	第 1 版第 1 刷発行
1993年 2 月17日	第 1 版第 6 刷発行
1994年 3 月28日	第 2 版第 1 刷発行
1994年11月30日	第 2 版第 2 刷発行
1995年12月22日	第 3 版第 1 刷発行
1996年11月 5 日	第 3 版第 2 刷発行
1998年 4 月 1 日	第 4 版第 1 刷発行
1998年 8 月20日	第 4 版第 2 刷発行
1999年 4 月 1 日	第 5 版第 1 刷発行
2001年 3 月15日	第 5 版第 4 刷発行
2002年 4 月 1 日	第 6 版第 1 刷発行
2006年10月30日	第 6 版第 8 刷発行
2007年 3 月28日	第 7 版第 1 刷発行
2010年 5 月17日	第 7 版第 6 刷発行
2012年 2 月10日	第 8 版第 1 刷発行
2015年 2 月 6 日	第 8 版第 8 刷発行
2015年 9 月28日	第 9 版第 1 刷発行
2019年 3 月 5 日	第 9 版第 8 刷発行
2020年 4 月22日	第10版第 1 刷発行
2024年 2 月21日	第10版第 7 刷発行
2025年 4 月22日	第11版第 1 刷発行

編　集　救急救命士標準テキスト編集委員会©

発行者　長谷川　潤

発行所　株式会社　へるす出版
　　　　〒164-0001　東京都中野区中野2-2-3
　　　　電話　(03)3384-8035(販売)　　(03)3384-8155(編集)
　　　　振替　00180-7-175971
　　　　https://www.herusu-shuppan.co.jp

印刷所　広研印刷株式会社

© 2025 Printed in Japan　　　　　　　　　〈検印省略〉
落丁本，乱丁本はお取り替えいたします。
ISBN 978-4-86719-107-1